JN243662

グラント
解剖学実習

改訂版

編 アラン・J・デットン　　監訳 勝山 裕

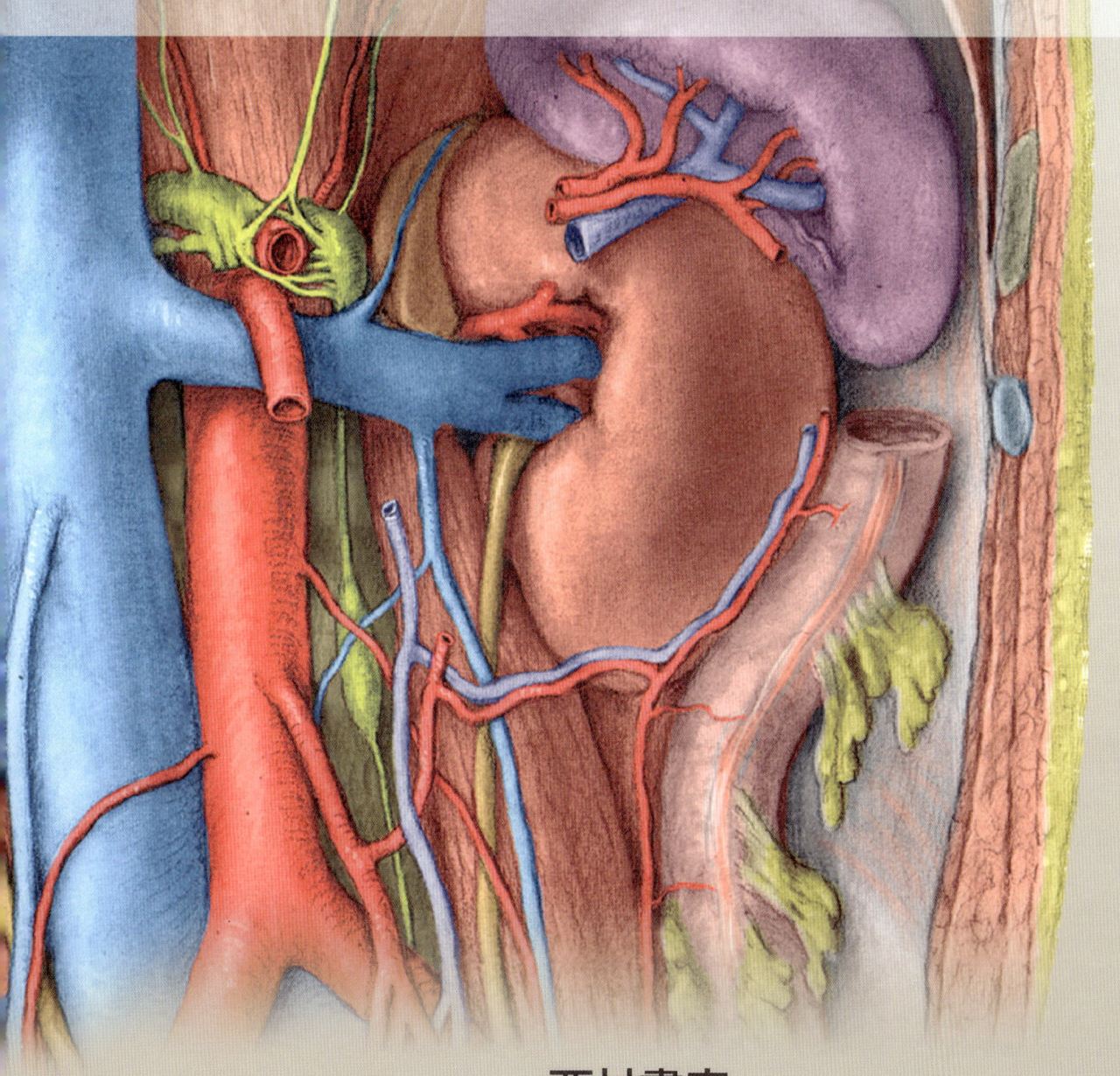

西村書店

This is a translation of
Grant's Dissector
16th edition

Alan J. Detton, PhD
Lecturer
Clinical Anatomy
Stanford University School of Medicine
Stanford, California, USA

In Memoriam
Patrick W. Tank, PhD(1950-2012)
Author of Thirteenth, Fourteenth, and Fifteenth Editions
Professor of Anatomy(1978-2012)
Course Director, Gross Anatomy; Director, Anatomical Gift Program(1985-2011)
Also served as Director of Education and Director of Anatomical Education
Department of Neurobiology and Developmental Sciences
University of Arkansas for Medical Sciences
Little Rock, Arkansas, USA

監訳者序文

　本書『グラント　解剖学実習』(Grant's Dissector)は，改良を重ねた長い歴史を経て，世界的に普及している解剖学の実習書です。原書第 14 版の日本語訳は滋賀医科大学の当時の解剖学講座員が分担して行い，新井良八教授が監訳しました。新井先生は亡くなられましたが，その意思を講座員が受け継ぎ，2009 年に『グラント　解剖学実習』は出版に至りました。原書第 14 版，第 15 版の著者である Patrick W. Tank 博士は 2012 年に亡くなり，Alan J. Detton 博士によるこの第 16 版では重要な改訂が多くなされ，図表と各章内の構成に一貫性が加わり，より優れた実習書となりました。我々は，この新しい版の日本語訳を出版する必要性を強く感じました。

　本書の初版(Handbook of Dissectors)を John Charles Boileau Grant 博士(1886～1973)が出版した1940 年には，日本では浦良治先生(東北大学)が『人体解剖実習』を出版しています。浦先生の本の前書きに書かれていますが，カリキュラム内で解剖学実習に割り当てられる時間が減少の傾向にあるのは現在も同じです。浦先生が嘆いていた当時と同様の困難に対して，さらなる効率のよい解剖学実習のカリキュラムとそれを支える実習書のアップデートが必要です。解剖学学習に利用できるメディアの発達に対応していく必要もあります。この新しい版にはデジタル教材(Grant's Anatomy Lab)があり，本書に準拠し実際の解剖作業を記録したビデオ(Grant's Dissection Videos)も入手可能です。これらの導入によって実習の効率は格段に上がるものと思われます。

　なお，原書第 16 版では，脳の取り出しがより容易な方法に変更されましたが，我々は脳出し作業に関しては旧版の方法を踏襲し，そのうえで前後の解剖作業と齟齬が生じないように変更を加えました。後頭骨を楔状に切断し，後方から延髄下部を in situ でみると，下位の脳神経の細い根が延髄から出てきて集合していく様子をよく観察することができます。また，この方法で取り出した脳は脳解剖実習に用いるのに優れています。

　本書は，滋賀医科大学解剖学講座に所属する(所属した)教員 7 人で分担翻訳したのち，監訳を経て統一された表現と構成を目指しました。解剖を行うご遺体は医学生にとって初めての患者との考えから，palpate はそのまま「触診」もしくは「触知」と訳しました。anatomical position は多くの教科書で「解剖学的正位」と訳しますが，原書で解剖中に動かした臓器や筋を元の位置に戻す際にも，anatomical position という表現を使っているので，「解剖学的位置」と訳しました。解剖の作業は外科的手技に親和性がありますが，解剖学実習は初学者が行うことを考え，表現をいたずらに難しくすることは避けました。また原書に明らかな間違いがある場合には，但し書きなく変更を行っています。

　日本語訳の新版について西村書店の関係者各位には格別のご理解とご協力をいただきました。監訳の際には神戸大学の寺島俊雄名誉教授と東北大学の大和田祐二教授に多くのご助言をいただきました。また寺島先生には原稿の査読もしていただき，感謝の念に堪えません。医学教育において人体解剖学実習の重要性が失われることは決してありません。本書が日本での医学教育の向上に貢献できれば幸いです。

勝山　裕

訳者一覧

■監訳者

勝山　裕　　滋賀医科大学医学科解剖学講座 神経形態学　教授

■訳者（五十音順）

相見　良成　　滋賀医科大学看護学科基礎看護学講座　教授　第3章

宇田川　潤　　滋賀医科大学医学科解剖学講座 生体機能形態学　教授　第5章

岡野　純子　　滋賀医科大学医学科形成外科学講座　講師（病院准教授）　第4章

勝山　裕　　滋賀医科大学医学科解剖学講座 神経形態学　教授　はじめに，第1章，第2章

金田　勇人　　滋賀医科大学医学科解剖学講座 神経形態学　准教授　第3章，表・図版など

瀧　公介　　淑徳大学看護栄養学部栄養学科　教授　第6章

松田　和郎　　滋賀医科大学医学科解剖学講座　客員准教授　第7章

序　文

　本書は解剖手順の解説と，そのための解剖学的な説明を十分かつ詳細に述べることで，解剖の過程で学生が重要な構造物の関係性を観察し，理解することを目的として書かれた。(原著)第16版では，これまでの版の局所解剖の解説書としての伝統を強く受け継ぎつつ，今日の教育の要求にあわせた全身解剖学実習により適した内容も提供できるよう改訂を行った。解剖学教育のカリキュラムは常に変わっていくので，様々な解剖学実習のスタイルに適応できるよう心がけた。

本書の主な特徴

各章の構成

　第16版では，すべての章において構成を統一した。課題(ひとまとまりの解剖作業)をタイトルとして明確に示し，「解剖の概要」，「解剖の手順」，「復習」という3部構成となっている。

体表解剖と骨学

　「解剖の概要」では，その回の目標を述べ，学生が体表解剖を骨学に関連させて理解できるように段階的に解説している。第15版まではただの箇条書きであったが，第16版では解説順に番号を振った。理由は，このような記述形式の方が，解剖によって重要なトピックにたどり着くまでの手順が明確になると考えたためである。「解剖の概要」の記述には注意を払い，特に解剖作業の目的がはっきり伝わるよう努めた。軟組織の位置を知るには，体表解剖と骨格の構造を元にした目印が重要であることが理解できるだろう。

解剖作業の解説の改善

　「解剖の手順」では，各解剖過程の解説を改善し，言葉を選定しなおした。これは，解剖の経験を明確かつより改善されたものにするための，また解剖の各段階に関係する情報をより充実したものにするための変更である。一方で，筋の起始・停止・作用・神経支配について表にまとめた。さらに，多くの部位の解剖において，その領域の深部の解剖を体の一側だけで行うなど，その表面側にある構造物をむやみに破壊しないような作業上の工夫についても記述した。

筋肉についてのまとめの表

　「解剖の手順」の内容を整理すべく，第16版では33の表を作成し，「復習」に含めた。これらの表を参照すれば，解剖部位の筋と関係する構造物をより簡潔に理解できよう。表には，解剖の各過程で同定した筋の名称のほか，起始・停止・作用・神経支配が示されている。そのため，行った解剖作業を復習するよい機会となるだろう。一方，解説を簡略化したことで，作業目的も明瞭でわかりやすくなったため，作業効率も上がるだろう。筋に関する表のほか，「復習」には，最後に行うべき作業のリストを付した。リストをみれば，行った解剖作業を復習することができる。作業順に番号を振って，その回の解剖における重要な点を解説しているので，学生は遺体をみながら，場合によってはアトラスなどを参照しつつ解剖学的情報に結びつけて勉強することができる。

2通りの解剖方法

第16版では，腹壁をめくり返す解剖手順を加えることで，2通りの解剖法を提示した。「解剖の手順」には，腹壁を4分割する方法と腹壁全体をめくり返す方法が記されている。この複雑な領域の解剖の際に，どちらか好ましい方法を採用することができる。

頭部解剖の新しい手順

第16版では，頭部の半分で表層の構造ができるだけ保てるよう「解剖の手順」を変更した。深部の解剖は，もっぱら頭部のもう片方でのみ行う方法をとっている。そのため，同一の遺体で浅部と深部の両方を同時に復習することができる。頭蓋冠と下顎の切断方法を変更することで，側頭下窩と頭蓋腔の内部構造の解剖をより容易に手早く行えるようになっている。

新しい図版

第13版から取り入れた図示をより徹底するために多くの努力を重ねた。以前の版からあった図版の多くにも新たな表記やより詳細な描写といった変更を加えた。また，図版のいくつかを描きなおしたことで，本書のスタイルや配色に統一感が出た。その一方で，新しい図版に置き換えたところもある。本文中の解説の意図をより明確にすべく，新しい図版を加える作業も行った。これらの改訂によって，遺体の切開と解剖手順はより正確なものになるだろう。合計で100以上の図版に変更，改善，アップデート，もしくは修正を加えることとなった。

アトラスの参照

本書は，解剖作業をするための解説書と位置づけてほしい。解剖の詳細については，臨床向きの教科書を手にして勉強することを勧める。また『グラント解剖学図譜』(医学書院)のような質の高いアトラスを参照して，解剖学的詳細について学んでほしい。

なお本書では，実習の手助けになるよう，以下のユニークなアトラスの図版ページを適宜示している。

- Netter FH：*Atlas of Human Anatomy*. 6th ed. Elsevier, 2014(相磯貞和訳，ネッター解剖学アトラス 原書第6版，南江堂，2016)
- Rohen JW, Yokochi C, Lütjen-Drecoll E：*Anatomy：A Photographic Atlas*. 8th ed. Wolter Kluwer, 2015(横地千仞ほか著，解剖学カラーアトラス 第8版，医学書院，2016)

謝　辞

　信じられないほどの数の人々やグループからの支援がなければ，本書"Grant's Dissector"の第16版の出版は不可能だった。今回の出版にあたっては，何よりもまず，以前の版の著者であるPatrick W. Tank博士の貢献がきわめて重要だった。Tank博士が執筆した前版がどれほど私に影響を及ぼしたか，直接伝えることはかなわなかったが，ここでTank博士に近しい人々とTank博士が執筆した"Grant's Dissector"を大切にしている人々に，私のこの願いを表明しておきたいと思う。

　Wolters Kluwerのチームが，このような知名度のある実習書の改訂という野心的な取り組みにおいて，私を信頼してくれたことに心からの感謝を表したい。このプロジェクトの期間を通して，私の考えを受け入れてくれたこと，そして私を支持し，信頼してくれたことをCrystal Taylor氏に感謝する。また初めての著書を出版するまでの長い期間，助けてくれたGreg Nicholl氏に感謝する。Nicholl氏が私に与えてくれた時間，彼の私に対する忍耐，そして建設的なアドバイスに対して，私は十分に感謝を示すことができたとは到底思えない。Rob Duckwall氏が描いたイラストは，これまでにない新しい雰囲気を創り出した。私の思ったことやアイデアを現実化するための彼の努力には，感謝の念に堪えない。

　また，数え切れないほどの場面でインスピレーションを与えてくれ，援助をしてくれた2人を紹介したい。Bob Acland博士の業績と解剖学への貢献，そして彼が作成した専門的な指導用資料の中で彼が行っている優れた人体構造の示し方は，私に最も大きな影響を与えた。この本の編集過程を通して，多くの時間，献身的なアドバイスをしてくれたSherry A. Downie博士に感謝する。彼女の本書に対する貢献を十分に表現することは私にはできないだろう。解剖学者としても個人としても，私はDownie博士に誠実で深い感謝の意を表したいと思う。

　最後に，スタンフォード大学，オハイオ州立大学，カリフォルニア大学，サンフランシスコやその他の場所で，この本を作成した長い期間サポートしてくれた多くの個人，学生，講師，メンター，そして同僚に感謝したい。

Alan J, Detton, PhD

凡 例

用語の表記方法

1）解剖学用語は，基本的に日本解剖学会『解剖学用語（改訂13版）』に準拠している。
2）図中の欧文表記については，以下の略語表記を用いた。

略語	正式表記（欧文）	日本語
a./aa.	artery/arteries	動脈
br.	branch	枝
ggl.	ganglion	神経節
gl.	gland	腺
lig./ligg.	ligament/ligaments	靱帯
m./mm.	muscle/muscles	筋
n./nn.	nerve/nerves	神経
proc.	process/processes	突起
v./vv.	vein/veins	静脈
ant.	anterior	前
post.	posterior	後
sup.	superior	上
inf.	inferior	下

アトラスの参照

解剖作業や観察に有用な図版を複数のアトラスで参照できるように示していることが本書の特徴である。原著第16版には，以下の4冊のアトラスが示されている。

- Grant's Atlas of Anatomy. 14th ed.
- Lippincott Williams & Wilkins Atlas of Anatomy
- Atlas of Human Anatomy. 6th ed.（ネッター解剖学アトラス 原書第6版）
- Anatomy：A Photographic Atlas. 8th ed.（解剖学カラーアトラス 第8版）

このうち，"Lippincott Williams & Wilkins Atlas of Anatomy"の日本語訳は出版されておらず，"Grant's Atlas of Anatomy"も旧版は翻訳されているものの，本書で引用している 14th ed. の日本語訳は出版されていない。そこで本書では，最新の日本語訳が出版されている2冊のアトラスについてのみ本文内に示すことにした。『ネッター解剖学アトラス 原書第6版』（相磯貞和訳，南江堂，2016）は**ネ**，『解剖学カラーアトラス 第8版（横地千仞ほか著，医学書院，2016）は**カ**と表記した。

その他

人体解剖実習のための器具は，教室によっては本書と異なっている。その場合は指導者に従い，与えられた器具で解剖作業を行う。解剖手技の指示が本書と異なる場合は，必ずしも本書に従う必要はない。なお「脳の取り出し」（第7章）に関して，本書では原著第14版の方法を採用している。これは旧版の方法が脳神経の観察や小脳テントの処理などの点で優れていると考えたからである。

目　次

はじめに

はじめての患者

　人体を解剖する機会は，解剖学の教員になるのでもなければ，一生に一度のことである。ご自身の身体（遺体）を献体してくださった故人の意思にはどれだけ感謝をしても足りないだろう。しかし，我々は故人がそのような判断をされた状況について想像してみることはできよう。学生にとって，与えられた遺体の価値は計り知れない。それに報いるには，遺体を正しく大切に扱うべきである。遺体に対しては生きている患者に接するときと同様の威厳を感じ，敬意を持つべきである。

遺体のケア

　解剖実習室に足を踏み入れると，遺体には固定液で防腐処置が施されていることがわかるだろう。遺体の全身は納体袋に包まれているか，保存液に浸されて湿気を保っている。乾燥すると，すぐに遺体は解剖実習には適さなくなってしまう。いったん乾燥させてしまうと，完全に元には戻らないからである。したがって解剖する際には，対象とする部位のみを露出させ，定期的に湿気を与えるようにする。その日の解剖作業が終わったら，納体袋を湿気で満たし，乾燥を防ぐための液で遺体を湿らせ，実習室のプロトコルに従って遺体を正しく納体袋に包み閉じる（訳注：遺体の乾燥には実習室の設備や地域の気候などが大きく影響する。遺体の乾燥防止については，その実習室での設備や経験に精通した指導者の指示を仰ぐべきである）。

解剖器具

　一般的にハンマー，ノミ，ノコギリといった大きな解剖器具は実習室で提供されるであろうが，個人的に使う解剖器具は購入する必要があるだろう。以下の解剖器具は揃えておきたい（図1）。

● **プローブ**：鈍的な解剖手技に用いる器具である。自分の指の延長として，まだ解剖が済んでいない部分を探る際に用いる。プローブは結合組織を裂くための器具で，神経や血管を傷つけることなく触知できるようにする。練習を積め

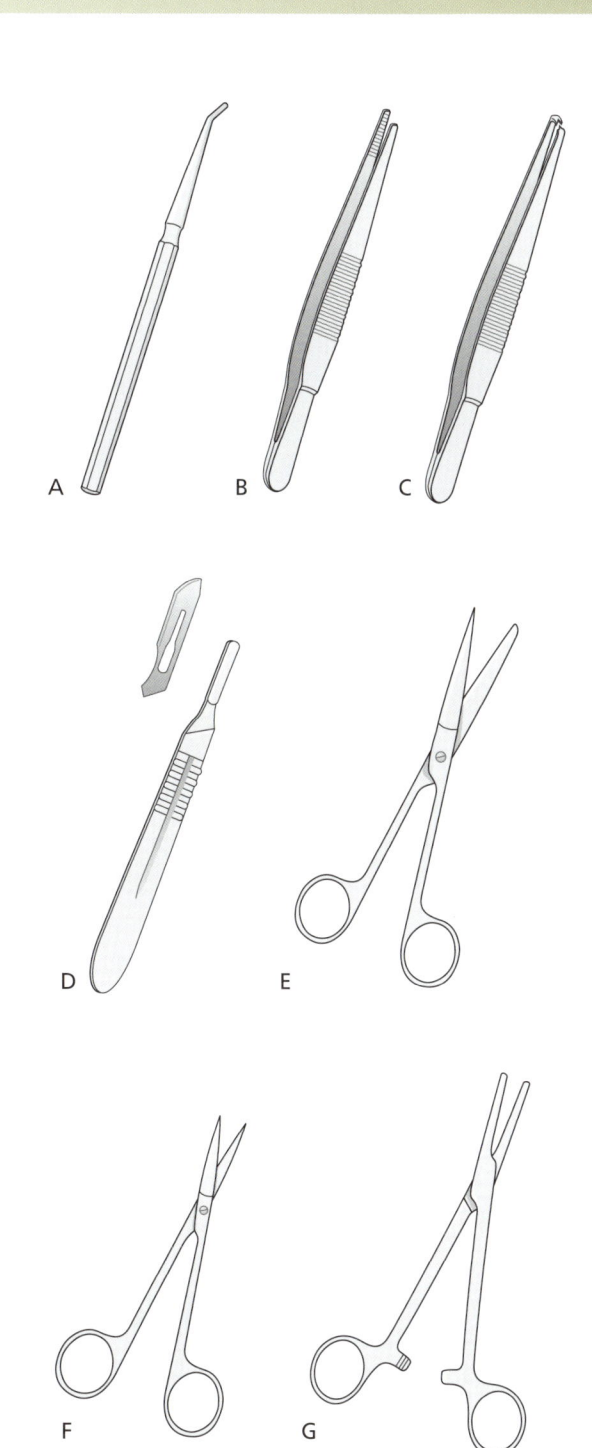

図1　個人用の解剖器具。A：プローブ。B：ピンセット。C：有鈎ピンセット。D：メスと替え刃。E：大ハサミ。F：小ハサミ（眼科ハサミ）。G：鉗子

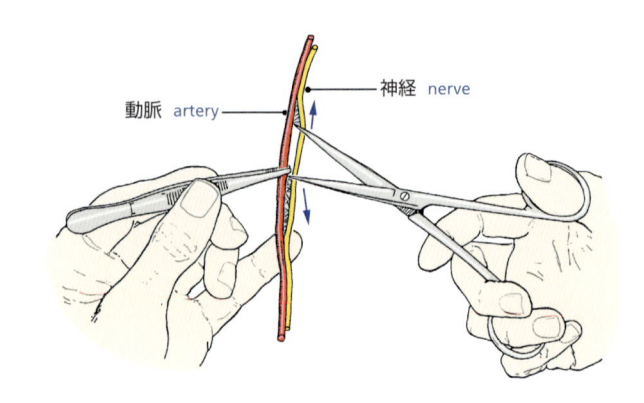

図2 鈍的剥離のためのハサミの使用法。分離したい構造物と構造物の間に閉じたハサミを挿入して開く

ば，プローブはデリケートな構造物を単離し清掃する際に用いる基本的な器具となる。

- **ピンセット**：プローブを用いた鈍的解剖で，血管，神経，その他の構造物を持ち上げたりする際に使う。2種類のピンセットが必要となる。1つは先が尖っていなくて丸く，握りの部分に滑り止めがついているものがよい。もう1つは組織をしっかりつかむことができる先に鈎がついたピンセットを用意する。
- **メス**：基本的には皮膚を剥ぐ器具である。通常の作業一般には勧められない。小さな構造物を気づかずに切断してしまう恐れがあるからである。できる限り解剖は鈍的操作によって進める。メスの握りの部分はプラスティック製でなく金属製がよい。刃の長さは 3.5〜4 cm のものが使いやすいだろう。刃の縁には出っ張りがある。メスはペンを握るように持つ。刃先が鋭利なものを使えば解剖がはかどる。したがって十分な量の替え刃を準備しておく必要がある。メスの刃を初めて取り付けたり，取り替えたりする際は，ケガをしないように教員などに手伝ってもらう。
- **ハサミ**：切離，鈍的な解剖作業や切断に用いる。2種類のハサミを用意するとよい。大きくて重い 15 cm 程度のハサミと，小さくて先端が鋭利な眼科ハサミを用意する。眼科ハサミは繊細な構造物を解剖する際に有用である。
- **鉗子**：皮膚剥離の際に便利な皮膚を強くつかむための器具である。鉗子の優れた点は，皮膚のように滑りやすい表面をつかんだまま保持して組織をめくり返したり，取り除いたりできることである。ただし短所が2つある。1つは，繊細な構造物を破壊してしまうことである。もう1つは，ピンセットのように素早くつかみなおすことができないため，作業が遅れがちになることである。鉗子とハサミは，親指と薬指を使うと正確に操作することができる（**図2**）。

基礎的な解剖学用語

本書にはいくつかの解剖学用語が繰り返し出てくる。実際に解剖を始める前に，以下の用語の意味を学んでおく必要がある（訳注：ただし，以下の解剖学用語は原著の英語と日本

語では，必ずしも対応していない。原著にはこだわらず，作業内容がわかりやすくなるように心がけた）。

- **解剖/剖出**：切り分けることである。本書で解剖/剖出とは，目的の組織や臓器を切り開いたり，取り出したりすることを意味する。本書では鈍的に解剖することを推奨する。メスは皮膚に切り込みを入れるときや，頑丈な結合組織を最後の手段として大雑把に切り離すときにのみ使用する。
- **鈍的解剖**：切断するのではなく，指やプローブ，ハサミを使って結合組織を引き裂くようにして構造物を分けていく方法である。
- **ハサミによる鈍的解剖**：鈍的解剖技術の1つとして，眼科ハサミ（眼科剪刀）の先を閉じた状態で結合組織の中に差し込み，開くことで（ハサミの外側の縁を使って結合組織を）引き裂く（**図2**）。血管や神経の効率的な剖出に有効である。
- **鋭的解剖**：メスやハサミの刃を用いて解剖する方法である。メスやハサミはピンセットを同時に使って作業すべきである。
- **掃除する**：ある構造物を明瞭に剖出するために，できれば鈍的もしくは(場合によって)鋭的な方法で脂肪組織や結合組織を取り除くことや，解剖学的構造物の表面を露出させることを，本実習の中で「掃除する」という。目的の構造物を鈍的に剖出したのちに，表面を覆う筋膜や結合組織をハサミなどで鋭的に取り除く。
  - ・**筋表面を掃除する**：脂肪組織と結合組織を除去すれば，筋束が明瞭に観察でき，その筋の力が加わる方向を理解することができるだろう。
  - ・**筋の境界を掃除する**：ある筋の境界は明瞭でない場合がある。その際には，鈍的方法でゆるい結合組織を裂けば，筋とその周囲の構造物とを見分けることができる。
  - ・**神経を掃除する**：プローブを用いるか上記のハサミによる鈍的解剖によって，神経線維周囲の結合組織を剥いでいくと，神経線維どうしの関係や分岐状態がわかる。
  - ・**血管を掃除する**：プローブを用いるか上記のハサミを用いた技術を使って，血管表面を覆う結合組織を剥いでいくと，血管の分岐過程がわかる。
- **見分ける**：構造物の関係性をよりはっきりさせるには鈍的方法で解剖する。構造物を見分けるには，通常，その周囲に付着している結合組織を除去する。
- **寄せる**：ある構造物を一時的に体の一方に寄せることで，その深部にある構造物を目視することができる。「寄せる」という作業は一時的な移動であって，その構造物を傷つけたり，切り離したりはしない。
- **横断**：構造物を2つに横に切り分ける。例えば，筋の筋腹や腱で横断する。
- **めくり返す**：切り分けたものの切断縁を折り返す。この作業によって，例えば横断した筋の深層にある構造物の観察を行う。その際，筋などめくり返す構造物を遺体の本体から取り外してはいけない。
- **静脈を剥ぎ取る**：静脈とそこから派生した細かい枝を除去すると，解剖している部位の動脈とその動脈に関連した構造物が観察しやすくなる。静脈はプローブやハサミを慎重

に扱って剥ぎ取る。その際は鈍的作業と鋭的作業を上手に組み合わせること。

解剖学的位置

　解剖学者は**解剖学的位置**（解剖学的正位ともいう）anatomical position に基づいて体を構成する構造物を記述する。解剖学的位置ではヒトは直立し，顔とつま先を正面に向け，腕は体側につけ，手のひらを前面に向ける（図3）。解剖中は，たとえ遺体が解剖台の上で**背臥位（仰向け）**spine position（face up）もしくは**腹臥位（うつ伏せ）**prone position（face dawn）だったとしても，体が解剖学的位置であると仮定して記述する。解剖を進めていき，ある構造物に突きあたったときには，その位置，周囲との関係，大きさ，形状，機能，血液分布，神経支配についてよく注意して確認する必要がある。重要な構造物の正確な把握に努め，一緒に解剖を行う仲間にそのことを順序立てて論理的に説明したりすることで，その構造物の解剖についてよりよく学ぶことができる。その際には，常に解剖学的位置に基づいて説明する（訳注：本書では，めくり返した筋などの構造物の本来の位置や向きのことも，便宜的に解剖学的位置と表現している）。

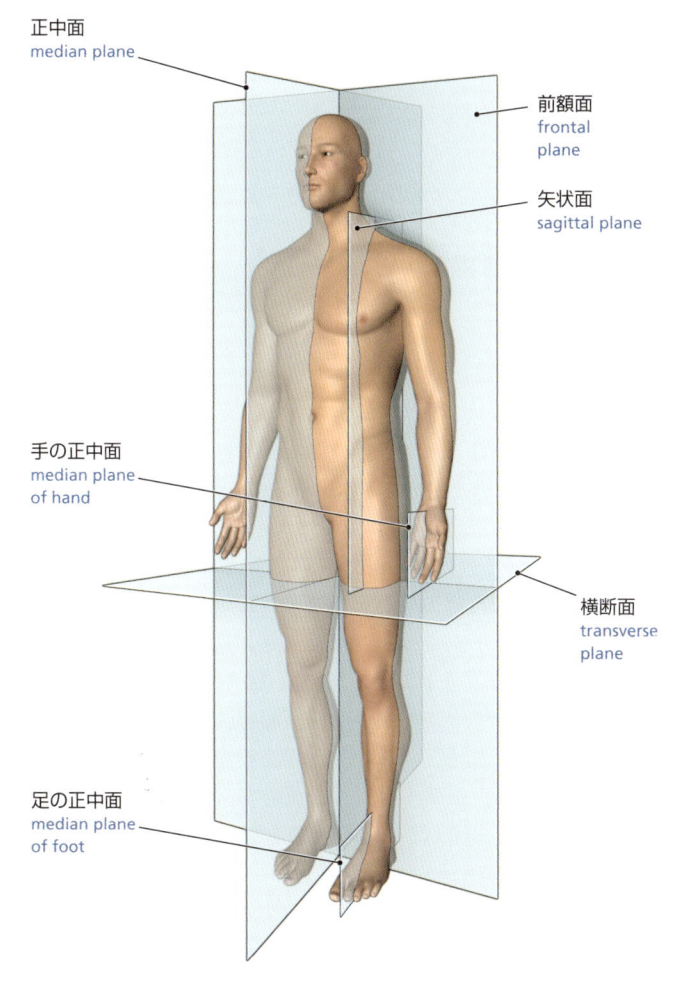

正中面
median plane

前額面
frontal plane

矢状面
sagittal plane

手の正中面
median plane of hand

横断面
transverse plane

足の正中面
median plane of foot

図3　解剖学的位置と解剖学的平面（前外側面）

解剖学的平面

　遺体が解剖学的位置にあるとき，解剖学者が構造物の位置や動きを説明する際には，体を貫く3つの面を参照する。**正中面**（正中矢状面）median（mid-sagittal）を除いては，解剖学的な平面は元の面に平行などこかのレベルで見出すことができる。解剖学的な平面を理解すれば，体の断面に基づく解剖学や診断に用いる画像を判断する助けになる。本書に描かれている図版は様々な体の部位の下から上への断面を示している。

● **矢状面** sagittal plane：体を垂直に通り左右に分ける。鎖骨の真ん中を通る矢状面のように，しばしば矢状面は医師が特定の場所との関係で構造物を同定する際の手助けとなる。

● **正中面**（正中矢状面）median plane（mid-sagittal plane）：体の中央を通る矢状面であり，体を垂直に左右に等分する軸に沿っている。**内側** medial という場合，その構造物が体の正中面に近いことを意味し，一方で**外側** lateral とは正中面から離れていく方向の位置を意味する。

● **前額面** frontal plane（**冠状面** coronal plane）：正中面と直交し，**前／腹側** anterior/ventral（前額面の前方部分）と，**後／背側** posterior/dorsal（前額面の後方部分）に分ける。

● **横断面** transverse plane（**水平面** horizontal plane，**軸平面** axial plane，**横軸断面** transaxial plane）：体を水平に通る面であり，前額面，矢状面の両方と直交する。横断面によって体はその面よりも**上** superior と**下** inferior に分かれる。

　手と足はそれぞれ独自の正中面を持つことに気をつけなくてはいけない。手の正中面は第3中手骨を通るが，足の正中面は第2中足骨を通る。

破格

　ヒトの体はすべて同じ基本的な構成をしているが，2人の体が外からみて同じでないのと同様に，体の内部も同じでないことは，特段驚くようなことではない。小さな変異，例えば，構造物の大きさや色，血管の走行の多様性は体のすべての部位で普通にみられる。解剖実習の最初では正常な（つまり標準的な）解剖学を学ぶことに焦点をあて，破格については注目しない。しかし場合によっては破格を確認するよう指示があるかもしれない。解剖実習中には，他の班の遺体についても観察する時間をとるとよい。そうすれば，解剖学的な破格について学ぶことができ，構造物を同定する試験へのよい準備ともなる。

　解剖を始める前には教科書に目を通し，構造物の関係や比較，左右差や動きの用語について知っておくべきである。これらの用語は解剖学の重要な要素である。これらを理解せずして，解剖学的記述を理解することはできない。

日々の実習の決まりごと

解剖実習をやりきるには，毎回の実習で決まりごとをつくっておくべきである。例えば，以下のようなことを提案する。

- 本書で解剖作業について予習しておき，初出の用語や解剖する構造物，解剖の手順を予習しておくこと。実際の解剖では慎重に構造物を探さなくてはならないが，少しの予習によって解剖作業はより迅速かつ生産的に行える。
- 実習の前や最中に，解剖作業のビデオをみるなどすれば視覚的に手技を理解でき，作業手順を前もって知っておくことができる。
- 実習室にある良質なアトラスを用いること。本書には2冊の優れたアトラスの参照ページを挙げているので，作業の手助けになるような図版をすぐに探すことができる。
- 骨を触診し，それを目印としてやわらかい構造物を探す手がかりとする。
- 脂肪組織，結合組織，微細な血管を除去して，より重要な構造物を明確に剖出する。
- 解剖作業の区切りのよいところで，解剖が完了しているか確認する。次の解剖に取り掛かる前に復習しておく。このために復習課題が各章の要所に示されている。
- ほとんどの解剖は，その前に行われた解剖作業の続きなので，次の解剖作業に進む前に各解剖が完了しているか確認すること。

安全な解剖のために

解剖実習中は，清潔さを保つため，実習着やエプロンで服を保護するべきである。衛生上の理由から，これらの上着は実習室の外では着用しないこと。実習着は実習室を出るときに脱ぎ，着替えてから外に出る。また，例えばメスやその他の解剖器具を落としてケガをすることがあるかもしれないので，サンダルやつま先が出ている靴は履くべきでない。場合によっては足に重傷を負うかもしれない。遺体の組織や固定液には直接触れないように手袋をすること。骨切りの際には眼鏡やゴーグルを着用して目を守ること。

皮膚剥離

皮膚の剥離は，新しい部位を解剖する際にまず行わなくてはならない。実習を始める際に役立つことをいくつか述べる。部位によって皮下組織の量は異なる。皮下組織は脂肪，皮神経，浅層の血管を含む。本書の中で皮膚剥離の指示がある場合は，皮膚のみを除去して皮下組織は残すようにするべきである。以下に皮下組織の除去と解剖について解説する。

部位によって皮膚の厚みは大きく異なる。例えば，手背は比較的皮膚が薄く，手のひらは比較的厚い。一般的に皮膚剥

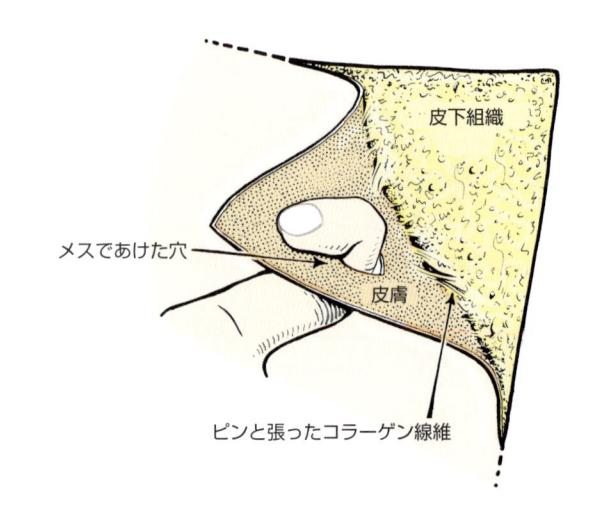

図4　皮膚剥離の際には牽引しやすいようにメスで皮膚に適宜穴をあける。コラーゲン線維に張力をかけ，メスで皮膚の裏面からコラーゲン線維を切っていく

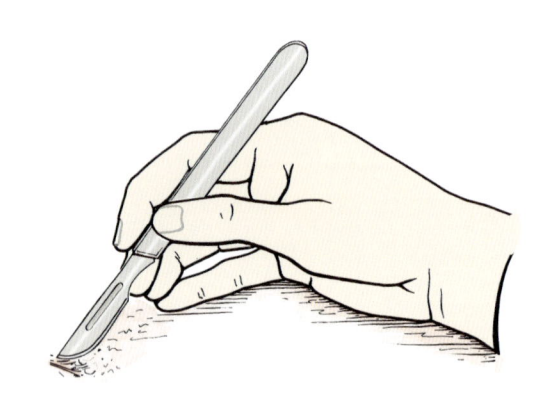

図5　解剖中は遺体に手をのせて指先の不安定な動きを減らす

離は皮下組織にまで及ばないように作業する。そのためには皮膚の厚みが，どの程度であるかを前もって理解しておくこと。

皮膚剥離の際は，まずマニュアルに指示されている切開線に沿って適切な深さまで切開する。そのあとに鉤つきのピンセットや鉗子で，2つの切開線の交点の皮膚をつかみ，メスで皮下組織から引き剥がしていく。皮膚の縁が剥がれて持ち上げることができれば，皮膚を引き剥がす取っ掛かりとなる。メスの刃を皮膚の深層にあてて，ピンセットなどで持ち上げるとみえるピンと張ったコラーゲン線維を切っていくことで皮膚剥離を進めることができる（図4）。遺体に対してメスを直角にあてると，下にある皮下組織，筋肉や神経，血管系を切断してしまう。メスを持つ手を安定させるために，図5に示すように，遺体の上に手を置いて，鉛筆を持つようにメスを握り，5〜10 cm程度の範囲をなでるように作業をする。同じ班のメンバーとあまりに近い距離で作業をしていると，事故を起こす可能性がある。新しい部位の皮膚の剥離をする際は，解剖器具で皮膚をしっかりとつかんで事故を防止すること。

第 1 章

背 部

　背部は体幹の後側であり，頭蓋骨の底面から尾骨の先までをいう。背部は3群の筋（**浅層の筋**，**中間層の筋**，**深層の筋**）を含む。これらすべての筋は脊柱に付着している。脊柱は体幹の軸を形成し，体重を支え，動きによって起こる力を伝え，脊髄とそこからの神経束を守る役割がある。

皮膚と皮下組織

解剖の概要

　以下の順に解剖を行う。
① 背部（頚部の表面，上腕の背側表面）から皮膚を剥がす。
② 背部の皮神経について学ぶ。
③ 皮下組織を除去する。

体表解剖

　背部の体表解剖は，実習の同じ班になったメンバーを対象にすることもできるし，遺体を対象にすることもできる。遺体ではよくホルマリン固定された軟組織と骨との区別がつきにくいかもしれない。

1. 遺体を背臥位にして，頭部後面の**外後頭隆起** external occipital protuberance を触知する（図 1.1）。[ネ 152]
2. 外部の後方で頭蓋骨の底にある**乳様突起** mastoid process を触知する。
3. 背部の正中を下方にたどり，**頚椎棘突起** cervical spinous process を触知する。**第 7 頚椎の棘突起**は特に**隆椎** vertebra prominens と呼ばれ，首の最も下方にあたる。
4. 隆椎から外側に触診していくと，**僧帽筋** trapezius muscle の上縁を見つけることができる。さらに下外側方向にたどると，僧帽筋が**肩甲骨** scapula の**肩峰** acromion に停止しているのがわかる。その前方には**鎖骨** clavicle の外側端（肩峰端）を同定できる。
5. 肩峰から背部を触診し，**肩甲棘** spine of the scapula（椎骨 T3 のレベル）に触れ，また**肩甲骨内側縁** medial（vertebral）bordet of the scapula に触れる。
6. 肩甲骨の内側縁を下方にたどると，**肩甲骨下角** inferior angle of the scapula がある（椎骨 T7 のレベル）。
7. 胸部の正中で**胸椎** thoracic vertebra の棘突起を触知できる。
8. さらに下方に向かい，腰椎のレベルで脊柱の両側に**脊柱**

起立筋 erector spinae muscle による隆起を同定する。
9. 脊柱起立筋の外側縁に沿って，下方に**腸骨稜** iliac crest に触れ，これが椎骨のだいたい L4 のレベルにあることを確認する。
10. 腸骨稜を後方正中に向かってたどると，**上後腸骨棘** posterior superior iliac spine が同定できる。上後腸骨棘は椎骨のおよそ S2 のレベルである。
11. 腸骨稜を体幹の外側に向かってたどると，**広背筋** latissimus dorsi muscle の外側縁を同定できる。これを上方に追うと腋窩にたどり着き，**後腋窩ヒダ** posterior axillary fold をつくっていることがわかる。

脊柱

　脊柱 vertebral column は 7 個の頚椎，12 個の胸椎，5 個の腰椎，5 個の仙椎と 4 個の尾骨の，計 33 個の椎骨からなる（仙椎は融合して**仙骨** sacrum となる）（図 1.2）。椎骨は各領域の上から下へ番号がつけられている。上位の 24 個の椎骨（頚椎，胸椎，腰椎）は可動性であり，脊柱の動きをつくる。しかし，仙椎は互いに融合し不動で，骨盤を支え，下肢への力，もしくは下肢からの力を伝える。まずは椎骨については胸椎を典型例として解説し，頚椎，腰椎については胸椎との比較によって説明する。[ネ 153, カ 202]

　図 1.2 に関節でつながった椎骨とその名称を示した。その特徴を以下に述べる。

1. **後頭骨** occipital bone に**外後頭隆起** external occipital protuberance を同定する。
2. 外後頭隆起から外側にたどり，**上項線** superior nuchal line を確認し，下方の**下項線** inferior nuchal line と平行になっていることを観察する。
3. **側頭骨** temporal bone に**乳様突起** mastoid process を確認する。
4. 頚椎の棘突起を確認し，**第 7 頚椎の棘突起**が特に長いことを観察する（隆椎）。
5. **肩甲骨** scapula に**肩峰** acromion process を確認する。**肩甲棘** spine of the scapula，**上角** superior angle，**内側縁** medial（vertebral）border，**下角** inferior angle を確認する。[ネ 406, カ 383]
6. **腸骨** ilium に腸骨稜と後上腸骨棘を確認する。

胸椎

1. **胸椎** thoracic vertebrae を 1 つ手にとって，**椎体** vertebral

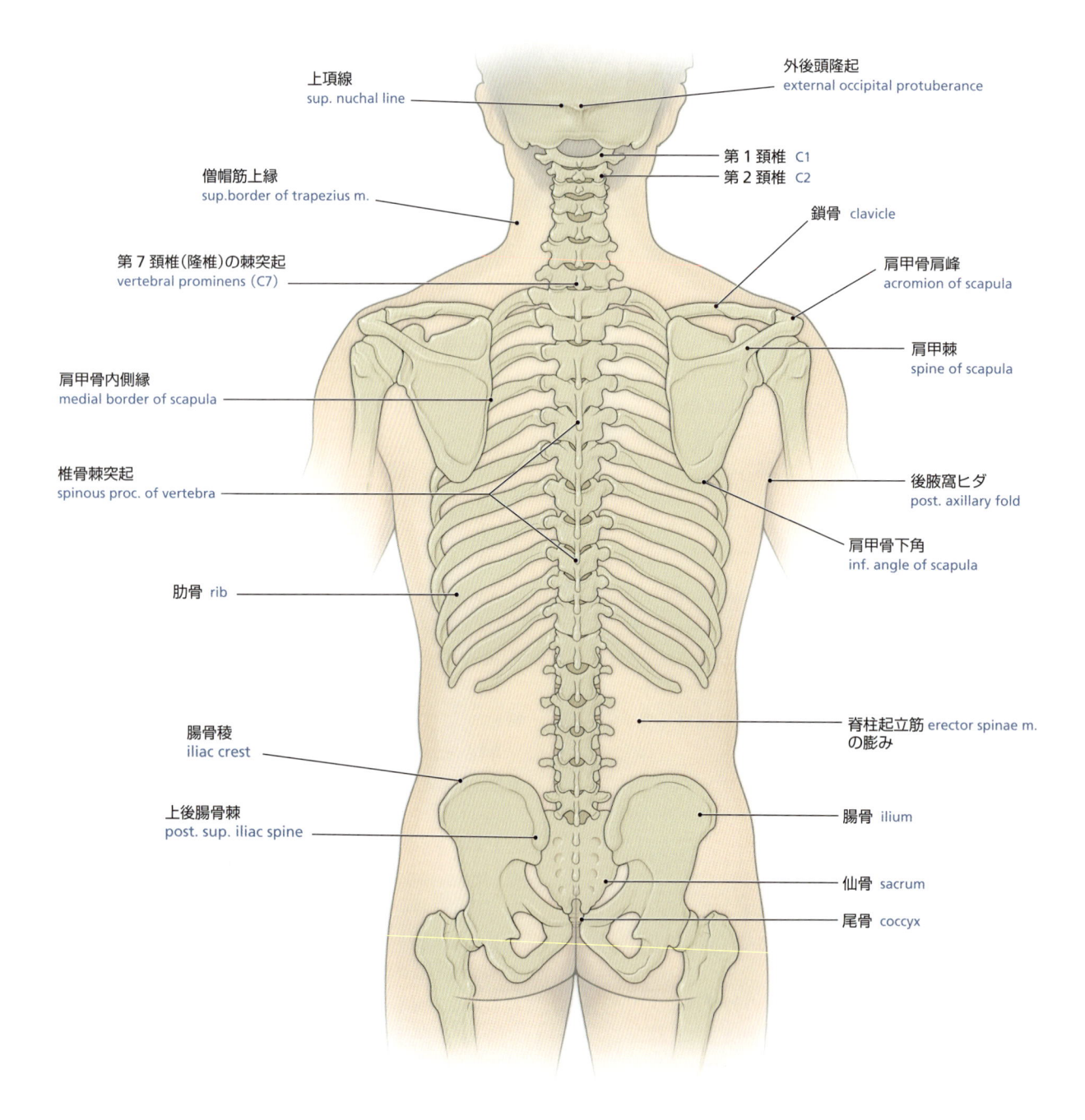

上項線
sup. nuchal line

外後頭隆起
external occipital protuberance

第1頸椎 C1
第2頸椎 C2

僧帽筋上縁
sup.border of trapezius m.

鎖骨 clavicle

肩甲骨肩峰
acromion of scapula

第7頸椎（隆椎）の棘突起
vertebral prominens (C7)

肩甲棘
spine of scapula

肩甲骨内側縁
medial border of scapula

椎骨棘突起
spinous proc. of vertebra

後腋窩ヒダ
post. axillary fold

肩甲骨下角
inf. angle of scapula

肋骨 rib

脊柱起立筋 erector spinae m.
の膨み

腸骨稜
iliac crest

腸骨 ilium

上後腸骨棘
post. sup. iliac spine

仙骨 sacrum

尾骨 coccyx

図1.1　背部の体表解剖

body, **椎弓** vertebral arch, **椎弓根** pedicle, **椎弓板** lamina, **椎孔** vertebral foramen を確認する（**図1.3**）。

2. **横突起** transverse process を確認し，肋骨と関節をつくる **横突肋骨窩** transverse costal facet も確認する。

3. 肋骨と胸椎との関節はユニークな特徴を示す。肋骨を並べて，上下に並んだ椎骨と肋骨頭部との関節を観察する。並んだ2つの椎骨で上の椎骨にある下肋骨窩と下の椎骨にある上肋骨窩は，それぞれに**半関節面** demifacet をつくり，**椎間板** intervertebral disc とともに肋骨と関節を形成する（**図1.3**）。

4. 交連骨格標本で，同じ番号の椎骨の肋骨窩と関節をつくる肋骨結節を観察する（例：第5肋骨の結節と第5胸椎の肋骨窩の関係を観察する）。

5. **棘突起**を確認する。胸椎では棘突起が細長く，下方に向き，下位の椎骨の棘突起の上に覆いかぶさる位置をとっている。

6. **上関節突起** superior articular process, **下関節突起** inferior articular process の関節面を確認し，この関節の特徴から胸部の屈曲と伸展運動が制限されることを理解する。

7. 椎骨の1個を手にとる。**下椎切痕** inferior vertebral notch と，1つ下位の椎骨の**上椎切痕** superior vertebral notch によって，椎間孔がどのように形成されるか確認する。<u>脊髄神経はこの**椎間孔** intervertebral foramen を通って，脊柱管内を走る脊髄から出てくる</u>（**図1.3**）。［**ネ** 154, **カ** 198］

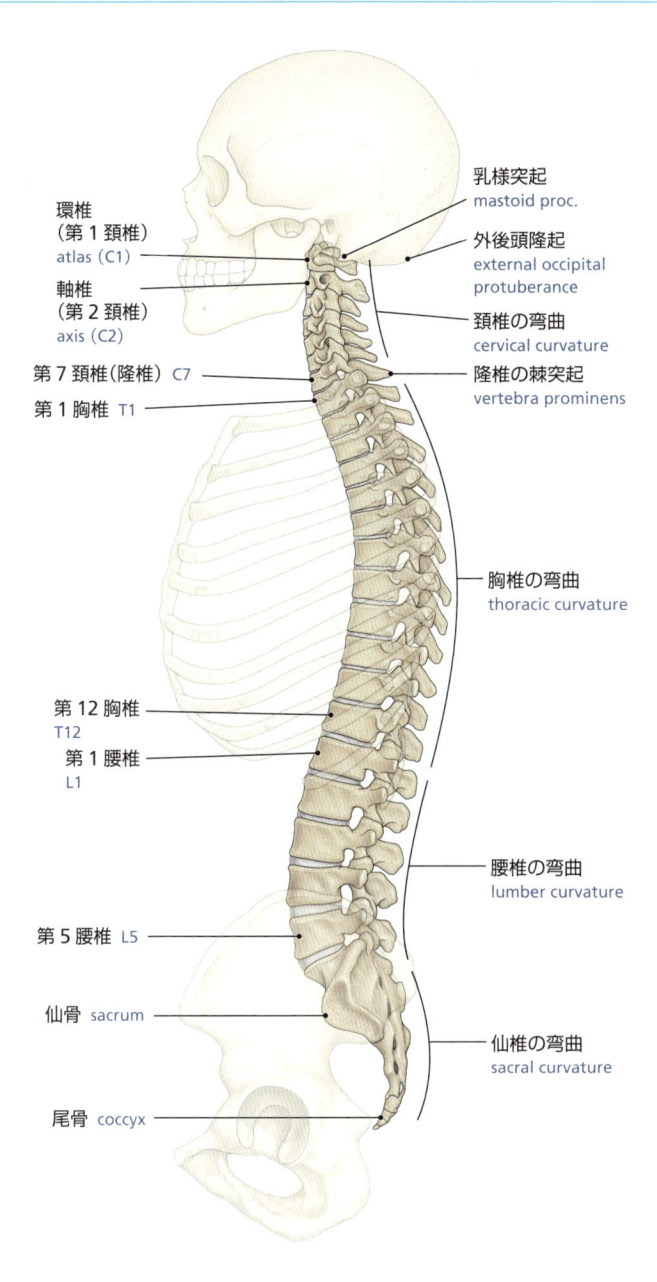

図 1.2　脊柱の骨格（外側面）

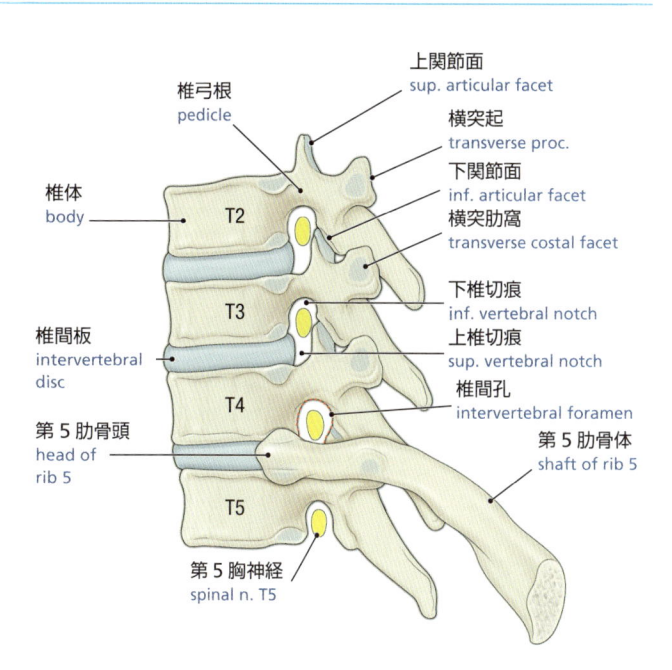

図 1.3　典型的な胸椎（外側面）

頚椎と腰椎

1. **頚椎** cervical vertebra をよく観察して，胸椎との違いを確認する。頚椎ではより椎体が小さく，大きな椎孔が開いている。棘突起は短く，その先は2つに割れている（ただし第7頚椎は除く）。肋骨が関節するための横突起の凹みはみられない。［ネ 19, カ 198］

2. 横突起を確認し，それぞれが**横突孔** transverse foramen（foramen transversarium）を持っていることを確認する（図 1.4）。

3. 第7頚椎は，頚部で最も顕著な棘突起を持っていることを確認する。この椎骨を**隆椎** vertebra prominens（C7）と呼ぶ。

4. **腰椎** lumbar vertebra をよく観察して，胸椎との違いを確認する。腰椎はより大きな椎体を持ち，棘突起は上下に長い。棘突起は後方に伸び，横突起には肋骨との関節を

つくるための凹みはない（図 1.4）。

5. 交連骨格標本で確認すると，腰椎では胸椎のような棘突起の重なりはみられないことがわかる。［ネ 155, カ 200］

6. **仙骨** sacrum を確認する。これは5つの仙椎が融合してできた骨である。棘突起や横突起を見分けることはできない（図 1.5）。

7. 仙骨の後面には**正中仙骨稜** median sacral crest がある。これは上方3，4個の仙骨の痕跡的な棘突起が融合した構造物である。

8. 仙骨の**前仙骨孔** anterior sacral foramina，**後仙骨孔** posterior sacral foramina を確認する。腸骨と仙骨は外側で関節をつくるので，上位の椎骨のように脊髄神経が（椎間孔を通って）外側に出ることはできない。仙骨では前仙骨孔と後仙骨孔を通って，脊柱管から脊髄神経が前方と後方に出てくる（図 1.5）。［ネ 157, カ 199］

9. 仙骨の後下方面に**仙骨裂孔** sacral hiatus を確認する。これは脊柱管の終末の開口部であり，第4仙椎と第5仙椎の椎弓板が融合しないことで生じる構造である。

10. 仙椎の下方には**尾骨** coccyx がある。三角形の4個の痕跡的な尾椎骨が融合したものである。尾骨は典型的な椎骨の特徴を失っている（図 1.5）。

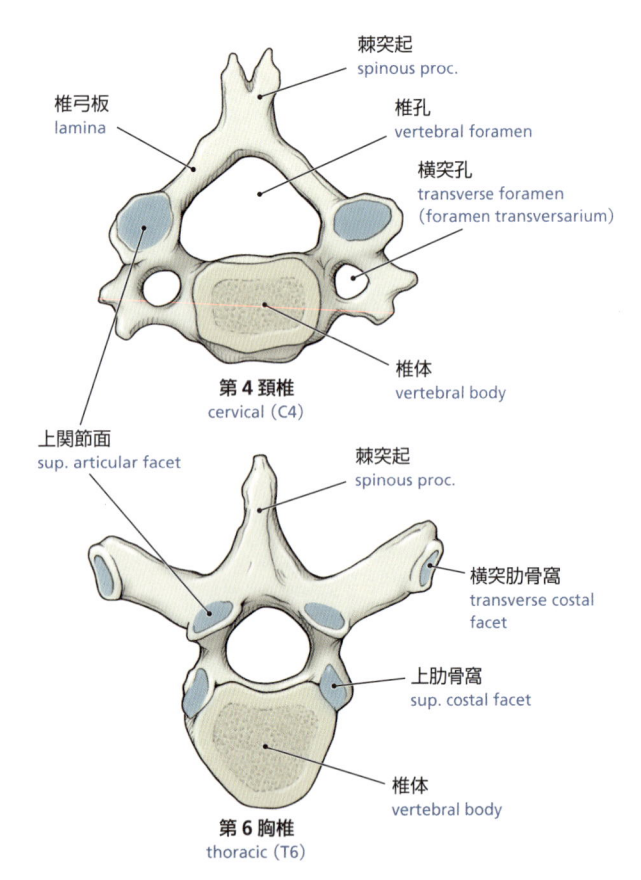

第4頚椎
cervical (C4)

棘突起
spinous proc.

椎孔
vertebral foramen

横突孔
transverse foramen
(foramen transversarium)

椎体
vertebral body

椎弓板
lamina

第6胸椎
thoracic (T6)

棘突起
spinous proc.

横突肋骨窩
transverse costal
facet

上肋骨窩
sup. costal facet

椎体
vertebral body

上関節面
sup. articular facet

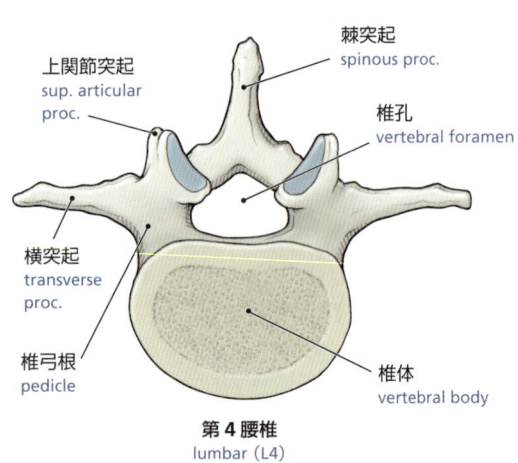

第4腰椎
lumbar (L4)

棘突起
spinous proc.

椎孔
vertebral foramen

横突起
transverse proc.

椎弓根
pedicle

椎体
vertebral body

上関節突起
sup. articular
proc.

図 1.4 頚椎，胸椎，腰椎の比較

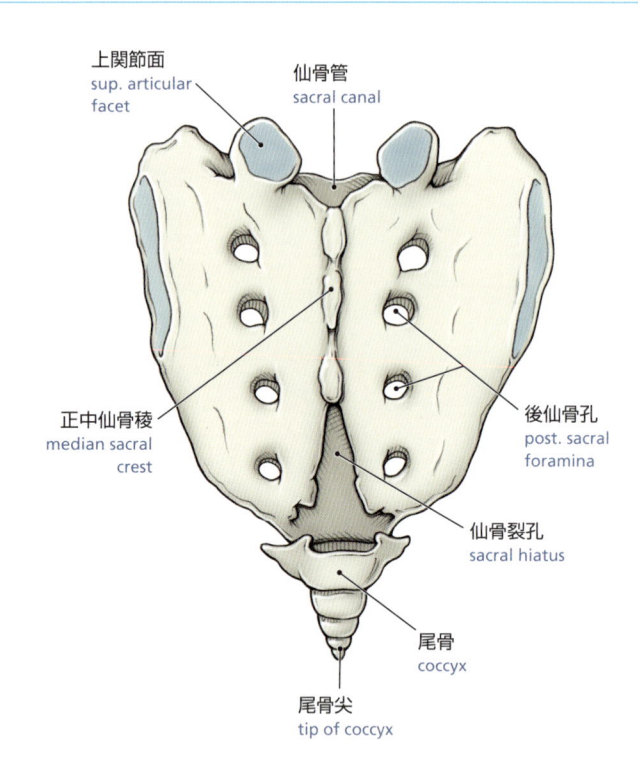

上関節面
sup. articular
facet

仙骨管
sacral canal

正中仙骨稜
median sacral
crest

後仙骨孔
post. sacral
foramina

仙骨裂孔
sacral hiatus

尾骨
coccyx

尾骨尖
tip of coccyx

図 1.5 仙骨と尾骨

解剖の手順

皮膚剥離

1. 図 1.6 参照。
2. メスで，外後頭隆起（X）から尾骨の先（S）まで正中線上に切り目を入れる。この領域の皮膚の厚みが約 6 mm であることを考慮し，切開する（訳注：遺体が老齢な場合，褥瘡などで組織が癒合し，とても薄くなり，皮膚切開が困難な場合も多い）。
3. ピンセットや鉗子で最初に切り目を入れた部分をつかみ，両側に引っ張り，皮膚の厚みを確認する。皮膚の下に多少の脂肪組織が確認できる。しかし筋はみ

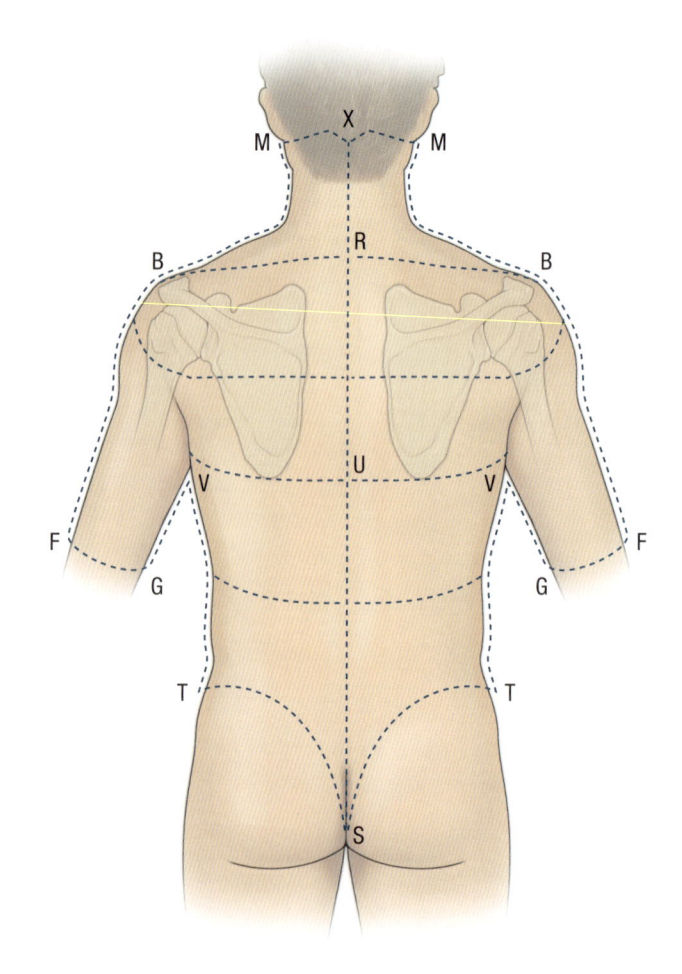

図 1.6 背部の切開線

えない。

4. 尾骨の先端部(S)から中腋窩線(T)まで切開する。この切開線は腸骨稜の曲線に沿う。

5. 外後頭隆起(X)から外側に向かって，乳様突起(M)まで横断するラインで切開する(訳注：後頭部の皮膚剥離は，X-M ラインよりも上で行った方が後頭動脈と大後頭神経の同定は容易である。図1.7に示すように，後頭動脈と大後頭神経は外後頭隆起よりも上に分布するので，広い解剖野で作業をした方が見つけやすい)。

6. 頚部表面外側のラインを僧帽筋の上縁に向かって(MからBに向かって)切開する。この延長線を上腕の途中(F)の適当なところまで切開する。

7. Fで示した点から上腕の後面を正中に向かってGで示した点まで切開する(この切開は解剖を上腕から先に行う場合には，すでに終わっている)。

8. Gから上腕の内側を上に向かって腋窩まで切開し，体幹部外側表面をその延長線上にVからTまで切開する。

9. 肩甲骨の上の横断するラインを肩峰まで(RからBまで)切開する。

10. 肩甲骨の下角のレベルで横断するラインを正中に示したUから外側のVまで切開する。

11. 皮膚剥離を容易にするために，ステップ10で切開したラインの上下 7.5 cm くらいのところにも平行な切開を加える。

12. 鈎付きピンセットでつかむか，前述したボタンホール法で内側から外側に向かって皮膚を剥離する。剥離を容易にするために皮膚を小さな断片にして切り取っても構わない。皮膚を遺体から取り去ったら，組織コンテナにしまう(訳注：遺体の乾燥を防ぐためには，この時点では遺体から皮膚を完全に切り取らない方がよい)。

13. この作業を各区画ごとに行い，背部の皮膚をすべて取り去る。

皮下組織

1. 頭蓋の基底部の皮下組織の中に**後頭動脈** occipital artery と**大後頭神経** greater occipital nerve を見つける(図1.7)。この領域の浅静脈(皮下静脈)をたどることで，後頭動脈を見つけられるかもしれない。

2. **外後頭隆起** external occipital protuberance の 3 cm ほど下方外側で，大後頭神経が**僧帽筋** trapezius muscle を貫いていることを確認する(訳注：僧帽筋の後頭骨停止部の腱を貫く場合が多い)。大後頭神経は後頭動脈より内側から現れるが，しばしば後頭部の皮膚へ向かう過程で神経と動脈が交差して位置関係が異なってみえる。

3. 脊髄神経 C2 の後枝(背側の枝)である大後頭神経は

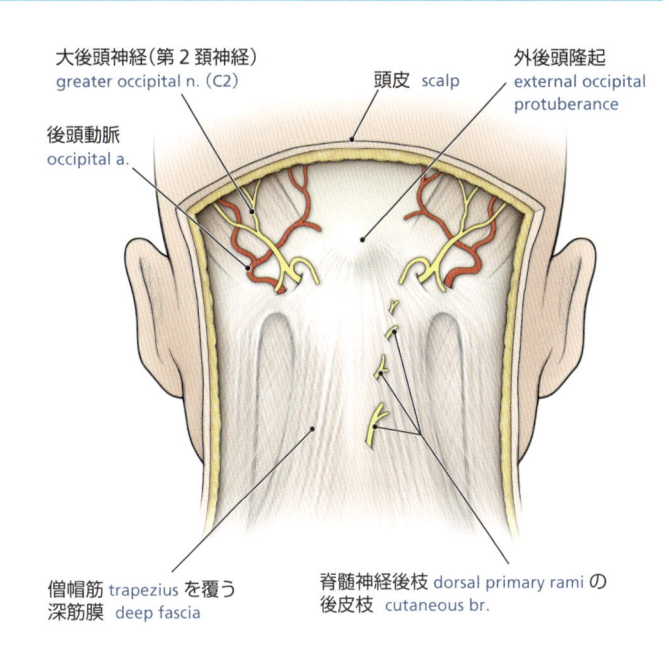

図 1.7　大後頭神経と後頭動脈

鈍的に剖出する。この部分の筋膜はとても密で丈夫なので，大後頭神経は太い神経であるにもかかわらず見つけるのは難しい。[ネ 175, 力 230]

4. **脊髄神経後枝** posterior(dorsal)ramus of a spinal nerve について教科書で復習すること。後枝の**後皮枝** posterior cutaneous branch は僧帽筋もしくは広背筋を貫いて皮下組織に侵入する(図1.7)。[ネ 188, 力 233]時間の節約のために，脊髄神経後枝の後皮枝を見つける努力は必ずしも必要ではない。

5. 皮膚を切開したラインに従って皮下組織に切り目を入れて，そこから皮膚をめくり返す。皮下組織は正中側から外側に向かって取り外して，組織コンテナに入れる。

6. この時点では，頚部の皮下組織は僧帽筋の上縁まで外側にめくり返しておけばよい。この場所では副神経が表面に近いところを走っており，僧帽筋の上外側縁で皮下組織を深く切り込むと副神経を切断する恐れがあるので，切り目の深さに注意する。

復習

1. 典型的な脊髄神経の分枝パターンを復習し，脊髄神経後枝の後皮枝が背部の皮膚を支配していることを理解する。

2. デルマトーム(皮膚分節)の図を調べて，分節的な神経支配の概念を身につける(後頭部の皮膚知覚の支配神経は，なぜ頚神経が上行してくるのだろうか？)。[ネ 162]

背部浅層の筋

解剖の概要

背部浅層の筋 superficial muscles of the back には，僧帽

筋 trapezius，**広背筋** latissimus dorsi，**大菱形筋** rhomboid major，**小菱形筋** rhomboid minor，**肩甲挙筋** levator scapulae がある。

　以下の順に解剖を行う。

①僧帽筋の表面と縁を掃除し，僧帽筋をよく観察したのちにめくり返す。

②広背筋の表面や縁を掃除して観察し，めくり返す。すると大菱形筋と小菱形筋と肩甲挙筋を見つけることができる。これら背部浅層の筋の解剖は遺体の両側で行う。

解剖の手順

僧帽筋［ネ 171，カ 230］

1. 腹臥位で枕を両肩の下に置くと，背筋にかかっている緊張をとることができる。
2. **僧帽筋** trapezius muscle（ラテン語で *trapezoides* は「不等四角形」という意味）の表面の脂肪組織，結合組織を除去する（**図 1.8**）。
3. 僧帽筋の下外側縁をしっかりと確認する。この筋の上外側縁は傷つけないように気をつける。
4. 僧帽筋の起始・停止，作用を復習する（**表 1.1**）。
5. 僧帽筋をめくり返すための準備を行う。まず肩甲骨下角の内側で僧帽筋の下外側縁に深く指を入れ，できるだけ上に向かって動かす。この作業で僧帽筋と，

その下にある筋との間の結合組織を壊す。

6. ハサミで僧帽筋を椎骨棘突起から切り離す。このとき下方から上に向かって，項靭帯と外後頭隆起のレベルまで切断する（**図 1.8** の点線）。
7. ハサミで僧帽筋の上端を横方向に小さく（2.5 cm）切り，上項線から離す。大後頭神経と後頭動脈を傷つけないように気をつける。この横方向の切断は僧帽筋の上外側縁を越えないこと。
8. できるだけ肩甲棘と肩峰に近いところで，ハサミで僧帽筋に切り目を入れる（**図 1.8** の点線）。僧帽筋は鎖骨と頚筋膜につながった状態にしておき，上外側縁に沿ってめくり返す。
9. めくり返した僧帽筋の深層側の表面に，この筋の運動を支配する**副神経** accessory nerve（**第 XI 脳神経** cranial nerve XI）と固有感覚を支配する**頚神経 C3，C4 の前枝**の神経叢を観察する。この段階では，神経叢のどの部分がどこから来ているかは区別できない。
10. **頚横動脈** transverse cervical artery の浅枝が，同名の静脈・神経と一緒に走行している。頚横静脈は解剖野を確保するために除去しても構わない。上方では副神経が後頚三角を通過しているのがみえるが，副神経の追究は頚部の解剖の際に行う。

広背筋［ネ 171，カ 230］

1. **広背筋** latissimus dorsi muscle（ラテン語で *latissimus* は「最も幅広い」という意味）の表面と縁の脂肪組織や結合組織を除去して，この筋を剖出する（**図 1.8**）。
2. 広背筋の起始・停止・作用を復習する（**表 1.1**）。
3. 広背筋は上腕骨に停止している外側部の近くの表面で，**胸背神経・動脈** thoracodorsal nerve and artery の支配を受ける。広背筋の外側での停止部とこれら神経・動脈の追究は，のちに上腕の解剖の際に行う。
4. 広背筋をめくり返すために肩甲骨下角の内側にある広背筋上縁に深く指を入れ，その下の筋との間の疎性結合組織を壊す。
5. 広背筋を持ち上げて，ハサミが入る空間をつくり，**図 1.8** に点線で示した胸腰筋膜からの起始部で切断する。腰椎の棘突起に近いところではなく，胸腰筋膜につながっているところで切り離す。
6. 外側に広背筋をめくり返すが，その際に肋骨や肩甲骨下角への停止部を壊さないこと。
7. 広背筋の深層には，下後鋸筋があることを確認する（**図 1.8**）。

大菱形筋と小菱形筋［ネ 174，カ 230］

1. **大菱形筋** rhomboid（rhomboideus）major muscle，**小菱形筋** rhomboid minor muscle（ギリシャ語で *rhombos* は「凧のような形もしくは平行四辺形」という意味）の表面と縁の脂肪組織や結合組織を除去して，こ

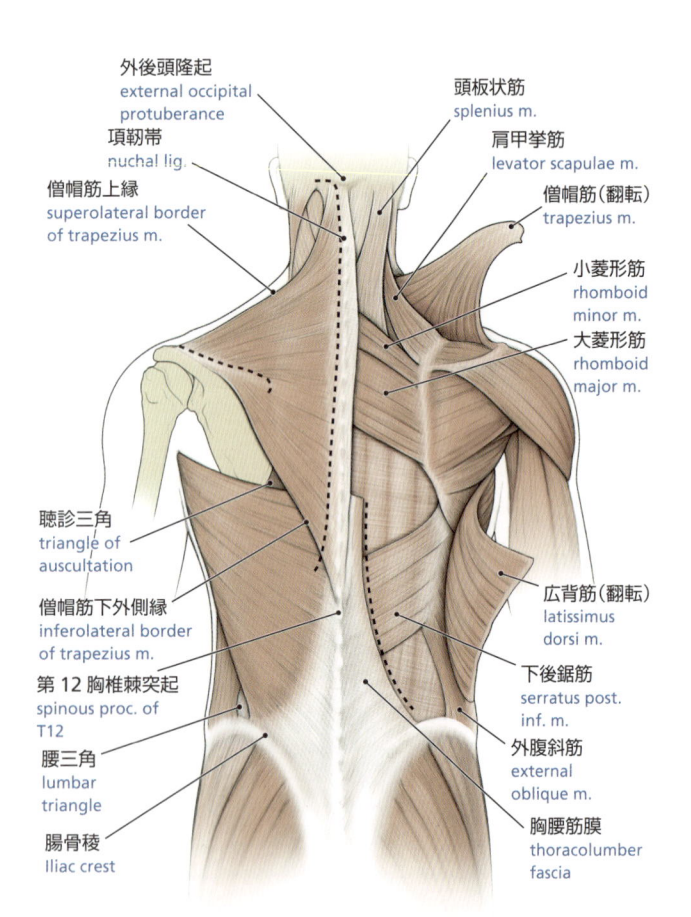

外後頭隆起
external occipital protuberance

頭板状筋
splenius m.

項靭帯
nuchal lig.

肩甲挙筋
levator scapulae m.

僧帽筋上縁
superolateral border of trapezius m.

僧帽筋（翻転）
trapezius m.

小菱形筋
rhomboid minor m.

大菱形筋
rhomboid major m.

聴診三角
triangle of auscultation

僧帽筋下外側縁
inferolateral border of trapezius m.

第 12 胸椎棘突起
spinous proc. of T12

腰三角
lumbar triangle

腸骨稜
Iliac crest

広背筋（翻転）
latissimus dorsi m.

下後鋸筋
serratus post. inf. m.

外腹斜筋
external oblique m.

胸腰筋膜
thoracolumber fascia

図 1.8　背部の筋をめくり返すための切断線

表1.1 背部浅層の筋

筋		起始	停止	作用	神経支配
僧帽筋	trapezius	上項線，外後頭隆起，項靭帯，SP C7-T12	鎖骨の外側1/3，肩峰，肩甲棘	肩甲骨の回旋，挙上（上部），内側に牽引（中部），下制(下部)	●運動枝：副神経（第XI脳神経） ●感覚枝：C3-C4脊髄神経前枝の枝
広背筋	latissimus dorsi	SP T7-L5，胸腰筋膜，仙骨，腸骨稜，第9～第12肋骨	上腕骨前面の結節間溝の底	上腕骨の伸展，内転，内旋	胸背神経（中肩甲下神経）
肩甲挙筋	levator scapulae	TP C1-C4	肩甲骨の上角	肩甲骨の挙上，回転，関節窩の下制	肩甲背神経
大菱形筋	rhomboid major	SP T2-T5	肩甲骨の内側縁の肩甲棘より下方	肩甲骨の牽引，回転，関節窩の下制	
小菱形筋	rhomboid minor	SP C7-T1	肩甲骨の内側縁の肩甲棘のレベル		

C：頚椎，L：腰椎，SP：棘突起，T：胸椎，TP：横突起

の筋を剖出する。

2. 大菱形筋，小菱形筋の起始・停止・作用を復習する（**表1.1**）。

3. 多くの場合，これら2つの菱形筋の区別はそれほど明確ではなく，肩甲棘近くの停止部の違いで識別する。

4. 菱形筋をめくり返すために，大菱形筋の下縁に深く指を差し込み，深層の筋から剥がす。

5. ハサミで，下方から上方に向かって大菱形筋を椎骨棘突起の起始部で切り離す。

6. さらに上方へ切り進み，小菱形筋を椎骨棘突起と項靭帯の起始部で切り離す。遺体の両側の菱形筋を外側にめくり返す。

7. 肩甲骨内側縁への停止部近くで，この2つの筋の深部側表面の**肩甲背神経** dorsal scapular nerve と**肩甲背動脈** dorsal scapular artery を鈍的に剖出する。肩甲背動脈は，鎖骨下動脈から直接分岐する場合や頚横動脈から起こる場合もある。後者は**頚横動脈深枝** deep branch of the transverse cervical artery と呼ばれる。

肩甲挙筋[ネ 171, カ 226]

1. **肩甲挙筋** levator scapulae muscle（ラテン語で *levare* は「挙上」という意味）を同定する（**図1.8**）。この時点では肩甲骨上角への肩甲挙筋の停止部しか観察できない。

2. 肩甲挙筋の下方表面と縁の脂肪組織や結合組織を除去するが，上位4つの頚椎横突起にある起始部までは剖出しない。肩甲背神経と肩甲背動脈は肩甲挙筋に分布し，前方（深部方向）を通って同筋の下端に向かう。

3. 肩甲挙筋の起始・停止・作用を復習する（**表1.1**）。

復習

1. めくり返した浅層の筋を解剖学的位置に戻す。

2. 解剖した筋を観察して，それぞれの筋で剖出した起始・停止・作用・神経支配・血管支配を復習する。

3. 肩甲骨と胸壁の間に起こる運動について復習する。

4. アトラスを参照して，頚横動脈と肩甲背動脈の起始部を調べる。

5. 広背筋によって形成される2つの三角（**聴診三角** triangle of auscultation，**腰三角** lumber triangle）を観察する（**図1.8**）。

臨床との関連

背部の三角

聴診三角 triangle of auscultation は広背筋，僧帽筋，大菱形筋が境界をつくる三角形の隙である（**図1.8**）。聴診三角内では第6肋間隙の上に筋がない。そのためにこの部分は特に聴診（胸郭内臓器，特に肺で生じる音を聴く診察）に適している。

腰三角 lumbar triangle は広背筋，外腹斜筋，腸骨稜が境界をつくる三角形の隙である（**図1.8**）。腰三角の床は腹部の内腹斜筋である。まれに腰三角は腰ヘルニアを生じる部位になる。[ネ 250]

背部中間層・深層の筋

解剖の概要

上後鋸筋 serratus posterior superior muscle と**下後鋸筋** serratus posterior inferior muscle が**背部中間層の筋** intermediate muscles of the back である。これらはとても薄い呼吸筋であり，肋骨に停止し，肋間神経支配である。**背部深層の筋** deep muscles of the back は脊柱に働き，脊髄神経後枝によって支配されている。

背部深層の筋は多数ある。そのうちここで解剖するのは**頭板状筋** splenius capitis muscle，**頚板状筋** splenius cervicis muscle，**脊柱起立筋** erector spinae muscle や**横突棘筋群** transversospinales muscles である。

頭板状筋，**頚板状筋**は背部深層の筋の中では最も表層にある。頚部背側から下方にT6のレベルまで伸びている（**図1.9**）。

脊柱起立筋は脊柱の両側で板状筋の下の層を通っており，3つの長い柱，つまり棘筋，最長筋，腸肋筋から構成されている（**図1.9**）。

　横突棘筋は脊柱起立筋の深層にある，椎骨の横突起と棘突起をつなぐたくさんの筋群であり，それらは**半棘筋** semispinalis，**多裂筋** multifidus，そして最も深層にある**回旋筋** rotatores に区別される。

　すべての背部深層の筋は上下に連なる椎骨の間の回旋と側屈運動を起こし，脊柱を後屈したり，姿勢を保つのに働く。

　以下の順に解剖を行う。

①後頚部の背筋(頭板状筋，頚板状筋)について調べ，めくり返す。

②脊柱起立筋を解剖し，これを構成する個々の筋を同定する。

③頭半棘筋，頚半棘筋を同定し，さらに横突棘筋群のうち多裂筋を同定し剖出する。

解剖の手順

上後鋸筋[ネ 171, カ 232]

1. 菱形筋の深層に**上後鋸筋** serratus posterior superior muscle を同定する。<u>上後鋸筋を見つけることができない場合，菱形筋と一緒に切断してめくり返した可能性があるので，菱形筋の深部表面を探す</u>(**図 1.9**)。
2. 上後鋸筋の起始・停止・作用を復習する(**表 1.2**)。
3. 上後鋸筋の縁と表面をよく剖出する。
4. ハサミで，上後鋸筋を項靱帯と椎骨 C7 から T3 までの棘突起に沿った起始部で切断する。
5. 第2〜第5肋骨の肋骨角上縁に沿った停止部を残して外側にめくり返す。

下後鋸筋

1. 広背筋の深層に**下後鋸筋** serratus posterior inferior muscle を同定する。<u>下後鋸筋を見つけることができない場合，広背筋と一緒に切断してめくり返した可能性があるので，広背筋の深部表面を探す</u>(**図 1.9**)。
2. 下後鋸筋の起始・停止・作用を復習する(**表 1.2**)。
3. 広背筋を肋骨からの起始部に向かって，さらにめくり返し，下後鋸筋を観察しやすくする。
4. 下後鋸筋の縁と表面をよく剖出する。
5. ハサミで，下後鋸筋を椎骨 T11 から L2 までの棘突起に沿った起始部で切断する。肋骨角上縁への停止部を残して外側にめくり返す。

板状筋[ネ 171, カ 230]

1. 上後鋸筋の深層に**板状筋** splenius muscle(ギリシャ語で *splenius* は「包帯」という意味)を同定し剖出する(**図 1.9**)。板状筋の筋線維が首を下方から上方へ斜めに走っているのを観察する。
2. 板状筋が上方の停止部の違いによって2つの部分に分かれるのを確認する。**頭板状筋** splenius capitis(ラテン語で *caput* は「頭」という意味)は側頭骨の乳様突起と上項線に停止する。**頚板状筋** splenius cervicis

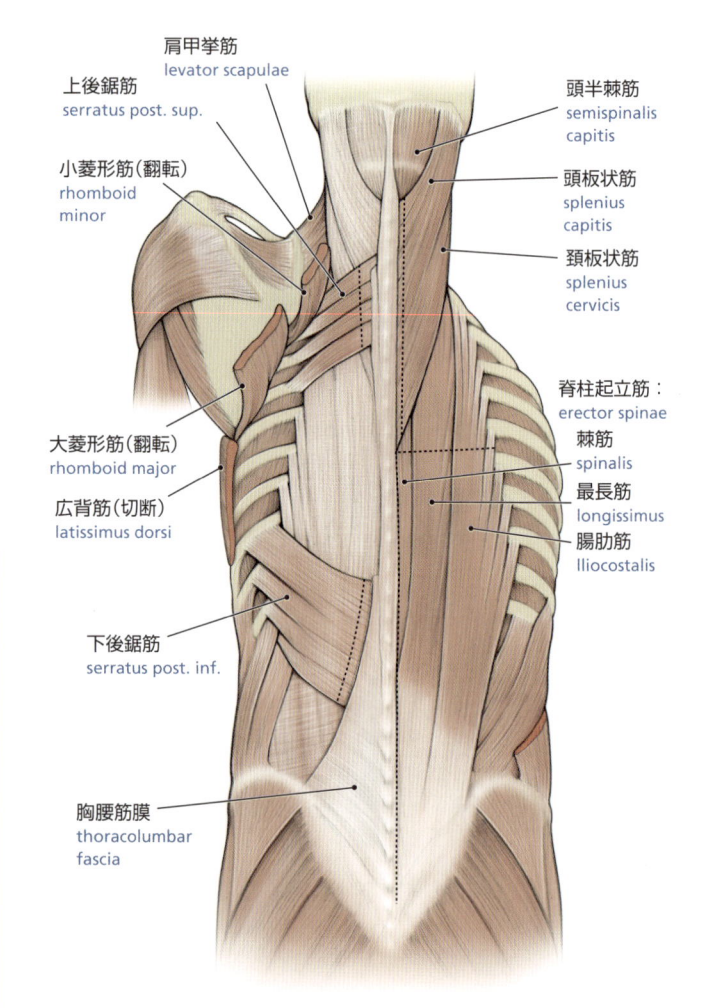

肩甲挙筋
levator scapulae
上後鋸筋
serratus post. sup.
小菱形筋(翻転)
rhomboid minor
大菱形筋(翻転)
rhomboid major
広背筋(切断)
latissimus dorsi
下後鋸筋
serratus post. inf.
胸腰筋膜
thoracolumbar fascia
頭半棘筋
semispinalis capitis
頭板状筋
splenius capitis
頚板状筋
splenius cervicis
脊柱起立筋：
erector spinae
棘筋
spinalis
最長筋
longissimus
腸肋筋
Iliocostalis

図 1.9　背部中間層の筋と脊柱起立筋

（ラテン語で *cervix* は「頚」という意味）は頚椎 C1 から C4 までの横突起に停止する。ここではこの2つの板状筋を容易には区別できない。

3. メスで，2つの板状筋を項靱帯と椎骨 C7 から T6 までの起始部(棘突起)で切る。
4. この筋を外側にめくり返す。上方の停止部は壊さないようにする。

脊柱起立筋[ネ 172, カ 226]

1. ハサミで，胸部の中ほど(T6 か T7)から S3 のレベルまでの胸腰筋膜を注意深く切開する。**胸腰筋膜** thoracolumbar fascia が胸部ではとても薄く，腰部と仙部ではとても厚くなることを観察する。
2. 鈍的に脊柱起立筋の表面から胸腰筋膜を剥がして，めくり返す。
3. 脊柱起立筋の中で，最も内側の**棘筋** spinalis muscle，中間部分をつくる**最長筋** longissimus muscle，外側部分をつくる**腸肋筋** iliocostalis muscle を同定する(**図 1.9**)。
4. 胸部の中ほどのレベルから，指で，これら脊柱起立筋を構成する3つの柱をできるだけ下方まで分ける。

表1.2　背部中間層・深層の筋

背部中間層の筋

筋		起始	停止	作用	神経支配
上後鋸筋	serratus posterior superior	SP C7-T3	第2〜第5肋骨上縁,肋骨角の外側	第2〜第5肋骨の挙上	T2-T5胸神経の前枝（肋間神経）
下後鋸筋	serratus posterior inferior	SP T11-L2	第9〜第12肋骨下縁,肋骨角の外側	第9〜第12肋骨の下制	T9-T12胸神経の前枝（肋間神経）

背部深層の筋

筋		起始	停止	作用	神経支配
頭板状筋	splenius capitis	項靭帯,SP C7-T4	乳様突起,上項線の外側1/3	片方のみの収縮により頭頚部を側屈・回転させる。両側の収縮により頭頚部を伸展させる。	中位頚神経の後枝
頚板状筋	splenius cervicis	SP T3-T6	TP C1-C3		下位頚神経の後枝
棘筋	spinalis	正中仙骨稜,仙骨の後部表面,SP LとTの下位,腸骨稜の内側	TとCのSP	片方のみの収縮により脊柱を側屈させる。両側の収縮により脊柱と頭部を伸展・固定させる。	脊髄神経の後枝
最長筋	longissimus		肋骨結節と肋骨角の間とTとCのTP		
腸肋筋	iliocostalis		下位肋骨角とCのTP		
頭半棘筋	semispinalis capitis	TP C7-T6/T7,AP C4-C6	後頭骨内側の上項線と下項線の間	片方のみの収縮により頭部を側屈・回転させる。両側の収縮により頭部を伸展させる。	脊髄神経の後枝
頚半棘筋	semispinalis cervicis	TP T1-T5/T6	SP C2-C5	片方のみの収縮により頚部を側屈・回転させる。両側の収縮により頚部を伸展させる。	
多裂筋	multifidus	仙骨,腸骨,TP T1-L5,AP C4-C7	SP L5-C2	片側のみの収縮により体幹を反対側へ回転させる。両側の収縮により脊柱を伸展させる。	

AP：関節突起，C：頚椎，L：腰椎，SP：棘突起，T：胸椎，TP：横突起

5. すると，脊柱起立筋を構成する筋の柱は互いに融合して，仙骨，腸骨のレベルでは簡単には分けることができないことがわかる。
6. 脊柱起立筋の起始・停止・作用を復習する（表1.2）。

頭半棘筋 [ネ172, カ226]

1. **頭半棘筋** semispinalis capitis muscle を同定し剖出する（図1.10）。頭半棘筋は横突棘筋群の中で最も浅層，つまり板状筋の下の層にある。
2. 頭半棘筋の筋線維は脊柱と平行に走行している。
3. 頭半棘筋の起始・停止・作用を復習する（表1.2）。
4. **大後頭神経** greater occipital nerve が頭半棘筋を貫くところを見つける。
5. 大後頭神経をたどるために頭半棘筋を貫く部分を鈍的に広げる。
6. 後頭骨に近いところで頭半棘筋を切り離す。大後頭神経を残し，筋は下方にめくり返す。

頚半棘筋 [ネ173, カ226]

1. 頭半棘筋の深層に**頚半棘筋** semispinalis cervicis muscle を同定し剖出する。
2. 頚半棘筋が上方で軸椎（**C2**）の棘突起に停止するのを確認する（図1.10）。半棘筋が胸部まで伸びていることを確認する。ここでは観察のみ行い，解剖しない。

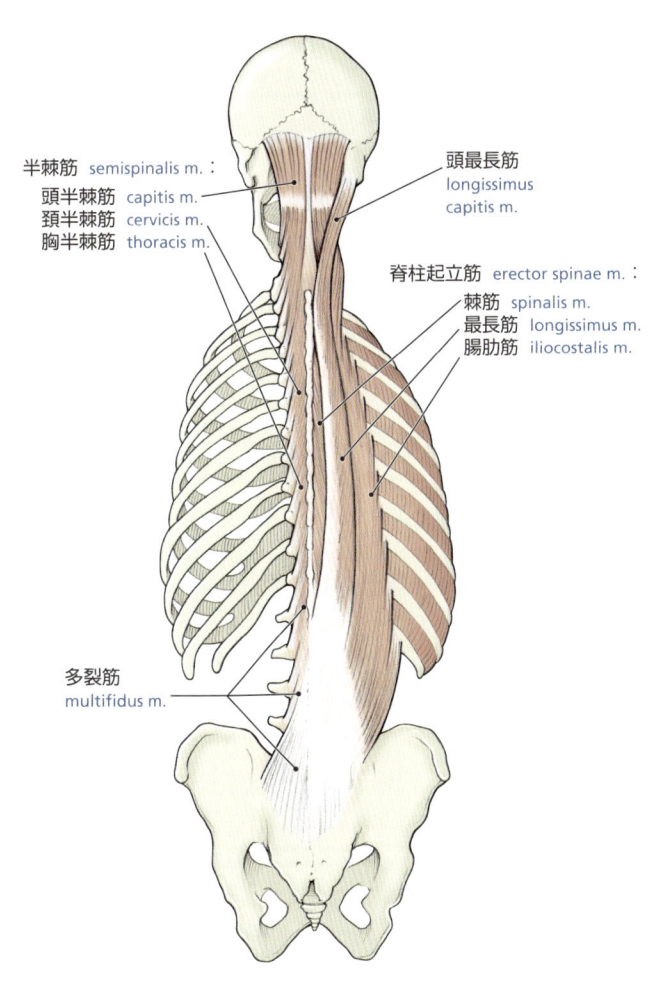

半棘筋 semispinalis m.：
頭半棘筋 capitis m.
頚半棘筋 cervicis m.
胸半棘筋 thoracis m.

頭最長筋 longissimus capitis m.

脊柱起立筋 erector spinae m.：
棘筋 spinalis m.
最長筋 longissimus m.
腸肋筋 iliocostalis m.

多裂筋 multifidus m.

図1.10　背部深層の筋

多裂筋[ネ172, カ226]

1. 遺体の一側で，脊柱起立筋の腱を同側の腰椎棘突起に沿って下方へ仙骨まで垂直に切開する。
2. この切開の下方部分で，仙骨から上後腸骨棘（PSIS）まで上外側方向に向かって脊柱起立筋の腱を切開し，脊柱起立筋の腱の付着部に V の字の切り目をつくる。
3. 脊柱起立筋の腱を腰椎と仙骨の棘突起から切り離し，外側にめくり返す。
4. 脊柱起立筋の腱の下の層に**多裂筋** multifidus muscle を同定し剖出する（図 1.10）。
5. 多裂筋は仙骨の上では幅と厚みを持っているが，腰椎部では狭くなっていることを観察する。<u>多裂筋は腰部，胸部，頚部があり，椎骨の C2 レベルで終わる。ここでは腰部を越えて上方にはたどらない。</u>

復習

1. 解剖した背部深層の筋それぞれの正常な位置，神経支配，作用を復習する。
2. 背部中間層の筋を解剖学的位置に戻す。
3. 背部中間層の筋の位置と働きについて復習する。

後頭下部

解剖の概要

　以下の順に解剖を行う。
①後頭下三角に関連する筋を同定する。
②後頭下部領域の構造物（椎骨動脈，後頭下神経）を調べる。

後頭下部の骨

　交連骨格標本で，以下の骨を同定する。[ネ10, カ32]

1. 頭蓋骨の後面に**外後頭隆起** external occipital protuberance，その両側に**上項線** superior nuchal line と**下項線** inferior nuchal line を同定する（図 1.1）。
2. 2 つの項線，頭蓋骨底，**大後頭孔** foramen magnum までの距離と筋の停止部の関係を観察する。
3. **環椎** atlas（第 1 頚椎〈C1〉）には椎体がなく，**軸椎** axis（第 2 頚椎〈C2〉）には**歯突起** dens があることを観察する。歯突起は C1 の椎体であったが，発生過程で C2 に融合する（図 1.11）。
4. 環椎（C1）の**後弓** posterior arch とその中央あたりに**後結節** posterior tubercle を同定し，環椎に棘突起がないことを確認する（図 1.11）。[ネ19, カ194]
5. 環椎の後弓の上面に両側性にある溝（椎骨動脈溝）と，**横突孔** transverse foramen の関係を観察する。この溝の上を**椎骨動脈** vertebral artery が通る。[ネ22]

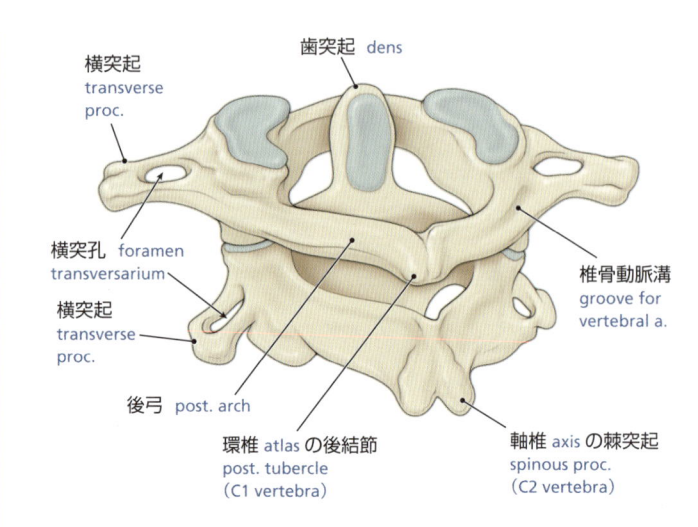

図 1.11　環椎（C1）と軸椎（C2）（後面）

6. 軸椎（C2）の**棘突起** spinous process は分岐している。C2 で**横突起** transverse process，**横突孔**を同定する（図 1.11）。

解剖の手順

後頭下筋[ネ172, 175, カ226, 245]

　軸椎（C2）の棘突起と外後頭隆起は，この部分の解剖では主要な目印になるだろう。この 2 つの構造物を目印にして後頭下部を解剖する。

1. 頚半棘筋の上部を手がかりに**軸椎（C2）の棘突起**を同定する（図 1.12）。
2. 後頭下三角の下縁をつくる**下頭斜筋** obliquus capitis inferior muscle を同定し剖出する（図 1.12）。
3. 下頭斜筋の起始部が軸椎（C2）の棘突起，停止部が環椎（C1）の横突起であることを確認する（図 1.12）。
4. 大後頭神経を下頭斜筋の下縁までたどる。<u>大後頭神経は脊髄神経 C2 の後枝であり，環椎（C1）と軸椎（C2）の間から現れる。</u>
5. 後頭下三角の内側境界をつくる**大後頭直筋** rectus capitis posterior major muscle を同定し剖出する（図 1.12）。
6. 大後頭直筋の起始部が軸椎棘突起であることと，停止部が後頭骨の下項線に沿って外側方向へ広がっていることを確認する。
7. **小後頭直筋** rectus capitis posterior minor muscle を同定し剖出する（図 1.12）。
8. 小後頭直筋は環椎（C1）の後結節が起始部で，下項線の内側が停止部であることを確認する。
9. **上頭斜筋** obliquus capitis superior を同定し剖出する。この筋は後頭下三角の外側境界をつくる（図 1.12）。
10. 上頭斜筋は環椎（C1）の横突起が起始部で，後頭骨の上項線と下項線の間の外側に停止するのを確認する。
11. 後頭下筋群の起始・停止・作用を復習する（表 1.3）。

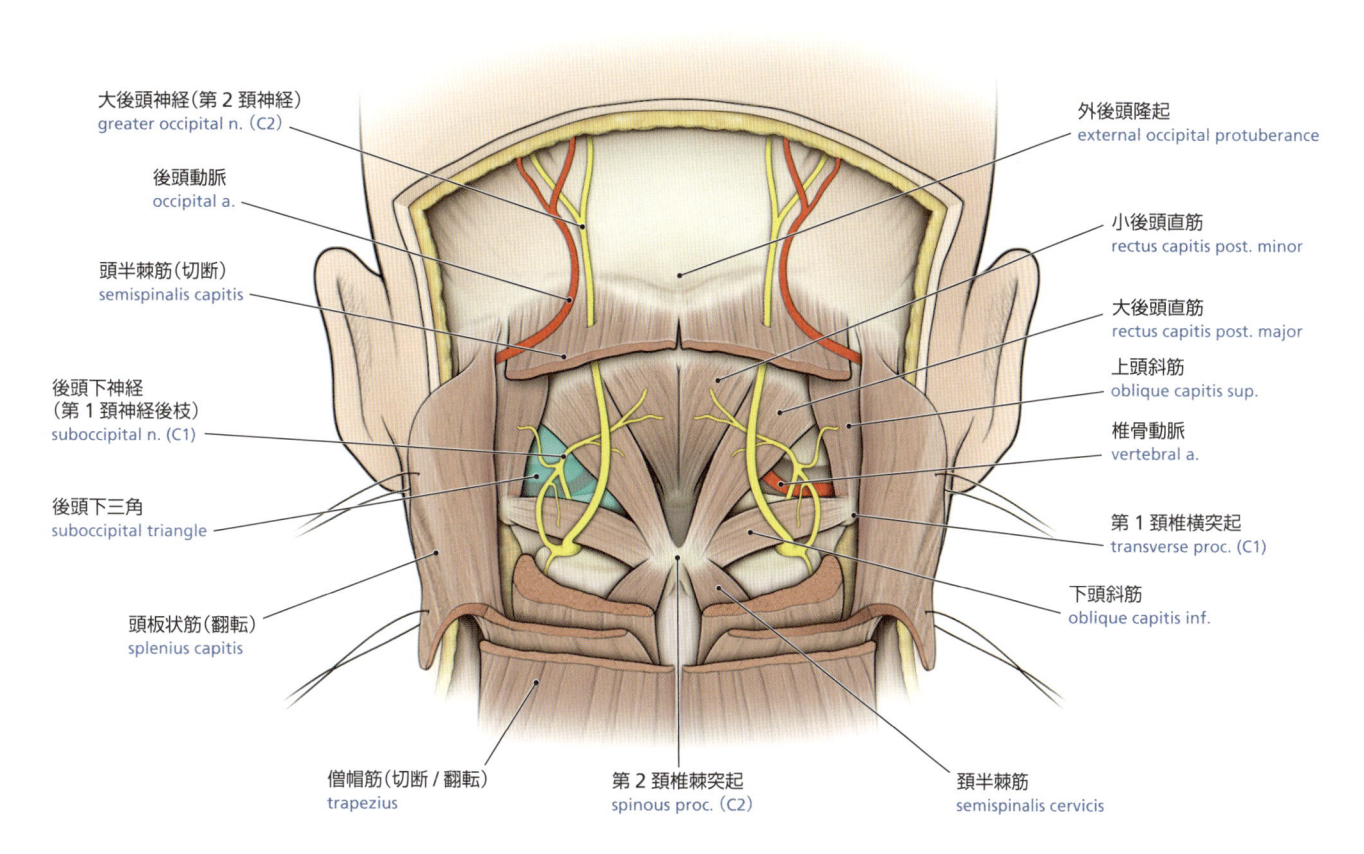

大後頭神経(第2頸神経)
greater occipital n.（C2)

後頭動脈
occipital a.

頭半棘筋(切断)
semispinalis capitis

後頭下神経
(第1頸神経後枝)
suboccipital n.（C1)

後頭下三角
suboccipital triangle

頭板状筋(翻転)
splenius capitis

外後頭隆起
external occipital protuberance

小後頭直筋
rectus capitis post. minor

大後頭直筋
rectus capitis post. major

上頭斜筋
oblique capitis sup.

椎骨動脈
vertebral a.

第1頸椎横突起
transverse proc.（C1)

下頭斜筋
oblique capitis inf.

僧帽筋(切断/翻転)
trapezius

第2頸椎棘突起
spinous proc.（C2)

頸半棘筋
semispinalis cervicis

図 1.12　後頭下部

表 1.3　後頭下筋

筋		起始	停止	作用	神経支配
大後頭直筋	rectus capitis posterior major	SP C2(軸椎)	後頭骨の下項線外側	頭部の伸展，筋と同側への顔面の回旋	頸神経 C1 の後枝
小後頭直筋	rectus capitis posterior minor	後結節 C1(環椎)	後頭骨の下項線内側	頭部の伸展	
上頭斜筋	obliquus capitis superior	TP C1(環椎)	後頭骨の上項線と下項線の間	頭部の伸展	
下頭斜筋	obliquus capitis inferior	SP C2(軸椎)	TP C1(環椎)	筋と同側への顔面の回旋	

C：頸椎，SP：棘突起，TP：横突起

後頭下三角の内容物[ネ 175, カ 246]

1. 遺体の一側で，**後頭下三角** suboccipital triangle にある**後頭下神経** suboccipital nerve と**椎骨動脈** vertebral artery を剖出する(**図 1.12**)。後頭下領域にある静脈については残しておく必要はない。

2. 後頭下神経(C1 の後枝)が後頭骨と環椎(C1)の間から現れることを確認する。後頭下神経は後頭下領域にあるすべての筋の運動を支配する。また脊髄神経後枝で唯一，皮膚へ分布しない神経である。

3. 後頭下三角の深部で，第1頸椎の後弓の上方に**椎骨動脈**を同定し剖出する。この時点で椎骨動脈の走行はたどらなくてよい。その代わりにアトラスを参照して，椎骨動脈が頸部からどのように頭蓋骨に入っていくか学んでおく。[ネ 137, カ 170]

4. 椎骨動脈が見つからない場合は，遺体の一側のみを用いて，下項線外側の上頭斜筋の停止部を切断し，外側にめくり返すと確認できる。

復習

1. 横突棘筋の位置と作用を復習する。

2. 後頭下筋群の位置と作用を復習する。

3. 胸部の脊髄神経後枝の分布と脊髄神経 C1 から C3 の後枝の分布を比較して復習する。

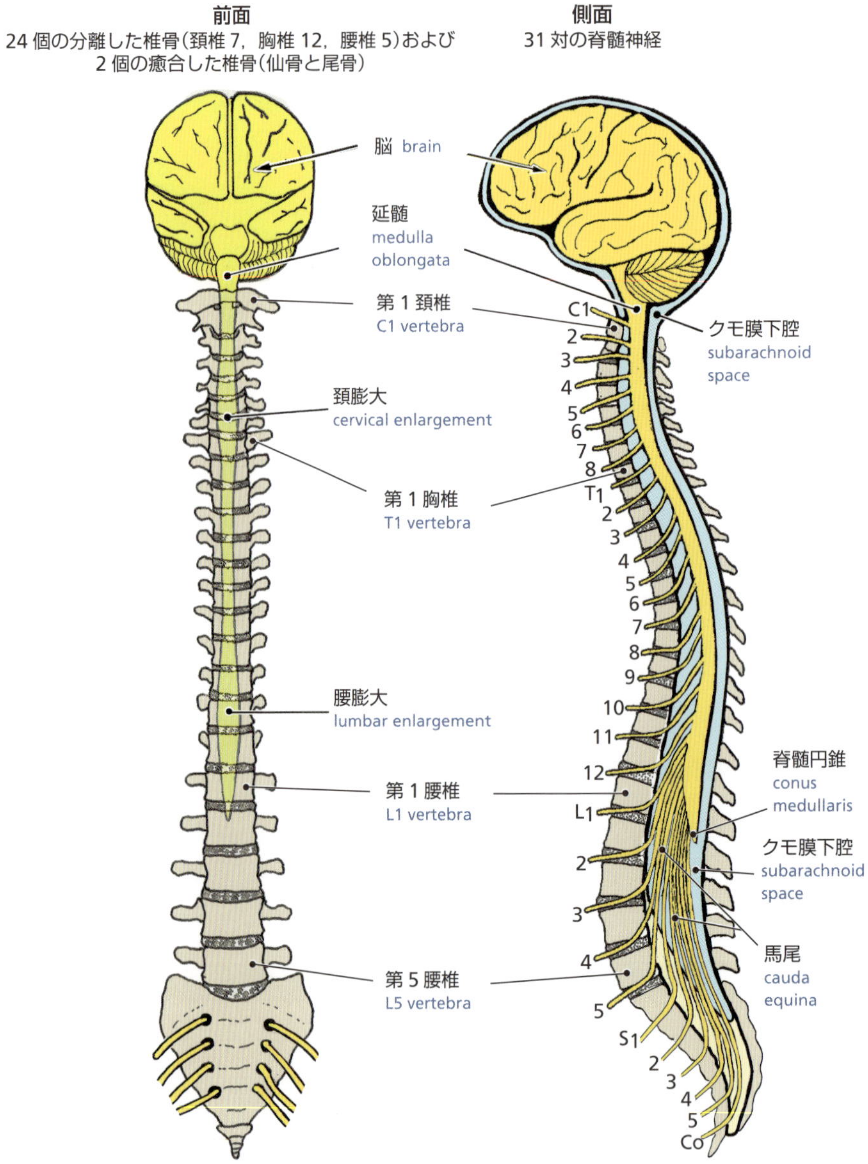

前面
24 個の分離した椎骨（頚椎 7，胸椎 12，腰椎 5）および
2 個の癒合した椎骨（仙骨と尾骨）

側面
31 対の脊髄神経

脳 brain

延髄
medulla
oblongata

第 1 頚椎
C1 vertebra

頚膨大
cervical enlargement

第 1 胸椎
T1 vertebra

腰膨大
lumbar enlargement

第 1 腰椎
L1 vertebra

第 5 腰椎
L5 vertebra

C1
2
3
4
5
6
7
8
T1
2
3
4
5
6
7
8
9
10
11
12
L1
2
3
4
5
S1
2
3
4
5
Co

クモ膜下腔
subarachnoid
space

脊髄円錐
conus
medullaris

クモ膜下腔
subarachnoid
space

馬尾
cauda
equina

図 1.13　脊柱管内の脊髄

脊柱管，脊髄，髄膜

解剖の概要

　脊柱管 vertebral canal は骨でできた管であり，**頚椎** cervical vertebrae，**胸椎** thoracic vertebrae，**腰椎** lumbar vertebrae の**椎孔** vertebral foramina，**仙骨管** sacral canal が積み重なって形成される。脊柱管は**脊髄** spinal cord と脊髄を包む膜（つまり**脊髄髄膜** spinal meninges）と血管を保護している。[ネ 166]

　脊髄は後頭骨大後頭孔のところで始まり，成人では一般的に第 2 腰椎のレベルで終わる（**図 1.13**）。脊髄は脊柱管よりも短いので，脊髄節は対応する番号の椎骨よりも上に位置する。

　脊髄の太さは全長を通して一定というわけではない。C4 から T1 のレベルを**頚膨大** cervical enlargement といい，L2 か

ら S3 までのレベルを**腰膨大** lumbar enlargement という。

　31 対の**脊髄神経** spinal nerve（頚神経 8 対，胸神経 12 対，腰神経 5 対，仙骨神経 5 対，尾骨神経 1 対）が上下に重なった椎骨の間から出ている。脊髄神経と椎骨の番号は頚部のみずれがある。頚部では脊髄神経 C1 は椎骨 C1 の上から出る。頚部脊髄神経はこのパターンで C7 までは同じ番号の椎骨の上で脊柱管から出る。脊髄神経 C8 は椎骨 C7 の下から出る。脊髄神経 T1 から始まり，下方に向かって残りの脊髄神経は同じ番号の椎骨の下から出る（例：脊髄神経 T1 は椎骨 T1 の下で脊柱管から出る）（**図 1.13**）。

　以下の順に解剖を行う。

①脊柱起立筋，横突棘筋群を除去して，椎骨の椎弓板を露出する。

②椎弓板を切断して取り除き（**椎弓切除** laminectomy），脊髄の髄膜を露出する作業を，胸部レベルから始め仙骨まで進める。

③髄膜を観察したのち，これを開き脊髄を露出して，脊髄について学ぶ。

解剖の手順

　<u>ノミ，ノコギリ，骨鉗子が必要な作業では，ゴーグルを着用すること</u>（訳注：脊柱管の解剖には脊髄双鋸を使うよりも，1つ1つの椎骨の椎弓板を同定して，それをノミで切断する方が学習になる）。

椎弓切除[ネ 158]

1. メスで，両側の脊柱起立筋と横突棘筋を T4 から S3 のレベルまで除去する。メスで T4 のレベルに水平方向の切り目を入れると，筋の除去が容易になる。切断した筋の上側縁を引き剥がし，すべての筋群を下方へめくり返す。めくり返した筋を脊柱から取り去り，椎弓板を露出する。

2. ノミでこすり取るようにして，残っている筋の断片を剥がし，椎弓板をきれいに露出する。

3. 胸部から椎弓切除を行う。ノミか電動ノコギリ（ギプスカッター）で，椎骨 T6 から T12 まで棘突起の両側の椎弓板を切断する。できるだけ椎弓板の外側端で切断を行い，**図 1.14** に示すように，脊柱管の露出が最大になるようノミを棘突起に対して 45 度の角度であてる。ノミが横突起を突き抜けて胸腔に侵入しないよう注意する。

4. メスで第 6，第 7 胸椎の間，第 12 胸椎と第 1 腰椎の間の棘間靭帯（**図 1.15**）を切断する。第 7～第 12 胸椎の間の**棘間靭帯** interspinous ligament は切断せず保存しておく（訳注：メスで第 7 胸椎と第 8 胸椎の間の棘間靭帯も切り，第 7 胸椎の椎弓を取り外し，硬膜に包まれた脊髄を確認する。脊髄の幅と深さを把握しながら椎弓切除を下方へ進めると，作業が容易である）。

5. 下の構造物にダメージを与えないように注意を払い，ノミで椎弓板と棘突起を切り離す。第 7～第 12 胸椎の棘突起を上下につながった状態で取り外す。うまく行えば，脊柱管の中に脊髄硬膜に包まれて脊髄が損傷を受けずに残っている。

6. 取り除いた棘突起の裏側表面に**黄色靭帯** ligament flava を同定する。黄色靭帯と棘間靭帯が隣接する椎骨の椎弓板と棘突起をつないでいることを確認する。**棘上靭帯** supraspinous ligament はすべての棘突起を仙骨から椎骨 C7 レベルまでつないでいる。C7 レベルで棘上靭帯は項靭帯と混じって外後頭隆起に続く。

7. 安全のために，ノミで椎弓板切断のときの断面で生じた骨の尖ったところを除去しながら，脊柱管の露出をより広げる。

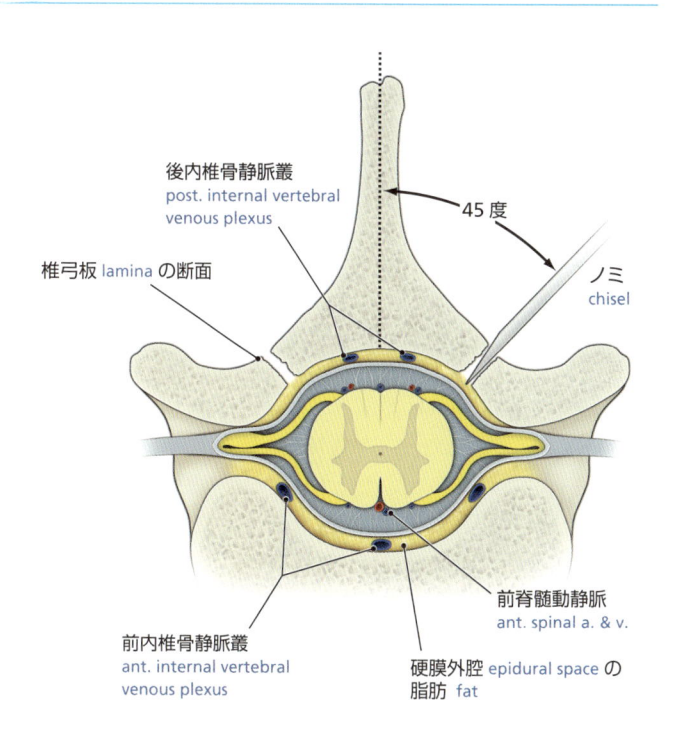

図 1.14 　脊柱管の切開方法

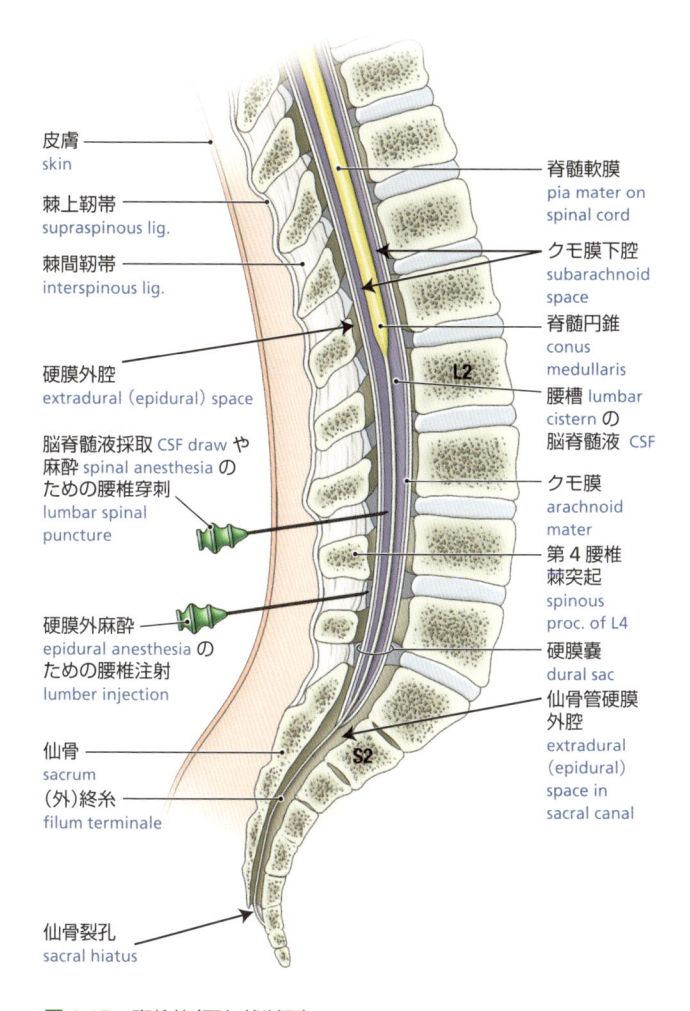

図 1.15 　脊柱管（正矢状断面）

臨床との関連

椎骨静脈叢

椎骨静脈叢 vertebral venous plexus の静脈には弁がない（図1.14）。そのため血圧勾配が変化すると，血液が上行したり下行したりする。椎骨静脈叢は骨盤から椎骨，脊柱管，頭蓋内腔への感染や癌転移の通路になりうる。

8. 椎弓切除を下方に向かって進め，腰部，仙骨部椎骨S3レベルまで行う。脊柱管を直接みて，正確に作業を進める。脊柱は弯曲しているため（図1.13），腰部下方では脊柱管は背部のより深くに位置する。下位腰椎から仙骨にかけては後方（背中表面側）に向かって大きく弯曲しているので，注意して作業を行う。

9. 仙骨の後面でV字状に切り込みをいれると，脊柱管の開口が楔状にS3レベルで終わる。ノミやノコギリを強く押し込み直腸に達してしまわないこと。

10. 深層の構造物を傷つけないように気を遣いながら，ノミで棘突起とそれにつながっている椎弓板をひとかたまりで引き剥がし，組織コンテナにしまう。

11. 椎弓除去を終えると，椎骨T6からS2までのレベルで脊髄硬膜の後面をみることができる。

脊髄髄膜

1. 椎弓除去が完了したら，**硬膜上腔** epidural（external）space が露出する。硬膜上腔の脂肪や静脈は遺体の防腐処理によってわかりづらくなっている。鈍的に**脂肪** epidural fat と**後内椎骨静脈叢** posterior internal vertebral venous plexus を取り除く。[ネ166]

2. 髄膜の最も表層をつくる**硬膜** dura mater を同定し，**硬膜嚢** dural sac が椎骨S2レベルで終わっていることを観察する（図1.15）。[ネ160, カ234]

3. 胸部領域で，ピンセットで**硬膜**をつまみ，ハサミで後正中に切り目を入れる。ハサミで，この切り目から下方に椎骨S2レベルまで髄膜を切り開く。硬膜の下にあるクモ膜を損傷しないように切り進み，切開した硬膜を両外側に開く。

4. 髄膜の中間層である**クモ膜** arachnoid mater を同定する（図1.15）。クモ膜は周りを囲んでいる硬膜に比べてデリケートで薄い。

5. クモ膜を後正中線で切開し，**クモ膜下腔** subarachnoid space を確認する。生体ではクモ膜下腔は脳脊髄液で満たされているが，遺体では失われている（図1.15）。[ネ165, カ240]

6. クモ膜を開いて**脊髄** spinal cord を観察する。脊髄は髄膜の最も内層を構成する**軟膜** pia mater に完全に包まれている。軟膜は最も薄い髄膜であり，脊髄表面に密着していて剥がすことはできない。

7. 胸椎下位レベル（脊髄ではL2からS3のレベル）で腰

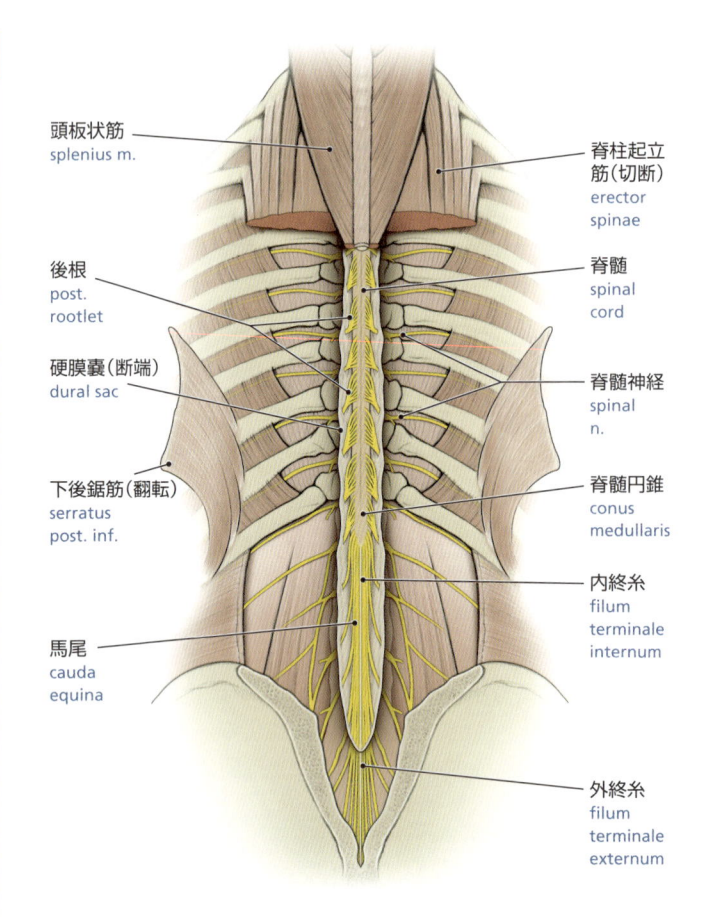

図1.16　下方の脊柱管と脊髄

膨大を観察する。腰膨大は下肢に神経を供給する。[ネ160, カ234]

8. 脊椎L1とL2レベルの間に脊髄の下端があり，**脊髄円錐** conus medullaris（medullary cone）と呼ばれる（図1.16）。

9. 脊髄円錐の周りに前根と後根が集まって束になる。これが脊柱管の下方で**馬尾** cauda equina をつくる（図1.16）。

10. 馬尾の中心に**（内）終糸（脊髄終糸）** filum terminale internum を見つける。脊髄円錐の先端から始まる軟膜からできた繊細な糸状の構造物であり，椎骨S2レベルで終わる（図1.16）。

11. 内終糸を下方にたどると，硬膜嚢に包まれ，椎骨S2レベルから**外終糸** filum terminale internum（coccygeal ligament）となる。外終糸は仙骨裂孔を通過し，尾骨に付着する。

12. 軟膜は脊髄両側に1つずつ**歯状靭帯** denticulate ligament をつくる（図1.17B）。歯状靭帯には左右21対の「歯」があり，各歯は硬膜の内面に付着し，脊髄を係留している。

13. プローブで，**後根** dorsal root，**前根** ventral root が硬膜を通り抜けて，**椎間孔** intervertebral foramen（図1.17A）に入るまでたどる。後根は歯状靭帯の後側，

前根は前側にある。

14. 脊髄神経前根と後根に沿って走行する細い**血管** blood vessel を観察することができるかもしれない。これらの血管は椎骨のレベルによって起始が異なっており，肋間動脈，腰動脈，もしくは椎骨動脈の枝である。椎間孔を通って脊柱管内に入り，脊髄に血液を供給する。[ネ168]

15. 胸部領域で**脊髄神経** spinal nerve の1つを剖出し，プローブを椎間孔に入れて，脊髄神経を保護する。

16. 骨剪刀で椎間孔の後壁を取り去り，**脊髄神経節** spinal ganglion（**後根神経節** dorsal root ganglion）を剖出する（**図1.17A**）。脊髄神経節には脊髄神経の感覚神経の細胞体があることを思い出す。

17. 脊髄神経節の遠位で脊髄神経を観察すると，前根と後根の分岐をみることができる。

18. 脊髄神経を遠位にさらにたどると，**後枝** posterior ramus と**前枝** anterior ramus に分かれる場所が確認できる。[ネ177] 後枝は背部深層の筋（すでに除去してある）とその上の皮膚に分布する。前枝は体幹の前外側と四肢に分布する。

臨床との関連

腰椎穿刺

　脳脊髄液 cerebrospinal fluid（CSF）は脊髄円錐の下方（**図1.15**）でクモ膜下腔から採取できる。この高さでは穿刺針が脊髄を突き刺してしまう心配がない。さらに下方で腰椎穿刺を行えば，より安全に硬膜上腔へ麻酔を注入することができる。この硬膜外麻酔は出産時や手術の際の痛みを抑える。

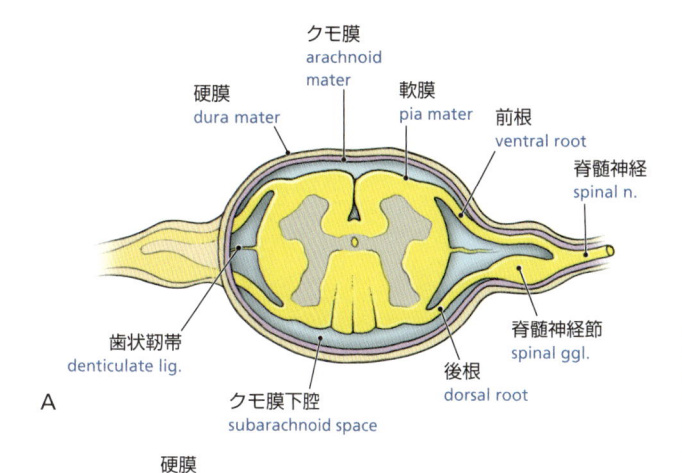

A

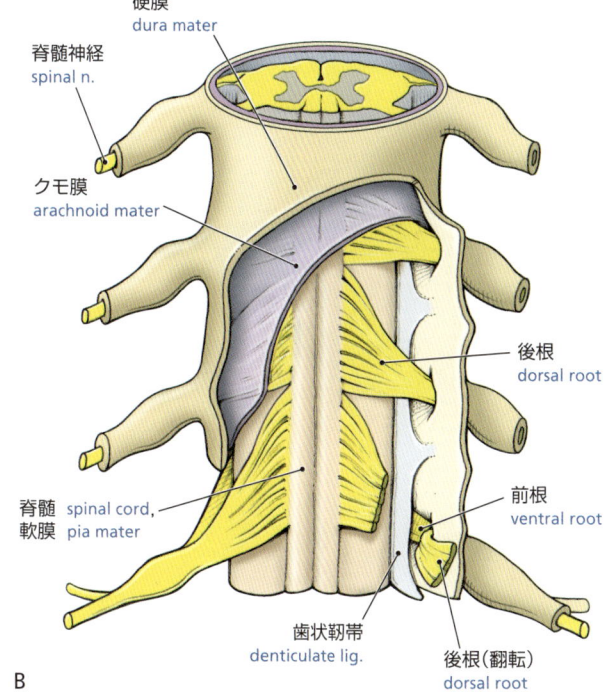

B

図1.17　脊髄と神経根に対する髄膜の関係。A：横断面。B：後面

復習

1. 典型的な脊髄神経の形態と枝を復習する。
2. 背部深層の筋がどのように神経支配を受けるか説明する。
3. 脊髄の各部位と脊髄を包む構造物を復習する。アトラスなどを参照して，脊髄の血液供給を学ぶ。
4. デルマトーム（皮膚分節）の図を参照して，皮膚への神経支配と脊髄の分節との関係を学ぶ。[ネ162]

1

背部

第 2 章

上 肢

上肢は**肩** shoulder（**上肢帯** pectoral girdle），**腕** arm（**上腕** brachium），**前腕** forearm，**手** hand（**手と手首** manus）の 4 部位に分けられる。上肢は大きく可動する構造であり，我々は物をつかむために広い範囲に手を伸ばすことができる。上肢を動かすためのいくつかの筋は外在性である。外在性（外在筋）とは，それらの筋が上肢以外の領域に伸びているという意味であり，特に上肢の場合は胸部と背中へ伸びている筋がある。

すでに背部の解剖が済んでいれば，背部浅層の筋群や骨のランドマークの学習は終わっている。上肢の解剖は遺体を腹臥位にして肩甲骨領域から始める。肩甲骨の領域から解剖を始めることで，遺体の全身をひっくり返す回数が減り，背部浅層の筋の解剖と上肢の解剖を続けて行うことができる。

スケジュール的に上肢の解剖が先で，遺体が背臥位になっている場合には，体表解剖から先に行い，適当なタイミングで背部浅層の筋の解剖をやり終えてから，肩甲骨領域の解剖に戻ってくることを勧める。

肩甲骨領域と上腕後部

解剖の概要

肩（肩甲上腕）には**三角筋** deltoid muscle，**棘上筋** supraspinatus muscle，**棘下筋** infraspinatus muscle，**大円筋** teres major muscle，**小円筋** teres minor muscle，**肩甲下筋** subscapularis muscle の 6 つの筋がある。

以下の順に解剖を行う。
① 皮膚を浅筋膜から剝離する。
② 三角筋について学んだのち，起始から切り離し，神経と血管の支配を調べる。
③ 肩甲骨の背側面から起こる 4 つの筋（棘上筋，棘下筋，大円筋，小円筋）を解剖し，神経・血管支配を確認する。

腕（上腕）の後区画には，ここで解剖する**上腕三頭筋** triceps brachii muscle と前腕の後区画の解剖の際に学ぶ**肘筋** anconeus muscle がある。上腕三頭筋に加えて，橈骨神経と上腕深動脈と上腕深静脈を同定する。上腕の前区画を解剖するときに，腕の筋膜，構造物とその構成を調べる。

肩甲骨領域の骨

肩甲骨と上腕骨標本で（**図 2.1**），以下の特徴を確認する。

[**ネ** 406，**カ** 383, 385]

肩甲骨
1. **肩甲骨** scapula の後面は**肩甲棘** spine of the scapula によって**棘上窩** supraspinous fossa と**棘下窩** infraspinous fossa に分かれ，肩甲棘は外側で**肩峰** acromion に終わる。
2. 肩甲骨の上縁に**肩甲切痕** suprascapular notch を同定する。肩甲切痕から外側前方に向かって**烏口突起** coracoid process が伸びている。
3. 肩甲骨の外側部分（肩峰の下方）の**関節窩** glenoid cavity は上腕骨頭を受けて肩関節を形成する。
4. 関節窩の上方に**関節上結節** supraglenoid tubercle，下方に**関節下結節** infraglenoid tubercle を同定する。これらの結節の粗面領域は上腕の筋の起始になる。

上腕骨
1. **上腕骨** humerus の基部に肩関節の関節頭をつくる**上腕骨頭** head of the humerus を同定する。
2. 上腕骨頭のすぐ下方に上腕骨の**解剖頚** anatomical neck がある。
3. 上腕骨基部外側に**大結節** greater tubercle を同定する。前方にある**小結節** lesser tubercle とは**結節間溝** intertubercular sulcus（**二頭筋溝** bicipital groove）によって分けられている。
4. 大結節，小結節の下方に**上腕骨外科頚** surgical neck of the humerus を同定する。
5. **上腕骨体** shaft of the humerus の外側面に沿って，**三角筋粗面** deltoid tuberosity とそのすぐ上方に斜めに向かう**橈骨神経溝** radial groove を同定する。

解剖の手順

肩背側の筋群
1. 遺体を腹臥位（顔が解剖台を向く状態）にする。上腕を 45 度外転する。枕があれば，胸と肩の下に置く。
2. 腕の皮膚剝離が終わっていない場合は，上腕の背側の皮膚を肘のレベルまで剝離する。
3. 肩と腕後面の脂肪や浅筋膜を除去する。
4. 僧帽筋を上方にめくり返し，鎖骨と背部の解剖の際につくった頚筋膜によるヒンジ（蝶番様の構造）に

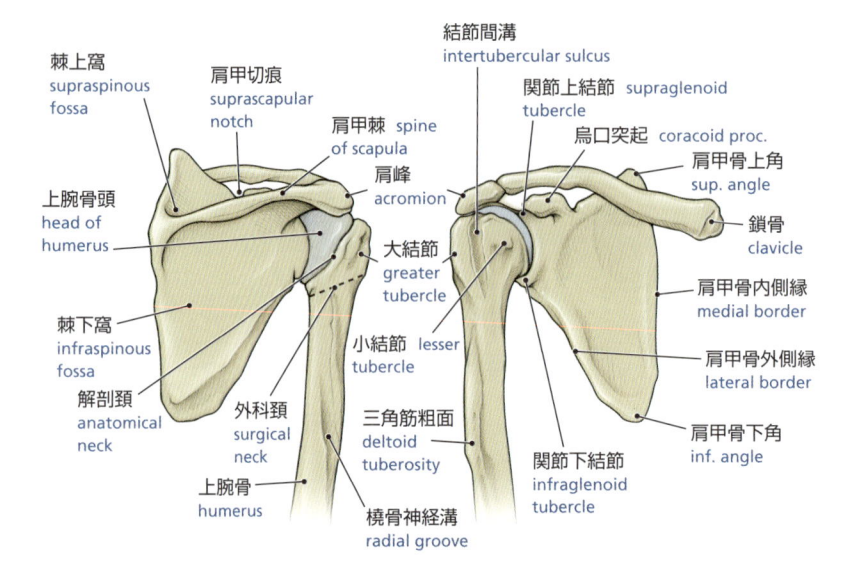

図2.1　肩の骨格

表2.1　肩と上腕後部の筋				
肩甲部				
筋		起始	停止	作用	神経支配

筋		起始	停止	作用	神経支配
三角筋	deltoid	肩甲棘，肩峰，鎖骨の外側1/3	上腕骨の三角筋粗面	上腕骨の外転，屈曲，伸展	腋窩神経
棘上筋	supraspinatus	肩甲骨棘上窩	上腕骨大結節の上面	上腕骨の外転	肩甲上神経
棘下筋	infraspinatus	肩甲骨棘下窩	上腕骨大結節の中央面	上腕骨の外旋	肩甲上神経
大円筋	teres major	肩甲骨下角	上腕骨結節間溝の内側唇（小結節稜）	上腕骨の内転，内旋	下肩甲下神経
小円筋	teres minor	肩甲骨外側縁	上腕骨大結節の下面	上腕骨の外旋	腋窩神経
肩甲下筋	subscapularis	肩甲下窩	上腕骨小結節	上腕骨の内旋	上肩甲下神経，下肩甲下神経
上腕後部					
筋		起始	停止	作用	神経支配
上腕三頭筋	triceps brachii	長頭：肩甲骨関節下結節　内側頭，外側頭：上腕骨の後面	尺骨の肘頭	前腕の伸展　長頭：腕の伸展，内転	橈骨神経

沿って，つながった状態にしておく。

5. 三角筋 deltoid muscle の表面と縁を掃除する。[ネ409, カ394]

6. 三角筋の起始・停止・作用を復習する（**表2.1**）。

7. メスで，三角筋の起始部を肩甲棘に沿って肩峰まで切り離す。三角筋は前面で鎖骨に，停止部で上腕骨についたままにしておく。

8. 三角筋を外側にめくり返す際は，この筋の深層面に走る血管と神経を傷つけないように気をつける。

9. **腋窩神経** axillary nerve と**後上腕回旋動静脈** posterior circumflex humeral artery and vein を，上腕骨外科頚のそばの三角筋深層表面に確認する（**図2.2**）。腋窩神経が三角筋と**小円筋** teres minor muscle を支配していることを確認する。

10. 鈍的に，上腕骨外科頚後面あたりの神経と血管をたどる。[ネ413, カ395]

11. **図2.2** に緑色で示された四辺形（**外側腋窩隙** quadrangular〈quadrilateral〉space）の深部に，腋窩神経と後上腕回旋動静脈をたどる。

12. 外側腋窩隙の上辺，下辺はそれぞれ**小円筋，大円筋** teres major muscle であり，内側辺は**上腕三頭筋長頭** long head of the triceps brachii muscle の外側縁であることを観察する。外側腋窩隙の外側縁は上腕骨の外科頚であるが，この時点では観察できない。

13. **上腕三頭筋長頭**の起始が明瞭になるように解剖し，これが大円筋の後方，小円筋の前方を通過することを観察する。

14. **大円筋**の縁を掃除する。大円筋は広背筋によって一部が覆われている可能性がある。その場合，広背筋の周囲の結合組織を押し開き，外側に慎重に開くと大円筋が観察できる。

15. 大円筋の起始・停止・作用を復習する（**表2.1**）。

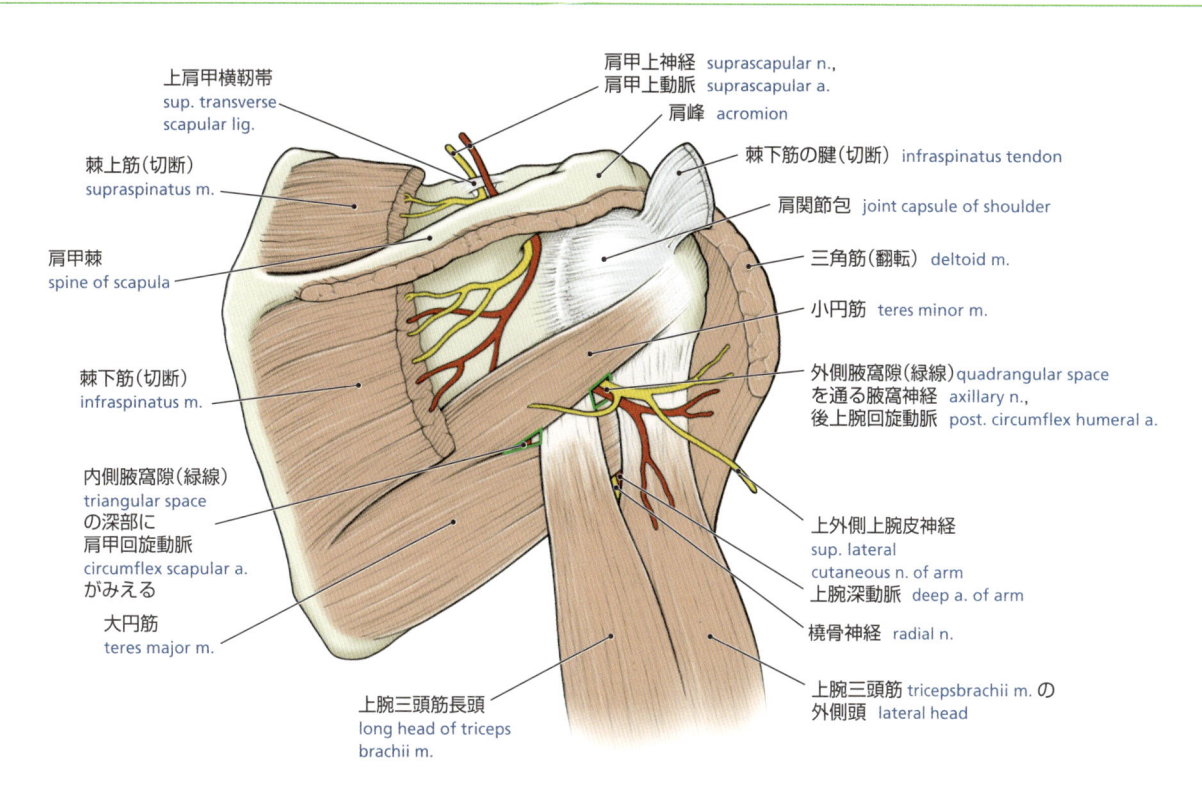

上肩甲横靱帯
sup. transverse
scapular lig.

肩甲上神経 suprascapular n.,
肩甲上動脈 suprascapular a.

肩峰 acromion

棘上筋(切断)
supraspinatus m.

棘下筋の腱(切断) infraspinatus tendon

肩関節包 joint capsule of shoulder

肩甲棘
spine of scapula

三角筋(翻転) deltoid m.

小円筋 teres minor m.

棘下筋(切断)
infraspinatus m.

外側腋窩隙(緑線)quadrangular space
を通る腋窩神経 axillary n.,
後上腕回旋動脈 post. circumflex humeral a.

内側腋窩隙(緑線)
triangular space
の深部に
肩甲回旋動脈
circumflex scapular a.
がみえる

上外側上腕皮神経
sup. lateral
cutaneous n. of arm
上腕深動脈 deep a. of arm

大円筋
teres major m.

橈骨神経 radial n.

上腕三頭筋長頭
long head of triceps
brachii m.

上腕三頭筋 tricepsbrachii m. の
外側頭 lateral head

図 2.2　肩(後面)の血管と神経

回旋筋腱板筋群［ネ 411］

1. **回旋筋腱板** rotator cuff は**棘上筋** supraspinatus muscle, **棘下筋** infraspinatus muscle, **小円筋** teres minor muscle, **肩甲下筋** subscapilaris muscle の 4 つの筋の腱からなる。肩甲下筋は腋窩の解剖の際に扱う。アトラスを参照して，回旋筋腱板筋群の停止を学ぶ。

2. 肩甲骨外側縁に沿って**小円筋**を剖出し，この筋の上下縁を確認する。

3. 小円筋の起始・停止・作用を復習する(**表 2.1**)。

4. 肩甲骨の棘下窩で**棘下筋**の表面と縁を掃除する。

5. 棘下筋の起始・停止・作用を復習する(**表 2.1**)。

6. **内側腋窩隙** triangular space を観察する。この三角の隙間は上方を小円筋の下縁，大円筋の上縁，外側を上腕三頭筋の長頭によって囲まれている(**図 2.2**)。

7. 肩甲回旋動静脈をこの三角形の奥に見つけることができる。現時点ではこの血管をたどらない。

8. 棘上窩で**棘上筋**の縁を掃除する。

9. 棘上筋の起始・停止・作用を復習する(**表 2.1**)。

10. 棘上筋を肩甲骨の上角から外側に 5 cm くらい，肩甲切痕よりは内側でメスで切断する(**図 2.2**)。

11. 棘上筋の外側部を棘上窩から鈍的に引き剥がし，外側へめくり返す。

12. 棘上窩の上を走る**肩甲上動脈** suprascapular artery と**肩甲上神経** suprascapular nerve を同定する。これらの動脈と神経を前方にたどり，上肩甲横靱帯との関係を観察する。肩甲上動脈は**上肩甲横靱帯** superior transverse scapular ligament の上を通過し，肩甲上神経は上肩甲横靱帯の下を通過する(**図 2.2**)。これらの構造物の関係を語呂あわせで，「Army(artery〈動脈〉) goes over the bridge, Navy(nerve〈神経〉) goes under the bridge」と覚える。bridge(橋)とは上肩甲横靱帯のことを意味する。［ネ 413，カ 416］

13. 肩甲骨の内側縁から外側へ 5 cm くらいのところで**棘下筋**を切断する(**図 2.2**)。

14. 棘下筋の外側部を棘下窩から鈍的に引き剥がし，この筋の外側部分をめくり返す。

15. **肩甲上動脈**と**肩甲上神経**が肩甲棘をくぐって棘下筋に至るまでたどる(**図 2.2**)。

16. 肩甲上動脈は肩甲部の側副路として働く。アトラスを参照して，この部分の血管の**吻合**を学ぶ。［ネ 414，カ 416］

上腕の後区画［ネ 418，カ 420, 421］

1. 遺体を腹臥位にする。上腕の後区画の解剖を容易にするために上腕を内側に回旋する。

2. ハサミで，後区画の上腕筋膜を小円筋から尺骨肘頭のレベルまで縦に切開する。

3. 指で上腕筋膜を鈍的に剥いで開き，上腕三頭筋を露出させる。

4. 上腕筋膜を正中と外側の筋間中隔から離し，組織コンテナにしまう。

5. **上腕三頭筋** triceps brachii muscle をしっかりと剖出し，この筋の 3 つの「頭」の構成に注目する。**長頭** long head は**外側頭** lateral head と**内側頭** medial head より

上方に位置する。これらの「頭」は橈骨神経溝に対する配置から名前がついている。

6. 上腕三頭筋の起始・停止・作用を復習する（**表2.1**）。

7. 上腕三頭筋の長頭，外側頭の境界に指をいれて，大円筋が長頭の表面を通るところまで鈍的に分ける。

8. 前述した四辺形の隙間（外側腋窩隙）の下方にある三**角形の間隙**は上腕三頭筋の長頭が内側縁，外側頭が外側縁，大円筋が上辺をつくっていることを観察する（**図2.3**）。

9. この三角形の間隙を押し広げると，**橈骨神経** radial nerveと**上腕深動脈**deep brachial arteryを確認できる。

10. 遺体の一側で上腕三頭筋の外側頭と上腕骨の間に，橈骨神経に沿ってプローブを遠位に向かって挿入する。

11. 先に挿入したプローブに沿うようにして，メスで上腕三頭筋外側頭を切断する（**図2.3**）。

12. 橈骨神経を鈍的に剖出し，同時に上腕骨の**橈骨神経溝** radial grooveの中に上腕深動脈を剖出する。

13. この時点では橈骨神経と上腕深動脈を遠位側にたどらない。のちに肘窩を解剖するときに橈骨神経の走行を観察する。

復習

1. 肩甲部，上腕後面の筋を解剖学的位置に戻す。

2. 肩甲部の各筋の神経支配・起始・停止を復習する。各筋の動きと回旋筋板の筋群の組み合わせによる動きをリストにする。

3. 頸横動脈，肩甲背動脈，肩甲上動脈の起始・走行・分布を復習する。

4. 肩甲動脈の吻合を復習する。

5. 肩甲上動脈，肩甲上神経と上肩甲横靱帯との関係を復習する。

6. 大円筋周囲の四辺形と2つの三角形の間隙をつくる構造物と，間隙内にみえる構造物を復習する。

表在静脈と皮神経

解剖の概要

上肢の**皮下組織（浅筋膜）** superficial fascia は皮下脂肪，表在静脈，皮神経を含む。生体では表在静脈は皮膚を通してみることができ，採血や薬物の注射にしばしば使われる。遺体では表在静脈は目立たない。上肢の皮神経は深筋膜を貫き，浅筋膜と皮膚に至る。

以下の順に解剖を行う。［**ネ** 401, 402, **カ** 412, 414］

① 浅筋膜を残すように，前胸壁と手首より近位の上肢の皮膚を剥ぐ。

② 表在静脈と任意に選んだ皮神経を解剖する。

③ 深筋膜がみえるように脂肪組織を除く。

体表解剖

上肢の体表解剖は，遺体と生体のどちらを用いても行うことができる。［**ネ** 398, **カ** 413, 414］

1. 遺体を背臥位（仰向け）にする。

2. 頸で両側の**鎖骨** clavicleの胸骨側端の間にある正中線上の**頸切痕** jugular notchを触知する（**図2.4**）。

3. 前胸壁の第2肋軟骨のレベルで**胸骨角** sternal angleを触知する。胸骨を下方に向かって**胸骨剣結合** xiphisternal junctionまで触知する。さらに外側で**肋骨弓** costal marginを確認する。

4. 頸切痕に戻り，鎖骨に沿って**肩峰** acromionに向かって触知し，**三角筋** deltoid muscleを感じる。

5. 腋窩で，**前腋窩ヒダ** anterior axillary foldと**後腋窩ヒダ** posterior axillary foldの自由端を触知する。

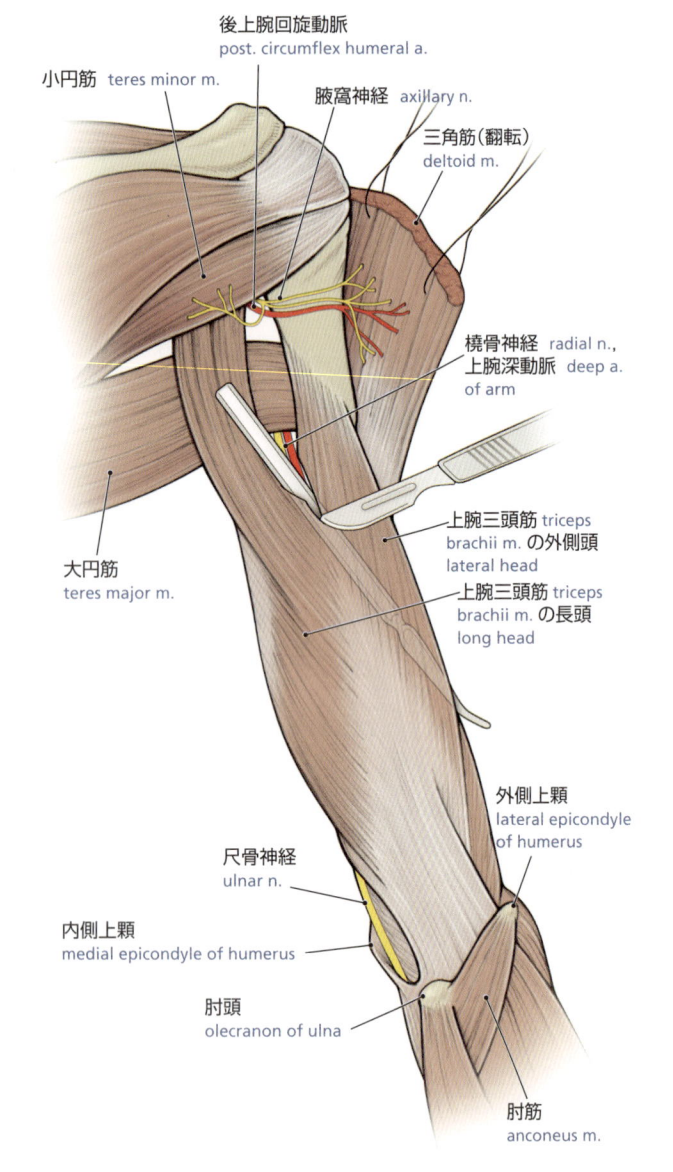

小円筋 teres minor m.
後上腕回旋動脈 post. circumflex humeral a.
腋窩神経 axillary n.
三角筋（翻転）deltoid m.
橈骨神経 radial n., 上腕深動脈 deep a. of arm
大円筋 teres major m.
上腕三頭筋 triceps brachii m. の外側頭 lateral head
上腕三頭筋 triceps brachii m. の長頭 long head
外側上顆 lateral epicondyle of humerus
尺骨神経 ulnar n.
内側上顆 medial epicondyle of humerus
肘頭 olecranon of ulna
肘筋 anconeus m.

図2.3　上腕の後区画

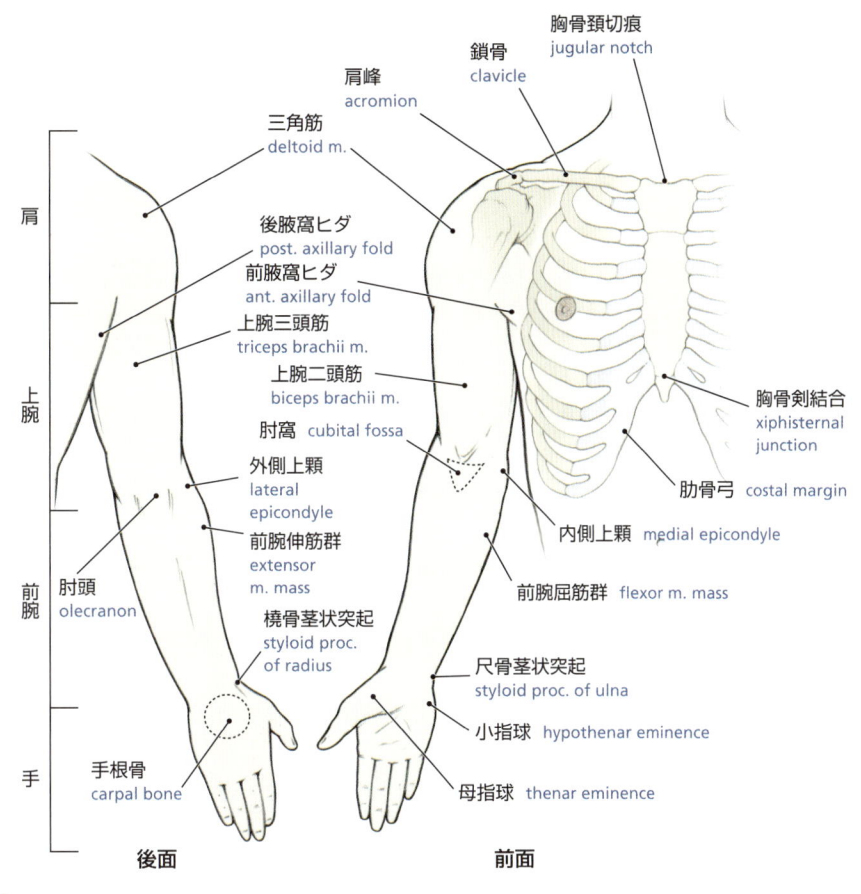

図2.4　上肢の体表解剖

6. 腕の前面で**肘窩** cubital fossa に向かって下方に働く**上腕二頭筋** biceps brachii muscle を触知する。
7. 肘窩の内側面で**内側上顆** medial epicondyle と，これを起始とする**屈筋群** flexor muscle mass を前腕で触知する。
8. 肘窩の外側面で**外側上顆** lateral epicondyle と，これを起始とする**伸筋群** extensor muscle mass を前腕の後方で触知する。
9. 手首の**手根骨** carpal bone の基部で，外側に**橈骨茎状突起** styloid process of the radius を，内側に**尺骨茎状突起** styloid process of the ulna を触知する。
10. 手掌で親指の基部に**母指球** thenar eminence を，手の正中面に**小指球** hypothenar eminence を触知する。

解剖の手順

皮膚剥離
1. 胸部，肩部の切開を行う（**図2.5A**）。
2. 正中線上で胸骨頚切痕（**図2.5A** の A）から胸骨剣結合（**図2.5A** の C）まで皮膚切開する。胸部は背部の皮膚よりも薄いことを確認する。
3. 胸骨頚切痕から鎖骨に沿って，外側に向かい肩峰（B）まで皮膚切開する。さらに腕の外側を下るように腕の半分程度まで切開を進める（F）。背部の解剖がすでに行われていれば，この切開はすでに済んでいる。

4. F点から内側のG点まで腕の前方表面を回るように切開する。
5. 胸骨剣結合（C）から肋骨弓に沿って，中腋窩線を下にたどるライン（V）まで切開する。
6. 腕を上方へ伸展させて，上腕内側面をG点から上方へ腋窩まで切開する。さらに胴部の外側面V点まで切開を進める。背部の解剖がすでに行われていれば，この切開はすでに済んでいる。
7. 腋窩の内側から外側に向かって腕の周りをちょうど三角筋の停止部の下まで切開する。
8. 胸骨柄中央から横断する皮膚切開を中腋窩線まで行う。この際に乳頭を迂回するよう切開する。乳頭は胸部の解剖の際に，第4肋間隙のよいランドマークになるので，皮下組織につけたままにしておく。
9. 胸骨剣結合からG点とV点を結ぶ線まで横断する切開を行う。
10. AとBを結ぶ切開線と8のステップでの切開の間にもう1つ横断切開を行う。
11. 皮膚を内側から外側に向けて剥がす。皮膚は中腋窩線に沿って外して組織コンテナにしまう。
12. 腕の皮膚切開を行う（**図2.5B**）。
13. 手首周囲（E）の切開を行う。手首周りの皮膚はとても薄い（2 mm）ので，切り目が深くなりすぎないよう注意する。

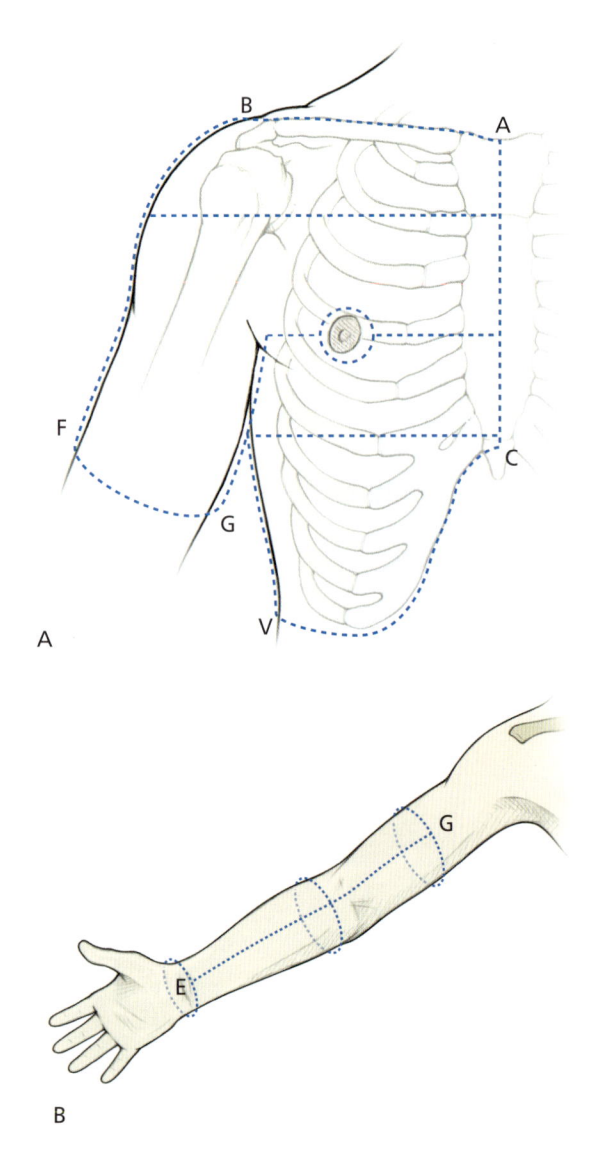

図 2.5　皮膚切開線。A：胸部。B：上肢

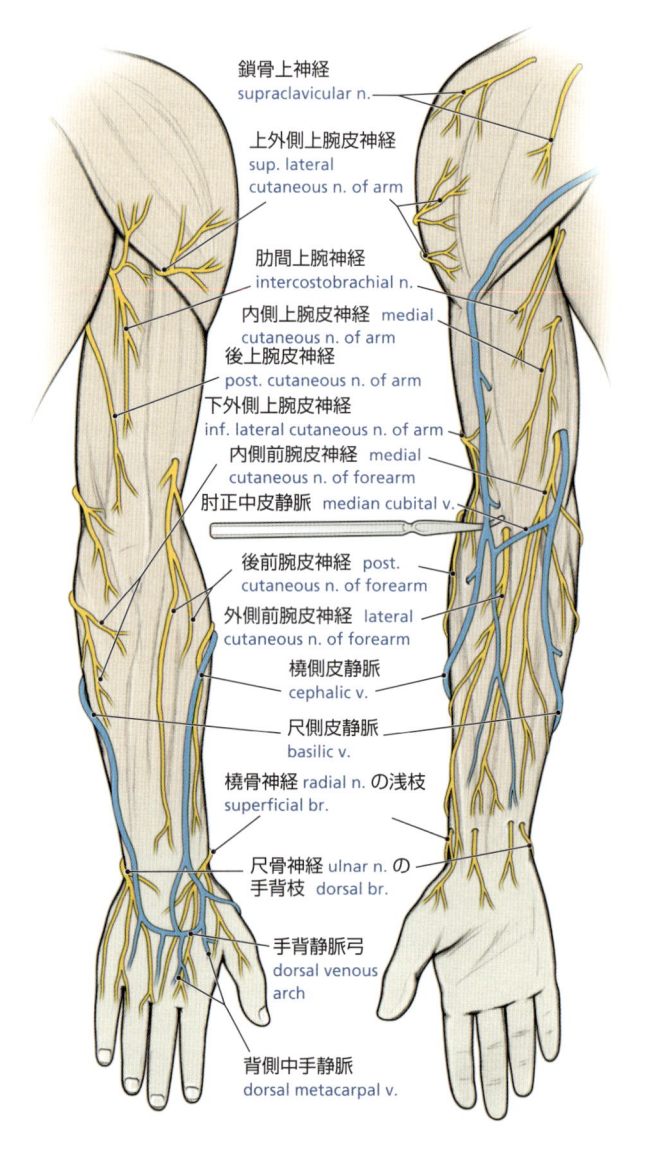

図 2.6　表在静脈と皮神経

14. 上腕の前面を縦に浅く切開する（E から G）。特に肘窩部の皮膚を浅く残すように注意を払う（肘窩には重要な構造物がある）。

15. 前腕の E 点と G 点の中間の皮膚にぐるりとメスを入れる。

16. 皮膚を上腕，前腕から剥ぎ取り，組織コンテナにしまう。皮膚を剥がす際は皮下組織内の表在静脈と皮神経を損傷しないよう気をつける。

表在静脈［ネ 401, 402, カ 410］

1. プローブ，ピンセット，ハサミで，鈍的に上腕と前腕の表在静脈と皮神経を剖出する（図 2.6）。

2. 前腕後面で**尺側皮静脈** basilic vein と**橈側皮静脈** cephalic vein を剖出する。

3. プローブで，尺側皮静脈と橈側皮静脈を近位方向にたどる。そのために周囲の脂肪や結合組織を取り除く。上肢を 45 度ほど外転させると，この解剖が容易

になるかもしれない。その際には解剖実習のパートナーに上肢を外転状態に保持してもらう。

4. 尺側皮静脈と橈側皮静脈が肘窩で交通し，**肘正中皮静脈** median cubital vein をつくる。この領域の皮静脈の走行パターンはきわめて多様なので，他の遺体も観察して解剖学的多様性の例を学ぶ。

5. 橈側皮静脈を近位方向に胸部領域までたどる。橈側皮静脈は三角筋と大胸筋の間の**三角筋胸筋溝** deltopectoral groove を走行する。橈側皮静脈は鎖骨の近くで，**三角筋胸筋三角** deltopectoral triangle の中の**鎖骨胸筋筋膜** clavipectoral fascia を貫き，腋窩静脈に加わる。

6. 尺側皮静脈を近位方向にたどると，内側上顆の数 cm 上で深筋膜を貫き，深静脈に加わる。

7. 上肢で表在静脈を持ち上げると，多数の**貫通静脈** perforating vein が深筋膜を貫いて表在静脈と深静脈をつないでいることがわかる。

皮神経[ネ401, 402, カ412]

1. 解剖を始める前にアトラスを参照して，上腕と前腕の**皮神経** cutaneous nerve の走行と分布を学んでおく（図2.6）。

2. 肘のレベルで，皮下組織の中に**外側前腕皮神経** lateral cutaneous nerve of the forearm の同定を試みる。上腕二頭筋停止腱の外側の皮下組織の中で橈側皮静脈と肘正中皮静脈に近い位置を注意して探す。

3. **内側前腕皮神経** medial cutaneous nerve of the forearm を上腕二頭筋腱の内側の尺側皮静脈に近い位置で同定する。

4. 橈骨茎状突起の近くで皮下組織の中の**橈骨神経浅枝** superficial branch of the radial nerve を同定する。この神経を2，3cmだけ露出させ，そばにある「解剖学的嗅ぎタバコ入れ」を壊さないようにする。

5. 手首と手背の内側で尺骨茎状突起付近の皮下組織中に**尺骨神経手背枝** dorsal branch of the ulnar nerve を探す。この神経を2，3cmだけ露出させる。

6. 指への皮神経は手の解剖の際に学ぶ。

7. 剖出した表在静脈と神経を保存しつつ，上腕と前腕の皮下組織をすべて除去する。筋を覆う深筋膜は保存する。皮下組織は組織コンテナにしまう。

8. 上肢の**深筋膜** deep fascia を調べると，この筋膜が肩から指先まで伸びていることに気がつく。上肢の深筋膜は上肢の骨に付着し，筋をグループに分ける区画をつくっている（図2.16，図2.21）。この深筋膜は場所によって，**上腕筋膜** brachial fascia，**前腕筋膜** antebrachial fascia，**手掌筋膜** palmar fascia，**手背筋膜** dorsal fascia of the hand と呼ばれる。

復習

1. 遺体で，表在静脈の走行を遠位から近位までたどる。

2. 橈側皮静脈，尺側皮静脈，肘正中皮静脈の場所と血流を復習する。これら静脈は静脈穿刺のための重要な血管である。

3. 遺体で，剖出した4つの皮神経を復習する。

4. 本書においては，上肢の皮神経についてデルマトームに従った解剖は行っていないので，皮神経の分布パターンについては，アトラスを参照して復習する。[ネ399, 400, カ412]

5. 上肢の深筋膜各部の名称を復習する。

胸(筋)部

解剖の概要

　胸部領域 pectoral region（ラテン語で *pectus* は「胸部」という意味）は前胸壁と側胸壁の一部を含む。

以下の順に解剖を行う。

① 乳房の解剖には女性の遺体を用いるので，男性の遺体を解剖している班は他の班に行って解剖を行う。

② いずれの性の遺体でも皮下組織を除去して胸筋を露出させる。

解剖の手順

乳房[ネ179, カ298]

　乳房 breast は水平方向には胸骨外側縁から中腋窩線まで，垂直方向には第2～第6肋骨まで広がっている。乳房は**胸筋筋膜** pectoral fascia（大胸筋の筋膜）の前方に位置する。胸筋筋膜とそれを覆う皮膚は**乳房堤靭帯** suspensory ligament of the breast でつながっている。乳房堤靭帯は乳腺の葉の間を通る。乳腺は乳房の皮下組織に含まれる特殊化した汗腺である（図2.7）。

　遺体は高齢の場合が多く，以下に述べる構造物を解剖して同定することは困難かもしれない。老齢化によって乳腺が脂肪に置き換わっている場合がある。

1. **乳輪** areola と**乳頭** nipple を同定する（図2.7）。

2. 乳頭を二分するように（上方から下方に）傍矢状断し，乳房を内側と外側の半分に切り分け，内側半分を切除する（図2.7）。

3. プローブで，乳房の切断面にみえる脂肪の中を乳頭から3cmの深さまで解剖する。15～20個の**乳管** lactiferous duct のうちの1つを選んで乳頭に収束するのを確認する。**乳管洞** lactiferous sinus を同定する。乳管洞は乳管の拡張した部分である。

4. 乳管の1つをたどり，乳頭での開口の同定を試みる。

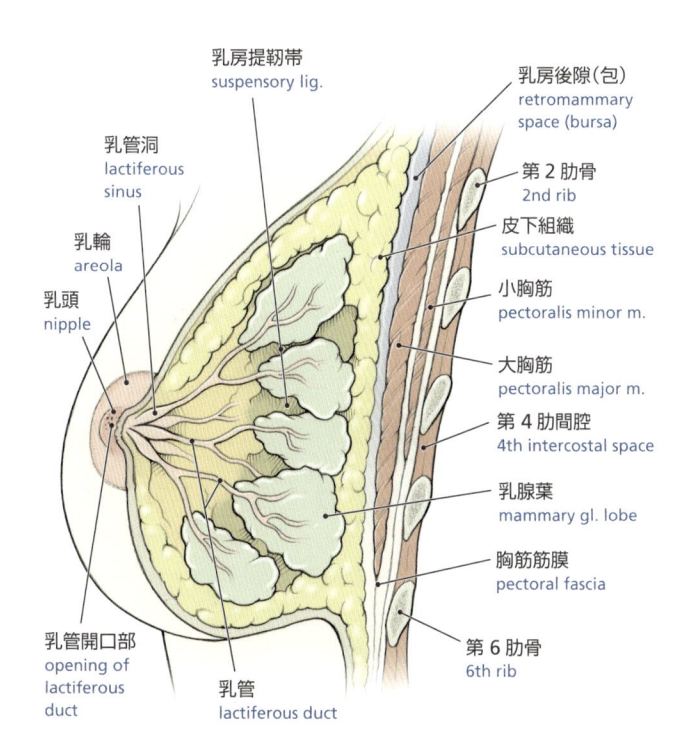

図2.7　乳房(矢状断面)

5. ピンセットの柄を使って，乳房堤靭帯を分ける区画を埋めている脂肪を除去する。**乳房堤靭帯間の区画**は，性成熟時に機能的腺葉をいれていた場所である。

6. アトラスを参照して，**乳房のリンパ液の流れ** lymphatic drainage of the beast を学ぶ。[ネ 181, 182, 力 298]

7. 指を乳房後方に差し入れ，深筋膜の表面に直接，**乳房後隙** retromammary space が開くことを確認する。正常な乳房であれば，下にある大胸筋筋膜から簡単に剥がすことができる。

8. 注意しながら，メスで，乳房を大胸筋の表面から取り外す。

臨床との関連

乳房

臨床医は所見を記述するために，乳頭を中心として乳房を4領域に分ける。上外側は大量の腺組織を含み乳癌が起こりやすい場所である。ここから，**腋窩突起** axiallry tail と呼ばれる乳房組織が腋窩まで伸びていることがある。

乳癌が進行すると，腫瘍は乳房の下にある大胸筋とその筋膜に侵入し，胸壁に癒着する。この癒着は，触診で見つけることができる。乳癌が大きくなるにつれて，乳房堤靭帯が引っ張られ，皮膚にえくぼのような凹みができる。

皮下組織（浅筋膜）

前胸壁の皮下組織の解剖は，男性・女性，両方の遺体で行う。

1. **広頚筋** platysma muscle を同定する（図 7.5）。広頚筋はきわめて薄いが，広がりを持つ表情筋であり，下方には頚部を通って，胸部上部の皮下組織に入っていく。広頚筋を皮下組織から剥がし，上方へ鎖骨までめくり返す。

2. 皮膚剥離のときの A–B–F，C–V，G–V の線を参考に，内側から外側へ胸部の皮下組織を除去する（図 2.5A）。

3. 細い**前皮枝** anterior cutaneous nerve が胸骨外側の肋間隙から現れる。それらを見つけることは可能だが，多くの労力を使う必要はない。2，3の皮神経を見つけたら，アトラスを参照して，典型的な神経の枝分かれを学ぶようにする。[ネ 188, 力 219]

4. 皮下組織を取り除きながら，手で触れて肋間隙を確認する。肋間神経の**外側皮枝** lateral cutaneous branch は中腋窩線上に現れ，皮下組織に入っていく（図 2.8）。皮下組織を除去する際に，外側皮枝を第4〜第6肋間隙で1つ同定する。可能であれば，**外側皮枝の前枝・後枝** anterior and posterior branch of lateral

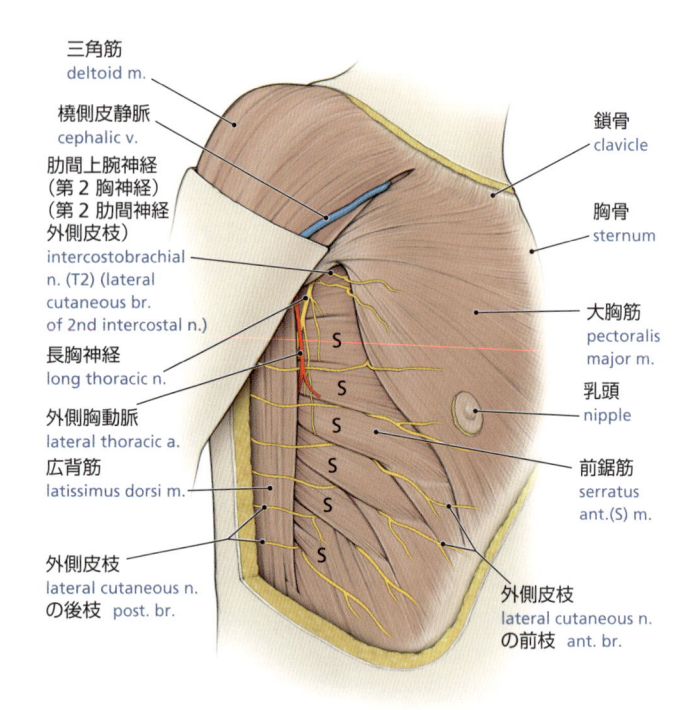

図 2.8 胸部の外側皮神経の分布

cutaneous nerve を少しだけたどってみよう。

復習

1. 乳房の位置と構造を復習する。
2. アトラスを参照して，乳房への血液供給を復習する。
3. 乳房のリンパ排出路について考察し，ここに関わるリンパ節の名称を確認する。
4. 脊髄神経の典型的な枝分かれパターンについてはアトラスを参照して，前胸壁と乳房への神経支配を復習する（図 2.8）。

胸部の筋

解剖の概要

胸部には大胸筋，小胸筋，鎖骨下筋の3つの筋がある。これらの筋は肋骨や胸骨を起始として上腕の運動にかかわる。

以下の順に解剖を行う。

① 大胸筋を調べた後にめくり返す。
② 小胸筋と鎖骨胸筋筋膜を学ぶ。
③ 鎖骨下筋を学ぶ。
④ 小胸筋をめくり返し，胸肩峰動脈の枝を解剖する。

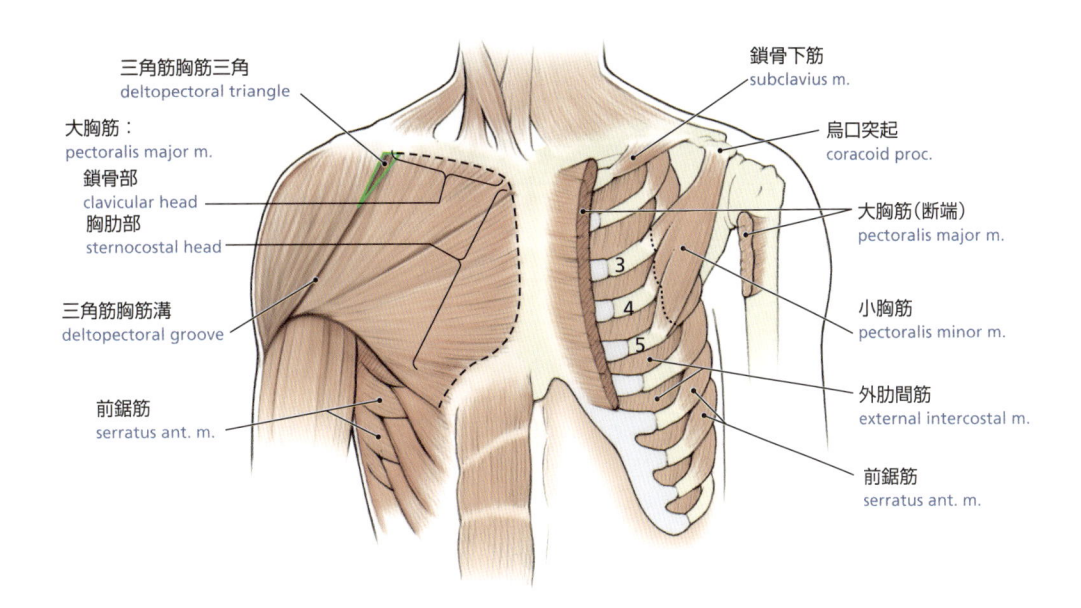

図2.9 大胸筋と小胸筋をめくり返すための切開線

2

上肢

解剖の手順

胸部の筋群

1. **大胸筋** pectoralis major muscle の浅層表面を剖出し，筋の縁を掃除する（図2.9）。大胸筋を包む浅層と深層の筋膜は**胸筋筋膜** pectoral fascia と呼ばれ，**腋窩筋膜** axillary fascia につながり，腋窩の底を形成する。［ネ409, カ418］

2. 大胸筋は2部に分かれ，それぞれ**鎖骨部** clavicular head，**胸肋部** sternocostal head と呼ぶ（図2.9）。この2部の境界は胸鎖関節にある。

3. 大胸筋の起始・停止・作用を復習する（表2.2）。

4. **三角筋胸筋三角** deltopectoral triangle が大胸筋鎖骨部の上方縁と鎖骨に近い三角筋の前縁によって構成されることを観察する（図2.9）。この三角は外側に向かって狭くなり，この両筋によるくぼみを**三角筋胸筋溝** deltopectoral groove と呼ぶ。

5. 上腕から三角筋胸筋三角までを鈍的に解剖し，**橈側皮静脈** cephalic vein をたどる。三角筋胸筋三角で橈側皮静脈は腋窩の深筋膜へ貫入していく。橈側皮静脈は今後の解剖のために傷つけないよう注意する。

6. 橈側皮静脈を保存しつつ三角筋の前縁を掃除する。

7. 大胸筋をめくり返すために，上腕を屈曲かつ内転させるか，同側の肩の下に枕を置いて，大胸筋胸肋部を弛緩させる。

8. 大胸筋の下縁に指を入れ，**鎖骨胸筋筋膜** clavipectoral fascia と大胸筋の間にスペースをつくる。

9. 大胸筋を胸肋部下方で肋軟骨の起始部から剥ぐ（図2.9）。

10. 指を深層に差し込み，下方から上方へと大胸筋鎖骨部を浮き上がらせると，**内側・外側胸筋神経** medial and lateral pectoral nerve と**内側・外側胸筋動静脈** medial and lateral pectoral vessel を触知できる。

11. 鎖骨部をできるだけ鎖骨に近いところで切断する（図2.9）。**外側胸筋神経**と**胸肩峰動脈の胸筋枝** pectoral branch of the thoracoacromial artery が鎖骨部の深層側に入っていくことをよく観察する。これらは大胸筋鎖骨部を切り離すときに簡単に切れてしまう。

12. 大胸筋を外側にめくり返す。この筋の深層面に入っていく神経と血管を傷つけないようにしながら，上腕骨につけた状態にしておく。

13. **鎖骨胸筋筋膜**を大胸筋のすぐ下の層で同定する。鎖骨胸筋筋膜が上方で鎖骨に浅層と深層で付着し，小胸筋にも付着している。下方では鎖骨胸筋筋膜は腋窩筋膜につながっている。［ネ412］

14. **小胸筋** pectoralis minor muscle を同定する（図2.9）。［ネ412, カ419］

15. 橈側皮静脈は小胸筋内側で**肋骨烏口膜** costocoracoid membrane（つまり，鎖骨胸筋筋膜の一部）を通過する。

16. **内側胸筋神経**が小胸筋を貫き，大胸筋の深層面に入っていくことを確認する。

17. 小胸筋の表面を剖出して筋の縁を明瞭にする。この際に内側胸筋神経は残す。

18. 小胸筋の起始・停止・作用を復習する（表2.2）。

19. この段階で鎖骨の下に**鎖骨下筋** subclavius muscle の一部を見つけ，剖出する（図2.9）。

20. 鎖骨下筋の起始・停止・作用を復習する（表2.2）。

21. ハサミで，小胸筋を第3～第5肋骨の起始部で切断する（図2.9の点線）。

22. 小胸筋を上方にめくり返し，肩甲骨烏口突起への停止部でつながった状態で残す。［ネ415, カ424］

23. めくり返した小胸筋の内側に**胸肩峰動脈**（図2.10）の

表 2.2　胸筋部の筋				
筋	起始	停止	作用	神経支配
大胸筋　pectoralis major	鎖骨の内側半分，胸骨，第 1～第 7 肋軟骨	結節間溝の外側唇	上腕骨の内旋，屈曲，内転	内側・外側胸筋神経
小胸筋　pectoralis minor	第 3～第 5 肋骨	肩甲骨烏口突起	肩甲骨の前傾，下制	内側胸筋神経
鎖骨下筋　subclavius	第 1 肋骨	鎖骨	鎖骨の下制，胸鎖関節の安定化	鎖骨下筋神経

枝と**外側胸筋神経**を同定する。これらの神経と血管は肋骨烏口膜を通り抜ける。

24. 胸肩峰動脈の枝を**胸筋枝**から順に同定し剖出する。この胸筋枝は典型的な場合には胸肩峰動脈の枝で最大であり，大胸筋と小胸筋の間を遠心性に走る（図2.10）。

25. **三角筋枝** deltoid branch は（三角筋と大胸筋の間の）三角筋胸筋溝を走行し，橈側皮静脈を伴う。

26. **肩峰枝** acromial branch は烏口突起と肩峰の間の上方を通る。

27. **鎖骨枝** clavicular branch は鎖骨下筋と胸鎖関節を栄養する。

復習

1. 胸筋群を元の位置に戻して，解剖学的位置を復習する。
2. 大胸筋，小胸筋，鎖骨下筋の起始・停止・作用・神経・血管支配を復習する。
3. この領域での鎖骨胸筋筋膜と筋，血管，神経との関係を復習する。
4. 鎖骨胸筋筋膜が腋窩底を支持することをよく理解する。
5. 胸肩峰動脈の枝の名称と，それらが支配する構造物の名前を確認する。

腋窩

解剖の概要

　腋窩 axilla（armpit）は胸筋群，肩甲骨，上腕，胸壁に囲まれた領域である（図2.11）。腋窩は多数の血管と神経が頚の付け根と胸（胸郭出口）から上肢に入る通路である。腋窩を構成するのは，**腋窩鞘** axillary sheath，**腕神経叢** brachial plexus，**腋窩動静脈** axillary vessel とそれらの枝，**リンパ節** lymph node と**リンパ管** lymphatic vessel，3 つの筋の一部，そして相当な量の脂肪と結合組織からできている。

　以下の順に解剖を行う。
① 腋窩静脈とその枝を除去する。
② 腋窩動脈の枝を解剖し，腕神経叢を学ぶ。

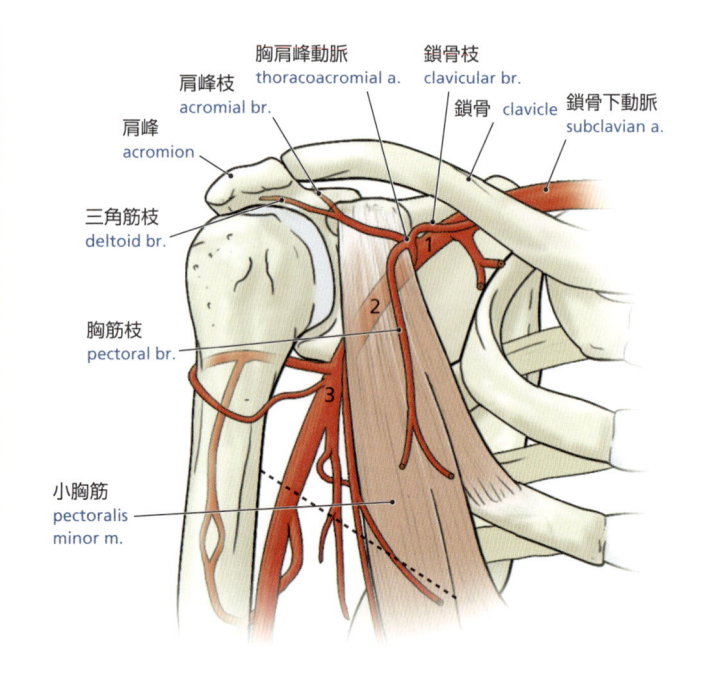

図 2.10　胸部への血管分布

解剖の手順

腋窩 [ネ 412]

1. 腋窩の概念を確認する（図2.11）。
2. 腋窩の壁と境界を確認する。上方を**腋窩頂** apex of the axilla と呼ぶ。腋窩頂の境界は鎖骨（前方）と肩甲骨上縁（後方）と第 1 肋骨（内側）である。
3. **腋窩の底**は脇の下の皮膚と筋膜である。
4. **腋窩の前壁**は前腋窩ヒダと呼ばれ，大胸筋，小胸筋の一部および鎖骨胸筋筋膜を含む。
5. **腋窩の後壁**は後腋窩ヒダと呼ばれ，大円筋，広背筋が下方をつくり，肩甲下筋は肩甲骨の前面を覆う。
6. **腋窩の内側壁**は側胸壁の上方部と前鋸筋からなり，**外側壁**は上腕骨の結節間溝である。
7. 大胸筋を外側に，小胸筋を上方にめくり返す。
8. 上肢を 45 度ほど外転（側方挙上）する。
9. 腋窩に含まれる大量の脂肪は，腋窩の内容物を保護し，同時に上肢に可動性を与えている（図2.12）。
10. 腋窩脂肪の中に**腋窩鞘** axillary sheath を同定する（図2.12）。これは腋窩の血管と腕神経叢を包んでいる薄い結合組織である。腋窩鞘は第 1 肋骨の外側縁から大円筋下縁へと伸びている。

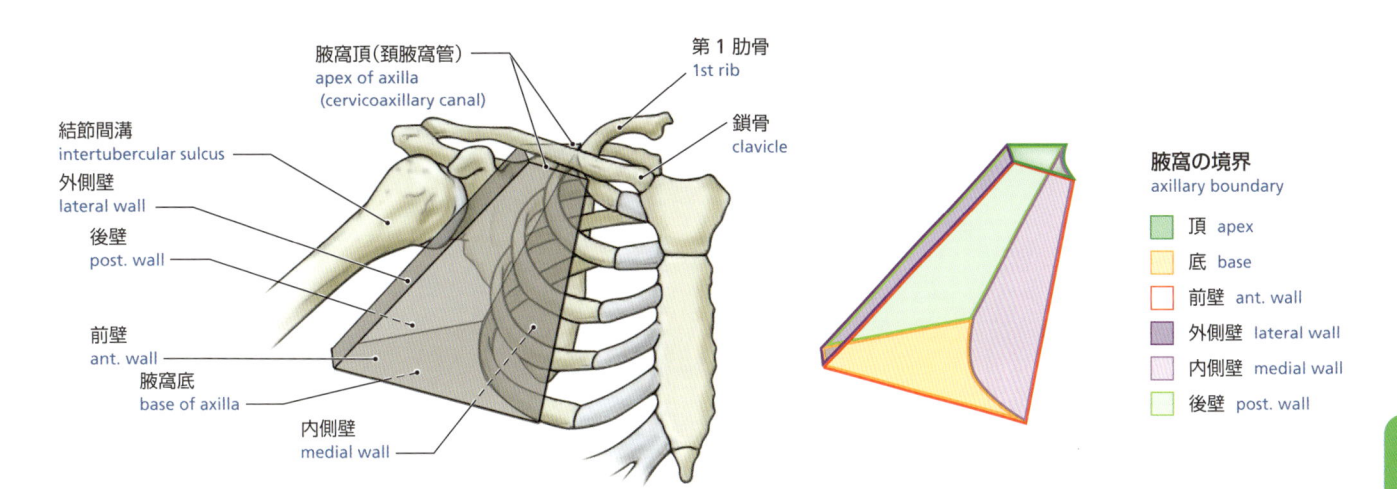

図 2.11　腋窩の壁と境界

腋窩の境界
axillary boundary

- 🟩 頂 apex
- 🟨 底 base
- ⬜ 前壁 ant. wall
- 🟪 外側壁 lateral wall
- 🟪 内側壁 medial wall
- 🟩 後壁 post. wall

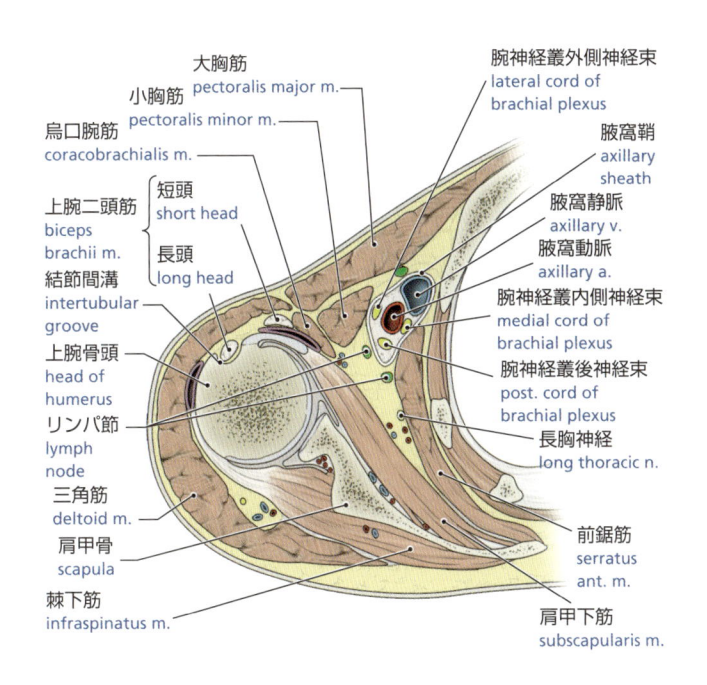

図 2.12　右腋窩の構造物（下面）

> 11. ハサミを使うか鈍的方法で腋窩鞘の前面を開く。
> 12. **腋窩静脈** axillary vein を同定する。この静脈は大円筋外側縁で上腕静脈と尺側皮静脈が合流して形成される。腋窩静脈は第 1 肋骨外側縁で終わり，ここで鎖骨下静脈と名前が変わる。
> 13. 腋窩の動脈と神経を観察する視野を広げるために，腋窩静脈を取り除かなくてはならない。まず，橈側皮静脈を腋窩静脈と合流する場所で切断し，外側にめくり返す。次に腋窩静脈を第 1 肋骨の外側縁で切断する。
> 14. 腋窩動脈と腕神経叢が腋窩静脈の後方にあるが，これらを鈍的に分離する。次に，大円筋の下縁で腋窩静脈を切断し，解剖を行っている領域から取り除く。[**ネ**415, **カ**423]

15. 腋窩静脈からの枝は，解剖を進めるに従って除くが，これら静脈が伴っている動脈は残すようにする。
16. 静脈に接しているリンパ節は除去する。

腋窩動脈［**ネ**414, **カ**425］

　腋窩動脈は腕神経叢に囲まれている。腕神経叢を腋窩動脈から鈍的に引き離して，腋窩動脈とその枝の解剖中に腕神経叢を傷つけないようにする。

1. **腋窩動脈** axillary artery を同定する。腋窩動脈は**鎖骨下動脈** subclavian artery からの続きとして，第 1 肋骨の外側縁から名前が変わる。大円筋の下縁で，今度は**上腕動脈** brachial artery と名前が変わる（**図 2.13**）。
2. 腋窩動脈を 3 部に分ける（**図 2.13**）。**第一部**は第 1 肋骨外側縁から小胸筋内側縁までで，**第二部**は小胸筋の裏を通っている部分であり，**第三部**は小胸筋の外側縁から大円筋の下縁までである。
   - **解剖時の注意**：腋窩動脈の分枝パターンには多様性があり，アトラスに描かれている典型例ばかりではない。異なったパターンがみられた場合，腋窩動脈の枝は，どこから分枝しているかではなく，どこに分布するかによって同定する。
3. 腋窩動脈第一部には枝が 1 つある。これは**最上胸動脈** superior thoracic artery であり，腋窩の最も上部付近にあり，第 1，第 2 肋間腔に血液を供給する。
4. 腋窩動脈第二部は**胸肩峰動脈** thoracoacromial artery と**外側胸動脈** lateral thoracic artery の 2 つの枝を出す（**図 2.13**）。すでに剖出した胸肩峰動脈の枝（肩峰枝，三角筋枝，胸筋枝，鎖骨枝）を復習する。
5. 典型的には小胸筋外側縁の付近で腋窩動脈から分枝する**外側胸動脈**を剖出する（**図 2.13**）。35％ほどの頻度で，外側胸動脈は鎖骨下動脈や胸肩峰動脈から分枝する。外側胸動脈は胸筋群，前鋸筋，腋窩リンパ節，側胸壁に血液を供給する。女性の場合は，外側胸動脈は乳房外側部にも血液を供給する。

2

上肢

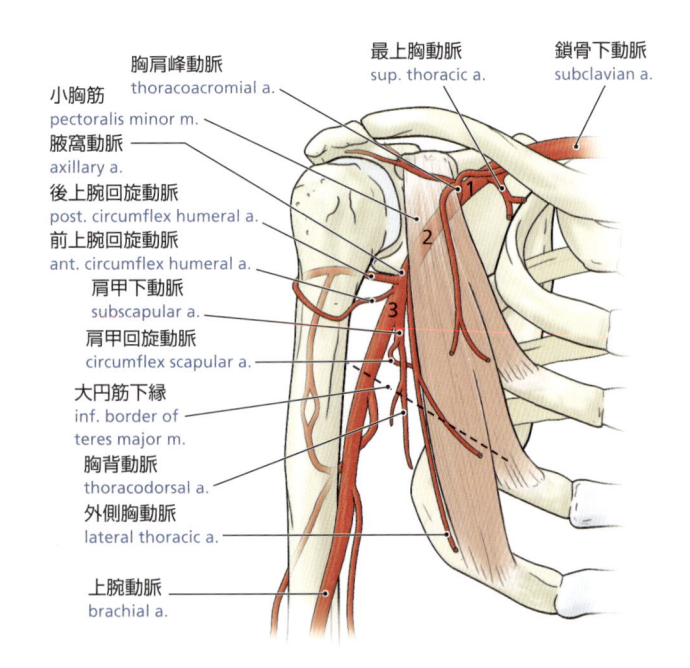

胸肩峰動脈
thoracoacromial a.
小胸筋
pectoralis minor m.
腋窩動脈
axillary a.
後上腕回旋動脈
post. circumflex humeral a.
前上腕回旋動脈
ant. circumflex humeral a.
肩甲下動脈
subscapular a.
肩甲回旋動脈
circumflex scapular a.
大円筋下縁
inf. border of
teres major m.
胸背動脈
thoracodorsal a.
外側胸動脈
lateral thoracic a.
上腕動脈
brachial a.

最上胸動脈
sup. thoracic a.

鎖骨下動脈
subclavian a.

図2.13　腋窩動脈の枝

6. 腋窩動脈第三部は**肩甲下動脈** subscapular artery，**後上腕回旋動脈** posterior circumflex humeral artery，**前上腕回旋動脈** anterior circumflex humeral artery の3つの動脈を出す（この2つの回旋動脈は上腕骨外科頚を回る）（図2.13）。

7. 腋窩動脈からの最大の枝である**肩甲下動脈**を剖出する。肩甲下動脈は下方に走行し，すぐに**肩甲回旋動脈** circumflex scapular artery を出し肩甲骨の後面の筋を栄養する。肩甲下動脈からは次に広背筋を栄養する**胸背動脈** thoracodorsal artery が分枝する。肩甲下動脈は，その他にもいくつかの筋を栄養する名前がついていない枝を出す。外側胸動脈が肩甲下動脈から分枝することがある。肩甲下動脈の剖出はこれら2つの終末枝を確認するだけで良い。

8. **前・後上腕回旋動脈**を剖出する。これらは腋窩動脈の外側面から起こる。2つの上腕回旋動脈が腋窩動脈から共同幹として起こることもある。この動脈は，三角筋を栄養し，上腕骨の外科頚の周りで吻合する。

9. **後上腕回旋動脈**が前上腕回旋動脈よりも太いことに注意しながらたどると，上腕骨外科頚の後方を通り，腋窩神経とともに外側腋窩隙（四角隙）を通るのが確認できる。

10. **前上腕回旋動脈**をたどると，すぐに上腕骨外科頚前面を上腕二頭筋長頭腱の深部で回旋している。

腕神経叢［ネ415,カ425］

　腕神経叢は脊髄神経C5からT1に由来し，上肢を支配する神経のネットワークである。腕神経叢は鎖骨より上方の頚部の根に始まり，腋窩の頂部を通過する。腋窩の底に向かって下外側方向へ走行した場所から**終末枝** ter-

minal branch が起こる。

　この時点では**腕神経叢の鎖骨下部**だけを解剖し，鎖骨上部（根，幹，束）はあとで頚部を解剖するときに扱う。**腕神経叢の3本の神経束**，つまり外側神経束，内側神経束，後神経束は小胸筋の裏側を通る腋窩動脈の第二部との位置関係によって名づけられている（図2.14）。

　指を使って，最低限の解剖を鈍的に行い，腕神経叢の束と終末枝を分離する。

1. 腋窩で烏口腕筋を確認し，小胸筋とともに烏口突起に付着しているのを観察する。烏口腕筋は腕の前区画の筋である。この筋の解剖はのちに行う。

2. **筋皮神経** musculocutaneous nerve を見つけて，烏口腕筋を貫いていることを観察する。筋皮神経は最も外側にある腕神経叢の枝である。

3. 鈍的解剖により，筋皮神経が腕神経叢の**外側神経束** lateral cord の近位部から起こることを確認する。

4. **外側神経束**のもう1つの太い枝が内側神経束からの枝と合流して，**正中神経** median nerve となることを観察する。

5. 腋窩動脈の裏側に面するように**内側神経束** medial cord がある。これは**正中神経の内側根** medial root of the median nerve を近位側にたどると見つけられる。

6. 内側神経束のもう1つの枝が遠位方向に伸びて，**尺骨神経** ulnar nerve となることを観察する。

7. ここまでで確認してきた筋皮神経，正中神経，尺骨神経が，腋窩の前方1/3でMの字を形づくっていることに注目する（図2.14）。

8. めくり返した胸筋群から**内側・外側胸筋神経** medial and lateral pectoral nerve を，それぞれ内側・外側神経束までたどる。胸筋神経はそれぞれ内側神経束，外側神経束から生じていることから名前がついており，これらの体の正中面に対する位置関係とは関係ない。

9. **内側上腕皮神経** medial cutaneous nerve of the arm と**内側前腕皮神経** medial cutaneous nerve of the forearm が内側神経束の尺骨神経が起こるよりも基部から起こっていることを確認し（図2.14），指で，鈍的にこれらの神経を7.5 cmほど腕から剖出する。

10. 腋窩動脈，外側神経束，内側神経束を持ち上げて，腕神経叢の**後神経束** posterior cord を露出する。後神経束からは**腋窩神経** axillary nerve と**橈骨神経** radial nerve が起こるより前に，**上肩甲下神経** upper subscapular nerve，**下肩甲下神経** lower subscapular nerve と，**胸背神経** thoracodorsal nerve が起こる（図2.15）。

11. 腋窩神経を鈍的に剖出する。この神経が後上腕回旋動脈とともに外側腋窩隙（四角隙）を通過し，三角筋と小円筋にたどり着くことを観察する（図2.15）。

12. 橈骨神経を鈍的に剖出する。橈骨神経は広背筋と大円筋の前方を通って腋窩から出て，上腕骨の後方を

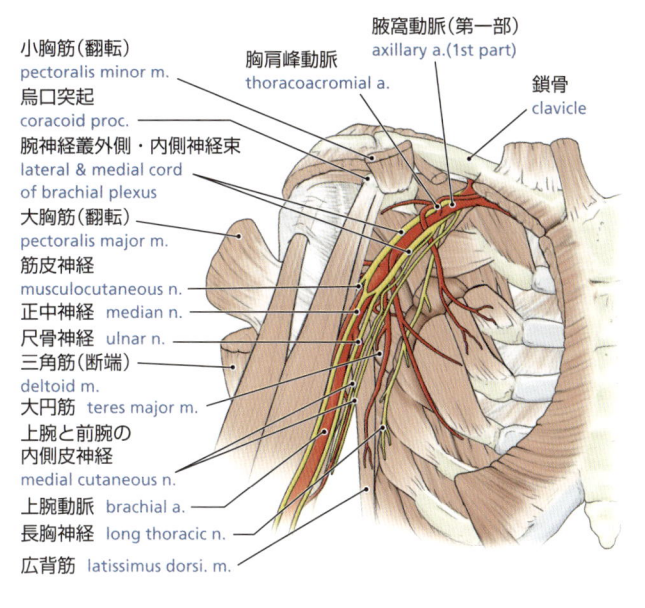

図 2.14　腕神経叢の鎖骨下部

（図2.14の図中ラベル）
- 小胸筋（翻転）pectoralis minor m.
- 烏口突起 coracoid proc.
- 腕神経叢外側・内側神経束 lateral & medial cord of brachial plexus
- 大胸筋（翻転）pectoralis major m.
- 筋皮神経 musculocutaneous n.
- 正中神経 median n.
- 尺骨神経 ulnar n.
- 三角筋（断端）deltoid m.
- 大円筋 teres major m.
- 上腕と前腕の内側皮神経 medial cutaneous n.
- 上腕動脈 brachial a.
- 長胸神経 long thoracic n.
- 広背筋 latissimus dorsi. m.
- 胸肩峰動脈 thoracoacromial a.
- 腋窩動脈（第一部）axillary a.(1st part)
- 鎖骨 clavicle

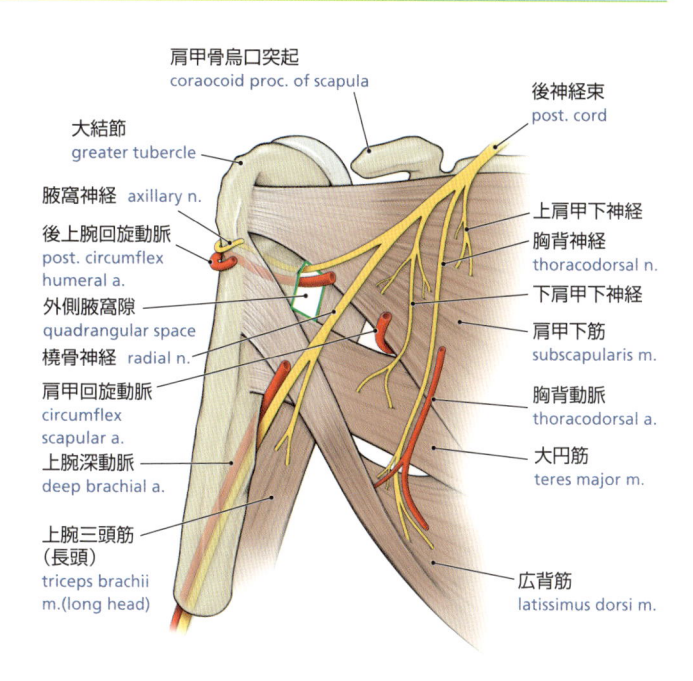

図 2.15　腋窩の後壁と腕神経叢の後神経束

（図2.15の図中ラベル）
- 肩甲骨烏口突起 coraocoid proc. of scapula
- 後神経束 post. cord
- 大結節 greater tubercle
- 腋窩神経 axillary n.
- 後上腕回旋動脈 post. circumflex humeral a.
- 外側腋窩隙 quadrangular space
- 橈骨神経 radial n.
- 肩甲回旋動脈 circumflex scapular a.
- 上腕深動脈 deep brachial a.
- 上腕三頭筋（長頭）triceps brachii m.(long head)
- 上肩甲下神経
- 胸背神経 thoracodorsal n.
- 下肩甲下神経
- 肩甲下筋 subscapularis m.
- 胸背動脈 thoracodorsal a.
- 大円筋 teres major m.
- 広背筋 latissimus dorsi m.

2
上肢

表2.3　腋窩の筋

内側壁

筋		起始	停止	作用	神経支配
前鋸筋	serratus anterior	第1〜第9肋骨	肩甲骨内側縁の前面	肩甲骨の前方移動と回転，肩甲骨を胸壁に固定	長胸神経

後壁

筋		起始	停止	作用	神経支配
肩甲下筋	subscapularis	肩甲下窩	上腕骨小結節	上腕骨の内旋	上・下肩甲下神経
広背筋	latissimus dorsi	胸腰筋膜，腸骨稜	結節間溝（底）	上腕骨の伸展，内転，内旋	胸背神経
大円筋	teres major	肩甲骨下角	結節間溝の内側唇	上腕骨の内転，内旋	下肩甲下神経

上腕三頭筋に向かって走行する。

13. 橈骨神経が腋窩神経よりも太いことを確認する。橈骨神経は上肢の後区画の運動と感覚を支配する唯一の神経である。

14. 腋窩中央から**胸背神経** thoracodorsal nerve の剖出を始める。胸背神経は後神経束から起こり，下方へ走行し，広背筋に至る。

15. 胸背神経の分枝点からすぐ遠位に**下肩甲下神経** lower subscapular nerve を剖出する。下肩甲下神経は肩甲下筋，大円筋を支配している。

16. 胸背神経の近位側に**上肩甲下神経**を同定する。これは後神経束から起こる3つのうちの最初の枝で，見つけることが最も難しい。上肩甲下神経を遠位方向に肩甲下筋までたどる。<u>後神経束から起こる3つの枝は，肩甲下筋の前面で疎性結合組織の中を走行する</u>（図2.15）。

17. 腋窩の後壁をつくる3つの筋（**広背筋，大円筋，肩甲下筋**）を確認する。これらは肩甲骨前面を覆う（図2.15）。

18. 肩甲下筋の起始・停止・作用を復習する（表2.3）。肩甲下筋は**回旋筋腱板**（ローテーターカフ）rotator cuff group of muscles の構成筋の1つである。

19. **前鋸筋** serratus anterior muscle が腋窩の内側壁をつくることを確認する（図2.14）。[ネ 415, カ 424]

20. 手を差し込んで，前鋸筋が肩甲骨内側縁に停止していることを触知する。肩甲下筋に手のひらを向けると，手の甲は前鋸筋に触れる（図2.11）。

21. 前鋸筋の浅層表面上で**長胸神経** long thoracic nerve を剖出する。長胸神経は垂直に下行して，前鋸筋に枝を出すことを観察する（図2.14）。この神経を腋窩の頂上部に向かってできるだけたどっておく。

22. 長胸神経を傷つけないよう気をつけながら前鋸筋の表面を掃除する。

23. 前鋸筋の神経支配・作用を復習する（表2.3）。

復習

1. 大胸筋と小胸筋を解剖学的位置に戻し，これらの起始・

停止を復習する。

2. 腋窩の境界を復習する。

3. 遺体で，腋窩動脈が小胸筋によって3部に分かれることを復習する。腋窩動脈から出るすべての枝を指差しながら，名称を暗唱する。

4. 腕神経叢を描いて，構造と各枝について理解できているか確認する。腕神経叢の鎖骨下部の枝や神経束についても同様に理解できているか試す。

5. 腕神経叢の各枝がどこを標的としているか復習する。

6. 肩甲骨の動きと，共同する筋群を復習する。

7. 他の遺体で，血管と神経の分枝パターンの多様性を学ぶ。

8. アトラスを参照して，腋窩リンパ系の流れを勉強する。

臨床との関連

神経損傷

長胸神経 long thoracic nerve は刺し傷や乳房切除による外科的損傷などを受けやすい。長胸神経の損傷は前鋸筋の働きに影響を与える。前鋸筋麻痺患者が両手で壁を押すと，麻痺側の肩甲骨内側縁が突出してみえる。これを「**翼状肩甲** winged scapula」という。

胸背神経 thoracodorsal nerve は，圧縮損傷や乳房切除による外科的損傷を受けやすい。胸背神経の損傷によって広背筋による上腕の伸展，内転，内旋が障害される。

腋窩神経 axillary nerve は上腕骨外科頚の周囲を走るので，肩関節の骨折や下方脱臼で傷つくことがある。腋窩神経の損傷は三角筋と小円筋の働きに影響を与え，上腕の外転と外旋が減弱する。

上腕と肘窩

解剖の概要

上腕筋膜 brachial fascia（**上腕深筋膜** deep fascia of the arm）は上腕の筋群を袖状に包む強靭な結合組織であり，近位は胸筋筋膜，腋窩筋膜，三角筋と広背筋の深筋膜に終わる。遠位側では，上腕筋膜は**前腕筋膜** antebrachial fascia（**前腕深筋膜** deep fascia of the forearm）に続いている。上腕筋膜は内側と外側で，**筋間中隔** intermuscular septum によって上腕骨につながっている（**図2.16**）。上腕の筋はこの中隔によって**前区画（屈筋）** anterior（flexor）compartment と**後区画（伸筋）** posterior（extensor）compartment に分かれている。前区画は上腕二頭筋，上腕筋，烏口腕筋の3つを含む。後区画はほぼ上腕三頭筋によって占められている。

以下の順に解剖を行う。

① 上腕の前区画を開き，その内容を学ぶ。

② 腋窩から肘窩に向かって血管と神経をたどる。

上腕と肘部の骨格

交連骨格標本と分離骨格標本で，以下の骨構造を確認する

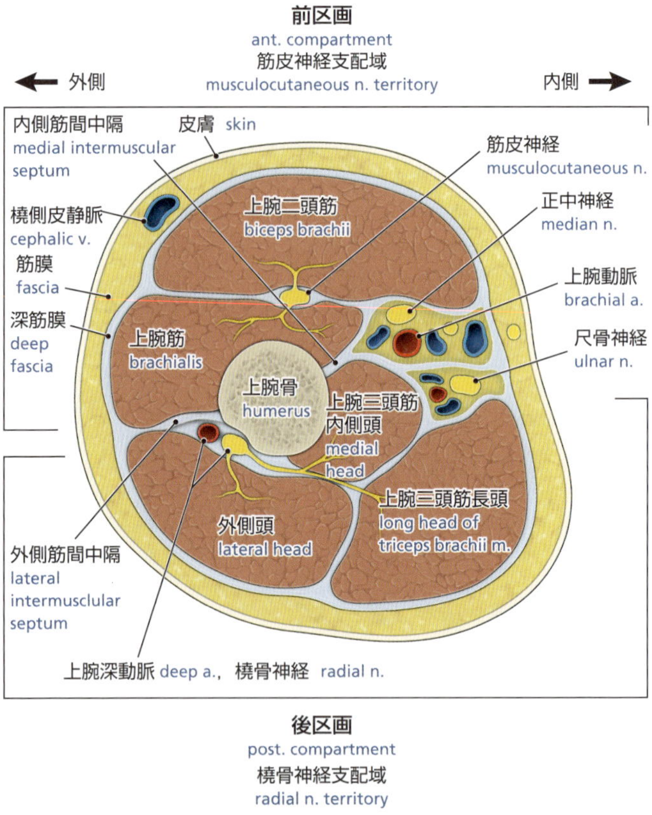

図2.16 右上腕の区画（下面）

（**図2.17**）。［**ネ**422，**カ**385，386］

上腕骨

1. 上腕骨の遠位端に**内側上顆** medial epicondyle と**外側上顆** lateral epicondyle を確認する。

2. 内側上顆と外側上顆の間の後方の凹みを**肘頭窩** olecranon fossa，前方の凹みを**鉤突窩** coronoid fossa と呼ぶ。

3. 内側上顆と外側上顆の下方で，内側に**上腕骨滑車** trochlea，**上腕骨小頭** capitulum を確認する。

橈骨と尺骨

1. 橈骨の近位端に**橈骨頭** head of the radius を確認する。橈骨頭の凹みは上腕骨小頭と関節し，肘の屈曲・伸展を可能にするのみでなく，前腕の回旋運動も可能にしている。

2. 橈骨頭の下方に**橈骨頚** neck of radius を確認する。

3. 橈骨頚の遠位に**橈骨粗面** radial tuberosity を確認する。これは上腕二頭筋の停止部である。

4. 橈骨と尺骨で**上橈尺関節** proximal radioulnar joint を組み立てる。橈骨頭は尺骨の**橈骨切痕** radial notch と関節する。

5. 尺骨の近位端で，**肘頭** olecranon と**鉤状突起** coronoid process の間に**滑車切痕** trochlear notch を確認する。

6. 尺骨と上腕骨で関節をつくる。屈曲は鉤突窩に鉤状突起があたることで制限されることを観察する。同様に伸展は肘頭窩に肘頭があたることで制限される。

7. 骨格標本で，**肘関節** elbow joint を学ぶ。尺骨の滑車切痕と上腕骨滑車の間の関節と，橈骨頭と上腕骨小頭の間の

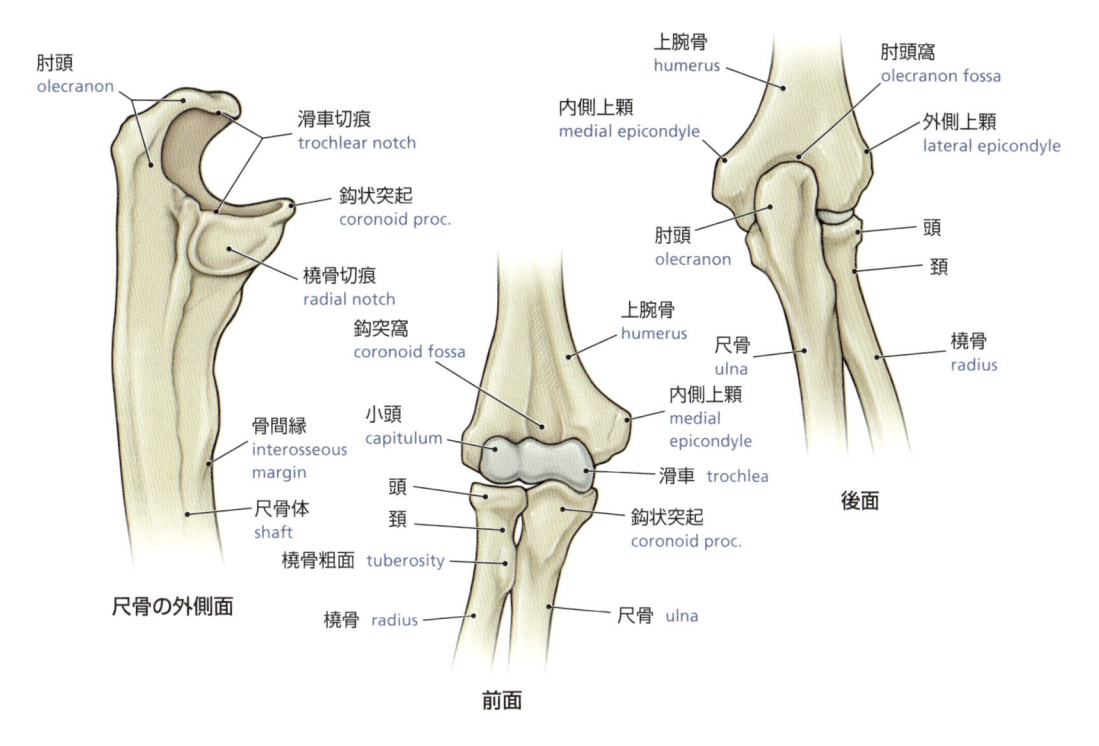

肘頭 olecranon
滑車切痕 trochlear notch
鉤状突起 coronoid proc.
橈骨切痕 radial notch
鉤突窩 coronoid fossa
骨間縁 interosseous margin
尺骨体 shaft
尺骨の外側面
小頭 capitulum
頭 neck
頚 neck
橈骨粗面 tuberosity
橈骨 radius
尺骨 ulna
前面

上腕骨 humerus
内側上顆 medial epicondyle
肘頭 olecranon
上腕骨 humerus
内側上顆 medial epicondyle
滑車 trochlea
鉤状突起 coronoid proc.

上腕骨 humerus
肘頭窩 olecranon fossa
外側上顆 lateral epicondyle
頭
頚
橈骨 radius
尺骨 ulna
後面

図 2.17 肘の骨格（右）

関節で肘関節は構成される。この2つの関節は肘関節の蝶番運動（屈曲と伸展）を担う。

解剖の手順

上腕の前区画の筋群[ネ 417, カ 427]

1. 背臥位にして，ハサミで，上腕筋膜の前面を大胸筋腱のレベルから肘まで縦に切り開く。

2. 指で筋膜の下の筋を剥離する。上腕筋膜の切開部から内外方向に剥離を広げて，**外側筋間中隔** lateral intermuscular septum と**内側筋間中隔** medial intermuscular septum を確認する。上腕筋膜は筋間中隔から切り取り，組織コンテナにしまう。

3. 指で，鈍的に前区画の3つの筋（**烏口腕筋** coracobrachialis muscle，**上腕筋** brachialis muscle，**上腕二頭筋** biceps brachii muscle）を分離する（**図 2.18**）。

4. 指で，鈍的に**上腕二頭筋**の2つの筋腹を分ける。

5. 内側にある**上腕二頭筋短頭** short head of the biceps brachii muscle を確認し，筋の表面と肩甲骨烏口突起への起始部の腱を剖出する。

6. 外側にある**上腕二頭筋長頭** long head of the biceps brachii muscle を確認する。上腕骨結節間溝をこの筋の腱部が上行し，**上腕横靱帯** transverse humeral ligament の奥へ入っていく。肩関節内で上腕二頭筋長頭腱は**関節上結節** supraglenoid tubercle に起始するが，この段階では，上腕二頭筋長頭の起始を肩甲骨と上腕横靱帯の奥までたどらない。

7. **上腕二頭筋腱** biceps brachii tendon を肘窩に確認し剖

出する（**図 2.18**）。

8. 上腕二頭筋の起始・停止・作用を復習する（**表 2.4**）。

9. **上腕二頭筋腱膜** bicipital aponeurosis を確認する。これは上腕二頭筋腱の延長であり，内側に広がり，前腕筋膜につながっている（**図 2.18**）。

10. 筋皮神経を傷つけないよう注意しながら，烏口腕筋を剖出する。

11. 指を差し入れて，烏口腕筋の起始が烏口突起であることを確認する。また，この筋が上腕骨内側面に停止することを確認する。

12. 烏口腕筋の起始・停止・作用を復習する（**表 2.4**）。

13. 肘を45度屈曲させ，上腕二頭筋を内側や外側に引っ張って，より深部にある**上腕筋**を観察する。

14. 遺体の一側で，上腕二頭筋を肘への近位部から5 cm（**図 2.18** の点線）のところでハサミで切断する。このとき，筋皮神経を切ってしまわないよう注意する。切断された上腕二頭筋を上下にめくり返す。

15. 上腕筋の起始・停止・作用を復習する（**表 2.4**）。

上腕の神経と血管

1. 筋皮神経が**烏口腕筋** coracobrachialis muscle を貫くことを確認する。筋皮神経は，上腕の前区画のすべての筋を支配している（**図 2.18**）。

2. 烏口腕筋から出るところで見つけた**筋皮神経** musculocutaneous nerve を，上腕二頭筋と上腕筋の間の疎性結合組織の面までたどる。筋皮神経が筋枝を出したあと，遠位方向にたどり，**外側前腕皮神経** lateral cutaneous nerve of arm となることを観察する。

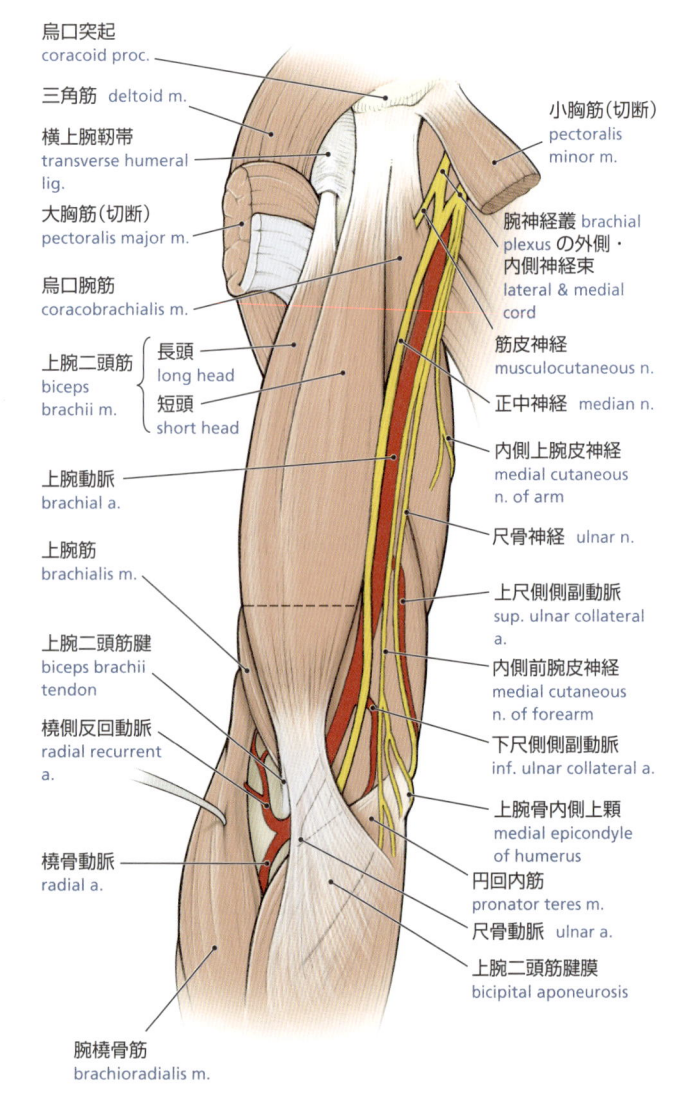

烏口突起
coracoid proc.

三角筋 deltoid m.

横上腕靭帯
transverse humeral lig.

大胸筋(切断)
pectoralis major m.

烏口腕筋
coracobrachialis m.

上腕二頭筋
biceps brachii m.
　長頭 long head
　短頭 short head

上腕動脈
brachial a.

上腕筋
brachialis m.

上腕二頭筋腱
biceps brachii tendon

橈側反回動脈
radial recurrent a.

橈骨動脈
radial a.

腕橈骨筋
brachioradialis m.

小胸筋(切断)
pectoralis minor m.

腕神経叢 brachial plexus の外側・内側神経束
lateral & medial cord

筋皮神経
musculocutaneous n.

正中神経 median n.

内側上腕皮神経
medial cutaneous n. of arm

尺骨神経 ulnar n.

上尺側側副動脈
sup. ulnar collateral a.

内側前腕皮神経
medial cutaneous n. of forearm

下尺側側副動脈
inf. ulnar collateral a.

上腕骨内側上顆
medial epicondyle of humerus

円回内筋
pronator teres m.

尺骨動脈 ulnar a.

上腕二頭筋腱膜
bicipital aponeurosis

図 2.18　上腕の前区画

3. 外側前腕皮神経を肘窩までたどる。その先は上腕二頭筋腱そばの肘窩外側に現れる。

4. 外側前腕皮神経と橈側皮静脈との関係を復習する。

5. 上腕内側面で**内側前腕皮神経** medial cutaneous nerve of forearm を確認する。この神経を腕神経叢の内側神経束から肘窩のレベルまでたどる(図 2.18)。

6. 腋窩で腕神経叢から起こる正中神経を，遠位方向に肘窩まで鈍的に剖出する(図 2.18)。正中神経は上腕二頭筋の内側で**内側筋間中隔** medial intermuscular septum の中を走行する。

7. 腕神経叢の内側神経束から起こる**尺骨神経** ulnar nerve を鈍的に剖出して，上腕骨の内側上顆までたどる(図 2.18)。尺骨神経は，上腕の近位部では内側筋間中隔の中を走行するが，上腕の遠位側 1/3 では内側筋間中隔の後方表面を走行する。

8. 尺骨神経を肘の後方にたどり，内側上顆の後方表面に接していることを観察する。肘を強く打つと痺れを覚えるのは，ここを尺骨神経が通るからである。

9. **上腕動脈** brachial artery は腋窩動脈の延長である。上腕動脈は大円筋の下縁から始まり，**尺骨動脈** ulnar artery と**橈骨動脈** radial artery に分かれることで終わる(図 2.19)。

10. 上腕動脈を包んでいる上腕筋膜を除去して，上腕動脈が正中神経とともに内側筋間中隔の中を走行するのを確認する。正中神経は上腕動脈の前面を交差する唯一の大きな構造物である。[ネ419, 力427]

11. 上肢の深静脈が尺側皮静脈に流れ込むのを観察する。尺側皮静脈は上腕の深静脈が合流したのち，腋窩静脈と名前が変わる。

12. **伴行静脈** vena comitans は対になって上腕の深部の動脈群に沿って走る静脈である。上肢を通して深静脈と深動脈が2対1の関係になっている。この特徴によって四肢の血管と神経を区別できる。

13. 上肢の深静脈は対応する動脈にあわせて命名されている。腕の静脈とその枝を除去して，解剖野を掃除する。ただし，上腕動脈の枝は残しておく。

14. 上腕では上腕動脈は名前がついている3つの枝(**上腕深動脈** deep artery of the arm〈deep brachial artery もしくは profunda brachii artery〉，**上尺側側副動脈** superior ulnar collateral artery，**下尺側側副動脈** inferior ulnar collateral artery)を出す。上腕動脈は名前がついていない筋枝も多く出す。

15. **上腕深動脈**を腕の近位部の上腕動脈からの分岐部で見つける(図 2.19)。上腕深動脈は上腕骨後面周囲を走り，橈骨神経溝で橈骨神経と伴行する。

16. 上腕動脈が上腕を半分ほど下ったところで，**上尺側側副動脈**を剖出する(図 2.19)。上尺側側副動脈は遠位方向へ尺骨神経に伴行し，上腕骨内側上顆の後方を通る。上尺側側副動脈は上腕深動脈から起こることもある。

17. 上腕動脈の上腕骨内側上顆から3 cmほど上で起こる**下尺側側副動脈**を剖出する(図 2.19)。下尺側側副動脈は内側上顆の前方を通過し，**上腕筋** brachialis muscle の深部に向かう。

肘窩 [ネ419, 力428-430]

　肘窩 cubital fossa(ラテン語で *cubitus* は「肘」という意味)は肘の前面の凹みである。肘窩は上腕動脈と伴行する静脈が通る。採血をするときに一般的に使う皮静脈がここを横断する。よって医学的に重要である。

1. **肘窩**の外側は**腕橈骨筋** brachioradialis muscle が，内側は**円回内筋** pronator teres muscle が走る。

2. 肘窩の**上方境界**は内側上顆と外側上顆をつなぐラインである。

3. この**上方境界**は前腕筋膜が上腕二頭筋腱膜によって補強されるところであり，**深層境界**は回外筋と上腕筋である。

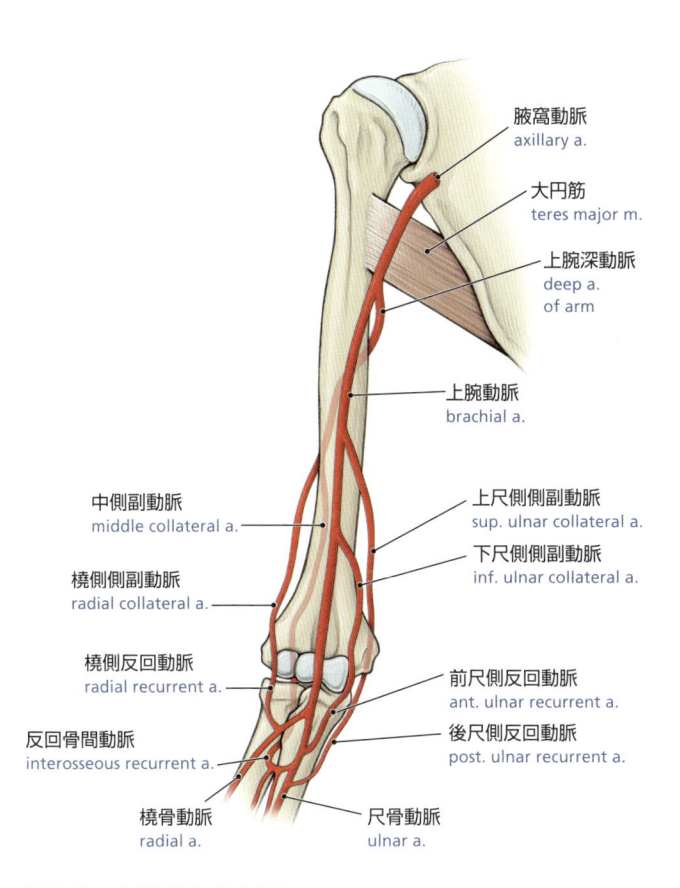

表2.4 上腕の筋

上腕の前区画

筋		起始	停止	作用	神経支配
烏口腕筋	coracobrachialis	肩甲骨の烏口突起	上腕骨体の内側面	上腕骨の内転, 屈曲	筋皮神経
上腕二頭筋	biceps brachii	長頭：肩甲骨の関節上結節 短頭：肩甲骨の烏口突起	橈骨粗面と前腕筋膜	前腕の回外, 屈曲	
上腕筋	brachialis	上腕骨の前面	尺骨粗面	前腕の屈曲	

上腕の後区画

筋		起始	停止	作用	神経支配
上腕三頭筋	triceps brachii	長頭：肩甲骨の関節下結節 内側・外側頭：上腕骨後面	尺骨の肘頭突起	前腕の伸展	橈骨神経

図2.19 上腕動脈からの分枝

臨床との関連

上腕動脈

図2.19を参照して，肘関節周囲の側副血行路を学ぶ。側副血行路があるために上腕動脈は，上腕深動脈よりも下方で閉塞したとしても，前腕や手への血流が完全に止まることは決してない。

上腕では上腕動脈は上腕二頭筋の内側を通り，上腕骨体のそばを走行する。血圧測定時には，この位置で上腕動脈を圧迫する。上腕骨骨折によって，上腕動脈とその枝が損傷することもある。上腕骨体中央で骨折すると，上腕深動脈を切断しうるが，より遠位の骨折ではより前面を通る上腕動脈そのものにダメージを与えうる。[ネ420, カ409]

4. 橈側皮静脈，尺側皮静脈，肘正中皮静脈が肘窩前方にあることを復習する。より深部を解剖するために深静脈と表在静脈をつなぐ貫通静脈を切断する必要がある。これらの静脈はグループごとに内側または外側によけておく。

5. 上腕二頭筋腱 tendon of the biceps brachii muscle を肘窩で剖出する（図2.20A）。

6. 上腕二頭筋腱の近くで上腕二頭筋腱膜 bicipital aponeurosis の深いところにプローブを差し込み，ハサミでできるだけ遠位でこの腱膜を切断する。上腕二頭筋腱が付着したままで，切断した部分を外側にめくり返す。上腕二頭筋腱膜の深層にある上腕動脈を切断しないこと。

7. 正中神経 median nerve と上腕動脈 brachial artery を上腕から肘窩までたどり，これらの構造物を観察するのに邪魔な脂肪を除去する。

8. 前腕の外側面で，腕橈骨筋 brachioradialis muscle を剖出する（図2.20A）。指で，腕橈骨筋と上腕筋の間の結合組織を開く（図2.20B）。

9. 結合組織内で腕橈骨筋の深部に橈骨神経を見つける。橈骨神経はすでに上腕の後方で観察してあるが，さらに腕の全体で橈骨神経を近位部まで観察できるように剖出する。

10. 橈骨神経は肘関節の屈側を通る。橈側反回動脈 radial recurrent artery を伴うが（図2.20B），この時点ではたどらない。

11. 肘窩の重要な3つの構造物を観察する（図2.20B）。つまり上腕二頭筋腱が外側にあり，上腕動脈が中間部に位置し，正中神経が内側にある。

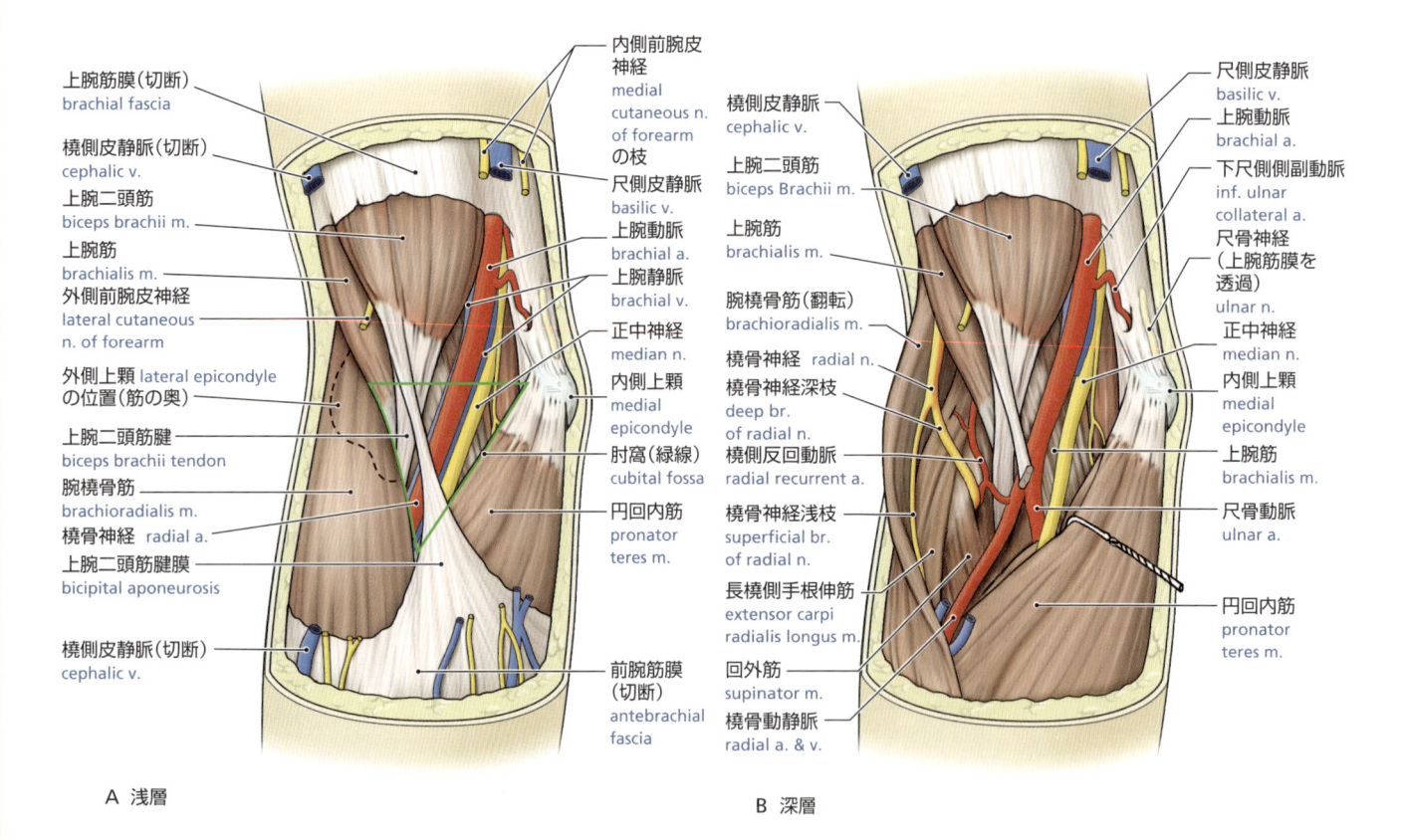

A 浅層

B 深層

図 2.20　肘窩（前面）

12. より肘窩の深層で床をつくる**上腕筋** brachialis muscle と**回外筋** supinator muscle を剖出する。
13. 肘窩の屋根は上腕二頭筋腱によって補強されていることを観察する。上腕二頭筋腱は上腕動脈と正中神経より浅層にある。静脈穿刺の際に上腕二頭筋腱は上腕動脈や正中神経を部分的に保護する。

復習

1. 上腕の前区画の筋を解剖学的位置に戻す。
2. 各筋の起始・停止・作用・神経支配を復習する。
3. 遺体で，上腕動脈の起始・走行・終末・枝を復習する。
4. ここで剖出した各神経を腕神経叢から肘までたどり，その関係を復習する。
5. 上腕の断面図を参照して，上腕筋膜の一部と筋間中隔に関連した構造物について復習する。
6. 上腕の区画的な神経支配パターンと神経支配域を復習する（図 2.16）。

背部浅層の筋群

　背部浅層の筋の解剖手順は第 1 章に述べた。上肢の解剖を背部の解剖よりも先に行っている場合は，背部の解剖を終わらせてから，このページに戻ってくること。

肩甲骨領域と上腕の後区画

　上肢の解剖を背部よりも先に行っている場合は，背部浅層の筋の解剖を行ったのちに，肩甲骨領域と上腕の後区画の解剖を行うこと。肩甲骨領域と上腕の後区画の解剖は本章の最初に述べてある。上腕の後区画の解剖を終えたのちに，このページに戻ってくること。

前腕の屈筋領域

解剖の概要

　前腕筋膜は前腕を袖状に覆う結合組織である。複数の筋間中隔が前腕筋膜から中心に伸び，橈骨や尺骨につながる（図 2.21）。筋間中隔，骨間膜，橈骨，尺骨によって，前腕は**前（屈筋）区画** anterior（flexor）compartment と**後（伸筋）区画** posterior extensor compartment に分けられる。

　前区画の筋群は，**浅層・中間層・深層の屈筋群** superficial, intermediate, and deep layer of flexor muscles に分けられる。浅層の屈筋群は主に上腕骨内側上顆と内側顆上稜から起こる。中間層の屈筋群は上腕骨内側上顆と橈骨の前面から起こり，深層の屈筋群は橈骨，尺骨，骨間膜の前面から起こる。前腕の中央レベルを通る断面図（図 2.21）をみて，尺骨動脈，尺骨神経，正中神経が屈筋群の中間層と深層を分ける結合組

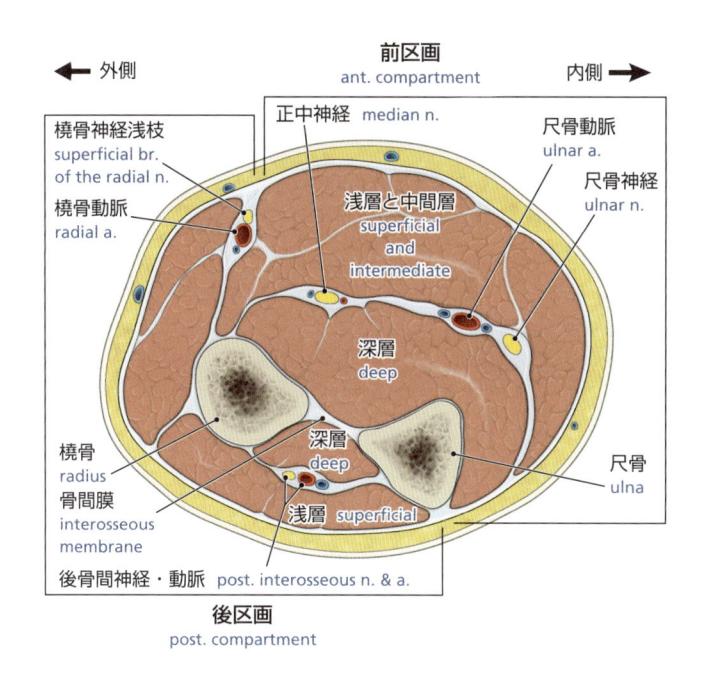

図 2.21　右前腕の区画（断面を下方からみた図）

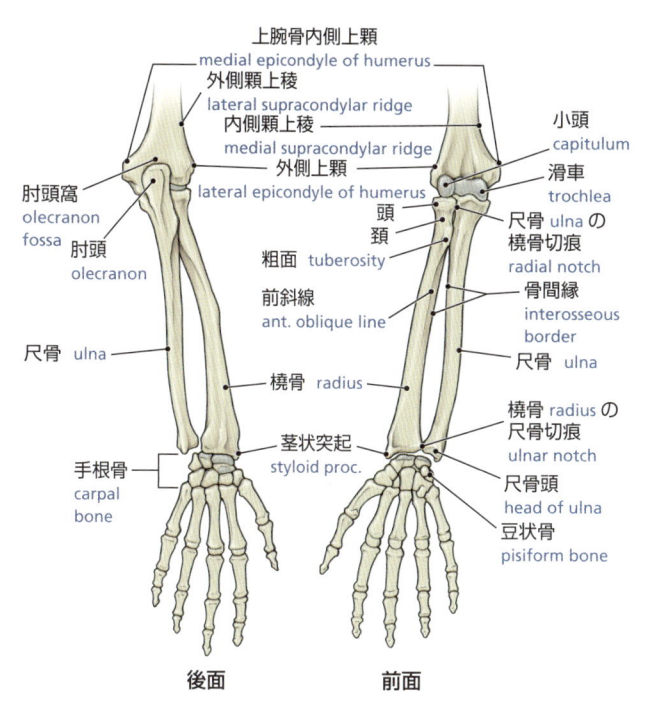

図 2.22　前腕の骨格

織の中にあることを確認する。

　以下の順に解剖を行う。

① 前腕の浅筋膜の構造物を復習する。

② 浅筋膜と前腕筋膜を除去する。

③ 手首レベルで腱，血管，神経の位置関係を学ぶ。

④ 屈筋群の浅層と中間層を解剖して，一方へめくり返す。

⑤ 屈筋群の中間層と深層の間を走る血管と神経を学ぶ。

⑥ 屈筋群の深層を解剖する。

前腕の骨格

　交連骨格標本と分離骨格標本で，上腕骨，橈骨，尺骨を同定し，以下の骨構造を確認する（図 2.22）。[ネ 422, 425, カ 386, 387]

上腕骨

1. 上腕骨遠位部には**内側顆上稜** medial supracondylar ridge が内側上顆の上方にあり，同様に**外側顆上稜** lateral supracondylar ridge が外側上顆の上方にある。

2. 小頭，滑車，鈎突窩と肘頭窩を復習する。

橈骨と尺骨

1. 橈骨の**頭** head，**頚** neck，**橈骨粗面** radial tuberosity の位置を復習する。

2. 尺骨の**肘** olecranon，**滑車切痕** trochlear notch と**鈎状突起** coronoid process を確認する。

3. 橈骨の前面に**前斜線** anterior oblique line を同定する。

4. 橈骨の内側縁に沿って，**骨間膜** interosseous membrane が付着する骨間縁を同定する。

5. 橈骨の遠位端に**尺骨切痕** ulnar notch と内側に**茎状突起** styloid process を同定する。

6. 橈骨と尺骨で関節をつくり，**尺骨頭** head of the ulna は橈

骨の尺骨切痕の凹みにちょうどはまることを確認する。これが**下橈尺関節** distal radioulnar joint である。

7. この 2 つの骨の骨間縁がもう一方の骨の稜に向かいあっていることを観察する。

8. 前腕の骨格で回内，回外して，下橈尺関節と上橈尺関節で起こる回転運動を観察する。回外した状態（解剖学的位置）では橈骨と尺骨は並行になっているが，回内すると，橈骨が尺骨と交差することに注意する。

9. 交連骨格標本になっている手掌面で，**豆状骨** pisiform bone を同定する（図 2.22）。

解剖の手順

浅層の屈筋群[ネ 432, カ 434]

1. 遺体を背臥位にし，上肢を外転させる。さらに前腕を回外させ，紐で結んで固定するか，実習のパートナーに上肢の位置を固定してもらい，以下の解剖を行う。

2. 橈側皮静脈，尺側皮静脈を残すように気をつけながら，残っている筋膜を除去する。それ以外の細い静脈は，解剖野の重要な構造物をわかりやすくするために除去して構わない。

3. ハサミで，前腕筋膜の前方表面を肘窩から手首に向かって切断する。鈍的に前腕筋膜を下にある筋から剥ぐ。

4. 前腕筋膜を筋間中隔に沿って，橈骨と尺骨への付着部で切り離す。この筋膜は組織コンテナに回収する。

5. 肘の内側から**浅層の屈筋群** superficial layer of the

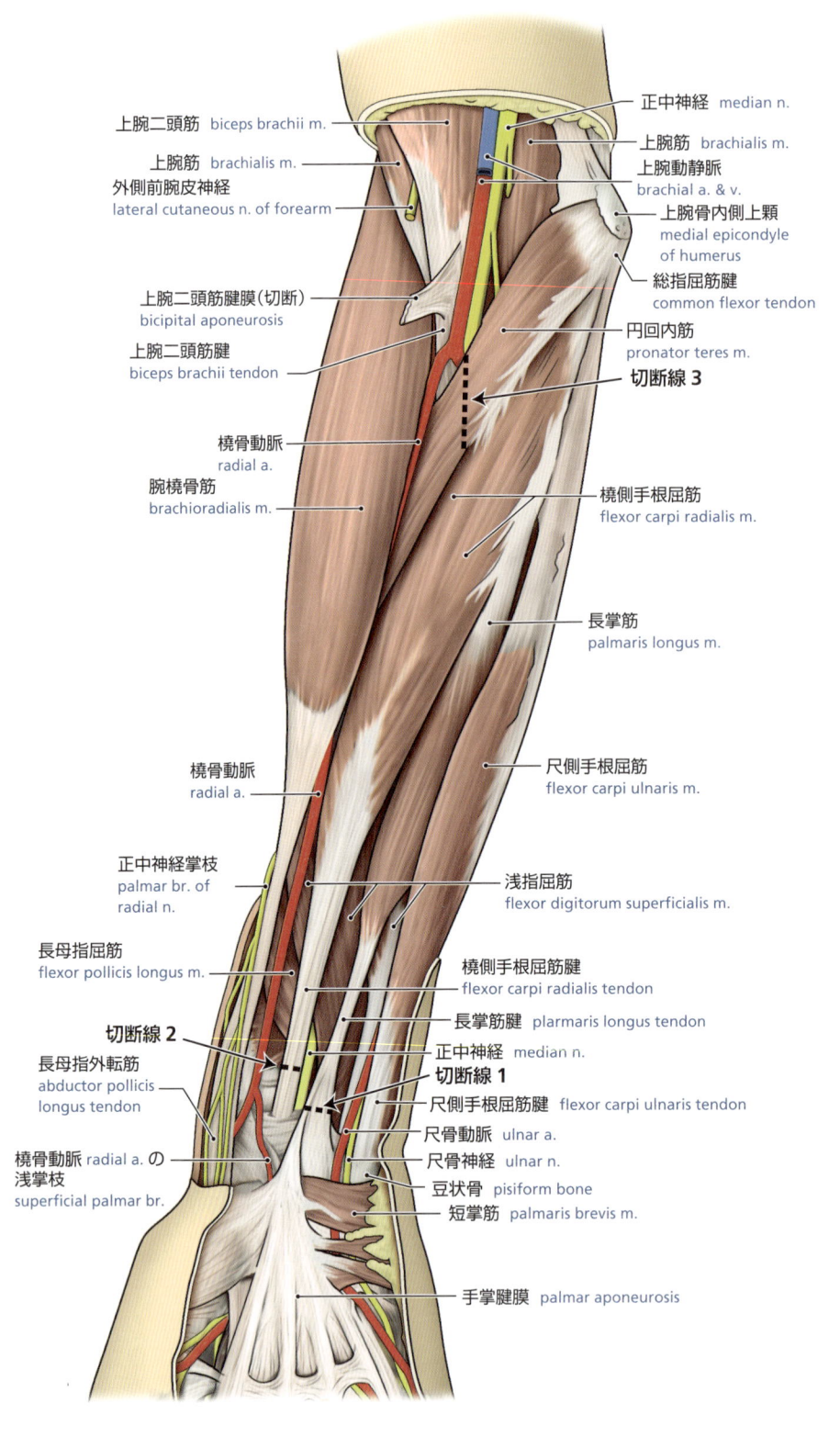

図 2.23　右前腕の浅層の屈筋群（前面）

flexor muscles 4つ（**円回内筋** pronator teres muscle，**橈側手根屈筋** flexor carpi radialis muscle，**長掌筋** palmaris longus muscle，**尺側手根屈筋** flexor carpi ulnaris muscle）を同定する（**図 2.23**）。

6. 指でこれらの筋の腱の分離を試みると，これらの筋の筋腹を近位側で区別するのが容易ではないことがわかるであろう。

7. これらの 4 つの屈筋が共通の腱（**総屈筋腱** common flexor tendon）となって，上腕骨の内側上顆から起始することを確認する（**図 2.23**）。

8. 指で，**円回内筋**の筋腹を橈骨の外側表面に向かって分けていく。

表 2.5 　前腕の前区画

浅層の筋

筋		起始	停止	作用	神経支配
円回内筋	pronator teres	内側上顆，内側顆上稜，鈎状突起内側面	橈骨中央部外側面	前腕の回内と屈曲	正中神経
橈側手根屈筋	flexor carpi radialis	上腕骨の内側上顆	第2，第3中手骨底	手関節の屈曲と外転	
長掌筋	palmaris longus		手掌腱膜	手関節の屈曲	
尺側手根屈筋	flexor carpi ulnaris		豆状骨と第5中手骨底	手関節の屈曲と内転	尺骨神経

中間層の筋

筋		起始	停止	作用	神経支配
浅指屈筋	flexor digitorum superficialis	上腕骨の内側上顆と橈骨の斜線	第2～第5指の中節骨	第2～第5指の近位指節間関節の屈曲	正中神経

深層の筋

筋		起始	停止	作用	神経支配
深指屈筋	flexor digitorum profundus	尺骨の内側面と前面および前腕骨間膜	第2～第5指の末節骨	第2～第5指の遠位指節間関節の屈曲	外側部：前骨間神経 内側部：尺骨神経
長母指屈筋	flexor pollicis longus	橈骨前面と前腕骨間膜	母指末節骨底	母指の指節間関節の屈曲	前骨間神経（正中神経の枝）
方形回内筋	pronator quadratus	尺骨遠位部	橈骨遠位部	前腕の回内	

9. 円回内筋の近位側を剖出する。

10. **橈側手根屈筋**を剖出し，この筋の腱を停止までたどる。

11. 前腕の中央で**長掌筋腱** palmaris longus tendon を確認する。長掌筋を遠位側に向かって剖出し，手掌腱膜への停止部までたどる。長掌筋は14％（日本人では4％ほど）の上肢ではみられない。

12. 前腕内側面で**尺側手根屈筋**を剖出し，停止に向かって腱をたどる。

13. **屈筋群表層** superficial layer of flexor muscle の起始・停止・作用を復習する（**表2.5**）。

14. 手首の前面で**橈側手根屈筋腱**の深部外側に**橈骨動脈** radial artery を確認する（**図2.23**）。生体では橈骨動脈の脈拍はこの部位，つまり橈骨の前面遠位表層で触れることができる。

15. **長掌筋腱**の深部外側で**正中神経** median nerve を確認する。正中神経は手首では表層にあり，容易に損傷を受ける。

16. **尺側手根屈筋腱**の深部外側で**尺骨動脈** ulnar artery と**尺骨神経** ulnar nerve を剖出する。［ネ432, 力434］

17. 自分の手首で上記の腱を触知してみる。長母指外転筋と橈側手根屈筋腱の間で橈骨動脈の脈拍を感じてみる。自分の手首を曲げて，豆状骨を尺側手根屈筋腱の中で触知する。尺骨神経と動脈が豆状骨のすぐ外側にあることを触れて確かめる。

中間層の屈筋群［ネ446］

　以下の一連の解剖は遺体の一側で行う。反対側では表層にある関連した解剖学的構造物は残し，深部構造物の切断などは行わず，鈍的解剖と，筋と腱を引っ張るなどして，下にある構造物を確認するにとどめる。

1. 屈筋群の中間層唯一の筋である**浅指屈筋** flexor digitorum superficialis muscle を確認する（**図2.23**）。この筋の全貌を観察するためには浅層のいくつかの筋を切断し，めくり返さなくてはならない。

2. ハサミで長掌筋腱を手首の近位部から3cm（**図2.23**の点線で示した切断部1）のところで切断し，腱と筋腹を上方にめくり返す。

3. 橈側手根屈筋腱を手首から5cmくらいの位置で切断し（**図2.23**の点線の切断部2），上方へめくり返す。

4. 円回内筋は浅頭（上腕頭）と深頭（尺骨頭）の2つの頭を持つ。正中神経がその間を通過するのを観察する。

5. 正中神経の前面に沿って，円回内筋の裏にプローブを通す（**図2.23**の点線の切断部3）。

6. プローブの手前で円回内筋を切断する。円回内筋の上腕頭を内側にめくり返し，長掌筋と橈側手根屈筋を上方へめくり返す。

7. 浅指屈筋の全体を観察する。前腕近位側にある浅指屈筋の3つの起始部はアーチをつくる（**図2.24**）。尺骨動脈と正中神経はこのアーチの深部を通っている。

8. 浅指屈筋を遠位方向へ観察すると4つの腱に分かれ，第2～第5指までの中節骨に停止する（**図2.24**）。

9. 手首の近位側で浅指屈筋の4つの腱を観察し，これらが正中神経と尺骨動脈の間にあることを確認する（**図2.24**）。

10. 浅指屈筋の起始・停止・作用を復習する（**表2.5**）。

前腕前面の血管と神経

1. 前腕近位部外側に腕橈骨筋を同定する（**図2.24**）。

2. 円回内筋が腕橈骨筋の奥を通過する適当なところ

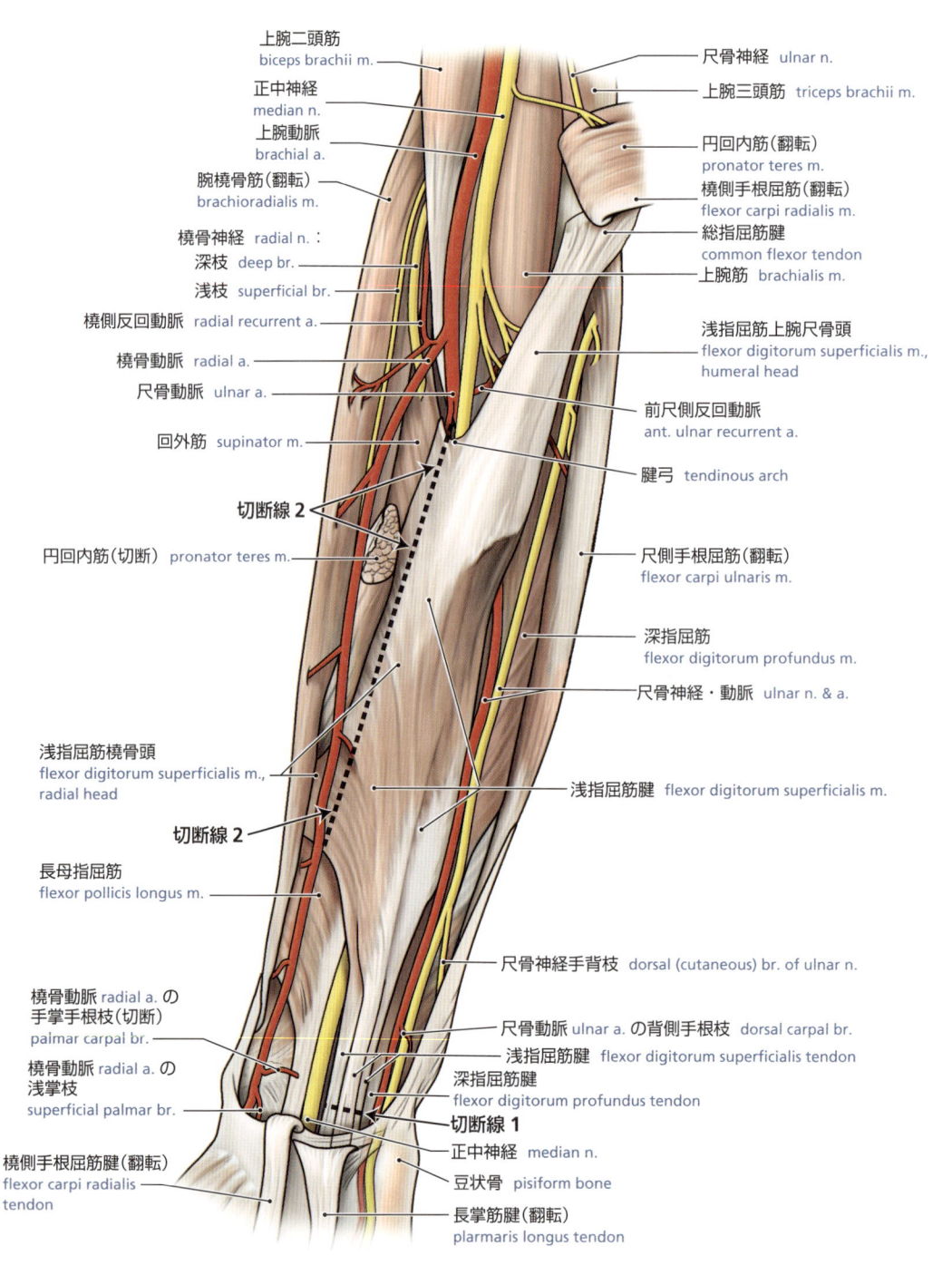

上腕二頭筋 biceps brachii m.
正中神経 median n.
上腕動脈 brachial a.
腕橈骨筋（翻転）brachioradialis m.
橈骨神経 radial n.：
深枝 deep br.
浅枝 superficial br.
橈側反回動脈 radial recurrent a.
橈骨動脈 radial a.
尺骨動脈 ulnar a.
回外筋 supinator m.
切断線 2
円回内筋（切断）pronator teres m.
浅指屈筋橈骨頭 flexor digitorum superficialis m., radial head
切断線 2
長母指屈筋 flexor pollicis longus m.
橈骨動脈 radial a. の手掌手根枝（切断）palmar carpal br.
橈骨動脈 radial a. の浅掌枝 superficial palmar br.
橈側手根屈筋腱（翻転）flexor carpi radialis tendon

尺骨神経 ulnar n.
上腕三頭筋 triceps brachii m.
円回内筋（翻転）pronator teres m.
橈側手根屈筋（翻転）flexor carpi radialis m.
総指屈筋腱 common flexor tendon
上腕筋 brachialis m.
浅指屈筋上腕尺骨頭 flexor digitorum superficialis m., humeral head
前尺側反回動脈 ant. ulnar recurrent a.
腱弓 tendinous arch
尺側手根屈筋（翻転）flexor carpi ulnaris m.
深指屈筋 flexor digitorum profundus m.
尺骨神経・動脈 ulnar n. & a.
浅指屈筋腱 flexor digitorum superficialis m.
尺骨神経手背枝 dorsal (cutaneous) br. of ulnar n.
尺骨動脈 ulnar a. の背側手根枝 dorsal carpal br.
浅指屈筋腱 flexor digitorum superficialis tendon
深指屈筋腱 flexor digitorum profundus tendon
切断線 1
正中神経 median n.
豆状骨 pisiform bone
長掌筋腱（翻転）plarmaris longus tendon

図 2.24　右前腕の中間層の屈筋群（前面）

で，指で腕橈骨筋の結合組織面を開き，**橈骨神経浅枝** superficial branch of the radial nerve を同定する（図 2.24）。

3. 前腕の遠位 1/3 で，腕橈骨筋腱の後側に橈骨神経浅枝が現れ，手背に分布することを確認する。

4. 肘窩で**上腕動脈** brachial artery を遠位方向に鈍的に解剖して，**橈骨動脈** radial artery と**尺骨動脈** ulnar artery に分かれるところまでたどる（図 2.24）。

5. 橈骨動脈を手首の近くまで剖出する。橈骨動脈に伴行する静脈（橈骨静脈）と，その分枝を除去し，解剖

野を確保する。橈骨動脈が前腕でいくつかの無名の筋枝を出すことを観察する。

6. **橈側反回動脈** radial recurrent artery を，橈骨動脈からの分岐部で見つける（図 2.24）。橈側反回動脈は腕橈骨筋と上腕筋の間の結合組織の中を上行し，上腕深動脈からの橈側側副動脈と吻合する。橈側反回動脈が肘の周りの血管吻合ネットワークをつくっていることを思い出す（図 2.19）。

7. **正中神経** median nerve が肘窩で上腕動脈の内側，浅指屈筋の奥を通過することを観察する（図 2.24）。正

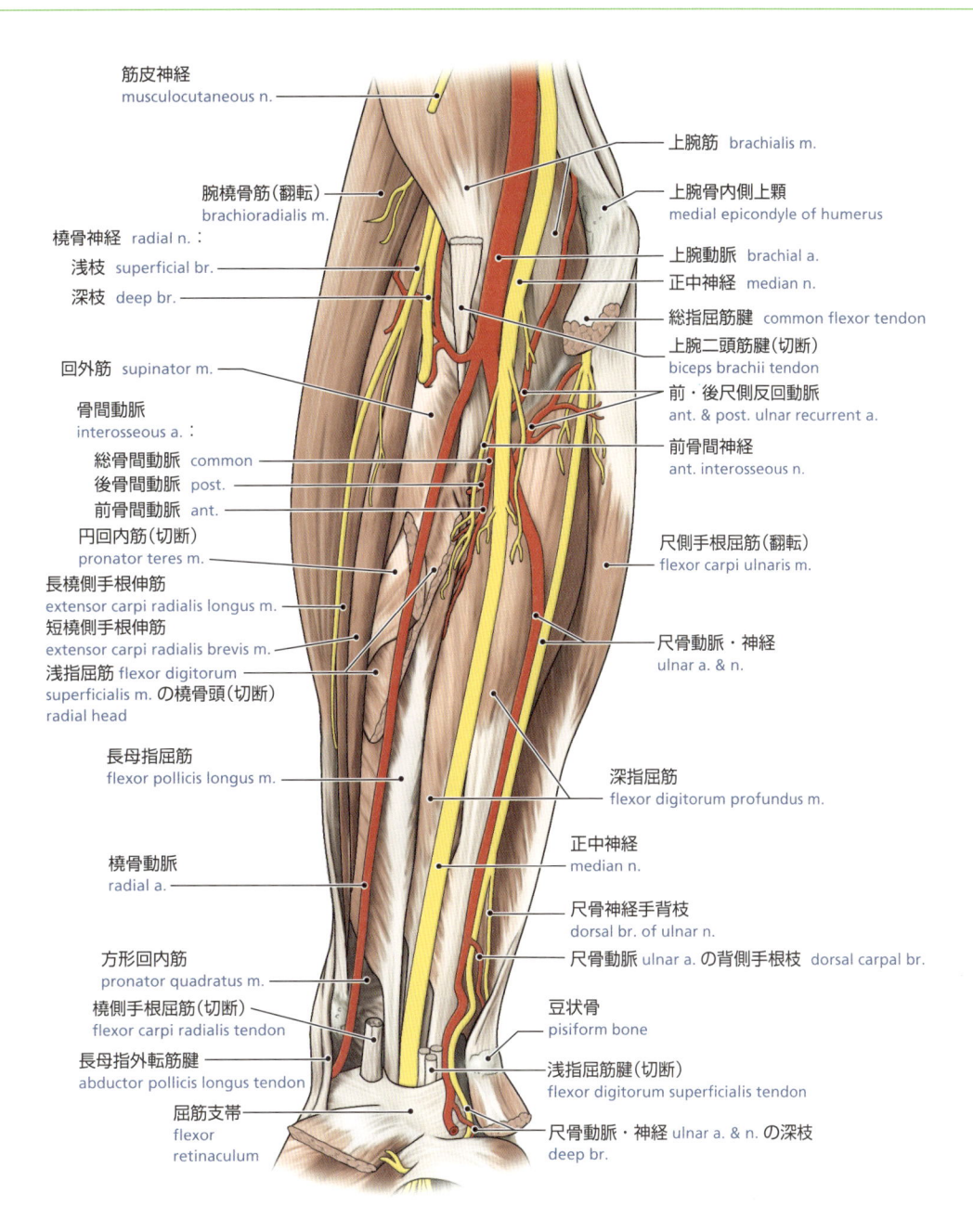

図 2.25　右前腕の深層の屈筋群（前面）

中神経は前腕のほとんどの屈筋群を支配する。

8. 正中神経の遠位部を剖出するために浅指屈筋を切断し，内側にめくり返す。浅指屈筋の4つの腱を手首に近いところ（図2.24の切断線1）で切断する。反対側の上肢の解剖は筋の層と腱を鈍的に分けるにとどめる。

9. 橈骨の前斜線上の起始部で浅指屈筋を切り離す（図2.24の切断線2）。橈骨動脈を切ってはならない。浅指屈筋を内側に引っ張り，尺骨と内側上顆への起始部は残す。

10. プローブで，正中神経を前腕屈筋群の中間層と深層の間の疎性結合組織から引き剥がす（図2.25）。

11. 正中神経が長掌筋，橈側手根屈筋，浅指屈筋，そして

円回内筋へ細い分枝を送っていることを観察する。

12. 正中神経から起こり前腕深層の屈筋群を支配する**前骨間神経** anterior interosseous nerve を同定する（図2.25）。

13. 肘窩で**尺骨動脈**を見つけ，後方へ円回内筋の深頭に向かうのを観察する。

14. 尺骨動脈の前面かつ円回内筋深頭の後方にプローブを差し込む。

15. ハサミで円回内筋深頭を切断する。円回内筋を完全に切断しめくり返すと，解剖野が開ける。

16. 尺骨動脈を肘窩から手首まで剖出する。尺骨静脈に関連した細い静脈を除去して，解剖野を掃除する。

17. 肘窩で尺骨動脈は正中神経の後方を通り，浅指屈筋

と深指屈筋の間に挟まれている。前腕を 1/3 ほど下ると，尺骨動脈は尺骨神経と伴行する（図2.25）。

18. 前腕遠位では尺骨動脈と尺骨神経は尺側手根屈筋の奥にあり，豆状骨の外側で手に入っていく（図2.25）。

19. 尺骨動脈の起始から遠位 3 cm あたりから起こる**総骨間動脈** common interosseous artery を見つける。

20. 総骨間動脈は骨間膜に向かって後外側に走行し，**前骨間動脈**と**後骨間動脈** posterior interosseous artery に分かれる。総骨間動脈は一般的にはとても短い区間であり，みられない場合もある（例：前骨間動脈と後骨間動脈がそれぞれ直接に尺骨動脈から分枝している場合もある）。

21. **前骨間動脈**を前腕深層の屈筋群の間で骨間膜前面の遠位方向にたどる（図2.26）。

22. 骨間膜の近位端で**後骨間動脈**を見つけ，この血管が前腕の後区画に入っていくのを観察する（図2.26）。この動脈は前腕伸筋群を支配している。この段階では後骨間動脈を後区画にたどらない。

23. **前尺側反回動脈** anterior ulnar recurrent artery と**後尺側反回動脈** posterior ulnar recurrent artery の 2 つの血管が尺骨動脈の前腕近位部から起こる。前・後尺側反回動脈は，上・下尺側側副動脈とそれぞれ吻合する（図2.19）。前腕で筋へ行く無名の血管が尺骨動脈から分枝する。

24. 尺骨神経を前腕遠位部で同定し，近位側に向かってたどる。肘の近くで尺骨神経が尺側手根屈筋を貫通し，上腕骨内側上顆の後方へ回るのを観察する。尺骨神経は尺側手根屈筋と深指屈筋の内側半分を支配する。

臨床との関連

上腕動脈の高位での分岐

　上腕動脈は肘窩で尺骨動脈と橈骨動脈に分かれるが，約 3 ％で上腕動脈の分岐が上腕内で起こる。この場合に尺骨動脈は浅層の屈筋群より浅層を走行し，静脈と間違えることがある。ある種の薬は動脈に注入すると，毛細血管床がダメージを受け壊疽を引き起こす。つまり，このような表在性尺骨動脈への注射の例では手に重篤な障害を引き起こす可能性がある。

深層の屈筋群 ［ネ 434，カ 435］

1. **前腕深層の屈筋群** deep layer of forearm flexor muscles には**深指屈筋** flexor digitorum profundus muscle，**長母指屈筋** flexor pollicis longus muscle，**方形回内筋** pronator quadratus muscle の 3 つが含まれる（図2.25）。

2. **深指屈筋**表面を剖出する。深指屈筋を支配する神経が 2 つあることに注意する。外側半分は正中神経の

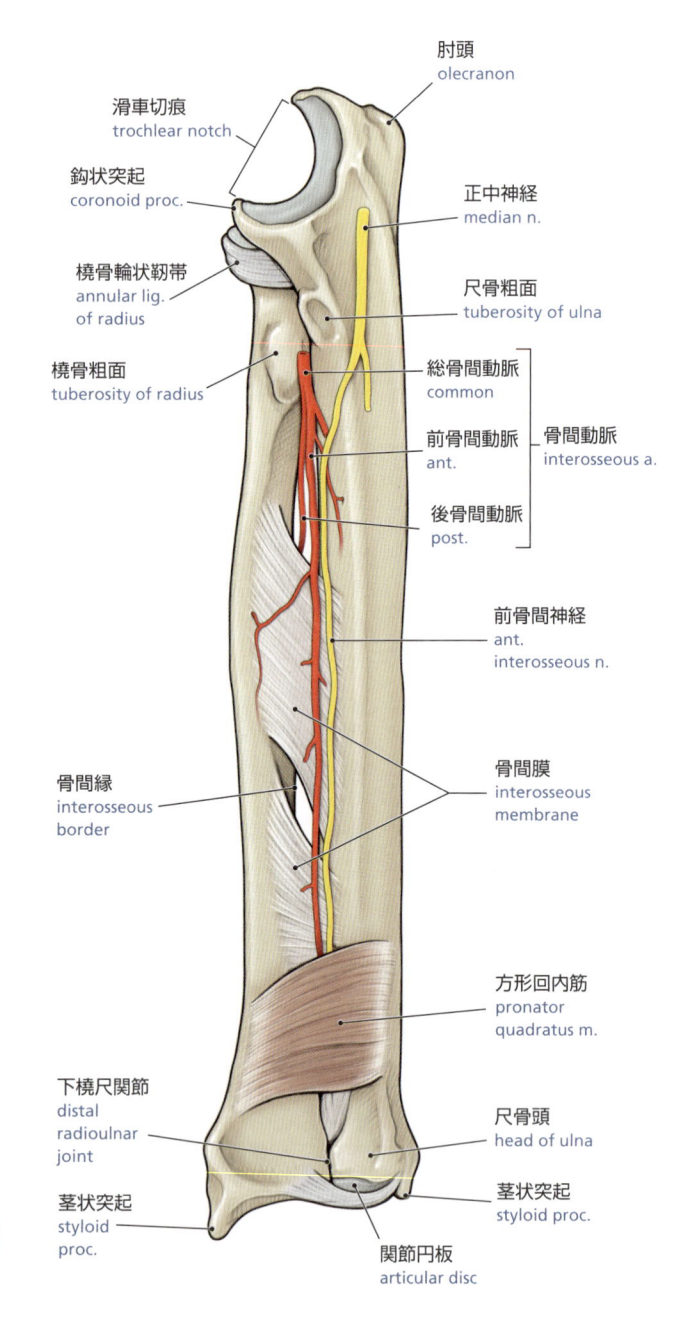

図 2.26　方形回内筋と骨間膜（前面）

前骨間神経が，内側半分は尺骨神経が支配する。

3. 深指屈筋の起始・停止・作用を復習する（表2.5）。

4. 前腕橈側で**長母指屈筋**を剖出する（図2.25）。

5. 長母指屈筋の起始・停止・作用を復習する（表2.5）。

6. 深指屈筋腱を内側へ，長母指屈筋を外側へよけて**方形回内筋**を同定する（図2.26）。方形回内筋線維は尺骨から橈骨へ横断する。

7. 前腕遠位で**前骨間動脈・神経**が方形回内筋と骨間膜の間を通るのを観察する（図2.26）。

復習

1. 屈筋群を解剖学的位置に戻し，切断した腱を正確に並べる。

2. 遺体で，筋の起始・停止・作用を復習する。
3. 屈筋群の区分（浅・中間・深層）と，前腕を通過する血管と神経の中間層と深層の間の走行を復習する。
4. 上腕動脈を上腕近位部から肘窩で分岐するまでたどる。
5. 橈骨動脈と尺骨動脈の枝のすべてを復習し，肘から手首までこれら 2 つの動脈の走行をたどる。
6. 腕神経叢から手首まで正中神経の走行を復習する。
7. 腕神経叢から手首まで尺骨神経の走行を復習する。
8. 前腕の前区画の筋群は正中神経かその枝（前骨間神経）によって支配されていることを思い出す。例外として，尺側手根屈筋と深指屈筋の内側半分は尺骨神経支配である。

手掌

解剖の概要

　手内在筋 intrinsic hand muscle は起始も停止も手の中にある。手内在筋には**母指球** thenar eminence をつくる**母指球筋群** thenar group of muscles と，**小指球** hypothenar eminence をつくる**小指球筋群** hypothenar group of muscles の 2 種類の浅層手内在筋がある。手の深部で**骨間筋** interosseous muscle と**母指内転筋** adductor pollicis muscle はそれぞれ指を外転，内転させる。**虫様筋** lumbrical はユニークな手内在筋であり，骨に付着しない。虫様筋は中手指節関節（MCP）（訳注：MP とも略する。足の MP 関節と区別する際に MCP という。足では MTP〈metatarsophalangeal〉関節）の屈曲運動と近位・遠位指節間（PIP, DIP）関節の伸展を助ける。**手外在筋** extrinsic hand muscle は手根管を通り手に至り，指の屈曲に関与する。

　手掌筋膜は手の筋を覆う。母指球，小指球の手掌筋膜は薄いが，手掌中央部では厚くなり手掌腱膜を形成する。手掌では筋層の間を 2 つの動脈弓が走行する。浅掌動脈弓は主に尺骨動脈に由来し，深掌動脈弓は橈骨動脈に由来する。手掌の神経支配は正中神経と尺骨神経による。

　以下の順に解剖を行う。

① 手掌腱膜を学び，切除する。
② 浅掌動脈弓を解剖する。
③ 前腕の前区画の筋群の腱をたどる。
④ 横手根靱帯を切断し，屈筋腱を手掌から切り離す。
⑤ 屈筋腱を手掌内までたどり，虫様筋を学ぶ。
⑥ 母指球筋群と小指球筋群を解剖する。
⑦ 深掌動脈弓を尺骨神経の深枝とともに解剖する。
⑧ 母指内転筋と骨間筋を学ぶ。

手の骨格

　交連骨格標本や分離骨格標本を手にとり，以下の骨格構造を同定する（図 2.27）。[ネ 443, カ 388, 389]

1. 8 つの**手根骨** carpal bones（ギリシャ語で *karcos* は「手首」という意味）を並べて，2×4 の列で配置していることを確認する。
2. 近位の手根骨は外側から**舟状骨** scaphoid，**月状骨** lunate,

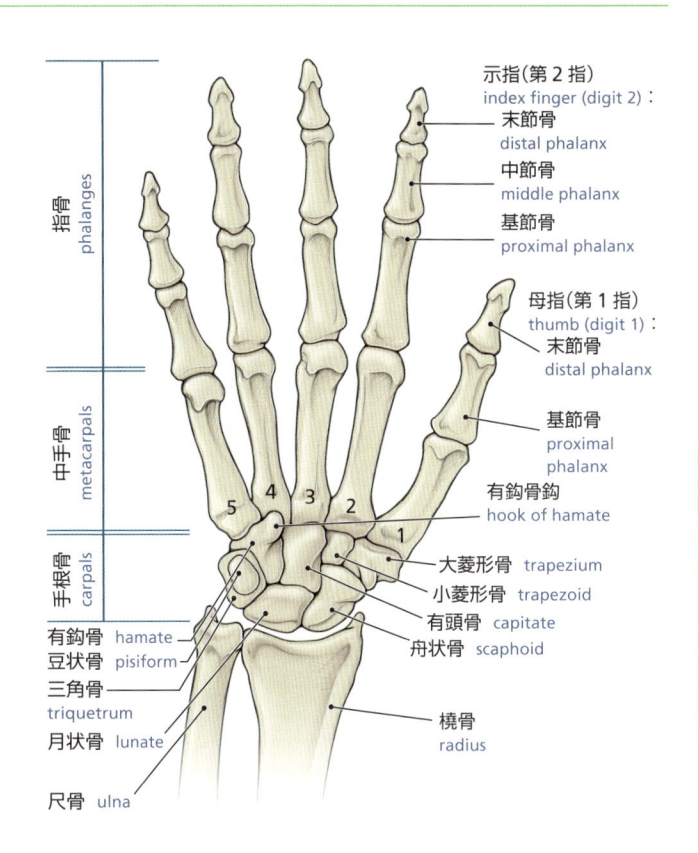

図 2.27 手の骨格（掌側面）

三角骨 triquetrum，豆状骨 piriform の順に並んでいる。
3. 遠位の列は外側から**大菱形骨** trapezium，**小菱形骨** trapezoid，**有頭骨** capitate，**有鈎骨** hamate の順で並んでいる。
4. 5 つの**中手骨** metacarpal は外側から 1〜5 と番号がついている。
5. 第 1 指（母指）は 2 つの指骨（基節骨，末節骨）からなることを観察する。
6. 第 2〜第 5 指は 3 つの指骨（基節骨，中節骨，末節骨）からなることを観察する。
7. 内側の手根骨群に豆状骨，**有鈎骨鈎** hook of the hamate，外側で**舟状骨結節** tubercle of the scaphoid，**大菱形骨結節** tubercle of the trapezium を確認する。**屈筋支帯** flexor retinaculum がこれら 4 つの骨を橋渡ししている（図 2.28）。
8. 手根骨と屈筋支帯の間の隙は**手根管** carpal tunnel と呼ばれ，9 つの屈筋腱と正中神経がここを通過して前腕から手に入ってくる。

解剖の手順

皮膚剥離

　多くの遺体では，保存処置によって手は握った状態になっており，手掌の解剖を困難にする。この場合，手首を曲げて，手で強く力を加えて開かせる。実習のパートナーに手が開いた状態を保持してもらうか，紐を使って，握った手を真っ直ぐにする。

1. 遺体を背臥位にし，皮膚剥離を行う（図 2.29）。

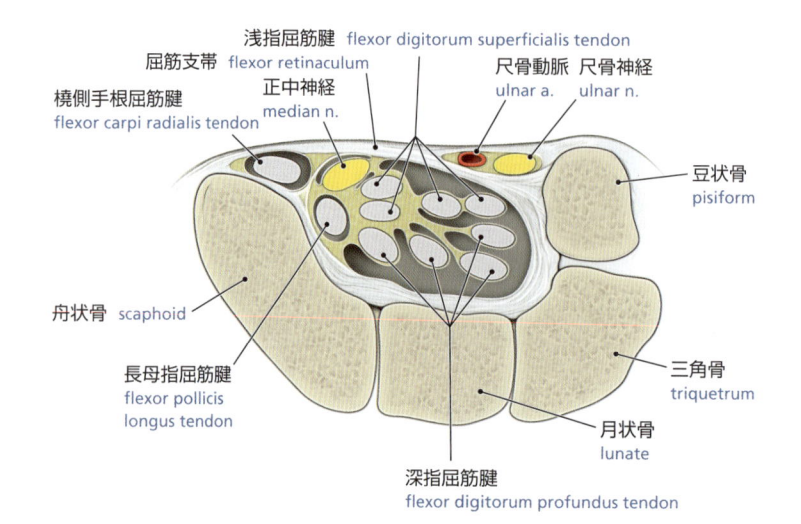

図 2.28　右手の手根管の断面（下面）

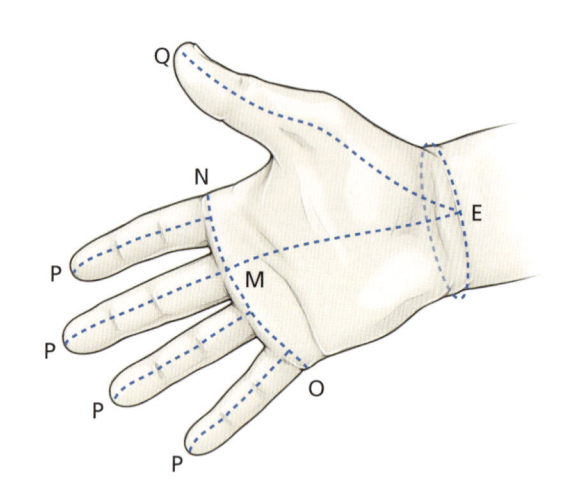

図 2.29　手の切開線

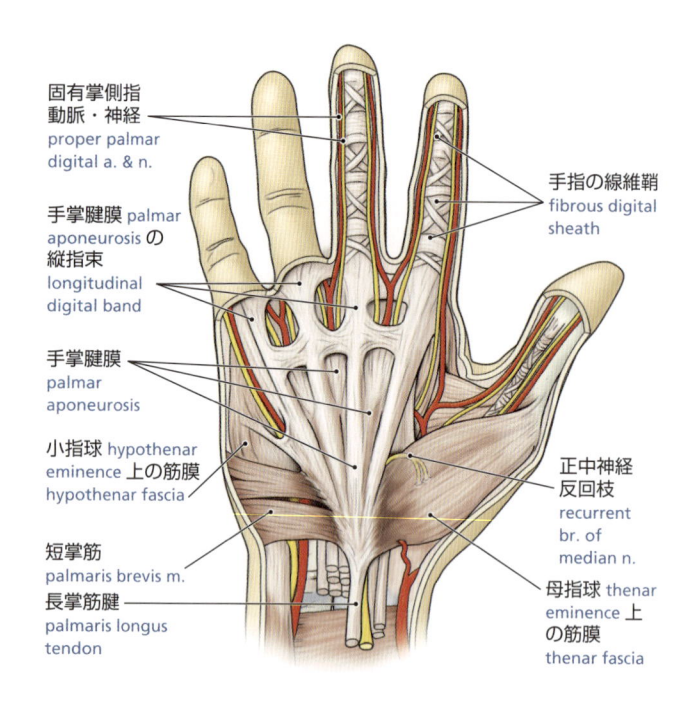

図 2.30　手掌腱膜を示す手掌浅層

2. 手掌を縦（図 2.29 の E から M）に切開する。

3. 指の付け根で N から O のラインを切開する。

4. N-O のラインを開始点に第 2～第 5 指の前面を縦に P まで切開する。

5. 母指の掌側面を縦に E から Q まで切開する。

6. 手掌の中央線（E-M ライン）から両側に向かって厚めに皮膚を剥離する。この際，手掌腱膜は残す。皮膚は手の内側・外側面に沿って切り取り，組織コンテナに回収する。

7. 指の皮膚も同様に中心線から外へ向かって剥離する。この際に，皮膚の直下にある神経や外側の血管，線維性の鞘にダメージを与えないよう注意する（訳注：特に指の間は無理に皮膚をつないだ状態で剥離しようとせず，小さな断片にして除去する方が楽である）（図 2.30）。

8. 指先すぐの近位で短い水平の切り目を入れ，それぞれの指の周囲で皮膚を切断し除去する。指の掌側の

皮膚は（特にシワの部分では）とても薄いので，皮下組織を不用意に破壊しないよう注意する。

9. 手を裏返して，手背の皮膚を除去する。手背の皮膚は手掌に比べてさらに薄く，緩く腱膜などに付着しているので，皮静脈にダメージを与えないように注意する。

10. 手根中手関節の下まで手背の皮膚を剥ぐ。ここでは指の後方（背側）の皮膚の切開までは行わない。

手掌の浅層［ネ 446, 447, カ 442］

1. メスの刃の裏（鋭利でない方）を使って，削るようにして，手掌腱膜 palmar aponeurosis から脂肪を取り除

く（図2.30）。手掌腱膜にみられる4本の帯状の**縦線維** longitudinal fiber は第2〜第5基節骨の基部付近の線維鞘に付着して終止している。

2. 手掌腱膜外側にある**母指球筋** thenar muscle を包む手掌筋膜がとても薄い筋膜であることを確認する。

3. 手掌腱膜内側にある小指球筋を包む筋膜と**短掌筋** palmaris brevis muscle を同定する。（図2.30）。短掌筋は薄く，壊れやすい筋で，手掌内側の基部の皮膚の収縮にかかわっている。多くの遺体では観察するのが容易ではないかもしれない。

4. 短掌筋を手掌腱膜から切り離し，内側にめくり返す。

5. 前腕の中に**長掌筋** palmaris longus muscle の腱を見つけ，手掌腱膜に停止するのを観察する（図2.30）

6. プローブで手掌腱膜を遠位の付着部に近いところで持ち上げて，深層の構造物から引き離す。<u>長掌筋がない遺体でも手掌腱膜は必ずある</u>。

7. 前腕内の長掌筋腱を持ち上げて，遠位側につながっている手掌腱膜をめくり返す。メスの刃の裏を使って，削るように手掌腱膜を深層の構造物から剥がし，除去する。

8. 浅掌動脈弓が手掌腱膜の深層面にくっついているので，手掌腱膜をめくり返すときに深く切りすぎないこと。同様に手掌腱膜から母指球遠位縁に入っていく**正中神経反回枝** recurrent branch of the median nerve を残すように気をつける（図2.30）。

9. 第2，第3指の近位端付近で手掌腱膜の縦線維を除去する。

10. 手掌腱膜の除去は遠位側から行う。メスの刃の裏を使って，手掌腱膜を下にある構造物から離し，上方へめくり返す。手掌腱膜と長掌筋腱はつなげたままにしておく。

11. 前腕に**尺骨動脈** ulnar artery を見つけ，鈍的に手掌の中まで剖出する。尺骨動脈が尺骨神経とともに豆状骨の外側を通過し，**浅枝** superficial branch（尺骨動脈の本幹）と**深枝** deep branch に分かれることを観察する。尺骨動脈は手掌の浅層を横切り，**浅掌動脈弓** superficial palmar arch となる。より細い動脈である**橈骨動脈浅掌枝** superficial palmar branch of radial artery が加わり，浅掌動脈弓が完全なアーチ状になることを確認する（図2.31）。［ネ447，力442］

12. 浅掌動脈弓とそこから起こる**総掌側指動脈** common palmar digital artery を鈍的に剖出する。

13. 総掌側指動脈を1，2本遠位方向にたどり，それらが枝分かれして，**固有掌側指動脈** proper palmar digital artery となり，隣りあう2本の指に血液を供給していることを確認する（図2.31）。

14. 豆状骨の外側で**尺骨神経** ulnar nerve を見つける。プローブで尺骨神経浅枝を剖出する。尺骨神経浅枝は第5指と第4指の内側を支配する。**尺骨神経深枝は**

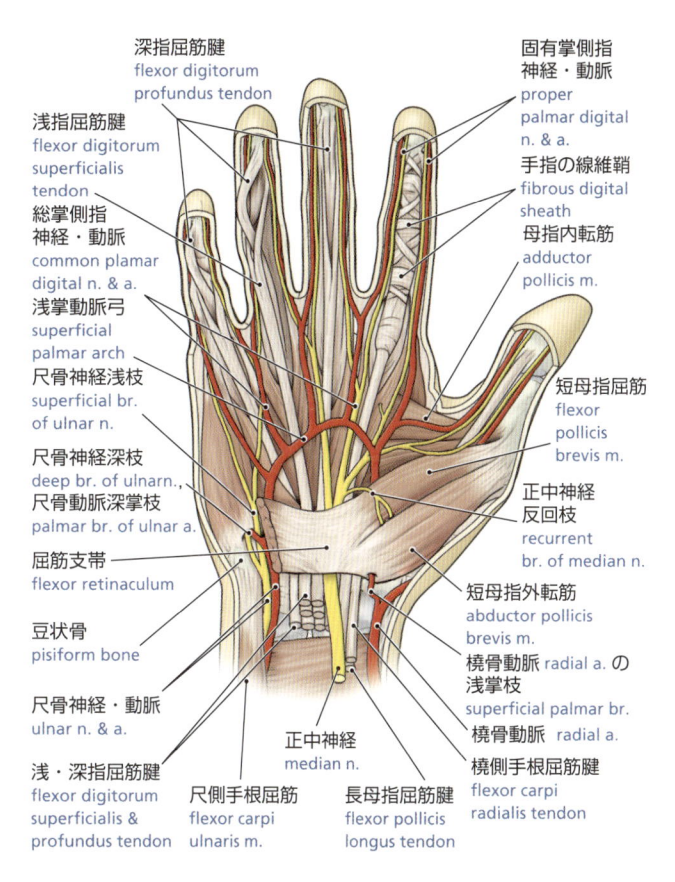

深指屈筋腱
flexor digitorum profundus tendon

固有掌側指神経・動脈
proper palmar digital n. & a.

浅指屈筋腱
flexor digitorum superficialis tendon

手指の線維鞘
fibrous digital sheath

総掌側指神経・動脈
common plamar digital n. & a.

母指内転筋
adductor pollicis m.

浅掌動脈弓
superficial palmar arch

尺骨神経浅枝
superficial br. of ulnar n.

短母指屈筋
flexor pollicis brevis m.

尺骨神経深枝
deep br. of ulnarn.,

正中神経反回枝
recurrent br. of median n.

尺骨動脈深掌枝
palmar br. of ulnar a.

屈筋支帯
flexor retinaculum

短母指外転筋
abductor pollicis brevis m.

豆状骨
pisiform bone

橈骨動脈 radial a. の浅掌枝
superficial palmar br.

尺骨神経・動脈
ulnar n. & a.

正中神経
median n.

橈骨動脈　radial a.

浅・深指屈筋腱
flexor digitorum superficialis & profundus tendon

尺側手根屈筋
flexor carpi ulnaris m.

長母指屈筋腱
flexor pollicis longus tendon

橈側手根屈筋腱
flexor carpi radialis tendon

図 2.31　浅掌動脈弓と浅指屈筋腱を示す手掌浅層

小指球筋の中へ入っていく（図2.31）。ここでは尺骨神経深枝が起こる部分を確認するのみで，走行はたどらない。

手根管［ネ449，力443］

1. 母指球と小指球の間に**屈筋支帯** flexor retinaculum（横手根靭帯）を同定する（図2.31）。屈筋支帯の**手根管** carpal tunnel における役割を復習する（図2.28）。

2. 屈筋支帯の奥に，近位から遠位に向かってプローブを差し込む（図2.32）。プローブの上のところで屈筋支帯をメスで切り，手根管を開く（図2.32の破線）。

3. 以下の手根管の内容を調べる。**正中神経** median nerve，4本の**浅指屈筋腱** tendon of the flexor digitorum superficialis muscle，4本の**深指屈筋腱** tendon of the flexor digitorum profundus muscle，**長母指屈筋腱** tendon of the flexor pollicis longus muscle（図2.33）。

4. 手首で正中神経が手根管を通過するのを確認する。

5. 手内部での正中神経を同定，剖出し，正中神経から起こる近位部の枝も剖出する。正中神経は手では，総掌側指神経を経由して**第1，第2虫様筋** lumbrical muscles 1, 2，反回枝 recurrent branch を経由して3つの母指球筋を神経支配する（図2.33）。

6. 外側3本の指と第4指外側に向かって，正中神経の**総掌側指神経** common palmar digital nerve をたどる

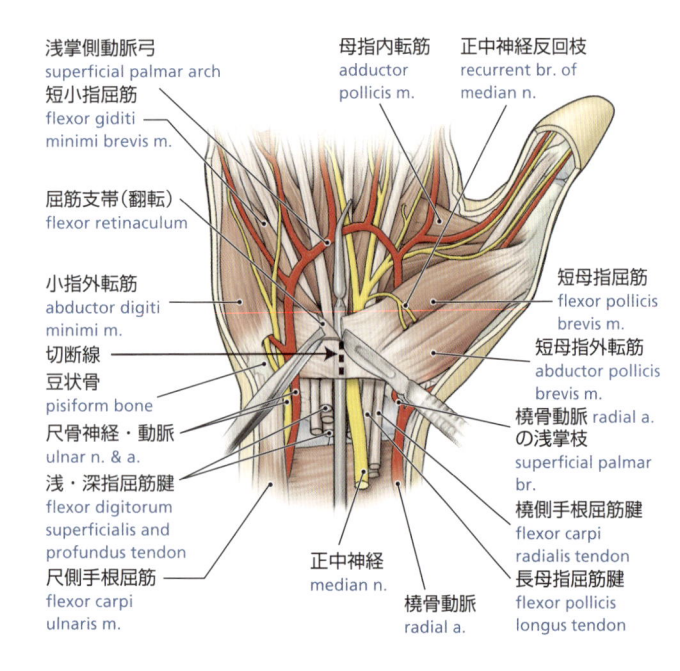

図2.32 手根管の切開方法

図中のラベル（図2.32）：

浅掌側動脈弓
superficial palmar arch
短小指屈筋
flexor giditi minimi brevis m.
屈筋支帯（翻転）
flexor retinaculum
小指外転筋
abductor digiti minimi m.
切断線
豆状骨
pisiform bone
尺骨神経・動脈
ulnar n. & a.
浅・深指屈筋腱
flexor digitorum superficialis and profundus tendon
尺側手根屈筋
flexor carpi ulnaris m.

母指内転筋
adductor pollicis m.
正中神経反回枝
recurrent br. of median n.
短母指屈筋
flexor pollicis brevis m.
短母指外転筋
abductor pollicis brevis m.
橈骨動脈 radial a. の浅掌枝
superficial palmar br.
橈側手根屈筋腱
flexor carpi radialis tendon
長母指屈筋腱
flexor pollicis longus tendon
正中神経
median n.
橈骨動脈
radial a.

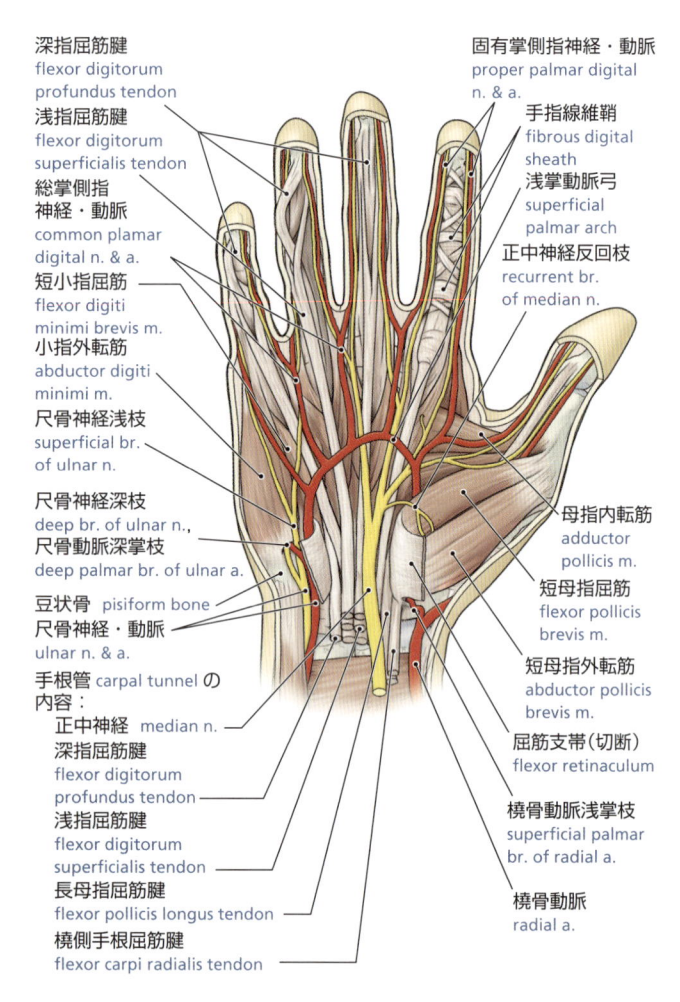

図2.33 手根管を切開した手掌中間層

図中のラベル（図2.33）：

深指屈筋腱
flexor digitorum profundus tendon
浅指屈筋腱
flexor digitorum superficialis tendon
総掌側指神経・動脈
common plamar digital n. & a.
短小指屈筋
flexor digiti minimi brevis m.
小指外転筋
abductor digiti minimi m.
尺骨神経浅枝
superficial br. of ulnar n.
尺骨神経深枝
deep br. of ulnar n.,
尺骨動脈深掌枝
deep palmar br. of ulnar a.
豆状骨 pisiform bone
尺骨神経・動脈
ulnar n. & a.
手根管 carpal tunnel の内容：
　正中神経　median n.
　深指屈筋腱
　flexor digitorum profundus tendon
　浅指屈筋腱
　flexor digitorum superficialis tendon
　長母指屈筋腱
　flexor pollicis longus tendon
　橈側手根屈筋腱
　flexor carpi radialis tendon

固有掌側指神経・動脈
proper palmar digital n. & a.
手指線維鞘
fibrous digital sheath
浅掌動脈弓
superficial palmar arch
正中神経反回枝
recurrent br. of median n.
母指内転筋
adductor pollicis m.
短母指屈筋
flexor pollicis brevis m.
短母指外転筋
abductor pollicis brevis m.
屈筋支帯（切断）
flexor retinaculum
橈骨動脈浅掌枝
superficial palmar br. of radial a.
橈骨動脈
radial a.

（図2.34）。典型的には，総掌側指神経は2つに分かれて**固有掌側指神経** proper palmar digital nerve になる。固有掌側指神経は固有掌側指動脈を伴っている。アトラスを参照して，正中神経の分布を勉強する。[ネ459，カ435]

7. 手根管を通過する屈筋群の腱を同定し剖出する。屈筋腱は浅掌動脈弓と正中神経や尺骨神経から指への枝より深層を通り，指の前面にある手指線維鞘に入っていく（図2.33）。

8. 指の腱には4つの滑膜鞘（**屈筋総滑膜鞘** common flexor synovial sheath〈**尺側滑液包** ulnar bursa〉と3つの指の**滑液鞘** digital synovial sheath）が関与している。長母指屈筋腱は固有の滑液鞘（**橈側滑液包** radial bursa）を持つ。[ネ449，450，カ402，403]

臨床との関連

手根管症候群

　一般的に，繰り返し運動によって起こる指の屈筋の滑液鞘の腫れは手根管間隙まで侵害する。その結果，正中神経が圧迫され，第1〜第3指の疼痛と感覚障害と母指球の筋力低下を起こす。

9. 前腕の遠位部で**浅指屈筋腱**と**深指屈筋腱**を指で鈍的に分ける。

　前腕深部の解剖がすでに終わっている場合にのみ以下の解剖を行う。

10. 浅掌動脈弓を手掌の中央で切断し，正中神経の総掌側枝を外側に，尺骨神経を内側に引く。

11. 浅指屈筋腱を前方に引っ張り，手根管の外に出す（**図2.34**）。この作業を行うときに屈筋の総滑膜鞘が破壊されることになる。

12. 浅指屈筋腱を指の基部まできれいに剖出する。

13. 手掌の中で**深指屈筋腱**を剖出する。

14. 深指屈筋腱を遠位方向にたどり，4つの**虫様筋**との関係を観察する（図2.34）。

15. 虫様筋の表面を剖出する。ただし，深指屈筋腱からの起始は破壊しないようにする。

16. 深指屈筋と虫様筋の起始・停止・作用を復習する（**表2.5，表2.6**）。

17. 少なくとも1つの指において，メスで慎重に**手指線維鞘** fibrous digital sheath を掌側正中線で切開し，この鞘を指から除去する。

18. **浅指屈筋腱**と**深指屈筋腱**の関係を学ぶ。浅指屈筋腱は中節骨に停止し，深指屈筋腱は浅指屈筋腱端の隙間を通り抜け，末節骨に停止する（**図2.34**）。このパターンは第2〜第5指までみられる。

19. **長母指屈筋** flexor pollicis longus muscle を前腕で同定し，その腱が遠位方向に手根管を通過し，手掌内に入るのを確認する（**図2.25，図2.33**）。この腱を

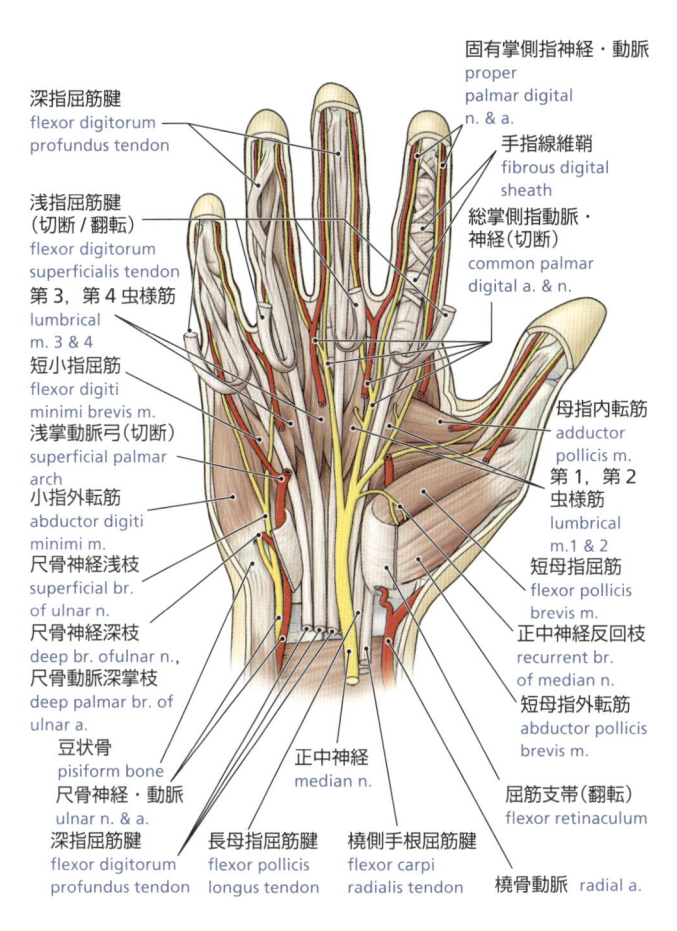

固有掌側指神経・動脈
proper palmar digital n. & a.

深指屈筋腱
flexor digitorum profundus tendon

浅指屈筋腱
（切断/翻転）
flexor digitorum superficialis tendon

第3、第4虫様筋
lumbrical m. 3 & 4

短小指屈筋
flexor digiti minimi brevis m.

浅掌動脈弓（切断）
superficial palmar arch

小指外転筋
abductor digiti minimi m.

尺骨神経浅枝
superficial br. of ulnar n.

尺骨神経深枝
deep br. of ulnar n.,
尺骨動脈深掌枝
deep palmar br. of ulnar a.

豆状骨
pisiform bone

尺骨神経・動脈
ulnar n. & a.

深指屈筋腱
flexor digitorum profundus tendon

長母指屈筋腱
flexor pollicis longus tendon

橈側手根屈筋腱
flexor carpi radialis tendon

手指線維鞘
fibrous digital sheath

総掌側指動脈・神経（切断）
common palmar digital a. & n.

母指内転筋
adductor pollicis m.

第1、第2虫様筋
lumbrical m.1 & 2

短母指屈筋
flexor pollicis brevis m.

正中神経反回枝
recurrent br. of median n.

短母指外転筋
abductor pollicis brevis m.

屈筋支帯（翻転）
flexor retinaculum

正中神経
median n.

橈骨動脈 radial a.

図 2.34 深指屈筋腱と虫様筋を示す手掌中間層

臨床との関連

正中神経反回枝

正中神経反回枝は表在するので，母指球の小さな切り傷でも断裂される。もしこの枝が損傷すると，母指球筋が麻痺し，母指の対立運動ができなくなる。一般的にこの枝は母指球枝と呼ばれるが，その機能的重要性から「百万ドルの神経」などともいわれる。

小指球筋 [ネ 452, カ 442]

1. 小指球筋群から薄い手掌筋膜層を剥離する（図2.30）。
2. 3つの小指球筋群（**小指外転筋** abductor digiti minimi, **短小指屈筋** flexor digiti minimi, **小指対立筋** opponens digiti minimi）を同定する（図2.34, 図2.35）。
3. 小指外転筋腱と短小指屈筋腱を，第5指基節骨近位の停止部で見つける。腱に沿ってプローブを差し込み，これら筋を分離，同定する。
4. **小指球筋群**の起始・停止・作用を復習する（表2.6）。
5. 小指外転筋をプローブで持ち上げ，その下にある**小指対立筋**を観察する。
6. 小指対立筋が見つからない場合は，小指外転筋を停止部から切り外し，小指球の最も深層を探す。この際に，尺骨神経深枝と尺骨動脈の深掌枝は保存する。

引っ張って，長母指屈筋が母指の末節骨に停止し屈曲させることを確認する。

母指球筋 [ネ 452, カ 442]

1. 母指球筋群から薄い手掌筋膜層を剥離する。この際に正中神経からの反回枝を残すように注意する（図2.34）。
2. 3つの母指球筋（**短母指外転筋** abductor pollicis brevis, **短母指屈筋** flexor pollicis brevis, **母指対立筋** opponens pollicis（ラテン語で *pollex* は「親指」という意味で，その属格が *pollicis*）を同定する（図2.34, 図2.35）。
3. **母指球筋群** thenar group of muscles の起始・停止・作用を復習する（表2.6）。
4. プローブで**正中神経反回枝** recurrent branch of the median nerve をたどる。
5. 短母指外転筋を短母指屈筋から離す。
6. プローブで短母指外転筋を持ち上げ，ハサミで短母指外転筋と短母指屈筋を筋の停止部近傍で切断する。
7. **母指対立筋**が短母指外転筋，短母指屈筋より深層にあることを確認する（図2.35）。母指対立筋は第1中手骨外側の全長に停止する。

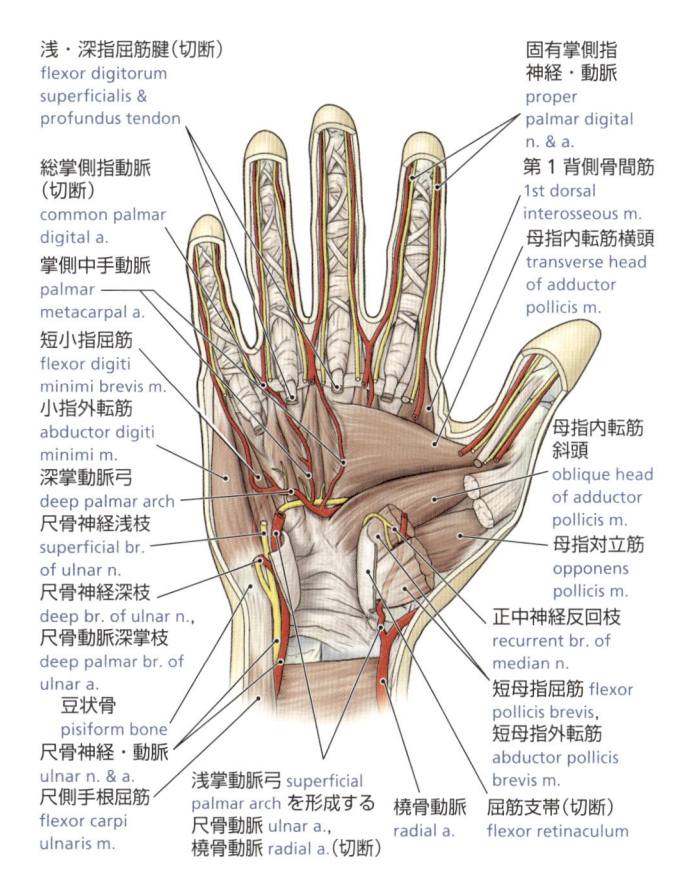

浅・深指屈筋腱（切断）
flexor digitorum superficialis & profundus tendon

総掌側指動脈（切断）
common palmar digital a.

掌側中手動脈
palmar metacarpal a.

短小指屈筋
flexor digiti minimi brevis m.

小指外転筋
abductor digiti minimi m.

深掌動脈弓
deep palmar arch

尺骨神経浅枝
superficial br. of ulnar n.

尺骨神経深枝
deep br. of ulnar n.,
尺骨動脈深掌枝
deep palmar br. of ulnar a.

豆状骨
pisiform bone

尺骨神経・動脈
ulnar n. & a.

尺側手根屈筋
flexor carpi ulnaris m.

浅掌動脈弓 superficial palmar arch を形成する尺骨動脈 ulnar a.,
橈骨動脈 radial a.（切断）

固有掌側指神経・動脈
proper palmar digital n. & a.

第1背側骨間筋
1st dorsal interosseous m.

母指内転筋横頭
transverse head of adductor pollicis m.

母指内転筋斜頭
oblique head of adductor pollicis m.

母指対立筋
opponens pollicis m.

正中神経反回枝
recurrent br. of median n.

短母指屈筋 flexor pollicis brevis,
短母指外転筋
abductor pollicis brevis m.

橈骨動脈 radial a.

屈筋支帯（切断）
flexor retinaculum

図 2.35 深掌動脈弓と尺骨神経深枝を示す手掌深層

表 2.6　手の内在筋

手掌の浅層

筋		起始	停止	作用	神経支配
短掌筋	palmaris brevis	手掌腱膜(内側)	小指球の皮膚	手掌内側にしわをつくる	尺骨神経

母指球筋群

筋		起始	停止	作用	神経支配
短母指外転筋	abductor pollicis brevis	屈筋支帯 舟状骨結節 大菱形骨結節	母指の基節骨底(外側)	母指の外転	正中神経反回枝
短母指屈筋	flexor pollicis brevis		母指の基節骨底(掌側)	母指の屈曲	
母指対立筋	opponens pollicis		第1中手骨体(外側)	第1中手骨の手掌方向への内旋	

小指球筋群

筋		起始	停止	作用	神経支配
小指外転筋	abductor digiti minimi	豆状骨，尺側手根屈筋腱	第5基節骨底(内側)	第5指の外転	尺骨神経
短小指屈筋	flexor digiti minimi brevis	有鈎骨，屈筋支帯	第5基節骨底(掌側)	第5指の屈曲	
小指対立筋	opponens digiti minimi		第5中手骨(内側縁)	第5中手骨の手掌方向への内旋	

手掌の深層

筋		起始	停止	作用	神経支配
虫様筋	lumbricals	深指屈筋腱	第2～第5指の指背腱膜(橈側)	第2～第5指の中手指節関節の屈曲と近位および遠位指節間関節の伸展	1～2：正中神経 3～4：尺骨神経の深枝
母指内転筋	adductor pollicis muscle	●横頭：第3中手骨体の前面 ●斜頭：第2～第3中手骨と隣接する手根骨	母指基節骨底(内側)	母指の内転	尺骨神経の深枝
掌側骨間筋	palmar interossei	第2，第4，第5指の中手骨(掌側)	第2，第4，第5指の基節骨底と指背腱膜	第2，第4，第5指の内転と虫様筋の中手指節関節の屈曲の補助	
背側骨間筋	dorsal interossei	第1～第5指の中手骨	第2～第4指の基節骨底と指背腱膜	第2～第4指の外転と虫様筋の中手指節関節の屈曲の補助	

手掌の深層 [ネ 452, 453, カ 443]

1. 手根管に入る手前で深指屈筋を切断する(図2.34)。
2. 深指屈筋腱と，これにつながっている虫様筋を下方へできるだけめくり返し，手掌の深層を露出させる(図2.35)。
3. 豆状骨の外側に尺骨神経と尺骨動脈を見つけ，**尺骨神経深枝** deep branch of the ulnar nerve と**尺骨動脈深掌枝** deep palmar branch of the ulnar artery を同定する。
4. 尺骨神経深枝と尺骨動脈深掌枝を，短小指屈筋と小指外転筋の起始部までたどる(図2.35)。
5. 尺骨神経深枝が小指対立筋を貫くところで，この神経と平行にプローブを差し入れる。
6. メスで小指対立筋を挿入したプローブまで切り，尺骨神経深枝を開放する。
7. 鈍的に，手掌の中を外側へ横切る尺骨神経深枝をたどる。この枝は骨間筋の前表面上を通って，小指外転筋へ入っていく(図2.35)。
8. **深掌動脈弓** deep palmar arterial arch を同定し，外側では**橈骨動脈** radial artery から起こり，内側では尺骨動脈深掌枝から起こることを観察する(図2.35)。
9. **中手骨**の周囲の血管群を同定し，深掌動脈弓の枝を学ぶ(図2.35)。
10. 手掌の深層にある**母指内転筋** adductor pollicis muscle の縁を鈍的に剖出する。
11. 母指内転筋の2つの頭(**斜頭** oblique head と**横頭** transverse head)を確認する。
12. 母指内転筋の起始・停止・作用を復習する(表2.6)。
13. 3つの**掌側骨間筋** palmar interosseous muscle が半羽状筋であることを観察する(図2.36A)。[ネ 452, カ 443]
14. **背側骨間筋** dorsal interosseus は羽状筋である。この筋は手の背側表面の中手骨間で，のちに観察する。4つの背側骨間筋(図2.36B)をここで学んでおくが，これらの筋の解剖はのちに行う。背側骨間筋は手背からみることができるが，手掌の内在筋である。
15. 骨間筋(図2.36A，B)の動きを学ぶ。3つの掌側骨間筋は第2，第4，第5指を第3指の長軸に向かって内転させる(Palmer は ADductor なので PAD と覚える)。4つの背側骨間筋は第2，第4，第5指を第3指

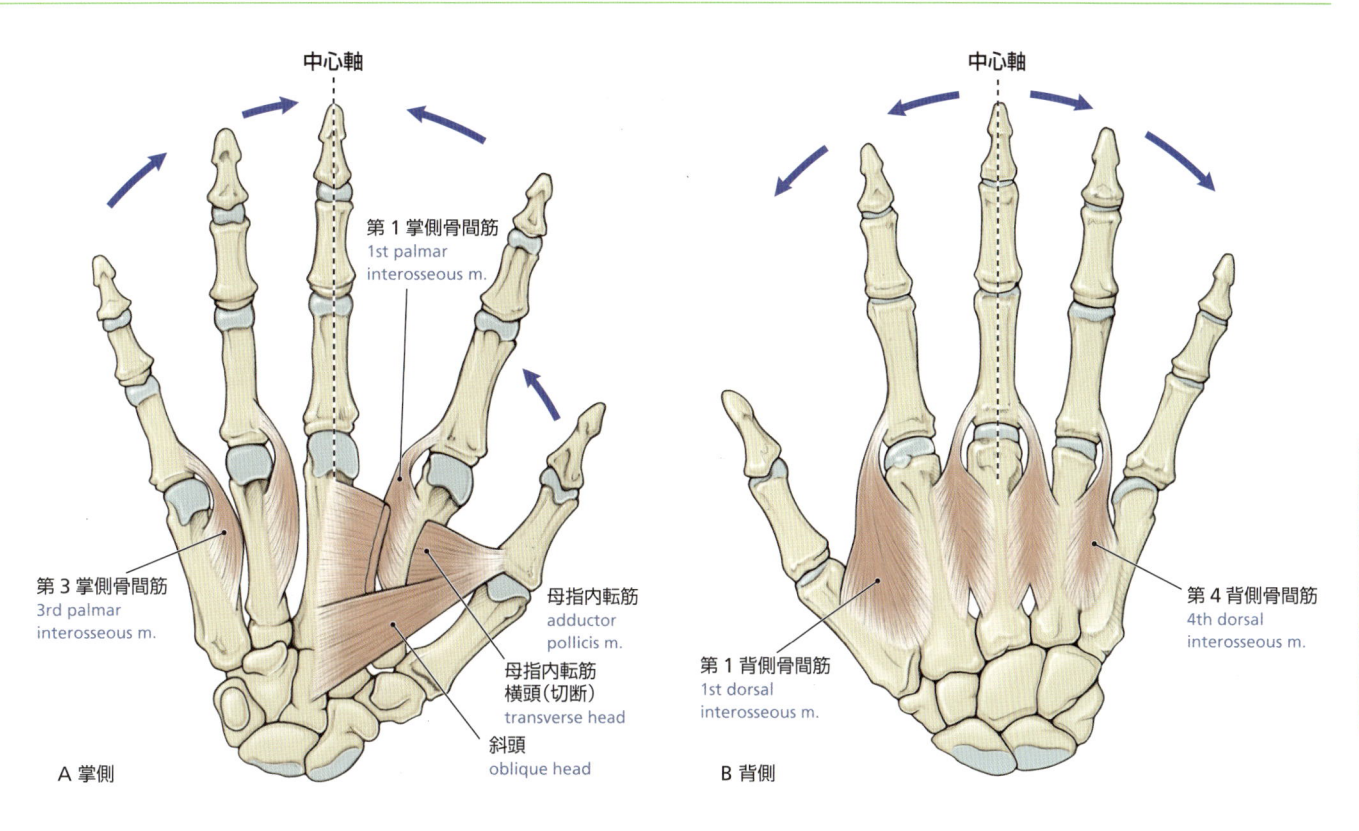

中心軸

第1掌側骨間筋
1st palmar
interosseous m.

第3掌側骨間筋
3rd palmar
interosseous m.

母指内転筋
adductor
pollicis m.

母指内転筋
横頭(切断)
transverse head

斜頭
oblique head

A 掌側

中心軸

第4背側骨間筋
4th dorsal
interosseous m.

第1背側骨間筋
1st dorsal
interosseous m.

B 背側

図 2.36　A：3 つの単羽状の手掌骨間筋が指を内転させる。B：4 つの複羽状の背側骨間筋が指を外転させる

2
上
肢

の長軸から離れるように動かす(<u>D</u>orsal は <u>AB</u>ductor なので DAB と覚える)。2 つの背側骨間筋は第 3 指基節骨に停止し，この指を両方向に動かす。<u>すべての骨間筋は尺骨神経の深枝支配である。</u>

復習

1. 剖出した筋，腱，神経を解剖学的位置に戻す。
2. 指の屈曲・伸展，外転・内転を理解する。それぞれの作用にかかわる筋を復習する。
3. 遺体で，正中神経を前腕から手までたどる。反回枝を復習し，支配筋 3 つを列挙する。
4. 尺骨動脈を肘から手までたどる。手の中で浅枝，深掌枝をたどり，手掌の動脈弓の形成を復習する。
5. 尺骨神経を上腕骨の内側上顆から手までたどる。手の中でその浅枝，深枝をたどる。
6. アトラスを参照して，手の尺骨神経支配，正中神経支配の皮膚分布を復習する。[ネ 459]
7. すべての手の内在筋は尺骨神経支配であることを思い出す。ただし例外的に，母指球筋群と第 1，第 2 虫様筋は正中神経支配である。

前腕の伸筋領域と手背

解剖の概要

　前腕の後区画には手と指の伸筋群があり，さらに浅層筋群と深層筋群に分けることができる。浅層筋群は手根骨と基節骨による関節を伸展させる。深層伸筋群は手を回外させ，第 2 指を伸展させ，母指を外転・伸展させる。後区画の神経と血管は浅層筋群と深層筋群の間の結合組織中を走行する(図 2.21)。

　手背の皮膚は手掌よりも薄く緩い。骨は比較的表層にある。手背には内在筋がないので，運動神経は必要ない。橈骨神経，正中神経，尺骨神経はいずれも皮膚感覚を支配している。

　以下の順に解剖を行う。
① 肘から手首までの前腕筋膜を剥ぐ。
② 浅層の伸筋群を同定し，手中の停止部までたどる。
③ 浅層の伸筋群の腱を伸筋支帯から解放し引き上げて，深層の伸筋群を露出させる。
④ 解剖学的嗅ぎタバコ入れの内容を同定する。

解剖の手順

浅層の伸筋群 [ネ 430, カ 433]
1. 遺体を腹臥位にし，肘を屈曲，上肢を回旋させて前

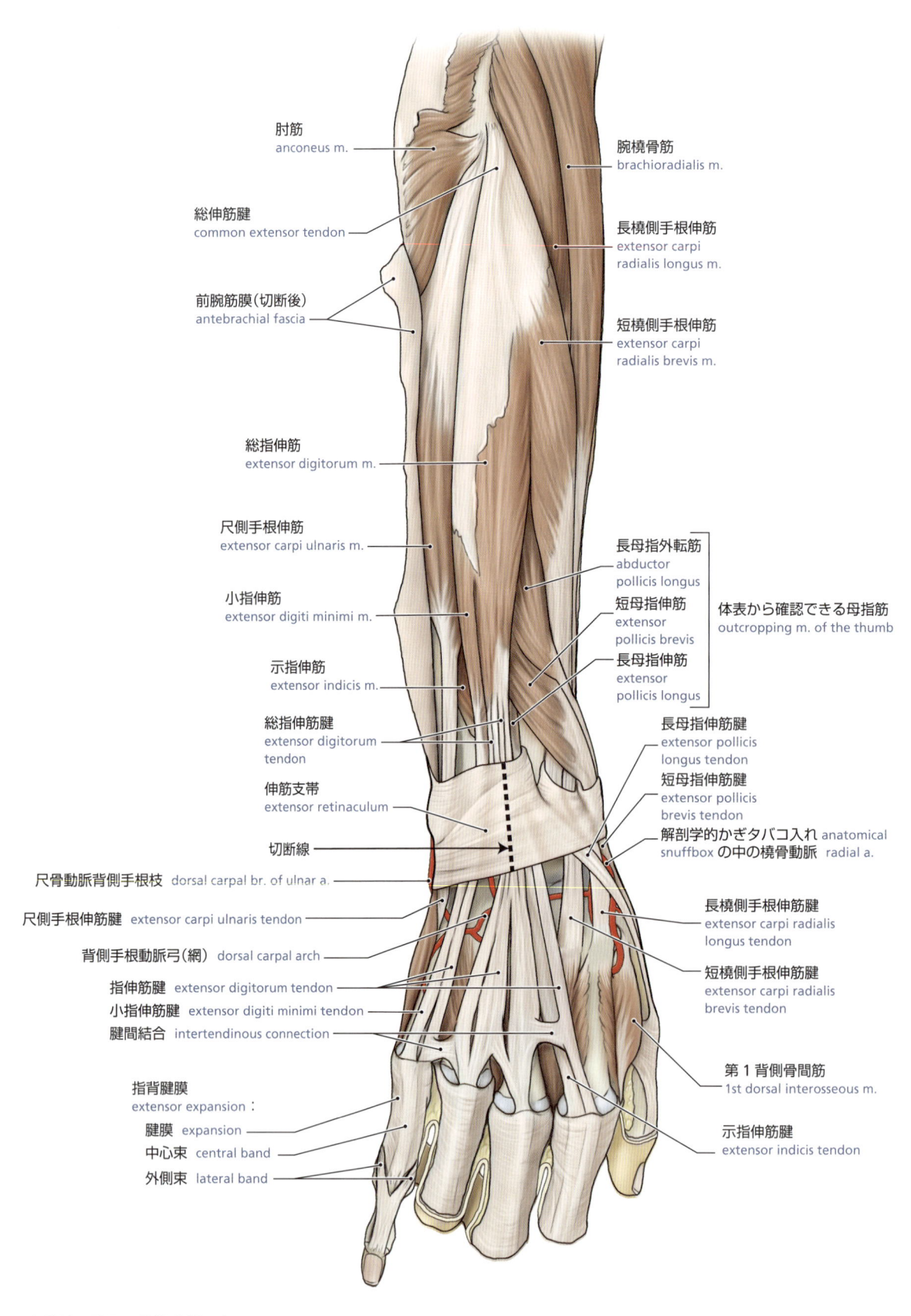

肘筋
anconeus m.

総伸筋腱
common extensor tendon

前腕筋膜（切断後）
antebrachial fascia

総指伸筋
extensor digitorum m.

尺側手根伸筋
extensor carpi ulnaris m.

小指伸筋
extensor digiti minimi m.

示指伸筋
extensor indicis m.

総指伸筋腱
extensor digitorum tendon

伸筋支帯
extensor retinaculum

切断線

尺骨動脈背側手根枝 dorsal carpal br. of ulnar a.

尺側手根伸筋腱 extensor carpi ulnaris tendon

背側手根動脈弓（網） dorsal carpal arch

指伸筋腱 extensor digitorum tendon
小指伸筋腱 extensor digiti minimi tendon
腱間結合 intertendinous connection

指背腱膜
extensor expansion：

腱膜 expansion
中心束 central band
外側束 lateral band

腕橈骨筋
brachioradialis m.

長橈側手根伸筋
extensor carpi
radialis longus m.

短橈側手根伸筋
extensor carpi
radialis brevis m.

長母指外転筋
abductor
pollicis longus

短母指伸筋
extensor
pollicis brevis

長母指伸筋
extensor
pollicis longus

体表から確認できる母指筋
outcropping m. of the thumb

長母指伸筋腱
extensor pollicis
longus tendon

短母指伸筋腱
extensor pollicis
brevis tendon

解剖学的かぎタバコ入れ anatomical
snuffbox の中の橈骨動脈 radial a.

長橈側手根伸筋腱
extensor carpi radialis
longus tendon

短橈側手根伸筋腱
extensor carpi radialis
brevis tendon

第 1 背側骨間筋
1st dorsal interosseous m.

示指伸筋腱
extensor indicis tendon

図 2.37　右前腕の浅層の伸筋群（後面）

表 2.7　前腕の後区画

浅層の筋

筋		起始	停止	作用	神経支配
肘筋	anconeus	上腕骨外側上顆	肘頭外側面と尺骨の近位部の後面	上腕三頭筋の肘関節での伸展の補助	橈骨神経
腕橈骨筋	brachioradialis	外側顆上稜の近位 2/3	橈骨の遠位部の外側面（茎状突起）	回内中位時の前腕の弱い屈曲	
長橈側手根伸筋	extensor carpi radialis longus	外側顆上稜の遠位	第 2 中手骨底	手関節での手の伸展，外転	
短橈側手根伸筋	extensor carpi radialis brevis	上腕骨外側上顆（総伸筋腱）	第 3 中手骨底		橈骨神経の深枝
総指伸筋	extensor digitorum		第 2〜第 5 指の指背腱膜	第 2〜第 5 指の伸展	後骨間神経
小指伸筋	extensor digiti minimi		第 5 指の指背腱膜	第 5 指の伸展	
尺側手根伸筋	extensor carpi ulnaris		第 5 中手骨底	手関節の伸展，内転	

深層の筋

筋		起始	停止	作用	神経支配
回外筋	supinator	上腕骨外側上顆，外側側副靭帯，橈骨輪状靭帯，尺骨回外筋稜	橈骨の近位部の外側面，後面，前面	前腕の回外	橈骨神経の深枝（後骨間神経）
長母指外転筋	abductor pollicis longus	尺骨と橈骨の後面，前腕骨間膜	第 1 中手骨底	母指の手根中手関節の外転，伸展	後骨間神経
短母指伸筋	extensor pollicis brevis	橈骨の後面，前腕骨間膜	第 1 基節骨底	母指の中手指節関節の伸展	
長母指伸筋	extensor pollicis longus	尺骨の後面，前腕骨間膜	第 1 末節骨底	母指の伸展	
示指伸筋	extensor indicis		第 2 指の指背腱膜	第 2 指の伸展	

腕の後区画の視野を広げる。紐で結ぶか，実習のパートナーに支えてもらい，解剖台上でこの姿勢を固定し，以下の解剖を行う。

2. 鈍的に前腕後面と手背の皮下組織を除去する。その際，手背静脈弓（静脈網）とこれにかかわる橈側皮静脈，尺側皮静脈を残すように気をつける（図 2.6）。

3. 橈骨神経浅枝を同定し，手背までたどる。

4. 尺骨神経手背枝を同定し，手背までたどる。

5. 前腕後面と手に残っている皮膚を取り除き，少なくとも 1 本の指で後面の皮膚も除去する。

6. 指に向かって静脈をたどり，指の静脈が手背のネットワークに流れ込む様子を確認する。

7. 手首後面を横切る前腕筋膜である**伸筋支帯** extensor retinaculum を前腕遠位で同定する（図 2.37）。

8. ハサミで，肘頭から手まで前腕後面の筋膜を切開する。ただし伸筋支帯は保存する。

9. 鈍的に前腕筋膜をその下の筋群から剥がす。筋膜は橈骨と尺骨への付着部で切り離し，組織コンテナに回収する。前腕伸筋の基部の筋膜を剥離するのが困難な場合，メスなどを使い，剥がす作業が必要かもしれない。

10. 尺骨肘頭の近傍で**肘筋** anconeus muscle を剖出する（図 2.37）。肘筋は腕の後区画の筋であり，上腕三頭筋とともに橈骨神経の支配を受ける。

11. **肘筋**の起始・停止・作用を復習する（**表 2.7**）。

12. 前腕の外側に腕橈骨筋を剖出する。**腕橈骨筋** brachi-

oradialis が肘窩外側縁を形成することを復習する。

13. 腕橈骨筋の隣で，**長橈側手根伸筋** extensor carpi radialis longus muscle と**短橈側手根伸筋** extensor carpi radialis brevis muscle を剖出する。

14. 前腕後面の中央で**総指伸筋** extensor digitorum muscle を剖出する。この筋は遠位に向かって 4 つの腱に分離して，伸筋支帯の深層を通過し，第 2〜第 5 指に至る。すべての伸筋腱は，手根背側で伸筋支帯下の管 osseofibrous tunnel を通過する。屈筋側と同様に，腱は滑膜鞘に包まれている。

15. MCP 関節近くの手の背側表層で，総指伸筋腱が**腱間結合** intertendous connection によってお互い結びつけられている（図 2.37）。[ネ 457，力 436]

16. 総指伸筋筋腹の尺側で，**小指伸筋** extensor digiti minimi muscle を剖出する。小指伸筋は，第 5 指に向かって遠位側で 2 つの腱を送っていることを確認する。

17. 前腕尺側で**尺側手根伸筋** extensor carpi ulnaris muscle を剖出する。

18. 浅層の伸筋群（短橈側手根伸筋，長橈側手根伸筋，小指伸筋，尺側手根伸筋）は，**総伸筋腱** common extensor tendon として上腕骨の外側上顆から起こる（図 2.37）。

19. 浅層の伸筋群の起始・停止・作用を復習する（**表 2.7**）。

20. 指の背側の皮膚を剥離すると，**指背腱膜** extensor expansion が観察できる。この頭巾状の腱膜は伸筋腱

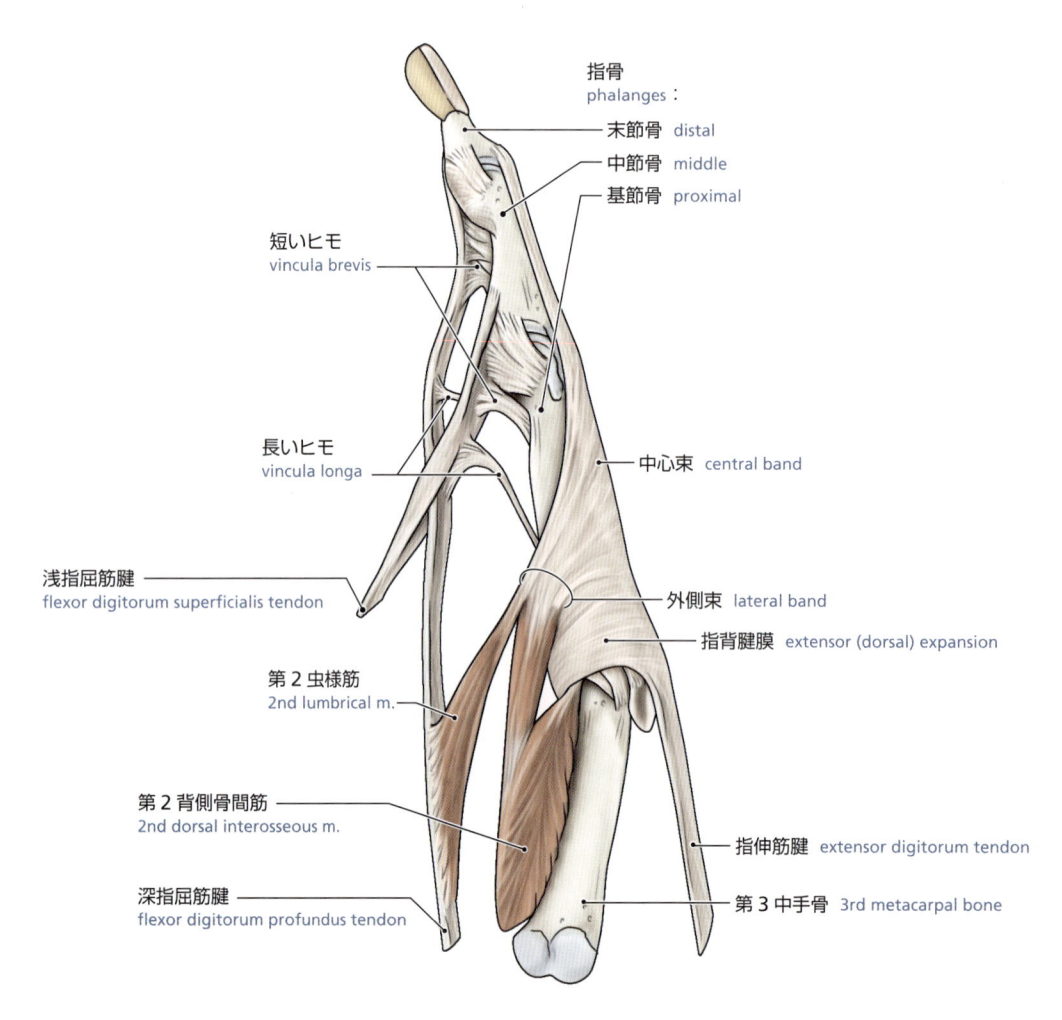

指骨
phalanges：
末節骨 distal
中節骨 middle
基節骨 proximal

短いヒモ
vincula brevis

中心束 central band

長いヒモ
vincula longa

浅指屈筋腱
flexor digitorum superficialis tendon

外側束 lateral band

指背腱膜 extensor (dorsal) expansion

第2虫様筋
2nd lumbrical m.

第2背側骨間筋
2nd dorsal interosseous m.

指伸筋腱 extensor digitorum tendon

深指屈筋腱
flexor digitorum profundus tendon

第3中手骨 3rd metacarpal bone

図 2.38　右第 3 指の指背腱膜（外側面）

を指の正中に保持する役割を持っている（図 2.38）。指背腱膜は基節骨と中手骨遠位端の両脇と背側を包んでいる。虫様筋腱と骨間筋が指背腱膜に停止してPIP と DIP を越えて続き，末節骨の基部に向かう。[ネ 451, カ 433]

深層の伸筋群 [ネ 431, カ 433]

1. **伸筋支帯** extensor retinaculum を図 2.37 に示されている点線で切断し，総指伸筋の腱を解放する。
2. 浅層の伸筋群を，伸筋深層を構成する 5 つの筋から鈍的に分ける（図 2.39）。
3. 肘の近くで腕橈骨筋を指でめくり返して，**回外筋** supinator muscle が橈骨近位部の周りを包んでいることを観察する（図 2.39）。
4. 肘の外側面で腕橈骨筋と上腕筋の間の結合組織の中に橈骨神経を見つける。橈骨神経が浅枝と深枝に分かれることを観察する。**橈骨神経深枝** deep branch of the radial nerve は回外筋に入っていく。[ネ 433]
5. 回外筋の遠位側の縁に現れる橈骨神経深枝を探す。ここで，橈骨神経深枝は**後骨間神経** posterior interosseous nerve に名称が変わる（図 2.39）。

6. 後骨間神経が**後骨間動脈** posterior interosseous artery（総骨間動脈の枝の 1 つ）と伴行するのを観察する。
7. **長母指外転筋** abductor pollicis longus，**短母指伸筋** extensor poliicis brevis，**長母指伸筋** extensor pollicis longus を剖出し掃除する。総指伸筋と短橈側手根伸筋の隙間からこれらの筋の腱が現れる（図 2.39）。
8. 鈍的に，総指伸筋の深部にある**示指伸筋** extensor indicis muscle を剖出し掃除する。示指伸筋腱は総指伸筋腱とともに伸筋支帯の深層の 4 番目の区画を通り抜ける。
9. **深層の伸筋群**の起始・停止・作用・神経支配を復習する（表 2.7）。
10. **解剖学的嗅ぎタバコ入れ** anatomical snuffbox を同定する。これは手首後外側表面にみられる凹みである。外側縁は**長母指外転筋**と**短母指伸筋**の腱によって，後方の縁は**長母指伸筋腱** extensor pollicis longus tendon によって構成されている（図 2.40）。[ネ 456]
11. 解剖学的嗅ぎタバコ入れの中に**橈骨動脈** radial artery をみることができる（図 2.40B）。
12. 鈍的に橈骨動脈を掃除して，遠位側に向かって，**第 1 背側骨間筋** first dorsal interosseous muscle の 2 つの

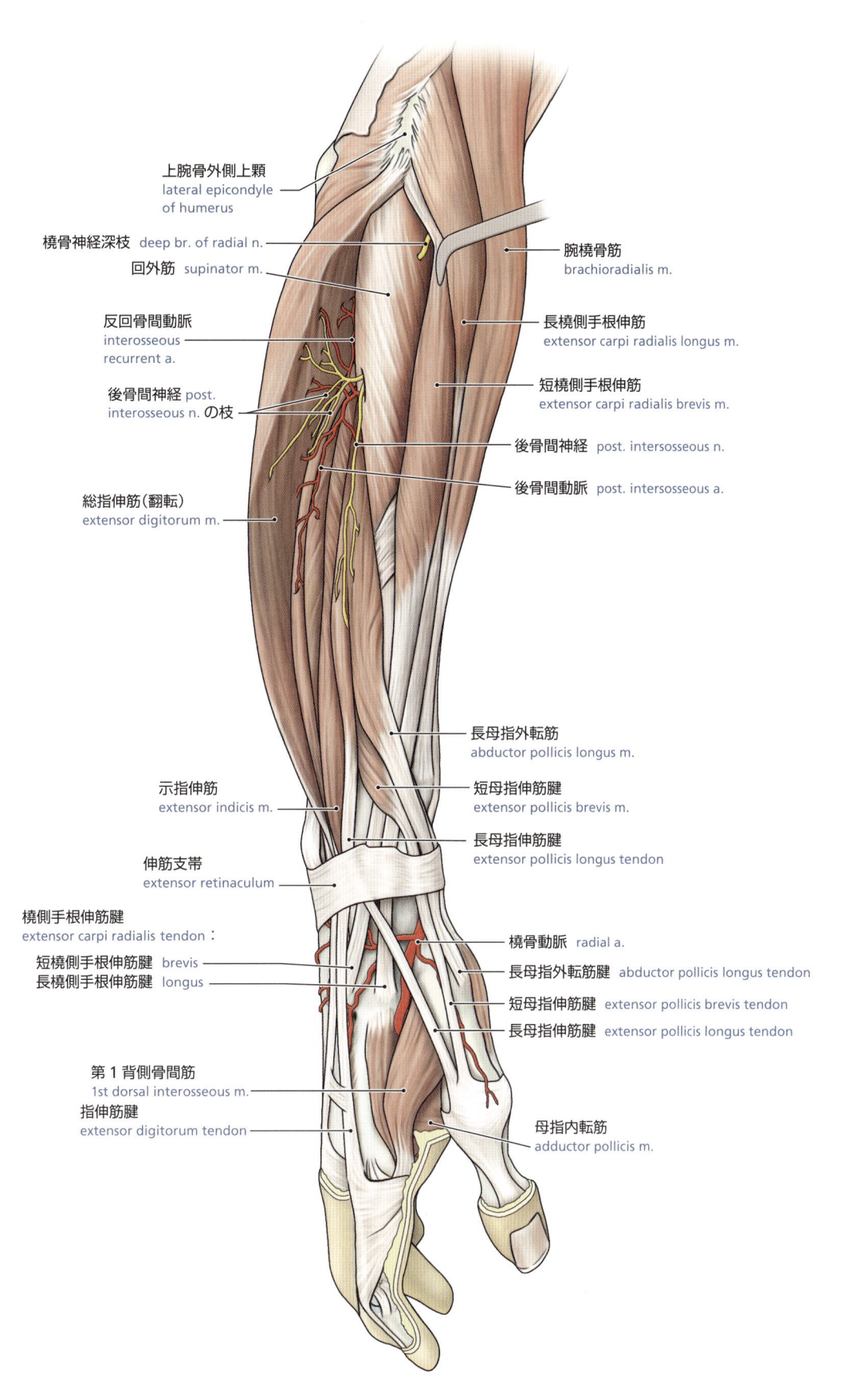

上腕骨外側上顆
lateral epicondyle
of humerus

橈骨神経深枝 deep br. of radial n.

回外筋 supinator m.

反回骨間動脈
interosseous
recurrent a.

後骨間神経 post.
interosseous n. の枝

総指伸筋（翻転）
extensor digitorum m.

示指伸筋
extensor indicis m.

伸筋支帯
extensor retinaculum

橈側手根伸筋腱
extensor carpi radialis tendon：

短橈側手根伸筋腱 brevis
長橈側手根伸筋腱 longus

第1背側骨間筋
1st dorsal interosseous m.
指伸筋腱
extensor digitorum tendon

腕橈骨筋
brachioradialis m.

長橈側手根伸筋
extensor carpi radialis longus m.

短橈側手根伸筋
extensor carpi radialis brevis m.

後骨間神経 post. intersosseous n.

後骨間動脈 post. intersosseous a.

長母指外転筋
abductor pollicis longus m.

短母指伸筋腱
extensor pollicis brevis m.

長母指伸筋腱
extensor pollicis longus tendon

橈骨動脈 radial a.

長母指外転筋腱 abductor pollicis longus tendon

短母指伸筋腱 extensor pollicis brevis tendon

長母指伸筋腱 extensor pollicis longus tendon

母指内転筋
adductor pollicis m.

図 2.39　右前腕の深層の伸筋群（外側面）

2

上
肢

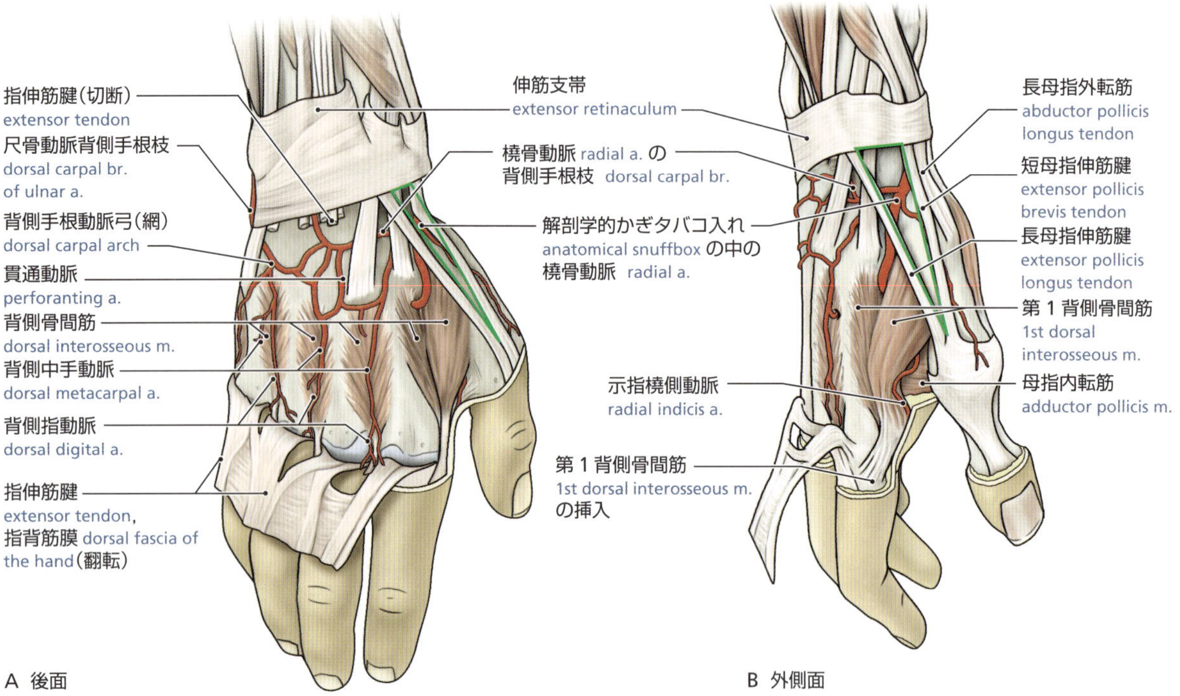

指伸筋腱(切断)
extensor tendon
尺骨動脈背側手根枝
dorsal carpal br.
of ulnar a.
背側手根動脈弓(網)
dorsal carpal arch
貫通動脈
perforanting a.
背側骨間筋
dorsal interosseous m.
背側中手動脈
dorsal metacarpal a.
背側指動脈
dorsal digital a.
指伸筋腱
extensor tendon,
指背筋膜 dorsal fascia of
the hand(翻転)

伸筋支帯
extensor retinaculum
橈骨動脈 radial a. の
背側手根枝 dorsal carpal br.
解剖学的かぎタバコ入れ
anatomical snuffbox の中の
橈骨動脈 radial a.

示指橈側動脈
radial indicis a.
第 1 背側骨間筋
1st dorsal interosseous m.
の挿入

長母指外転筋
abductor pollicis
longus tendon
短母指伸筋腱
extensor pollicis
brevis tendon
長母指伸筋腱
extensor pollicis
longus tendon
第 1 背側骨間筋
1st dorsal
interosseous m.
母指内転筋
adductor pollicis m.

A 後面

B 外側面

図 2.40　解剖学的かぎタバコ入れ内の動脈(解剖学的かぎタバコ入れの境界を緑線で示す)

筋頭の間に消えていくまでたどる(図 2.40A)。背側手根動脈弓(動脈網)は解剖学的嗅ぎタバコ入れにある橈骨動脈からの枝を受け，手背に動脈血を供給する。これらの枝の解剖は行わない。

復習

1. 前腕の後区画の筋を解剖学的位置に戻し，正しいつながりを確認する。
2. 遺体で伸筋腱の起始・停止を復習する。
3. 3 つの強力な伸筋(長橈側手根伸筋，短橈側手根伸筋，尺側手根伸筋)の腱が中手骨近位に停止し，指の屈筋群と協調して，しっかりと物をつかむために働いていることを考察する。
4. 指背腱膜の広がりを復習し，これに入る筋を復習する。
5. 前腕の後区画の各筋の作用を復習する。
6. 尺骨動脈からの総骨間動脈の走行を復習し，背側骨間動脈がどのように前腕の後区画に入るかを復習する。
7. 橈骨動脈の走行を肘窩から深掌動脈弓まで復習する。
8. 自分の解剖学的嗅ぎタバコ入れを触知し，その中で橈骨動脈の拍動を感じる。
9. 橈骨神経は直接，もしくは枝分かれして，前腕の後区画のすべての筋を神経支配している。
10. 手背には内在筋がないので，手の筋には橈骨神経からの支配はない。

上肢の関節

解剖の概要

　上肢の関節を解剖するには，周りを囲む筋をめくり返すか，取り除く必要がある。関節を解剖してしまうと，あとでその周囲の筋について復習が困難になる。そこで，解剖は一方の腕の関節でのみ行い，反対側の腕では軟組織の構造物は完全な状態に保存しておき，復習する際に用いる。実習に十分な数の遺体を用いることができるのであれば，両方の腕を用いて異なった解剖の仕方を行い，それぞれの遺体で違った解剖を行う。解剖すると決めた方の腕の筋を除去する際に，この機会を利用してそれぞれの筋の起始・停止・作用・神経支配を復習する。

　以下の順に解剖を行う。

① 胸鎖関節と肩鎖関節を解剖する。
② 肩関節を解剖する。
③ 肘関節と橈尺関節について学ぶ。
④ 手首の関節を解剖する。
⑤ 指の関節を学ぶ。

解剖の手順

胸鎖関節[ネ 404]
1. 交連骨格標本で，**胸骨柄** manubrium の**頚切痕** jugular notch と**鎖骨** clavicle の内側端(胸骨端)の間の関節を同定する。

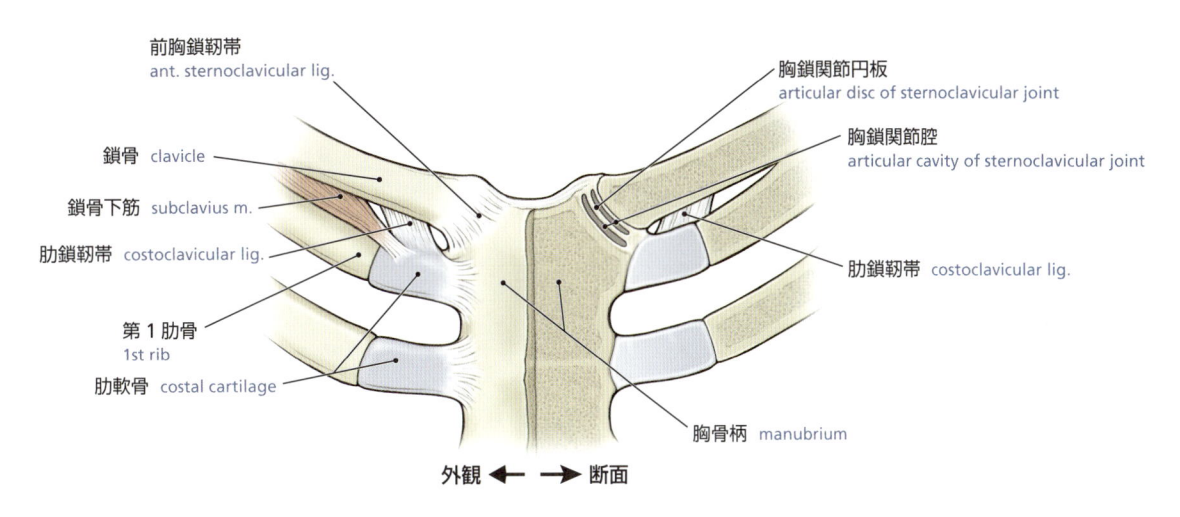

前胸鎖靭帯
ant. sternoclavicular lig.

鎖骨 clavicle

鎖骨下筋 subclavius m.

肋鎖靭帯 costoclavicular lig.

第1肋骨
1st rib

肋軟骨 costal cartilage

胸鎖関節円板
articular disc of sternoclavicular joint

胸鎖関節腔
articular cavity of sternoclavicular joint

肋鎖靭帯 costoclavicular lig.

胸骨柄 manubrium

外観 ← → 断面

図 2.41　胸鎖関節

2. 遺体を背臥位にして，**胸鎖関節** sternoclavicular joint を同定する。鎖骨が胸骨柄の左右の**鎖骨切痕** clavicular notch と関節し，**第1肋軟骨** first costal cartilage に隣接することに注目する（**図 2.41**）。

3. **胸鎖乳突筋** sternocleidomastoid muscle の腱が胸鎖関節の前面から起始していることを確認する。

4. メスで胸鎖乳突筋腱を切り離し，上方にめくり返す。この際，胸鎖乳突筋のみをめくり返し，その周囲にある他の構造物を壊さないよう注意する。

5. 胸骨と鎖骨に広がる**前胸鎖靭帯** anterior sternoclavicular ligament を同定し明瞭に剖出する。

6. 第1肋軟骨から斜めに走り，鎖骨の正中端近くの下面につながる**肋鎖靭帯** costoclavicular ligament を同定し明瞭に剖出する。

7. メスで前胸鎖靭帯を除去し，関節窩を露出する。

8. 関節窩の内部の**関節円板** articular disc を同定する。下方に目を向けると，関節円板が第1肋軟骨につながっているのがみえる。一方で関節円板は上方で鎖骨につながっている。関節円板は鎖骨が正中側にずれるのを防ぐ役割がある。

9. 胸鎖関節の動きを自分の体や，可能であれば遺体で触知する。上肢を回して，胸鎖関節がどの方向に対する動きにも制限を与えていることを確認する。

肩鎖関節［ネ 408，カ 390］

1. 交連骨格標本で，**肩鎖関節** acromioclavicular joint を同定する（**図 2.42**）。肩鎖関節は**鎖骨外側端**（肩峰端）と**肩甲骨の肩峰** acromion of the scapula による関節であることを観察する。

2. 骨格標本で肩峰の下方内側に肩甲骨の**烏口突起** coracoid process を同定し，この近位側に**肩甲切痕** suprascapular notch があることを確認する。

3. 僧帽筋を鎖骨外側端と鎖骨上筋膜から取り外す。

4. 烏口腕筋を烏口突起からの起始部で切り離し，外側

へめくり返す。

5. 烏口突起の停止部で小胸筋を切り離し，下方へめくり返す。小胸筋がすでに肋骨の起始部から外れている場合，この筋を取り除いて，組織コンテナにしまう。

6. 肩鎖関節が肩峰と鎖骨外側端（肩峰端）の間の滑膜性の平面関節であることを確認する。

7. 鎖骨と烏口突起の間の**烏口鎖骨靭帯** coracoclavicular ligament を同定し掃除する（**図 2.42**）。烏口鎖骨靭帯は二部に分かれており，肩鎖関節を支持している。より外側にある**菱形靭帯** trapezoid ligament と内側にある**円錐靭帯** conoid ligament を同定する。

8. 関節包を完全に除去して，肩鎖関節を開く。

9. 肩峰を鎖骨の外側端から分離して，関節表面の形を観察する。関節表面の角度によって，肩峰を内側に向けたときに肩峰の下側から鎖骨遠位部へのずれが可能であることに気づくだろう。円錐靭帯，菱形靭帯は肩峰が鎖骨に対して，下方向へ動くのを防ぎ，関節を頑丈にしている。

肩関節（肩甲上腕関節）［ネ 408，カ 390］

肩関節（肩甲上腕関節） shoulder joint（glenohumeral joint）は球関節かつ滑膜性関節であり，体の他のどの関節よりも大きな角度の可動域を持つ。肩をとても大きな範囲に動かせるのは，上腕骨の骨頭が大きな関節面を持ち，一方で肩甲骨の関節窩が小さいといったように，骨の関節面の大きさが異なっていることと，さらにそれを包む関節包が緩いカプセル状になっていることが関係している。この広い可動域をもたらしている肩関節の安定性は，回旋筋腱板（ローテーターカフ）筋の機能によるものである。

1. 交連骨格標本で，**肩関節**を同定する（**図 2.1**）。肩関節が肩甲骨の**肩甲骨関節窩** glenoid fossa of the scapula と**上腕骨の骨頭** head of the humerus からできている

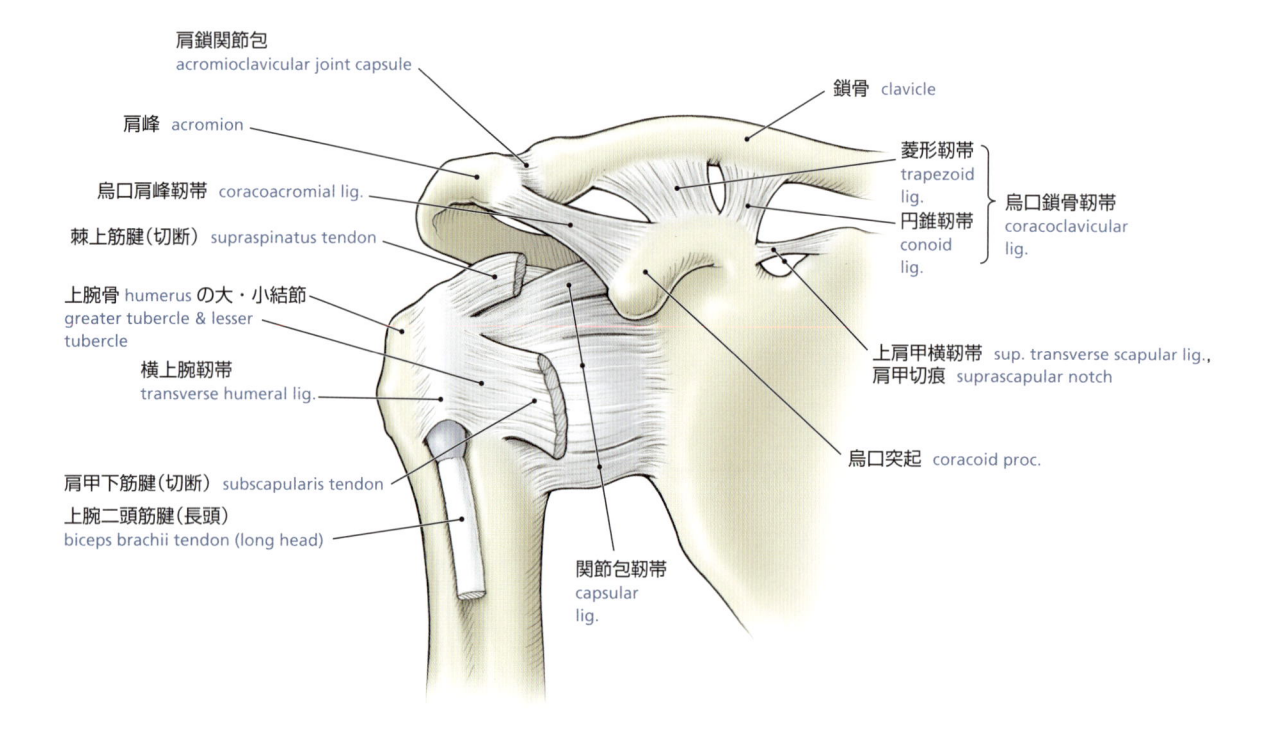

肩鎖関節包 acromioclavicular joint capsule

肩峰 acromion

烏口肩峰靭帯 coracoacromial lig.

棘上筋腱（切断）suprasupinatus tendon

上腕骨 humerus の大・小結節 greater tubercle & lesser tubercle

横上腕靭帯 transverse humeral lig.

肩甲下筋腱（切断）subscapularis tendon

上腕二頭筋腱（長頭）biceps brachii tendon (long head)

鎖骨 clavicle

菱形靭帯 trapezoid lig.

円錐靭帯 conoid lig.

烏口鎖骨靭帯 coracoclavicular lig.

上肩甲横靭帯 sup. transverse scapular lig., 肩甲切痕 suprascapular notch

烏口突起 coracoid proc.

関節包靭帯 capsular lig.

図 2.42　肩鎖関節と肩関節（前面）

ことを観察する。

2. **上腕骨の解剖学頸** anatomical neck of the humerus を同定し，これが上腕骨の骨頭の滑らかな関節面から斜め遠位にあることを認識する。

3. 遺体を背臥位にし，鎖骨前面の三角筋の起始部を切断し，この筋を外側にめくり返す。

4. 大胸筋を外側にめくり返し，結節間溝への停止部付近の腱に切り込みを入れる。大胸筋につながっている神経や血管を切断し，組織コンテナにしまう。

5. 烏口突起から上腕二頭筋の短頭を切り離す。

6. 上腕二頭筋の長頭の腱を上腕横靭帯の下方約 3 cm で切断する。上腕二頭筋を下方へめくり返す。

7. 烏口腕筋についている神経や血管を切って，この筋を下方へめくり返す。

8. **烏口肩峰靭帯** coracoacromial ligament を見つけ，掃除する。この靭帯は烏口突起から肩峰へとつながっている。烏口肩峰靭帯と肩峰，烏口突起は上腕骨骨頭が上に向かって脱臼するのを防ぐ。

9. 棘上筋と肩甲下筋の腱を引き上げて，停止部で切断する。

10. **肩関節の関節包** capsule of the glenohumeral joint を同定し，関節包の前方と上方の周囲の筋と腱を除去する。

11. 関節包が上腕骨の解剖頸につながっていることを確認する。後方をみると，棘下筋と小円筋の腱が 1 つになってこの関節を強化している。

12. **関節上腕靭帯** glenohumeral ligament が線維性の関節包の前壁を強化している。関節上腕靭帯は上部，中

部，下部の 3 つの部位に分けられるが，容易に同定することはできない（訳注：関節上腕靭帯は glenohumeral ligament の直訳であるが，実際には肩甲骨関節窩と上腕骨頭による関節の関節包の前面で，これらの靭帯は関節窩周囲の高まり〈関節唇〉と上腕骨解剖頸をつないで，構造物を補強している。図 2.42 では関節包靭帯と表現されており，図中に 3 つの点で，上部，中部，下部が示されている）。

13. メスで，関節包の前面を内側から解剖頸に向かって斜めに開く（図 2.43）。

14. 関節包の中に**上腕二頭筋長頭腱** tendon of the long head of the biceps brachii muscle を同定し，この腱が関節窩の上を通り抜けて，関節上結節に付着していることを観察する。

15. 関節包の相対的な厚みを観察し，水平方向に切開，もしくは関節包の一部を除去して，関節内にある空間の視野を広げる。上腕二頭筋腱は保存しておく。

16. 上肢を外転し回旋させ，上腕骨頭を観察するための視野を広げる。ノコギリやノミで解剖頸のレベルで上腕骨頭を切断する。上腕骨頭を除去するときに，関節包の付着部を保存するよう努める。

17. プローブで**関節窩** glenoid cavity を探り，**関節唇** glenoid labrum を同定する（図 2.43）。

18. 解剖した肩関節で，屈曲・伸展，外転・内転，回旋などの動きをさせる。この自由な動きは，遺体では関節が不安定になったことで得られる。

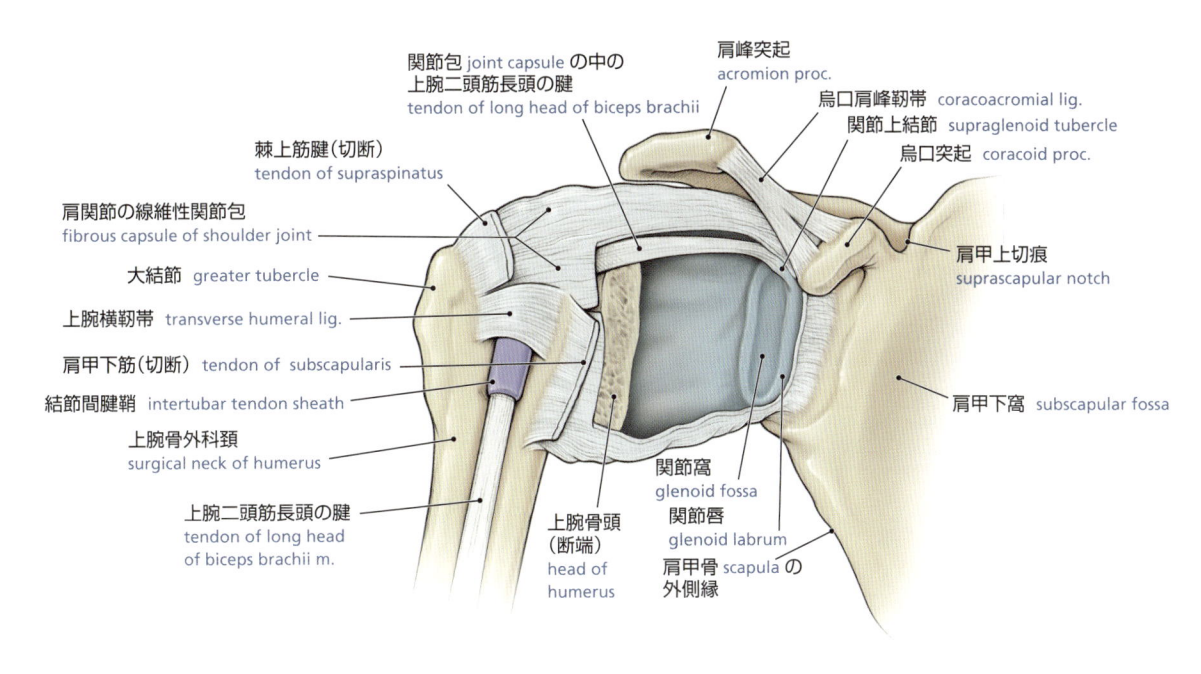

関節包 joint capsule の中の
上腕二頭筋長頭の腱
tendon of long head of biceps brachii

肩峰突起
acromion proc.

棘上筋腱（切断）
tendon of supraspinatus

烏口肩峰靱帯 coracoacromial lig.
関節上結節 supraglenoid tubercle
烏口突起 coracoid proc.

肩関節の線維性関節包
fibrous capsule of shoulder joint

肩甲上切痕
suprascapular notch

大結節 greater tubercle

上腕横靱帯 transverse humeral lig.

肩甲下筋（切断） tendon of subscapularis

結節間腱鞘 intertubar tendon sheath

上腕骨外科頚
surgical neck of humerus

肩甲下窩 subscapular fossa

上腕二頭筋長頭の腱
tendon of long head
of biceps brachii m.

上腕骨頭
（断端）
head of
humerus

関節窩
glenoid fossa
関節唇
glenoid labrum
肩甲骨 scapula の
外側縁

図 2.43　切開後の肩関節包（上腕骨頭は切除されている）

肘関節と上（近位）橈尺関節［ネ424, カ391］

1. 交連骨格標本で，肘関節が3つの骨による3つの関節からなることを確認する（図2.44A）。この3つの関節は，それぞれに屈曲・伸展，回内・回外の運動を担っている。

2. 上腕骨の滑車と尺骨の滑車切痕の間の**蝶番関節** hinge joint を同定する。

3. 上腕骨小頭と橈骨頭の間の**滑走関節** gliding joint を同定する

4. 橈骨頭と尺骨の橈骨切痕からなる**車軸関節** pivot joint を同定する。

5. 遺体を背臥位にする。上腕二頭筋腱が肘窩を通るところで切断し，この筋を上方へめくり返す。

6. 上腕筋を関節包前面から切り離す。

7. 上肢を外側と内側に回転させて筋に緩みをつくりながら，肘頭と関節包後面から上腕三頭筋腱を切り離し，上方へめくり返す。
一側の上肢ですべての関節の解剖を行う場合は，上腕三頭筋を除去して上肢を軽くし，可動性を高める。上腕三頭筋は組織コンテナにしまう。

8. 前腕の浅指屈筋を，総屈筋腱が内側上顆から起こるところで切断し，この筋を下方にめくり返す。

9. 肘関節の内側に**内側側副靱帯** ulnar collateral ligament を同定し，この靱帯が強力な束と後方の扇状の部分から成り立っていることを観察する（図2.44D）。

10. 外側顆上稜付近の起始部で腕橈骨筋を切断し，下方へめくり返す。

11. 上腕骨外側上顆にある起始部で前腕浅層の伸筋群を切断し，めくり返す。

12. 回外筋の起始部・停止部を観察する。前腕を回外，回内させて，回外運動時の役割を確認する。上腕二頭筋も前腕が回外するときに橈骨粗面を引っ張って回外運動にかかわる。

13. 回外筋を起始部と停止部の両方で切断し，組織コンテナにしまう。

14. **外側側副靱帯** radial collateral ligament を同定し，上腕骨外側上顆から**輪状靱帯** annular ligament に向かって広がっていることを観察する（図2.44C）。

15. 交連骨格標本で，**上橈尺関節** proximal radioulnar joint が橈骨頭と尺骨の橈骨切痕との間の車軸関節であることを確認する。

16. 遺体で**輪状靱帯**を掃除する（図2.44B）。

17. もう一度，前腕を回外，回内させて，橈骨が輪状靱帯の中で自由に回転できることを観察する。輪状靱帯は橈骨頭を尺骨の橈骨切痕とともに完全に取り囲んでいる。

18. 内側側副靱帯と外側側副靱帯の間の関節包に横方向へ割を入れ，肘関節を開く。

19. プローブで，**滑液腔** synovial cavity の内容を調べる。上腕骨，橈骨，尺骨の間の滑らかな関節面を観察する。

20. 遺体で，屈曲・伸展，回内・回外といった肘関節の運動を行う。これらの運動時の関節面と側副靱帯を観察する。

中橈尺関節［ネ425, カ393］

● 訳注：橈骨と尺骨は直接に関節をつくっているわけではないが，靱帯でつながっており，これを関節（線

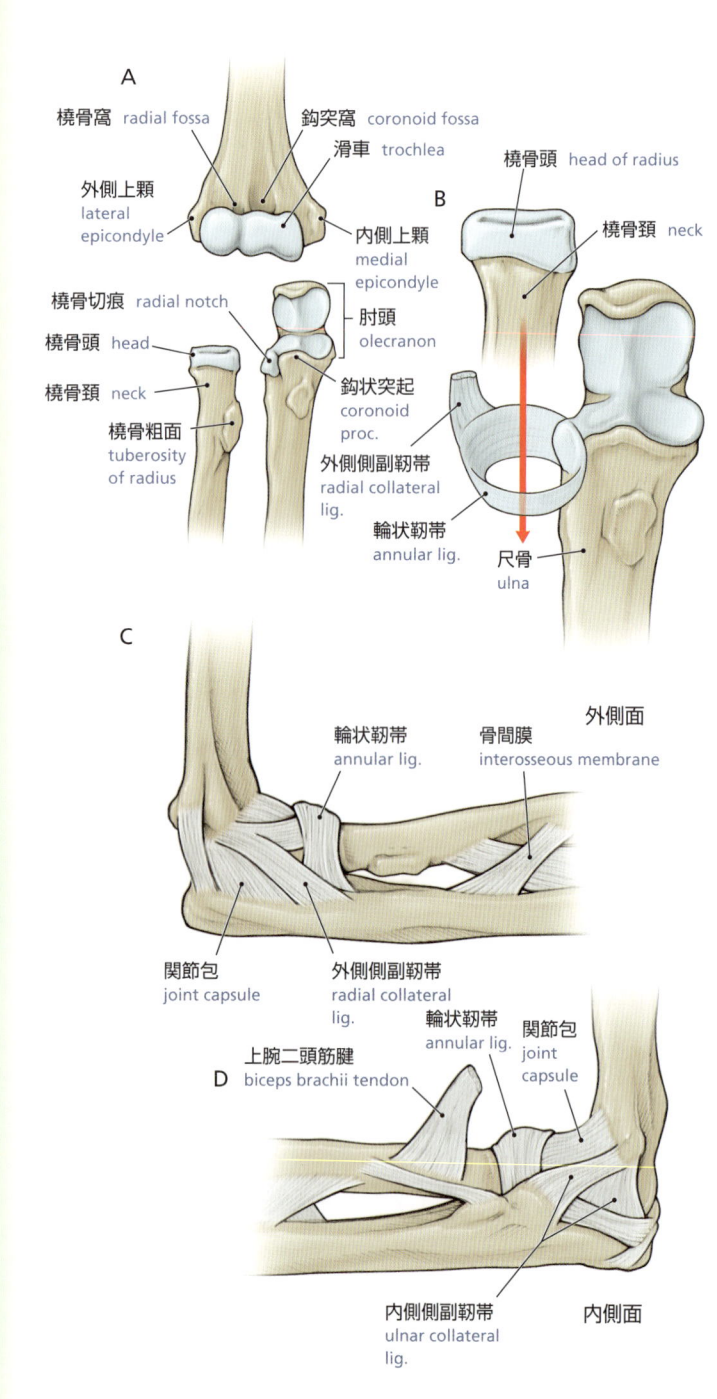

A

橈骨窩 radial fossa　　鈎突窩 coronoid fossa

滑車 trochlea

外側上顆 lateral epicondyle

橈骨頭 head of radius

B

橈骨頸 neck

内側上顆 medial epicondyle

肘頭 olecranon

橈骨切痕 radial notch

橈骨頭 head

橈骨頸 neck

鈎状突起 coronoid proc.

橈骨粗面 tuberosity of radius

外側側副靭帯 radial collateral lig.

輪状靭帯 annular lig.

尺骨 ulna

C

輪状靭帯 annular lig.　　骨間膜 interosseous membrane

外側面

関節包 joint capsule　　外側側副靭帯 radial collateral lig.

輪状靭帯 annular lig.　　関節包 joint capsule

上腕二頭筋腱 biceps brachii tendon

D

内側側副靭帯 ulnar collateral lig.

内側面

図 2.44　肘関節

維性関節)と考え，ここでは中橈尺関節と呼ぶ。

1. 橈骨と尺骨は全長にわたって**骨間膜** interosseous membrane によってつながり，強力な線維性関節(靭帯結合)をつくる。

2. 前腕で骨間膜を同定し，橈骨と尺骨の骨間縁に付着していることを観察する。

3. 骨間膜は肘にはつながっていないことを観察する。このギャップの部分には前腕の前区画から後区画へと神経と血管が通過している。

下(遠位)橈尺関節と橈骨手根関節
[**ネ** 441, 442, **カ** 392, 393]

1. 交連骨格標本で，尺骨頭と橈骨の尺骨切痕の間に下橈尺関節が構成されていることを観察する(図 2.45)。

2. **橈骨手根関節** wrist joint(radiocarpal joint)は橈骨遠位端と**手根骨** carpal bone の近位列(図 2.45)の間の関節である。手根は顆状関節の1つであり，2方向へ動かすことができる。矢状面で伸展・屈曲し，冠状面で外転・内転する。

3. 手根骨の近位列(舟状骨，月状骨，三角骨)は近位側で橈骨と関節をつくり(訳注：実際には三角骨は列を形成し，関節面をつくるが，橈骨遠位端とはほとんど接しない)，遠位側で手根骨の遠位列(有鈎骨，有頭骨，小菱形骨，大菱形骨)と関節をつくる(図 2.45)。この2列の手根骨の間を**手根中央関節** midcarpal joint という。遠位列の手根骨は遠位側で**中手骨** metacarpal と関節をつくり，これを**手根中手関節** carpometacarpal joint(CM 関節)という。

4. 前腕の前区画で手根を横切るすべての腱や軟組織を切除する。作業を行いながら，ここで停止する筋のそれぞれの作用・神経支配を復習する。

5. 手根の関節(橈骨手根関節)の前・後表面は**橈骨手根靭帯** radiocarpal ligament によって強化されていることを観察する。これを構成する個々の靭帯は結合している部位から命名されている。

6. 手首を伸展させ，屈筋支帯と手根管の近位側の関節包前表面を横切るように橈骨手根靭帯を切開する。関節包全部を切断せず，後方(手背側)でつながったままにしておく。

7. プローブで下橈尺関節を探り，橈骨と尺骨の間の隙

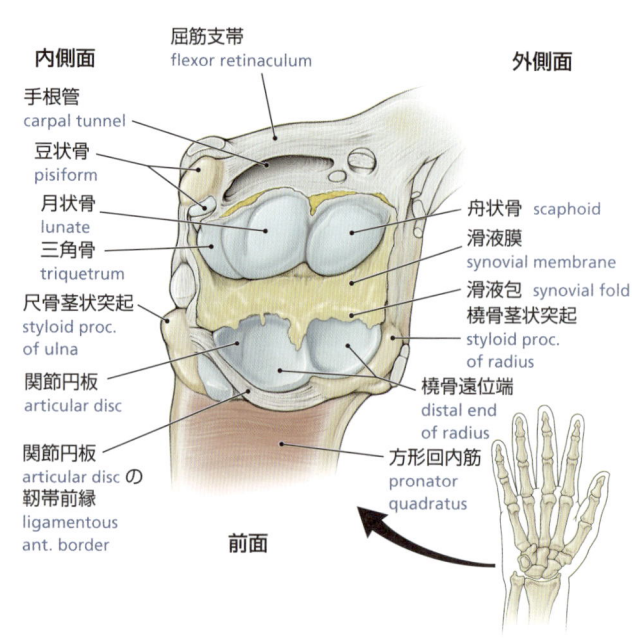

内側面

屈筋支帯 flexor retinaculum

外側面

手根管 carpal tunnel

豆状骨 pisiform

月状骨 lunate

三角骨 triquetrum

尺骨茎状突起 styloid proc. of ulna

関節円板 articular disc

関節円板 articular disc の靭帯前縁 ligamentous ant. border

舟状骨 scaphoid

滑液膜 synovial membrane

滑液包 synovial fold

橈骨茎状突起 styloid proc. of radius

橈骨遠位端 distal end of radius

方形回内筋 pronator quadratus

前面

図 2.45　遠位橈尺関節と橈骨手根関節

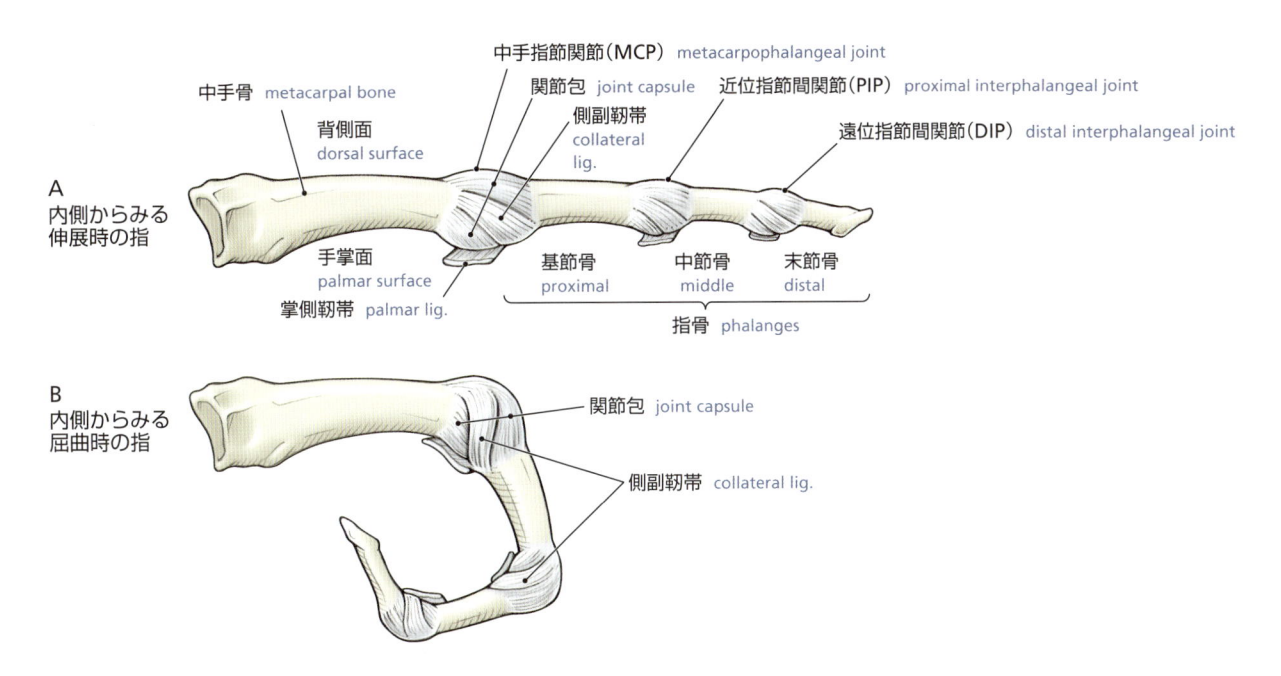

A 内側からみる 伸展時の指

中手骨 metacarpal bone
背側面 dorsal surface
中手指節関節（MCP） metacarpophalangeal joint
関節包 joint capsule
側副靱帯 collateral lig.
近位指節間関節（PIP） proximal interphalangeal joint
遠位指節間関節（DIP） distal interphalangeal joint
手掌面 palmar surface
掌側靱帯 palmar lig.
基節骨 proximal
中節骨 middle
末節骨 distal
指骨 phalanges

B 内側からみる 屈曲時の指

関節包 joint capsule
側副靱帯 collateral lig.

図 2.46 中手指節関節と指節間関節

間を同定する（**図 2.45**）。

8. 橈骨の遠位端で**手根関節面** carpal articular surface を同定する。ここで**舟状骨** scaphoid と**月状骨** lunate と関節をつくることを確認する。

9. **舟状骨**, **月状骨**, **三角骨** triquetrum の近位側の滑らかな関節面を同定する。舟状骨と月状骨は手から前腕への力を伝える位置にあり, 転倒して手をついたときによく骨折する。

10. **手首の関節円板** articular disc of the wrist を同定する（**図 2.45**）。この関節円板は橈骨と尺骨の遠位端を一緒に包んでいる。手が内転するときに三角骨と関節をつくる。

11. 遺体で, 手首の関節の動き（屈曲・伸展, 外転・内転, 円運動）を復習する。これらの運動時の関節面を観察する。

中手指節関節と指節間関節 [ネ 445, カ 393]

1. 交連骨格標本で, **中手指節関節（MCP 関節）** metacarpophalangeal joint を同定する。MCP 関節は橈骨手根関節（手首）のような顆状関節であり, 屈曲・伸展, 外転・内転運動が可能である。

2. 第 2～第 5 指の遠位と近位の指節間関節を同定する。また母指の指節間関節を同定する。指節間関節は蝶番関節で, 屈曲・伸展運動が可能である。

3. どれか 1 つの指を代表例として選び, 解剖を行う。

4. 浅指屈筋の停止部を中節骨で切断してから, 深指屈筋を末節骨への停止部で切断する。

5. 骨間筋, 虫様筋, 指背腱膜を切断し, MCP 関節包を露出する。

6. **中手指節関節の側副靱帯** collateral ligament of the metacarpophalangeal joint を同定し掃除する（**図 2.46A**）。

7. 指を動かしてみると, 側副靱帯は指が伸展しているときに緩み, 屈曲しているときに引っ張られている。

8. 解剖を行った指で MCP 関節における指の動き（屈曲・伸展, 外転・内転）を行ってみる。

9. **指節間関節の側副靱帯** collateral ligament of the interphalangeal joint を掃除する（**図 2.46**）。

10. メスで, 1 本の指の PIP 関節の前表面を切開する。

11. プローブで, 指節間関節の滑膜腔を探る。関節表面が滑らかな軟骨に覆われていることを確認する。

12. **掌側板** volar plate を同定する。これは中節骨基底部の線維性軟骨の広がりである。

13. 解剖した手を用いて, 指節間関節の屈曲・伸展運動を行い, 側副靱帯が可動域を制限していることを確認する。

復習

1. 上肢の各関節を構成する骨の名前を復習する。

2. 上肢の各関節が可能な動きを復習する。

3. 解剖した上肢を用いて, 各関節に関連した主要な靱帯を同定し, それら靱帯の各付着部を復習する。

4. めくり返した筋を, 解剖学的位置に戻す。

2
上肢

第 3 章

胸 部

心臓と肺は脆弱な臓器であり，胸郭の主な役割は心臓と肺を収容し保護することである。胸壁はこの保護機能と同時に，呼吸時の容量変化に対応するための可動性も兼ね備えている。この異なる2つの機能，保護と可動性が可能となるのは，肋骨と肋間筋が交互に配置されているためである。

胸部の皮下組織は，体の他のすべての部位の皮下組織に共通の要素を含んでいる。すなわち，血管，リンパ管，皮神経，汗腺である。さらに前胸壁の皮下組織には乳腺がある。これは高度に特殊化した器官で，胸部の皮下組織に特有の構造物である。

胸筋部

胸筋部の解剖の手順は，第2章「上肢」に記載されている。上肢より先に胸郭を解剖する場合，胸筋部の解剖を完了してからこのページに戻ること。

肋間隙と肋間筋

解剖の概要

隣接している肋骨の間の空間は**肋間隙** intercostal space と呼ばれる。「空間」とはいっても3層の筋が肋間隙を埋めている。これら3つの筋は，表層から深層の順に，**外肋間筋** external intercostal muscle，**内肋間筋** internal intercostal muscle，**最内肋間筋** innermost intercostal muscle である。胸郭の両側に11の肋間隙がある。肋間隙はその上縁をつくる肋骨に対応して番号がつけられている。例えば，第4肋間隙は第4肋骨と第5肋骨の間に位置している。

以下の順に解剖を行う。
① 第4肋間隙で外肋間筋について学び，めくり返す。
② 第4肋間隙で内肋間筋について学び，めくり返す。
③ 肋間神経と肋間動静脈の枝を同定する。
④ 最内肋間筋を同定する。

体表解剖

胸郭の体表解剖は，遺体と生体のどちらを用いても行うことができる。[ネ178]
1. 遺体を背臥位（仰向け）にし，左右の**鎖骨** clavicle の胸骨端

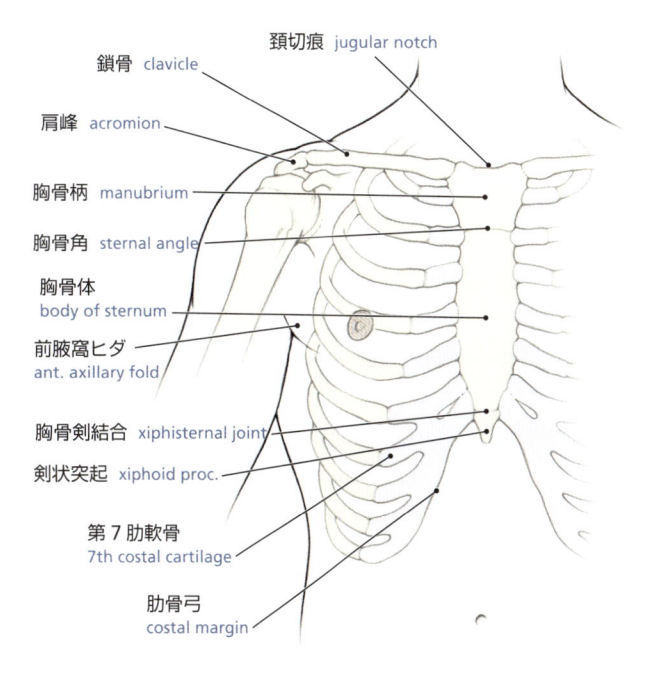

図 3.1　前胸壁の体表解剖

の間に位置する**胸骨柄** manubrium の上端にあたる**頚切痕** jugular notch（suprasternal notch）に触れてみる（図 3.1）。
2. 鎖骨を肩甲骨の**肩峰** acromion of the scapula に向かって外側にたどり，**前腋窩ヒダ** anterior axillary fold（**大胸筋** pectoralis major muscle の外側縁）の上方に位置することを確認する。
3. 胸骨柄と**胸骨体** body of the sternum の間の**胸骨角** sternal angle（胸骨柄接合部）に触れる。
4. 胸骨体の下端で**胸骨剣結合** xiphisternal junction のすぐ下方の**剣状突起** xiphoid process に触れ，さらに外側に向かって**肋骨弓** costal margin を触知する。

胸部の骨格

背部の解剖が済んでいるなら，**胸椎** thoracic vertebra の構造を復習する。まだ済んでいないなら，「脊柱」の項目に戻り，関連部位の解剖を完了してからこのページに戻ること。

肋骨

交連骨格標本あるいは肋骨と胸骨の分離骨格標本で，以下の骨の特徴を確認する。胸郭の中央レベルの**肋骨** rib で以下を同定する（図 3.2，図 3.4）。

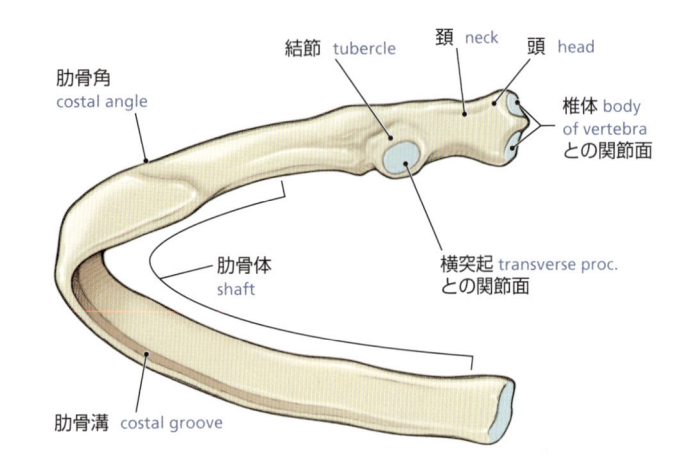

図 3.2　典型的な肋骨（後面）

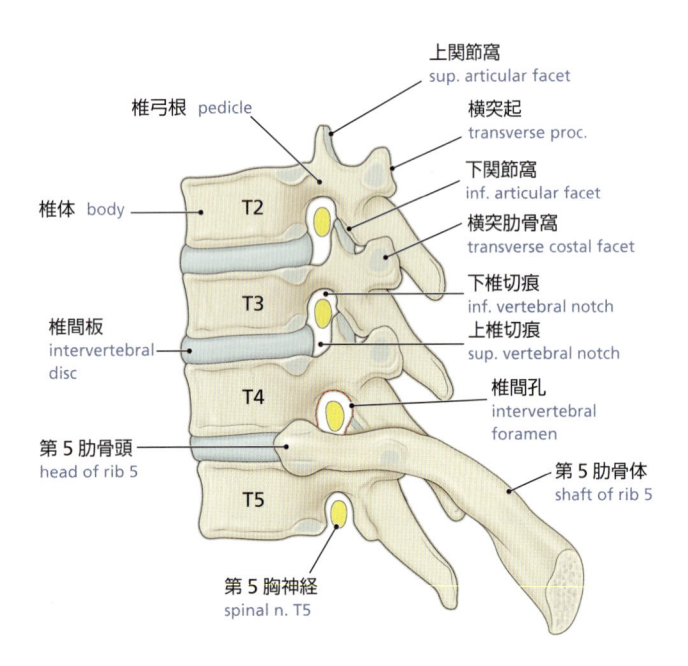

図 3.3　胸部の脊柱の一部（右外側面）

交連骨格標本で，以下に示す肋骨の部位を確認する。

● 頭 head
● 頚 neck
● 結節 tubercle
● 肋骨角 costal angle
● 体 shaft（body）
● 肋骨溝 costal groove
● 第 1 肋骨 first rib

1. 第 6 あるいは第 7 肋骨で，肋骨頭，肋骨頚を同定する。

2. 肋骨頭の部分で関節面を観察する。通常 1 つの肋骨の頭は 2 つの椎体とそれら椎体間の椎間円板と関節をつくる。例えば，第 5 肋骨の頭は第 4，第 5 胸椎の椎体と関節をつくる（図 3.3）。しかしながら，第 1，第 10，第 11，第 12 肋骨の肋骨頭はただ 1 つの椎体と関節し，この法則にはあてはまらない。

3. 肋骨の結節を同定し，それが同じ番号の胸椎の横突起上

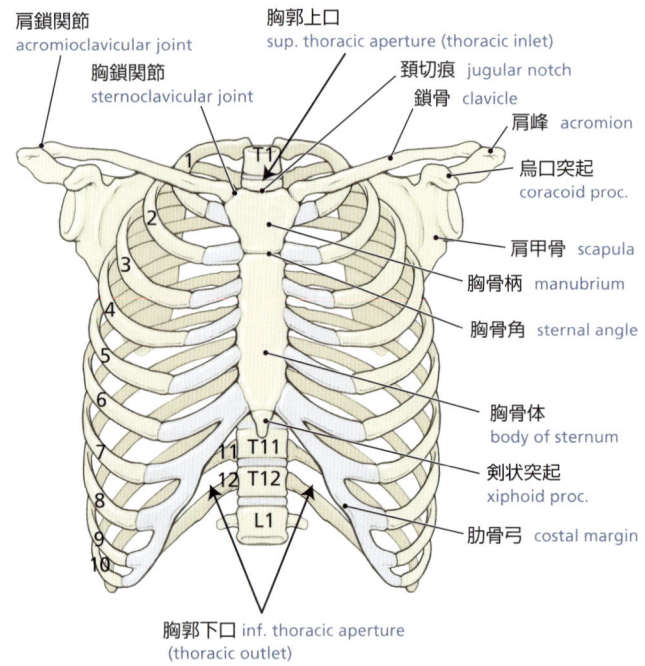

図 3.4　胸部の骨格

にある横突肋骨窩と関節をつくることを観察する（図 3.3）。

4. 結節より外側，肋骨体 shaft（body）が大きく弯曲し方向を変える部位で，肋骨角と肋骨の下面の肋骨溝を同定する。

5. 交連骨格標本で，肋骨が外側から前面にかけて胸郭を囲むにつれて，およそ 2 椎体分前方で下がることを確認する。

6. 第 1 肋骨は最も上位に位置し，最も短く，最も幅広であり，かつ最も鋭角に曲がっていることを観察する。

7. 前方で胸骨側面に沿って，肋軟骨 costal cartilage がそれぞれの肋骨の前端につくことを観察する。肋骨は肋軟骨の内側（胸骨側）への関節様式によって真肋，仮肋，浮遊肋に分類される。

8. 真肋 true rib（第 1～第 7 肋骨）を同定する。真肋の肋軟骨は直接胸骨につく。

9. 第 8～第 12 肋骨は胸骨には直接つながらない。これを仮肋という。仮肋のうち，第 8～第 10 肋骨は上位の肋軟骨を介して間接的に胸骨につながる。

10. 仮肋のうちの下位の 2 本は浮遊肋 floating rib（第 11，第 12 肋骨）と呼ばれ，前方で胸骨には付着せず，腹部の筋の中に終わる。

胸骨 [ネ 183, 184, カ 201, 202]

1. 胸骨を観察する。胸骨角 sternal angle は胸郭前方で第 2 肋軟骨，胸郭後方で第 4，第 5 胸椎間の椎間円板のレベルに位置することを確認する（図 3.4）。

2. 頚切痕 jugular notch（suprasternal notch），胸骨柄 manubrium（ラテン語で *manubrium* は「取っ手」という意味），胸骨体 sternal body，剣状突起 xiphoid process（ギリシャ語で *xiphos* は「剣」という意味）をみる。

3. 肩甲骨を観察し，外側に**肩峰** acromion process を，前方に**烏口突起** coracoid process を同定する（図 3.4）。[ネ 183，力 381]

4. **鎖骨** clavicle の内側端（胸骨端）が胸骨柄と関節（**胸鎖関節** sternoclavicular joint）をつくり，外側端（肩峰端）が肩甲骨の肩峰と関節（**肩鎖関節** acromioclavicular joint）をつくることを確認する（図 3.4）。

解剖の手順

1. **前鋸筋** serratus anterior muscle を第 8 ないし第 9 肋骨まで起始部から 1 つ 1 つ切り離す。

2. 前鋸筋を長胸神経と外側胸動脈とともに外側にめくり返す。

3. 肋骨と肋間隙を指で探り確認する。胸骨角（第 2 肋軟骨の付着部）を参考に，各肋間隙の番号を同定する。

4. 第 4 肋間隙（第 4，第 5 肋骨の間）で**外肋間筋** external intercostal muscle を同定する（図 3.5）。外肋間筋の線維は，下方かつ前方に向かって斜めに走行することを観察する。[ネ 186，力 211]

5. **肋軟骨** costal cartilage の間の肋間隙の表層にある**外肋間膜** external intercostal membrane を同定する。外肋間筋の線維は外肋間膜の外側縁で終わる。

6. 第 4 肋間隙の胸骨のすぐ外側で，外肋間膜の深部にプローブを挿入し，プローブを外肋間膜と外肋間筋の裏側で外側方向に押し進める。

7. 下にある内肋間筋を傷つけないようにプローブをガイドにして，ハサミで外肋間膜と外肋間筋を上位肋骨から切断し，それを下方に反転させる（図 3.5）。切断を外側に向かって中腋窩線まで続ける。

8. **内肋間筋** internal intercostal muscle を同定する。内肋間筋の線維は，外肋間筋の線維方向に直交することを観察する（図 3.5）。内肋間筋の線維は胸骨に至る肋間隙を埋めていて，外肋間膜の深層にみられる。

9. 内肋間筋を第 5 肋骨への付着部から切り離す。胸骨の外側縁から外側に向かって中腋窩線のできるだけ近くまで行い，内肋間筋を上方にめくり返す（図 3.5）。

10. 第 4 肋骨の下方で，第 4 **肋間神経** intercostal nerve と第 4 **肋間動静脈** posterior intercostal artery and vein を探す。肋間神経と血管は，**内肋間筋**と**最内肋間筋** innermost intercostal muscle の間を走行する（図 3.5，図 3.6）。

11. 肋間の神経や血管の深層で，**最内肋間筋**を同定し，最内肋間筋が内肋間筋と同じ方向の線維を持つことと，内肋間筋ほど前方には広がらないことを確認する。[ネ 188，力 219]

12. 図 3.6 に典型的な肋間神経の走行と分布について示す。肋間神経は肋間筋（表 3.1），胸壁の皮膚，壁側胸膜に分布する。

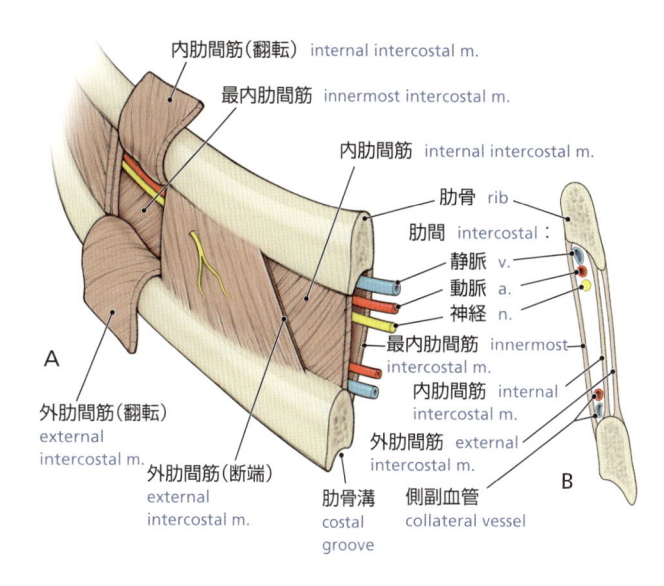

図 3.5　肋間隙の構造物。A：前面。B：中腋窩線上での冠状断面

3　胸部

13. 肋間隙の前端は**内胸動脈** internal thoracic artery の**前肋間枝** anterior intercostal branch によって栄養される。内胸動脈は胸郭内で胸骨縁のすぐ外側を垂直に走行し，肋軟骨の深層面と交差する。ここでは前肋間枝の剖出は行わない。[ネ 186，力 212]

復習

1. 内・外肋間筋を解剖学的位置に戻す。

2. 肋間隙にある筋の作用を復習する。さらにそれらがどのように肋骨を持ち上げ，また押し下げて，呼吸を補助するか理解する。

3. アトラスと遺体で，肋間動脈と肋間神経の起始・走行・枝を復習する。

4. デルマトーム（皮膚分節）図をみて，肋間神経の分布パターンを学ぶ。[ネ 162，力 209]

前胸壁の切除と胸膜腔

解剖の概要

　胸郭には 2 つの開口部があり，上方，下方への構造物の行き来を可能にしている（図 3.4）。**胸郭上口** superior thoracic aperture（**胸郭出口** thoracic inlet）は比較的小さく，完全に骨によって取り囲まれている。胸郭上口は，前方は胸骨柄，側方は左右の第 1 肋骨，後方は第 1 胸椎の椎体で境界される。胸郭，頚，頭部，上肢の間を出入りする構造物（例：**気管** trachea，**食道** esophagus，**迷走神経** vagus nerve，**胸管** thoracic duct，主要な血管）は胸郭上口を通過する。

　胸郭下口 inferior thoracic aperture は胸郭上口より大きく，その境界は，前方は胸骨剣結合と肋骨弓，側方は第 11，第 12 肋骨，後方は第 12 胸椎の椎体である。**横隔膜** diaphragm は

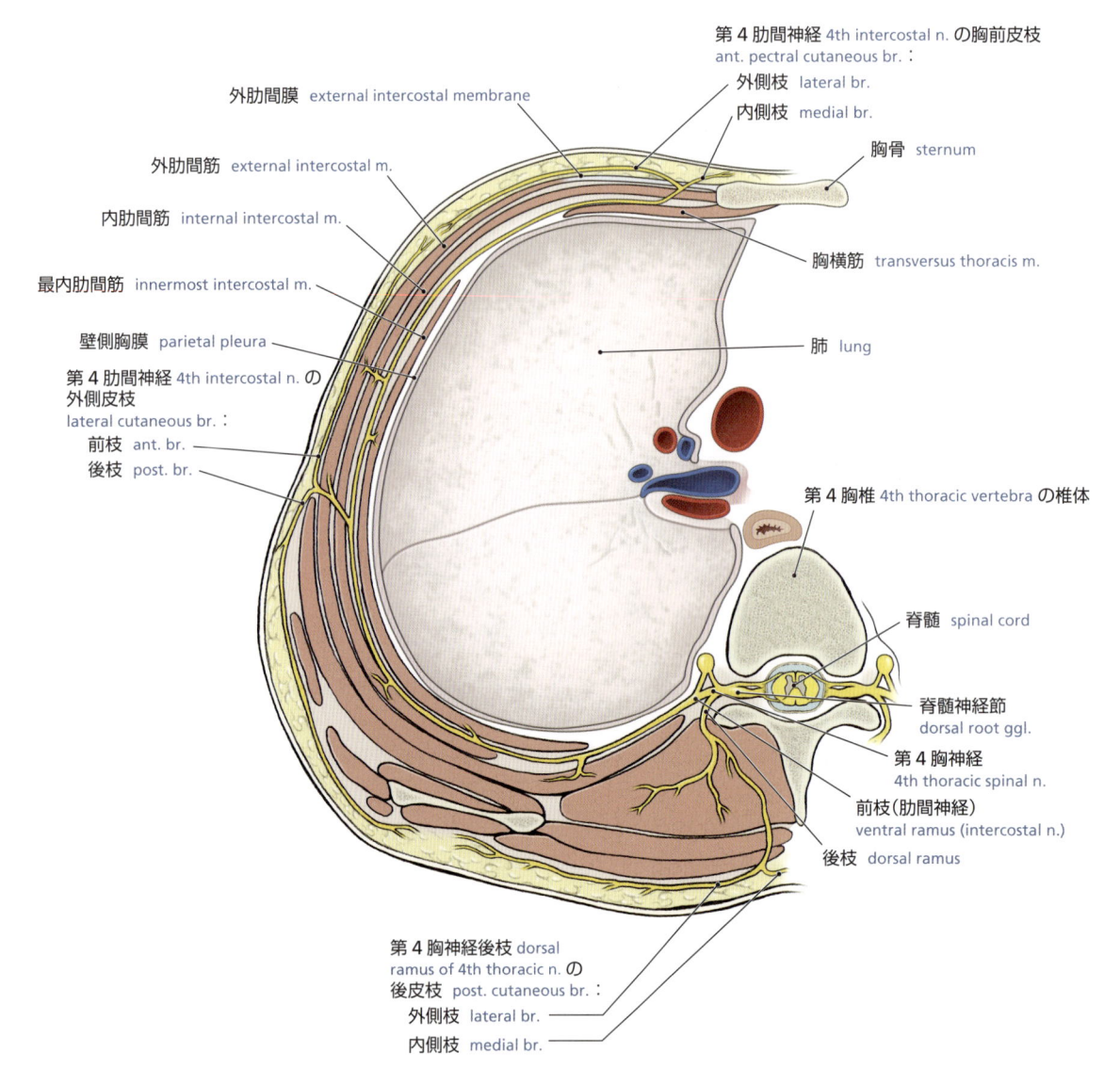

第4肋間神経 4th intercostal n. の胸前皮枝
ant. pectoral cutaneous br. ：
　外側枝　lateral br.
　内側枝　medial br.

外肋間膜 external intercostal membrane

外肋間筋 external intercostal m.

内肋間筋 internal intercostal m.

最内肋間筋 innermost intercostal m.

壁側胸膜 parietal pleura

第4肋間神経 4th intercostal n. の
外側皮枝
lateral cutaneous br. ：
　前枝　ant. br.
　後枝　post. br.

胸骨 sternum

胸横筋 transversus thoracis m.

肺 lung

第4胸椎 4th thoracic vertebra の椎体

脊髄 spinal cord

脊髄神経節
dorsal root ggl.

第4胸神経
4th thoracic spinal n.

前枝（肋間神経）
ventral ramus (intercostal n.)

後枝 dorsal ramus

第4胸神経後枝 dorsal
ramus of 4th thoracic n. の
後皮枝　post. cutaneous br. ：
　外側枝　lateral br.
　内側枝　medial br.

図 3.6　第4胸神経の走行と分布

表 3.1	肋間筋				
筋		起始	停止	作用	神経支配
外肋間筋	external intercostal	上位の肋骨下縁	下位の肋骨上縁	肋骨を上方へ動かす	肋間神経
内肋間筋	internal intercostal			肋骨を下方へ動かす	
最内肋間筋	innermost intercostal				

胸郭下口の境界を形成する構造物に付着し，胸腔と腹腔を分ける。いくつかの大きな構造物（例：**大動脈** aorta，**胸管** thoracic duct，**下大静脈** inferior vena cava，**食道** esophagus，**迷走神経** vagus nerve）は，横隔膜の開口部を通って，胸部と腹部の間を行き来する。

　胸郭は，左右 2 つの**胸膜腔** pleural cavity と**縦隔** mediastinum を含む。2 つの胸膜腔は胸腔の外側部を占め，それぞれに 1 つの肺がおさまる。縦隔（ラテン語で *quod per medium stat* は「真ん中に立つもの」という意味）は，2 つの胸膜腔の間の部分である。[ネ 193，カ 251]

　胸腔内を観察するためには前胸壁の切除が必要となる。ここでの解剖の目的は，胸壁の一部分をその内面についている**壁側胸膜** parietal pleura と一緒に切除し，その後に胸膜腔の内容を観察することである。

　以下の順に解剖を行う。

① 胸鎖乳突筋と舌骨下筋群を胸骨と鎖骨から切り離す。
② 鎖骨を中央で切る。
③ 肋軟骨と胸骨を胸骨剣結合のレベルで切断する。
④ 肋骨と肋間の構造物は中腋窩線上で切る。
⑤ 壁側胸膜とともに前胸壁を取り外す。

⑥ 胸壁の内面と胸腔の内容について学ぶ。

解剖の手順

前胸壁

1. 大胸筋を外側にめくり返し，小胸筋を上方にめくり返し，前鋸筋を外側にめくり返す。
2. 胸鎖乳突筋を胸骨の上縁と鎖骨の上面から切り離す。
3. 胸鎖乳突筋の胸部側5cmを鈍的に深部の構造物から剥離し，それを上方にめくり返す。
4. 指やプローブで舌骨下筋群を後方に押して，舌骨下筋群を下方にたどり胸骨背面から引き剥がす。
5. ノコギリで，両側の鎖骨をそれぞれの中央で切断する（図3.7の切断線1，2）。
6. 胸骨剣結合のレベル（およそ第5肋間隙のレベル）で，ノコギリで胸骨と肋軟骨を切る（図3.7の切断線3）。切るのは骨と軟骨のみで，胸郭内の深層の組織を切らないように注意する。
7. ノコギリを使って両側の肋軟骨の切断を進める。図3.7の緑の線を参考にして，肋骨弓の下端からおよそ4cm上方まで肋骨弓のカーブに沿って下外側へ切断する。両側で中腋窩線まで第8肋間隙の肋間筋をメスで切る。（訳者注：この作業で内胸動脈を切断することになる。）
8. ノコギリや骨鉗子で，第2〜第8肋骨を中腋窩線上で切断する。切断は下方から上方に向かって行う。胸壁や切断した肋骨を動かし，それぞれの肋骨が完全に切断されていることを確認しながら剖出を進める。
9. 第1肋骨を触知しながら，腋窩の構造物を後方へ鈍的に押し剥がす。
10. ノコギリや骨鉗子を使って，肋軟骨の近くで第1肋骨を切断する。切断の際に，腋窩を走行する神経や血管，特に鎖骨下静脈を傷つけないように注意する。
11. メスかハサミで，第1〜第8肋間隙の筋を次々に中腋窩線上で垂直に切る。この切断は肋骨の切断線にあわせ，壁側胸膜の深さで行う。ただし肺の表面を切らないように注意する。
12. 胸骨下端と，これに付着している肋軟骨や肋骨を一緒にゆっくり持ち上げ，前胸壁を上方にめくり返す。
13. 胸骨下端の近くで，左右の**内胸動静脈** internal thoracic vessel を同定する。それらがまだ切断されていないなら，ハサミで第5肋間隙のレベルで切断する。
14. 前胸壁の下端をさらに持ち上げ，前胸壁の内面についた壁側胸膜をすべて切る。
15. 内胸動静脈を第1肋骨のレベルで切る。内胸動静脈の一部が胸壁についたまま前胸壁を取り外す。
16. 前胸壁の内面を観察し，**壁側胸膜** parietal pleura を同定する。
17. 前胸壁の内表面から壁側胸膜を引き剥がす。胸壁から胸膜を剥がすときに，はっきりと引き裂くような

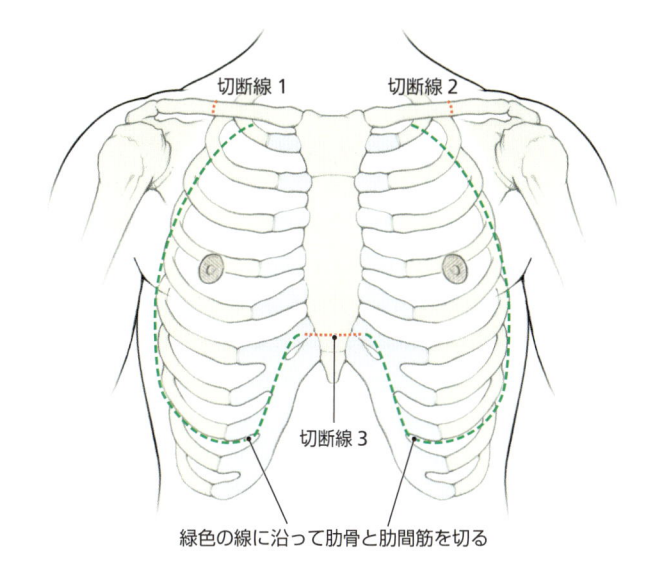

図3.7　前胸壁を取り外すための切断線

（図中）
切断線1　切断線2
切断線3
緑色の線に沿って肋骨と肋間筋を切る

音が聞こえるはずである。これは壁側胸膜を胸壁につなぐ疎性結合組織である胸内筋膜を引き裂く音である。

18. **胸横筋** transversus thoracic muscle を胸骨と肋軟骨の最背面で同定する。[ネ187, カ210]　胸横筋の起始は胸骨で，停止は第2〜第6肋骨であることを確認する。胸横筋は肋骨を引き下げる。
19. 胸横筋と肋軟骨の間に位置する**内胸動静脈** internal thoracic artery and vein を同定し，明確になるよう剖出する。
20. 内胸動脈を下方にたどり，少なくとも1本の**前肋間枝** anterior intercostal branch を見つける。
21. 第6または第7肋軟骨の後方で，内胸動脈が**上腹壁動脈** superior epigastric artery と**筋横隔動脈** musculophrenic artery に分かれて終止することを観察する。

臨床との関連

前胸壁

胸部の手術では，前方と外側からのアプローチが最も一般的である。前方からのアプローチでは胸骨を正中線上で垂直に離断する。この方法で主要な血管を切断することなく心臓へうまく到達できる。胸骨の切開部はステンレス製のワイヤーで閉じる。外側からのアプローチでは，肋間隙を切開して心臓後方の構造物や肺に到達する。

胸膜腔 [ネ193, 195, カ275]

1. 指で注意深く左右の胸膜腔を調べる。ケガをする危険性を減らすために，骨鉗子などで肋骨の切断端を削り，鈍くする。
2. 遺体の保存処置により胸膜腔にたまった液体があれば，ペーパータオルや大きな注射器を使って取り除

3. **壁側胸膜** parietal pleura の構成物を同定する。壁側胸膜は胸膜腔を取り囲む体表面側の漿膜である（訳注：壁側胸膜は肋骨胸膜と縦隔胸膜と横隔胸膜の3部からなる）（**図3.8**）。肋骨壁側胸膜の一部は前胸壁とともにすでに切り取られていることを確認する。

4. **縦隔胸膜** mediastinal parietal pleura が内側で縦隔を覆い，**横隔胸膜** diaphragmatic parietal pleura が横隔膜の上面を覆っていることを確認する。<u>胸内筋膜が壁側胸膜のすべての部分を裏打ちしている</u>。

5. **胸膜頂** cervical pleura（pleural cupula）が第1肋骨よりも上方に広がっていることを確認する。

6. 壁側胸膜は，肋骨胸膜と横隔胸膜の移行部と，肋骨胸膜と縦隔胸膜の移行部である**胸膜反転線** line of pleural reflection で鋭く折れ曲がる。

7. 壁側胸膜どうしが互いに接触するところは**胸膜洞** pleural recess と呼ばれる。壁側胸膜の最も下方に左右2つの**肋骨横隔洞** costodiaphragmatic recess を同定する。

8. 取り外した前胸壁を用いて，2つの**肋骨縦隔洞** costomediastinal recess（右より左が大きい）の相互関係を理解する。肋骨縦隔洞は胸骨の後方にあり，そこでは肋骨胸膜と縦隔胸膜が接触する。

9. 横隔膜の外側縁に沿って下方に，**肋骨横隔洞へ指を入れる**。さらに肋骨横隔洞を後方にたどり，横隔膜と胸壁の内面が鋭角をなすことを確認する。浅い吸気では，肺の下縁は肋骨横隔洞の中までは広がらない。

10. 肺と縦隔の間に手を入れて肺根に触れてみる。**肺根** root of lung は縦隔から肺へ出入りするいくつかの構造物からなる。この肺根の部位で，縦隔胸膜と臓側胸膜は連続していて肺門の境界をなす。

11. 肺根から下方へ伸びる**肺間膜** pulmonary ligament を触知する。肺間膜は両肺の下葉を縦隔につなぎ止めている。

12. 左右の肺は**臓側胸膜** visceral pleura（**肺胸膜** pulmonary pleura）で完全に覆われている。肺を傷つけてしまうので，ここでは肺を覆う臓側胸膜は剥ぎ取らない。

13. 肺根は縦隔につながっているが，肺根以外の肺の部分は，肺の胸膜腔内での動きにあわせて滑り，壁側胸膜に対して自由に動くことができる。**胸膜腔** pleural cavity は臓側胸膜と壁側胸膜との間の空間である（**図3.8**）。<u>生体では，胸膜腔は潜在的な空間であり，臓側胸膜はごく薄い漿液の層を挟んで壁側胸膜に接触している</u>。

14. 指で胸腔内にある肺の表面を探る。臓側胸膜と壁側胸膜の間に胸膜の癒着があれば指で剥がす。胸膜の癒着は病的変化によることがある。

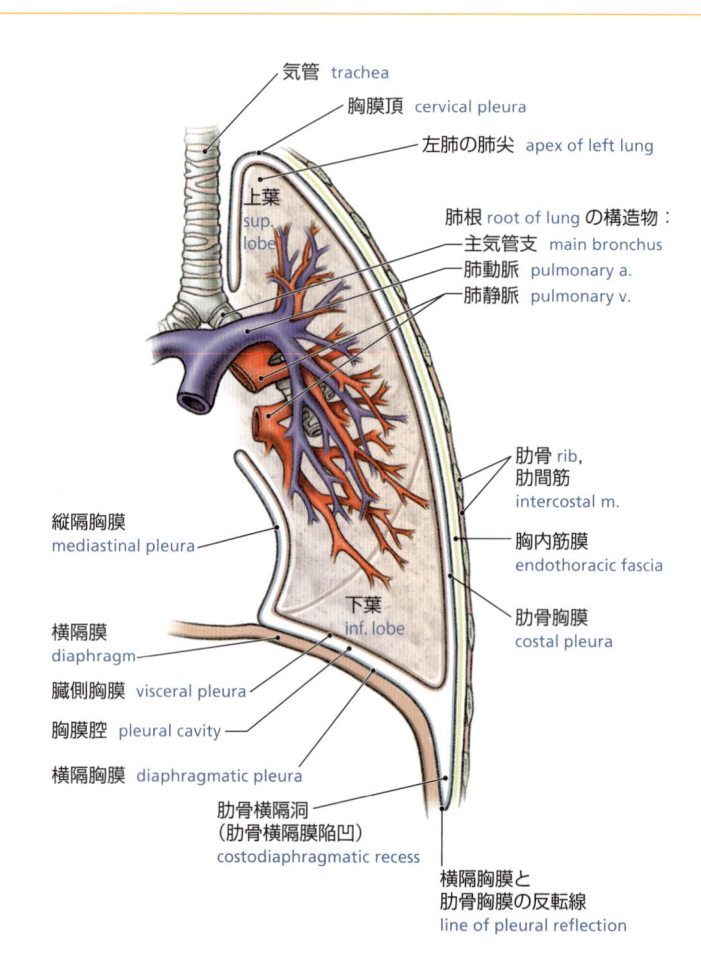

気管 trachea
胸膜頂 cervical pleura
左肺の肺尖 apex of left lung
上葉 sup. lobe
肺根 root of lung の構造物：
主気管支 main bronchus
肺動脈 pulmonary a.
肺静脈 pulmonary v.
肋骨 rib，肋間筋 intercostal m.
胸内筋膜 endothoracic fascia
肋骨胸膜 costal pleura
下葉 inf. lobe
縦隔胸膜 mediastinal pleura
横隔膜 diaphragm
臓側胸膜 visceral pleura
胸膜腔 pleural cavity
横隔胸膜 diaphragmatic pleura
肋骨横隔洞（肋骨横隔膜陥凹）costodiaphragmatic recess
横隔胸膜と肋骨胸膜の反転線 line of pleural reflection

図3.8 胸膜，胸膜腔，胸膜の反転

臨床との関連

胸膜腔

　病的状態では，胸膜腔の潜在的空間が実際に空間になることがある。外傷によって空気が胸膜腔に入る（気胸）と，胸腔内圧の変化や肺がみずから持つ弾力のためにしぼんでしまう。

　漿液性の液体（胸水）や貯留した血液（血胸）のような液体が過剰に胸膜腔に蓄積し，肺を圧排して呼吸困難を起こすことがある。

復習

1. 前胸壁，前鋸筋，大胸筋，小胸筋を解剖学的位置に戻す。

2. アトラスと遺体で，胸膜が反転する線が前胸壁のどのあたりに位置するのか確認する。

3. 大胸筋，小胸筋，前鋸筋，胸横筋の起始・停止・作用を復習する。

4. 鎖骨下動脈から始まり分岐するまでの内胸動脈の走行を復習し，その枝の名称を挙げる。

5. 肋間神経の走行を復習し，肋間神経の肋骨胸膜への体性神経支配（疼痛線維を含む）を理解しておく。

肺

解剖の概要

　肺はヒトにおける呼吸のための最も重要な臓器であり，呼吸器系の気道の下方部である。両側性の臓器であるが，明らかな左右差を持つ。肺のガス交換をつかさどる肺胞は顕微鏡がないとよく観察できないが，肺や気道の全体像は肉眼で容易に観察できる。

　以下の順に解剖を行う。

① 肺が胸郭内にある状態で前方から観察し，肺の表面の性状と周囲との関係を学ぶ。

② 肺を取り出し，より詳細にこれらのポイントについて学ぶ。

③ 肺門と肺根について学ぶ。

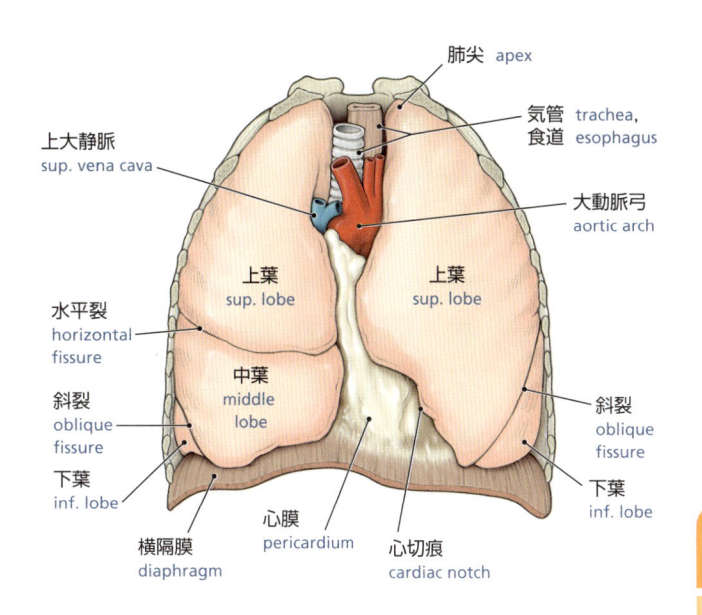

図 3.9　肺の位置

解剖の手順

胸郭内における肺 [ネ 195, 力 278]

1. 肺を本来の位置で観察し，肺の 3 つの面を**肋骨面** costal surface から順に同定する。名称からわかるとおり，肋骨面は肺が肋骨に接する面である（**図 3.9**）。

2. 肺をそっと外方に引っ張り，手を差し込むなどして肺の**縦隔面** mediastinal surface を同定する。縦隔面は胸郭の中心を占める縦隔に接している。

3. 肺の下面を持ち上げて横隔膜上に直接のっている**横隔面** diaphragmatic surface を確認する。横隔膜の筋線維が収縮して横隔膜を下方に牽引することで，胸郭や肺の容積が増える。この容積の増加が肺の内圧を下げることで肺に空気が引き込まれる。

4. 右肺は 3 つの葉（**上葉** superior lobe，**中葉** middle lobe，**下葉** inferior lobe）を持ち，左肺は 2 つの葉（**上葉，下葉**）を持つことを観察する（**図 3.9**）。肺葉数には個体差がある。

5. 両方の肺で，下葉の直上にある**斜裂** oblique fissure（**大葉間裂** major fissure）を観察する。前胸壁を用いて，斜裂が外側では第 5 肋骨の奥にあり，前方では第 6 肋軟骨の奥にあることを確認する。

6. 右肺の上葉と中葉の間の**水平裂** horizontal fissure（**小葉間裂** minor fissure または**横裂** transverse fissure）を同定する。前胸壁を用いて，水平裂が第 4 肋骨と第 4 肋軟骨の奥にあることを確認する。**肺尖** apex は胸膜頂に含まれており，第 1 肋骨の肋骨体より上方にあることを観察する。つまり肺尖は，頚部にある胸郭上口面より上方にある。

7. 左右の胸膜腔の間で**心膜** pericardium を同定する。心膜は両肺間の正中部を占め，胸骨と肋軟骨の背側で心臓をおさめている。

8. 手を心膜と肺の間の胸膜腔に入れ，**肺根** root of the lung にある硬い構造に触れてみる。これらは，肺動

静脈と主気管支である。

9. 心膜の外側面で縦隔胸膜の深層をともに走行する**横隔神経** phrenic nerve と**心膜横隔動静脈** pericardiaco-phrenic vessel を同定する。

10. 横隔神経と心膜横隔動静脈が肺根の前方を通ることを観察する。のちほど縦隔とともに解剖するので，ここでは横隔神経と心膜横隔動静脈は観察するにとどめる。

肺の摘出 [ネ 196, 力 257]

1. 肺と縦隔の間で右の胸膜腔の中に手を入れる。横隔神経と心膜横隔動静脈を内側によけながら，肺を外側に引っ張って肺根を引き伸ばす。

2. 肺を内側から外側へそっと押して，肺根を目視し，ハサミやメスで，肺と縦隔の中央で肺根を切断する。縦隔や肺を切らないように注意する。

3. さらに肺を内側から外側へそっと押して，指で肺根が確実に切断されていることを確認しておく。肺間膜も確実に切断しておくこと。

4. 肋骨の断端で肺や自分の手指を切らないように注意しながら，手を右肺の背後に入れて胸郭から右肺を取り出す。肺は壊れやすいので，組織を傷つけたり，肺葉をバラバラにしないように，そっと扱う。

5. 右肺で，**上葉** superior lobe，**中葉** middle lobe，**下葉** inferior lobe，**水平裂** horizontal fissure を同定する（**図 3.10**）。

6. **肋骨面** costal surface，**縦隔面** mediastinal surface，**横隔面** diaphragmatic surface を右肺で確認する。

7. **右肺の前方・後方・下方の境界**を同定する。

8. **右肺の縦隔面**で，**食道圧痕** esophageal impression の前方にある浅い**心圧痕** cardiac impression を同定する。

9. **上大静脈圧痕** superior vena cava impression へ向かっ

図中ラベル (図 3.9)

肺尖 apex
気管 trachea, 食道 esophagus
上大静脈 sup. vena cava
大動脈弓 aortic arch
上葉 sup. lobe
水平裂 horizontal fissure
上葉 sup. lobe
斜裂 oblique fissure
中葉 middle lobe
斜裂 oblique fissure
下葉 inf. lobe
下葉 inf. lobe
横隔膜 diaphragm
心膜 pericardium
心切痕 cardiac notch

て肺根の上方を弓状に走行する**奇静脈弓圧痕** impression of the arch of the azygos を同定する（図3.11）。

10. 左肺においても1〜4のステップと同様の剖出を行い，左の胸腔から左肺を取り出す。スムーズに左肺の摘出を行うために，同じ班の者に心膜とともに心臓を右に寄せてもらう。

11. 左肺の**肋骨面，縦隔面，横隔面**を確認する。

12. **左肺の前方・後方・下方の境界を同定する。**

13. **左肺**の縦隔面で，より明瞭な**心圧痕を大動脈弓圧痕**

14. 左肺の上葉の上縁に**心切痕** cardiac notch を同定する。心切痕は解剖学的位置では心臓の前面に接している（図3.9，図3.11）。

15. 左肺上葉の下方内側で**小舌** lingula を同定する。小舌は右肺の中葉に相同である。

16. 左右の肺を比較して，右肺が左肺より短いが体積はより多いことを観察する（図3.10）。いずれの肺も**斜裂** oblique fissure によって**上葉**と**下葉**に分かれる。胸腔内で多くの場合，下葉は後方に，上葉は前方に横たわっている（図3.10）。

17. 左右の肺の内側面で**肺根** root of the lung を調べ，**主気管支** main brouchus，**肺動脈** pulmonary artery，**肺静脈** pulmonary vein を同定する（図3.11，図3.12）。

18. 一般的に肺動脈は肺静脈よりも上にある（図3.11，図3.12）。肺動脈は酸素が少ない静脈血をいれ，肺静脈は酸素が多い動脈血をいれる。

19. 左肺の肺門で左主気管支が軟骨を含んでおり，多くの場合に肺動脈の下にあることを観察する。

20. 右肺の肺門で，右主気管支が肺動脈の後方に位置し，すぐに分岐して**葉気管支** lobar bronchus（二次気管支）になることを観察する。

21. 左右の肺門で，プローブを気管支に差し込み，分枝パターンを調べる。

22. 左肺で**上葉気管支** superior lobar bronchus と**下葉気管**

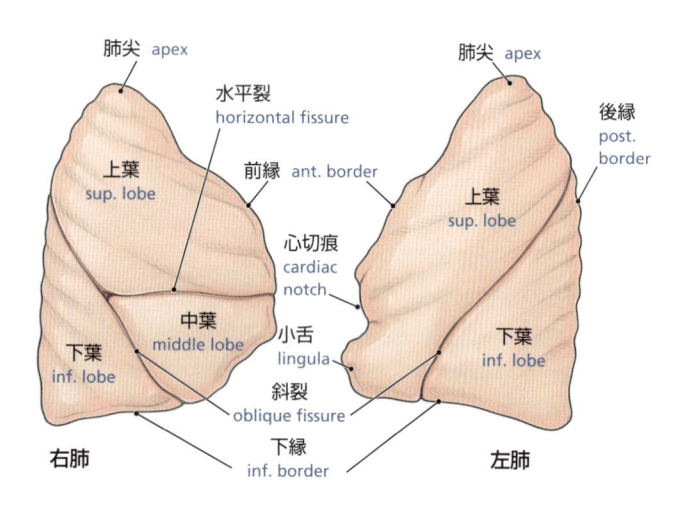

図3.10　肺（外側面）

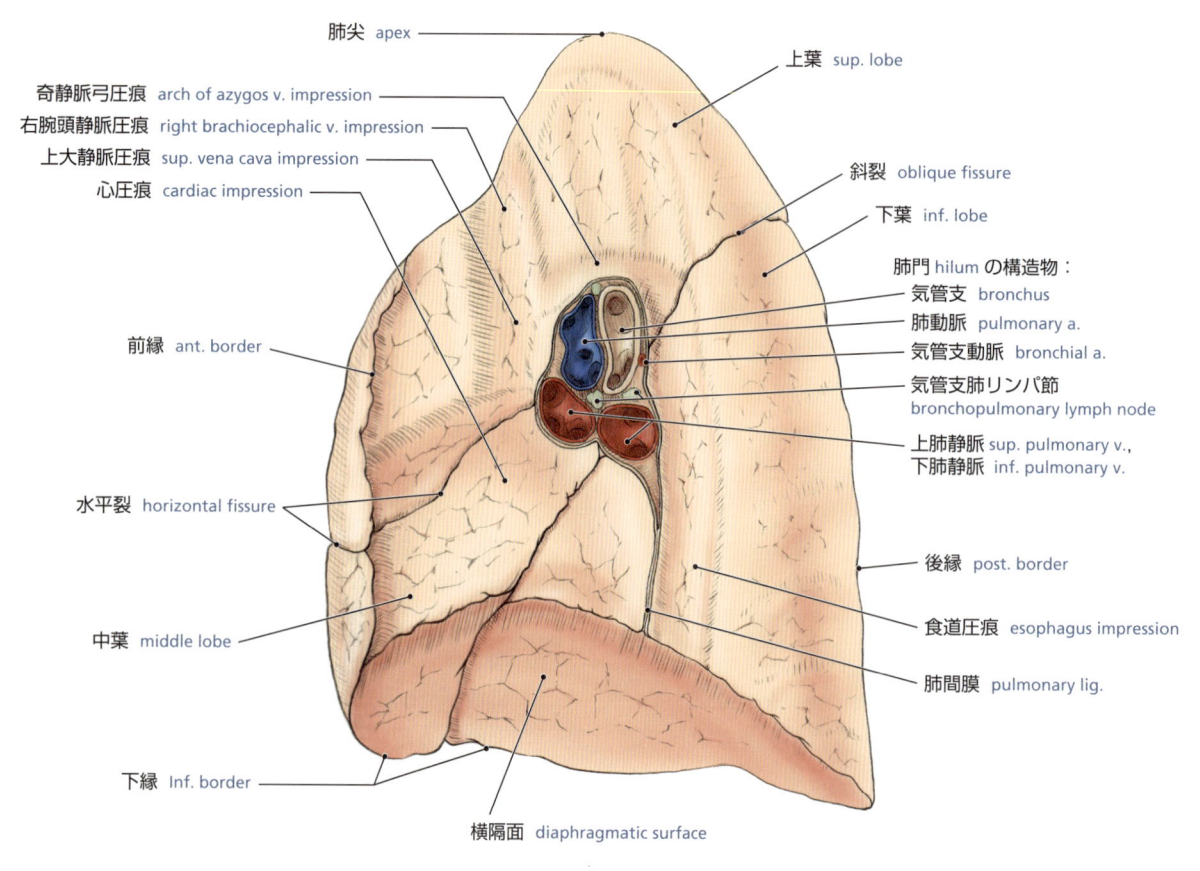

図3.11　右肺（縦隔面）

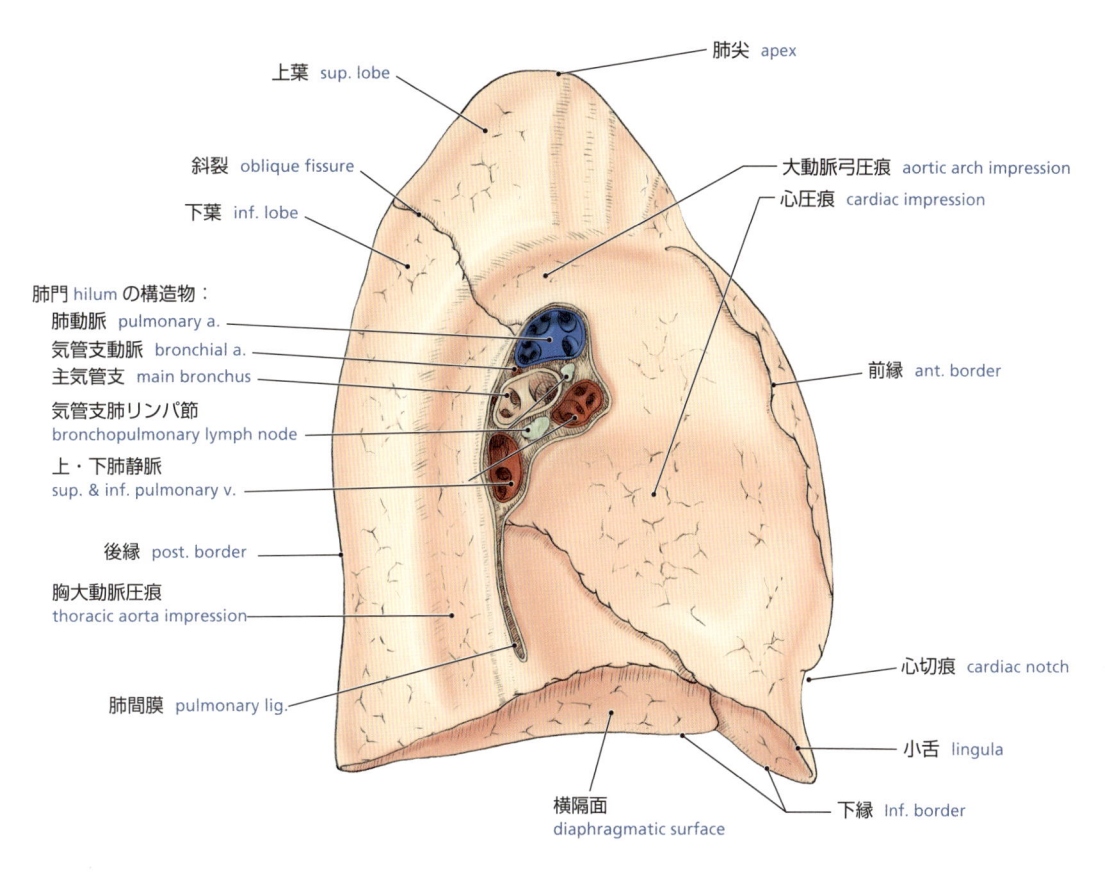

肺尖 apex
大動脈弓圧痕 aortic arch impression
心圧痕 cardiac impression
前縁 ant. border
心切痕 cardiac notch
小舌 lingula
下縁 Inf. border

上葉 sup. lobe
斜裂 oblique fissure
下葉 inf. lobe
肺門 hilum の構造物：
　肺動脈 pulmonary a.
　気管支動脈 bronchial a.
　主気管支 main bronchus
　気管支肺リンパ節
　bronchopulmonary lymph node
　上・下肺静脈
　sup. & inf. pulmonary v.
後縁 post. border
胸大動脈圧痕
thoracic aorta impression
肺間膜 pulmonary lig.
横隔面
diaphragmatic surface

図 3.12　左肺（縦隔面）

支 inferior lobar bronchus を同定する。[ネ 200, カ 254, 255]

23. 右肺で**上葉気管支**，**中葉気管支** middle lobar bronchus，**下葉気管支**を同定する。右上葉気管支は英語で eparterial bronchus（動脈上気管支）とも呼ばれる。

24. 鈍的解剖によって，3，4 cm の深さまで気管支をたどると，それが分岐して，いくつかの**区域気管支** segmental bronchus（三次気管支）になることを確認する。右肺は 10 の区域気管支を持ち，左肺は 9 か 10 の区域気管支を持つ。これらの区域気管支は，それぞれ 1 つの**肺区域** bronchopulmonary segment に空気を供給する。

25. 主気管支や区域気管支の表面に沿って走行する**気管支動脈** bronchial artery を同定する。

26. すでに同定した構造に加えて，肺門で気管支動静脈，リンパ節，リンパ管，自律神経を観察する。肺には上肺神経叢，下肺神経叢から多くの神経線維が供給されている。これらは左右の交感神経幹からの交感神経と左右の迷走神経からの副交感神経を含んでいる。[ネ 205, 206, カ 285]

復習

1. 肺の表面・境界・区画を復習する。
2. 肺根の構造物を復習する。
3. 壁側胸膜の各部位を復習する。
4. 肺門で壁側胸膜から臓側胸膜へ移行することを確認する。
5. 左右の肺門の構造物を対比する。
6. 横隔神経と肺根と心膜の位置関係を復習する。
7. 肺を胸腔内の解剖学的位置に戻す。
8. 胸壁を元の位置に戻し，肺の境界・表面・裂を胸壁表面に投射して考える。
9. 胸膜の胸壁への反転と，肋骨縦隔洞および肋骨横隔洞の位置関係を復習する。

縦隔

解剖の概要

　左右の胸膜腔の間を占める領域が縦隔である。相互の位置関係によって便宜的に縦隔を 4 部に分けることができる（図 3.13）。**胸骨角** sternal angle の高さを通る仮想的な横断面は，**第 4 胸椎**，**第 5 胸椎**間の椎間円板と交差するが，この面が**上縦隔** superior mediastinum と**下縦隔** inferior mediastinum を分ける。下縦隔は心膜によってさらに 3 つの部分に分けられる。[カ 253]　**前縦隔** anterior mediastinum は胸骨と心膜の間を占め，小児期および青年期では胸腺の一部がこの中に位置する。**中縦隔** middle mediastinum は中央に位置し，心膜，心臓，大血管の起始部を含む。**後縦隔** posterior mediastinum は心膜より後方で，第 5～第 12 胸椎の椎体より前方にあたる領域であり，頚部，胸部および腹部の間を交通するような構

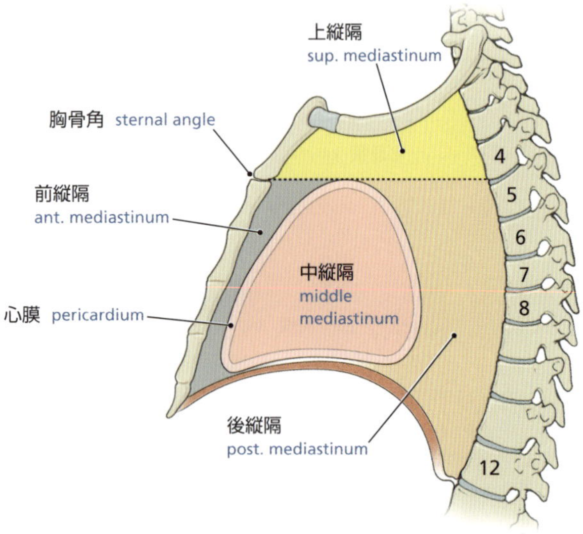

図 3.13　縦隔の各部分

造物(食道，迷走神経，奇静脈，胸管，胸大動脈)が通る。縦隔を通る一部の構造物(食道，迷走神経，横隔神経，胸管)が2つ以上の縦隔の部分にわたって通過することは重要である。
　以下の順に解剖を行う。
① 縦隔胸膜を観察し，縦隔内の構造物を指で触れて確認する。
② 肋骨胸膜と縦隔胸膜を取り除く。
③ 心膜を開き，心膜と心臓・大血管との位置関係を確認する。
④ 壁側の漿膜性心膜についてその特徴を学ぶ。
⑤ 大血管を切断して心臓を取り出す。

解剖の手順

縦隔

1. **縦隔** mediastinum の境界を観察する。すなわち，**上方境界**は胸郭上口であり，**下方境界**は横隔膜であり，**前方境界**は胸骨であり，**後方境界**は第1～第12胸椎の椎体であり，**外側境界**は(左右の)縦隔胸膜である。
2. 前胸壁を用いて，胸骨角の縦隔に対する位置を確認する。胸骨角は第4，第5胸椎間の椎間円板と同じ高さにある。
3. **縦隔胸膜** mediastinal pleura を指で触れて確認する。胸骨角を通る面が**心膜の上限** superior border of the pericardium，**気管分岐部** bifurcation of the trachea，**上行大動脈** ascending aorta，**大動脈弓** arch of the aorta，**胸大動脈の起始** beginning of the thoracic aorta と同じレベルにあることを確認する。[ネ227, 228, カ290, 291]
4. 前方から後方に向かって，縦隔胸膜が**心膜** pericardium，**肺根** root of the lung，**食道** esophagus(右側)または**胸大動脈** thoracic aorta(左側)の順に接触していることを観察する。
5. 縦隔胸膜をさらに後方にたどり，椎体側面に接触し

ていることを確認する。ここで縦隔胸膜は**肋骨胸膜** costal pleura に移行する。
6. 縦隔をより詳しく観察するために，肋骨胸膜を両側とも取り除く必要がある。第1～第5肋骨の断端付近(中腋窩線上)の位置で肋骨胸膜を剥がす。外側から内側に向かって肋骨胸膜を後胸壁の内面から剥離していく。**胸内筋膜** endothoracic fascia が肋骨胸膜と胸壁を分けることを確認する。
7. 脊柱の表面を覆う場所まで壁側胸膜を取り除く。
8. 縦隔胸膜の深層側を走行する**横隔神経** phrenic nerve と**心膜横隔動静脈** pericardiacophrenic vessel をそれぞれ左右で同定する。横隔神経および心膜横隔動静脈が縦隔胸膜と心膜の間に位置し，肺根の前方約1.5 cm を通ることを観察する。
9. 横隔神経と心膜横隔動静脈を下方へ横隔膜に至るまで剖出しつつたどる。左右の横隔神経は C3 から C5 のレベルから起始して，それぞれ同側の横隔膜を支配する唯一の運動神経である。

胸郭内における心臓 [ネ209, カ278, 279]

1. **心膜** pericardial sac(pericardium)を同定する。心膜は心臓を包む袋であり，上部では**大動脈** aorta，**肺動脈幹** pulmonary trunk，および**上大静脈** superior vena cava が，後方では4つの**肺静脈** pulmonary vein が，下方では**下大静脈** inferior vena cava が貫いている。
2. 心膜が**縦隔胸膜** mediastinal parietal pleura の深層側に位置することを観察する。心膜は外層の**線維性心膜** fibrous pericardium と内表面を覆う平滑な**漿膜性心膜** serous pericardium の2層からなる。
3. 左右の横隔神経と心膜横隔動静脈の間で，心膜前面を覆う縦隔胸膜に付着する脂肪を取り除く。
4. 心膜が**横隔膜の腱中心** central tendon of diaphragm に付着しているため，吸気と呼気にあわせて横隔膜とともに心臓が動くであろうことを観察する。
5. ピンセットで心膜の前面を持ち上げ，ハサミで横隔膜直上から上行大動脈まで縦に切開する(図3.14)。
6. さらに心膜の両端部を結ぶ横方向の切開を2本平行に加える(図3.14)。このとき，横隔神経とそれに伴う血管を切断しないように注意する。弁状になった心膜を大きく開く。
7. 心膜の内面で**漿膜性心膜の壁側板** parietal layer of serous pericardium の平滑な表面を観察する。アトラスと遺体で，漿膜性心膜の壁側板が心臓の表面へ反転して**漿膜性心膜の臓側板** visceral layer of serous pericardium(**心外膜** epicardium)となることを確認する。その漿膜性心膜の壁側板から漿膜性心膜の臓側板への反転線は大血管の起始部から起こっている。[ネ209, カ279]
8. 開放された**心膜腔** pericardial cavity を指で触れて確

認する。心膜腔は漿膜性心膜の壁側板と臓側板の間の潜在的な空間である（図3.15）。生体では，心膜腔の全体にごく少量の漿液が広がっている。この液によって漿膜面はなめらかになり，心臓は心膜の中で自由に運動することができる。

9. 右手を心膜腔の中に置き，指を心臓後方の**心膜斜洞** oblique pericardial sinus に入れる。心臓をゆっくり持ち上げつつ，指を上方に，漿膜性心膜が反転し行き止まりとなるところまで押し入れる（図3.16）。[ネ]

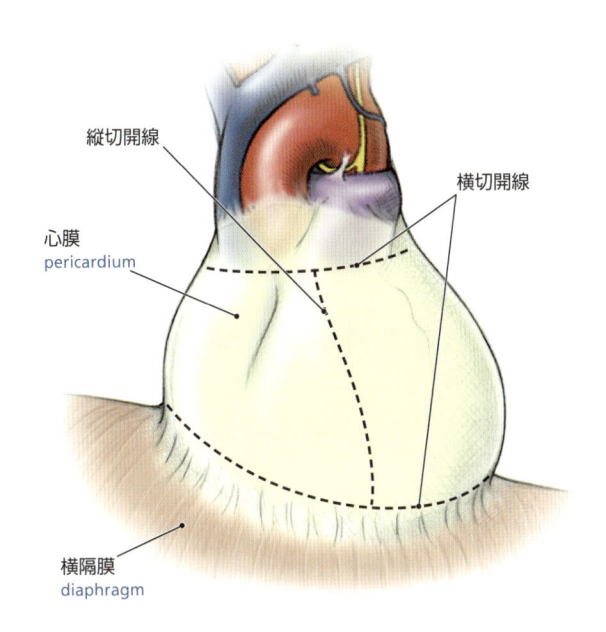

図3.14 心膜の切開方法

縦切開線
横切開線
心膜 pericardium
横隔膜 diaphragm

212, [力] 282]

10. 心膜腔内で**上大静脈**，**上行大動脈** ascending aorta，**肺動脈幹** pulmonary trunk，**肺静脈**，**下大静脈**を同定する（図3.15）。

11. 右手の示指を肺動脈幹と上行大動脈との後方に入れ，左から右にスライドさせていくと，最後には指先が上大静脈と大動脈弓の間を押し上げるのが確認できる。この時点で差し入れた指は**心膜横洞** transverse pericardial sinus にある（図3.16）。

12. 漿膜性心膜の反転線を指で確認していく。そこでは，大血管（大動脈，肺動脈幹，上大静脈，下大静脈，4本の肺静脈）が心臓に出入りするのが確認できる（図3.16）。

13. 心臓の表面を観察する。**心臓の右縁が右心房** right atrium からなることを確認する。

14. 心臓前面の大部分と**下縁が右心室** right ventricle とわずかな部分の**左心室** left ventricle からなることを確認する。**左縁**が左心室からなることも確認する。

15. ここで確認するのは困難であるが，**心臓の上縁**は左右の**心房** atrium と**心耳** auricle で形成される。心臓の右縁，下縁は，胸部X線写真で容易に観察することができる。心臓の上縁に関しては胸部X線写真で容易に見つけることはできない。

16. **心尖** apex of the heart を心臓左側の下部で同定し，心尖が左心室の一部であることを観察する。心尖は，通常，左の第5肋間隙の深部で，正中線から約9cm外側のところに位置している。

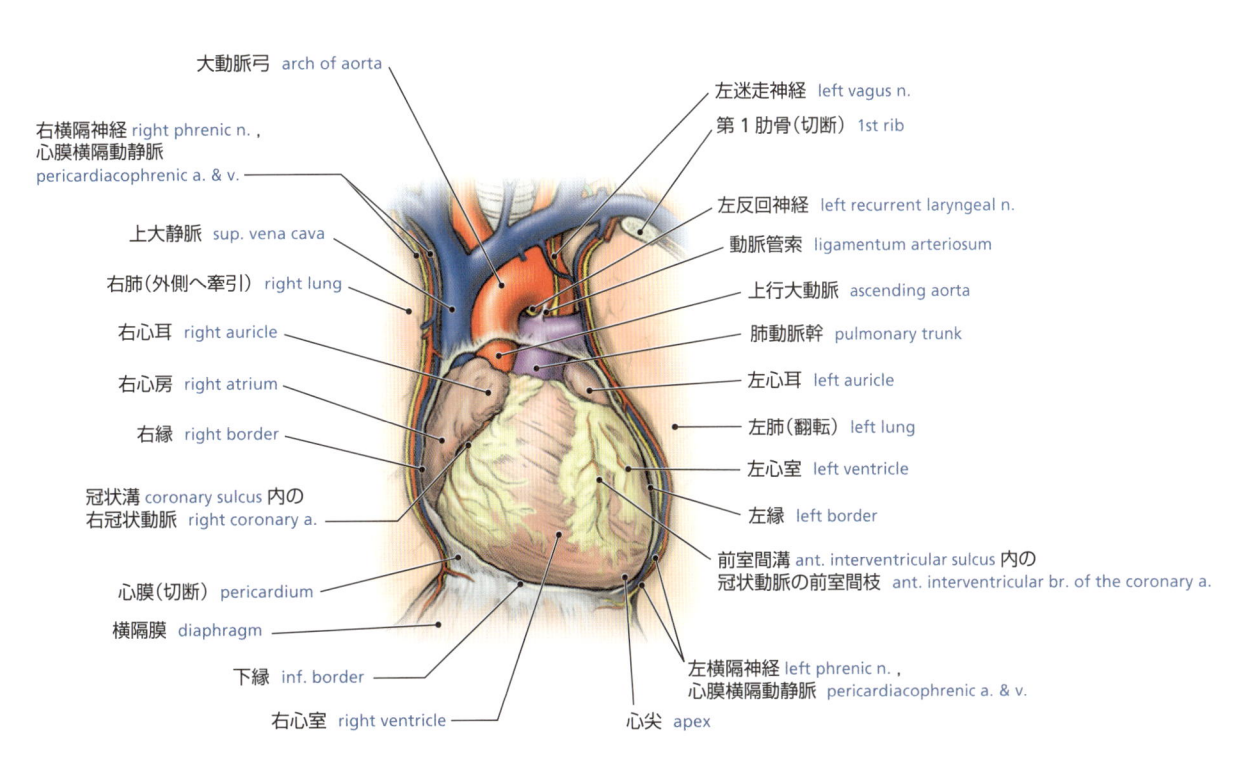

図3.15 胸腔内での心臓（前面）

大動脈弓 arch of aorta
右横隔神経 right phrenic n.，心膜横隔動静脈 pericardiacophrenic a. & v.
上大静脈 sup. vena cava
右肺（外側へ牽引）right lung
右心耳 right auricle
右心房 right atrium
右縁 right border
冠状溝 coronary sulcus 内の右冠状動脈 right coronary a.
心膜（切断）pericardium
横隔膜 diaphragm
下縁 inf. border
右心室 right ventricle

左迷走神経 left vagus n.
第1肋骨（切断）1st rib
左反回神経 left recurrent laryngeal n.
動脈管索 ligamentum arteriosum
上行大動脈 ascending aorta
肺動脈幹 pulmonary trunk
左心耳 left auricle
左肺（翻転）left lung
左心室 left ventricle
左縁 left border
前室間溝 ant. interventricular sulcus 内の冠状動脈の前室間枝 ant. interventricular br. of the coronary a.
左横隔神経 left phrenic n.，心膜横隔動静脈 pericardiacophrenic a. & v.
心尖 apex

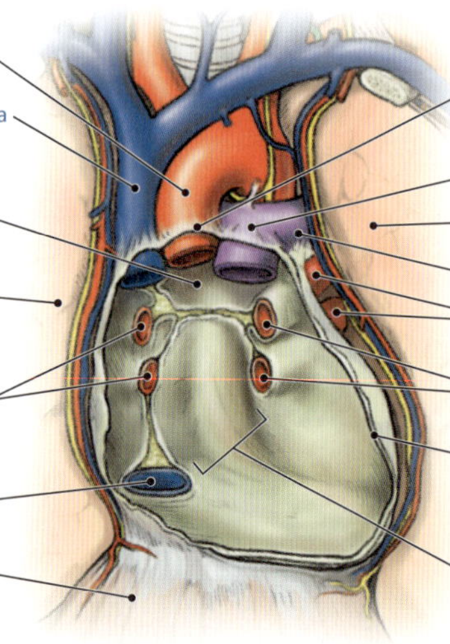

図 3.16 心膜後壁の内部。心膜腔と漿膜性心膜の反転部位を示す

17. 左心房と，右心房の一部からなる**心底** base of the heart を同定する。臨床医は，しばしば大血管が心臓から起始するところを心底としている。
18. 心膜の外で，**大動脈弓** arch of the aorta を同定する（**図 3.16**）。
19. 大動脈弓の左側面を越えるところで左の**迷走神経** vagus nerve を鈍的に剖出する
20. **迷走神経**が胸郭内を肺根の後方を通って下行し，対照的に横隔神経は肺根の前方を通っていることを観察する。[**ネ** 227, 228, **カ** 290, 291]
21. 左の**反回神経** recurrent laryngeal nerve の最初の部分を同定する。左反回神経は左迷走神経から枝分かれし，大動脈弓の下で動脈管索の後方を走行している（**図 3.16**）。
22. 大動脈弓の内側と肺動脈幹の間の間隙を指で丁寧に開き，**動脈管索** ligamentum arteriosum を同定する。動脈管索は左肺動脈と大動脈弓の下面をつないでいる（**図 3.16**）。
23. 前胸壁を解剖学的位置に戻す。アトラスと遺体で，心臓の輪郭が胸壁体表面へどのように投影されるのか確認する。[**ネ** 193, **カ** 260]

臨床との関連

心膜

　炎症性疾患で体液が心膜腔に蓄積することがある（**心嚢液貯留** pericardial effusion）。また心臓の穿通性外傷や，心筋梗塞後の弱くなった心筋の穿孔の結果，心膜腔への出血（**心膜血腫** hemopericardium）が起こることがある。心膜は線維性結合組織で構成されていて伸展することができないため，これらの原因で心膜腔に貯留した体液は心臓を圧迫する（**心タンポナーデ** cardiac tamponade）。

心臓の摘出

1. プローブを心膜横洞の中に通す（**図 3.16**）。
2. プローブの前方で**上行大動脈** ascending aorta と**肺動脈幹** pulmonary trunk を，心臓から起始する位置より約 1.5 cm 上方で切断する。
3. **上大静脈** superior vena cava は，右心房への接合部の上方約 1 cm のところで切断する。
4. 心尖を上方に持ち上げ，**下大静脈** inferior vena cava を横隔膜の近くで切断する。
5. 引き続き心尖を持ち上げながら，4 本の**肺静脈** pulmonary vein を，心膜の内面のできるだけ近く（肺静脈が心膜斜洞の外側境界を形成するところ）で切断する（**図 3.16**）。
6. 心膜内面から後面への漿膜性心膜反転部の残りを切断し，心臓を摘出する（**図 3.16**）。
7. 心膜の後面と 8 つの血管の開口部を観察し，心膜がそこで反転することを確認する（**図 3.16**）。

復習

1. 縦隔の構成を復習し，それらの境界を確認する。
2. 心膜が横隔膜へ付着する部位と，大血管の起始部へ付着する部位を復習する。
3. 心膜横洞と心膜斜洞について個体発生上の起源を復習する。
4. 漿膜性心膜の壁側板と臓側板の構造的・機能的な特徴を，壁側・臓側胸膜の特徴と比較する。

心臓の外景

解剖の概要

以下の順に解剖を行う。
① 心臓の外表面の特徴を，血液供給路を含めて学ぶ。

解剖の手順

外表面の特徴[ネ 211, カ 262]

1. 心臓の外表面を観察し，**冠状溝** coronary sulcus（**房室溝** atrioventricular sulcus）（ラテン語で *sulcus*〈複数形：*sulci*〉は「溝」という意味）を同定する（図 3.15）。この溝は心臓の周りを一周して走行しており，心房と心室の境界になる。

2. 心臓の**胸肋面** sternocostal surface（**前面**）において左心室と右心室の境界となる**前室間溝** anterior interventricular sulcus を同定し，右心室が主に心臓の前面を形成していることを観察する。前室間溝は心臓内部における心室中隔の位置を示し，冠状溝とは直交する。

3. 心臓の前面において，右心房から伸びる**右心耳** right auricle と，左心房から伸びる**左心耳** left auricle を同定する（図 3.15）。

4. 主に左心室が心臓の**横隔面** diaphragmatic surface（**下面**）を形成しているのを観察する。

5. 心臓の下面において，**下大静脈** inferior vena cava の開口部と心尖から冠状溝まで走行する**後室間溝** posterior interventricular sulcus を同定する。心臓の静脈と冠状動脈は，冠状溝と前・後室間溝の中にある。

6. 心臓の**左肺面** left pulmonary surface は主に左心室からなり，左肺の心圧痕に接していることを観察する。

7. 心臓の**右肺面** right pulmonary surface は主に右心房からなることを観察する。

8. 心臓の上方から観察する。心底部で**上行大動脈** ascending aorta の残部を同定する。心臓を上方から覗くと**大動脈半月弁** aortic semilunar valve が観察できる。プローブで大動脈弁を破損しないように開き，大動脈弁を通して大動脈と左心室が接続していることを観察する。

9. 大動脈の左側に**肺動脈幹** pulmonary trunk を同定し，上方から覗いて**肺動脈弁** pulmonary valve を観察する。プローブで肺動脈弁を破損しないように開き，肺動脈幹と右心室の接続を観察する。

10. 心臓の右側で**上大静脈** superior vena cava を同定し，右心房下面の下大静脈と垂直方向に一直線に配置されていることを観察する。

心臓の静脈[ネ 215, カ 270]

心臓の血管（および周囲の脂肪）が臓側心膜（心外膜）と心臓の筋層表面の間にあることを確認する。**心臓の静脈** cardiac vein は**冠状動脈** coronary artery よりも表層を走行するので，心臓の静脈を先に剖出する。

1. 心臓の横隔面で**冠状静脈洞** coronary sinus を同定する（図 3.17B）。冠状静脈洞は心臓の静脈系の拡張部であり，冠状溝内にあることを観察する。

2. 鈍的に脂肪と冠状静脈洞を覆う心膜を取り除く。冠状静脈洞の長さは約 2～2.5 cm で，右心房に開口する。冠状静脈洞の開口部は右心房の内面を解剖するときに観察できる。

3. プローブで冠状静脈洞の境界と表面を剖出する。心臓の周囲でその走行を冠状溝内にたどり，**大心臓静脈** great cardiac vein に注ぎ込むところまで観察する（図 3.17B）。

4. 鈍的に，大心臓静脈を心臓の胸肋面までたどる。その経路を観察すると，心臓の前面では大心臓静脈が動脈よりも深層を走行することがわかる。

5. 大心臓静脈の走行が確認できるように剖出する。大心臓静脈は心尖から冠状静脈洞に向かって前室間溝の中を走行する（図 3.17A）。左心室を灌流した血液は細い複数の静脈によって，大心臓静脈か冠状静脈洞へ集められることを確認する。

6. 後室間溝の中に**中心臓静脈** middle cardiac vein を見つけて剖出し，冠状静脈洞までたどる。

7. 下大静脈の近くで，心臓の外側面を右から回って冠状静脈洞に向かう**小心臓静脈** small cardiac vein を同定する（図 3.17B）。

8. プローブで小心臓静脈を剖出し，心臓の前面までたどる。小心臓静脈は心臓の前面で，心臓の下縁に沿って走行する（図 3.17A）。

9. 心臓の前面で**前心臓静脈** anterior cardiac vein を同定する。前心臓静脈は右心房と右心室の間の冠状溝を乗り越え，右冠状動脈の表面を通過する（図 3.17A）。

10. 心臓のほとんどの静脈は冠状静脈洞の支流であるが，前心臓静脈は例外であることを確認する。前心臓静脈は右心室の前壁からの静脈血を直接右心房に排出する。

冠状動脈[ネ 215, カ 270]

1. 冠状動脈の解剖は，上行大動脈の内腔にある**大動脈弁** aortic valve の観察から始める。大動脈弁の**右・左・後半月弁** semilunar cusp を同定する。各半月弁の背後には，**大動脈洞** aortic sinus と呼ばれる小さい凹みがあり，それぞれ**右・左・後大動脈洞（バルサルバ洞）**と呼ぶ。

2. 左大動脈洞で，**左冠状動脈の開口部** opening of the left coronary artery を同定する。プローブをこの開口

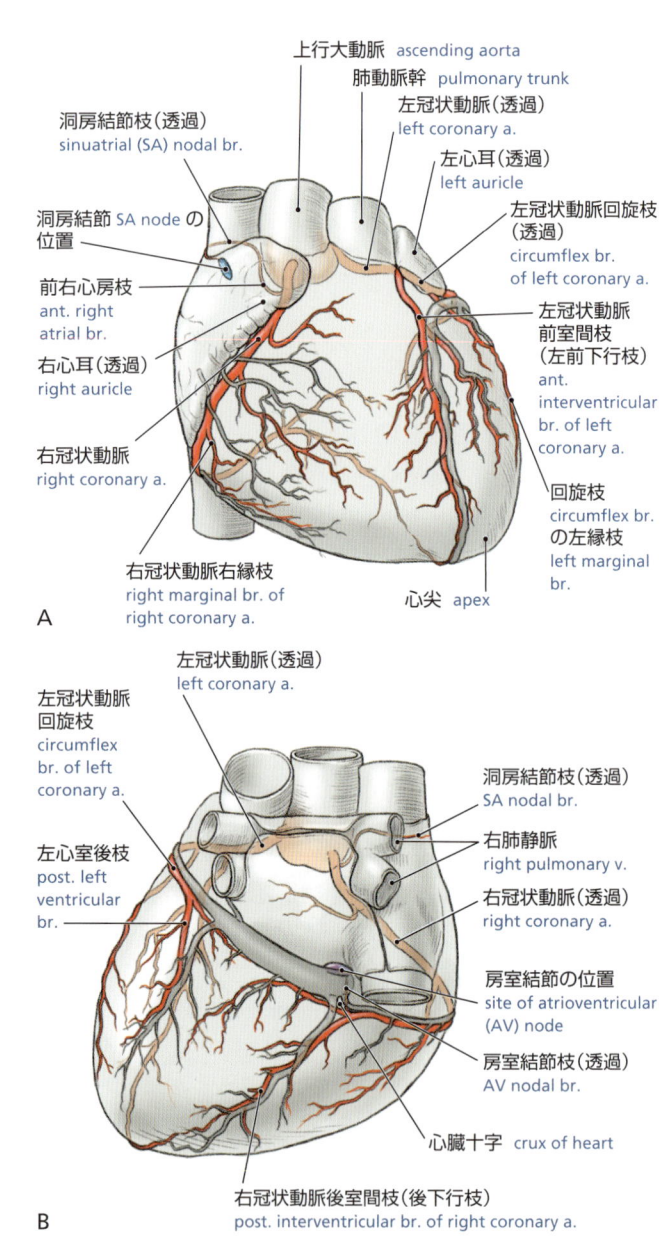

図 3.17　心臓の静脈と冠状静脈洞。A：前面。B：後面

図 3.18　冠状動脈とその枝。A：前面。B：後面

部に入れ，心臓の表面でプローブの先が左心耳と肺動脈幹の間に入っていることを確認する。これが左冠状動脈の起始部である。

3. 鈍的に，左心耳の下方で上行大動脈から起こる左冠状動脈を剖出する。左冠状動脈はすぐに，冠状溝の中で**前室間枝** anterior interventricular branch と**回旋枝** circumflex branch に分かれることを観察する（**図 3.18A**）。

4. 鈍的に**前室間枝**を剖出し，その走行を前室間溝の中で心尖までたどる。大心臓静脈を破損してはいけない。臨床医は左冠状動脈の前室間枝を**左前下行枝** left anterior descending（LAD）artery と呼ぶ。

5. 鈍的に**左冠状動脈回旋枝** cricumflex branch of the left

coronary artery を剖出し，その走行をたどる。左冠状動脈回旋枝は冠状溝の中を走り，心臓の左側面を後方へ回り込む（**図 3.18B**）。

6. 左冠状動脈の回旋枝が冠状溝の中で冠状静脈洞に伴走し，左心室の後壁に血液を供給するいくつかの無名の枝を出すことを観察する。

7. **右冠状動脈** right coronary artery の解剖を始めるために，右大動脈洞内で右冠状動脈の開口部を同定する。プローブの先端を右冠状動脈の開口部に差し込む。

8. 心臓の表面から触れてプローブの先端を確認する。プローブの先端は右心耳と上行大動脈に挟まれるように冠状溝の中にあり，これが右冠状動脈の起始部であることを観察する。

9. 右心耳を挙上しつつ，鈍的解剖で右冠状動脈の剖出を行う。

10. **前右心房枝** anterior right atrial branch を同定する。前右心房枝は右冠状動脈の起始部近くから起こり，右心房の前壁を上大静脈に向かって上行する（図3.18A）。

11. 前右心房枝をたどり，さらにその枝である洞房結節に血液を供給する**洞房結節枝** sinuatrial nodal branch も同定して剖出する。

12. 右冠状動脈を冠状溝の中に確認する。可能ならこの動脈の上を乗り越えて右心房へ向かう前心臓静脈を保存する。

13. 右冠状動脈の**右縁枝** right marginal branch を同定する。右冠状動脈の右縁枝は通常心臓の下縁の近くから起こり，小心臓静脈に伴走して心臓の下縁に沿って走行する。

14. 冠状溝の中の右冠状動脈を心臓の横隔面に至るまで剖出し，その走行をたどる。右冠状動脈は後室間溝に達すると，中心臓静脈に伴走する**後室間枝** posterior interventricular branch を出す。後室間枝が分岐する位置まで右冠状動脈の剖出を続ける（図3.18B）。

15. 心尖に向かう後室間枝をたどる。心尖でこの動脈は左冠状動脈の前室間枝と吻合する。

16. 後室間溝と冠状溝の会合である**心臓十字** crux of the heart を同定する。この位置で**房室結節枝** atrioventricular nodal branch が右冠状動脈から起こる（図3.18B）。

17. 残存する脂肪と臓側心膜を心臓表面から除去し，心臓の血管系がより容易に観察できるようにする。

臨床との関連

冠状動脈

　約75％の心臓では，右冠状動脈が後室間枝を出して，左心室の壁と心室中隔の後部に血液を供給する。この分布様式は一般に右優位と呼ばれている。約15％の心臓では後室間枝が左冠状動脈に由来し，この様式は左優位と呼ばれる。残りの10％では冠状動脈は他の分岐様式を示す。

復習

1. 心臓の境界を復習する。

2. 心臓の表面で4つの部屋の位置と境界を復習する。

3. 心臓の冠状溝と室間溝の位置，およびこれらの溝の中を走行する血管の名称を復習する。

4. 右大動脈洞から冠状静脈洞へ至る血液の経路を順次たどり，関係するすべての血管の名称を列挙する。

5. 左大動脈洞から心尖へ至る血液の流路と，冠状静脈洞への静脈血還流の経路を順次たどり，関係するすべての血管の名称を列挙する。

心臓の内景

解剖の概要

以下の順に解剖を行う。

① 心房と心室を開き，血流に従って**右心房** right atrium，**右心室** right ventricle，**左心房** left atrium，**左心室** left ventricle の順で内部の特徴を学ぶ。

② 心房と心室を開放する（切断線は，先に解剖した心臓表面の血管をできるだけ保存するように示されている）。

③ 心臓の中に凝固血があれば，取り除いて心臓の内部をよく観察できるようにする。凝固血がとても硬い場合は，除去するために砕く必要がある。凝固血は実習室のルールに従って廃棄する。以下に述べる解剖の手順は心臓の解剖学的位置に従っている。

解剖の手順

右心房 [ネ217, カ266]

1. ピンセットで右心耳をそっと持ち上げ，上縁の近くにハサミを入れ，縁に沿い右に向かって短い切り目を右心房と上大静脈の境界の下まで入れる（図3.19の切断線1）。

2. 右心房の外側縁に沿って下方に向かって下大静脈の手前まで切り目を入れる（図3.19の切断線2）。

3. 切断線2の下端で水平に左に向かって，冠状溝の手前まで切り目を入れる（図3.19の切断線3）。

4. ピンセットでドア状になった心房壁をつまみ，右心房を開く（図3.20）。

5. ピンセットで凝固血を除く。可能であれば，流しま

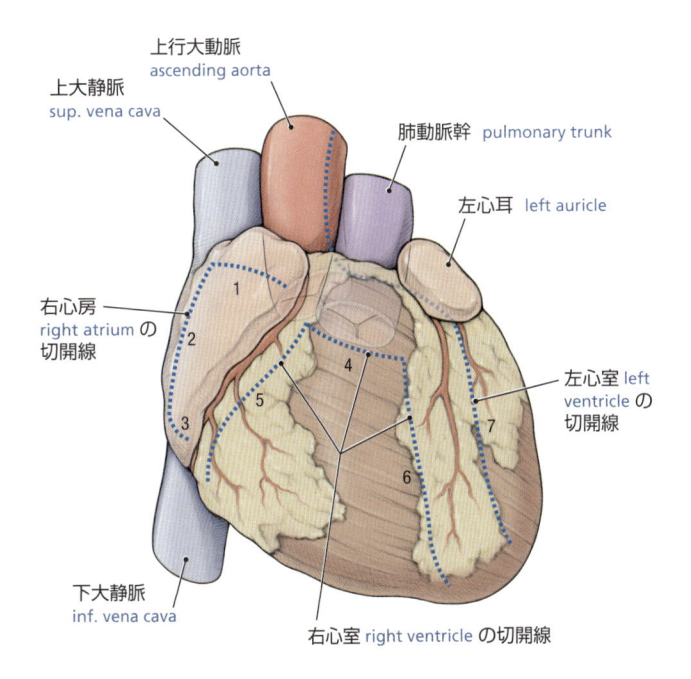

図3.19　右心房，右心室，左心室の切開線

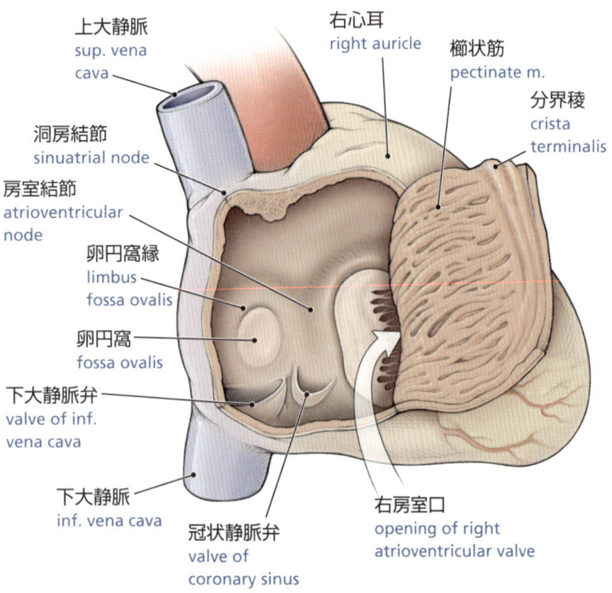

図3.20　右心房の内景と洞房結節，房室結節のおおよその位置

で心臓を運び，内部を水道水で洗浄する。

6. **右心房前壁** anterior wall of the right atrium の内部表面に**櫛状筋** pectinate muscle を同定する。櫛状筋は分界稜に向かう水平の隆起である。**分界稜** crista terminalis は垂直に走る櫛状筋をつなぐ筋性隆起である（図**3.20**）。

7. 右心房の上部に**上大静脈** superior vena cava の開口部を同定する。

8. 右心房の下方に**下大静脈** inferior vena cava の開口部と**弁** valve を同定する（図**3.20**）。

9. **右心房後壁** posterior wall of the right atrium で**冠状静脈洞開口部** opening of coronary sinus と**弁**を同定する。プローブを冠状静脈洞開口部に差し込み，冠状静脈洞が心臓表面で冠状溝にあるのを確認する。

10. 右心房の内側に**卵円窩** fossa ovalis を同定する。卵円窩は**心房中隔** interatrial septum 上の凹みである。肥厚した稜である**卵円窩縁** limbus fossa ovalis（ラテン語で *limbus* は「境界」という意味）の下方に卵円窩が位置することを観察する（図**3.20**）。

11. **心臓の刺激伝導系** conducting system of heart の一部は右心房の壁に位置しているが，肉眼で見分けることはできない。**洞房結節** sinuatrial node（SA node）は，右心房と上大静脈の間にある分界稜の上端に位置する。**房室結節** atrioventricular node（AV node）は，冠状静脈洞の開口部の上方で心房中隔の中にある（図**3.20**）。

12. **右房室弁（三尖弁）**right atrioventricular valve の開口部を同定する。右房室弁へ向いている。プローブを差し込み，右心房から右心室への血流を理解する。

臨床との関連

卵円窩

卵円窩 fossa ovalis は**卵円孔** foramen ovale の遺残である。胎児期には胎盤からの血液は下大静脈から心臓に流れ込む。この酸素と栄養が豊富な血液は卵円孔を通じて直接に左心房に入り，肺を通過せずに身体を循環する。

右心室[ネ 217，カ 269]

1. プローブや指で，肺動脈から**肺動脈弁** pulmonary valve の位置を確認する。

2. メスで，**右心室前壁** anterior wall of the right ventricle の肺動脈弁の下に水平の短い切り目を入れる（図**3.19** の切断線4）。

3. 右心室前壁の冠状溝の下方約1 cmのところにハサミで平行な切り目（図**3.19** の切断線5）を入れ，心臓の下縁まで切り進む。この切断の際に，心室壁の厚みを理解し，房室弁先端を心室の奥の方で切断しないようにする。

4. 心室壁の開口部から指を差し込んで，心臓表面の冠動脈左前下行枝（LAD）を参考にして**心室中隔** interventricular septum を触知する。

5. 切断線4の左端から前室間溝の右約2 cmのところに切り目を入れる。心室中隔の右側に心臓下方に向かって切り目を入れる。切断は右心室の端まで行う（図**3.19** の切断線6）。

6. ドア状になった右心室の壁を下方にめくり返す（図**3.21**）。

7. ピンセットで，慎重に右心室から凝固血を取り除く。さらに水洗して，他の残存物を除去する。

8. **右房室弁** right atrioventricular valve（三尖弁 tricuspid valve）の開口部を同定し，その**前尖** anterior cusp，**中隔尖** septal cusp，**後尖** posterior cusp を同定する（図**3.21**）。

9. **腱索** chordae tendineae を同定し，この繊細な腱が弁尖と右心室壁から起こる**乳頭筋** papillary muscle をつないでいることを観察する。

10. 3つの**乳頭筋**を同定する。**前乳頭筋**が最も大きく，**中隔乳頭筋**はとても小さい。中隔乳頭筋は心室中隔から多数の小さな筋として起こることもある。一方，**後乳頭筋**は心室の奥にある。

11. **肉柱** trabeculae carneae（ラテン語で *trabs* は「木製の梁」という意味。*carneus* は「肉状」という意味）を同定する。肉柱は，右心室壁内表面の粗い筋の隆起である。

12. **中隔縁柱** septomarginal trabecula（moderator band）を同定する。中隔縁柱は右心室の下方で心室中隔から前乳頭筋の基部へ伸びる。中隔縁柱は前乳頭筋を刺激する伝導系の右脚の一部を含む。

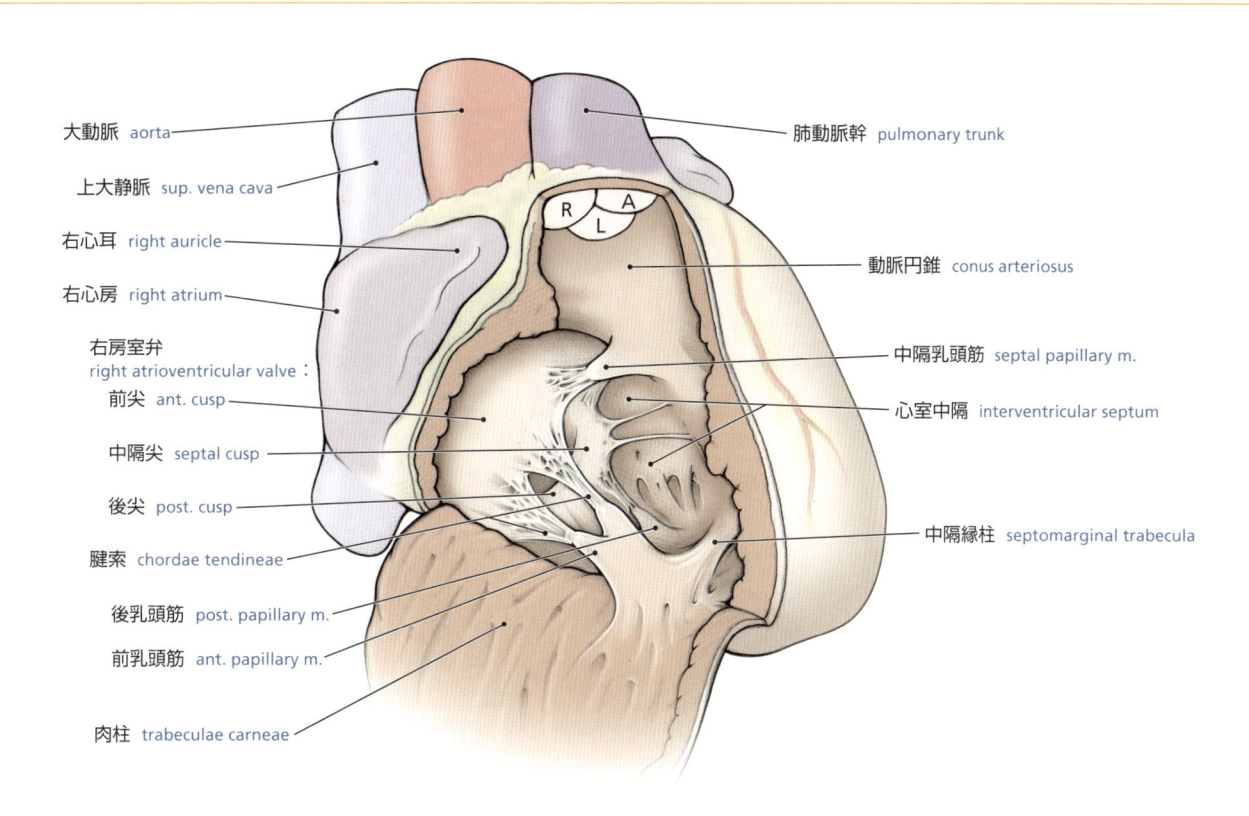

図 3.21　右心室の内景。A：前半月弁，R：右半月弁，L：左半月弁

13. 右心室の上方に**肺動脈幹** pulmonary trunk を同定する。**動脈円錐** conus arteriosus（漏斗部 infundibulum）は肺動脈幹の下方にある右心室内の円錐形の平滑な部分である（**図 3.21**）。

14. **肺動脈弁** pulmonary valve が 3 つの**半月弁** semilunar cusp（**前半月弁** anterior cusp，**右半月弁** right cusp，**左半月弁** left cusp）からなることを観察する（**図 3.21**）。[ネ 219，力 267]

15. 肺動脈幹の中を上から覗き，半月弁の上面を観察する。各半月弁は 1 つの線維性の**結節** nodule と 2 つの**半月** lunule からなる。結節と半月は弁尖をしっかり閉じる役割を持つ。心臓拡張期の血液の逆流を防ぐ。

左心房 [ネ 218，力 266]

1. 心臓の後面を観察する。4 つの**肺静脈** pulmonary vein の**左心房** left atrium への開口部を観察する。通常，肺静脈は右肺から 2 つ，左肺から 2 つがペアになって並ぶ。

2. 両側にある肺静脈の手前を通るように，ハサミで U の字に左心房後壁を切り開く（**図 3.22**）。

3. ピンセットで，ドア状になった左心房壁を下方にめくり返す。

4. ピンセットで，慎重に左心房から凝固血を取り除く。さらに水洗して，他の残存物を除去する。

5. **左心耳** left auricle への開口部を同定する。壁内面にある櫛状筋を観察する。ここ以外の左心房の内面は

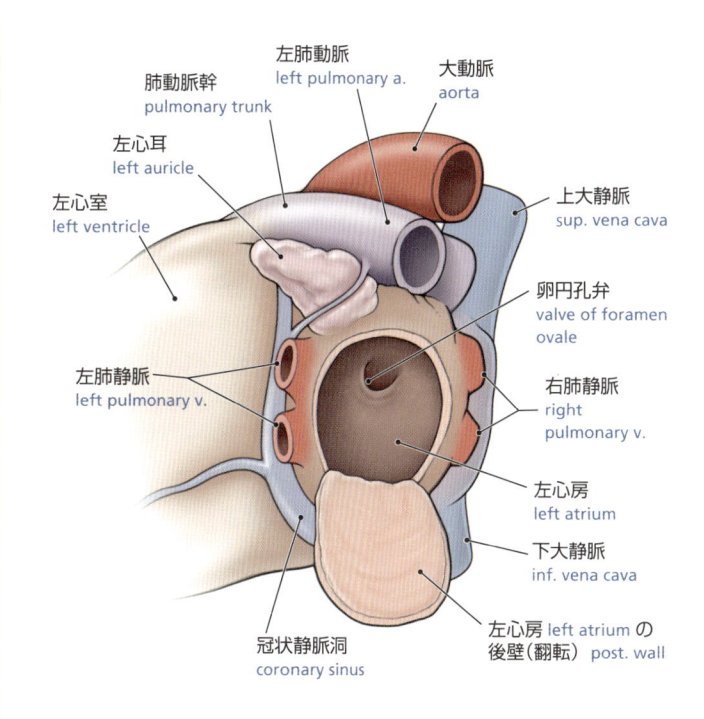

図 3.22　左心房の内景

平滑である。

6. **心房中隔** interatrial septum の上に**卵円孔の弁** valve of the foramen ovale を同定する（**図 3.22**）。

7. 左心房の心房中隔表面を人差し指で，右心房の心房中隔表面を親指で触れて，卵円窩の厚みを周りの心

房中隔と比べる。

8. **左房室弁** left atrioventricular valve の開口部を同定し，プローブを差し込んで，左心房から左心室への血流を理解する。

左心室 [ネ218, カ266]

以下の方法では，左冠状動脈前室間溝枝と冠状静脈洞に注ぐ大心臓静脈を切断してしまう（これらの血管を残すには他の方法をとらなくてはならない）。

1. 上方から大動脈を覗き込み，**大動脈弁** aortic valve とその3つの**半月弁尖** semilunar valve cusp（右半月弁尖，左半月弁尖，後半月弁尖）を同定する。[ネ219, カ267]

2. 左半月弁と右半月弁の間にハサミを挿入し，上行大動脈の前壁を下に向かって切断する。この切断は左冠状動脈と平行になる（**図 3.19** の切断線 7）。

3. 上行大動脈と左心房が接するところまで切断し，左冠状動脈前室間枝と大心臓静脈を切断する。

4. 切開をさらに心尖まで進める。この切開は前室間溝の約 2 cm 左で心室中隔に平行に行う。

5. 左心室と上行大動脈を大きく開く（**図 3.23**）。

6. ピンセットで慎重に左心室から凝固血を取り除く。さらに水洗して，他の残存物を除去する。

7. **左房室弁** left atrioventricular valve（二尖弁 bicuspid valve, 僧帽弁 mitral valve）を同定する。**前尖** anterior cusp と**後尖** posterior cusp を区別する（**図 3.23**）。

8. **前乳頭筋** anterior papillary muscle と**後乳頭筋** posterior papillary muscle を同定する。それぞれの乳頭筋の**腱索** chordae tendineae が前尖と後尖の両方に付着することを観察する。

9. 左心室の壁内表面は**肉柱** trabeculae carneae による凹凸がある。

10. **大動脈弁**を観察し，右・左・後半月弁（尖）を同定し，それぞれに1つの結節と2つの半月があることを観察する。

11. 大動脈弁の上方に**冠状動脈** coronary artery の開口部を同定する。半月弁（尖）と**大動脈洞** aortic sinus の位置関係を理解する。後半月弁の大動脈洞からは冠状動脈が起こらないので，**無冠尖** noncoronary cusp と呼ばれることもある。

12. **心室中隔筋性部** muscular part of interventricular septum を触知する。右手の親指と人差し指をそれぞれ右心室と左心室に入れて，指の間で心室中隔の筋性部の厚さを確かめる。

13. 母指と示指を上方へ動かし，薄い**心室中隔膜性部** membranous part of the interventricular septum を触知する。心室中隔膜性部は大動脈弁右半月弁の下方である。

14. アトラスを参照して，**心臓の刺激伝導系** conducting system of the heart について学ぶ。[ネ222, カ269]

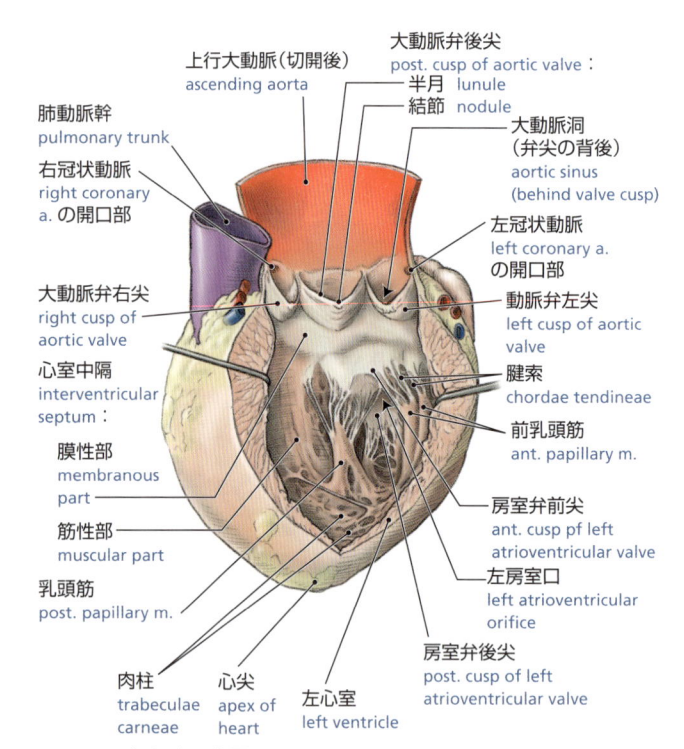

図 3.23 左心室の内景

洞房結節は右心房壁の中の上大静脈付近の分界稜上端にある。洞房結節からのインパルスは右心房の壁を通って房室結節に達する。房室結節から起こるインパルスは**房室束** AV bundle を通って心室中隔の膜性部を通る。その後に房室束は心室中隔の筋性部の両側で，**右脚** right bundle と**左脚** left bundle に分かれ，心室を構成する心筋を刺激し収縮させる。

復習

1. 心臓の各部屋の特徴を復習する。

2. 上・下大静脈から始まり，上行大動脈に終わる血流が心臓の部屋や弁を通過する過程を復習する。

3. 心臓と大血管のつながりを復習する。

4. アトラスを参照して，心臓の刺激伝導系を復習し，遺体と見比べて心臓の対応関係を確認する。

5. 心臓を遺体の胸部の解剖学的位置に戻し，胸壁も本来の位置に戻す。アトラスや教科書と遺体を見比べて，前胸壁表面に心臓の弁の位置を投射する。

6. 教科書を参照して，心臓の各弁の音を聞くための前胸壁上の聴診部位を調べる。遺体で，前胸壁上の聴診部位を復習し，前胸壁を取り外して，聴診部位と心臓の弁の位置との関係を確認する。

上縦隔

解剖の概要

　上縦隔は，胸骨角と第4，第5胸椎間の椎間円板を通る水平面より上部に位置する。上縦隔には，胸郭と頚部，上肢，さらに腹部の間を走行する大血管とその主要な枝，気管，食道，胸管が含まれる。

　以下の順に解剖を行う。

① 腕頭静脈を観察した後に上方にめくり返し，大動脈弓を露出する。

② 大動脈弓とその近位部の枝を剖出する（遠位部の血管は頚部もしくは第2章「上肢」で剖出する）。

③ 気管とその分岐様式を学ぶ。

④ 食道の上部と迷走神経を剖出する。

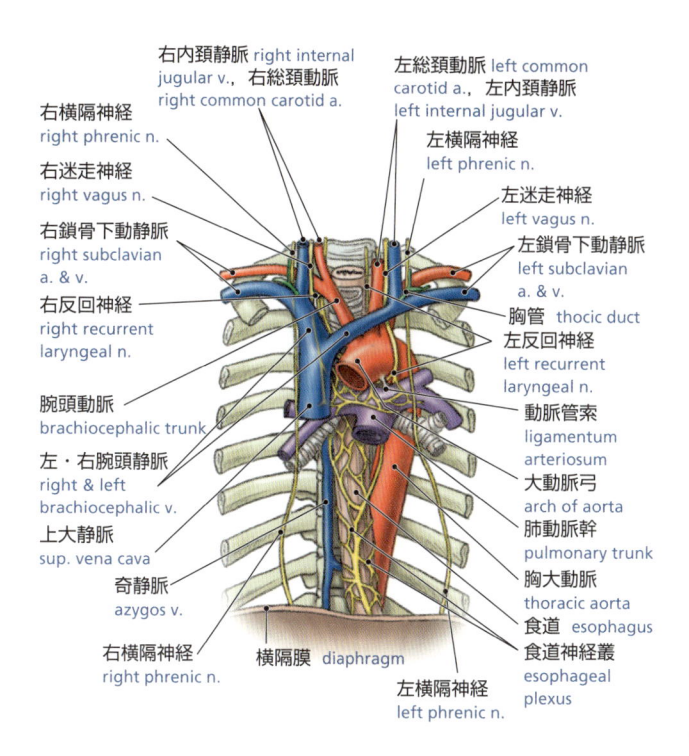

図 3.24　上縦隔での横隔神経・迷走神経と大血管との関係

右内頚静脈 right internal jugular v.，右総頚動脈 right common carotid a.
右横隔神経 right phrenic n.
右迷走神経 right vagus n.
右鎖骨下動静脈 right subclavian a. & v.
右反回神経 right recurrent laryngeal n.
腕頭動脈 brachiocephalic trunk
左・右腕頭静脈 right & left brachiocephalic v.
上大静脈 sup. vena cava
奇静脈 azygos v.
右横隔神経 right phrenic n.
横隔膜 diaphragm
左総頚動脈 left common carotid a.，左内頚静脈 left internal jugular v.
左横隔神経 left phrenic n.
左迷走神経 left vagus n.
左鎖骨下動静脈 left subclavian a. & v.
胸管 thocic duct
左反回神経 left recurrent laryngeal n.
動脈管索 ligamentum arteriosum
大動脈弓 arch of aorta
肺動脈幹 pulmonary trunk
胸大動脈 thoracic aorta
食道 esophagus
食道神経叢 esophageal plexus
左横隔神経 left phrenic n.

解剖の手順

上縦隔

1. 上縦隔の境界を学ぶ（**図 3.13**）。
   - 上方：胸郭上口
   - 下方：胸骨角を通る水平面
   - 前方：胸骨柄
   - 後方：第1～第4胸椎の椎体
   - 外側：左右の縦隔胸膜

2. 前胸壁を取り除く。

3. **胸腺** thymus を同定する。成人では，胸腺は胸骨柄のすぐ後方にある脂肪性の遺残物である。遺体では腕頭静脈に合流する胸腺静脈の後面に確認できる。新生児では，活動性の高いリンパ器官であり，胸部X線写真でみることができる。［**ネ** 208，**カ** 278］

4. 頚部から上縦隔上面に伸展する薄い筋層を上方にめくり返す。

5. 鈍的に胸腺の遺残物を取り除く。

6. **上大静脈** superior vena cava を上方の分岐部までたどり，**左右の腕頭静脈** left and right brachiocephalic vein を見つける（**図 3.24**）。左右の腕頭静脈は，右第1肋軟骨の下縁の後方で合流して上大静脈となる。

7. 鈍的に左右の腕頭静脈を掃除して，後方にある構造物からこれらの静脈を剥がし剖出する。

8. 上大静脈を下方にたどり，右の肺根の前方を通過するのを観察する。［**ネ** 227，**カ** 290］

9. 縦隔の右側で**奇静脈** azygos vein を同定する。**奇静脈弓** arch of azygos vein は，右の肺根の上方を通過して上大静脈の後面に流入する。

10. 上大静脈のすぐ横で左腕頭静脈を切断し，上大静脈，右腕頭静脈，奇静脈を右側にめくり返す。

11. 左右の**横隔神経** phrenic nerve を同定する。横隔神経はすでに中縦隔のところで剖出してある。左右の横隔神経はそれぞれ左右の肺根の前方を通過する。

12. 横隔神経を上方にたどり，腕頭静脈の後方を通過するのを観察する（**図 3.24**）。

13. 横隔神経を胸郭上口の高さから横隔膜に入るまで掃除し，心膜横隔動静脈に伴走することを確かめる。

14. **大動脈弓** arch of the aorta を同定する（**図 3.24**）。大動脈弓の始まりと終わりは，ともに胸骨角のレベルである。［**ネ** 228，**カ** 291］

15. 大動脈弓上面の枝をきれいにし，前方から後方へ順に，**腕頭動脈** brachiocephalic trunk，**左総頚動脈** left common carotid artery，**左鎖骨下動脈** left subclavian artery を同定する。

16. 大動脈弓の凹面と左肺動脈をつなぐ動脈管索を同定する（**図 3.24**）。

17. 大動脈弓の左側部分で**左迷走神経** left vagus nerve と**左反回神経** left recurrent laryngeal nerve を同定する。左反回神経と動脈管索の位置関係を確認する（**図 3.24**）。

18. 左迷走神経を下方にたどり，左の肺根の後方を通過して食道に向かうことを確認する。

19. 上縦隔の右側部分で，**右迷走神経** right vagus nerve が右の肺根の後方を通過することを確認する（**図 3.25**）。

20. 右迷走神経の枝の**右反回神経** right recurrent laryngeal nerve を同定する。右反回神経を下方にたどり，右鎖骨下動脈の下に回り込むことを観察する。右上肢の解剖がまだであれば，右鎖骨下動脈はみえない。

21. **気管** trachea を同定し，上縦隔で食道がそのすぐ後方にあるのを観察する。食道の剖出は行わない。

3

胸部

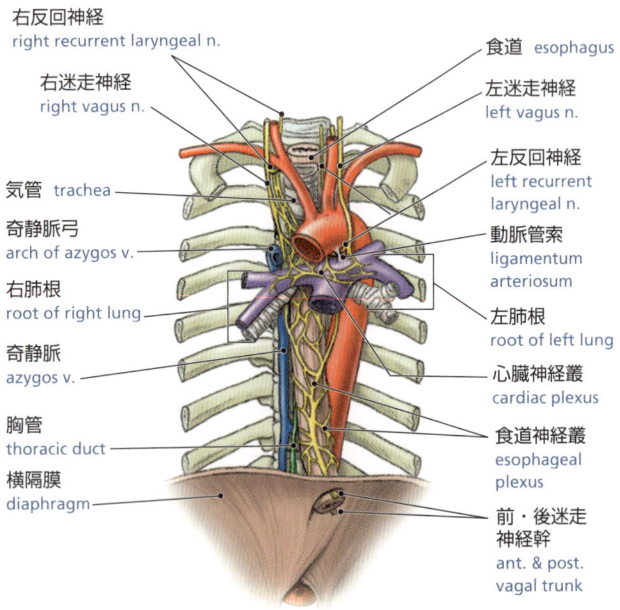

図 3.25　大動脈弓の枝（主な静脈は省略されている）

22. 胸骨角を通る水平面で**気管分岐部** bifurcation of the trachea を同定し，鈍的に**右主気管支** right main bronchus と**左主気管支** left main bronchus を掃除する。
23. 奇静脈弓が右主気管支の上方を通過し，大動脈弓が左主気管支の上方を通過するのを観察する（**図3.25**）。
24. 気管分岐部の左右の主気管支の間にある**気管気管支リンパ節** tracheobronchial lymph node を見つける。
25. 気管分岐部の近くで，気管の前面と後面を触ってみる。**気管軟骨輪** tracheal ring は C 字型をしており，「C」の字が後方に開いていることを観察する。
26. 食道が気管の後方に位置し，気管軟骨輪の開いている部分と密接しているのを観察する。
27. 左右の主気管支を比べる。右主気管支は左主気管支と比べて，直径は大きく，長さは短く，方向は垂直に近い。
28. 主気管支の分岐に沿って逆 Y 字型に注意深く切開し，気管分岐部の内面を学習する。気管分岐部の下縁で**竜骨** carina（ラテン語で *carina* は「ヨットのキール」という意味）と呼ばれる軟骨性の隆起を観察する。
29. 肺動脈幹を同定し，**左・右肺動脈** left and right pulmonary artery への分岐部まで掃除する。右肺動脈は上大静脈の後方を，左肺動脈は**下行大動脈** descending aorta（**胸大動脈** thoracic aorta）の前方を通過するのを観察する（**図3.25**）。

復習

1. 上縦隔の内容物を解剖学的位置に戻す。
2. 上大静脈の構成と奇静脈弓の位置を復習する。
3. 上行大動脈および大動脈弓とその枝の位置を復習する。
4. 肺根に対する横隔神経と迷走神経の位置を比較する。

5. 左反回神経の胸部走行と右反回神経の頚部走行を比較する。この違いを動脈の発生学的起源に関連づけて理解する。

臨床との関連

左反回神経

　左反回神経は大動脈弓と密接な関係を持ち，上縦隔を通り抜ける。縦隔の腫瘍または大動脈弓の動脈瘤の症例では，左反回神経が圧迫され，左の声帯ヒダの麻痺と嗄声が生じる。

臨床との関連

気管分岐部

　気管支鏡検査の際に，竜骨は左右の主気管支の上端に位置する重要な目印になる。通常，竜骨は気管の正中面よりわずかに左に位置する。異物を吸い込んだときは，左主気管支より右主気管支の方が広く，垂直方向になっているため，通常右主気管支に入る。

後縦隔

解剖の概要

　後縦隔は，心膜の後方の空間であり，頚部と胸郭，胸郭と腹部の間を走行する構造物を含む。後縦隔の構造物と心臓との密接な関係をよく理解するために，**心膜の後壁** posterior wall of pericardium からこれらの構造物にアプローチする。
　以下の順に解剖を行う。
① 心膜について復習し，その後壁を取り除く。
② 食道について学ぶ。
③ 奇静脈とその支流について学ぶ。
④ 胸管を同定する。
⑤ 下行大動脈とその枝を剖出する。
⑥ 胸部の交感神経幹とその枝を剖出する。

解剖の手順

後縦隔

1. 後縦隔の境界を確認する（**図3.13**）。
   - 上方：胸骨角を通る水平面
   - 後方：第5〜第12胸椎
   - 前方：心膜
   - 外側：縦隔胸膜（左右）
   - 下方：横隔膜
2. 心膜の後壁の内表面を復習する（**図3.16**）。
3. 心臓を心膜内の元の場所に戻す。胸郭の右側から心臓と食道の関係を観察する。食道は左心房と左心室

の一部のすぐ後方にある。

4. 心膜腔から心臓を取り出す。

5. 指で慎重に食道を心膜から引き離す。

6. ハサミで，慎重に心膜の後壁の**心膜斜洞** oblique peri-cardial sinus の領域を垂直に切開する（**図3.26**）。

7. 心膜後壁を広げて，**食道** esophagus を同定する。食道は筋性の管である。

8. 食道の左，少し後方に**胸大動脈** thoracic aorta を同定する。胸大動脈は後縦隔を下方に向かって走行する。食道と下行大動脈の位置関係を観察する。

9. 胸膜後壁の残りを鈍的に剥がして，持ち上げてめくり返す。胸膜が横隔膜に付着している部分は壊さないようにする。

10. ハサミで，大血管と横隔膜に付着している辺りで胸膜を切断し，切り取った胸膜は組織コンテナに保存する。[ネ 229, カ 284]

11. 鈍的に**食道**を剖出し，食道の下部を支配する**食道神経叢** esophageal plexus of nerve が食道表面を覆っていることを観察する（**図3.26**）。

12. 右鎖骨下動脈前面を横切るところで**右迷走神経** right vagus nerve を見つけ，下に右の肺根までたどる。鈍的解剖を行い，食道表面に迷走神経の線維が広がることを観察する（**図3.25**）。

13. 大動脈弓の左側を横切るところで**左迷走神経**を同定し，下に左の肺根までたどる。鈍的解剖を行い，左側からも迷走神経が食道表面に線維を出すことを観察する（**図3.25**）。

14. 横隔膜の食道裂孔のすぐ上方を観察すると，食道の前後で食道神経叢が密になって，それぞれ**前迷走神経幹** anterior vagal trunk と**後迷走神経幹** posterior vagal trunk を形成するのがみえる（**図3.25**）。横隔膜の弯曲によっては，この時点では迷走神経幹はみえないこともある。

15. 右肺根の上方でアーチ状に曲がる**奇静脈** azygos vein を同定する。奇静脈を下方にたどり，奇静脈を横隔膜のレベルまで追う（**図3.25**，**図3.27**）。

16. 胸の右側で奇静脈をきれいに剖出し，同時に**肋間静脈** posterior intercostal vein が奇静脈に流入するのを観察する。[ネ 234, カ 289]

17. 食道を左に寄せて，**奇静脈**と**胸大動脈**の間に**胸管** thoracic duct を同定する。胸管は血液を含まない細い静脈のようにみえる（**図3.27**）。

18. 胸管の壁は薄く容易に裂けるので，注意を払って，周囲の結合組織から鈍的に引き剥がす。胸管は1本の管ではなく，多数の細い管の集合である。[ネ 295, カ 287]

19. 胸管を下方に胸大動脈とともに横隔膜を通過するところまでたどる。

20. 胸管が**右肋間動脈** right posterior intercostal artery と

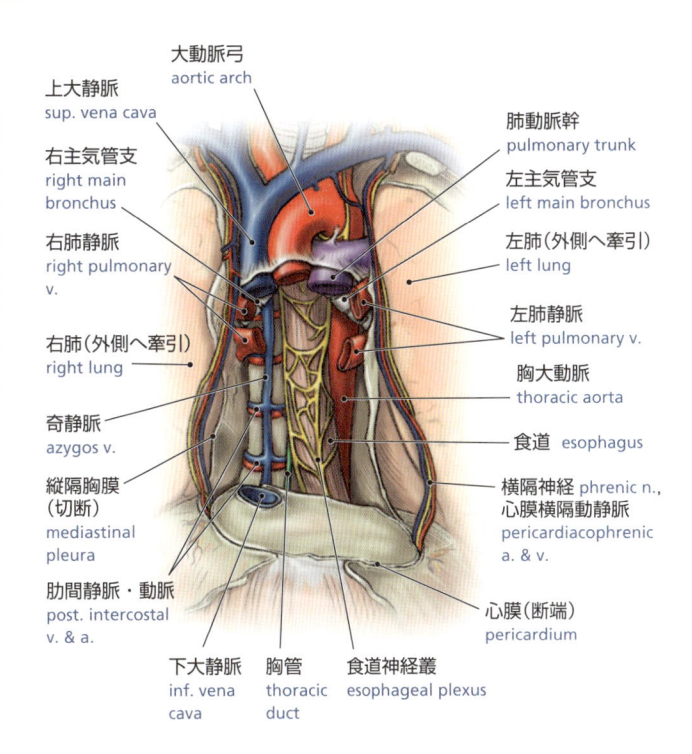

図3.26 心臓と心膜後方の構造物（心膜は切除されている）

大動脈弓 aortic arch
上大静脈 sup. vena cava
右主気管支 right main bronchus
右肺静脈 right pulmonary v.
右肺（外側へ牽引） right lung
奇静脈 azygos v.
縦隔胸膜（切断） mediastinal pleura
肋間静脈・動脈 post. intercostal v. & a.
下大静脈 inf. vena cava
胸管 thoracic duct
食道神経叢 esophageal plexus
肺動脈幹 pulmonary trunk
左主気管支 left main bronchus
左肺（外側へ牽引） left lung
左肺静脈 left pulmonary v.
胸大動脈 thoracic aorta
食道 esophagus
横隔神経 phrenic n., 心膜横隔動静脈 pericardiacophrenic a. & v.
心膜（断端） pericardium

半奇静脈 hemiazygos vein と**副半奇静脈** accessory hemiazygos vein の前面を横切り通過することを観察する。胸管は上方で左内頚静脈と左鎖骨下静脈の合流点に流入して終わるが，この段階で胸管の上方の終止部の剖出は行わない（**図3.27**）。

21. 後縦隔の左側で，**半奇静脈**と**副半奇静脈**をきれいに剖出し，左肋間静脈がこれら奇静脈系に流入することを確認する。

22. 典型的な半奇静脈と副半奇静脈は，それぞれ第9胸椎と第8胸椎の椎体を横切り，奇静脈に流入するのを観察する。ただし奇静脈系には異型が多い。

23. **胸大動脈**の枝を調べる。食道の深部表面の**食道動脈** esophageal artery と（みえれば）主気管支に伴走する**左気管支動脈** left bronchial artery を同定する。これらの小さな動脈は不対性の血管であり，大動脈の前面から起こる。食道動脈と左気管支動脈は，分布領域によって区別する。

24. 左右1対の**肋間動脈** posterior intercostal artery を剖出し，肋間隙までたどる。右肋間動脈は椎体の前面で正中線と交差し，後縦隔の他のすべての内容よりも後方を走行することを観察する。

25. 胸郭の両側で1本ずつ**肋間神経** intercostal nerve を同定し，外側にたどり，**最内肋間筋** innermost intercostal muscle の後方に入り込むのを確認する。

26. 胸郭の両側で**交感神経幹** sympathetic trunk（chain）を同定する。

27. 交感神経幹を胸郭の上方から下方にたどり，第2〜第9肋骨頭と交差するのを観察する。

3

胸部

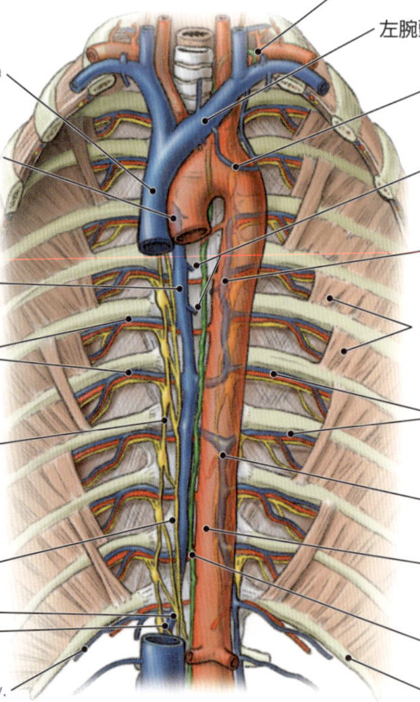

図 **3.27** 後縦隔の内容物（静脈と胸管を露出させるため，食道と横隔膜は切除されている）

28. 第 9 肋骨より下方では，交感神経幹は胸椎の椎体の両側のより前方に位置するのを観察する。[ネ236，カ290]
29. 交感神経幹には，各胸椎レベルに 1 つずつ**交感神経節** sympathetic ganglion があるのを観察する（図 3.27）。
30. 2 種類の**交通枝** ramus communicans（**白交通枝** white ramus communicans，**灰白交通枝** gray rami communicans）が，各肋間神経に対応する胸部交感神経節につないでいることを明らかにする。<u>肉眼では白交通枝と灰白交通枝を色で区別することはできないが，より外側にあるのが白交通枝である。</u>
31. プローブで，左右両側の交感神経幹から生じる**大内臓神経** greater splanchnic nerve を剖出する。胸椎椎体外側面にある胸部交感神経節を第 5 ～第 9 胸椎までたどり，細い神経が合流し下位胸髄のレベルで大内臓神経を形成することを観察する（図 3.27）。
32. **小内臓神経** lesser splanchnic nerve は第 10，第 11 胸

部交感神経節から，**最下内臓神経** least splanchnic nerve は第 12 胸部交感神経節から生じる（図 3.27）。これら 2 つの神経は，横隔膜の弯曲のために，ここではみることができない。

復習

1. 前・中・後縦隔の境界を復習する。
2. 胸郭の中央レベルの横断面を復習する。後縦隔の内容の同定し，心臓と椎体との位置関係を確認する。
3. 肋間神経の走行と機能，肋間神経が支配するすべての構造物の名称を復習する。
4. 大動脈の区分（上行大動脈，大動脈弓，胸大動脈）のすべての枝の名称，分岐位置，分布領域について復習する。
5. 左右の肋間動脈の起始と走行を復習する。
6. 後縦隔で，右肋間動脈の前方にある構造物の名称を挙げる。

第 **4** 章

腹 部

腹部は体幹に沿って胸部と骨盤の間に位置する。腹腔は胸腔と横隔膜によって物理的に隔てられるが，尾側は骨盤腔と連続しているので，この体腔をしばしば腹骨盤腔と呼ぶ。腹部臓器は体幹に対し左右対称ではないので，各名称の接頭に「右」あるいは「左」がつく場合があり，同様に遺体の解説においても右側，左側と注釈をつける場合がある。

前外側腹壁の表層

解剖の概要

胸郭と異なり，腹腔は骨による構造で覆われていない。筋性の前外側腹壁は体腔内を保護するには胸郭に劣るが，体の動きや伸長，あるいは内臓の変化にはむしろ柔軟に対応できる。前外側腹壁の層構造を**図4.1**に示した。腹部の表層筋膜は2つの層に区別でき，浅層の**脂肪層** fatty layer を**キャンパー筋膜** Camper's fascia，深層の**膜様層** membranous layer を**スカルパ筋膜** Scarpa's fascia と呼ぶ。スカルパ筋膜は大腿部の大腿筋膜へ付着し，会陰の筋膜まで続いている。[ネ248，カ217]

体表解剖 [ネ244]

腹部の体表解剖は，自身の体や同じ班のメンバー，もしくは遺体を用いて行うことができる。固定によって硬くなった

遺体では腹部臓器を触診で理解するのは難しいかもしれない。将来，正確にカルテに腹部所見を記述する際に必要とされる用語の理解は重要である。腹部は体表解剖により正しい方向を示すように，よく4分割あるいは9分割して記載する。特に腹部を4分割して記載する方法は一般的であり，この解剖手引きにおいても，臓器の位置を述べるために使用している。

4分割法

1. 遺体を背臥位にし，正中線上にある**剣状突起** xiphoid process を触知する（**図4.2**）。
2. 腹部の中央には**臍** umbilicus がある。臍を通る正中面と水平面によって腹部を**4分割** quadrant system する（**図4.3**）。
3. 正中面に沿って，臍から**恥骨結合** pubic symphysis まで指でたどる。

9分割法

4. 恥骨結合から外側へ指でたどり，**恥骨稜** pubic crest および**恥骨結節** pubic tubercle を同定する。

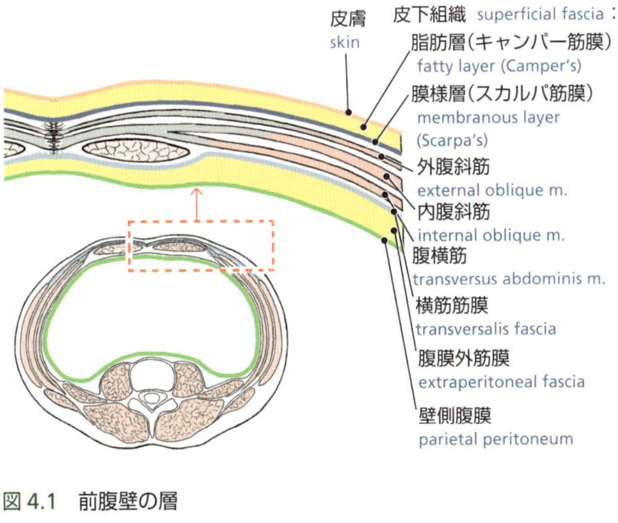

図 4.1　前腹壁の層

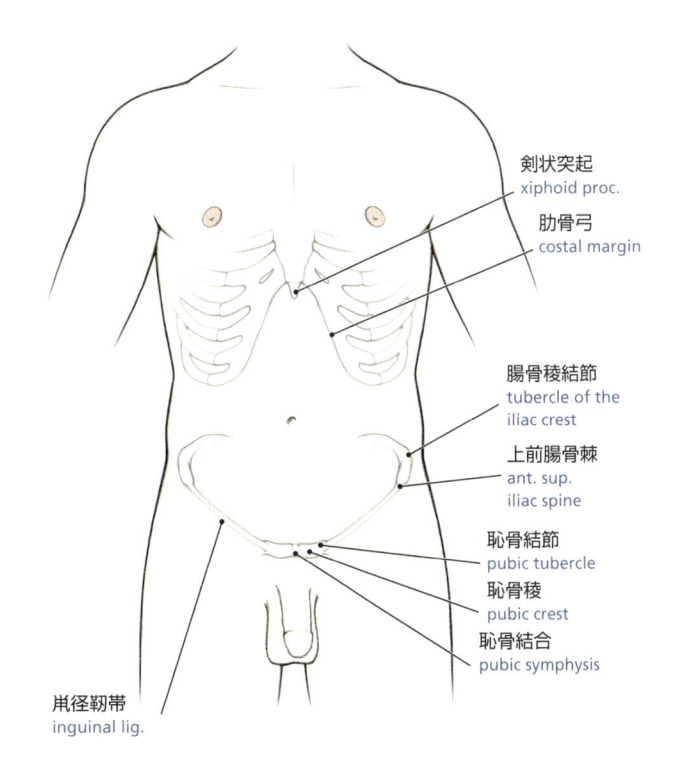

図 4.2　腹部の体表解剖

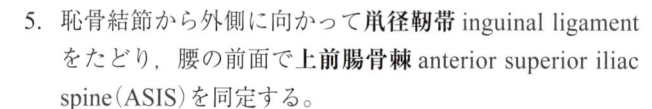

図 4.3　腹部の4分割法

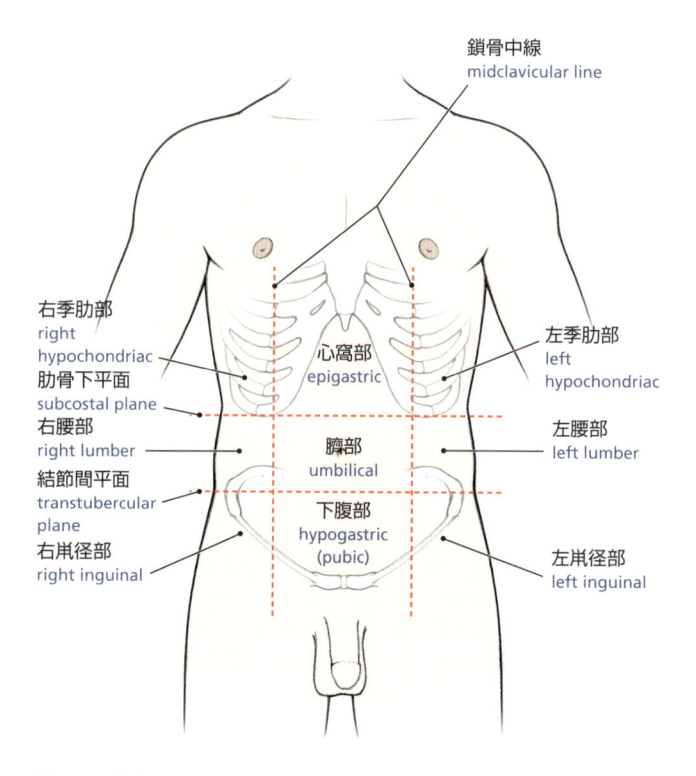

図 4.4　腹部の9分割法

5. 恥骨結節から外側に向かって**鼡径靭帯** inguinal ligament をたどり，腰の前面で**上前腸骨棘** anterior superior iliac spine（ASIS）を同定する。

6. 腹部を**9分割** regional system する線を指でたどってみる。まず，**鎖骨中線** midclavicular line を決めることから始める。鎖骨中線は左右それぞれの鎖骨の中央から下方にたどる。臍と ASIS の間，さらに下方で左右の鼡径靭帯をそれぞれ等分する（**図 4.4**）。

7. ASIS から腸骨に沿って後方へ**腸骨稜** iliac crest の触知を進め，ASIS の約5 cm 後方に**腸骨結節** iliac tubercle を同定する。腸骨結節は腸骨の上外側面に位置する。左右の腸骨結節を結ぶ水平面が**結節間平面** transtubercular plane である（**図 4.4**）。

8. 剣状突起に戻り，両側で左右の**肋骨弓** costal margin の最下点を見つける。ここを左右に結ぶ水平面が**肋骨下面** subcostal plane である（**図 4.4**）。

9. **図 4.4** をみて，腹部の9つの領域とそれらを分ける線を復習する。4分割法よりも9分割法によって患者の訴えを正確に記述することができる。それゆえ，腹部を分けるこれら2つの方法のどちらにも馴染んでおくべきである。

解剖の手順

皮膚剥離

1. **図 4.5** 参照。

2. 剣状突起の胸骨への結合（C）から恥骨結合（E）まで皮膚を切開する。ただし臍の周囲は丸く皮膚を残す。

3. 剣状突起（C）から肋骨弓に沿って中腋窩線（V）まで

切開する。胸部の解剖が終了している場合，この切開はすでに終了している。

4. 恥骨稜の3 cm 下方（E）から，鼡径靭帯と平行に外側に向かって上前腸骨棘の3 cm 下方まで切開する。

5. 皮膚切開を腸骨稜3 cm 下方で中腋窩線まで続ける。

6. 中腋窩線に沿って V 点から F 点まで切開する。背部の実習が終了している場合は，この切開はすでに終了している。

7. 臍を取り囲む切開線から水平に中腋窩線まで皮膚を切開する。

8. 切開した部位で内側から外側に向かって皮膚を剥ぐ。ただし，浅筋膜は残しておくこと。皮膚は適宜さらに切開を加えてもよい。剥いだ皮膚は組織コンテナに入れる。

浅筋膜

1. 鎖骨中線より外側（正中線より約7.5 cm 外側）で鈍的に浅筋膜を開く（**図 4.6**）。浅筋膜内を**浅腹壁動静脈** superficial epigastric artery and vein が通過するが，ここではまだ割出しない。

2. 上記の切開から**外腹斜筋腱膜** aponeurosis of the external oblique muscle に達するまで剥ぐ。

3. 浅筋膜切開部の正中側で，外腹斜筋腱膜から浅筋膜を手で剥ぐ（**図 4.6** の矢印 1）。

4. 臍の下方で浅筋膜を剥ぐ。浅筋膜の深層表面が少量の脂肪を含む線維結合組織（スカルパ筋膜）であるのに対し，浅層がほぼ脂肪から構成される組織（キャン

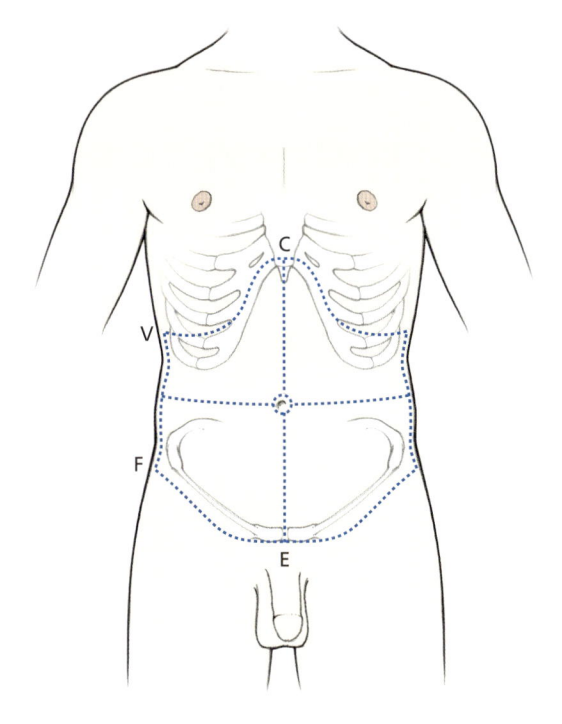

図 4.5　腹部の切開線

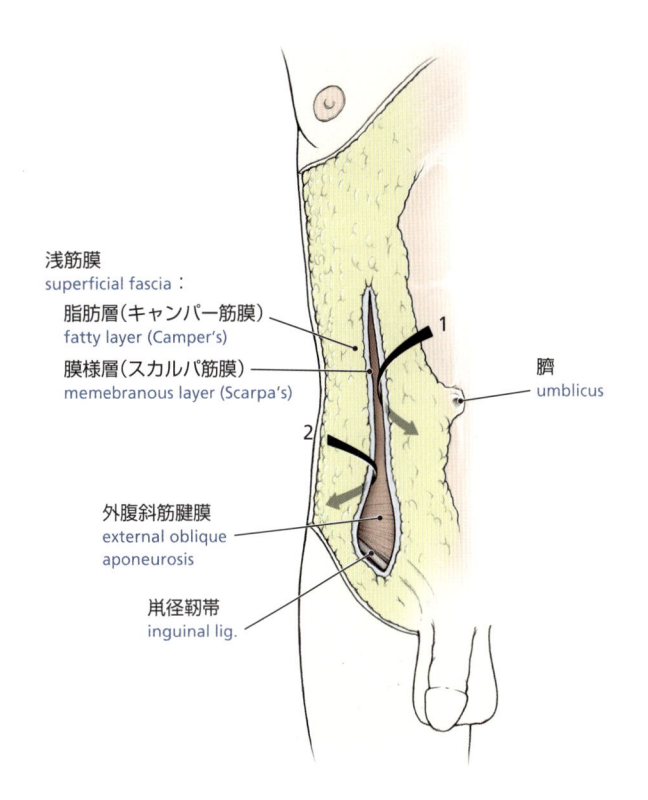

浅筋膜
superficial fascia：
　脂肪層(キャンパー筋膜)
　fatty layer (Camper's)
　膜様層(スカルパ筋膜)
　memebranous layer (Scarpa's)
臍
umblicus
外腹斜筋腱膜
external oblique
aponeurosis
鼡径靭帯
inguinal lig.

図 4.6　腹部浅筋膜の除去

パー筋膜)であることを観察する。

5. 正中線付近の剥離を進めていくと，正中線から約 2〜3 cm 外側で浅筋膜に入っていく**前皮枝** anterior cuta-neous nerve に触れる。

6. この前皮枝を少なくとも 1 本は同定すること。この腹部前皮枝は，**肋間神経**(T7-T11)intercostal nerve，**肋下神経**(T12)subcostal nerve，**腸骨下腹神経**(L1)iliohypogastric nerve の分枝のいずれかである。

7. 浅筋膜の除去の間に，アトラスのデルマトーム[ネ162，カ209]を参照して，T6 が剣状突起表層の皮膚に，T10 が臍部の皮膚に，T12 が恥骨結合より上部の皮膚に，L1 が恥骨結合を覆う皮膚の感覚を支配していることを学ぶ。[ネ253，カ219]

8. 1 で行った浅筋膜の切開部の外側に指を差し入れて，浅筋膜を外腹斜筋から剥離する(図 4.6 の矢印 2)。[ネ253，カ220]

9. 中腋窩線に向かって剥離を進め，少なくとも 1 本の浅筋膜に分布する**外側皮枝** lateral cutaneous nerve を同定し剖出する。外側皮枝は肋間神経および肋下神経の枝である。

10. 浅筋膜を上方から下方に向かって除去し，外腹斜筋外側縁が観察できるようにする。さらに大腿部に入って約 2.5 cm までの浅筋膜を除去する。

11. 浅筋膜を正中部と中腋窩線と大腿近位部から外し，組織コンテナに入れる。

臨床との関連

腹壁の浅静脈

　浅腹壁静脈は外側胸静脈と吻合し，大腿静脈から腋窩までの重要な側副静脈路を形成している。下大静脈や肝門脈が閉塞している患者では，腹壁に分布する静脈がうっ血し，しばしば臍部で怒張した静脈がみられる(メデューサの頭)。

復習

1. 浅腹壁に分布する血管を復習する。
2. 脊髄神経 T6-L1 の前枝の腹部における分布を復習する。

前外側腹壁の筋群

解剖の概要

　腹直筋 rectus abdominis muscle は，剣状突起および第 5〜第 7 肋軟骨から起こり，恥骨稜および恥骨結節に停止して前腹壁を構成する。左右の腹直筋は，正中で**白線** linea alba と呼ばれる腱様組織に隔てられている。腹壁には骨が存在しないため，白線は筋付着部として機能する。

　外腹斜筋 external oblique muscle，**内腹斜筋** internal oblique muscle，**腹横筋** transversus abdominis muscle が前外側腹壁を構成する。これらの 3 つの筋は肋骨や椎骨，骨盤から幅広い起始を持ち，肋骨，白線，恥骨に腱膜様組織となって停止

し，腹直筋鞘および鼡径管を形成する。

　男性では陰嚢は前腹壁の膨出であり，陰嚢の中に精巣がある。発生時に精巣は精管を引っ張りながら腹壁を通過する。精巣は**鼡径管** inguinal canal を通り抜ける。鼡径管は鼡径靭帯の内側半分の上方にあり，**浅鼡径輪** superficial inguinal ring から**深鼡径輪** deep inguinal ring までの管のことである。女性では鼡径管は男性と比較すると細く，明瞭ではない。

　鼡径管は男女いずれにもあるが，その内容物は異なる。男性では鼡径管には**精索** spermatic cord が含まれるが，女性では**子宮円索** round ligament of the uterus が含まれる。本書では主として男性遺体について述べるが，女性遺体も同様に解剖できる。

　以下の順に解剖を行う。

① 前外側の 3 つの腹筋を学ぶ。

② 鼡径領域について特に詳細に解剖する。

③ 腹直筋鞘の構成と内容物を学んだ後に前腹壁をめくり返す。

腹壁の骨格

　骨格標本で，以下の構造物を学ぶ（図 4.7）。[ネ 243, カ 381]

胸郭 [ネ 184]

1. 胸骨体の下縁にある**胸骨剣結合** xiphisternal junction と**剣状突起** xiphoid process の上縁を同定する。
2. 胸骨剣結合より外側で，仮肋の**肋軟骨** costal cartilage に

よってつくられる**肋骨弓** costal margin を同定する。

骨盤

1. 骨盤正中線で左右の**恥骨** pubic bone の結合部である**恥骨結合** pubic symphysis を同定する。
2. 恥骨結合上面から外側に向かう**恥骨稜** pubic crest を同定する。
3. 恥骨稜外側に**恥骨結節** pubic tubercle を同定する。恥骨結節は**鼡径靭帯** inguinal ligament の内側の付着部である。
4. 鼡径靭帯は恥骨結節に始まり，外側に向かい**上前腸骨棘**（ASIS）に終わる。
5. ASIS から，**腸骨稜** iliac crest を中腋窩線に向かって後側にたどり，**腸骨結節** iliac tubercle を同定する（図 4.7）。

解剖の手順

外腹斜筋 [ネ 245, カ 214]

1. **外腹斜筋** external oblique muscle にまだ付着している浅筋膜があれば，除去して組織コンテナに入れる。
2. 外腹斜筋の筋線維が斜めに上方外側に走行することを観察する（図 4.8A）。筋線維の走行と筋の広がりを確認するために，必要であれば外腹斜筋を覆う筋膜は除去してもよい。
3. 鈍的に外腹斜筋の腱膜を剖出し，**半月線** semilunar line を観察する（図 4.8A）。[カ 220]
4. 外腹斜筋の起始・停止・作用を復習する（表 4.1）。
5. 外腹斜筋腱膜の下方内側を掃除し，外腹斜筋腱膜でできている**浅鼡径輪** superficial inguinal ring を同定する。浅鼡径輪をくぐって精索（男性）あるいは子宮円索（女性）が鼡径管から恥骨上部に現れるのを観察する（訳注：女性遺体で浅鼡径輪が見つけにくい場合，深鼡径輪の剖出ののちに，ここに戻る〈女性では，深鼡径輪から鼡径管をたどって浅鼡径輪に至るとわかりやすい〉）（図 4.8）。
6. 浅鼡径輪の縁で薄い筋層が外腹斜筋腱膜から下方に精索の上まで伸びていることを確認する。これは**外精筋膜** external spermatic fascia と呼ばれ，外腹斜筋腱膜由来である。
7. **腸骨鼡径神経** ilioinguinal nerve が浅鼡径輪を通って精索（男性）あるいは子宮円索（女性）の前側にあることを確認する（図 4.8B）。女性では，子宮円索は非常に小さく判別しにくいので，腸骨鼡径神経は浅鼡径輪を見つけるのに役立つ。腸骨鼡径神経は，外陰部前表面および大腿内側の皮膚の感覚を支配する。
8. プローブで，浅鼡径輪外側を縁取る**外側脚** lateral crus を同定する。外側脚の線維が浅鼡径輪周囲を囲む様子と，これが恥骨結節に付着することを観察する（図 4.8B）。
9. 浅鼡径輪内側を縁取る**内側脚** medial crus が恥骨稜に付着することを確認する（図 4.8B）。

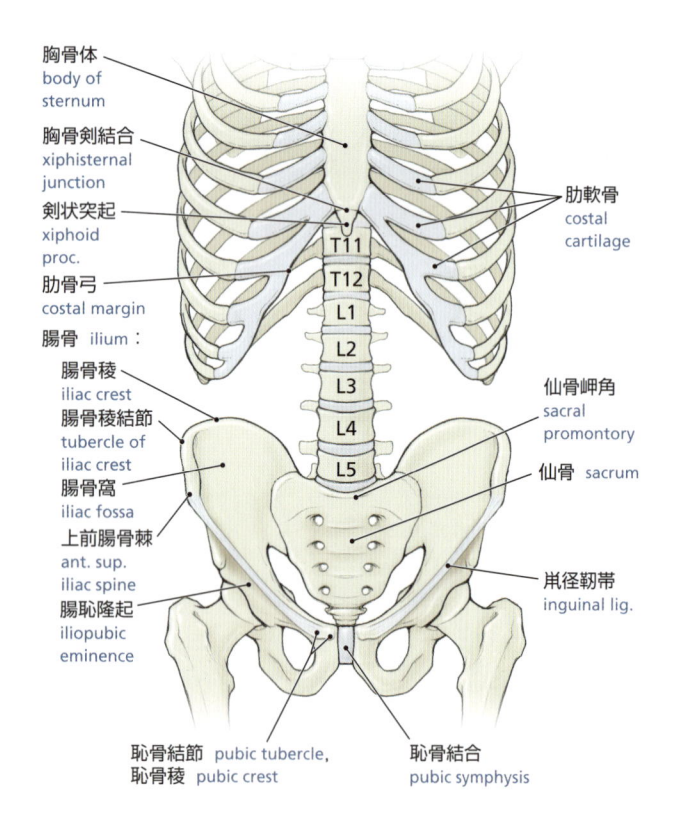

図 4.7　前腹壁の骨格

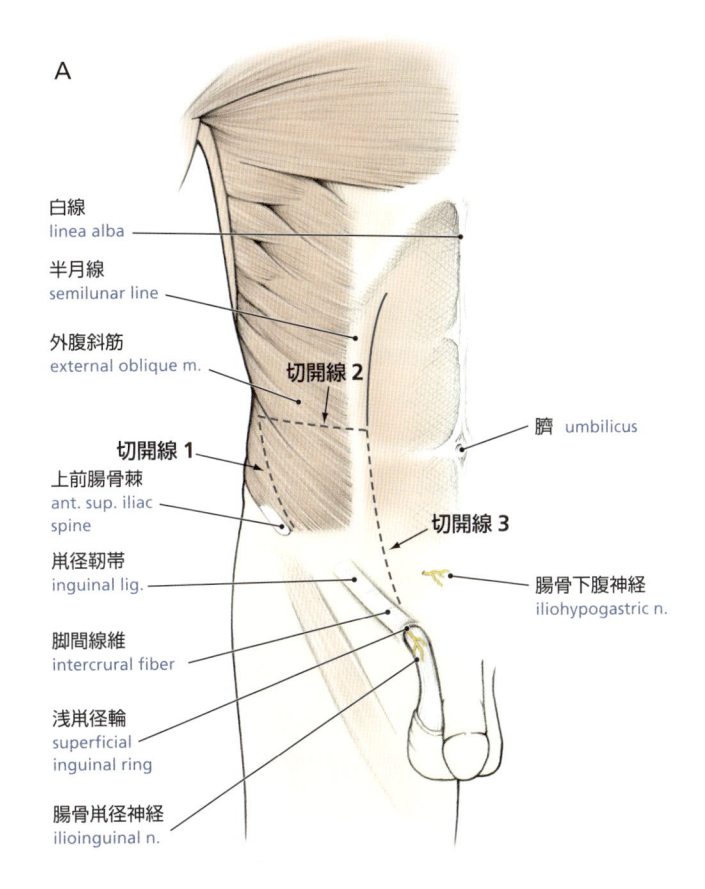

A

白線
linea alba

半月線
semilunar line

外腹斜筋
external oblique m.

切開線 2

切開線 1

上前腸骨棘
ant. sup. iliac spine

鼡径靭帯
inguinal lig.

脚間線維
intercrural fiber

浅鼡径輪
superficial inguinal ring

腸骨鼡径神経
ilioinguinal n.

臍 umbilicus

切開線 3

腸骨下腹神経
iliohypogastric n.

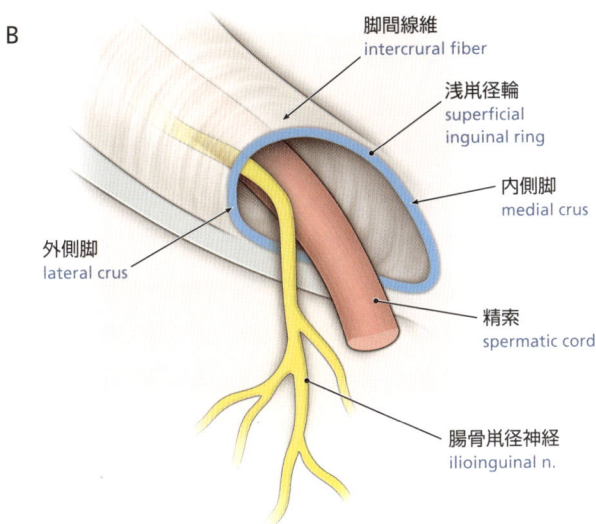

B

脚間線維
intercrural fiber

浅鼡径輪
superficial inguinal ring

内側脚
medial crus

外側脚
lateral crus

精索
spermatic cord

腸骨鼡径神経
ilioinguinal n.

図 4.8　外腹斜筋をめくり返すための切開線と浅鼡径輪

10. 内側脚と外側脚を架橋する繊細な線維である**脚間線維 intercrural fiber** を同定する（図 4.8B）。脚間線維は2 つの脚を固定する働きをしている。

11. 外腹斜筋腱膜の下縁が厚くなって**鼡径靭帯** inguinal ligament の後縁を構成し，後方へ向かって上前腸骨棘から恥骨結節に付着するのを観察する。腹腔と下肢を連絡する血管と神経は，鼡径靭帯の後方を通過する。

12. 浅鼡径輪から鼡径管にプローブを挿入し，外腹斜筋

腱膜が鼡径管の前壁を構成し，鼡径靭帯が床を構成することを確認する。

13. アトラスを参照して，**裂孔靭帯** lacunar ligament を学ぶ。裂孔靭帯は，鼡径靭帯内側端で後方へ弯曲する線維によって形成され，鼡径靭帯から恥骨櫛に付着する。［ネ 246, 257］

内腹斜筋［ネ 246, カ 216］

　内腹斜筋 internal oblique muscle は外腹斜筋の深層で，前外側腹壁の中間層を構成する。内腹斜筋を同定するには，外腹斜筋の一部を切開し，下方にめくり返す。

1. 外腹斜筋を上前腸骨棘から臍レベルまで縦に切開する（図 4.8A の切開線 1）。

2. ここから慎重に手を差し込み筋層を剥離する。

3. ハサミで，切開線 1 の上端から外腹斜筋を内側方向に水平に**半月線** semilunar line まで切断する（図 4.8A の切開線 2）。外腹斜筋腱膜と内腹斜筋は半月線に沿って癒合するので，この 2 つの筋の層の間に外側から内側へ向かって指を差し込んでも半月線を越えることはできない。

4. 切開線 2 から鼡径靭帯に向かって指を入れ，外腹斜筋を内腹斜筋から鈍的に剥離する。

5. ハサミで，切開線 2 の内側で，半月状線に沿って浅鼡径輪まで切開する（図 4.8A の切開線 3）。外腹斜筋腱膜にのみ切開を入れ，その下の中間層を傷つけないように注意する。

6. 外腹斜筋の切り開いた部分を下方にめくり返し，内腹斜筋の鼡径部がみえるようにする（図 4.9）。

7. 内腹斜筋の上部では，筋線維が外腹斜筋線維に対し垂直に走行する（内側上方から外側下方に走る）ことを確認する（図 4.9）。［ネ 246, カ 216］

8. 内腹斜筋の起始・停止を復習する（表 4.1）。

9. 剖出した内腹斜筋の下方部を観察し，内腹斜筋線維の最も下部が鼡径靭帯外側から平行に走り，腹横筋腱膜と癒合して恥骨櫛に付着することを観察する。内腹斜筋がつくるアーチ状の線維が鼡径管の屋根の一部を形成し，結合腱に腱膜状に加わり鼡径管の後壁の一部を形成する（図 4.9）。

10. **精巣挙筋** cremaster muscle と**精巣挙筋膜** cremaster fascia を同定する。精巣挙筋は鼡径靭帯内側の内腹斜筋膜から起こる小さな筋束であり，精索（男性）あるいは子宮円索（女性）までつながっている（図 4.9）。

11. 鼡径管内で外腹斜筋と内腹斜筋の間を走行する**腸骨鼡径神経** ilioinguinal nerve を同定する。腸骨鼡径神経は，**腸骨下腹神経** iliohypogastric nerve の下方を併走するが，浅鼡径輪を通過することから両者を判別できる（図 4.9）。

12. 前外側腹壁を構成する筋群の剥離は，これらの筋が最も肥厚している中腋窩線で行うと容易である。図

4

腹

部

表 4.1　肋間筋

筋		起始	停止	作用	神経支配
外腹斜筋	external oblique	第5〜第12肋骨の外面	白線，恥骨稜，恥骨結節，腸骨稜前方半分	腹腔内臓器を圧迫，支持。体幹を屈曲，回転	肋間神経 T7-T11，肋下神経 T12
内腹斜筋	internal oblique	胸腰筋膜，腸骨稜，鼡径靭帯外側半分	第10〜第12肋骨下縁，白線，恥骨稜，結合健を介して恥骨櫛		肋間神経 T7-T11，肋下神経 T12，腸骨下腹神経，腸骨鼡径神経 L1
腹横筋	transversus abdominis	第7〜第12肋軟骨の内面。胸腰筋膜，腸骨稜	内腹斜筋とともに白線，恥骨稜，結合健を介して恥骨櫛		
腹直筋	rectus abdominis	剣状突起，第5〜第7肋軟骨	恥骨結合，恥骨結節	体幹を屈曲，骨盤を傾ける，腹腔内臓器を圧迫	肋間神経 T7-T11，肋下神経 T12

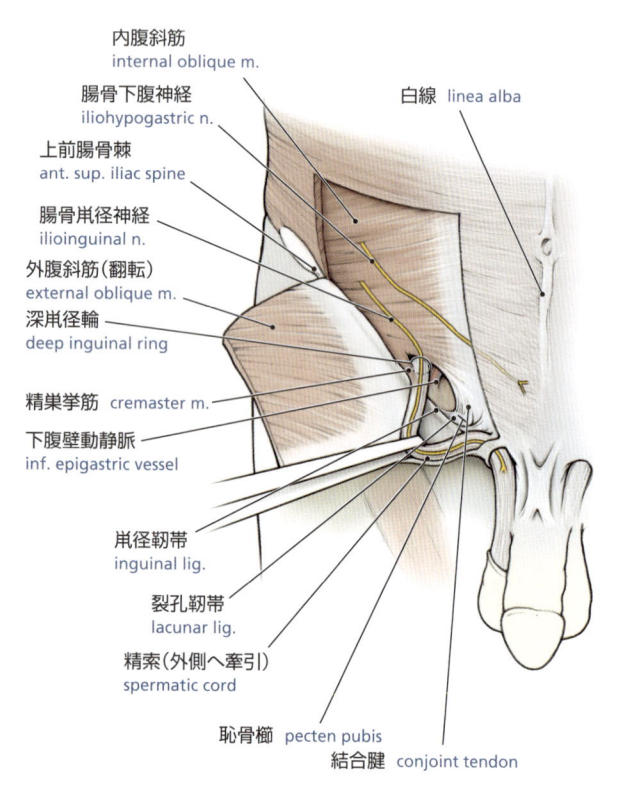

図 4.9　鼡径部の露出した鼡径管と内腹斜筋

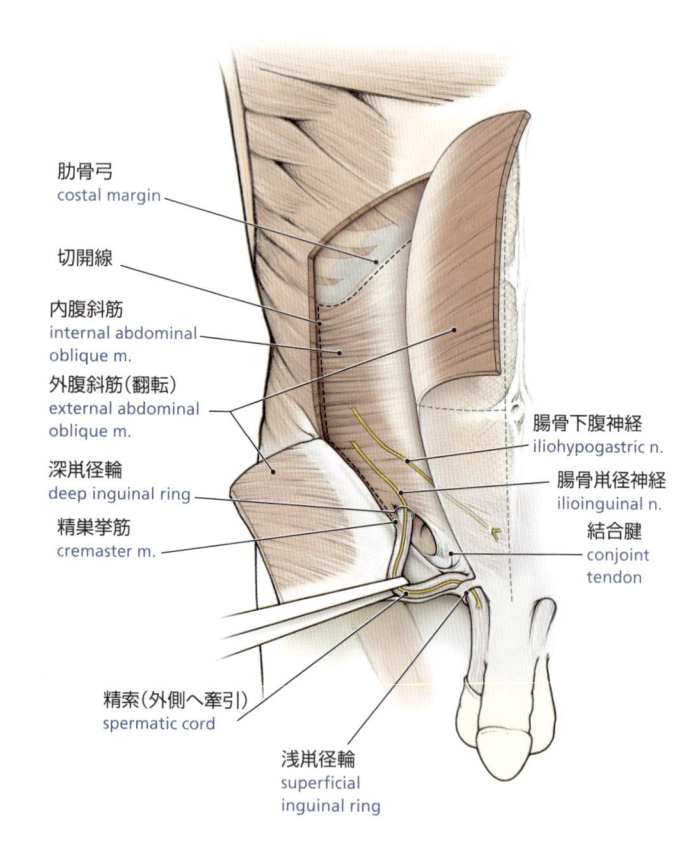

図 4.10　めくり返した外腹斜筋，深層にみえる内腹斜筋

4.8A の切開線 1, 2 の延長線上で外腹斜筋を上方へ肋骨弓に向かって切断する。

13. 肋骨弓下縁より約 2 cm 上方で，外腹斜筋が筋線維から腱膜に変わる部位まで内側方に向かって切開する（図 4.10）。

14. 外腹斜筋の外側縁を手でつかみ，正中線に向かい，鈍的に外腹斜筋と内腹斜筋を分ける（図 4.10）。

腹横筋［ネ247, 256, カ218］

腹横筋は内腹斜筋より深層にあり，上方では筋線維が水平に走行する。内腹斜筋腱膜と癒合して結合腱を形成し鼡径部に付着する。

1. 腸骨鼡径神経を近位側で確認し，内腹斜筋と腹横筋の間から現れるところまでたどる（図 4.10）。慎重に

貫通部にプローブを差し入れ 2 つの筋層を分ける。

2. 外腹斜筋の外側の切開縁に沿って，内腹斜筋も切開する（図 4.10 の点線部）。腸骨鼡径神経，腸骨下腹神経を切断しないように注意する。

3. 上前腸骨棘付近から手を差し込み，内側に向かって内腹斜筋を腹横筋から剥ぐ。正中線付近では，内腹斜筋と腹横筋の腱膜は癒合して結合腱を形成する。

4. 肋骨弓に沿って内腹斜筋に切開を入れ，腹横筋から剥ぎ，内側にめくり返す（図 4.11）。

5. 内腹斜筋同様，腹横筋下方のアーチ状の線維が，鼡径管天井と鼡径管後壁の腱膜を構成することを観察する（図 4.11）。［ネ247, カ218］

6. 内腹斜筋と腹横筋が構成するアーチ状の線維より下

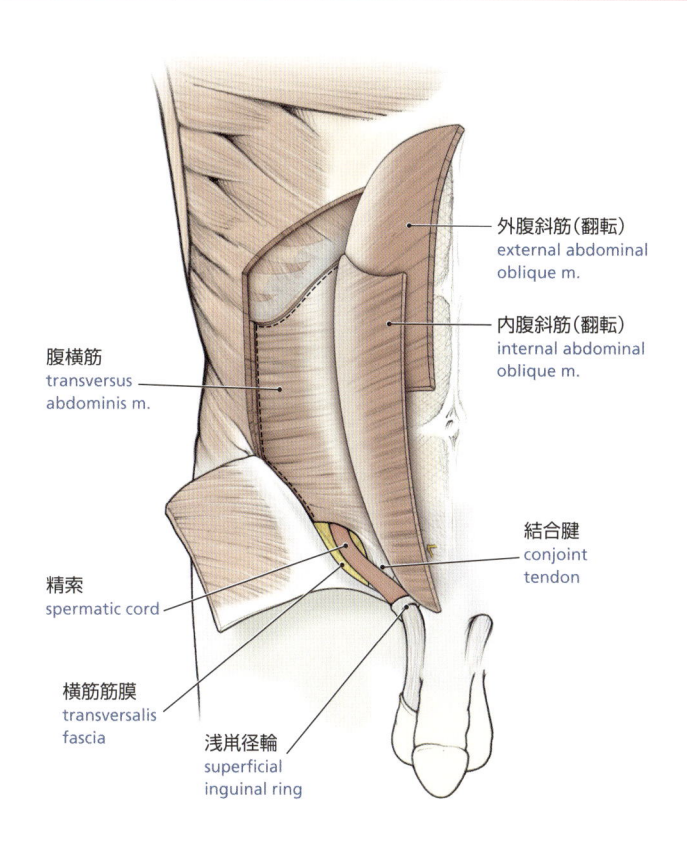

外腹斜筋（翻転）
external abdominal
oblique m.

内腹斜筋（翻転）
internal abdominal
oblique m.

腹横筋
transversus
abdominis m.

結合腱
conjoint
tendon

精索
spermatic cord

横筋筋膜
transversalis
fascia

浅鼡径輪
superficial
inguinal
ring

図4.11 めくり返した外腹斜筋，内腹斜筋の深層にみえる腹横筋

方では，腹壁は筋によって覆われていないので，鼡径管後壁は**ヘッセルバッハ三角** Hesselbach's triangle と呼ばれ解剖学的に脆弱であり，この領域の奥に腹横筋膜をみることができる。

7. 腹横筋の起始・停止・作用を復習する（**表4.1**）。
8. 腹横筋を慎重に切開し（**図4.11**の点線），鈍的に注意深く腹横筋膜を壁側腹膜から剥ぐ。剥離を進めすぎて腹膜を貫き，腹腔内に侵入しないように注意する。正しく剥離ができていれば，肋間神経（T7-T11）の枝は温存されるはずである。
9. 腹横筋を肋骨弓下縁に付着する部位で切り離し，内側にめくり返す。
10. この切開を遺体の両側で行うと，中腋窩線の前方で3つの筋層のすべてが縦方向に切断される。

臨床との関連

鼡径ヘルニア

鼡径管は前腹壁において解剖学的に脆弱な箇所であり，腹腔臓器が脱出する可能性がある（鼡径ヘルニア）。鼡径ヘルニアの病態は下腹壁動静脈との相対的位置によって分類される。**間接鼡径ヘルニア** indirect inguinal hernia（外鼡径ヘルニア）では，腹腔臓器が深鼡径輪に侵入して浅鼡径輪から出てくるので，脱出した臓器は，下腹壁動静脈より外側に位置する（**図4.12A, B**）。一方，**直接鼡径ヘルニア** direct hernia（内鼡径ヘルニア）は腹腔臓器がヘッセルバッハ三角から出てくるので，下腹壁動静脈より内側に位置する（**図4.12A, C**）。ヘッセルバッハ三角の外側縁は下腹壁動静脈，内側縁は腹直筋外側縁，下側縁は鼡径靱帯である（**図4.12A**）。

腹直筋［ネ246, カ215］

腹直筋鞘には**腹直筋** rectus abdominis muscle，**錐体筋** pyramidalis muscle，**上・下腹壁動静脈** superior and inferior epigastric vessel，脊髄神経（T7-T12）前枝終末部が含まれる。まず腹直筋鞘前葉を開いて腹直筋を解剖せずに観察する。腹直筋を切開した後に，めくり返して腹直筋鞘後葉を露出する。

1. **腹直筋鞘前葉** anterior layer of the rectus sheath を同定する。腹直筋鞘は，3つの前外側腹壁を構成する筋群（外腹斜筋，内腹斜筋，腹横筋）の腱膜によって構成され，正中で**白線** linea alba に付着する（**図4.13**）。
2. 腹壁上方3/4では腹直筋鞘は腹直筋前側と後側を覆うが，臍部と恥骨結合の間の領域では腹直筋鞘をつくる腱膜はすべて腹直筋の前面のみを覆う（**図4.13**右）。
3. ハサミで，半月状線から臍部外側2.5 cm まで横切開を入れる（**図4.13**の切開線1）。プローブで切開部を持ち上げ，その下にある**腹直筋**が損傷していないことを確認する。
4. 切開線1の内側を手がかりに，ハサミで腹直筋内側縁に沿って腹直筋鞘を**白線**から約2.5 cm 上外側方向に肋骨弓まで切開する（**図4.13**の切開線2）。
5. 腹直筋内側縁に沿って，切開線2を下方に向かって恥骨稜まで延長する（**図4.13**の切開線3）。白線を損傷しないように気をつける。
6. 切開線2と3から手を差し込み，鈍的に腹直筋鞘前葉と腹直筋を分ける。
7. 腹直筋鞘前葉が，数カ所の**腱画** tendinous intersection によって腹直筋に強固に付着していることを確認する（**図4.14**）。
8. 腱画から腹直筋を注意して取り外し，腹直筋鞘および腹直筋を外側にめくり返す。
9. 腹直筋をよく観察できるよう，必要であれば腹直筋鞘に横切開をさらに加えてめくり返しても構わない。

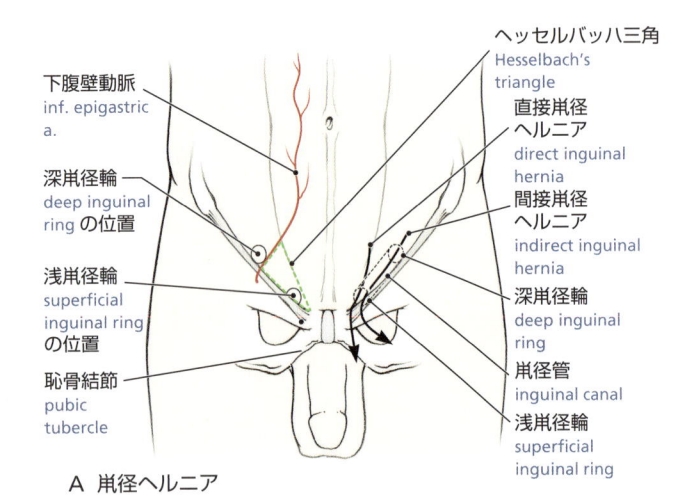

A 鼠径ヘルニア

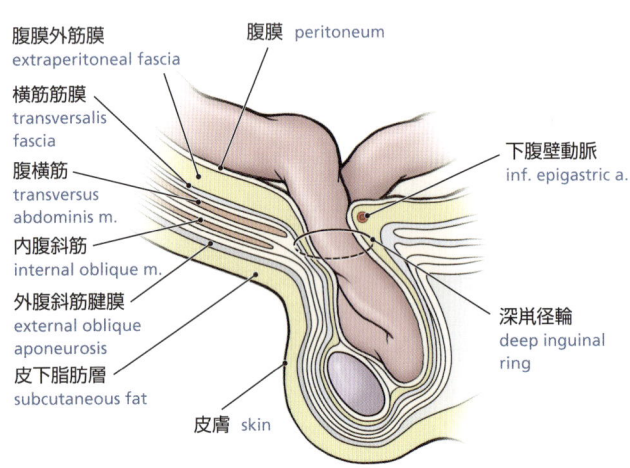

B 間接鼠径ヘルニア

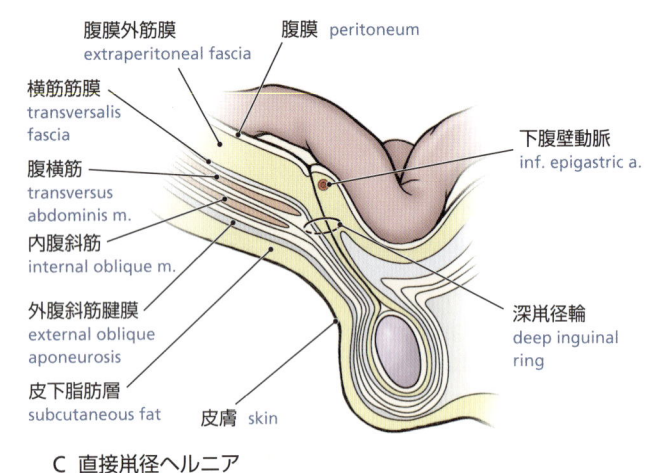

C 直接鼠径ヘルニア

図 4.12 鼠径ヘルニア

10. **腹直筋**が腱画によって隔てられる様子を観察する。これがいわゆる「シックスパック」の外観の理由となっている（図 4.14）。

11. 腹直筋の起始・停止・作用を復習する（表 4.1）。

12. 腹直筋の下端の前面で**錐体筋**を探す。錐体筋はしばしば欠如するが，存在する場合は恥骨前縁および白

線に付着する。錐体筋が収縮すると，白線に緊張を与える。

13. 腹直筋外側縁で6つの脊髄神経前枝（第7〜第11肋間神経と肋下神経〈T12〉）が腹直筋鞘に入り，腹直筋深層側表面を貫く様子を観察する。これらの神経の遠位端は，**前皮枝** anterior cutaneous branch として腹直筋鞘から現れる（図 4.15）。[ネ 253, 力 220]

14. 指を差し入れて腹直筋を内側縁まで剥離する。

15. 臍レベルで腹直筋に横切開を入れ，上方と下方にめくり返す。腹直筋に入る脊髄神経が作業の妨げになる場合は，これら神経を切断してもよい。

16. 腹直筋の後面の上方で**上腹壁動静脈**を同定する（図 4.15）。

17. 腹直筋の後面の下方で**下腹壁動静脈**を同定する。下腹壁動静脈は上腹壁動静脈より太い（図 4.15）。[ネ 251, 力 220]

18. 腹直筋鞘後壁を観察し，恥骨結合と臍部の間で**弓状線** arcuate line を見つける。

19. 下腹壁動静脈が弓状線レベルで腹直筋鞘に入ることを観察する（図 4.15）。弓状線は腹直筋鞘の下端であるが，その境界は不明瞭な場合がある。

20. 弓状線より下方で，薄い線維結合組織からなる**横筋筋膜** transversalis fascia を同定する。横筋筋膜は深層の腹腔を包む**壁側腹膜** parietal peritoneum によって裏打ちされている。

深鼠径輪[ネ 255, 力 222]

横筋筋膜 transversalis fascia は腹横筋の深層表面を覆っている（図 4.1）。発生初期に精巣導帯が横筋筋膜を通過する部位が**深鼠径輪** deep inguinal ring となる。成体では，深鼠径輪は鼠径靭帯中点より上方にある。男性では精管，女性では子宮円索が深鼠径輪を通過する。男性の発生過程においては，精巣や精管，および関連した神経，動静脈が深鼠径輪を通って陰嚢に到達する。

1. 精索（あるいは子宮円索）を下方に引く（図 4.9）。

2. プローブで内腹斜筋と腹横筋が形成するアーチ状の線維を持ち上げ，**下腹壁動静脈** inferior epigastric vessel が横筋筋膜を通過するのを観察する（図 4.9）。下腹壁動静脈は，腹膜外筋膜層の中にある。

3. 深鼠径輪は精索や子宮円索が入っていくのを参考に同定できる。深鼠径輪は，下腹壁動静脈の外側にある。

4. 図 4.12A を参照して鼠径管の方向と位置を確認し，これが深鼠径輪と浅鼠径輪の間に位置するやや平たい管状の空間であることを理解する。

5. プローブで**鼠径管** inguinal canal の前壁が外腹斜筋腱膜で構成され，後壁の外側が腹横筋膜からなり，内側で結合腱に収束することを再確認する。

6. 鼠径管の**下壁**（底部）は鼠径靭帯および裂孔靭帯であ

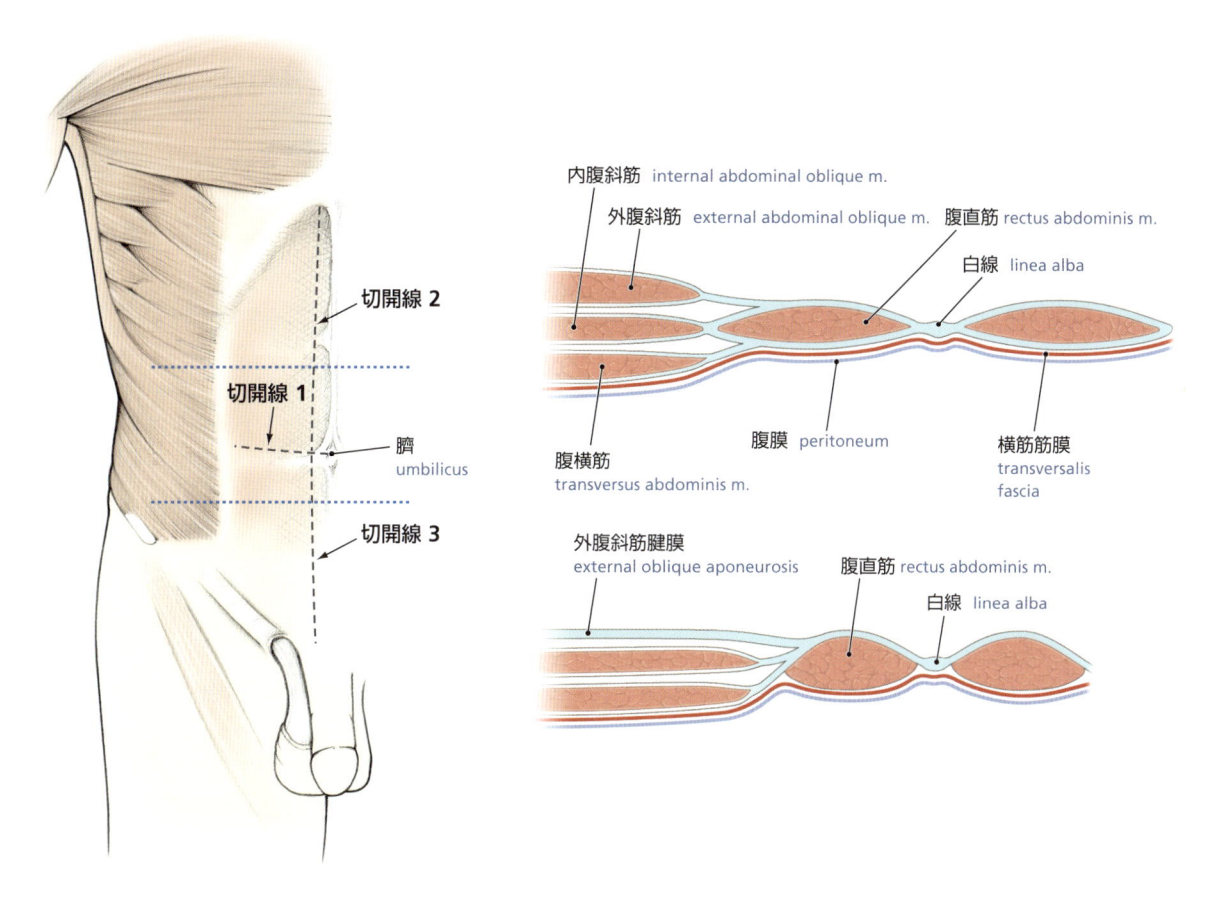

内腹斜筋　internal abdominal oblique m.
外腹斜筋　external abdominal oblique m.　腹直筋 rectus abdominis m.
白線　linea alba
腹横筋
transversus abdominis m.　腹膜 peritoneum　横筋筋膜
transversalis
fascia

外腹斜筋腱膜
external oblique aponeurosis　腹直筋 rectus abdominis m.
白線　linea alba

切開線 2
切開線 1
臍
umbilicus
切開線 3

図 4.13　左：腹直筋鞘の切開線。右：左図の青点線で示したレベルにおける腹直筋鞘（横断面）

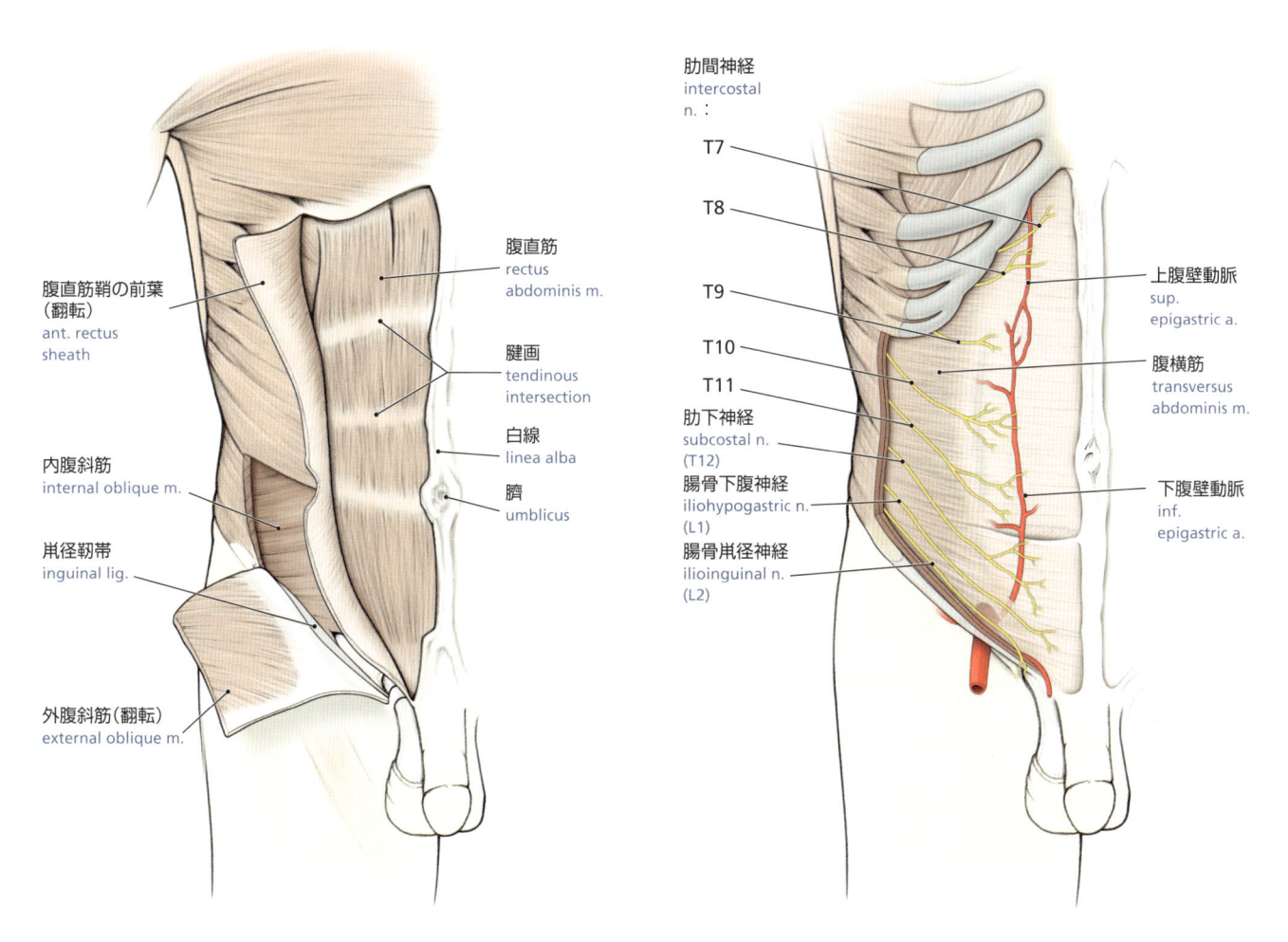

腹直筋鞘の前葉
（翻転）
ant. rectus
sheath

内腹斜筋
internal oblique m.

鼡径靭帯
inguinal lig.

外腹斜筋（翻転）
external oblique m.

腹直筋
rectus
abdominis m.

腱画
tendinous
intersection

白線
linea alba

臍
umbilicus

図 4.14　腹直筋

肋間神経
intercostal
n.：

T7
T8
T9
T10
T11

肋下神経
subcostal n.
（T12）

腸骨下腹神経
iliohypogastric n.
（L1）

腸骨鼡径神経
ilioinguinal n.
（L2）

上腹壁動脈
sup.
epigastric a.

腹横筋
transversus
abdominis m.

下腹壁動脈
inf.
epigastric a.

図 4.15　腹直筋鞘内の神経と動脈（腹直筋は切除されている）

4

腹

部

り，**上壁**(天井)は内腹斜筋と腹横筋のアーチ状線維であることを観察する(**図4.10**)。

臨床との関連

腹壁の動静脈の吻合

　上腹壁動静脈は腹直筋鞘の中で下腹壁動静脈と吻合する(**図4.14**)。下大静脈が閉塞すると，上腹壁静脈と下腹壁静脈の間の吻合が側副路となり，上大静脈に静脈血を送る。大動脈が閉塞すると，上・下腹壁動脈の間の吻合が側副路となり，動脈血を下半身に送る。

復習

1. 前腹壁を構成する筋群を解剖学的位置に戻す。
2. それぞれの筋の起始・停止・作用を復習する。
3. 腹壁を構成する9層構造を復習する(**図4.1**)。
4. 遺体で，臍のすぐ上方の腹直筋鞘と恥骨結合のすぐ上方の腹直筋鞘の相違を比較し復習する(**図4.15**)。
5. 前腹壁に分布する動静脈および神経の走行を復習する。

腹壁をめくり返す

解剖の概要

　前述したように腹腔は一般的に4分割法を用いて記述される。腹壁の解剖を2通り述べる。どちらの方法で行うかはそのあとの解剖手順に従う。最初の方法は**図4.3**で示した4分割法と同様に腹部を各領域に分ける。この方法では腹骨盤腔の内容を観察することができ，また腹壁を元に戻して復習することもできる。そのため腹部臓器が4分割されどの領域に位置するかを直接調べることができる。

　2つ目の方法では前腹壁の全体を大きな1枚の断片としてめくり返す。この方法では腹壁の裏面に沿って存在する構造物の解剖学的な位置関係を維持することができる。前腹壁の全体を元に戻して，腹腔とその内容を4分割もしくは領域分けして復習することができる。

　以下の順に解剖を行う。
① 腹壁を切断し，上記のいずれかの方法で腹壁をめくり返す。
② めくり返した前腹壁の内部表面の構造を学ぶ。

解剖の手順

　腹壁を4分割するか腹壁を一括してめくり返すか，いずれかの方法を選ぶ。いずれの方法を選んだとしても，第5章「骨盤と会陰」へと進む。

腹部の4分割法
1. **図4.16A** 参照。

2. 臍レベルで切断した腹直筋の上部と下部をそれぞれ上方，下方にめくり返す。
3. 臍の左側で，腹直筋鞘後葉と腹膜外筋膜と壁側腹膜を貫くようにハサミで小さな(2.5cm)穴を開ける。
4. この穴から腹腔内に指を差し込み，腹直筋鞘後葉とこれにつながっている腹膜外結合組織と腹膜を前方に引っ張り，前腹壁と腹部内臓の間に空間をつくる。
5. ハサミで，正中線より1cm左側で白線を剣状突起レベルまで切開する(**図4.16A**の切開線1)。肝鎌状間膜を切らないように気をつける。
6. 正中部での切開を恥骨結合まで延長する(**図4.16A**の切開線2)。
7. 腹直筋を解剖学的位置に戻す。
8. 臍のレベルで切開部から手を差し入れて，前腹壁と腹部臓器との間に空間をつくる。
9. 遺体の腹部右側で，ハサミを使って，腹直筋鞘後葉と腹膜外筋膜と壁側腹膜を臍を横切る線で切断する(**図4.16**の切開線3)。この切断を腹直筋と外腹斜筋を切断したところを越えて外側方まで行う。
10. この切断を延長して，3つの前外側の腹筋群を中腋窩線まで切断する。
11. 遺体左側においても同様に腹膜に切開を入れる。
12. 切開した腹膜をめくり返し，右上の腹膜内側で**肝鎌状間膜** falciform ligament が腹膜前壁と肝臓前面に付着することを観察する[**ネ** 263, **カ** 301]。
13. 腹膜下部の内面で臍より下方で**正中臍ヒダ** median umbilical fold を同定する(**図4.17**)。正中臍ヒダは4分割された腹壁の下側の断片に付着している正中臍索によってつくられることを確認する。正中臍索は胎児期の尿膜管の遺残である。
14. **正中臍ヒダの外側に内側臍ヒダ** medial umbilical fold を同定する(**図4.17**)。内側臍ヒダには，臍動脈の遺残(臍動脈索)が入っている。
15. 内側臍ヒダの外側に**外側臍ヒダ** lateral umbilical fold を同定する(**図4.17**)。下腹壁動静脈の表層側を外側臍ヒダが覆っているのを観察する。
16. 外側臍ヒダの外側に，腹膜の凹みがある。これは横筋筋膜が構成する**深鼠径輪** deep inguinal ring の位置である(**図4.17**)。
17. 腹壁を閉じて，腹壁を構成する筋を解剖学的位置に戻す。

腹壁を一括してめくり返す方法
1. **図4.16B** 参照。
2. 腹直筋の上部をプローブで持ち上げ，筋線維を肋骨弓の前方で横に切断する。
3. 上記の切断を中腋窩線に向かい，肋骨弓を越えて前外側腹壁まで進める(**図4.16B**の点線)。この切断の外側部は外腹斜筋をめくり返すときにすでに行っている。

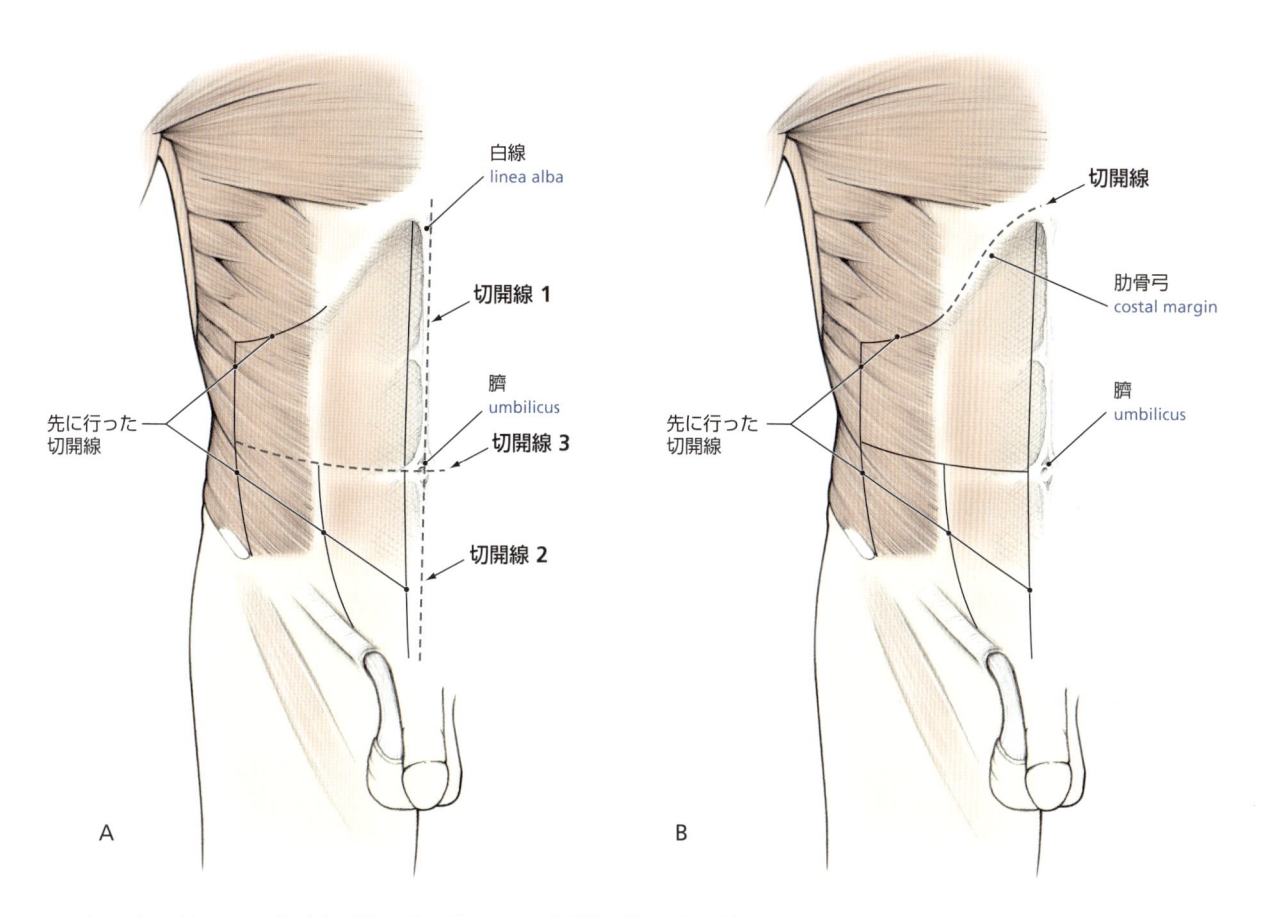

白線
linea alba

切開線 **1**

臍
umbilicus

切開線 **3**

先に行った
切開線

切開線 **2**

切開線

肋骨弓
costal margin

臍
umbilicus

先に行った
切開線

A

B

図 4.16　腹壁の切開線。A：4 分割法に従った切開線。B：9 分割法に従った切開線

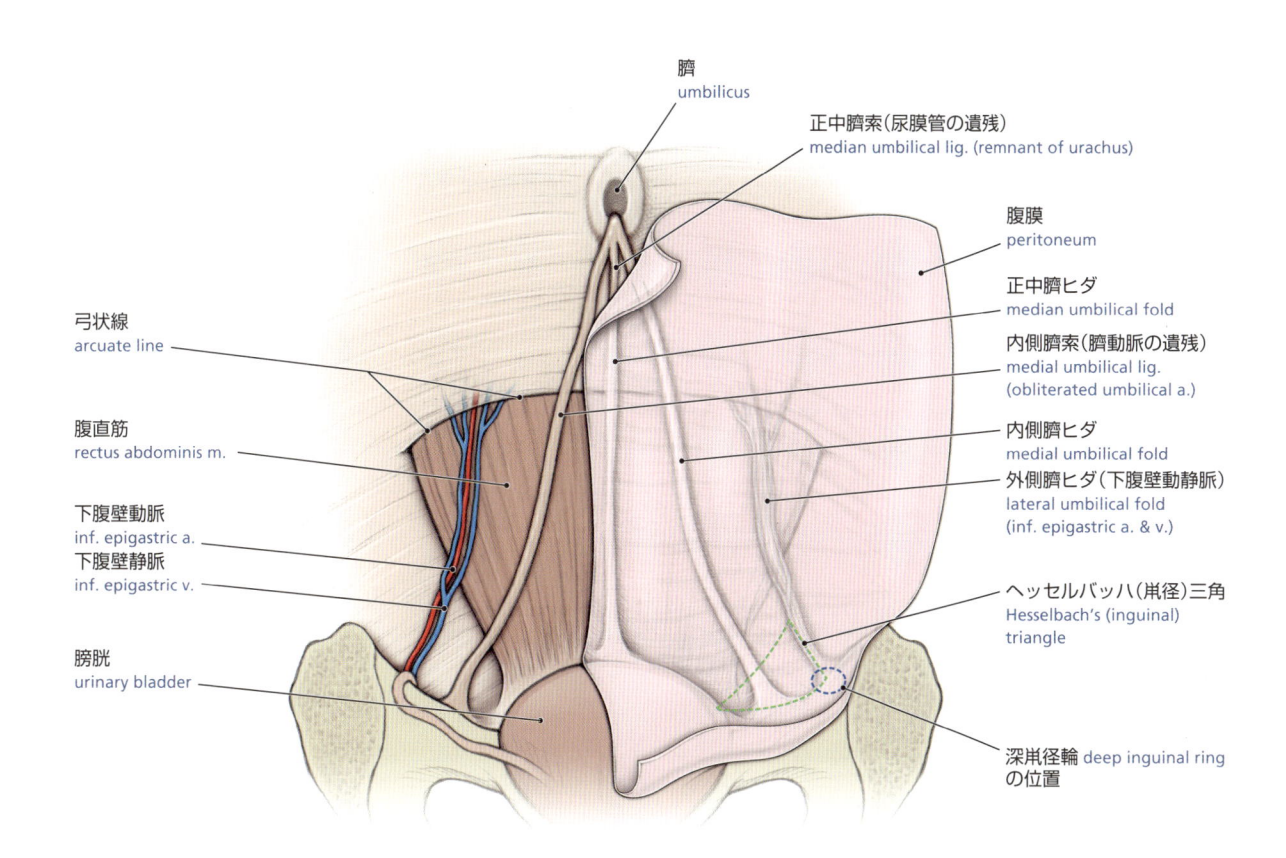

臍
umbilicus

正中臍索（尿膜管の遺残）
median umbilical lig. (remnant of urachus)

腹膜
peritoneum

正中臍ヒダ
median umbilical fold

内側臍索（臍動脈の遺残）
medial umbilical lig.
(obliterated umbilical a.)

内側臍ヒダ
medial umbilical fold

外側臍ヒダ（下腹壁動静脈）
lateral umbilical fold
(inf. epigastric a. & v.)

ヘッセルバッハ（鼡径）三角
Hesselbach's (inguinal)
triangle

深鼡径輪 deep inguinal ring
の位置

弓状線
arcuate line

腹直筋
rectus abdominis m.

下腹壁動脈
inf. epigastric a.
下腹壁静脈
inf. epigastric v.

膀胱
urinary bladder

図 4.17　前腹壁（後面）。腹膜によってつくられる臍ヒダを示す。9 分割法に従って腹腔を開いた

4

腹
部

4. 腹直筋鞘後葉を上内側方向へ切断し，前腹壁を肋骨弓と剣状突起から取り外す。

5. 前外側腹壁の筋群の切断端周囲で腹横筋筋膜と壁側腹膜を切開する。

6. 前外側腹壁の上右半分をめくり返す。

7. 肝臓前面と前腹壁の裏面をつないでいる肝鎌状間膜を切断する。この切断はできるだけ腹壁に近いところで行う。[ネ249, カ301]

8. 前腹壁全体を下方にめくり返し，恥骨上部でつながった状態にする。

9. 下方の腹壁の裏面に3つのヒダを同定する。臍の下の正中線上には**正中臍ヒダ** median umbilical fold がある（**図4.17**）。正中臍ヒダは正中臍索（胚発生時の尿膜管の遺残）が含まれている。

10. 内側臍ヒダを**正中臍ヒダ**の外側に同定する。内側臍ヒダは下方外側に向かって広がるように走行する（**図4.17**）。内側臍ヒダには，臍動脈の遺残が入っている。

11. 内側臍ヒダのさらに外側に**外側臍ヒダ**を同定する（**図4.17**）。外側臍ヒダは下腹壁動静脈を覆っている。

12. 外側臍ヒダの外側で，腹膜に凹みがある。これは横筋筋膜が構成する**深鼡径輪** deep inguinal ring の位置である。

13. 鼡径靭帯の上方で外側臍ヒダまで小さく外側に切開すると筋部が外れ，腹壁の断片をより大きく開くことができ，腹壁をめくり返しやすくなる。

復習

1. 前腹壁を構成する筋を解剖学的位置に戻す。
2. 肝鎌状間膜の位置を復習する。
3. それぞれの臍ヒダの内容物を復習する。

腹膜と腹腔

解剖の概要

すべての体腔（腹腔，胸腔，心膜腔，骨盤腔）は少量の漿液を分泌する漿膜によって覆われている。漿液は内臓の動きを潤滑にする。

腹腔と骨盤腔では，この漿膜は2層構造をとり，**腹膜** peritoneum と呼ぶ。**壁側腹膜** parietal peritoneum は腹壁および骨盤壁を裏打ちし，**臓側腹膜** visceral peritoneum は腹腔臓器と骨盤臓器の表面を覆う。この2つの腹膜の間は**腹膜腔** peritoneal cavity と呼ぶ。

胎生期において，**腹膜内臓器** intraperitoneal（peritoneal）organ は後腹壁から離れて発生するが，最終的に腹膜腔内で腹膜によってぶら下がった状態になる。腹膜内臓器には，胃，十二指腸上部，空腸，回腸，盲腸，虫垂，横行結腸，S状結腸，直腸の近位1/3，肝臓，膵臓尾部，脾臓がある。

一方，後腹膜の後ろで発生する腹部臓器は，**腹膜後臓器** retroperitoneal（extraperitoneal）organ と呼ばれる。腹膜後臓器には腎臓，尿管，副腎，直腸遠位2/3がある。

消化管の中には，胎生期においては腹腔内臓器として発生するが，発生が進むにつれて腹壁に固定されるものがある。これらは**二次的腹膜後臓器** secondarily retroperitoneal organ と呼ばれ，十二指腸下行部から上行部，膵臓の頭部，頚部および鈎状突起，上行結腸，下行結腸がある。

以下の順に解剖を行う。

① 腹部内臓を解剖学的位置で同定し，腹部の4分割のどこにあるか理解する。

② 名称を持つ腹膜を学ぶ。特殊化した腹膜については，腹部消化管の発生を知ることで理解が深まるだろう。

解剖の手順

腹部臓器 [ネ263, カ299, 300]

1. 前腹壁をめくり返す。

2. 腹腔内に手を入れて，腹膜に固定されている腹腔内臓器と腹膜後壁の腹膜後臓器を探る。

3. 臓器を調べる際，臓器間や臓器と腹膜の間の癒着があれば，注意しながら剥離する。消化管に穴を開けないよう注意する。

4. **消化管** gastrointestinal tract に付属した臓器が4分割法のどの領域にあるか，特に注目する。

5. 右上腹部から左上腹部にわたって位置する**肝臓** liver を同定する（**図4.18**）。肝臓は横隔膜下面に接し，腹膜からなる靭帯（間膜）によって付着している。肝臓を前腹壁に固定する肝鎌状間膜によって，肝臓は**右葉** right lobe と**左葉** left lobe に分けられる。

6. 腹腔右上方の肝臓下縁に位置する**胆嚢** gallbladder を同定する（**図4.18**）。通常，胆嚢は右鎖骨中線上の第9肋軟骨先端に位置する。

7. 腹腔左上部で**胃** stomach を同定する。胃は肝臓より深層にあるので，胃前縁は肝臓に覆われている。胃は近位側では食道，遠位側では十二指腸と連続していることを確認する。

8. 腹腔左上で，胃後部にある**脾臓** spleen を同定する。

9. 胃大弯に付着する**大網** greater omentum を同定する（**図4.18**）。

10. 大網を上方にめくり返し，**小腸** small intestine を同定する（**図4.19**）。

11. 小腸は胃幽門部から始まり，十二指腸，空腸，回腸の三部からなる（**図4.18**，**図4.19**）。十二指腸は，他の消化管と異なり後腹膜に位置するので，あとで腹膜後臓器である膵臓とともに剖出し学ぶ。

12. **空腸** jejunum，**回腸** ileum は左上腹部から右下腹部に位置するが，その長さや可動性のため腹部領域全体に分布しうる。空腸と回腸に触れて長さや位置，厚さや終端を観察する。

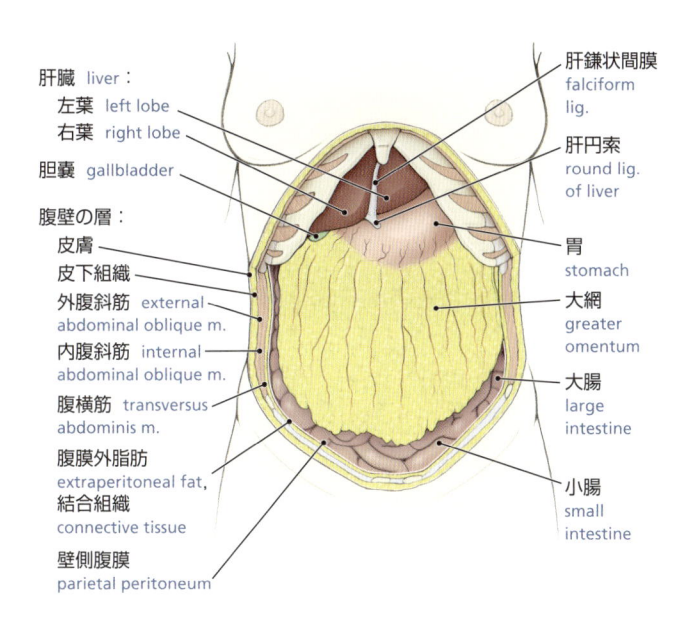

肝臓　liver：
　左葉　left lobe
　右葉　right lobe
胆嚢　gallbladder
腹壁の層：
　皮膚
　皮下組織
　外腹斜筋　external
　abdominal oblique m.
　内腹斜筋　internal
　abdominal oblique m.
　腹横筋　transversus
　abdominis m.
　腹膜外脂肪
　extraperitoneal fat,
　結合組織
　connective tissue
　壁側腹膜
　parietal peritoneum

肝鎌状間膜
falciform
lig.

肝円索
round lig.
of liver

胃
stomach

大網
greater
omentum

大腸
large
intestine

小腸
small
intestine

図 4.18　大網と腹部臓器の関係

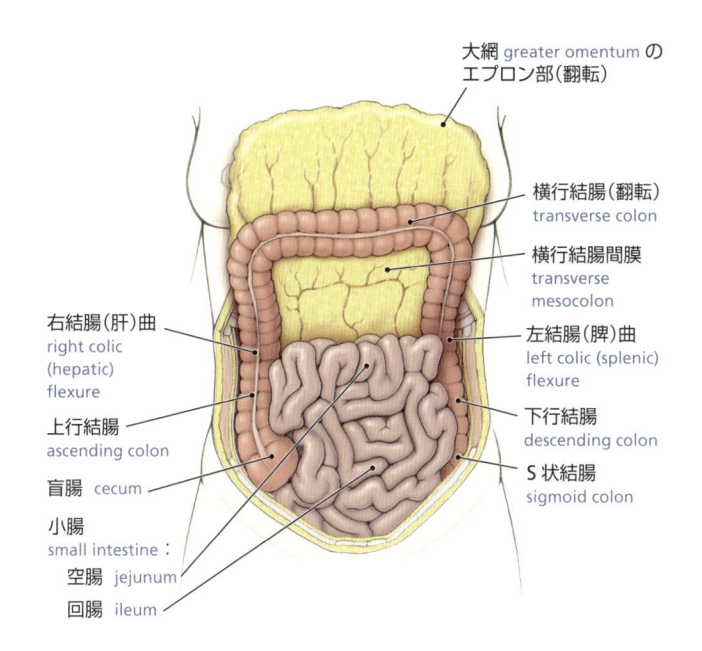

大網 greater omentum の
エプロン部（翻転）

横行結腸（翻転）
transverse colon

横行結腸間膜
transverse
mesocolon

左結腸（脾）曲
left colic (splenic)
flexure

下行結腸
descending colon

S 状結腸
sigmoid colon

右結腸（肝）曲
right colic
(hepatic)
flexure

上行結腸
ascending colon

盲腸　cecum

小腸
small intestine：
　空腸　jejunum
　回腸　ileum

図 4.19　大網を上方にめくり返して小腸と大腸を観察する

13. 腹腔の右下区画で，大腸の回盲部（回腸から大腸への移行部）を見つける（図 4.19）。手で右下区画から左下区画までたどりながら，大腸を構成する 6 部の可動性の違いに注意する。

14. 大腸は 6 部に分かれる。その 1 つである**盲腸** cecum を腹腔右下で同定する。盲腸の下方の端で**虫垂** ver-miform appendix を観察する。虫垂の位置には個人差がある。しばしば炎症を起こして外科的に切除されるので，ないこともある。

15. 盲腸を上にたどり，**上行結腸** ascending colon を同定する。上行結腸は腹腔右下から右上に伸び，**右結腸**

曲 right colic（hepatic）flexure に終わる（図 4.19）。

16. 腹腔右上の結腸曲で大腸は方向を変え，**横行結腸** transverse colon として水平に走行し，腹腔左上に至り**左結腸曲** left colic（splenic）flexure で終わる（図 4.19）。

17. 左結腸曲で，大腸は向きを変えて**下行結腸** descend-ing colon として下方に走り，腹腔左下に至る。

18. **S 状結腸** sigmoid colon は腹腔左下にあり，腹腔から骨盤腔に入り，仙椎 S3 レベルで終わる。

19. **直腸** rectum の近位 1/3 は腹腔内，遠位 2/3 は骨盤腔内に位置する。骨盤腔内の直腸は第 5 章で解剖する。

横隔膜をめくり返す

遺体によっては，腹腔内臓器が容易に観察できない場合がある。もし胸腔がすでに剖出されているにもかかわらず，腹腔上部の構造物がよく観察できない場合は，以下の作業によって，腹腔内臓器の観察がしやすくなる。

1. 遺体左側で，骨剪刀を使って，胸骨から第 6 および第 7 肋軟骨を切り離す。

2. これら肋軟骨の後面から横隔膜を切り離す。

3. 左側の肋軟骨を中腋窩線に向かって外側にめくり返す。

4. 遺体右側でも 1～3 の作業を行う。

5. ハサミで，左右の中腋窩線から横隔膜腱中心に向かって内側にアーチを形成するように筋部を切開する。腱中心と横隔神経は残しておく。

6. 切開した横隔膜の腹側（前側）を肝臓への靭帯を残して胸腔へめくり返す。

腹膜 ［ネ 263, カ 316］

1. 胃，小腸，大腸表面を覆う**臓側腹膜** visceral perito-neum を同定し，これが平滑であることを観察する（図 4.20）。

2. 腹腔内表面を覆う**壁側腹膜** parietal peritoneum を同定する。壁側腹膜と臓側腹膜は連続しており，位置によって名称が変わる（図 4.20）。

3. 胃大弯に付着する**大網** greater omentum を同定する。大網は胃大弯よりエプロンのように腹腔に広がり，折り返して横行結腸に付着する。典型的な大網は，小腸と前腹壁間に位置するが，しばしば周囲組織と癒着している（図 4.18, 図 4.20）。［ネ 269, カ 316］

4. 肝臓下縁を持ち上げ，肝臓の下面から胃小弯および十二指腸上部に付着する**小網** lesser omentum を同定する（図 4.20）。小網は肝臓から胃小弯に至る**肝胃間膜** hepatogastric ligament と，肝臓から十二指腸上部に至る**肝十二指腸間膜** hepatoduodenal ligament からなる。

5. 肝臓前壁で**肝鎌状間膜** falciform ligament を同定する（図 4.21）。肝鎌状間膜は前腹壁の壁側腹膜から肝臓

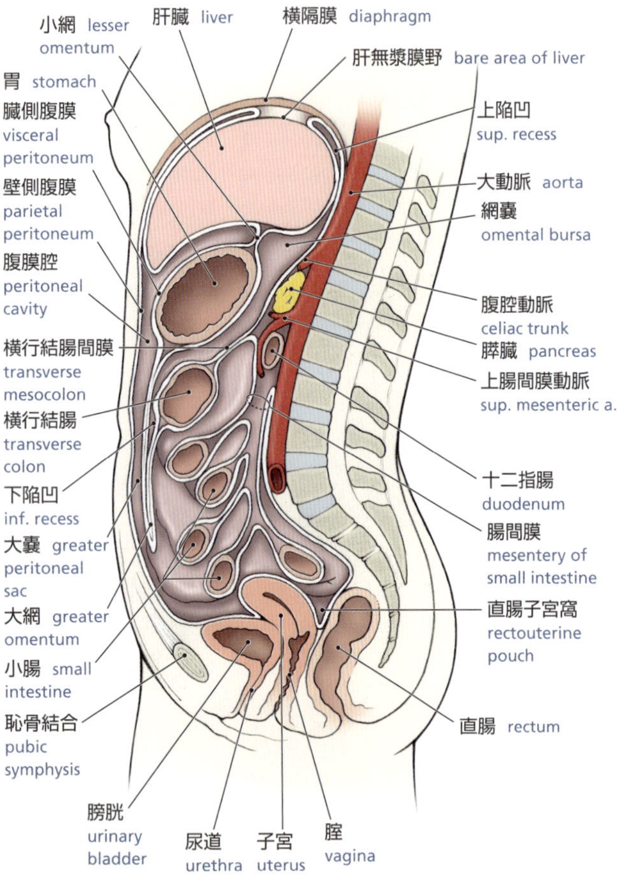

図の左側（図4.20）のラベル：

小網 lesser omentum
肝臓 liver
横隔膜 diaphragm
肝無漿膜野 bare area of liver
胃 stomach
臓側腹膜 visceral peritoneum
壁側腹膜 parietal peritoneum
腹膜腔 peritoneal cavity
横行結腸間膜 transverse mesocolon
横行結腸 transverse colon
下陥凹 inf. recess
大嚢 greater peritoneal sac
大網 greater omentum
小腸 small intestine
恥骨結合 pubic symphysis
膀胱 urinary bladder
尿道 urethra
子宮 uterus
膣 vagina
上陥凹 sup. recess
大動脈 aorta
網嚢 omental bursa
腹腔動脈 celiac trunk
膵臓 pancreas
上腸間膜動脈 sup. mesenteric a.
十二指腸 duodenum
腸間膜 mesentery of small intestine
直腸子宮窩 rectouterine pouch
直腸 rectum

図4.20　腹膜と腹膜腔（正中面）

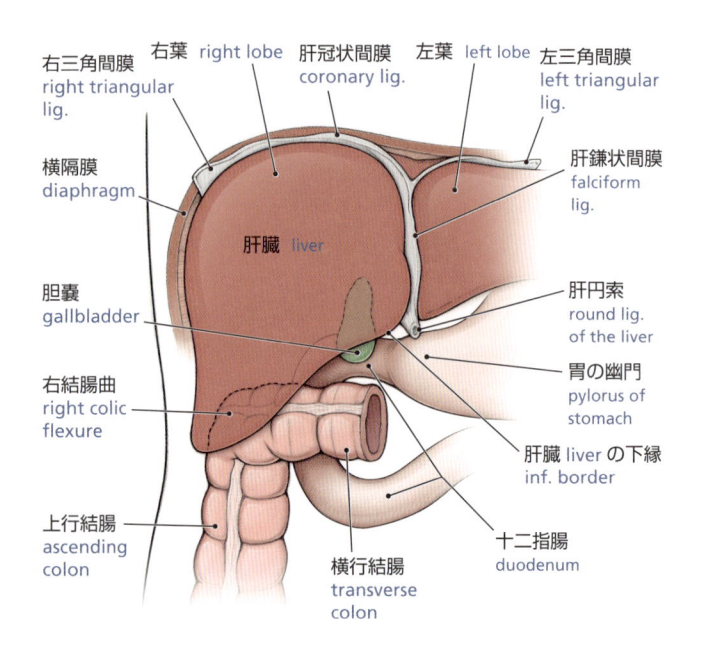

右三角間膜 right triangular lig.
右葉 right lobe
肝冠状間膜 coronary lig.
左葉 left lobe
左三角間膜 left triangular lig.
横隔膜 diaphragm
肝臓 liver
肝鎌状間膜 falciform lig.
胆嚢 gallbladder
肝円索 round lig. of the liver
右結腸曲 right colic flexure
胃の幽門 pylorus of stomach
肝臓 liver の下縁 inf. border
上行結腸 ascending colon
横行結腸 transverse colon
十二指腸 duodenum

図4.21　肝臓を支える間膜（前面）。肝臓と胆嚢の関係を同時に示した

前壁の臓側腹膜に至る。

6. 肝鎌状間膜の下端に**肝円索** round ligament of the liver を同定する。肝円索は，胎生期の臍静脈の遺残物である。

7. 肝鎌状間膜を上方にたどり，横隔膜下面で**肝冠状間膜** coronary ligament と連続していることを確認する（図4.21）。肝冠状間膜は無漿膜野に接しており，肝臓との位置関係で前後・左右の区画に分けることができる。

8. 肝冠状間膜の外側端は癒合して肝左葉と横隔膜の間の**左三角間膜** left triangular ligament となり，もう一方は肝右葉と横隔膜の間の**右三角間膜** right triangular ligament となる（図4.21）。

9. **胃横隔間膜** gastrophrenic ligament が胃大弯上部を横隔膜下面に固定することを確認する。

10. **胃脾間膜** gastrosplenic ligament が，胃大弯から脾臓までを通り，**脾腎ヒダ** splenorenal ligament が脾臓から左腎前部に付着するのを確認する（図4.22）。

11. 大網を肋骨弓の方へめくり返し，**横行結腸間膜** transverse mesocolon を同定する（図4.19，図4.20）。横行結腸間膜は，横行結腸から後腹膜に沿って十二指腸の前壁および膵臓に付着している。横行結腸間膜の左端には**横隔結腸間膜** phrenicocolic ligament があ

り，左結腸曲を横隔膜に固定している［ネ266，力321］

12. 後腹壁から空腸および回腸を吊るす**腸間膜** mesentery を同定する（図4.20）。腸間膜の基部は，後腹壁に沿って腹腔左上から腹腔右下に至る。

13. 上行結腸より内側の領域では，**小腸間膜** mesentery proper が後腹壁に斜めに付着している。これより上の壁側腹膜による区画を**右横行結腸下区画** right inframesocolic compartment という。

14. 上行結腸の外側で**右結腸傍溝** right paracolic gutter を同定する。結腸傍溝が腹腔外側から臓器表面を覆う腹膜の折り返しの部位であることを観察する。

15. 小腸を腸間膜とともに持ち上げて後腹壁を観察する。13で同定した小腸間膜の付着部よりも下方かつ下行結腸よりも内側の区画を**左横行結腸下区画** left inframesocolic compartment といい，壁側腹膜で覆われている。

16. 下行結腸の外側で，**左結腸傍溝** left paracolic gutter を同定する。

17. **虫垂間膜** mesoappendix が回腸遠位部および盲腸に付着する。虫垂間膜は虫垂動脈を含む。

18. 腹腔左下で後腹壁からS状結腸を保持している**S状結腸間膜** sigmoid mesocolon を同定する。

19. これまで同定してきた腹膜は，腹膜腔内で**大腹膜嚢（大嚢）** greater peritoneal sac という（図4.20）。これに対して胃と小網よりも後側は，**小腹膜嚢（網嚢，小嚢）** lesser peritoneal sac（omental bursa）という（図4.20，図4.22）。

20. **網嚢孔** omental foramen は肝十二指腸間膜の後側に

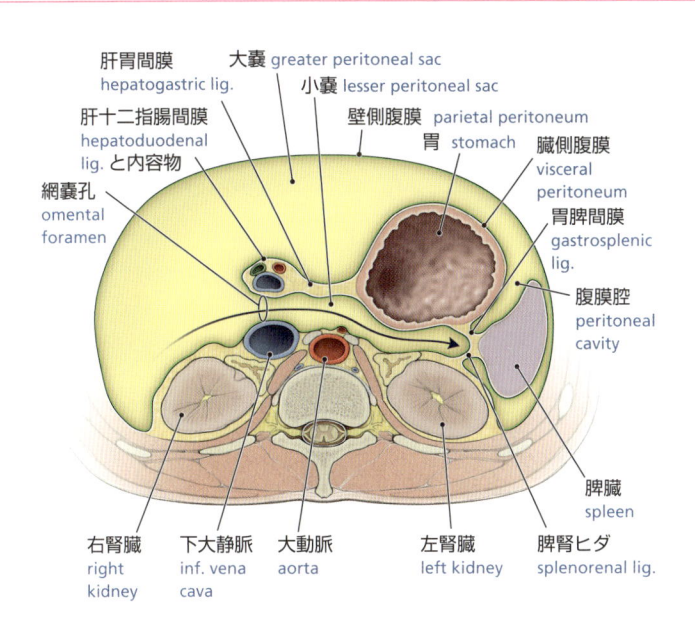

図4.22 の各ラベル：
肝胃間膜 hepatogastric lig.
大囊 greater peritoneal sac
小囊 lesser peritoneal sac
肝十二指腸間膜 hepatoduodenal lig. と内容物
壁側腹膜 parietal peritoneum
胃 stomach
臓側腹膜 visceral peritoneum
胃脾間膜 gastrosplenic lig.
網嚢孔 omental foramen
腹膜腔 peritoneal cavity
右腎臓 right kidney
下大静脈 inf. vena cava
大動脈 aorta
左腎臓 left kidney
脾腎ヒダ splenorenal lig.
脾臓 spleen

図 4.22　腹膜腔(横断面の下面)

あり，大囊と小囊をつなぐ(図4.22)。[ネ269, 力319]

21. 網嚢孔の入り口は，肝十二指腸間膜によって形成されることを指を挿入して確認する。肝十二指腸間膜には肝門脈，固有肝動脈，総胆管が含まれる(図4.22)。
22. 網嚢孔の後面は，下大静脈および横隔膜右脚を覆う壁側腹膜であることを確認する。
23. 網嚢孔の上面は肝尾上葉臓側腹膜，下面は十二指腸上部臓側腹膜であることを確認する。
24. 網嚢の最も下の部分は下陥凹 inferior recess と呼ばれ，大網の後側にある(図4.20)。胎生期には下陥凹は大網の2層の間に広がっている。
25. 網嚢の最も上の部分は上陥凹 superior recess と呼ばれ，横隔膜と肝尾上葉の間で終わる。小囊(網嚢)の後壁は，膵臓を覆う腹膜である。[ネ266, 力321]

復習

1. 遺体で，消化管を近位から遠位まで順に復習する。
2. それぞれの腹腔臓器が，腹腔のどの部位(右または左上腹部/下腹部)に位置するか確認する。
3. 腹腔内臓器のすべてについて，それぞれがどの腹膜によって保持されているか表にする。
4. 結腸間溝および腸間膜が感染の拡大にどのように影響するかを学ぶ。
5. 腹膜後臓器および二次的腹膜後臓器を復習する。
6. 消化管の発生を復習する。
7. 腹腔臓器と腹壁を構成する筋群を解剖学的位置に戻す。

腹腔動脈，胃，脾臓，肝臓，胆囊

解剖の概要

以下の順に解剖を行う。
① 胃表面を観察したあと，肝十二指腸間膜に含まれる脈管を剖出する。
② 胃，脾臓，肝臓，胆囊に血液を供給する腹腔動脈の分枝を剖出する(腹腔動脈の残りの分枝〈十二指腸および膵臓を栄養する分枝〉はあとで剖出する)。
③ 肝門脈，脾臓，肝臓，胆囊を観察する。

解剖の手順

1. 大網を解剖学的位置に戻し，胃体部 body of the stomach の左外側縁である大弯 greater curvature を同定する(図4.23)。[ネ269, 力302]
2. 胃体部近位の丸く上方に突出した胃底部 fundus を観察する。胃底部は噴門切痕 cardial notch に続く。噴門は食道から胃への入り口である。
3. 胃右側縁である小弯 lesser curvature は，遠位の角切痕 angular notch で屈曲し幽門部 pyloric part に移行することを観察する(図4.23)。
4. 幽門部には幽門括約筋 pyloric sphincter がある。
5. 肝前面で，右葉 right lobe，左葉 left lobe，肝鎌状間膜を同定する(図4.21)。[ネ277, 力307]
6. 肝臓の右葉または左葉の上方で横隔面 diaphragmatic surface を同定し，下方で肝臓の前面がどこにも付着していないことを確認する。
7. 肝臓下縁を手で持ち上げ，臓側面 visceral surface を同定する(図4.24)。臓側面は，胆囊および胃，十二指腸，大腸，右腎，右副腎を覆う腹膜と接している。
8. 肝臓の臓側面で肝門 porta hepatis を同定する。肝門

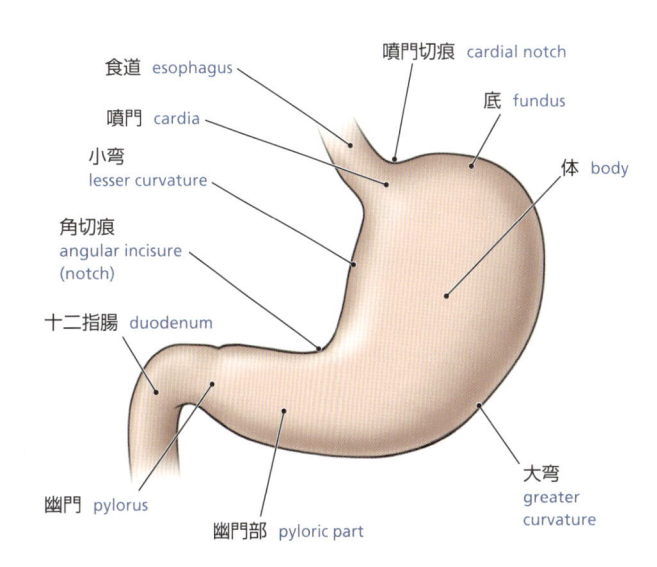

図4.23 の各ラベル：
食道 esophagus
噴門切痕 cardial notch
噴門 cardia
底 fundus
小弯 lesser curvature
体 body
角切痕 angular incisure (notch)
十二指腸 duodenum
幽門 pylorus
幽門部 pyloric part
大弯 greater curvature

図 4.23　胃

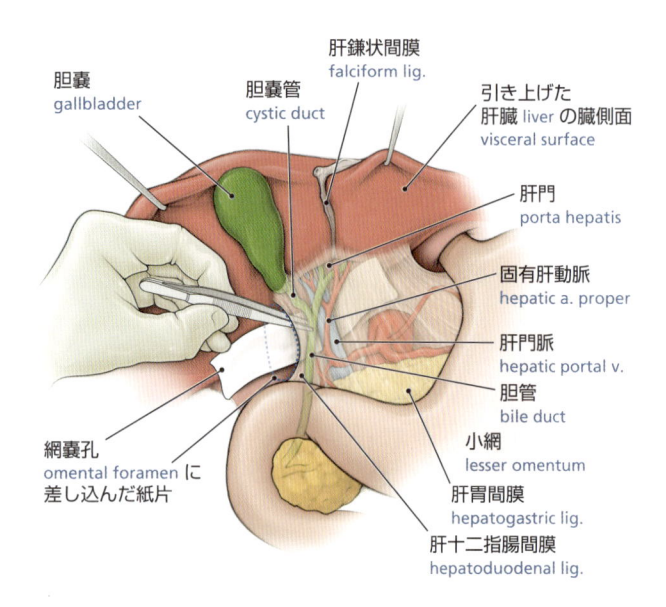

図4.24　肝胃間膜と肝十二指腸間膜によって形成される小網と関連した構造物。網嚢孔がわかるように紙片を差し込んである

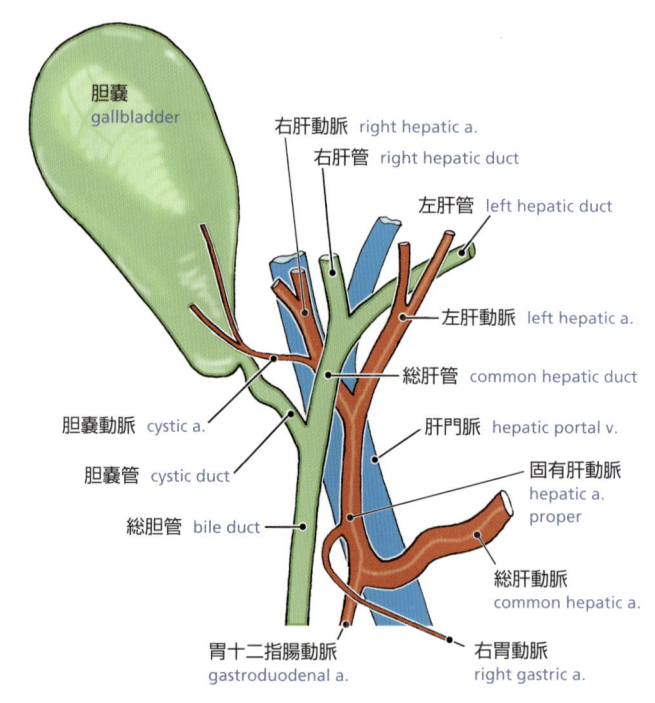

図4.25　肝十二指腸間膜に含まれる構造物。総胆管の支流と総肝動脈の枝

で，脈管やリンパ管，神経が肝臓に入る（図4.24）。［ネ277, カ308］

9. 肝臓下縁および肝門付近で**胆嚢** gallbladder を同定する（図4.24）。<u>胆嚢はしばしば外科的に切除される。胆嚢を欠損している遺体でも，胆嚢の解剖学的位置は肝表面の胆嚢による圧痕により同定可能である。</u>

門脈三つ組［ネ284, カ323］

腹腔動脈の枝を解剖する際には，分枝パターンからではなく，血管の分布域が血管の名前になっていることを学ぶ。

1. 肝臓と横隔膜を上方に持ち上げ，小網を露出させる。
2. 網嚢孔を同定し，**肝十二指腸間膜** hepatoduodenal ligament により形成される上縁を持ち上げる。ここには**胆管** bile duct，**固有肝動脈** hepatic artery proper，**肝門脈** hepatic portal vein，**自律神経** autonomic nerve，**リンパ管** lymphatic vessel が含まれる。網嚢孔に白い紙を敷くと，これらの構造がみえやすく，剖出が容易になる（図4.24）。
3. 肝十二指腸間膜の腹膜を前述した脈管から鈍的に剥離する。
4. 肝十二指腸間膜の中では**胆管** bile duct は外側，**固有肝動脈**は内側，**肝門脈**は後側に位置する（図4.25）。
5. 鈍的に胆管を上方にたどり，**胆嚢管** cystic duct と**総肝管** common hepatic duct を同定する（図4.25）。
6. 総肝管を上方に分岐部までたどり，**右肝管** right hepatic duct と**左肝管** left hepatic duct を見つける。これらは**肝門** porta hepatis から現れる。
7. 肝十二指腸間膜の解剖に戻って，ここを通過する**固有肝動脈**周囲の結合組織を取り除く。この結合組織が非常に丈夫で取り除きにくいのは，**自律神経叢**

autonomic nerve plexus を含むからである。眼科ハサミを用いた鈍的解剖によって固有肝動脈から自律神経線維を除去する。［ネ283, カ323］

8. 固有肝動脈を肝臓側までたどり，肝門付近で**左肝動脈** left hepatic artery と**右肝動脈** right hepatic artery が分枝するのを確認する（図4.25）。
9. 肝十二指腸間膜内の右肝動脈から分枝する**胆嚢動脈** cysytic artery を同定し，胆嚢までたどる（図4.25）。
10. 固有肝動脈から分枝する**右胃動脈** right gastric artery を同定し，胃小弯までたどる。
11. 肝十二指腸間膜内のリンパ節を同定し，これを除去する。<u>リンパ管はリンパ節を伴っているが保存処置を行った遺体で見つけるのには小さすぎるので，これらを見つける努力はしなくてよい。</u>

腹腔動脈［ネ284, カ323］

以下の解剖手順では，腹腔動脈とその分枝の通常の分岐パターンを示すが，「臨床との関連」で述べるように，当部位のバリエーションは多々ある。

1. 肝十二指腸間膜の肝臓付近の付着部を鈍的に剥離する。
2. 固有肝動脈を下方にたどり，**総肝動脈** common hepatic artery の基部を確認する（図4.26）。
3. 総肝動脈から**胃十二指腸動脈** gastroduodenal artery が分枝し，十二指腸上部の後方を通過することを観察する（図4.26）。胃十二指腸動脈を**右胃大網動脈** right gastro-omental artery と**上膵十二指腸動脈** superior pancreaticoduodenal artery に分岐するところま

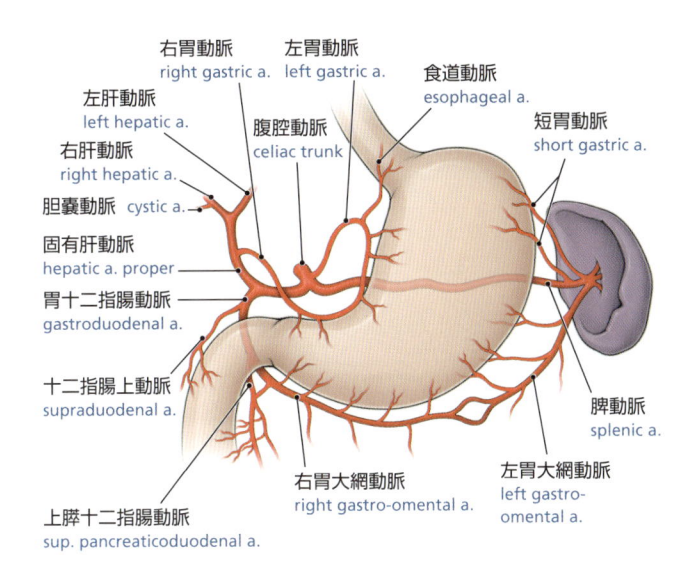

図 4.26　腹腔動脈の分枝

でたどる。

4. 総肝動脈を左側にたどり，これが**腹腔動脈** celiac trunk から分枝することを確かめる（図 **4.26**）。腹腔動脈は，第 12 胸椎のレベルで腹部大動脈前面から起こるので，現段階では剖出が困難である。よって，腹腔動脈の他の分枝の基部を同定して，腹腔動脈のおよその位置を知る。

5. 腹腔動脈から，**左胃動脈** left gastric artery と**脾動脈** splenic artery も分枝することを観察する（図 **4.26**）。

6. **左胃動脈**を鈍的に剥離して胃と食道付近に向かって剖出する（図 **4.26**）。左胃動脈が胃底部まで栄養し，小網内で胃小弯に分布することを確認する。左胃動脈は右胃動脈と小弯に沿って吻合する。これらの胃に分布する動脈は胃の前部および後部表面を栄養する。

7. 大網を上方にめくり返し，横行結腸に付着している部分と胃大弯に付着している部分を鈍的に剥離する。

8. 胃を上方にめくり返し，**脾動脈**を約 5 cm 左にたどり，この動脈が腹部後壁に接していることを確認する。脾動脈は蛇行しながら膵臓上縁を通過する。しばしば脾動脈は部分的に膵臓に埋まっている。ここでは，脾動脈の中央部付近から分岐する枝は剖出しない。

9. **脾動脈**を遠位にたどり，胃底部を栄養する**短胃動脈** short gastric artery を同定する（図 **4.26**）。短胃動脈は，胃脾間膜に覆われていることを観察する。

10. 脾動脈は遠位端で**左胃大網動脈** left gastro-omental（gastro-epiploic）artery となり，胃大弯から約 2 cm 離れたところで大網内を通過する（図 **4.26**）。

11. 総肝動脈から起こる**右胃大網動脈**を同定し，大網内の走行を胃大弯右端付近までたどる。右胃大網動脈は胃大弯に沿って左胃大網動脈と吻合している。

[ネ **284**, 力 **322**]

12. 肝十二指腸間膜の解剖に戻る。固有肝動脈と胆管の後方に**肝門脈** hepatic portal vein がある（図 **4.24**）。

13. 肝門脈を上方にたどり，これが肝門を通過する際に右および左門脈に分かれることを確認する。通常，**左・右胃静脈** left and right gastric vein が肝門脈に入る。

14. 肝門脈は下方で，十二指腸上部の後ろを通過し，上腸間膜静脈となることを観察する。

臨床との関連

動脈の解剖学的バリエーション

　右肝動脈が上腸間膜動脈から分枝する例が約 12% にみられる。左肝動脈が左胃動脈から分枝する変異の場合は，外科的に胃を切除した際にこの動脈の血流が阻害されるので，肝左葉の血流に危険が及ぶ。

　胆嚢動脈は通常，右肝動脈から起こるが，他の部位から起始する場合もある。胆嚢動脈は 75% の割合で総肝管の後方を，24% の割合で前方を通過する（図 **4.27**）。

脾臓 [ネ **282**, 力 **327**]

　脾臓 spleen は人体で最大の造血臓器であり，その大きさおよび重量は，含有する血液量および個人の健康状態によってまちまちである。脾臓は，脈管が入る脾門以外は臓側腹膜に覆われている。

1. 左手で胃底部を右に引き，右手で脾臓を慎重に前に引く。

2. 脾臓は平滑な**横隔面** diaphragmatic surface を持つ（図 **4.28A**）。脾臓上縁に，しばしばみられる切り込みは胎生期に生じたものである。

3. **脾臓の臓側面** visceral surface of the spleen は，**胃** stomach，**左腎臓** left kidney，**横行結腸（左結腸曲）** transverse colon（left colic flexure），**膵臓** pancreas に接している。一方，横隔面は第 9〜第 11 胸椎レベル

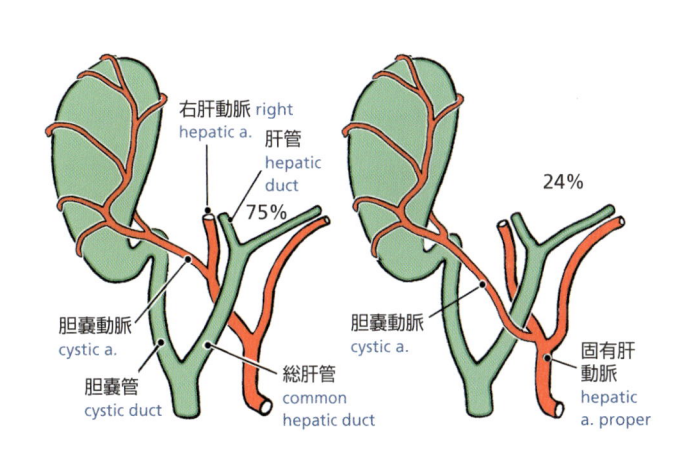

図 4.27　胆嚢動脈の分枝様式の 2 つのパターン

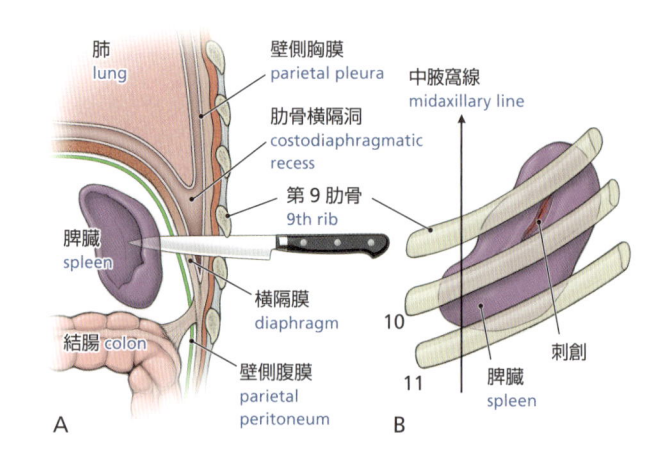

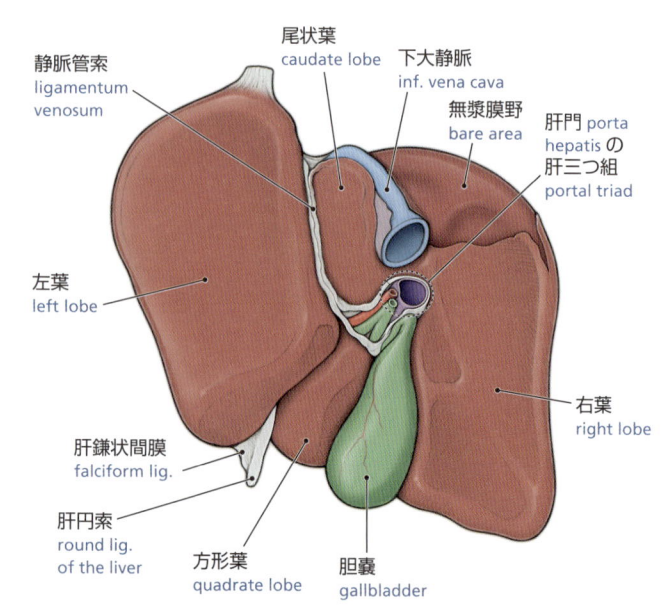

図 4.28　脾臓と胸壁の関係。A：前頭断面。B：外側面。中腋窩線の
すぐ後方で第9肋間を刺すと胸膜腔，横隔膜，腹膜腔，脾臓を貫通する

図 4.29　肝臓の4葉（右，左，方形，尾状）（下面）。H字状の溝を示
す

臨床との関連

脾臓

　臨床において，脾臓が第9～第11胸椎レベルに位置することは肋骨骨折や貫通創を診断する際に重要である（図 4.28）。脾臓の損傷によって，腹腔内に多量出血するため，しばしば外科的に脾臓を除去しなければならない。胸腔穿刺の際に，誤って脾臓を刺す危険もある。

　診療の際，肋骨下縁より下方に脾臓が触診される場合があり，脾腫と診断される。

肝臓 [ネ 277, カ 307]

　肝臓 liver は人体最大の腺組織であり，成人では体重の2.5％を占める。肝臓の表層の特徴を学ぶためには，横隔膜から肝臓を離さなければならない。

1. 肝鎌状間膜と冠状間膜を復習する。
2. ハサミで肝臓と横隔膜間の肝鎌状間膜を切開し，さらに切開を冠状間膜にまで延長する。
3. 肝臓を下方に引いて冠状間膜を切断し，横隔膜下面に沿って左・右三角間膜まで切断する。
4. ハサミで，肝臓と横隔膜の間で**下大静脈** inferior vena cava を切断する。
5. 肝臓と横隔膜の間に手を入れ，肝臓に付着する結合組織を丁寧に裂く。
6. 肝臓後面で，冠状間膜を切り離せば，横隔膜から肝臓は離れる。
7. 肝臓下縁を持ち上げて，できるだけ肝臓下面近くで下大静脈を切断する。下大静脈を肝臓の上下で切断するので，下大静脈の一部は肝臓に付着したままになる（図 4.29）。
8. これで肝臓は，胆管，固有肝動脈，肝門脈でのみ遺体につながっている状態となる。観察のために肝臓を

動かす際は，これらの構造物を損傷しないように気をつける。

9. **肝臓**の観察を行う。**右葉** right lobe が，**左葉** left lobe より約6倍大きく，鋭角な**下縁** inferior border により，**臓側面** visceral surface と**横隔面** diaphragmatic surface に分かれることを確認する。
10. 横隔面後方の**無漿膜野** bare area が**冠状間膜** coronary ligament によって境界されるのを観察する。無漿膜野では，肝臓は横隔膜に直接面しており，腹膜に覆われていないことを確認する。
11. 肝臓の臓側面を調べ，H字状の裂溝によって肝臓が4つの区域に分かれることを確認する。**静脈管索** ligamentum venosum と**肝鎌状間膜** falciform ligament が「H」の左の溝を形成し，**胆嚢** gallbladder と**下大静脈**が「H」の右側を形成する溝にはまり込んでいるのを観察する（図 4.29）。
12. 「H」の横線で**肝門** porta hepatis を同定する。肝十二指腸間膜に覆われた構造物（胆管，肝動脈，肝門脈，リンパ管，自律神経叢）は肝門で肝臓に出入りすることを思い出すこと。
13. 下大静脈と静脈管索の間に位置する**尾状葉** caudate lobe および肝円索と胆嚢の間に位置する**方形葉** quadrate lobe を同定する（図 4.29）。[ネ 277, カ 308]
14. 肝臓についた下大静脈管から凝血塊を取り除き，数本の**肝静脈** hepatic vein が下大静脈に合流することを観察する。
15. 肝臓を区域に分ける一般的な方法が2つある。1つの方法では肝鎌状間膜を境に，**解剖学的右葉および解剖学的左葉** right and left anatomical lobe に分ける。もう1つの方法は，胆管系や血管の支配領域に従っ

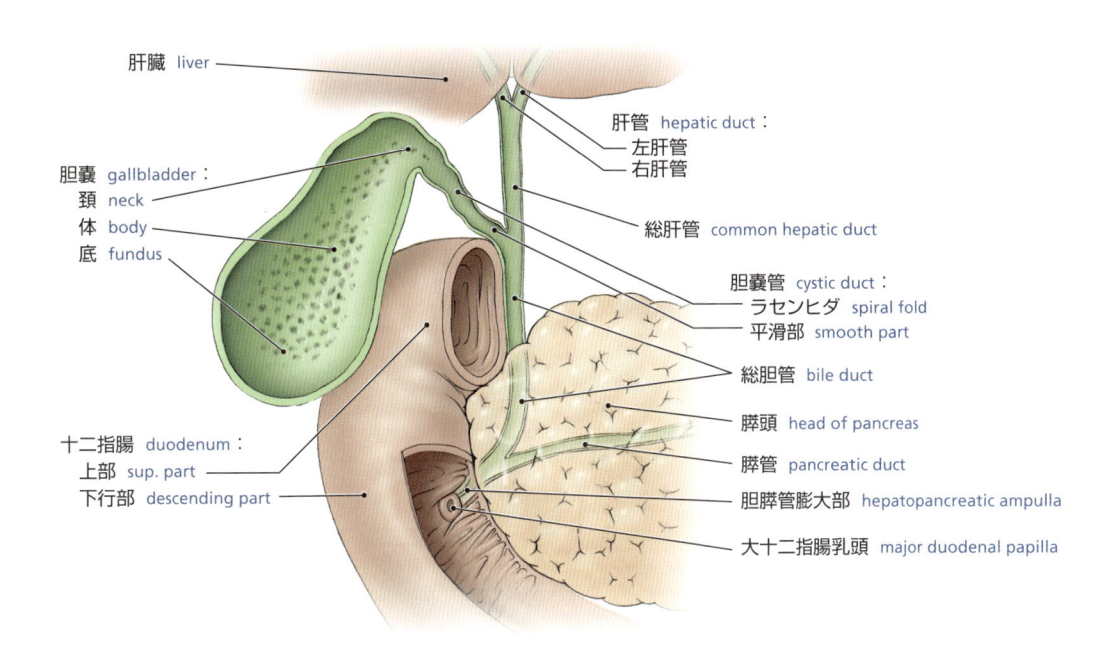

肝臓　liver

肝管　hepatic duct：
左肝管
右肝管

総肝管　common hepatic duct

胆嚢　gallbladder：
頚　neck
体　body
底　fundus

胆嚢管　cystic duct：
ラセンヒダ　spiral fold
平滑部　smooth part

総胆管　bile duct

膵頭　head of pancreas

膵管　pancreatic duct

胆膵管膨大部　hepatopancreatic ampulla

大十二指腸乳頭　major duodenal papilla

十二指腸　duodenum：
上部　sup. part
下行部　descending part

図 4.30　胆嚢と肝外胆管

て，右葉および左葉をさらに下大静脈に沿って 2 つに分け，最終的に 8 つの肝区域に分ける。[カ308]

16. 肝臓には，リンパ管が豊富に分布している。肝門では，微小なリンパ管を流れるリンパ液が**肝リンパ節** hepatic lymph node に流入し，そこからまたリンパ管が肝動脈に並走して，腹腔動脈周囲の**腹腔リンパ節** celiac lymph node に流れ込む。肝臓からのリンパ液はまた，背側の**横隔リンパ節** phrenic node にも流入している。

臨床との関連

肝臓

　解剖の際に，肝臓に生じている病理学的変化に遭遇することがある。肝臓が通常より大きくなっていれば，心不全による肝臓のうっ血（**心臓性肝硬変** cardiac cirrhosis）の可能性がある。逆に小さくなり線維性結節があるときは肝硬変の可能性がある。肝臓は基本的に消化管の下流にある毛細血管床なので，転移性腫瘍細胞がしばしば肝臓にとどまり，二次的な腫瘍となる。

胆嚢［ネ280，カ306］

　胆嚢 gallbladder は，肝臓の臓側面の浅いくぼみに位置し，胆汁を貯留し，胆汁を濃縮する。胆嚢は通常胆汁によって暗緑色に染まるが，しばしば死後，胆嚢壁から胆汁が漏れて周囲組織も暗緑色に染まる。

1. 肝臓を解剖学的位置に戻す。
2. 胆嚢が，鎖骨中線上の第 9 肋軟骨先端に位置することを確認する。

3. 胆嚢遠位端（もしくは**底** fundus と呼ぶ）は肝臓に付着しておらず，前面に位置することを観察する。肝臓と接着している胆嚢部分は**体** body であり，**頚** neck は胆嚢管に連続する狭窄した部分である（**図 4.30**）。

4. 肝臓の下縁を持ち上げて臓側面を露出させる。鈍的に注意深く胆嚢を肝臓のくぼみから引き剥がす。

5. 肝動脈系から**胆嚢動脈** cystic artery の走行を復習する（**図 4.25**）。胆嚢動脈は，しばしば胆汁によって暗緑色に染まっており，壁は脆いので剖出するのが困難である。

6. ハサミで胆嚢に底から頚まで縦切開を入れる。胆石がある場合は取り除く。

7. 頚から胆嚢管に連なる**ラセンヒダ** spiral（valve）fold を見出す。ラセンヒダにより，胆汁は胆嚢に流入も流出も可能になる（**図 4.30**）。

8. 胆嚢および他の腹腔臓器を解剖学的位置に戻す。

復習

1. 各腹腔臓器が，腹部の 4 分割法のどこに位置するか復習する。
2. アトラスと遺体で，腹腔動脈の分枝を復習する。
3. 肝十二指腸間膜に含まれる構造物の相対位置を復習する。
4. 網嚢孔の境界を復習する。
5. 剖出した臓器の各部分および臓器の関係を復習する。
6. 肝臓，膵臓，腹側胃間膜の発生を学ぶ。
7. 消化管の発生を復習する。

上腸間膜動脈と小腸

解剖の概要

　上腸間膜動脈はL1レベルで腹腔動脈の約1cm下方で腹大動脈から起こる。上腸間膜動脈の起始部は膵頚の後方に現れ，膵臓の鈎状突起，十二指腸水平部，左腎静脈の前方を通過する。次いで上腸間膜動脈は，小腸間膜に入り，腹腔右下の回腸終末部に向かう。上腸間膜動脈は，空腸，回腸，および横行結腸の右2/3までの大腸の血行を支配する。

　以下の順に解剖を行う。

① 腸間膜を探し，次に十二指腸および膵臓以外に分布する上腸間膜動脈分枝を剖出する（十二指腸と膵臓への上腸間膜動脈の分枝は横行結腸付着部の深部を通るので，後に剖出する）。

② 空腸および回腸の外観の相違を学ぶ。

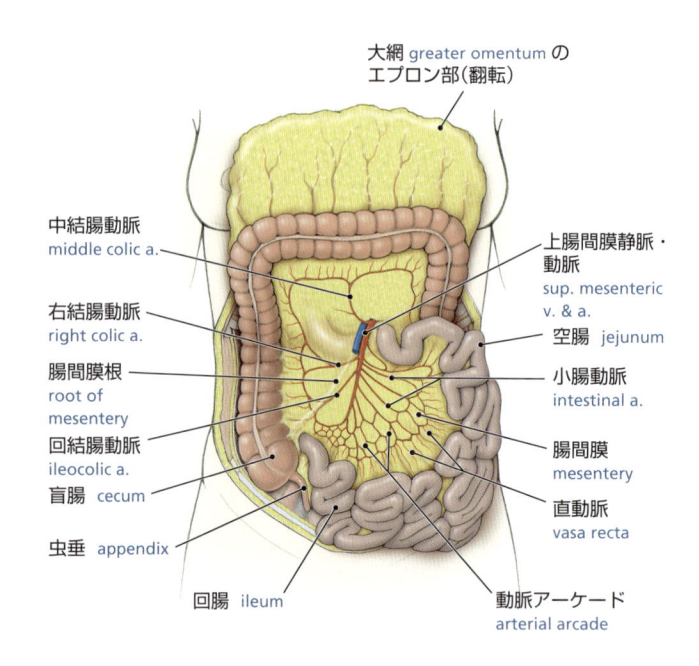

図4.31　上腸間膜動脈の剖出のために小腸を左に寄せる

解剖の手順

上腸間膜動脈 [ネ 287, 288, カ 313]

1. 大網と横行結腸を上方にめくり返し，横行結腸後面がみえるようにする（図4.31）。
2. 腹部左側に**空腸** jejunum と**回腸** ileum を寄せて，腸間膜の右側がみえるようにする（図4.31）。腸間膜基部が，腹腔左上から腹腔右下にかけての後腹壁に付着していることを観察する。
3. 腸間膜の右側の腹膜を除去し，上腸間膜動脈の分枝を剖出する。腹膜の前層を小さく切開してピンセットでつかみ，プローブで脈管を保持しながら，腹膜をゆっくり剥がして除去するとよい。
4. 腸間膜の右側に位置する後腹壁から，壁側腹膜を外側に上行結腸まで除去する。腹腔内臓器と腹膜後臓器のどちらでも，臓器表面の腹膜はすべて臓側腹膜である。
5. **上腸間膜動脈** superior mesenteric artery を同定する（図4.31）。鈍的に上腸間膜動脈を近位にたどり，これが十二指腸水平部を横切るのを観察する。十二指腸水平部または左腎静脈，あるいは双方が上腸間膜動脈と腹大動脈の間に挟まれて圧迫されると，上腸間膜動脈症候群（ナットクラッカー症候群）をきたす。
6. 脂肪を鈍的に除去して上腸間膜動脈の分枝を剖出する。剖出を進めると，脈管を取り巻く自律神経のネットワークである**上腸間膜動脈神経叢** superior mesenteric plexus of nerve が観察できる。脈管を同定するため，必要であれば神経線維を除去してもよい。
7. 上腸間膜動脈の左側に位置する**上腸間膜静脈** superior mesenteric vein を同定する（図4.31）。上腸間膜静脈は，上腸間膜動脈の分枝と伴行する同名の分枝が合流することによって形成される。膵臓の後方で，

上腸間膜静脈は脾静脈と合流し，肝門脈となる。

8. 200もの**腸間膜リンパ節** mesenteric lymph node が腸間膜内に存在する。上腸間膜動静脈の分枝に沿って，可能であればリンパ節を同定してみる。リンパ管は，上腸間膜分枝に沿って走行し，上腸間膜動脈起始部近傍の**上腸間膜動脈リンパ節** superior mesenteric lymph node に注ぐ。剖出する視野を明確にするために，リンパ節は除去してもよい。
9. 上腸間膜動脈の左側から起始し，回腸および空腸を栄養する15〜18の**上腸間膜動脈の分枝** branches of the superior mesenteric artery を同定する（図4.31）。小腸の動脈は，**直動脈** vasa recta（straight artery）と呼ばれる終末枝に終わるが，これらは**動脈アーケード** arterial arcade によってお互い交通している。通常，**下膵十二指腸動脈** inferior pancreaticoduodenal artery が上腸間膜動脈の最初の枝である。この動脈は，十二指腸を剖出する際に同定する。
10. 空腸近位の血管網が，隣接する小腸の動脈間で1つか2つのアーケードしか持たず，それゆえ比較的長い直動脈になることを観察する（図4.32A）。
11. 回腸遠位の血管網は，隣接する小腸の動脈間で4〜5つのアーケードを持つので，比較的短い直動脈になることを観察する（図4.32B）。
12. 上腸間膜動脈の右側から起こる**回結腸動脈** ileocolic artery が，腹腔右下の後腹膜へ向かい，盲腸を栄養することを観察する（図4.33）。回結腸動脈は**虫垂動脈** appendicular artery を分枝として出し，さらに小腸の分枝や右結腸動脈と吻合する。
13. 上腸間膜動脈の右側から起こる**右結腸動脈** right colic artery を同定し，これが後腹膜を右側に走行して上行

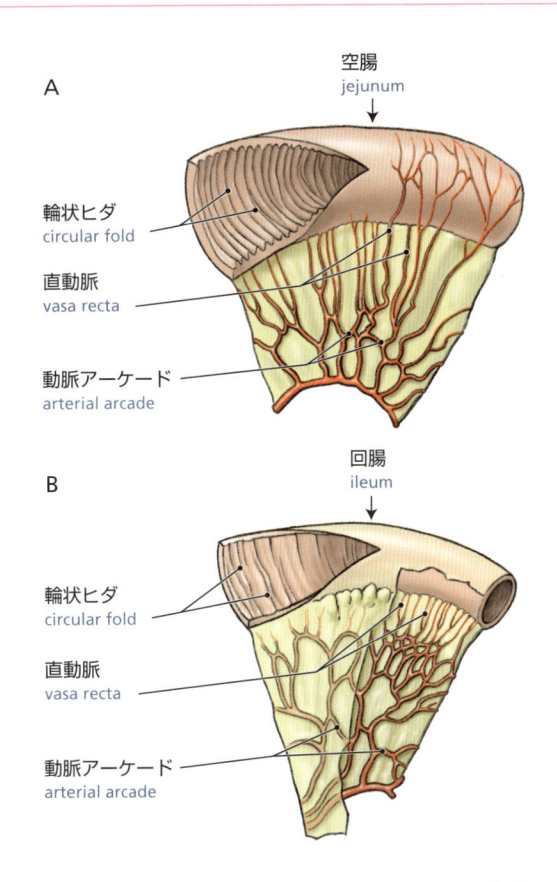

図 4.32 　小腸動脈の比較。A：空腸の動脈。B：回腸の動脈

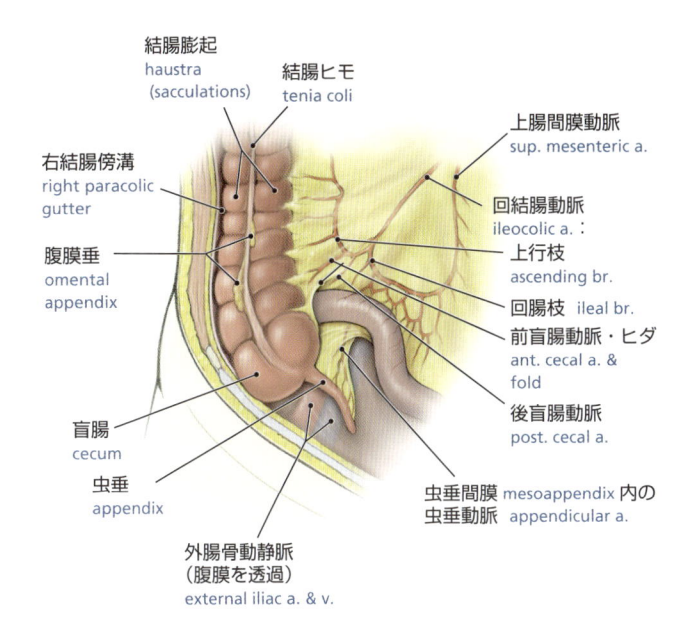

図 4.33 　回結腸動脈の枝

結腸を栄養することを確認する（**図 4.31**）。右結腸動脈は，しばしば上枝と下枝に分岐する。

14. 上腸間膜動脈の前面から起こる**中結腸動脈** middle colic artery が横行結腸間膜を通って横行結腸を栄養することを確認する（**図 4.31**）。中結腸動脈が上枝と下枝に分岐することを観察する。

小腸［ネ 264，カ 318］

　小腸 small intestine は十二指腸，空腸，回腸から構成され，食物消化吸収の最も盛んな部位である。小腸は，その内部に表面積を増やす複雑なヒダを持ち，吸収した栄養を運搬するため血流が豊富である。小腸の約 2/3 を構成する**空腸** jejunum と遠位 1/3 を構成する**回腸** ileum は，その移行部が明瞭ではないため，一緒に学ぶ。

1. 小腸を腹腔の左側に寄せ，空腸を近位にたどり，十二指腸空腸曲 duodenojejunal flexture を見つける（**図 4.34A**）。小腸は十二指腸空腸移行部で，**十二指腸提筋（トライツ靱帯）**suspensory ligament of the duodenum によってつなぎとめられている。十二指腸提筋は，横隔膜右脚から起こる線維束である。膵臓の後方を通過する部分はまだ観察できない（**図 4.34B**）。

2. 小腸を触診し，空腸壁は回腸壁より厚く，空腸の径は回腸の径より大きいことを確認する。

3. 回腸が**回盲部** ileocecal junction で終わることを観察する（**図 4.34A**）。

4. **腸間膜根** root of the mesentery が十二指腸空腸曲から後腹壁を経て回盲部まで約 15 cm であることを確認する（**図 4.34A**）。**腸間膜の小腸付着部** intestinal attachment of the mesentery は約 6 m である。

5. 本項で剖出した腸間膜および他の臓器を解剖学的位置に戻す。

復習

1. 空腸と回腸が，腹部の 4 分割法のどこに位置するかを復習する。
2. 空腸や回腸とその周囲臓器との関係を復習する。
3. アトラスと遺体で，上腸間膜動脈の分枝を復習する。
4. 胎児期の中腸由来の臓器を復習する。

下腸間膜動脈と大腸

解剖の概要

　下腸間膜動脈 inferior mesenteric artery は腰椎 L3 のレベルで，腹大動脈の前面から起こる。下腸間膜動脈は，横行結腸の左 1/3，下行結腸，S 状結腸および直腸の上 1/3 を栄養する。S 状結腸間膜を通過して S 状結腸に血液を供給する分枝以外の下腸間膜動脈とその分枝は後腹壁に存在する。

　以下の順に解剖を行う。

① 下腸間膜動脈とその分枝を剖出する。

② 大腸の外観を学ぶ。

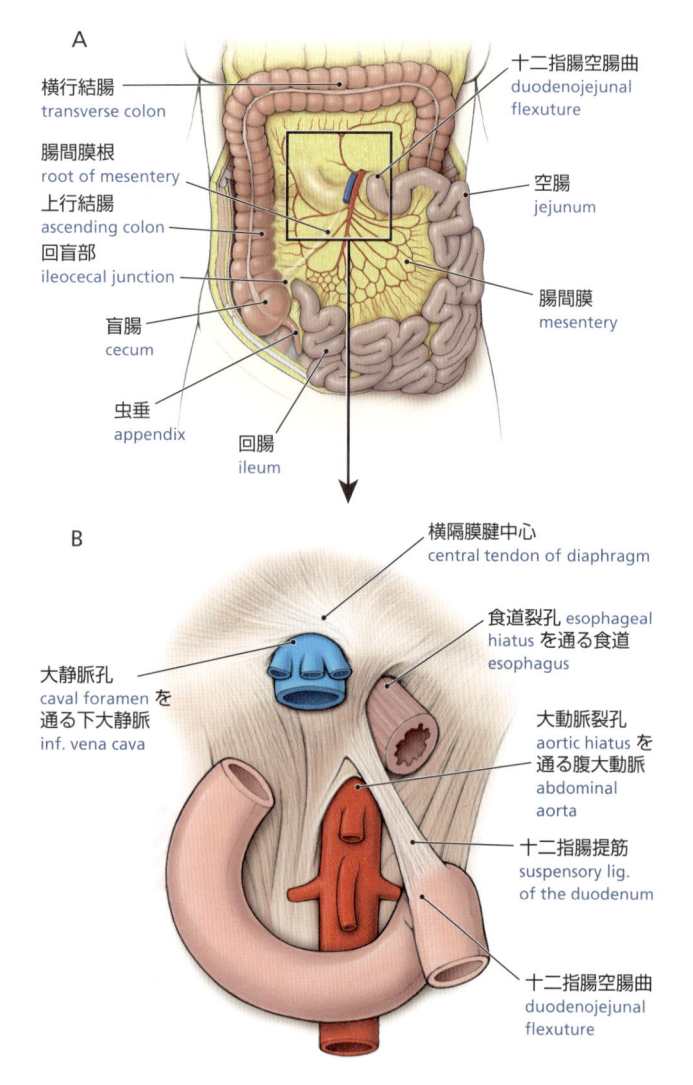

A

横行結腸
transverse colon

腸間膜根
root of mesentery

上行結腸
ascending colon

回盲部
ileocecal junction

盲腸
cecum

虫垂
appendix

回腸
ileum

十二指腸空腸曲
duodenojejunal
flexuture

空腸
jejunum

腸間膜
mesentery

B

横隔膜腱中心
central tendon of diaphragm

大静脈孔 を
caval foramen を
通る下大静脈
inf. vena cava

食道裂孔 esophageal
hiatus を通る食道
esophagus

大動脈裂孔 を
aortic hiatus を
通る腹大動脈
abdominal
aorta

十二指腸提筋
suspensory lig.
of the duodenum

十二指腸空腸曲
duodenojejunal
flexuture

図 4.34　小腸を左に寄せて十二指腸空腸移行部を見つける。B：拡大図。十二指腸空腸移行部は，十二指腸提筋（靭帯）で支持される

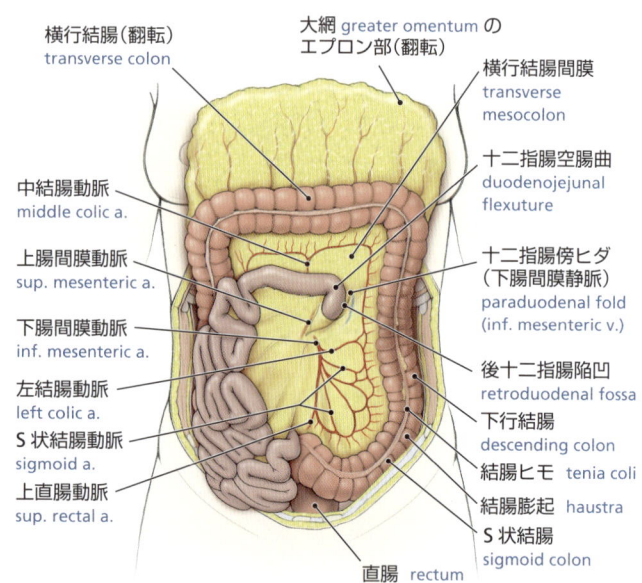

横行結腸（翻転）
transverse colon

大網 greater omentum の
エプロン部（翻転）

横行結腸間膜
transverse
mesocolon

中結腸動脈
middle colic a.

上腸間膜動脈
sup. mesenteric a.

下腸間膜動脈
inf. mesenteric a.

左結腸動脈
left colic a.

S 状結腸動脈
sigmoid a.

上直腸動脈
sup. rectal a.

十二指腸空腸曲
duodenojejunal
flexuture

十二指腸傍ヒダ
（下腸間膜静脈）
paraduodenal fold
(inf. mesenteric v.)

後十二指腸陥凹
retroduodenal fossa

下行結腸
descending colon

結腸ヒモ　tenia coli

結腸膨起　haustra

S 状結腸
sigmoid colon

直腸　rectum

図 4.35　下腸間膜動脈の剖出のために小腸を右に寄せる

行結腸と横行結腸左 1/3 を栄養する。左結腸動脈は，上腸間膜動脈の分枝である中結腸動脈と S 状結腸動脈の最初の上行枝と吻合する（図 4.35）。

5. S 状結腸を栄養する 3～4 本の **S 状結腸動脈** sigmoid artery を同定する。S 状結腸動脈は，小腸動脈でみられるのと類似のアーケードを S 状結腸間膜の中で形成する。

6. 骨盤腔を下降して直腸近位を栄養する**上直腸動脈** superior rectal artery を同定する。上直腸動脈を右枝と左枝に分かれるまでたどる。両枝はそれぞれ直腸の両側に分布する。

7. 左直腸動脈より上で，左結腸曲の内周に沿って走行する**結腸辺縁動脈** marginal artery of the colon を同定する。結腸辺縁動脈が中結腸動脈に達し，上腸間膜動脈と下腸間膜動脈が吻合するのを観察する。

8. 下腸間膜動脈に伴行する**下腸間膜静脈** inferior mesenteric vein の枝を観察する。下腸間膜静脈は下腸間膜動脈の左側を上行し，膵臓後方を通過して**脾静脈** splenic vein か**上腸間膜静脈** superior mesenteric vein に流入し，肝門脈の支流となる。

9. リンパ管は下腸間膜動脈の分枝に伴行し，下行結腸および S 状結腸のリンパ液を集める。これらのリンパ管は，下腸間膜動脈の起始周囲の**下腸間膜リンパ節** inferior mesenteric node に流入する。

10. 小腸と横行結腸を解剖学的位置に戻す。

大腸 [ネ276, カ317]

　大腸は，**虫垂** vermiform appendix を伴った**盲腸** cecum，**結腸** colon（上行結腸，横行結腸，下行結腸，S状結腸），**直腸** rectum，**肛門管** anal canal で構成される。

解剖の手順

下腸間膜動脈 [ネ288, カ315]

1. 横行結腸と大網を上方にめくり返し，横行結腸後面を露出させる（図 4.35）。

2. 小腸を右に寄せ，下行結腸を左結腸曲から S 状結腸までみえるようにする（図 4.35）。

3. 十二指腸第三部後方で腹大動脈から起こる下腸間膜動脈を同定する。下腸間膜動脈の同定が困難であれば，S 状結腸間膜にある 1 分枝を見つけてそれを基部までたどる。下腸間膜動脈の分枝を同定していく。

　● **解剖時の注意**：下腸間膜動静脈と尿管は後腹壁にあるので，左尿管は，しばしば下腸間膜動脈やその分枝と間違えられる。下腸間膜動静脈は，尿管の前側で腹腔を下降するので，尿管と見分けがつく。

4. プローブで，下腸間膜動脈の最初の枝である**左結腸動脈** left colic artery を掃除する。左結腸動脈は，下

結腸の主な機能は，糞便からの水分吸収である。結腸の粘膜表面は比較的平滑なため，硬い糞便がスムーズに移動する。

1. 腹腔右下で，**盲腸**から順に**大腸（結腸）**large intestine の構成を学ぶ（図4.33）。大腸の腸間膜の長さや可動性は個体差が大きい。
2. 盲腸の遠位端で**虫垂**を同定する。虫垂の向きにはバリエーションがある（図4.36）。虫垂は，**虫垂間膜** mesoappendix によって腸間膜に吊り下げられており，**虫垂動脈** appendicular artery は虫垂間膜内に存在する（図4.33）。
3. 盲腸から右結腸曲までの**上行結腸** ascending colon と，**右結腸曲** right colic flexure から**左結腸曲** left colic flexure までの**横行結腸** transverse colon を同定する。左結腸曲が右結腸曲より高い位置にあるのは，右結腸曲の上に肝臓があるからである。横行結腸は横行結腸間膜によって吊り下げられている（図4.35）。
4. 左結腸曲から左下腹部までの**下行結腸** descending colon を観察する。下行結腸は二次的腹膜後臓器である（図4.35）。
5. 腹腔左下に位置する**S状結腸** sigmoid colon には**S状結腸間膜** sigmoid mesocolon によって吊り下げられており可動性がある。S3レベルで直腸に連続することを観察する。
6. **直腸**および**肛門管**は骨盤腔に位置するので，あとで骨盤の解剖時に剖出する。
7. 結腸の外表面において，小腸にはない3つの特徴を観察する。**結腸ヒモ** teniae coli は結腸表面を走る幅の狭い縦束である（図4.35）。**結腸膨起** haustra は結腸壁の隆起である。**腹膜垂** omental appendix（epiploic appendage）は臓側腹膜で覆われた脂肪の固まりである。

る。
8. 結腸を栄養する上腸間膜動脈および下腸間膜動脈の枝を再度確認する。[ネ288, カ324]

復習

1. 腹部の4分割法の区域と，結腸を構成する構造物との位置関係を復習する。
2. 結腸とその周囲組織の位置関係を復習する。
3. アトラスと遺体で，下腸間膜動脈の分枝を復習する。
4. 胎生期の後腸から発生分化する構造物を学ぶ。

十二指腸，膵臓，肝門脈

解剖の概要

十二指腸は胃と空腸の間に位置し，総胆管と膵管が開口する。膵頭は十二指腸下行部，水平部に隣接する。膵臓は外分泌器官かつ内分泌器官であり，腹腔動脈と上腸間膜動脈の両方によって栄養される。

以下の順に解剖を行う。
① 十二指腸を学ぶ。
② 膵臓を剖出する。
③ 肝門脈について学ぶ。

解剖の手順

十二指腸 [ネ271, カ326]

1. 横行結腸と大網を上方にめくり返す。
2. **十二指腸** duodenum と膵臓前面に付着している横行結腸間膜や結合組織を鈍的に剥離して取り除く。
3. 十二指腸を4部に分けて，それぞれを同定する（図4.37）。L1レベルで**上部** superior part が始まる。十二指腸上部はほぼ水平であり，肝十二指腸間膜が付着することを観察する。上部は，ほとんど腹腔内に位置し，臨床上しばしば十二指腸**膨大部** ampulla または**球部** duodenal cap or duodenal bulb と呼ばれる。
4. L2レベルで**下行部** descending part を体の正中の右側に同定し，これが右腎門，右腎動静脈，下大静脈の前面にあることを観察する（図4.37）。下行部は腹膜後臓器であり，胆管と膵管が開口する。
5. L3レベルの下大静脈と大動脈の前面で，**水平部** horizontal part を同定する。水平部の前面を上腸間膜動静脈が，後面を下腸間膜動静脈が通過する。水平部も腹膜後臓器である。
6. L2レベルで**上行部** ascending part を同定する。上行部は腹腔内で折り返して**十二指腸空腸曲** duodenojejunal flexuture で空腸に続く腹膜後臓器である。

64%（12.6%）
0.5%（25.3%）
1%（1.1%）
盲腸後位 retrocecal position
盲腸 cecum
回腸末端部 terminal ileum
2%（4.2%）
32%（28.4%）

図4.36 虫垂の位置の変異
訳注：（　）内は日本人における頻度（服部，1930）

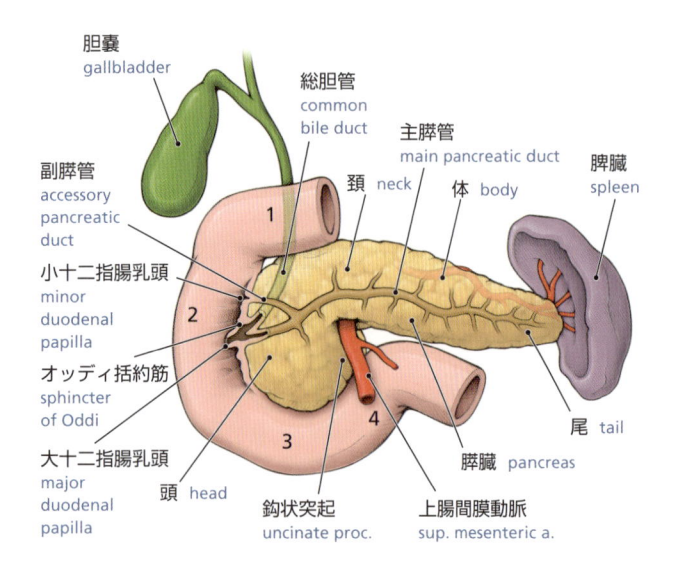

図 4.37　主膵管と膵臓の区画を示す

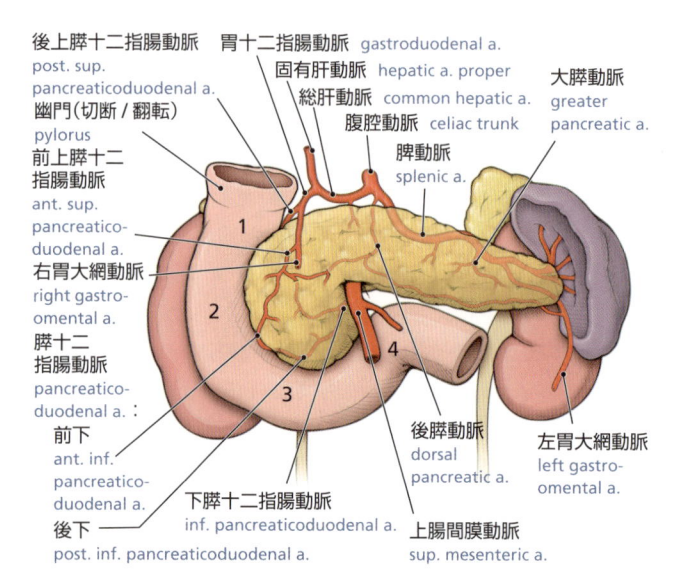

図 4.38　十二指腸と膵臓の血液供給

膵臓［ネ 281, カ 327］

1. 十二指腸の C 字状の部分で**膵臓** pancreas を同定する。膵臓は二次的腹膜後臓器であり，L1 から L3 レベルに位置する。

2. 十二指腸下行部に隣接する**膵頭** head of the pancreas を同定する（図 4.37）。下大静脈が膵頭の後方に位置することを観察する。

3. 膵頭下縁で，上腸間膜動静脈の後方に位置する**鈎状突起** unicate process を同定する。

4. 膵頭より上方で，**上膵十二指腸動脈** superior pancreaticoduodenal artery から起こる**前・後上膵十二指腸動脈** anterior and posterior superior pancreaticoduodenal artery を同定する（図 4.38）。［ネ 283, カ 326］

5. 上腸間膜動静脈の前面で，膵頭と膵体をつなぐ**膵頚** neck of the pancreas は膵臓の短い領域である。**膵体** body of the pancreas は腹腔右側から左側に腹大動脈の前を通過する部位で少し上方へ曲がる。

6. **膵尾** tail of the pancreas を同定する。膵尾は，脾腎ヒダ内にある脾門と接する細長い腺組織である。

7. プローブで膵頭の前面を掘り，**主膵管** main pancreatic duct を剖出する（図 4.37）。主膵管を膵頚までたどる。**副膵管** accessory pancreatic duct は，主膵管から上方に分かれる。

8. 総胆管をたどり，主膵管近傍で十二指腸下行部左側に開口するのを観察する。

9. 膵頭の下側で，上腸間膜動脈の最初の分枝として起こる**下膵十二指腸動脈** inferior pancreaticoduodenal artery を同定する。ただし下膵十二指腸動脈の起始にはバリエーションがある（図 4.38）。

10. 腹腔動脈から脾動脈をたどり，膵上縁に沿って左側へ向かうことを確認する（図 4.38）。

11. 膵臓体部および尾部を栄養している 10 ほどの脾動脈の分枝がある。膵臓前面の残っている腹膜を除去し，脾動脈の分枝のうちの 2 つほどを確認すればよい。膵頚部に流入する枝は**後膵動脈** dorsal pancreatic artery といい，膵頚部と膵尾部のおよそ中間に流入する枝は**大膵動脈** greater pancreatic artery（pancreatica magna）という。脾動脈はこの先で短胃動脈と左胃大網動脈を分枝する。

12. 膵臓の静脈は，動脈に伴行し上腸間膜静脈および脾静脈に流入し，最終的には肝門脈に入る。

肝門脈［ネ 291, カ 313］

膵頚の後方で，**上腸間膜静脈** superior mesenteric vein と**脾静脈** splenic vein は合流して肝門脈を形成する。**肝門脈** hepatic portal vein は消化管，脾臓，膵臓からの静脈血を肝臓に運ぶ。

1. 膵臓の後方，脾動脈より下方を通る**脾静脈**を同定する。鈍的に膵体後面から脾静脈を剥離する。脾静脈は脾動脈より平たく，脈管が真っ直ぐであることを観察する。

2. 右側に脾静脈をたどり，脾静脈が上腸間膜静脈と合流し**肝門脈**を形成することを観察する（図 4.39）。肝門脈は肝十二指腸間膜を上行して肝門に至る。

3. 下腸間膜静脈を元に戻し，上方へたどる。下腸間膜静脈は，上腸間膜静脈か脾静脈に合流する，あるいは上腸間膜静脈が脾静脈と合流したのちに，下腸間膜静脈が合流する。

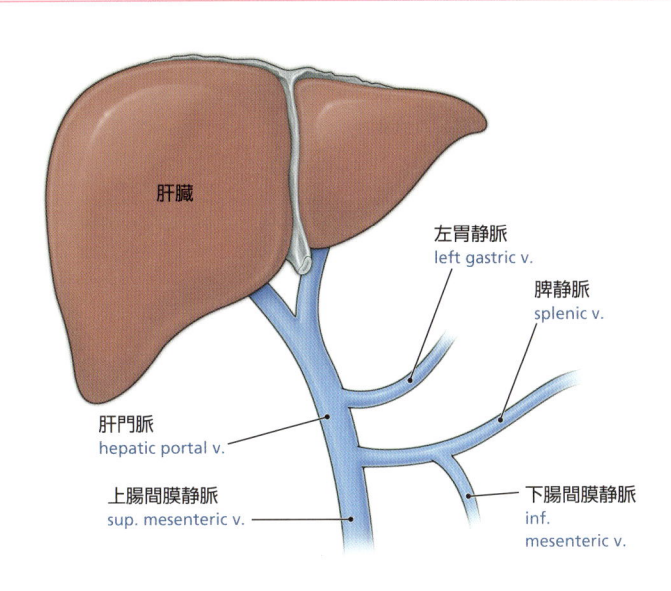

肝臓

左胃静脈
left gastric v.

脾静脈
splenic v.

肝門脈
hepatic portal v.

上腸間膜静脈
sup. mesenteric v.

下腸間膜静脈
inf.
mesenteric v.

図 4.39　肝門脈

臨床との関連

門脈圧亢進症

　肝門脈系は弁を持たない。門脈血還流が障害されると，門脈内圧が上昇して，支流が拡張する。門脈圧亢進症は痔核や胃食道静脈瘤の原因となる。胃食道静脈瘤の出血は，門脈圧亢進症の重篤な合併症である。

　門脈のほかに，静脈還流には4つの側副経路がある。胃-食道経路（左胃静脈/食道静脈・奇静脈），肛門-直腸経路（上直腸静脈/中・下直腸静脈），臍傍経路（臍傍静脈/浅腹壁静脈），後腹壁経路（結腸静脈/後腹壁静脈）である。

復習

1. 十二指腸の各部と周囲組織の関係を復習する。
2. 腹腔動脈と上腸間膜動脈の分枝を復習する。
3. アトラスと遺体で，膵臓と十二指腸を栄養する血管を復習する。
4. 肝門脈の血流を復習する。
5. 小腸の静脈が下大静脈に至るまでの経路を復習する。下行結腸の静脈についても同様に復習する。
6. 肝臓，膵臓，十二指腸の発生を学ぶ。

消化管の取り出し

解剖の概要

　消化管を腹腔から取り出すことにより，消化管内部の構造や後腹壁が効率よく剖出できる。

　以下の順に解剖を行う。

① 胃，小腸，結腸を開き内部を学ぶ。

② 直腸や食道は，内容物が漏れないように結紮して切り出す。

③ 消化管を栄養する腹腔動脈や上腸間膜動脈，下腸間膜動脈は，できるだけ腹大動脈の近くで切断する。

　以上の手順を踏めば，消化管は一塊にして取り出すことができ，体外で観察することができる。

解剖の手順

胃を切り開く

1. 横隔膜を持ち上げ，食道が腹腔内に入る**食道裂孔** esophageal hiatus を同定する。鈍的に，食道前面および胃噴門部の結合組織を取り除く。
2. ハサミで，胃の前面に沿って割を入れる。必要であれば，内面（粘膜面）を洗浄する（図 4.40）。[ネ 270, カ 302]
3. 胃内面の**胃粘膜ヒダ** gastric fold (rugae) を同定する。胃粘膜ヒダは，胃が拡張されていると，伸びてはっきりしないことがある。
4. 胃体部下部は，**幽門洞** pyloric antrum から狭くなり**幽門管** pyloric canal に続くことを観察する。
5. 幽門管に入れたプローブを手がかりに，幽門部まで切り進める。
6. 幽門管の端で，**幽門括約筋** pyloric sphincter を同定する（図 4.40）。幽門括約筋は，**幽門口** pyloric orifice から**十二指腸膨大部** ampulla of the duodenum への食物の移動を調整する。

小腸と大腸を切り開く

1. 先に胃前面に入れた切開からハサミを入れて，十二指腸の4つの部位すべてを切り開く。
2. 十二指腸下行部を開き，**輪状ヒダ** circular fold を同定する（図 4.41）。胃粘膜ヒダと異なり，小腸のヒダが横走するのは必ず観察できる。[ネ 270, カ 302]

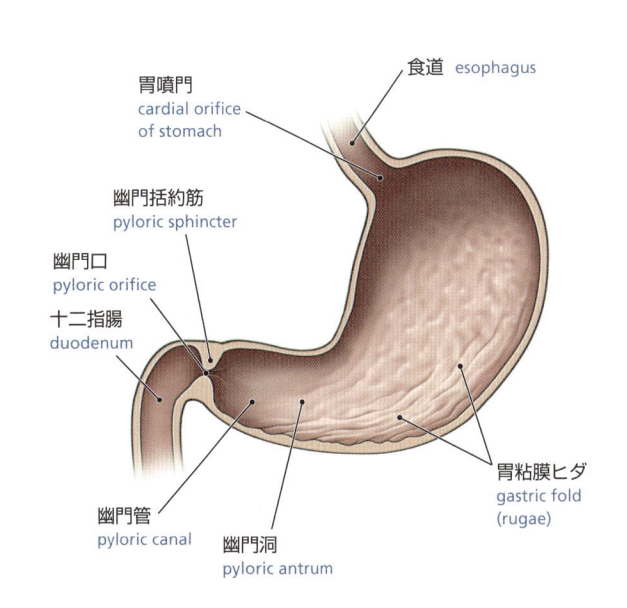

胃噴門
cardial orifice
of stomach

食道　esophagus

幽門括約筋
pyloric sphincter

幽門口
pyloric orifice

十二指腸
duodenum

幽門管
pyloric canal

幽門洞
pyloric antrum

胃粘膜ヒダ
gastric fold
(rugae)

図 4.40　胃の内部

4

腹

部

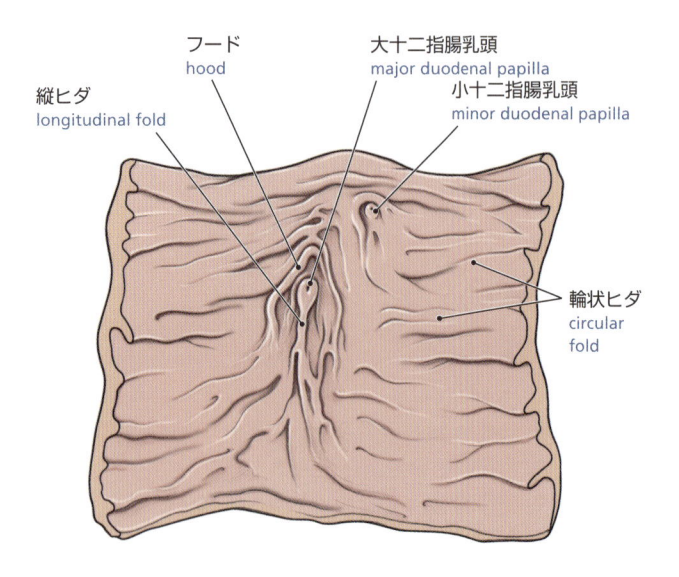

縦ヒダ longitudinal fold / フード hood / 大十二指腸乳頭 major duodenal papilla / 小十二指腸乳頭 minor duodenal papilla / 輪状ヒダ circular fold

図 4.41 十二指腸下行部（第二部）の粘膜の特徴

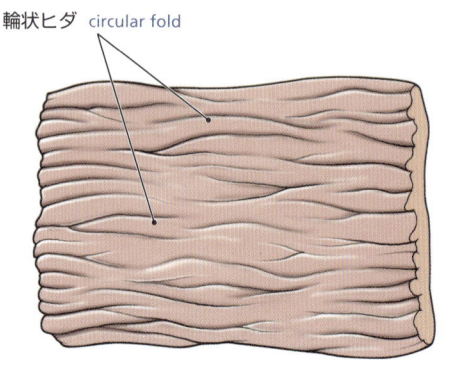

輪状ヒダ circular fold

空腸近位部 proximal jejunum

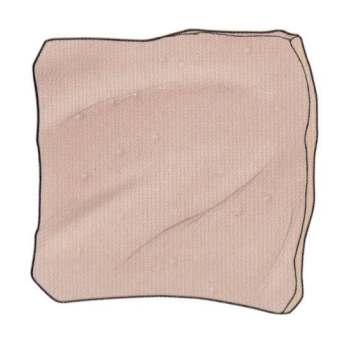

回腸遠位部 distal ileum

図 4.42 空腸近位部と回腸遠位部の粘膜の比較

3. 十二指腸下行部の後内側壁に**大十二指腸乳頭** major（greater）duodenal papilla を同定する（**図 4.37**，**図 4.41**）。大十二指腸乳頭は，主膵管と総胆管の開口部が合流して十二指腸へ開く孔である。

4. **小十二指腸乳頭** minor（lesser）duodenal papilla を同定する。小十二指腸乳頭は，大十二指腸乳頭より約 2 cm 上方で，副膵管の開口部である（**図 4.41**）。

5. ハサミで，**空腸近位部** proximal jejunum と**回腸遠位部** distal ileum に縦に約 5 cm の切り目を入れる。粘膜面を洗浄し，輪状ヒダが空腸では回腸より大きく密に走行することを観察する（**図 4.42**）。[ネ 272]

6. ハサミで，**盲腸** cecum 前壁に縦に約 7.5 cm の切り目を入れる。粘膜面を洗浄し，**回盲弁** ileocecal valve の**上・下唇** superior and inferior lip の間の**回盲口** ileocecal orifice を同定する（**図 4.43**）。[ネ 274]

7. 虫垂の位置を参考にして，盲腸内部の**虫垂口** opening of the vermiform appendix を同定する。

8. 結腸内面には**結腸膨起** haustra の間に**半月ヒダ** semilunar fold があるが，他の消化管と比べると比較的平滑であることをアトラスで学ぶ。[ネ 276]

消化管を取り出す

1. 指で，S 状結腸遠位端周囲の結合組織と腹膜を剥離して，直腸を仙骨部から前方に引く。
2. S 状結腸遠位端から直腸寄りの，骨盤腔になるべく近いところで 4 cm 離して 2 カ所で結紮する。
3. この 2 つの結紮の間をハサミで切断する。
4. 上直腸膜動脈を切断し，S 状結腸間膜などの S 状結腸を取り出すのに障害になる膜組織を切断する。
5. 横隔膜を通過した直後のところで迷走神経を切り離す。
6. 食道をちぎらない程度に強く糸でしばる。結紮部よ

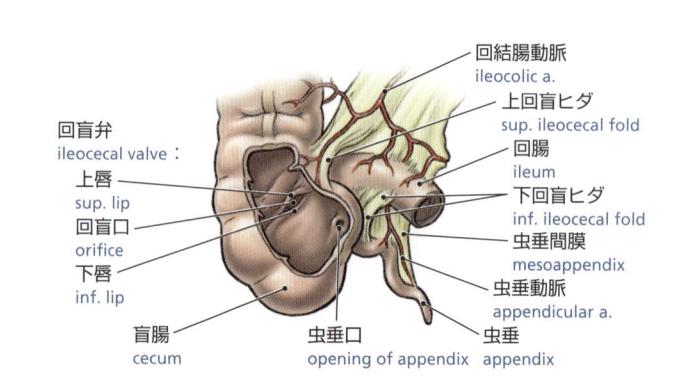

回盲弁 ileocecal valve：上唇 sup. lip / 回盲口 orifice / 下唇 inf. lip / 盲腸 cecum / 虫垂口 opening of appendix / 回結腸動脈 ileocolic a. / 上回盲ヒダ sup. ileocecal fold / 回腸 ileum / 下回盲ヒダ inf. ileocecal fold / 虫垂間膜 mesoappendix / 虫垂動脈 appendicular a. / 虫垂 appendix

図 4.43 盲腸の内部（前面）

り上位で食道を切り離す。食道は通常内容物がないので，S 状結腸のときのように二重に結紮する必要はない。

7. ハサミで，腹大動脈近くで腹腔動脈を切り離す。腹腔動脈の長さは個人差があるので注意する。
8. ハサミで，腹大動脈近くで，上腸間膜動脈の基部を約 1 cm 残し切り離す。
9. 腹大動脈近くで，下腸間膜動脈を基部約 1 cm を残して切り離す。
10. 胃が後腹壁に付着している部位がまだあれば，切り離す。
11. 脾臓を前内側に引く。膵臓の裏に手を入れて，注意

深く脾動静脈，膵尾部，膵体部を後腹壁から剥離する。

12. ハサミで，十二指腸堤筋（トライツ靭帯）を切る。

13. 十二指腸と膵体部の裏に手を入れて，後腹壁からこれらが離れていることを確認する。

14. 上行結腸よりも外側の壁側腹膜をハサミで切り，指で後腹膜から上行結腸を引き剥がす。上行結腸を体の正中に向かってめくり返し，後腹膜から伸びる血管を指で外す。

15. 下行結腸よりも外側の壁側腹膜をハサミで切り，指で後腹膜から下行結腸を引き剥がす。下行結腸を体の正中に向かってめくり返し，後腹膜から伸びる血管を指で外す。

16. 以上の操作によって，消化管，肝臓，膵臓，脾臓を腹壁につないでいる組織は切断される。これら腹腔臓器をひとかたまりで腹腔から取り出す。その際，肝臓をしっかりと持ち，肝十二指腸間膜がねじれたり壊れたりしないように気をつける。

17. 取り出した腹部臓器の解剖学的位置を解剖台の上で再現して，前面から観察する（図4.44）。

18. 腹腔動脈，上腸間膜動脈，下腸間膜動脈の分枝と，その支配領域をたどる。

19. 動脈と静脈の分枝パターンの違いに注意し，肝門脈の構成を観察する。

20. 腹部臓器を後面から観察し，脈管をたどる。

21. 腹部臓器はビニール袋にしまう，もしくは腹腔に戻して保存する。防腐液で湿気を与え乾燥を防ぐ。

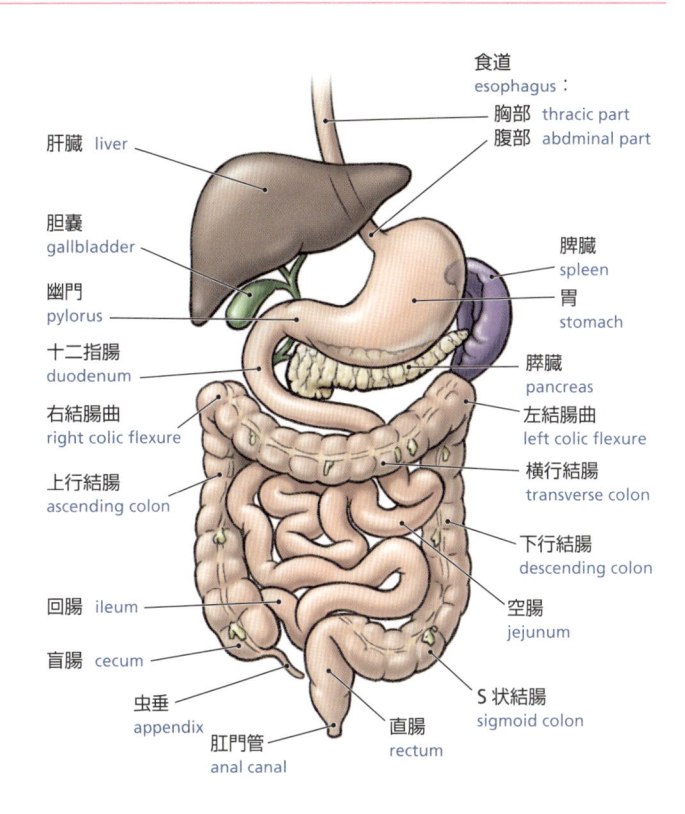

図 4.44　腹腔内臓器（横行結腸の一部と大網は切除されている）

③ 腹大動脈と下大静脈を剖出する。
④ 後腹壁を構成する筋群を学ぶ。
⑤ 腰神経叢を調べる。
⑥ 横隔膜を学ぶ。

復習

1. 各消化管の粘膜の特徴を復習する。
2. 小腸の近位と遠位で輪状ヒダの数や複雑さを比較する。胃と結腸の粘膜の違いを復習する。解剖の際に観察した各消化管の内部構造の違いが，機能をどのように反映しているか考える。
3. 消化管に存在する弁の位置を復習する。

腹膜後臓器

解剖の概要

　腹膜後臓器は，**腹膜後隙** retroperitoneal space と呼ばれる空間にある。腹膜後隙は実際の空間というよりは，腹腔につながっている壁側腹膜の後方と，後壁を構成する筋や骨の間のことである。腹膜後隙には腎臓，尿管，副腎，大動脈，下大静脈，腹部交感神経幹がある。［ネ315, カ334］
　以下の順に解剖を行う。
① 腹膜後臓器を触知し，壁側腹膜を除去する。
② 線維被膜を開けて，腎臓と副腎を学ぶ。

解剖の手順

1. 腹腔から取り外した消化管と臓器が，腹腔内におさまっている場合は，取り出してビニール袋（ファスナーつきプラスチックバッグなど）に入れる。
2. 固定液がたまっていれば，スポンジやタオルで後腹壁をきれいにする。
3. T12からL3レベルの外側で**腎臓** kidney と**副腎** adrenal（suprarenal）gland を触知する。［ネ308, カ341］
4. **腹大動脈** abdominal aorta を同定する（図4.45）。大動脈はL4レベルまでで，そこから分かれて右・左**総腸骨動脈** common iliac artery に続く。結合組織を除去して，この大動脈とその分岐を明らかにする。
5. 腹大動脈の右側で，**下大静脈** inferior vena cava を同定する（図4.45）。下大静脈は，右・左**総腸骨静脈** common iliac vein が合流するL5レベルで始まることを観察する。
6. 女性遺体を解剖している班は，ステップ10に進む。
7. 男性遺体を解剖している班は，深鼡径輪から起始し，上行する**精巣動静脈** testicular artery and vein を同定する（図4.45）。精巣動静脈は，尿管より前方を走行

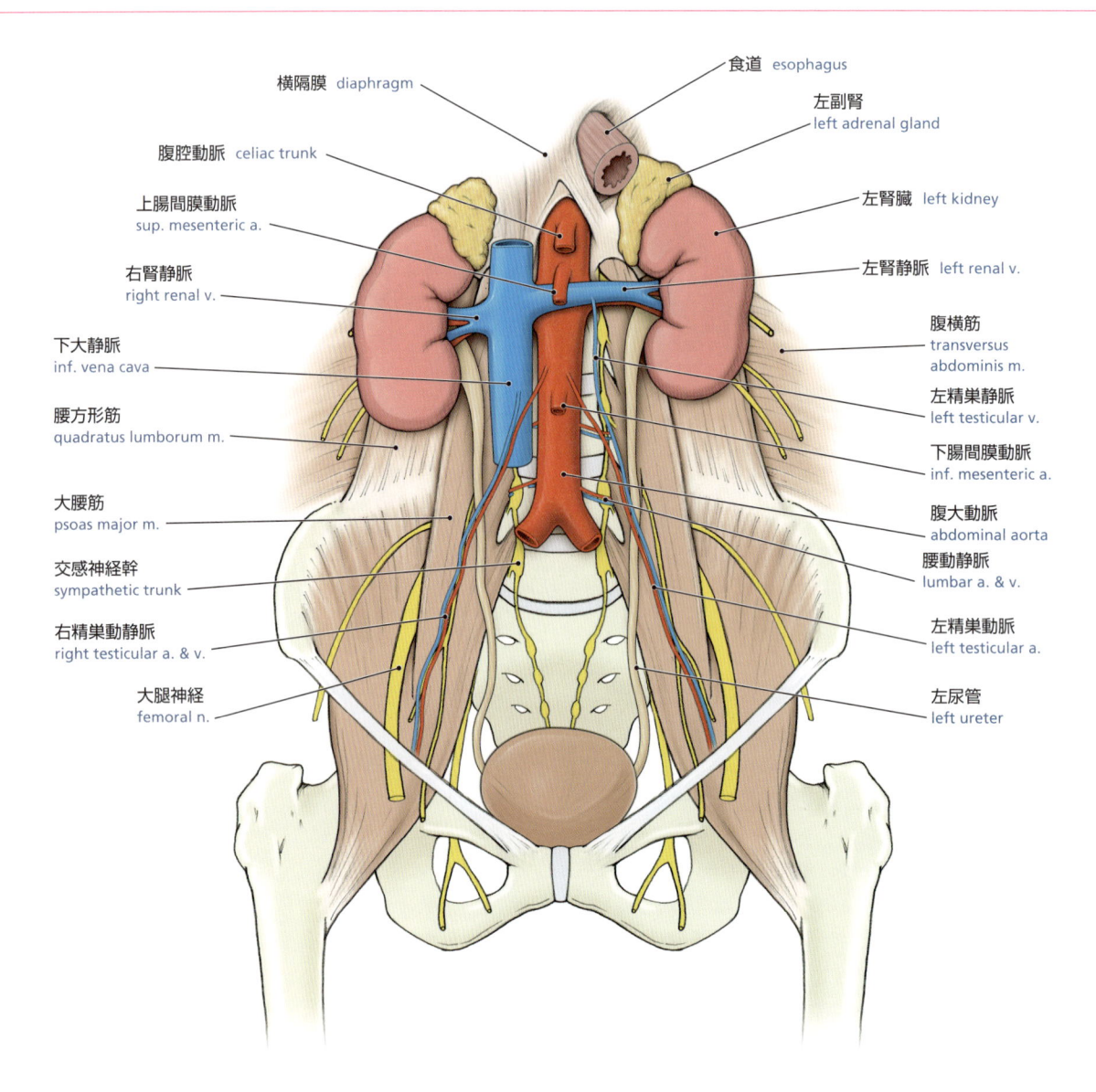

横隔膜 diaphragm
食道 esophagus
腹腔動脈 celiac trunk
左副腎 left adrenal gland
上腸間膜動脈 sup. mesenteric a.
左腎臓 left kidney
右腎静脈 right renal v.
左腎静脈 left renal v.
下大静脈 inf. vena cava
腹横筋 transversus abdominis m.
腰方形筋 quadratus lumborum m.
左精巣静脈 left testicular v.
大腰筋 psoas major m.
下腸間膜動脈 inf. mesenteric a.
交感神経幹 sympathetic trunk
腹大動脈 abdominal aorta
右精巣動静脈 right testicular a. & v.
腰動静脈 lumbar a. & v.
大腿神経 femoral n.
左精巣動脈 left testicular a.
左尿管 left ureter

図 4.45　後腹壁と腎臓

する。これらの動静脈を剖出する際に，尿管を傷つけないように注意する。

8. L2 あたりで，右・左精巣動脈 right and left testicular artery が，腎動脈の起始部より下方で直接に腹大動脈から起こるのを観察する。

9. 左精巣静脈は左腎静脈に流入するのに対し，右精巣静脈は，直接下大静脈に流入することを確認する（図4.45）。

10. 女性遺体で，卵巣動静脈 ovarian vessel を同定する。卵巣動脈 ovarian artery は，男性の精巣動脈と同様なパターンで腹大動脈から起こる。

11. 左卵巣静脈 left ovarian vein は左腎静脈に流入するのに対し，右卵巣静脈 right ovarian vein が直接下大静脈に流入するのを観察する。

12. 卵巣動静脈は，骨盤腔まで下行し，外腸骨動静脈 external illiac vessel を横切るが，この段階では骨盤までたどらなくてよい。卵巣動静脈が尿管の前面で交差するのを観察する。

臨床との関連

精巣静脈瘤

精巣静脈瘤は，精巣静脈の還流が障害された際に，蔓状静脈叢が異常に拡張して起こる。左精巣静脈は左腎静脈に合流する。左腎静脈は上腸間膜動脈と腹大動脈に挟まれて走行するため圧迫されやすく，圧迫を受けると静脈還流が阻害される。よって精巣静脈瘤の発症率は左側で高い。

腎臓［ネ 308，カ 341］

ホメオスタシス維持のために，腎臓は血液量や血圧の調節などを行うことで水分の排泄に関与している。腹膜後隙において腎臓が周囲の脂肪に守られている様子は横断面（図4.46）をみるとよくわかる。

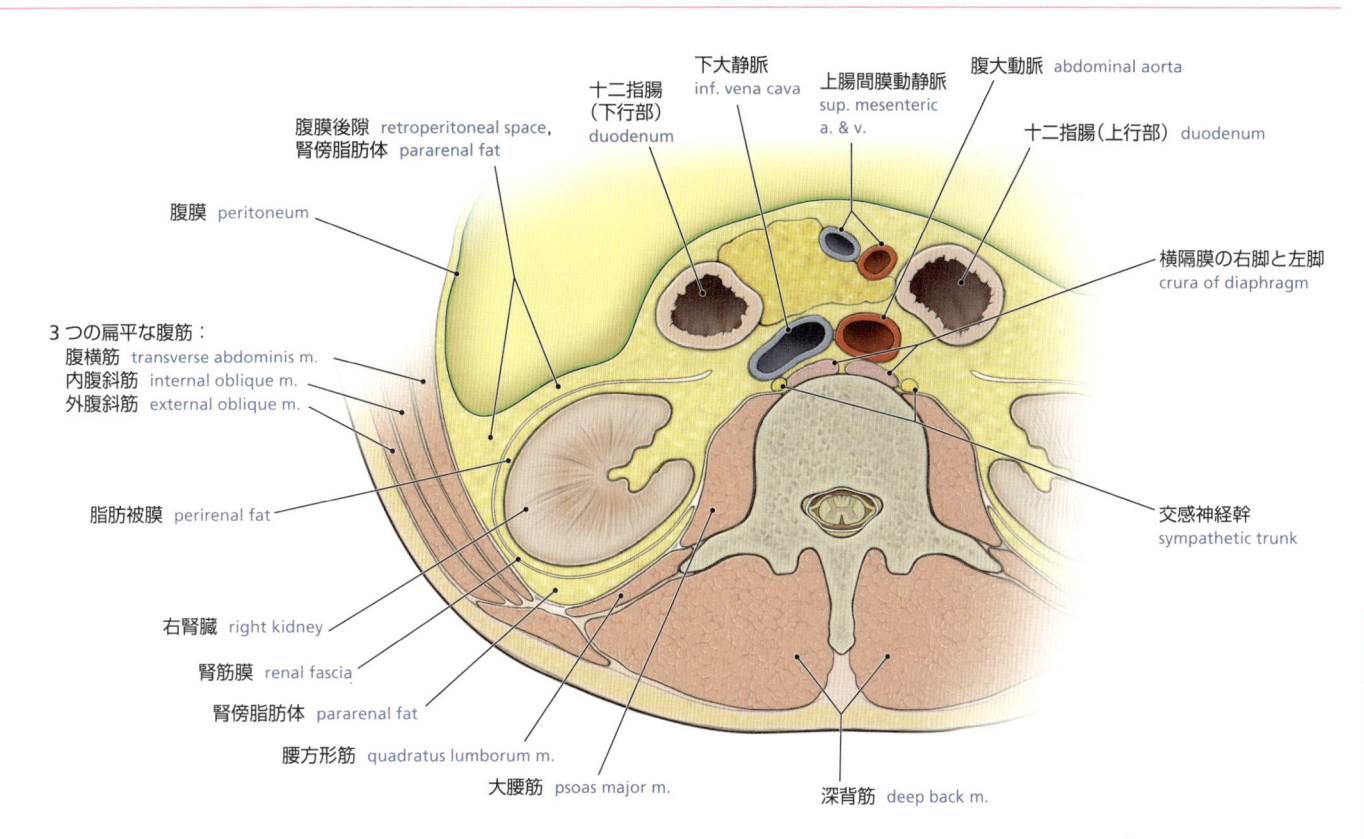

十二指腸（下行部）duodenum
下大静脈 inf. vena cava
上腸間膜動静脈 sup. mesenteric a. & v.
腹大動脈 abdominal aorta
十二指腸（上行部）duodenum

腹膜後隙 retroperitoneal space, 腎傍脂肪体 pararenal fat

腹膜 peritoneum

横隔膜の右脚と左脚 crura of diaphragm

3つの扁平な腹筋：
腹横筋 transverse abdominis m.
内腹斜筋 internal oblique m.
外腹斜筋 external oblique m.

脂肪被膜 perirenal fat

右腎臓 right kidney

腎筋膜 renal fascia

交感神経幹 sympathetic trunk

腎傍脂肪体 pararenal fat

腰方形筋 quadratus lumborum m.

大腰筋 psoas major m.

深背筋 deep back m.

図 4.46　腎臓のレベルの後腹壁（横断面）

1. 腎臓は後腹壁にのっている。腎臓前面は前外側を向くことを観察する（図 4.46）。
2. 指で**腎筋膜** renal fascia を引き裂いて，**腎臓** kidney を**脂肪被膜** perirenal fat から分ける（図 4.46）。
3. 鈍的に脂肪被膜を除去する際，その他の後腹壁の脂肪組織を壊さないように注意する。
4. **腎上端** superior pole が副腎と薄い腎被膜によって隔てられている。注意深く指を入れて，この腎臓と副腎の境界を確認する。副腎を脂肪被膜と一緒に除去しないように注意する。
5. 腎臓の大きさと形態をよく観察する（図 4.45）。
6. 右腎の上方に副腎を確認する。右腎が腹膜を介して右結腸曲，肝臓臓側面，十二指腸下行部と接していることをアトラスで学ぶ。[ネ 308, カ 328]
7. 同様にして，左腎が腹膜を介して膵尾部，左結腸曲，胃，脾臓に接することを学ぶ。
8. 腎門が前内側方向を向き，腎臓の外側縁は後外側を向くのを観察する。
9. **左腎静脈** left renal vein を同定し，プローブを使って，左腎から下大静脈までの走行をたどる（図 4.45）。左腎静脈が腎動脈と腹大動脈の前面を走行するのを観察する。
10. 左腎静脈に下方から流入する**左精巣（卵巣）静脈** left testicular（or ovarian）vein と，左腎静脈に上方から流入する**左副腎静脈** left suprarenal vein を同定する（図 4.45）。

11. 左腎静脈の後方で**左腎動脈** left renal artery を同定する。左腎動脈を腎門までたどり，腎組織に流入する前に数本の**腎区動脈** segmental artery に分かれることを観察する。異所性腎動脈 accessory renal artery は，よくみられる。腎臓発生の重要な過程を物語っている解剖学的変異の一例である。
12. **下副腎動脈** inferior suprarenal artery は左腎動脈から起こり，左副腎を栄養する。可能であれば，左尿管を栄養する**尿管枝** ureteric branch も同定する。
13. 左腎を右側にめくり返し，左腎後面を観察する。
14. **腎盂** renal pelvis を同定し，**尿管** ureter と連続していることを観察する（図 4.47）。
15. 鈍的に解剖して尿管を下方にたどる。腹部で尿管が精巣（卵巣）動静脈の後方，大腰筋前面を縦に通過するのを観察する。左尿管が下腸間膜動脈分枝の後方を通過するのは，消化管を取り出す前に観察した。
16. メスで，腎臓を外側縁から縦分割する。腎盂が蝶番^{ちょうばん}になるように割面を開く。
17. **腎皮質** renal cortex を観察する。腎皮質は腎の外層であり，腎臓全体の約 1/3 の厚みを占める。腎皮質は腎表面の薄い線維性組織である線維被膜に覆われている（図 4.47）。[ネ 311, カ 336]
18. 腎皮質の深部で**腎髄質** renal medulla を同定する。腎髄質は腎内部の 2/3 の深さにある。腎髄質が**腎柱** renal column によって隔てられ**腎錐体** renal pyramid を形成する（図 4.47）。

4

腹部

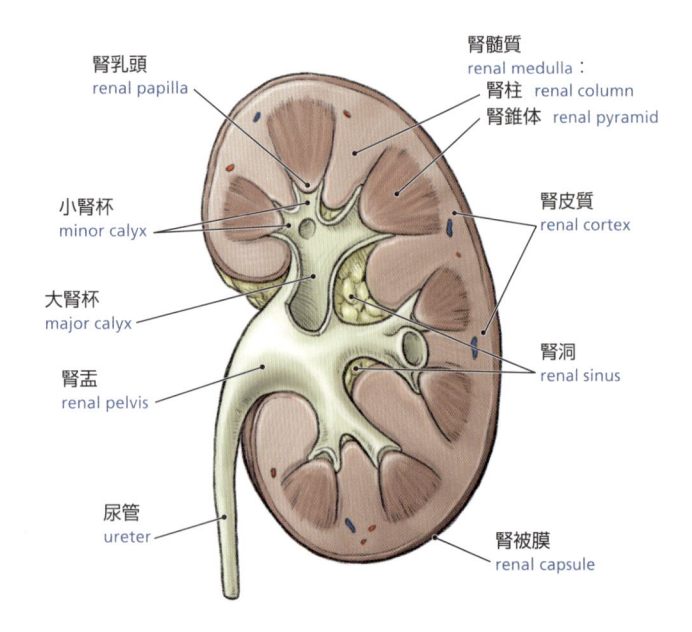

腎乳頭
renal papilla

腎髄質
renal medulla：
腎柱 renal column
腎錐体 renal pyramid

小腎杯
minor calyx

腎皮質
renal cortex

大腎杯
major calyx

腎盂
renal pelvis

腎洞
renal sinus

尿管
ureter

腎被膜
renal capsule

図 4.47　腎臓の内部（縦断面）

19. 腎錐体の頂点で，**小腎杯** minor calyx に突出する**腎乳頭** renal papilla を同定する。**小腎杯**は，腎外導管系の始まりであること観察する。

20. 小腎杯が集まって**大腎杯** major calyx を形成し，さらに合流して**腎盂**となる。腎盂は**腎洞** renal sinus の中にある尿管近位の漏斗状の構造であり，腎門内に現れる。**腎洞**には腎盂，腎杯，血管，脂肪が観察される。

21. 腎盂を遠位にたどると，腎臓から膀胱に尿を運ぶ**尿管**に至る。尿管は筋性の導管である。

22. 左腎を解剖学的位置に戻す。

23. 右腎静脈周囲の結合組織を除去し，この静脈が分枝を持たないことを観察する。

24. 右腎静脈の奥に右腎動脈があるので，下大静脈を右下方に引いて右腎動脈を露出する。

25. 右腎動脈の結合組織を除去し，この動脈が左腎動脈より長いことを確認する。

26. 右副腎に至る**下副腎動脈**と右尿管に至る**尿管枝**を同定する。

27. 右腎を下大静脈の上にめくり返し，右腎盂が右腎動脈の後方に位置することを観察する。

28. 右腎盂から右尿管を下方にたどり，右精巣（卵巣）動静脈の後方を通過することを観察する（**図 4.45**）。

臨床との関連

腎結石

　腎結石は，腎乳頭あるいは腎盂で形成される。小さい場合は，尿管を通って膀胱に達するが，大きい場合は以下の3つの生理的狭窄部に詰まる。① 腎盂から尿管への移行部，② 尿管が骨盤下縁と交差する部位，③ 尿管が膀胱へ入る部位。

副腎［ネ308, 310, 320, カ336］

　副腎 suprarenal（adrenal）gland は，腎臓上端に隣接し，腎筋膜内にある（**図 4.48**）。副腎は非常に壊れやすいので，気をつけて剖出する。副腎は内分泌腺であり，血流が豊富である。

1. 腎臓周囲の脂肪に覆われた副腎を触知する。脂肪と区別するのが難しい場合は，副腎を支配する脈管の走行を参考に副腎を同定する。

2. **右副腎** right suprarenal gland は三角形で，その内側の一部は下大静脈の後方にあることを観察する（**図 4.48**）。

3. **左副腎** left suprarenal gland は通常半月形である（**図 4.48**）。

4. アトラスを参照して，左右の副腎は複数の動脈に栄養されることを学ぶ（**図 4.48**）。［ネ310］

5. 腎動脈から起こる**下副腎動脈** inferior suprarenal artery を同定する。脈管と平行に慎重にプローブを差し込んで脈管の間の脂肪から分け，この細い動脈を剖出する。

6. 同様にプローブで，下横隔動脈から起こる**上副腎動脈** superior suprarenal artery と腹腔動脈付近の腹大動脈から起こる**中副腎動脈** middle suprarenal artery を同定する（**図 4.48**）。

7. 脂肪被膜の中で血管と伴行する大量の細い自律神経線維に注目しつつ，副腎領域の脂肪を取り除く（**図 4.48**）。

8. 左副腎静脈が左腎静脈に注ぐのに対し，右副腎静脈は下大静脈に直接注ぎ込むことを遺体とアトラスで学ぶ。

臨床との関連

副腎

　腎臓と副腎は発生起源が異なる。従って，胎生期において腎臓が下降できなくても，副腎は，正常に腹腔動脈の外側で発生・分化する。

腹大動脈と下大静脈［ネ308, カ345］

1. 胸大動脈は T12 レベル（横隔膜下）で腹大動脈と名前が変わり，L4 レベルで右左の総腸骨動脈となる。

2. 腹大動脈は3種類の枝（不対臓性枝，有対臓性枝，有対体性枝）を持つ。正中線から起こる**不対臓性枝** unpaired visceral artery（腹腔動脈，上腸間膜動脈，下腸間膜動脈）を復習する（**図 4.48**）。

3. 3つの有対腹腔臓器（副腎，腎臓，精巣〈あるいは卵巣〉）を栄養する**有対臓枝** paired visceral artery（中副腎動脈，腎動脈，精巣〈卵巣〉動脈）を復習する。

4. **有対体性枝** paired somatic artery（下横隔動脈，腰動脈）を復習する。

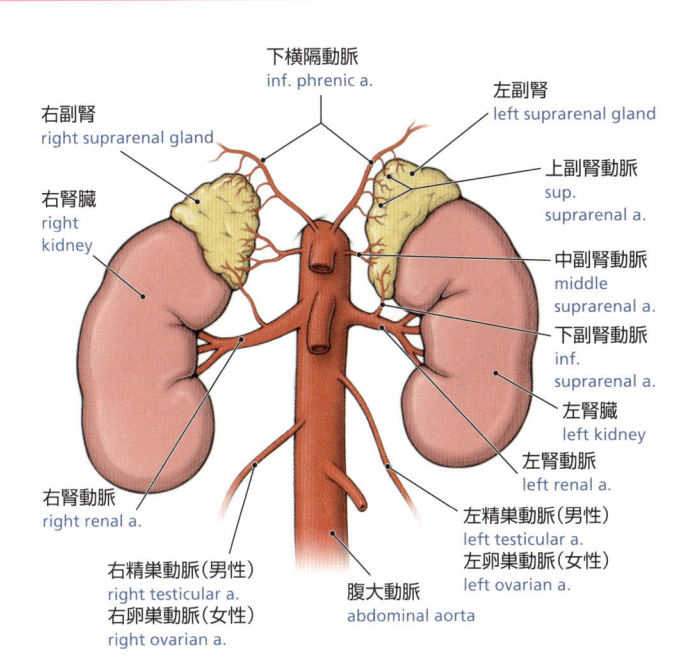

図4.48 副腎の血液供給

5. 4対の**腰動脈** lumbar artery のうち，少なくとも1対を同定する（**図4.45**）。右腰動脈が腰椎の椎体前面を通過したのちに，下大静脈の後方へ向かうのを観察する。体の両側で腰動脈は大腰筋よりも深部を通る。

6. 横隔膜下面で，大動脈裂孔近くに**下横隔動脈** inferior phrenic artery をたどると，この動脈が腹大動脈から起こるのが確認できる（**図4.48**）。下横隔動脈から上副腎動脈が起こることを復習する。

7. L4レベルで，腹大動脈下端から始まる**総腸骨動脈** common iliac artery の近位部を同定する（総腸骨動脈の骨盤と下肢への血液供給は骨盤の解剖の際にくわしく学ぶ）。

8. **大動脈前神経節** preaortic ganglion が大動脈を囲み，この神経節からの臓性枝が複雑な自律神経のネットワークをつくるのを観察する。大動脈前神経節には**腹腔神経節** celiac ganglion，**上腸間膜動脈神経節** superior mesenteric ganglion，**大動脈腎動脈神経節** aorticorenal ganglion，**下腸間膜動脈神経節** inferior mesenteric ganglion が含まれる。大動脈前神経節は腹部大動脈外側に沿って広範囲にわたり，下方で**下腹神経叢** hypogastric plexuses につながる。

9. L5レベルで起こる**下大静脈** inferior vena cava と右・左総腸骨静脈を剖出する。下大静脈は横隔膜を通過し，T8レベルで右心房に流入する。

10. 下大静脈には対をなす腹腔臓器からの静脈（腎静脈，副腎静脈，精巣もしくは卵巣静脈）が流入する。これら静脈が右側では直接に下大静脈に流入するが，左側では間接的に流入することを観察する。下大静脈は胃と腸からの静脈血を集めない。その代わりに肝門脈が胃と腸からのすべての血液を回収し肝臓へ送

り込む。門脈から肝臓を灌流した血液は，肝静脈を通って下大静脈へ入る。

11. 下大静脈に流入する腹壁からの2対の静脈（腰静脈，下横隔膜静脈）を同定する。

復習

1. 腎臓を解剖学的位置に戻す。
2. アトラスと遺体で，腎臓とその周囲構造物を復習する。
3. 腎乳頭から尿管までの尿の経路をたどる。
4. 副腎の形態や位置，周囲臓器，動脈，静脈との関係を復習する。
5. 腹大動脈の分枝を復習する。
6. 下大静脈の分枝を復習する。

後腹壁

解剖の概要

後腹壁は，脊柱，脊柱を動かす筋群，下肢を動かす筋群および横隔膜から構成される。腹壁を支配する神経と下肢を支配する腰神経叢を剖出する。

以下の順に解剖を行う。

① 後腹壁を構成する筋群を剖出する。
② 腰神経叢の枝を学ぶ。
③ 腹部交感神経幹を学ぶ。

解剖の手順

1. 後腹壁を解剖するときには，解剖している側の腎臓と副腎を正中側に反転させ，腎臓と副腎についている脈管を損傷しないように注意する。

2. **大腰筋** psoas major muscle を同定する（**図4.49**）。後腹壁の筋を同定するときに，この領域の神経を壊す可能性があるので，筋を覆う筋膜を除去するなどの作業は行わない。[ネ258，カ340，347]

3. **小腰筋** psoas minor muscle を同定する。小腰筋は細長い腱を持ち，大腰筋の前面を通過する。小腰筋は約40％の割合で欠如し，片側のみにみられる場合もある。

4. **腸骨筋** iliacus muscle（**図4.49**）を同定する。腸骨筋と大腰筋は1つの機能単位として働くので，あわせて**腸腰筋** iliopsoas muscle と呼ばれる。

5. **腰方形筋** quadratus lumborum muscle を同定する（**図4.49**）。

6. 大腰筋，小腰筋，腸骨筋，腰方形筋の起始・停止・作用・神経支配を復習する（**表4.2**）。

7. **腹横筋** transversus abdominis muscle が，腹部前外側

4

腹

部

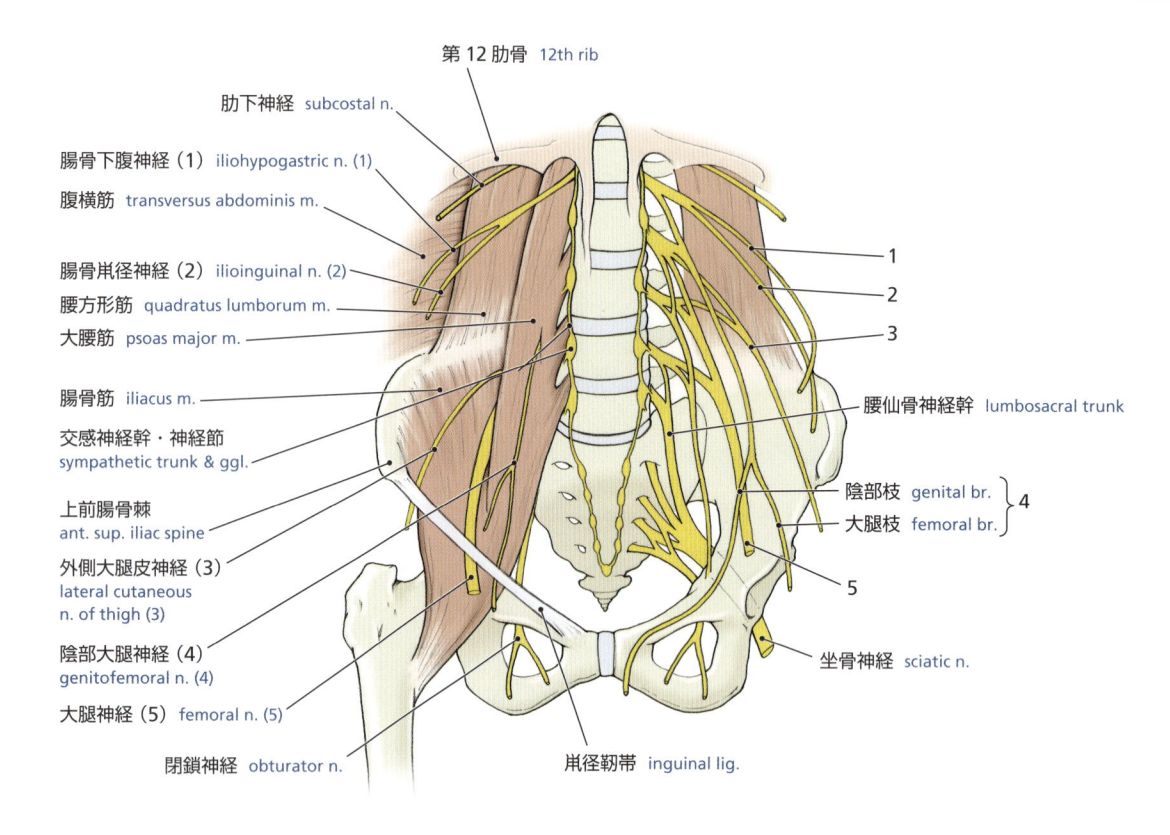

第12肋骨　12th rib
肋下神経　subcostal n.
腸骨下腹神経（1）iliohypogastric n. (1)
腹横筋　transversus abdominis m.
腸骨鼡径神経（2）ilioinguinal n. (2)
腰方形筋　quadratus lumborum m.
大腰筋　psoas major m.
腸骨筋　iliacus m.
交感神経幹・神経節 sympathetic trunk & ggl.
上前腸骨棘 ant. sup. iliac spine
外側大腿皮神経（3）lateral cutaneous n. of thigh (3)
陰部大腿神経（4）genitofemoral n. (4)
大腿神経（5）femoral n. (5)
閉鎖神経　obturator n.
腰仙骨神経幹　lumbosacral trunk
陰部枝　genital br.
大腿枝　femoral br.
坐骨神経　sciatic n.
鼡径靭帯　inguinal lig.
1
2
3
4
5

図 4.49　腰神経叢

表 4.2　後腹壁の筋

筋		起始	停止	作用	神経支配
大腰筋	psoas major	腰椎（椎体，椎間円板，横突起）	大腿骨の小転子	大腿の屈曲と脊柱の伸展	L1-L4（前枝）
小腰筋	psoas minor	T12 と L1 の外側面	腸恥隆起と腸骨弓状線	骨盤を後方へ傾ける	L1-L2（前枝）
腸骨筋	iliacus	腸骨窩	大腿骨の小転子	大腿を屈曲	大腿神経
腰方形筋	quadratus lumborum	腸腰靭帯と腸骨稜	第 12 肋骨と腰椎横突起	脊柱を外側へ屈曲，呼吸時に胸郭を固定する	T12-L4（前枝）

壁を構成する筋であることを復習する。腹横筋は後腹壁では腰方形筋の後方にあることを観察する。

8. アトラスと遺体で，腎臓と後腹壁の関係を復習する（図4.45）。腎筋膜と脂肪被膜の後面が横隔膜，大腰筋，腰方形筋，腹横筋に隣接することを確認する。

9. 右腎の上端が第12肋骨近傍に位置するのに対し，左腎の上端は少し上方の第11肋骨近傍に位置することを確認する。

腰神経叢[ネ 262, カ 345]

後腹壁の神経は，T12-L4 の脊髄神経前枝から起こる。**腰神経叢** lumbar plexus は，大腰筋内で形成され，その枝は大腰筋の外側縁から出る。腰神経叢の分枝パターンには，個体差がある。

1. 図 4.49 参照。

2. 大腰筋前面で**陰部大腿神経** genitofemoral nerve を同定する。陰部大腿神経が鼡径靭帯より上方で陰部枝と大腿枝を出すことを観察する。

3. **陰部大腿神経**の陰部枝 genital branch が深鼡径輪を通過し，鼡径管を通過するのを観察する。陰部枝は精巣挙筋の運動神経である。

4. 鼡径靭帯より深部で，**陰部大腿神経**の**大腿枝** femoral branch が外腸骨動脈の前面を通過するのを観察する。大腿枝は鼡径靭帯の下方および内側の皮膚の小領域を支配する。

5. 腹膜外筋膜を鈍的に剥離して，大腰筋外側の後腹壁から取り除く。腰神経叢の分枝はこの腹膜外筋膜内に分布しているので，損傷しないように注意する。

6. 第12肋骨より約 1 cm 下方に平行に走る**肋下神経** subcostal nerve を見つける。

7. 腰方形筋の前面を下降する**腸骨下腹神経** iliohypogastric nerve と**腸骨鼡径神経** ilioinguinal nerve を見つける。腸骨下腹神経はより上方から起こるが，この2つの神経が共通の幹になっていることがある。

この場合，2つの神経は腹横筋に達するまで分離しない。

8. 腸骨鼡径神経を確実に同定するために，この神経を鼡径管から浅鼡径輪までたどる。

9. 上前腸骨棘付近で，鼡径靭帯より深くにある**外側大腿皮神経** lateral cutaneous nerve of the thigh を同定する。

10. 大腰筋と腸骨筋の境界を走行する**大腿神経** femoral nerve を同定する。大腿神経は腸骨筋に枝を出し，鼡径靭帯の深層を通過して大腿の前面に運動枝と感覚枝を出す。

11. **閉鎖神経** obturator nerve を見つけるには，大腰筋の内側の腹膜外筋膜に指を差し込み，筋束と平行に指を動かして大腰筋と総腸骨動静脈の間を剥離する。この空間を上下方向に走る閉鎖神経を同定する。閉鎖神経は，大腿内側に運動枝と感覚枝を出す。

12. 閉鎖神経より内側で**腰仙骨神経幹** lumbosacral trunk を同定する。腰仙骨神経幹は，L4 と L5 の前枝からなる太い神経であり，骨盤を通過して仙骨神経叢に合流することを観察する。

13. 腹腔の左側で，腰神経叢に属する神経がさまざまなレベルで大腰筋を通過するのを観察する。

14. 後腹壁を掃除して，腰神経叢のそれぞれの神経をよく観察する。また後腹壁を構成する筋群の上部が横隔膜の深層を通過するのを観察する。

腹部交感神経幹[ネ262, カ346]

1. 左側の後腹壁で，**交感神経幹** sympathetic trunk を同定し剖出する。交感神経幹は横隔膜の右脚と左脚と大腰筋の間で，腰椎の椎体に付着している(図4.46)。

2. 腰部交感神経節から前方に大動脈自律神経叢へ向かう**腰内臓神経** lumbar splanchnic nerve を同定する。

3. 遺体の一側で，腰神経叢が完全に剖出できるまで陰部大腿神経が現れるところから大腰筋体を少しずつ削いでいく。腰部に分布する脈管や交感神経幹を損傷しないように気をつける。

4. 大腰筋を，鼡径靭帯を通過する地点より上で切り離し，除去する。

5. 大腿神経を構成する脊髄神経(L2–L4)が椎間孔から出ることを確認する。

6. 交感神経節から後方へ向かい，腰神経前枝に至る(**灰白**)**交通枝** rami communicantes を同定する。腰部下部の灰白枝が体の中で最も長いのは，交感神経幹が腰椎椎体の前外側面を通るからである。

7. 交通枝が椎体の外側面にあることを観察する。交通枝を見つけることが困難な場合は，腰動脈を大動脈からの起始で同定し，腰部における血管と神経の関係を手がかりにする。

8. アトラスで，腹腔臓器の自律神経支配を学ぶ。

復習

1. 遺体で，後腹壁を構成する筋群の起始・停止・作用を復習する。

2. 前外側腹壁を構成する3つの筋群(外腹斜筋，内腹斜筋，腹横筋)を復習する。

3. 腰神経叢の各枝を末梢まで確認する。これらの神経の支配領域を復習する。

4. アトラスを参照して，腹部交感神経幹，腰内臓神経および交通枝(灰白交通枝と白交通枝)を復習する。

横隔膜

解剖の概要

横隔膜 diaphragm は腹腔の天井であり，胸腔の床である。横隔膜は呼吸筋であり，右半分と左半分からなる(**片側横隔膜** hemidiaphragms)。

以下の順に解剖を行う。

① 横隔膜の各部分を同定する。

② 横隔神経を復習する。

③ 横隔膜を通過する大内臓神経を学ぶ。

解剖の手順

この時点で肋骨が両側で切断されているなら，左右の肋骨を押し広げて横隔膜の解剖のための視野と作業をするスペースを確保する。まだ肋骨が切断されていないなら，ここで切断する。

1. 下横隔動静脈を保存しつつ，壁側腹膜および結合組織を鈍的に除去する。[ネ258, カ292, 293]

2. 横隔膜の停止腱でできている**腱中心** central tendon of the diaphragm と筋性の起始部を同定する(図4.50)。

3. 横隔膜の筋性成分は胸骨部，肋骨部，腰椎部からなる。胸骨剣状突起後面から起こる2つの筋束で構成される**横隔膜胸骨部** sternal part を同定する。

4. 下位6対の肋骨と肋軟骨から起こる**横隔膜肋骨部** costal part を同定する。

5. 横隔膜右脚と左脚，内側と外側の弓状靭帯から起こる**横隔膜腰椎部** lumbar part を同定する。

6. 横隔膜右脚がL1からL3の椎体部に付着し，食道周囲を囲んで**食道裂孔** esophageal hiatus を形成することを観察する(図4.50)。

7. L1, L2の椎体に付着している横隔膜左脚を同定する(図4.50)。

8. 横走する**弓状靭帯** arcuate ligament が横隔膜の筋線維の起始部になっていることを観察する。

9. 腰方形筋の前面の**外側弓状靭帯** lateral arcuate ligament，大腰筋前面の**内側弓状靭帯** medial arcuate

4

腹

部

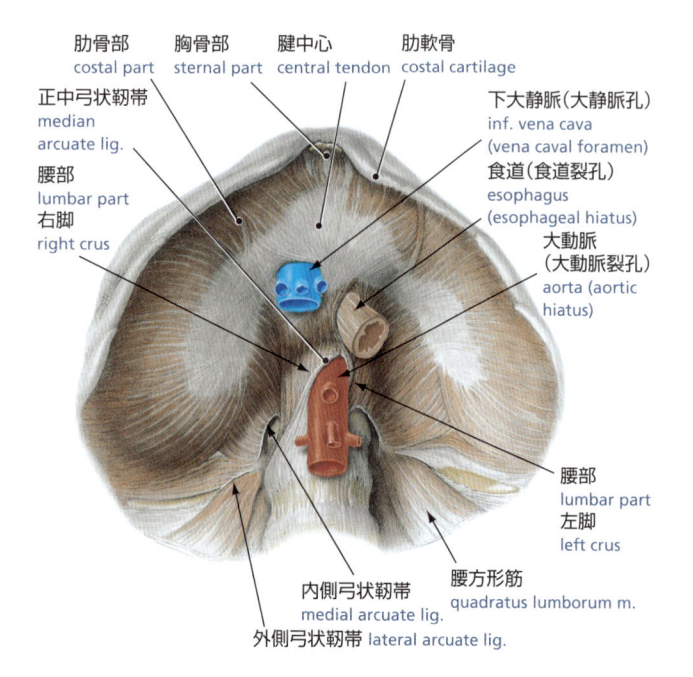

肋骨部 costal part
胸骨部 sternal part
腱中心 central tendon
肋軟骨 costal cartilage
正中弓状靱帯 median arcuate lig.
腰部 lumbar part
右脚 right crus
下大静脈（大静脈孔）inf. vena cava (vena caval foramen)
食道（食道裂孔）esophagus (esophageal hiatus)
大動脈（大動脈裂孔）aorta (aortic hiatus)
腰部 lumbar part
左脚 left crus
内側弓状靱帯 medial arcuate lig.
腰方形筋 quadratus lumborum m.
外側弓状靱帯 lateral arcuate lig.

図 4.50　横隔膜（大腰筋は切除されている）

ligament，大動脈裂孔で大動脈前面の**正中弓状靱帯** median arcuate ligament を同定する。

10. 横隔膜には 3 つの開口部がある。上方から順番に，T8 レベルで腱中心を通過する**大静脈孔** vena caval foremen を同定する（**図 4.50**）。大静脈孔には下大静脈のみが通過する。

11. T10 レベルで横隔膜右脚を通過する**食道裂孔**を同定する。食道裂孔を食道と迷走神経幹が通る。

12. T12 レベルで**大動脈裂孔** aortic hiatus を同定する。大動脈裂孔には大動脈，奇静脈，半奇静脈，胸管が通過する。これに対し，交感神経幹は後腹壁と筋線維の間を抜けて横隔膜を通過する。

13. 胸腔内で**右・左横隔神経** right and left phrenic nerve を同定し，これらが右と左の半横隔膜をそれぞれ運動支配と壁側腹膜・壁側胸膜の感覚支配をすることを復習する。横隔膜の腹腔面と胸腔面は，T5 から T11 の肋間神経および肋下神経によって感覚支配される。

14. より横隔膜を自由に動かせるように横隔膜上面から約 4 cm の場所で右横隔神経を切り離し，右横隔膜を下方に押す。

15. 結合組織を除去して，奇静脈と胸管を下方に大動脈裂孔まで剖出する。

16. 右胸腔に**大内臓神経** greater splanchnic nerve を同定し，これを下方にたどり横隔膜の右脚を貫き腹腔に入ることを観察する。交感神経がシナプスを形成する腹腔神経節に，大内臓神経も枝を出すことを観察する。[**ネ** 262，**カ** 290, 291]

17. 大内臓神経の下方で T10-T11 レベルから起こる**小内臓神経** lesser splanchnic nerve を同定し剖出する。小内臓神経は，横隔膜付着部後側の深層（T12 レベル）から起こるので，同定が難しい。

18. 大動脈から起こる腹腔動脈の両側に位置する**腹腔神経節** celiac ganglion を見つける。腹腔神経節は，大動脈前面にある交感神経節の中で最も大きい。

19. アトラスと教科書を参照して，腹腔臓器を支配する自律神経を復習する。

臨床との関連

横隔膜

横隔神経は頚髄 C3–C5 から起こる。したがって横隔膜の痛みは同じ頚髄レベルから起こる鎖骨上神経の支配域である肩の関連痛を引き起こす。頚部中位での脊髄損傷は横隔膜の麻痺を起こすが，それよりも下位の頚髄の損傷は横隔膜に影響を与えない。麻痺した半横隔膜は収縮（下降）できないため，胸部 X 線像で障害側が健側より高い位置に写る。

復習

1. 骨格標本で，横隔膜付着部を復習する。
2. 胸大動脈が大動脈裂孔を通過して腹大動脈に移行する様子を復習する。
3. 食道と迷走神経の走行を復習する。
4. 横隔膜上面の心臓の位置と，下大静脈が肝臓と横隔膜を通過し右心房に至る過程を復習する。
5. アトラスで，胸管が大動脈裂孔，大・小内臓神経が横隔膜の右脚と左脚を貫くことを復習する。

第 5 章

骨盤と会陰

骨盤 pelvis は体幹と下肢の移行部である。骨盤を構成する骨はこの領域の基盤となり，骨盤内臓を保護し，下肢の上方で脊柱を強力に支える。**骨盤腔** pelvic cavity は腹腔へ続いており，**骨盤上口** pelvic inlet の面で移行する（**図** 5.1）。骨盤腔は直腸，膀胱，内生殖器をいれる。

会陰 perineum は左右の大腿にはさまれた体幹の下端であり，**骨盤隔膜** pelvic diaphragm によって骨盤腔から隔てられている（**図** 5.1）。会陰は肛門管，尿道，外生殖器（男性では陰茎および陰嚢，女性では陰門）を含む。

本章では男女で共通な肛門三角の解剖から始める。内・外生殖器の解剖は，男性・女性の2つのセクションに分けられている。学生は男女の骨盤と会陰の解剖を学ぶ必要があるので，各班とも異なる性の遺体を解剖する班と組になって解剖を進めること。

部分であり，尿道と外生殖器を含む。初めに，これら2つの三角が同一平面にないこと，また，骨盤隔膜が会陰と骨盤腔を隔てていることを理解することが重要である（**図** 5.1）。

以下の順に解剖を行う。

① 男性・女性の骨盤の骨格を復習する。

② 殿部の皮膚を除去し，会陰からよけるように大殿筋を外側

肛門三角

解剖の概要

会陰 perineum は骨盤隔膜の下方で左右大腿の間にある菱形の領域である。会陰は一般に2つの三角に分けられる（**図** 5.2）。**肛門三角** anal triangle は会陰の後方部分であり，肛門管と肛門を含む。**尿生殖三角** urogenital triangle は会陰の前方

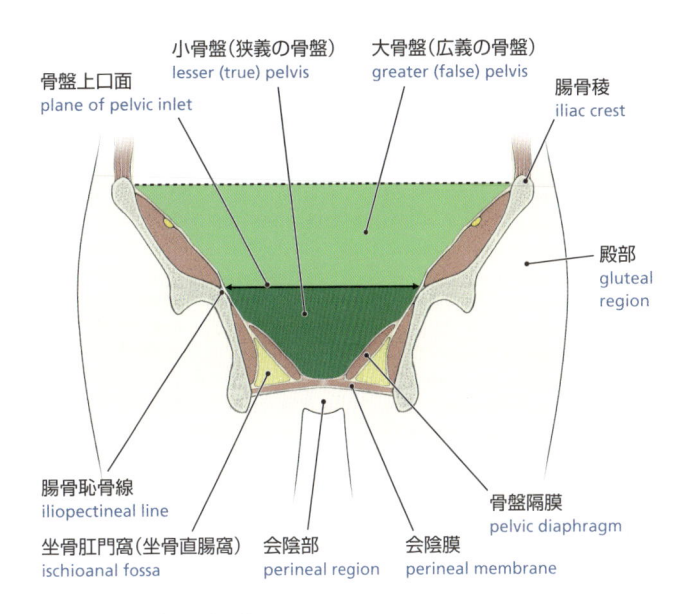

図 5.1　骨盤（冠状断面）

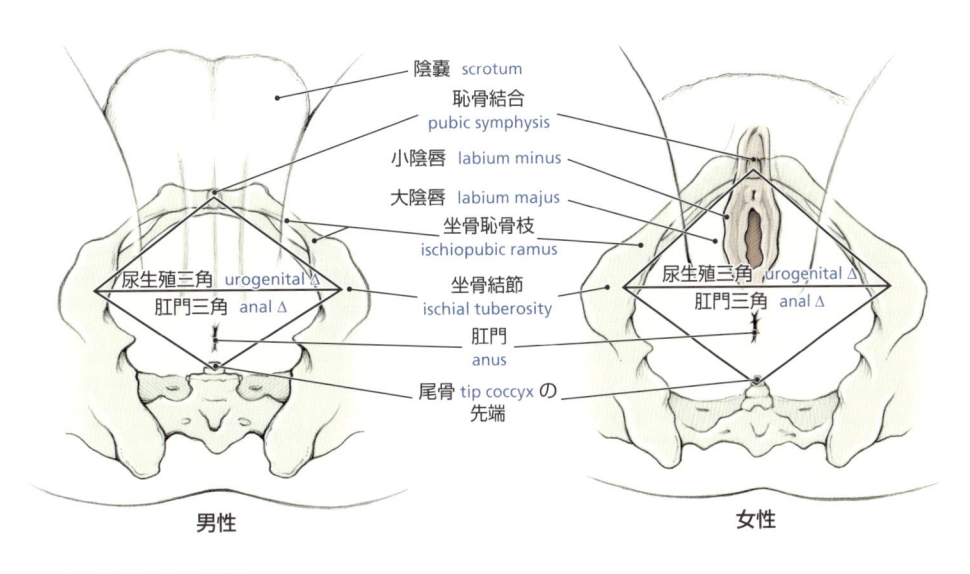

図 5.2　男女の尿生殖三角と肛門三角の境界

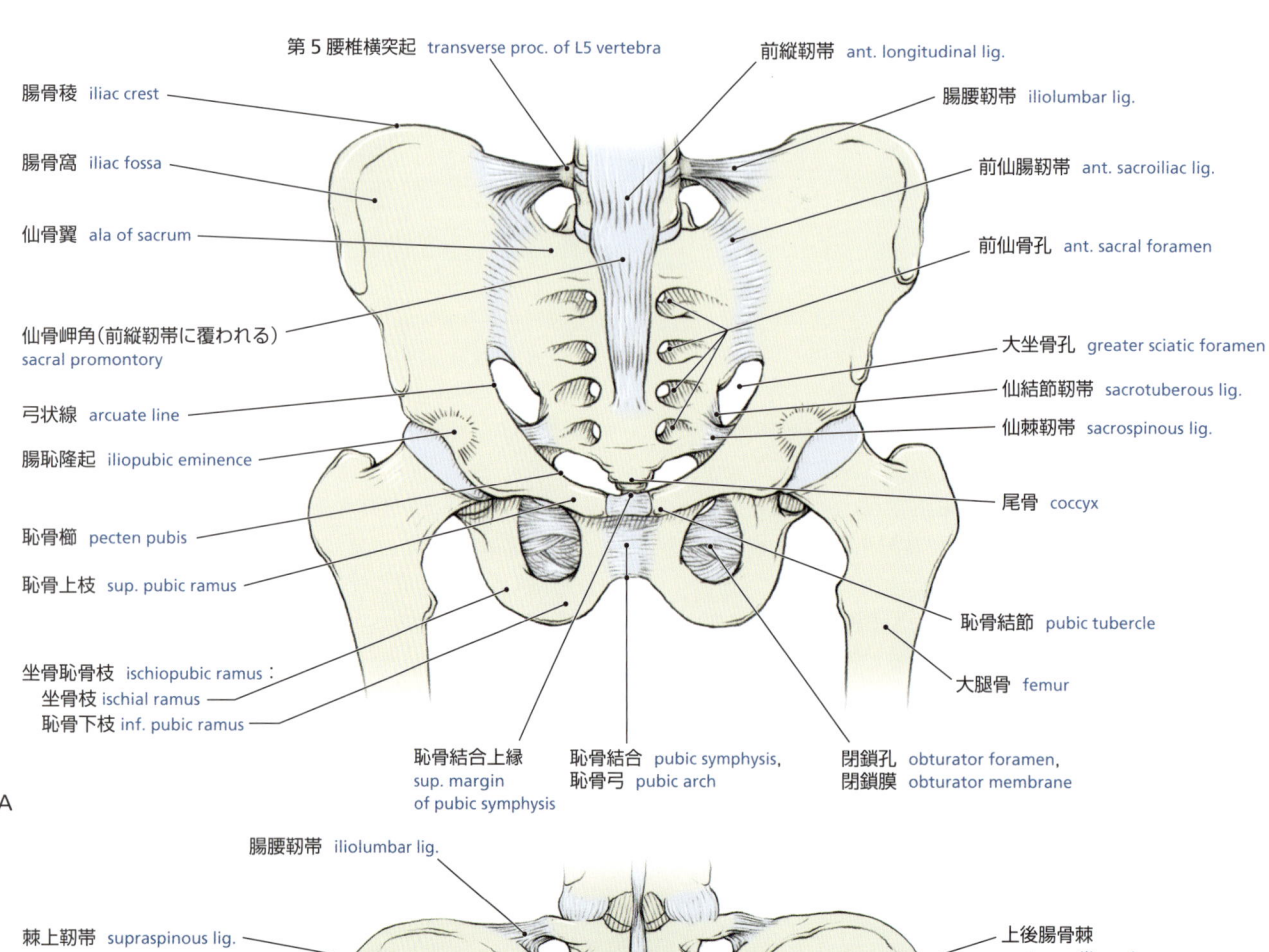

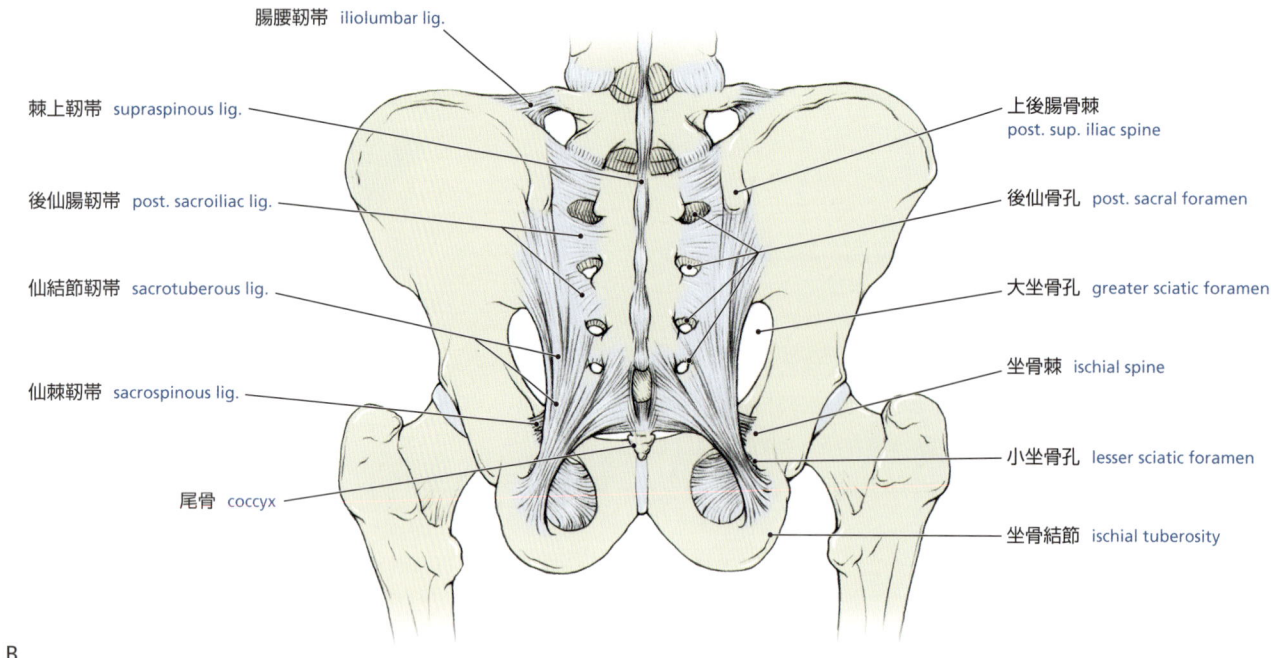

図5.3　骨盤の骨と靭帯。A：前面。B：後面

上方へめくり返す。

③ 坐骨肛門窩にある神経と血管を剖出する。

④ 骨盤隔膜の下面を剖出するために，坐骨肛門窩の脂肪を除去する。

骨盤の骨格

交連骨格標本の骨盤で，以下の観察を行う。

1. **骨盤** pelvis（ラテン語で*pelvis*は「洗面器」という意味）は，2つの**寛骨** hip bone（os coxae）と，その後方に連結する仙骨 sacrum によって形成される（**図5.3A**）。仙骨の下方で融合した**尾椎** coccyx が尾骨をつくっていることを確認する。尾骨は寛骨とは関節をなさない。［**ネ**330,**カ**450］

2. 寛骨を構成する3つの骨を同定する（**恥骨** pubis，**坐骨** ischium，**腸骨** ilium）。これらの骨は寛骨臼 acetabulum の**Y軟骨** triradiate cartilage で癒合するが，Y軟骨は成人ではみられない。

3. **立位** erect posture（解剖学的位置）では，**上前腸骨棘** anterior superior iliac spine と恥骨前方の**恥骨結節** pubic

tubercle が同一冠状断面にある。この姿勢では，**骨盤上口面** plane of the pelvic inlet は水平面に対して約 55 度傾いている。[**ネ** 334, **カ** 454]

4. 寛骨の前表面で**腸骨窩** iliac fossa を同定する。左右の腸骨窩は互いに向きあい，**大骨盤** false (greater) pelvis の外側境界をつくっている。大骨盤は骨盤をつくる骨格で**分界線** pelvic brim より上（骨盤上口より上）の部分である（図 5.1）。

5. 骨盤上口の後方面で**仙骨岬角** sacral promontory と**仙骨翼** ala (wing) of the sacrum の前縁，外側方で腸骨の**弓状線** arcuate line，前方面で恥骨の**恥骨櫛** pecten pubis と**恥骨稜** pubic crest を観察する。左右の恥骨櫛と恥骨稜は**恥骨結合** pubic symphysis で接合する。[**ネ** 333, **カ** 449]

6. 小骨盤は分界線より下の骨で囲まれている。小骨盤の下方の境界は骨盤隔膜である。

7. 腸骨と恥骨の境界である**腸恥隆起** iliopubic eminence は**恥骨上枝** superior pubic ramus の外側方にある。

8. **閉鎖孔** obturator foramen は骨盤前方部の大きな孔である。立位では，閉鎖孔は斜め下方を向いており，前方は恥骨上枝，内側は**坐骨恥骨枝** ischiopubic ramus，外側方は坐骨体が境界となる。坐骨恥骨枝は坐骨の**坐骨枝** ischial ramus と恥骨の**恥骨下枝** inferior public ramus によってつくられる。坐骨枝と恥骨枝の境界は明瞭でないことがある。

9. 左右の恥骨下枝の間で恥骨結合後方に**恥骨弓** pubic arch を同定する。恥骨の**恥骨下角** subpubic angle（恥骨弓角度）は，男性より女性で大きい。[**ネ** 334, **カ** 450]

10. 坐骨枝は骨盤の最下部の粗面部分である**坐骨結節** ischial tuberosity に移行する。坐骨結節は**仙結節靭帯** sacrotuberous ligament が付着し，ハムストリングが起始する。

11. 後方から**坐骨棘** ischial spine を同定する。坐骨棘の突出が仙骨の方向に向いている。坐骨棘は**大坐骨切痕** greater sciatic notch と**小坐骨切痕** lesser sciatic notch の境界であり，**仙棘靭帯** sacrospinous ligament が付着する。[**ネ** 334, **カ** 460]

12. 仙棘靭帯は**大坐骨孔** greater sciatic foramen の下縁と**小坐骨孔** lesser sciatic foramen の上縁をつくり，仙結節靭帯が小坐骨孔の下縁をつくる（図 5.3）。

13. 仙骨において**前仙骨孔** anterior sacral foramina を同定する。前仙骨孔は**仙骨管** sacral canal を通して，**後仙骨孔** posterior sacral foramina につながる。[**ネ** 333, **カ** 452]

14. 仙腸関節は仙骨耳状面と腸骨耳状面の間の滑膜性関節である。**仙腸関節** sacroiliac articulation は**前・後仙腸靭帯** anterior and posterior sacroiliac ligament によって補強されている（図 5.3）。

15. **腸腰靭帯** iliolumbar ligament は**腰仙関節** lumbosacral joint の連結を補強している。

16. **骨盤下口** pelvic outlet を同定し，前方では**恥骨結合の下縁**，後方では**尾骨尖** tip of the coccyx によって囲まれていることを観察する。骨盤下口の側方は坐骨恥骨枝，坐骨結節および仙結節靭帯により囲まれる。[**ネ** 334, **カ** 460]

解剖の手順

皮膚と皮下組織の除去

1. 下肢がすでに剖出されているなら，大殿筋を側方にめくり返し，坐骨肛門窩の剖出に進む。下肢をまだ剖出していないなら，以下の解剖に進む。

2. 図 5.4 を参照して，皮膚切開を行う。

3. 遺体を腹臥位にし，尾骨尖（S）から中腋窩線（T）まで仙骨の外側縁と腸骨稜に沿って皮膚を切開する。この切開は背部の剥離が行われていれば，すでになされている。

4. S から肛門の後縁まで正中を皮膚切開する。

5. 肛門を取り囲むように切開する。

6. 肛門の前縁から D まで大腿内側面を約 7.5 cm 下方まで切開する。

7. D から腸骨稜の約 30 cm 下方，大腿外側面 E まで大腿後面を切開する。

8. T から E まで大腿外側に沿って皮膚を切開する。

9. 内側から外側まで皮膚を除去し，組織コンテナに入れる。

10. 大殿筋の表面から皮下組織を除去し，組織コンテナに入れる。

11. **大殿筋** gluteus maximus muscle の下縁を明瞭にする（図 5.5）。**下殿皮神経** inferior cluneal nerves を保存する必要はないが，大腿後面の大腿筋膜（深筋膜）を切らないよう気をつける。

12. 大殿筋の下方の境界を明らかにするため，鈍的に深部の脂肪や結合組織から大殿筋を分離する。

13. 指で大殿筋の下縁を引き上げ，**仙結節靭帯** sacrotuberous ligament を触知する。大殿筋は仙結節靭帯と仙骨に付着している。

14. 剖出のための視野を広げ坐骨肛門窩の脂肪を露出させるため，大殿筋を上方に引き上げる。

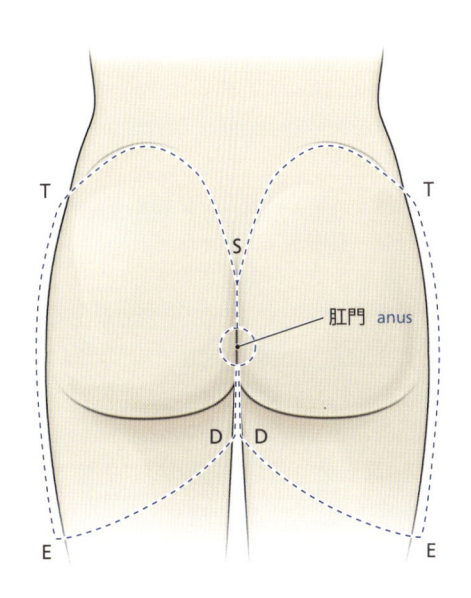

図 5.4　殿部の切開線

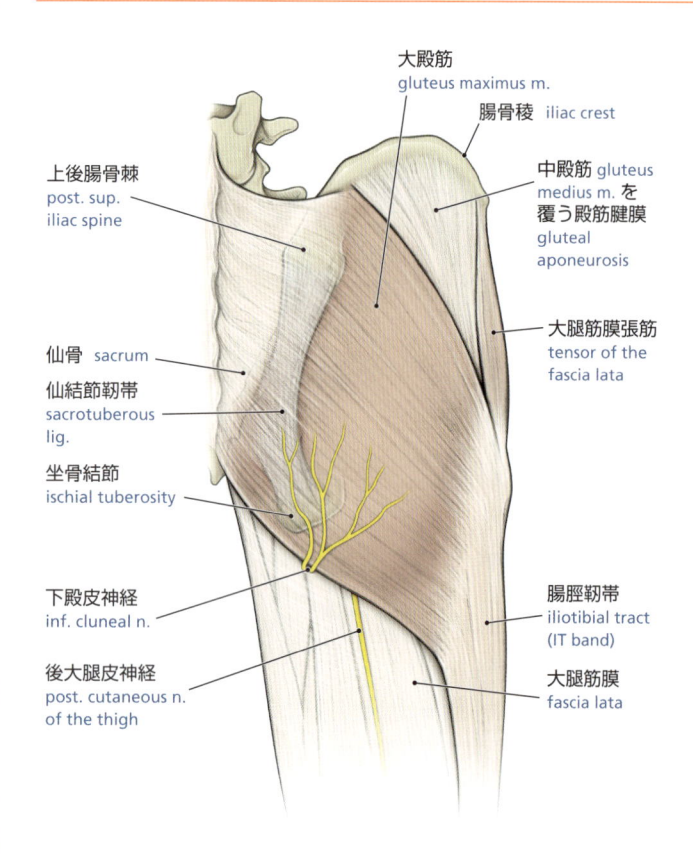

図 5.5　大殿筋

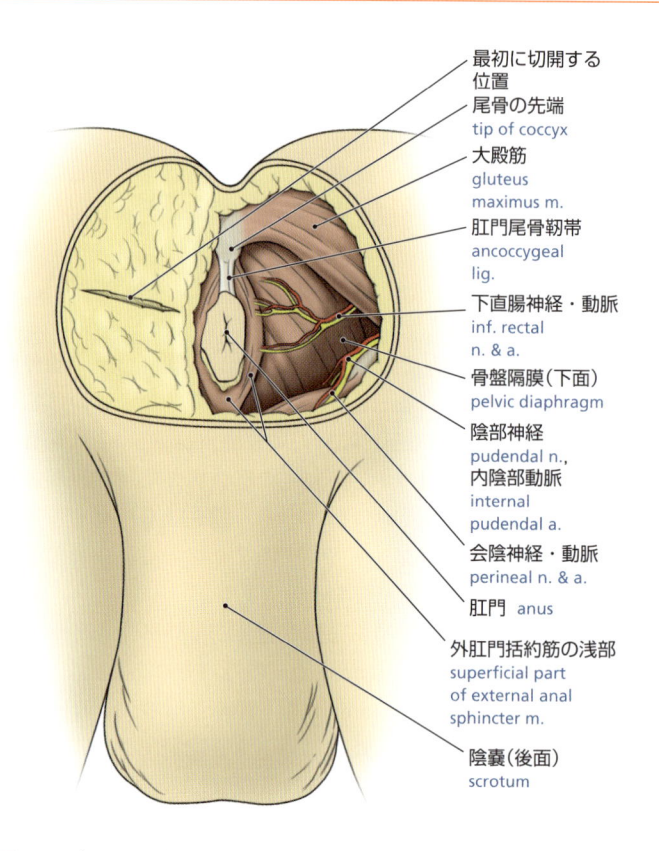

図 5.6　坐骨肛門窩の切開

坐骨肛門窩［ネ 389, 力 363］

　坐骨肛門窩 ischioanal fossa（坐骨直腸窩）は肛門の両側にある楔状（くさび）の領域である。楔の先端は上方の尾骨に向かっており，基部は皮膚の直下にある。坐骨肛門窩は分娩時の胎児の動きや便通過時の肛門管膨張のような物理的変化に適応できるよう疎性脂肪組織で満たされている。坐骨肛門窩の疎性脂肪組織は坐骨肛門窩の浅筋膜の一部であるが，坐骨結節を覆う密な脂肪とは異なった手触りをしている。この部分を剖出し，疎性脂肪組織を除去して坐骨肛門窩を通過する神経や血管を同定する。

1. 肛門外側の坐骨肛門窩を鈍的に剖出する。閉じたハサミを坐骨肛門窩の脂肪組織に 3 cm の深さまで挿入し，ハサミを開き脂肪を横方向に裂いて押しやる（図5.6）。
2. 開口部に指を入れ，前後左右に動かして穴を広げる。
3. **下直腸神経・動静脈** inferior rectal（anal）nerve, artery and vein を触知する。鈍的に周囲の脂肪組織を除き，必要に応じてペーパータオルなどで剖出野を拭いながら下直腸神経・動静脈の枝を剖出する。<u>下直腸神経は外肛門括約筋と肛門周囲の皮膚を支配する。</u>
4. **外肛門括約筋** external anal sphincter muscle を鈍的に剖出する（図5.6）。<u>外肛門括約筋には，肛門を取り囲んでいる**皮下部** sabcutaneous（しばしば剖出時に壊れる），肛門を会陰腱中心や尾骨に固定する**浅部**，および骨盤隔膜に癒合する**深部**の 3 部位がある。</u>

5. **骨盤隔膜の下面** inferior surface of the pelvic diaphragm（坐骨肛門窩の内側境界）を鈍的に剖出する。
6. 閉鎖筋膜の表面（坐骨肛門窩の外側境界）を鈍的に剖出する。［力 362］
7. 坐骨肛門窩の外側で，下直腸神経・動静脈が**陰部神経管** pudendal canal と呼ばれるスペースから閉鎖筋膜を貫通して出てくることを観察する。
8. 下直腸動静脈・神経を慎重に引くと，閉鎖筋膜に隆線ができる。隆線の筋膜が陰部神経管を覆っている。
9. 陰部神経管内へ慎重にプローブを挿入し，閉鎖筋膜の縁に沿って注意深く切開し，陰部神経管を開ける。陰部神経と血管を切らないよう注意する。下直腸動静脈・神経が陰部神経管の下面から出て坐骨肛門窩に入るのを観察する。<u>陰部神経管の上方は**小坐骨孔** lesser sciatic foramen と交通している。</u>
10. プローブで，陰部神経管内の**陰部神経** pudendal nerve と**内陰部動静脈** pudendal artery and vein を持ち上げ剖出する。

復習

1. 小骨盤の境界を復習し，骨盤隔膜が会陰から骨盤腔を隔てていることを理解する。
2. 遺体で，骨盤隔膜の下面を復習し，骨盤隔膜が会陰の天井となっていることを理解する。
3. 遺体で，坐骨肛門窩の内・外側壁を復習する。

4. 外肛門括約筋の位置と血管支配，骨格筋としての随意神経支配様式を復習する。

男性の外生殖器と会陰

解剖の概要

女性の遺体を解剖している班は「女性の外生殖器，尿生殖三角，会陰」の項に進む。ここでは男性の遺体の観察を行う。

発生時に**陰嚢** scrotum は前腹壁の膨出として形成される。そのため腹壁のほとんどの層は陰嚢でもみられる（図5.7）。**肉様膜** dartos fascia は陰嚢の浅筋膜であり，平滑筋線維（**肉様膜筋** dartos muscle）を含むが，脂肪は含まない。

以下の順に解剖を行う
① 陰嚢の前面を垂直に切開する。
② 精索を浅鼠径輪から陰嚢までたどる。
③ 精巣を陰嚢から取り出す。
④ 精索を解剖する。
⑤ 精巣を観察する。

解剖の手順

陰嚢［ネ 365，カ 221，224］

陰嚢 scrotum は，女性の大陰唇に相当する。男女の解剖を学ぶため，女性の遺体を解剖する班と協力して外生殖器の剖出を行う。

1. **浅鼠径輪** superficial inguinal ring から出てくる**精索** spermatic cord を同定する。
2. 浅鼠径輪の下方，下前腹壁の皮下組織に指を深く入れ，精索の下行路に沿って精索の周りにスペースをつくり，陰嚢までたどる。
3. つくったスペースに沿って，精索を切らないよう，陰嚢の前表面で皮膚，肉様膜および浅陰茎筋膜を垂直に下方へ切開する。
4. 指で，陰嚢から精巣と精索を取り出す。
5. 精巣の下端を陰嚢に固定している**精巣導帯索** scrotal ligament（**精巣導帯** gubernaculum testis の遺残）を同定する。［ネ 365，カ 355］
6. ハサミで精巣導帯索を切断する。
7. 指で精巣を陰嚢から取り出し，精巣は精索に付着したままにしておく。

5

骨盤と会陰

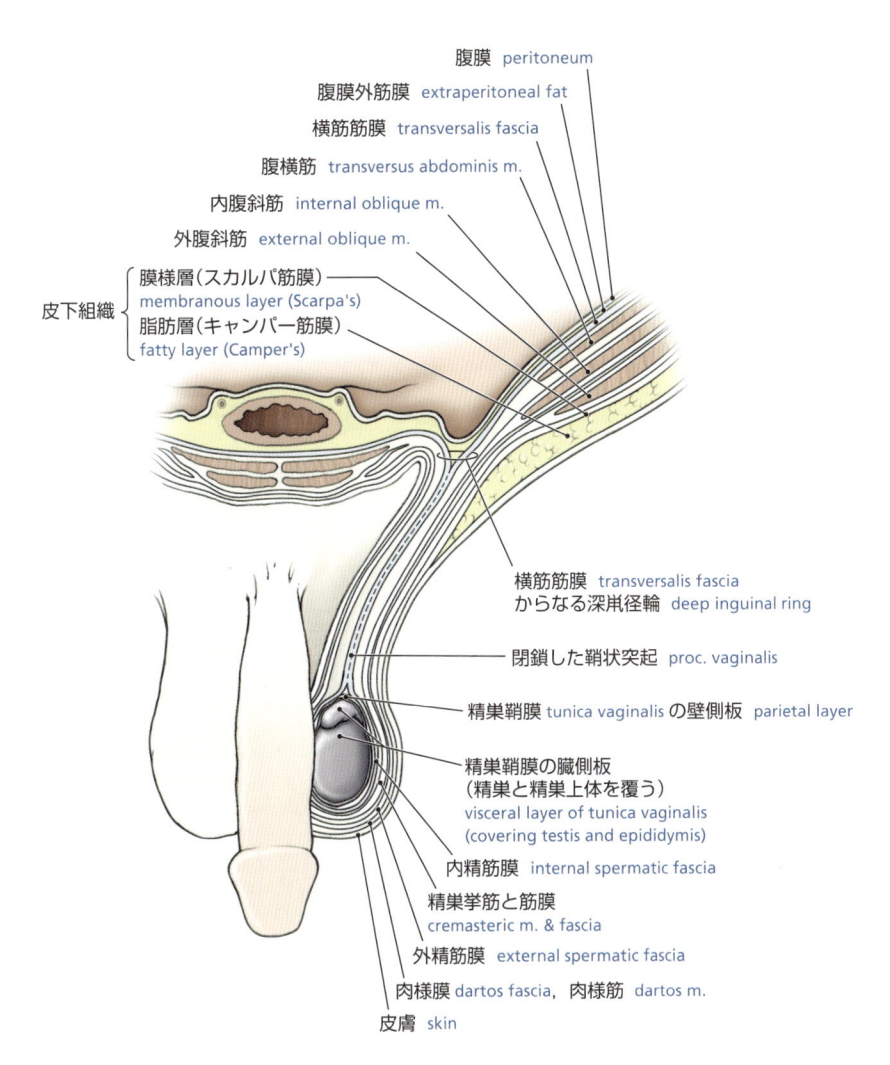

腹膜 peritoneum
腹膜外筋膜 extraperitoneal fat
横筋筋膜 transversalis fascia
腹横筋 transversus abdominis m.
内腹斜筋 internal oblique m.
外腹斜筋 external oblique m.
皮下組織
膜様層（スカルパ筋膜）membranous layer (Scarpa's)
脂肪層（キャンパー筋膜）fatty layer (Camper's)

横筋筋膜 transversalis fascia
からなる深鼠径輪 deep inguinal ring
閉鎖した鞘状突起 proc. vaginalis
精巣鞘膜 tunica vaginalis の壁側板 parietal layer
精巣鞘膜の臓側板（精巣と精巣上体を覆う）visceral layer of tunica vaginalis (covering testis and epididymis)
内精筋膜 internal spermatic fascia
精巣挙筋と筋膜 cremasteric m. & fascia
外精筋膜 external spermatic fascia
肉様膜 dartos fascia，肉様筋 dartos m.
皮膚 skin

図 5.7　前腹壁の構造物の延長が精索と精巣を覆っている

8. **陰嚢中隔** scrotal septum が陰嚢を2つの区画に分けていることを観察する。

精索 [ネ365, カ355]

精索 spermatic cord は精管，血管，リンパ管，神経を含む。精索は3つの筋膜，すなわち前腹壁の層に由来する**精索の被膜** covering of the spermatic cord によって覆われている（図5.7）。筋膜をつくる各層の発生学的由来は，鼠径管を通って下降する精巣を包む組織と同様である。

1. 精索の横断面は図5.8 参照。
2. 精索の被膜下に**精管** ductus deferens（vas deferens）を触知する。精管は精索の中で最も硬く，索状構造をとっている。
3. **精索の被膜**を注意深く切開する。精索の被膜は，浅層から深層に向かって**外精筋膜** external spermatic fascia（外腹斜筋腱膜に続く），**精巣挙筋** cremaster muscle と**筋膜** fascia（内腹斜筋とその腱膜に続く），**内精筋膜** internal spermatic fascia（横筋筋膜に続く）でできている（図5.7，図5.8）。
4. プローブで，**蔓状静脈叢** pampiniform plexus of vein を精管から分ける。
5. 精管の表面の細い**精管動脈** artery of ductus deferens を観察する（図5.8）。
6. 鼠径管の中を上方に**深鼠径輪** deep inguinal ring へ精管をたどる。精管が下腹壁動静脈の外側で深鼠径輪を通過するのを観察する。
7. プローブで，**精巣動脈** testicular artery を蔓状静脈叢から分離する。精巣動脈は壁がやや厚く，蛇行しているため静脈と見分けることができる。精索内で感覚神経線維，自律神経線維やリンパ管は血管に伴行

するが，非常に細いため剖出は難しい（図5.8）。

臨床との関連

精管切断術

陰嚢の上部での精管の外科的切断を精管切断術という。精索で精子は産生され続けるが，産生された精子は尿道にたどり着かない。

精巣 [ネ368, カ355]

1. 精巣は腹膜に続く**精巣鞘膜** tunica vaginalis に包まれている（図5.7）。精巣鞘膜は精巣表面側の**臓側板** visceral layer と嚢の壁側の**壁側板** parietal layer で構成されている（図5.9）。**精巣鞘膜腔** cavity of the tunica vaginalis はごく少量の漿液を含む潜在的な空間である。
2. ハサミで精巣漿膜の表面前側に沿って壁側板を切開し広げる。精巣鞘膜の臓側板は精巣の前，内外側表面を覆うが，後面は覆わないことを観察する。
3. プローブで，**精巣上体** epididymis まで精管を下方にたどる。精巣上体の膨大部で精巣輸出管は**精巣上体頭** head of the epididymis に移行する（図5.9）。
4. **精巣上体体** body of the epididymis を同定する。体部は精巣上体の中間部であり，頭部より径が細い。**尾** tail of the epididymis は上方へ向きを変え，精管に接続する。
5. メスで精巣の前面を上端から下端まで縦に切開し，断面をつくり，精巣上体でつながった状態で半分に

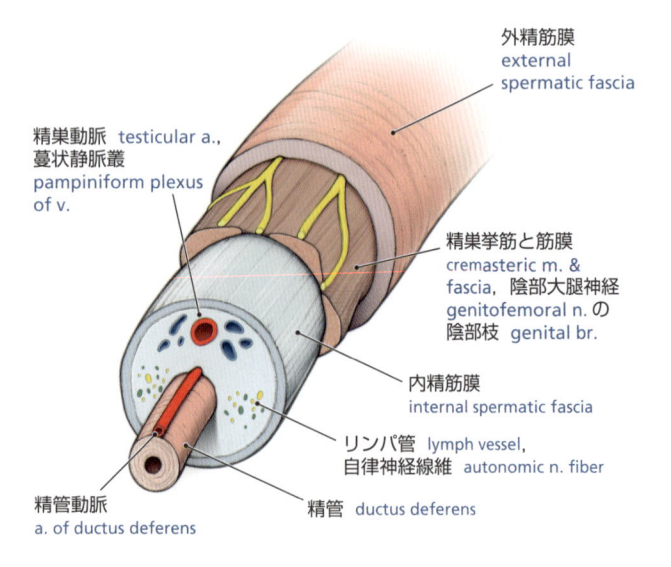

図5.8　精索（横断面）

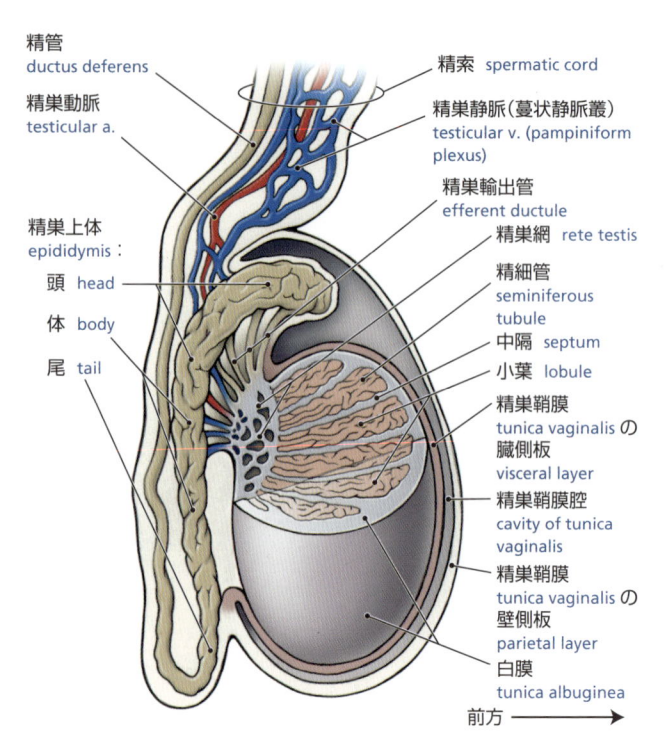

図5.9　精巣と精巣上体（右精巣の外側面）

開く。

6. 精巣の線維被膜である**白膜** tunica albuginea の厚さと, 精巣内部を**小葉** lobule に分ける**精巣中隔** septa を観察する(図 5.9)。

7. 針あるいは先の細いピンセットで, **精細管** seminiferous tubule を小葉からほぐし出す。これは細い 1 本の管である。

臨床との関連

精巣のリンパの流出路

陰嚢からのリンパ液は浅鼠径リンパ節に流れ込むため, 陰嚢の炎症により浅鼠径リンパ節に圧痛と腫脹が生じる。

これに対して精巣からのリンパ管は鼠径管から精巣の血管に伴行して腹腔へと入り, 腰リンパ節(外側大動脈リンパ節)と大動脈前リンパ節に流れ込む。精巣腫瘍は腰リンパ節と大動脈前リンパ節に転移するが, 浅鼠径リンパ節には転移しない。

復習

1. 腹壁から精巣までの精管の走行経路を復習する。

2. 精索被膜を復習し, 被膜の各層と連続する腹壁の層を復習する。

3. アトラスを参照して, 精細管で精子が生まれてから射精管に至るまでの経路を復習する。

4. 女性の遺体を解剖している班に行き,「女性の外生殖器, 尿生殖三角, 会陰」の「復習」の項を学ぶ。

男性の尿生殖三角

解剖の概要

以下の順に解剖を行う。

① 尿生殖三角から皮膚を除去する。

② 浅会陰筋膜を除去し, 浅会陰隙の内容を同定する。

③ 陰茎の皮膚を除去し, 各部位を観察する。

④ 深会陰隙の内容について解説するが, 剖出は行わない。

解剖の手順

皮膚剥離

女性の遺体を扱う班と組んで尿生殖三角の解剖を行う。スペースが特に狭いため, 通常一度に 1 人の学生しか尿生殖三角の解剖を行うことができない。剖出を容易にするため, 遺体の体幹をテーブルの端に引き寄せ, 股の間に入り込んで解剖するとよい。

1. 背臥位で大腿を引っ張って股を大きく広げ, 大腿を固定する。

2. 陰茎の近位端を取り囲むよう皮膚切開線を入れる(図 5.10 の赤の破線)。皮膚はとても薄いので切開が深くなりすぎないように気をつける。

3. 陰茎近位端の後方で, 陰嚢中隔に沿って正中で皮膚を切開する。切開は肛門まで行う(図 5.10 の青の破線)。

4. 陰茎の上方では, 先に腹壁の皮膚剥離を行った点まで皮膚の正中を切開する。

5. 皮膚を内側から外側へとめくり返す。大腿内側に沿って(図 5.10), 皮膚を陰嚢から剥離し, 組織コンテナに入れる。

6. 大腿内側の皮下組織の脂肪が多い場合は, 坐骨恥骨枝から大腿内側の約 7 cm 下方までの皮下組織を除去する。皮下組織の除去は大腿筋膜(大腿の深筋膜)より浅層までにとどめる。

男性の浅会陰隙 [ネ 359, カ 362]

下前腹壁と同様, 浅会陰筋膜は浅層の脂肪組織層と深層の膜様層からなる。浅層の脂肪組織層はキャンパー筋膜(前腹壁の浅層の脂肪組織層)や坐骨肛門窩の脂肪層につながる。**浅会陰筋膜の膜様層** membranous layer of the superficial perineal fascia(**コリース筋膜** Colles' fascia)は

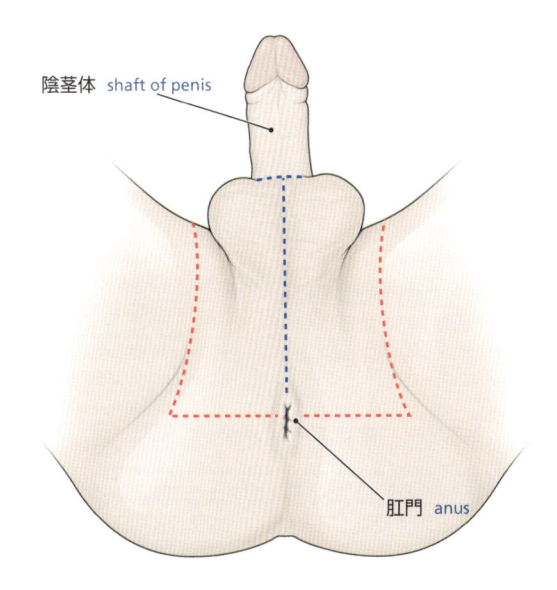

陰茎体 shaft of penis

肛門 anus

図 5.10 男性の会陰の切開線

前腹壁の皮下組織の膜様層（スカルパ筋膜）や，陰茎と陰嚢の**肉様膜** dartos fascia に続く（**図5.11A**）。

1. 男性では，左右対になっている3つの筋が陰茎根の勃起組織を覆っており，勃起組織とそれに分布する動静脈・神経とともに，**浅会陰隙の内容** content of the superficial perineal pouch を構成している（**図5.12**）。

2. 3つの筋は**坐骨海綿体筋** ischiocavernosus muscle，**球海綿体筋** bulbospongiosus muscle，**浅会陰横筋** superficial transverse perineal muscle である。

3. **後陰嚢神経** posterior scrotal nerve と**後陰嚢動静脈** posterior scrotal vessel を同定し，それらが**会陰神経浅枝** superficial branch of the perineal nerve の終枝および**会陰動脈** perineal artery であり，陰嚢後部に分布することを観察する。会陰動脈・神経の浅枝は外肛

門括約筋の外側を通って尿生殖三角に入る（**図5.12A**）。

4. **会陰膜** perineal membrane の後縁と同様，**坐骨恥骨枝** ischiopubic ramus と**坐骨結節** ischial tuberosity を触知することによって，**浅会陰筋膜の膜様層（コリース筋膜）**の付着部位を復習する。コリース筋膜が浅会陰隙の表層側の境界をつくっている。

5. 鈍的解剖により尿生殖三角の正中に**球海綿体筋**を見つける（**図5.12A**）。球海綿体筋が**尿道球** bulb of the penis の表面を覆い，**会陰腱中心** perineal body の前方にあるのを観察する。

6. **球海綿体筋**の起始・停止・作用を復習する（**表5.1**）。

7. 球海綿体筋の外側で，**陰茎脚** crus of the penis の表面を覆う**坐骨海綿体筋**を剖出する（**図5.12A**）。

8. 尿生殖三角の後縁で**浅会陰横筋**を鈍的に剖出する（**図5.12A**）。浅会陰横筋は会陰腱中心を支持するのに役立っている。会陰腱中心は肛門の前方，会陰膜の後方にある線維筋性の構造物である。浅会陰横筋は繊細で壊れやすく見つけづらい。浅会陰横筋の剖出には時間を費やさなくてよい。

9. 小さな三角の隙間がみえるまで浅会陰隙の筋の間を鈍的に解剖する（**図5.12A**）。

10. 三角の隙間の中に**会陰膜（下尿生殖隔膜筋膜）**を同定する。会陰膜は浅会陰隙の深部の境界となっている。

11. メスで，正中縫線に沿って球海綿体筋に浅く割を入れる。この筋は薄いので深く切りすぎないよう注意する。

12. 遺体の左側で，球海綿体筋を取り除く。

13. **尿道球**を同定する。尿道球は尿道海綿体と連続し（**図5.12B**），尿道の海綿体部を中に含む（**図5.13**）。

14. 遺体の左側で，**陰茎脚**から坐骨海綿体筋を鈍的に取り除く（ラテン語で *crus* は「脚」という意味〈複数形：*crura*〉）（**図5.12B**）。アトラスや遺体を用いて，陰茎脚が坐骨恥骨枝に付着し，陰茎海綿体に続いていることを確認する。

臨床との関連

男性の浅会陰隙

会陰で尿道が損傷すると，尿は浅会陰隙に漏れることがある。尿は陰嚢や陰茎の他に上方に向かい，下腹壁の皮下組織の膜様層（スカルパ筋膜）と外腹斜筋の間に広がっていく（**図5.11B**）。膜様層は大腿筋膜，坐骨恥骨枝および会陰膜の後縁に付着しているので，尿は大腿には広がっていかない。

陰茎[**ネ**359, 360, **カ**349, 351]

陰茎の解剖学的位置は，勃起した状態である。そのため，前腹壁に最も近い陰茎の表面が**陰茎背側面** doral

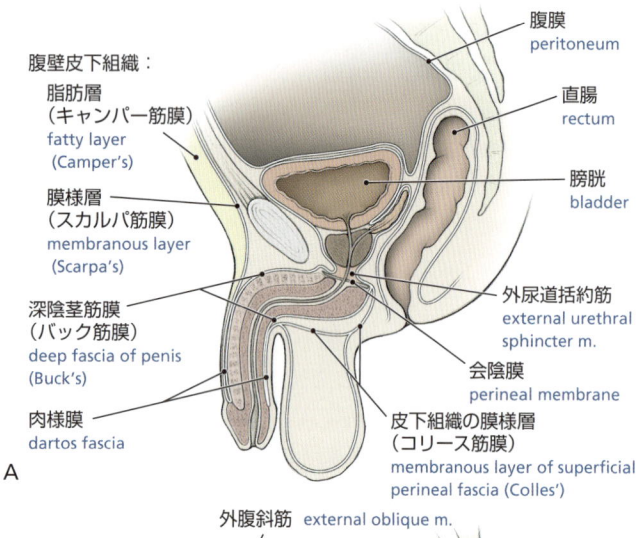

A

腹壁皮下組織：
　脂肪層（キャンパー筋膜）fatty layer (Camper's)
　膜様層（スカルパ筋膜）membranous layer (Scarpa's)
深陰茎筋膜（バック筋膜）deep fascia of penis (Buck's)
肉様膜 dartos fascia

腹膜 peritoneum
直腸 rectum
膀胱 bladder
外尿道括約筋 external urethral sphincter m.
会陰膜 perineal membrane
皮下組織の膜様層（コリース筋膜）membranous layer of superficial perineal fascia (Colles')

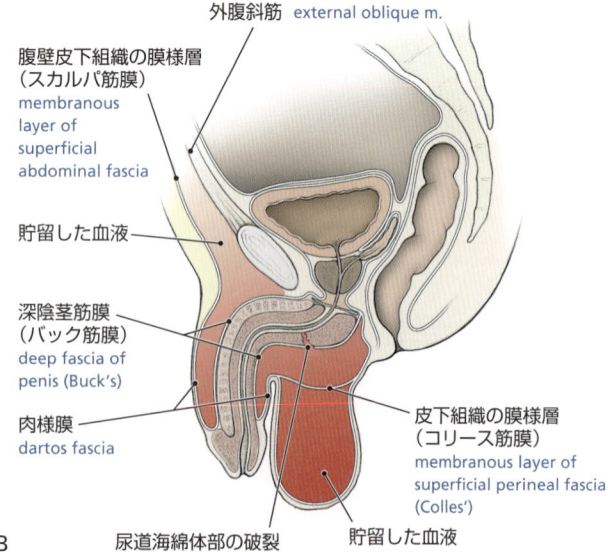

B

外腹斜筋 external oblique m.

腹壁皮下組織の膜様層（スカルパ筋膜）membranous layer of superficial abdominal fascia
貯留した血液
深陰茎筋膜（バック筋膜）deep fascia of penis (Buck's)
肉様膜 dartos fascia
尿道海綿体部の破裂
貯留した血液
皮下組織の膜様層（コリース筋膜）membranous layer of superficial perineal fascia (Colles')

図5.11　会陰の筋膜。 A：コリース筋膜は会陰膜の後方部分に付着し，陰嚢と陰茎の皮下組織（肉様膜）に連続している。コリース筋膜はスカルパ筋膜とも連続している。B：会陰部の尿道損傷によって溢出した尿が浅会陰嚢に満ちて，下腹壁内に広がる

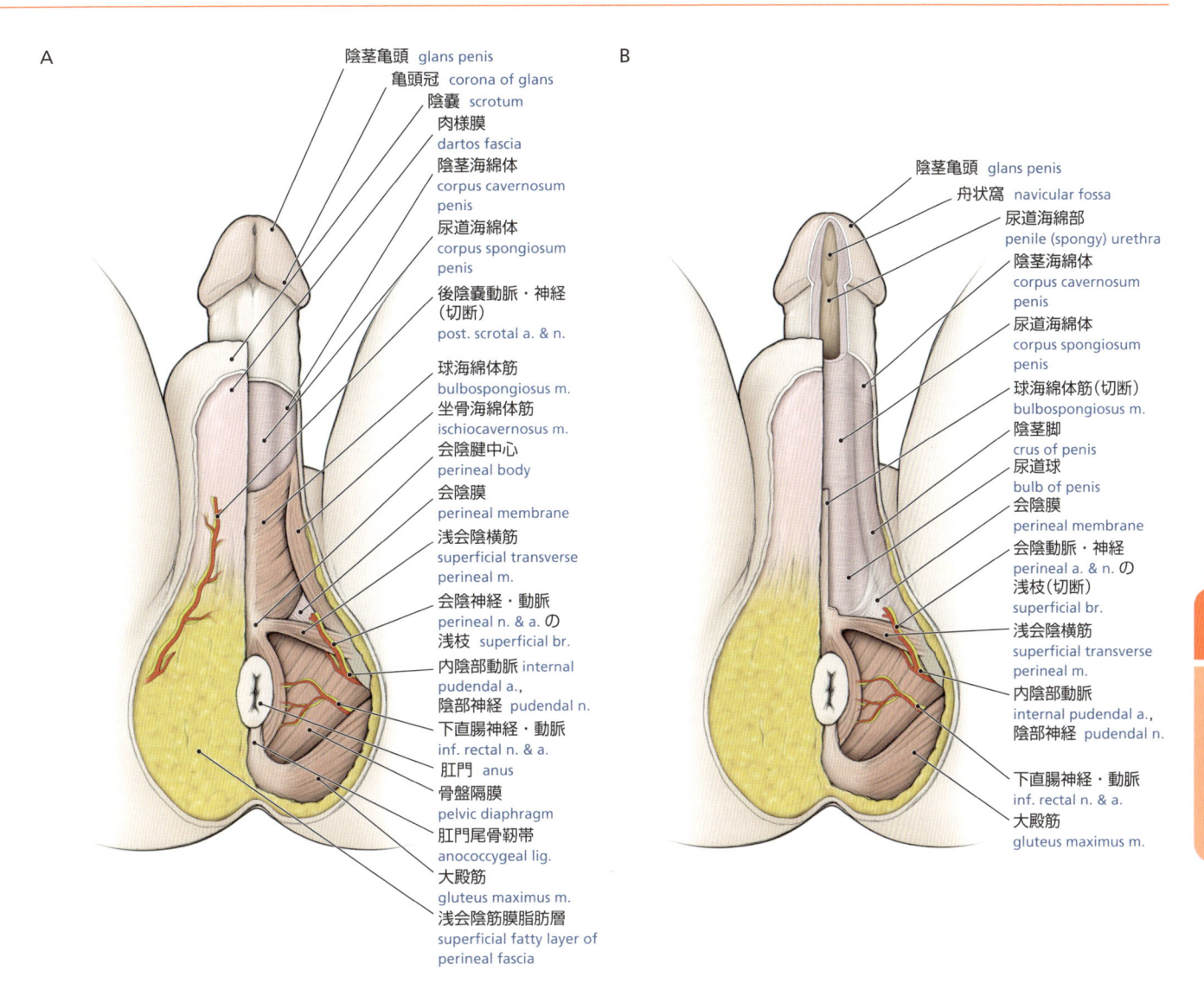

A

陰茎亀頭 glans penis
亀頭冠 corona of glans
陰嚢 scrotum
肉様膜
dartos fascia
陰茎海綿体
corpus cavernosum penis
尿道海綿体
corpus spongiosum penis
後陰嚢動脈・神経（切断）
post. scrotal a. & n.
球海綿体筋
bulbospongiosus m.
坐骨海綿体筋
ischiocavernosus m.
会陰腱中心
perineal body
会陰膜
perineal membrane
浅会陰横筋
superficial transverse perineal m.
会陰神経・動脈
perineal n. & a. の浅枝 superficial br.
内陰部動脈 internal pudendal a.,
陰部神経 pudendal n.
下直腸神経・動脈
inf. rectal n. & a.
肛門 anus
骨盤隔膜
pelvic diaphragm
肛門尾骨靭帯
anococcygeal lig.
大殿筋
gluteus maximus m.
浅会陰筋膜脂肪層
superficial fatty layer of perineal fascia

B

陰茎亀頭 glans penis
舟状窩 navicular fossa
尿道海綿部
penile (spongy) urethra
陰茎海綿体
corpus cavernosum penis
尿道海綿体
corpus spongiosum penis
球海綿体筋（切断）
bulbospongiosus m.
陰茎脚
crus of penis
尿道球
bulb of penis
会陰膜
perineal membrane
会陰動脈・神経
perineal a. & n. の浅枝（切断）
superficial br.
浅会陰横筋
superficial transverse perineal m.
内陰部動脈
internal pudendal a.,
陰部神経 pudendal n.
下直腸神経・動脈
inf. rectal n. & a.
大殿筋
gluteus maximus m.

図 5.12　男性の浅会陰隙の内容。A：浅層の解剖。左側では皮膚を剥離してあり，浅会陰筋膜の脂肪層が露出している。右側では皮膚，浅会陰筋膜の脂肪層，浅会陰筋膜の膜様層（コリース筋膜）が切除されており，筋，血管，神経を示している。B：深層の解剖。球海綿体筋・血管・神経，坐骨海綿体筋・血管・神経は除去され，勃起関連組織が示されている

表 5.1　男性の浅・深会陰隙

大腿前部					
筋		起始	停止	作用	神経支配
球海綿体筋	bulbospongiosus	正中縫線・会陰腱中心	会陰膜，陰茎海綿体，対側の球海綿体筋	尿・精液排出のため尿道球を圧迫	会陰神経（陰部神経の枝）の深枝
坐骨海綿体筋	ischiocavernosus	坐骨結節と坐骨恥骨枝	陰茎脚	陰茎脚から陰茎海綿体遠位部へ血液供給	
浅会陰横筋	superficial transverse perineal	坐骨結節（外側付着部）	会陰腱中心（内側付着部）	会陰腱中心を支持	会陰神経（陰部神経の枝）
深会陰隙の筋群					
筋		起始	停止	作用	神経支配
深会陰横筋	deep transverse perineal	坐骨結節（外側付着部）	会陰腱中心（内側付着部）	会陰腱中心を支持する	会陰神経（陰部神経の枝）
外尿道括約筋	external urethral sphincter	尿道の周囲で自身に付着する		尿道隔膜部を圧迫し尿の流出を止める	会陰神経（陰部神経の枝）の深枝

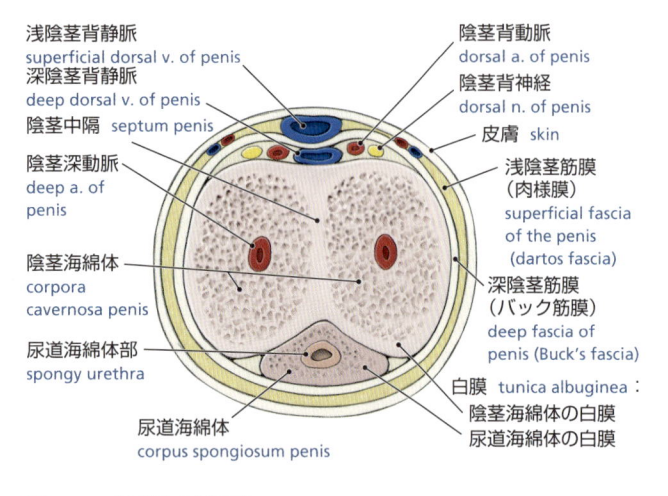

図 5.13　陰茎体（横断面）

浅陰茎背静脈　superficial dorsal v. of penis
深陰茎背静脈　deep dorsal v. of penis
陰茎中隔　septum penis
陰茎深動脈　deep a. of penis
陰茎海綿体　corpora cavernosa penis
尿道海綿体部　spongy urethra
尿道海綿体　corpus spongiosum penis
陰茎背動脈　dorsal a. of penis
陰茎背神経　dorsal n. of penis
皮膚　skin
浅陰茎筋膜（肉様膜）superficial fascia of the penis (dartos fascia)
深陰茎筋膜（バック筋膜）deep fascia of penis (Buck's fascia)
白膜　tunica albuginea：陰茎海綿体の白膜／尿道海綿体の白膜

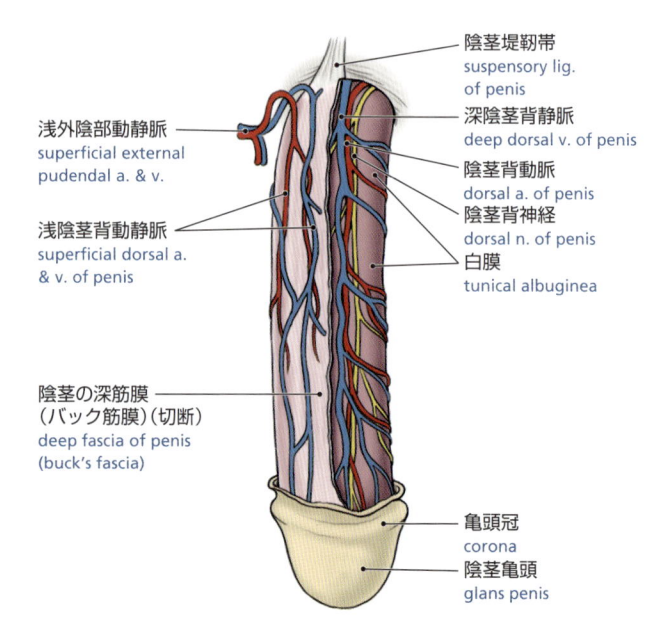

図 5.14　陰茎の動脈と神経。図の左側（陰茎の右側）では皮膚が切除されている。図の右側（陰茎の左側）では皮膚と浅筋膜が切除されている

浅外陰部動静脈　superficial external pudendal a. & v.
浅陰茎背動静脈　superficial dorsal a. & v. of penis
陰茎の深筋膜（バック筋膜）（切断）deep fascia of penis (buck's fascia)
陰茎堤靭帯　suspensory lig. of penis
深陰茎背静脈　deep dorsal v. of penis
陰茎背動脈　dorsal a. of penis
陰茎背神経　dorsal n. of penis
白膜　tunical albuginea
亀頭冠　corona
陰茎亀頭　glans penis

surface of the penis となる。

　陰茎 penis（ラテン語で *penis* は「尾」という意味）の横断面図で**浅陰茎筋膜** superficial fascia of the penis（**肉様膜** dartos fascia）は脂肪を含まないことと，**浅陰茎背静脈** superficial dorsal vein of the penis を含むことを確認する（図 5.13）。

　陰茎の矢状断面図で**深陰茎筋膜** deep fascia of the penis（**バック筋膜** Buck's fascia）が，**尿道海綿体** corpus spongiosum penis（不対），**陰茎海綿体** corpus cavernosum penis（有対），**陰茎背動脈** dorsal artery of the penis（有対），**陰茎背神経** dorsal nerve of the penis（有対）を取り囲むことを確かめる。

1. **陰茎根** root of penis を同定する。陰茎根は陰茎の一部（尿道球と陰茎脚）であり，坐骨恥骨枝に付着している。
2. **陰茎体** body（shaft）of the penis を同定する。陰茎体は陰茎海綿体と尿道海綿体からなる。
3. 陰茎の遠位端で**亀頭** glans penis を同定する。陰茎亀頭は尿道海綿体とつながっている。したがって，亀頭は勃起組織であり，尿道が通り**外尿道口** external urethral orifice が開く。
4. 亀頭の外周の**亀頭冠** corona of the glans を同定する。また**包皮** prepuce を同定する。亀頭の腹側正中表面には**包皮小帯** frenulum があり，陰茎体の遠位部とつながっている。
5. メスで，陰茎の腹側表面（下面）の皮膚を正中に沿って浅く切開する。プローブで陰茎体の皮膚をそっと持ち上げ，亀頭冠の近位まで皮膚を剥がしていく。亀頭の皮膚は剥がさない。
6. 陰茎の背側で**浅陰茎背静脈**を同定・剖出する。浅陰茎背静脈は**浅外陰部静脈** superficial external pudendal vein に流入し，大伏在静脈につながる。
7. プローブで陰茎の背側面で**陰茎深筋膜** deep fascia of the penis を切り開き，正中で**深陰茎背静脈** deep dor-

sal vein of the penis（不対）を観察する。陰茎からのほとんどの血液は，深陰茎背静脈を介して**前立腺静脈叢** prostatic venous plexus に流れ込む（図 5.14）。[**カ** 353]

8. **陰茎背動脈**（有対）を深陰茎背静脈の両側で剖出する。深陰茎背動脈は内陰部動脈の終枝である。
9. **陰茎背神経**（有対）を剖出する。陰茎背神経は深陰茎背動脈の外側にある。陰茎背神経が陰部神経の枝であることを確認する。
10. 陰茎の神経と血管を近位までたどり，アトラスを参照して，陰部神経と内陰部動脈の走行と比べる。[**ネ** 361, **カ** 364]　陰茎背動脈・神経が会陰膜より深部を走行し，陰茎背側に現れるのを観察する。深陰茎背静脈は恥骨弓と会陰膜前縁の間を通過して骨盤に入る。図 5.13 に示す動静脈と神経の関係は陰茎の遠位部でみられるが，近位部では深陰茎背静脈は深陰茎背動脈や陰茎背神経と伴行しない。

尿道の海綿体部 [**ネ** 363, **カ** 350, 351]

　男性の尿道は次の 4 つの領域に分けられる（図 5.15）。

① **前立腺前部（壁内部）** preprostatic urethra
② **前立腺部** prostatic urethra
③ **隔膜部** membranous urethra
④ **海綿体部** spongy（penile）urethra

　海綿体部は尿道海綿体の中にある。海綿体部の内部構造を調べるために，亀頭と陰茎体を正中線に沿って縦断する。

1. 亀頭の先端で**外尿道口** external urethral orifice を同定する。プローブを外尿道口に注意深く差し込み，陰

茎の背側・腹側表面からプローブに向かってメスで陰茎の正中断を行う。尿道の海綿体部の走行は真っ直ぐではなく，また中心から少しずれている場合がある。

2. プローブを近位に進め，恥骨結合の下方で尿道球から2つの陰茎海綿体が分かれる点まで陰茎を切開する。差し込んだプローブの背側と陰茎海綿体の間の切開を進め，可能ならば深陰茎背静脈を縦断する。プローブの腹側では，尿道海綿体を均等に半切する。

3. 尿道の後方で注意深く尿道球の切開を進めるが，会陰膜は切らない。尿道は鋭角に彎曲し会陰膜を通過する（図5.15）。

4. 陰茎の矢状断と**陰茎亀頭** glans penis（ラテン語でglans は「どんぐり」という意味）を観察する。陰茎亀頭は尿道海綿体の遠位の膨らんだ部分である。陰茎亀頭は左右2つの陰茎海綿体の上にかぶさっている。

5. 尿道の海綿体部を同定し，それが亀頭を通り外尿道口で終わるのを観察する。

6. 尿道の海綿体部の内部を観察し，**舟状窩** navicular fossa を同定する。舟状窩は尿道の広くなった部分である。

7. 尿道の海綿体部の近位（尿道球）に，**尿道球腺** bulbourethral gland を見つける。尿道球腺の開口部は小さくてみえないかもしれない。

8. 陰茎の左側で，陰茎体を二分するよう横断する。

9. 横断面の背側で**陰茎海綿体** corpus cavernosum penis を同定し，**陰茎海綿体白膜** tunica albuginea of the corpus cavernosum penis という厚い膜に包まれていることを観察する。陰茎の二分は陰茎海綿体の**陰茎中隔** septum penis に沿って行われているだろう。

10. 横断面の腹側に**尿道海綿体** corpus spongiosum penis を同定し，それが**尿道海綿体白膜** tunica albuginea of the corpus spongiosum penis に包まれていることを観察する（図5.13）。[ネ359, 力351]

11. 尿道海綿体内の勃起組織を調べ，尿道海綿体が尿道の海綿体部を包んでいることを確認する。

12. 陰茎海綿体内で勃起組織を調べ，勃起組織の中心近くに**陰茎深動脈** deep artery of the penis を同定する（図5.13）。陰茎深動脈は内陰部動脈から起こる。

男性の深会陰隙

深会陰隙は会陰膜の上方（深部）にある（図5.15）。ほとんどの構造は同定が難しいため，深会陰隙は解剖しない。

1. 図5.16を参照して，男性の**深会陰隙** deep perineal pouch の内容を学ぶ。[ネ361]

2. 正中矢状断で**尿道隔膜部** membranous urethra が**会陰膜** perineal membrane を貫くことを確認する。

3. **隔膜部** membranous urethra は会陰膜から前立腺までの部分であり，最も短く（長さ約1 cm），薄く，狭くて伸展性が少ない（図5.15）。

4. 隔膜部の周りで**外尿道括約筋** external urethral sphincter muscle を確認する（図5.16）。外尿道括約筋は随意筋であり，収縮すると隔膜部を圧迫し，尿の流出を止める。

5. 尿道の後外側で**尿道球腺** bulbourethral gland を同定する。尿道球腺（有対）は深会陰隙にあるが，導管は会陰膜を貫き浅会陰隙にある尿道海綿体部の近位部に開く。

6. 深会陰隙の後縁に沿って**深会陰横筋** deep transverse perineal muscle（有対）を確認する（図5.16）。深会陰横筋の筋線維の向きや機能は，浅会陰隙にみられる浅会陰横筋と同じである。

7. 深会陰隙の筋と会陰膜はひとまとめにして，**尿生殖隔膜** urogenital diaphragm と呼ばれている。

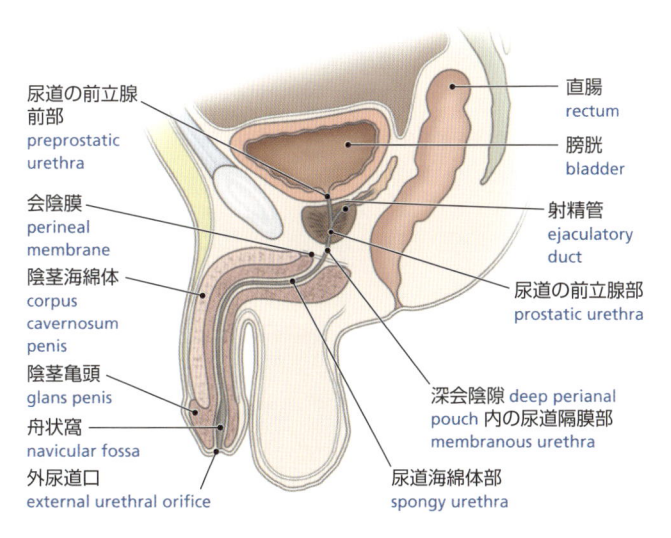

図5.15　男性の尿道の区分

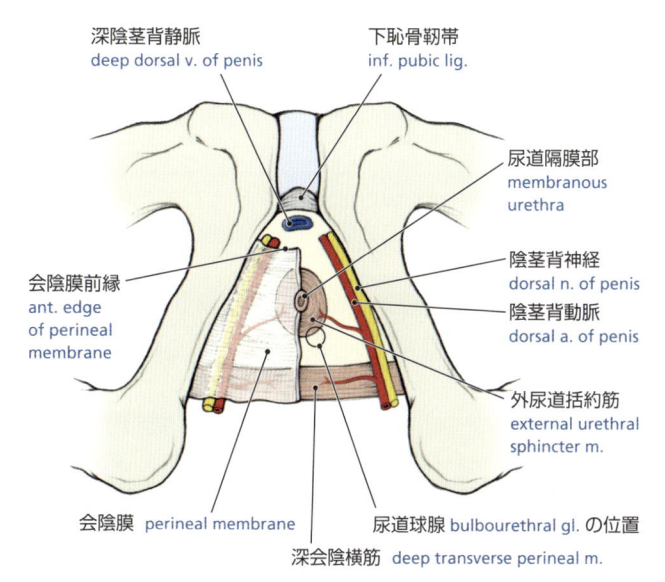

図5.16　男性の深会陰隙に含まれる構造物

8. **外尿道括約筋**と**深会陰横筋**の起始・停止・作用を復習する（**表5.1**）。
9. 深会陰隙の外側縁に沿って前方にたどり，**内陰部動静脈の枝** branch of the internal pudendal artery and vein（特に陰茎背動脈）と**陰部神経の枝** branch of the pudendal nerve（特に陰茎背神経）を確認する。これらは外尿道括約筋，深会陰横筋，陰茎に分布している（**図5.16**）。

復習

1. 尿生殖三角の筋を解剖学的位置に戻す。
2. 男性の浅会陰隙の内容を復習する。
3. 女性の遺体を解剖している班に行き，浅会陰隙の内容を確認する。
4. アトラスを参照して，骨盤内の起始から陰茎背までの内陰部動脈の走行を復習する。
5. アトラスを参照して，陰部神経の走行と枝を復習する。
6. アトラスを参照して，深陰茎背静脈が骨盤に入り前立腺静脈叢に合流することを確認する。
7. 勃起組織，浅・深陰茎筋膜，血管および神経を示す陰茎の横断面図を描く。
8. 男性の尿道を復習する。

男性の骨盤腔

解剖の概要

男性の骨盤腔は膀胱，男性内生殖器，直腸を含む（**図5.17**）。以下の順に解剖を行う。
① 男性の骨盤腔で腹膜について学ぶ。
② 骨盤を正中で切断し，その断面について学ぶ。
③ 精管を前腹壁から膀胱直腸の間までたどる。
④ 精嚢と前立腺を学ぶ。

解剖の手順

男性の腹膜 [ネ 344, カ 349]

図5.17 を参照して，男性の骨盤で**腹膜** peritoneum を観察する。
1. 恥骨の上方，前腹壁の後面で腹膜を同定する。
2. 下方で腹膜が前腹壁から離れて膀胱尖を越えることを観察する。
3. 腹膜は膀胱の上面を覆っている。**膀胱傍陥凹** para-vesical fossa（有対）を同定する。これは膀胱の外側にある腹膜腔の浅いくぼみである。
4. 腹膜が精嚢の上端近くまで膀胱の後方を下降することを観察する。

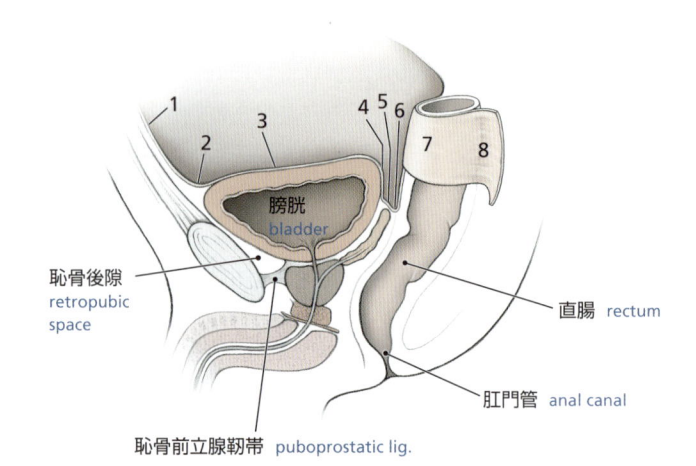

図5.17 男性の会陰（図中の腹膜に付した番号は本文に対応している）

5. プローブで膀胱の後方に腹膜をたどり，**直腸膀胱窩** rectovesical pouch を同定する。直腸膀胱窩は膀胱と直腸間の腹膜の折り返し部位である。膀胱直腸窩は男性の腹・骨盤腔で最も低い位置にある。
6. 骨盤腔の後面に沿って上方に腹膜をたどり，腹膜が直腸の前面と側面に接し，第3仙椎のレベルでS状結腸間膜を形成するのを観察する。
7. 腹膜は直腸下部前面を覆っている。
8. **直腸傍窩** pararectal fossa（有対）を同定する。直腸傍窩は直腸外側にある腹膜腔の浅いくぼみである。

臨床との関連

骨盤腹膜

膀胱が充満すると，膀胱の前壁からの腹膜の折り返しが恥骨のレベルより高く上昇する（**図5.17**）。充満した膀胱は，恥骨のすぐ上方で腹膜腔に入ることなく穿刺できる。

男性の骨盤の切断

骨盤を正中で離断する。最初にメスで，骨盤臓器と会陰の軟部組織を正中で切断する。ノコギリで恥骨結合と脊柱（第3腰椎まで）を切断，次に遺体の左半分を第3腰椎レベルで横断する。右の下肢と骨盤は体幹についたままにしておく。
1. 骨盤腔の恥骨結合後方から膀胱上面まで正中を切開し，膀胱を開く。必要なら内部をスポンジで拭う。
2. 膀胱内に内尿道口を同定し，プローブを挿入する。プローブを目安に膀胱の尿道前立腺部と前立腺を正中断する。
3. 後方では，直腸およびS状結腸遠位部の前面と後面の正中を切開する。
4. 直腸と肛門管の内面をきれいに拭い，糞便で解剖野が汚れないように心がける。

5. 会陰では，半切した尿道球の間で恥骨結合の下方から刃先を後方に向けたままメスを入れ，恥骨結合から会陰膜，会陰腱中心，肛門管を通って尾骨まで正中断する。

6. メスで，左の総腸骨動静脈，精巣動静脈，尿管をそれぞれ起始から約 1 cm のところで切断する。

7. 第 4，第 5 腰椎レベルで左腰動脈を切断し，大動脈を腹腔の右側にめくり返す。

8. メスで腸骨稜の約 2 cm 上方で左外側腹壁を切開し，内側へ脊柱まで切断する。

9. ここまでに行った水平切開線との交点で左腰神経叢の神経線維を切断し，第 3 腰椎レベルで左大腰筋と腰方形筋をメスで切断する。

10. 遺体を背臥位にし，ノコギリで，前方から恥骨結合を下縁まで正中断する。

11. 遺体を 90 度右へと回転させ，右側臥位で動かないよう支える。

12. 仙骨の切断のために左下肢を外転させる。

13. ノコギリで，後方から前方へと仙骨を切断する。軟部組織が切断の邪魔にならないよう，必要に応じ軟部組織を切断部位からよける。

14. 仙骨の切断部分を広げるため両下肢を強く開きつつ，第 3 腰椎椎体まで上方に向かって正中断を進める。

15. 左下肢を内転し，腹大動脈の下部外面を傷つけないよう注意しながら，ノコギリで，第 3 腰椎と第 4 腰椎の間の椎間円板の左半分を水平に切断する。

16. 水平断と垂直断がつながったら遺体を背臥位に戻す。

17. 左下肢の離断の邪魔となる組織を切断し，遺体の残りの部分から左下肢を引き離す。

18. 切断した骨盤の両側で直腸と肛門管をきれいに拭う。

男性の内生殖器［ネ 344，カ 349］

1. 図 5.18 を参照して，男性の骨盤の切断面を確認する。

2. 尿道球の深部に**会陰膜** perineal membrane を同定する。会陰膜は尿道球の深部端で細い線として同定できる（図 5.18）。

3. 会陰膜の上部（深部）に**尿道隔膜部** membranous urethra を取り囲む**外尿道括約筋** external urethral sphincter muscle を同定する。切断した遺体では外尿道括約筋の同定が難しいかもしれない。

4. 切断した骨盤で尿道の次の 4 つの部位を同定する——**前立腺前部（壁内部）** preprostatic urethra，**前立腺部** prostatic urethra，**隔膜部** membranous urethra，**海綿体部** spongy urethra（図 5.15）。

5. **前立腺部（約 3 cm）**の**内部**を観察し，尿道が前立腺を貫くことを確認する。

6. 図 5.19 を参照して，尿道前立腺部の後壁で正中線上に**尿道稜** urethral crest と呼ばれる縦方向の隆起を確認する。［ネ 363，カ 350］

7. アトラスを参照して，**精丘** seminal colliculus を確認する。精丘は尿道稜の拡張部であり，**前立腺洞** prostatic sinus が両側に存在することを確認する。精丘の表面に**前立腺小室** prostatic utricle を確認する。これは，精丘の正中線上にある小さな穴である。前立腺小室の両側に**射精管開口部** openings of the ejaculatory duct を確認する。

8. 前腹壁の内面近くで**精管** ductus deferens を見つける。精管は下腹壁動静脈の外側で**深鼠径輪** deep inguinal ring を通る（図 5.18）。

9. 深鼠径輪近くで腹膜を鈍的に破り，外側から内側へと骨盤腔側壁から腹膜を剥がす。直腸膀胱間の腹膜反転部で腹膜を剥がし，組織コンテナに入れる。

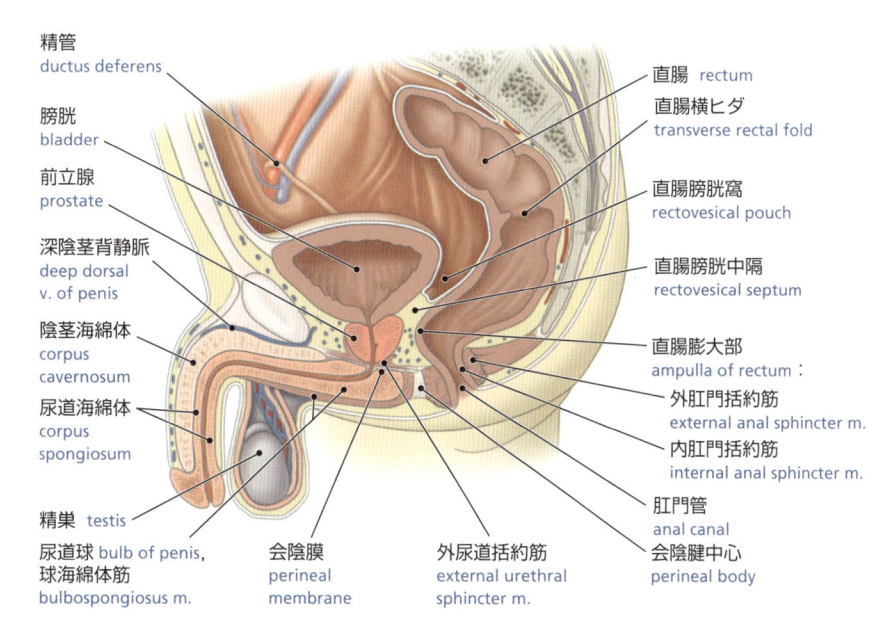

精管 ductus deferens
膀胱 bladder
前立腺 prostate
深陰茎背静脈 deep dorsal v. of penis
陰茎海綿体 corpus cavernosum
尿道海綿体 corpus spongiosum
精巣 testis
尿道球 bulb of penis, 球海綿体筋 bulbospongiosus m.
会陰膜 perineal membrane
外尿道括約筋 external urethral sphincter m.

直腸 rectum
直腸横ヒダ transverse rectal fold
直腸膀胱窩 rectovesical pouch
直腸膀胱中隔 rectovesical septum
直腸膨大部 ampulla of rectum
外肛門括約筋 external anal sphincter m.
内肛門括約筋 internal anal sphincter m.
肛門管 anal canal
会陰腱中心 perineal body

図 5.18　男性の骨盤（矢状断面）

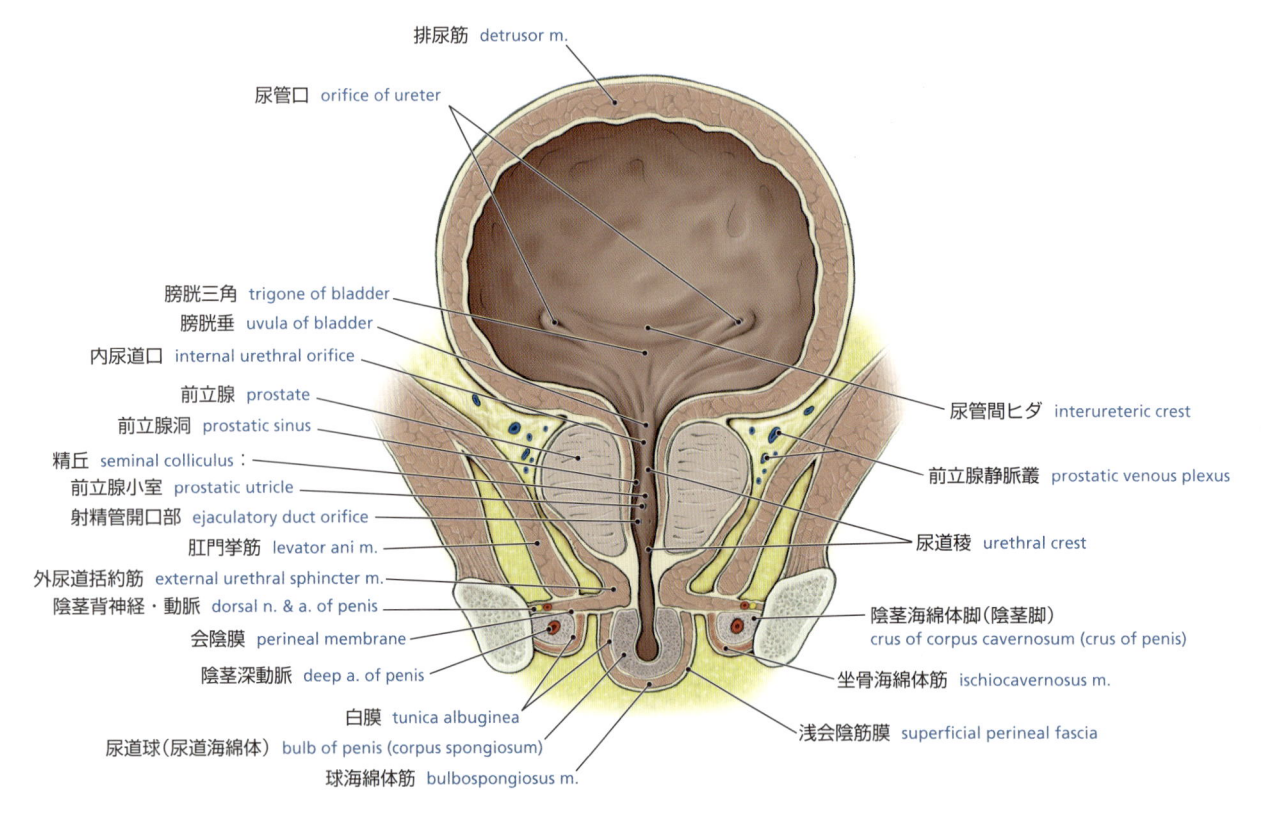

排尿筋 detrusor m.

尿管口 orifice of ureter

膀胱三角 trigone of bladder
膀胱垂 uvula of bladder
内尿道口 internal urethral orifice
前立腺 prostate
前立腺洞 prostatic sinus
精丘 seminal colliculus
前立腺小室 prostatic utricle
射精管開口部 ejaculatory duct orifice
肛門挙筋 levator ani m.
外尿道括約筋 external urethral sphincter m.
陰茎背神経・動脈 dorsal n. & a. of penis
会陰膜 perineal membrane
陰茎深動脈 deep a. of penis
白膜 tunica albuginea
尿道球(尿道海綿体) bulb of penis (corpus spongiosum)
球海綿体筋 bulbospongiosus m.

尿管間ヒダ interureteric crest
前立腺静脈叢 prostatic venous plexus
尿道稜 urethral crest
陰茎海綿体脚(陰茎脚) crus of corpus cavernosum (crus of penis)
坐骨海綿体筋 ischiocavernosus m.
浅会陰筋膜 superficial perineal fascia

図 5.19　膀胱と男性尿道の近位部(前頭断面)

10. 鈍的剖出により深鼡径輪から骨盤正中まで精管をたどる。精管は内腸骨動脈の上方を通り，その後，内腸骨動脈の枝の内側を通り，また尿管の上方を通過する。[ネ345, カ348]

11. 直腸と膀胱の間の骨盤内筋膜である**直腸膀胱中隔** rectovesical septum まで精管をたどり，精管が膀胱の底部(後面)に接することを観察する(**図5.18**)。

12. **精管膨大部** ampulla of the ductus deferens を同定する。精管膨大部は精管終端直前の膨らみである(**図5.20**)。[ネ362, カ351]

13. 膀胱後方の直腸膀胱中隔で，精管膨大部の下外側にある**精嚢** seminal vesicle を同定する。精嚢の導管は前立腺の近くで精管と合流し，**射精管** ejaculatory duct を形成する。

14. 直腸膀胱中隔から精嚢を鈍的に分離する。射精管は繊細で前立腺に入る部位で断裂されやすいので注意する(**図5.20**)。射精管は尿道前立腺部にある精丘に開口する。

15. 膀胱の下方に**前立腺** prostate を同定する(**図5.18**)。前立腺の尖 apex は下方を向いており，底 base は膀胱頚に向かい上方に存在する。アトラスを参照して，**前立腺葉** lobe of the prostate を学習する。

復習

1. 男性の小骨盤内の骨盤臓器の位置を復習し，女性の臓器の位置と比較する。

2. 骨盤腔で腹膜を復習し，男性と女性の腹膜の違いを説明する(**図5.17**，**図5.32**)。

3. 血管，神経，尿管，精嚢との位置関係を思い出しながら，精巣上体から射精管までの精管の走行をたどる。

4. 女性の遺体を用いて，大陰唇から子宮まで子宮円索をたどり，男性骨盤での精管の走行と比較する。

男性の膀胱，直腸，肛門管
[ネ348, カ349]

解剖の概要

　膀胱は腎でつくられた尿の貯留器である。膀胱は空のとき骨盤腔内にあるが，充満時には腹腔内に向かって上方に膨らむ。腹膜の下方に存在する器官は**腹膜下器官** subperitoneal organ に分類され，**骨盤内筋膜** endopelvic fascia に囲まれている。膀胱と直腸の下部 2/3 は腹膜下にあるが，直腸の上部 1/3 は部分的に腹膜に覆われている(**図5.17**)。

　恥骨結合と膀胱の間には**恥骨後隙** retropubic space(**膀胱前隙** prevesical space)と呼ばれる潜在的空間がある。恥骨後隙は膀胱の拡張を可能にするため脂肪と疎性結合組織で満たされている。前立腺を恥骨の内面に結びつける**恥骨前立腺靭帯** puboprostatic ligament が恥骨後隙の下方の境界となる(**図5.17**)。

　以下の順に解剖を行う。
① 膀胱の各部位を学ぶ。

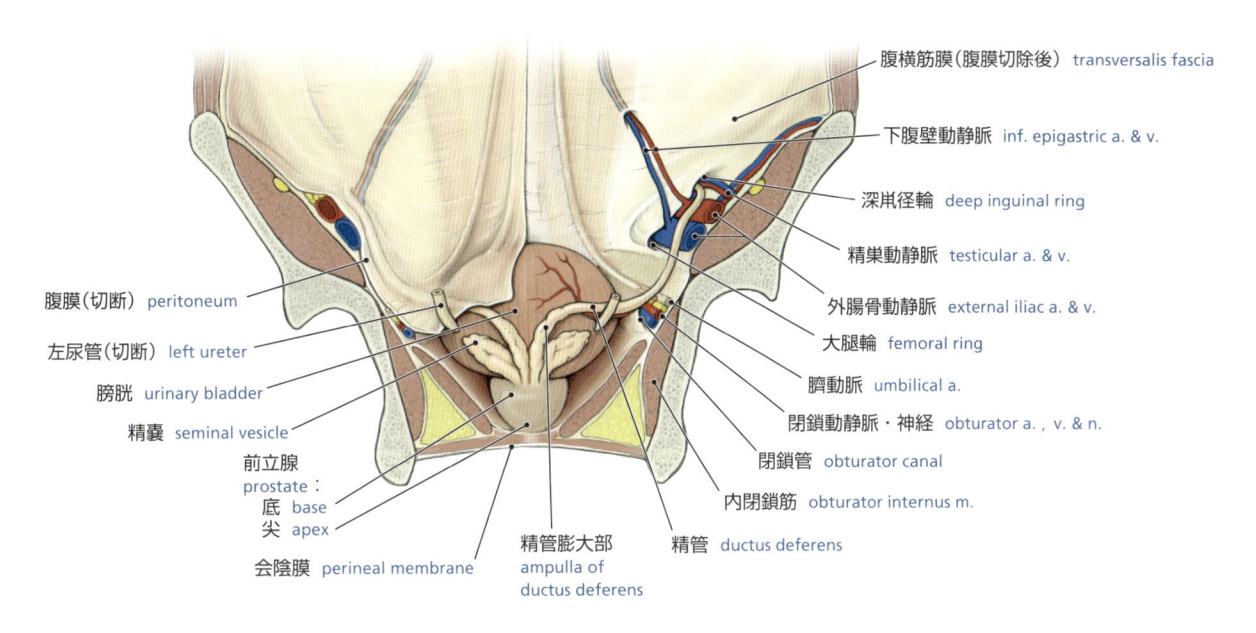

図 5.20　膀胱と男性の内生殖器（後面）

② 膀胱内部について学ぶ。
③ 直腸と肛門管の内部について学ぶ。

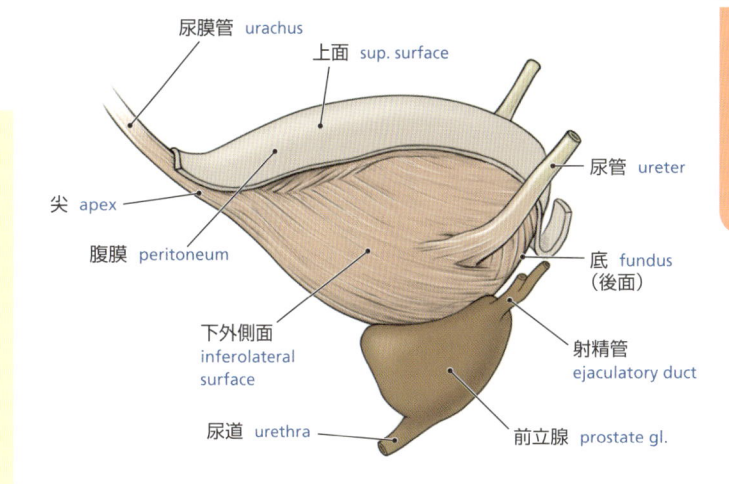

図 5.21　男性の膀胱（外側面）

解剖の手順

男性の膀胱［ネ 348, カ 349］

1. まず**膀胱尖** apex part of the urinary bladder から同定を始める。**膀胱尖**は前腹壁に向かい尿膜管がつながる尖った部分である（**図 5.21**）。
2. **膀胱体** body は膀胱尖と**膀胱底** fundus（base）の間にある。膀胱底は後壁下部であり，男性では精管，精嚢，直腸と接している。
3. アトラスを参照して，**膀胱頚** neck を同定する。膀胱頚は尿道が出て行く部位であり，その壁は厚くなって**内尿道括約筋** internal urethral sphincter を形成している。内尿道括約筋は膀胱と尿道の接続部にあり，自律神経系に制御される不随意筋である。
4. **膀胱上面**が腹膜に覆われることを観察する。一方，**後面**では上部が腹膜に覆われ，下部は直腸膀胱中隔の骨盤内筋膜によって覆われている（**図 5.18**）。
5. 膀胱の**下外側面**（有対）は骨盤内筋膜に覆われて腹膜反転部より深部にあることを確認する。
6. **膀胱壁** wall の厚さをよく確認し，**排尿筋** detrusor muscle（ラテン語で *detrudere* は「押し出す」という意味）と呼ばれる平滑筋束からできていることを観察する。膀胱が空のとき，大部分の膀胱内面を覆っている粘膜はヒダになっているが，拡張に順応して平らになる。
7. **図 5.19** で，膀胱底の内面の**膀胱三角** trigone of the urinary bladder（urinary trigone）を確認する。膀胱三角は**内尿道口** internal urethral orifice と 2 つの**尿管口**

ureteric orifices の間にある平滑な三角形の粘膜領域である。
8. 遺体で 1 つの尿管口と半切された内尿道口で境界されている膀胱三角の半分を同定する。内尿道口は膀胱三角の下部で膀胱の最下点にあることを観察する。
9. **尿管間ヒダ** interureteric crest を同定する。尿管間ヒダは尿管口の間に伸びる水平方向の明らかな隆起である。［ネ 348, カ 350］
10. プローブを尿管口に挿入し，尿管が膀胱壁の筋層を斜めに貫くことを観察する。膀胱充満時（拡張時）は貯留した尿の圧で膀胱壁内の尿管は平たくつぶされ，尿管への尿の逆流を防いでいる。
11. 尿管の外腸骨動脈もしくは総腸骨動脈の分岐部との交差を観察する。鈍的解剖により尿管を膀胱底まで

たどる。

臨床との関連

腎結石

腎結石は尿管を通って膀胱まで達するが，尿管に嵌頓する（留まる）ことがある。尿管が膀胱壁内を通過する部位では通路が比較的狭くなっている。もし腎結石が嵌頓すれば，激しい腹痛が生じる。結石が膀胱まで通過してしまえば，痛みは突然おさまる。

男性の直腸と肛門管［ネ344, 371, 力348］

1. 第3仙椎レベルで**直腸** rectum の起始部を同定する。切断された骨盤で，仙骨の弯曲に沿って直腸を観察する（図5.18）。

2. **直腸膨大部** ampulla of the rectum を同定する。直腸膨大部は直腸の拡張した部分で，**肛門直腸曲** anorectal flexure（直腸が後方へ約80度屈曲する部位）の近位にある。直腸膨大部は肛門管に続いている（図5.18, 図5.22）。

3. 前立腺と精囊を同定し，それらが直腸の前壁に隣接していることを観察する（図5.18）。

4. 直腸の内面を調べ，粘膜が**直腸横ヒダ** transverse rectal fold 以外は平滑であることを観察する（図5.18）。通常，直腸横ヒダの1つは右側に，残りの2つは左側にある。直腸横ヒダは同定が難しいことがある。

5. **肛門管** anal canal は長さ2.5～3.5 cmであり，骨盤腔を出て会陰の肛門三角に入る（図5.22）。

6. 肛門管の内面を調べ，**肛門柱** anal colum を同定する。肛門柱は肛門管の近位部にある5～10個の縦方向の隆起である。肛門柱には**上直腸動静脈** superior rectal artery and vein の枝が含まれる（図5.22）。肛門管の粘膜の特徴は高齢者では同定困難かもしれない。

7. **肛門弁** anal valve を形成している半月状の粘膜ヒダを同定する。肛門弁は肛門柱の遠位端を結びつけている。肛門弁と肛門管壁との間には**肛門洞** anal sinus と呼ばれる小さなくぼみがある。

8. **櫛状線** pectinate line を同定する。櫛状線は肛門弁の輪郭を結んでできる不整な線である。

9. 肛門周囲の断面で**外肛門括約筋** external anal sphincter muscle を同定する。外肛門括約筋は骨格筋からなる随意筋である（図5.18, 図5.22）。

10. 肛門周囲の断面で**内肛門括約筋** internal anal sphincter muscle を同定する（図5.18, 図5.22）。内肛門括約筋は平滑筋からなる不随意筋である。

11. 肛門管の縦走筋が2つの括約筋を分けていることを観察する。括約筋の同定が難しい場合は，明瞭に剖出するためメスで肛門管壁の切断面をもう1つつくる。

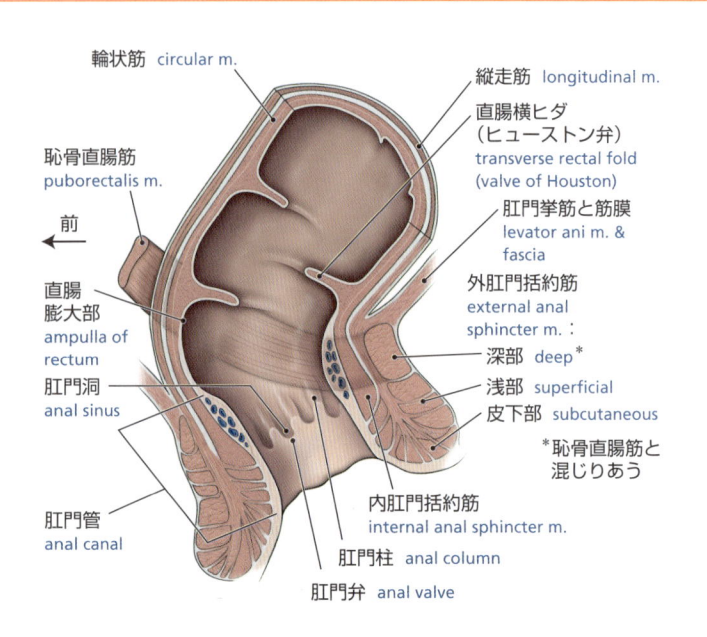

図5.22 直腸，肛門管，肛門括約筋

臨床との関連

直腸診

直腸診は身体所見の1つである。直腸の前壁を介して前立腺の大きさと硬さを触診により評価する。前立腺は生涯成長し続けるため，一般的に年配の男性では部分的もしくは完全な直腸閉塞や尿道前立腺部の閉塞が生じる。したがって，定期的な直腸指診が強く推奨される。

臨床との関連

痔核

門脈系の上直腸静脈は下大静脈系の中・下直腸静脈と肛門柱で吻合する。門脈圧亢進は肛門柱にある静脈のうっ血を引き起こし，**内痔核** internal hemorrhoid を生じる。内痔核は粘膜によって覆われ，粘膜は自律神経によって支配されているため痛み刺激に比較的鈍感である。**外痔核** external hemorrhoid は下直腸静脈の支流の拡張であり，皮膚により覆われ，体性神経（下直腸神経）によって支配されているため痛み刺激に敏感である。

復習

1. 遺体で，膀胱，直腸と肛門管の特徴を復習する。

2. 直腸や膀胱底に対する精囊，精管膨大部，尿管の位置関係を復習する。

3. 女性の遺体を解剖している班に行き，直腸と膀胱底に対する子宮，腟および尿管の位置関係を復習する。

4. 腎臓，尿管の腹部と骨盤内での走行や，尿の貯留器官としての膀胱の機能を復習する。

5. 尿道を復習し，女性の尿道と比較する。

6. 水の吸収や便の凝縮・排泄における大腸の機能と，大腸

全体の形態の関係を考察する。

7. 外肛門括約筋と内肛門括約筋の筋の種類と神経支配を確認する。

男性の内腸骨動脈と仙骨神経叢

解剖の概要

　仙腸関節の前方で**総腸骨動脈** common iliac artery が**内・外腸骨動脈** internal and external iliac arteries に分かれる（**図5.23**）。外腸骨動脈は下肢に分布し，内腸骨動脈は骨盤部に分布する。内腸骨動脈は最も変異に富む分枝パターンを持つ動脈の１つであり，分枝パターンや起始部ではなく，分布先を確認し枝を同定する。

　内腸骨動脈は通常，前枝と後枝に分かれる。前枝からの枝は主に臓側枝であり，膀胱，内生殖器，外生殖器，直腸や殿部に血流を供給する。後枝からの枝は壁側枝であり，骨盤壁や殿部に血流を供給する。

　以下の順に解剖を行う。

① 内腸骨動脈の後枝の枝を同定する。

② 内腸骨動脈の前枝の枝を同定する。

③ 仙骨神経叢を剖出する。

④ 骨盤部の交感神経幹を剖出する。

解剖の手順

内腸骨動脈［**ネ** 380, 381, **カ** 359］

　骨盤の血管の解剖は半切した骨盤の両側で行うことができる。しかしながら，離断した左下肢で深部の解剖を行うため，右側での剖出に集中するとよい。

1. **内腸骨静脈** internal iliac vein を同定する。その支流はほぼ動脈に並走するが，実際には網状であることを観察する。剖出野を確保し内腸骨動脈の枝の同定・剖出を容易にするため，内腸骨静脈の枝をすべて除去する。

2. アトラスを参照して，**前立腺静脈叢** prostatic venous plexus，**膀胱静脈叢** vesical venous plexus，**直腸静脈叢** rectal venous plexus を学ぶ。これらはすべて内腸骨静脈に流入する。

3. 遺体で，恥骨結合の直下に**深陰茎背静脈** deep dorsal vein of the penis を同定し，それが前立腺静脈叢に流入することを確認する。

4. **総腸骨動脈** common iliac artery を同定・剖出して，**外腸骨動脈** external iliac artery と**内腸骨動脈** internal iliac artery に分岐するまで遠位にたどる。

5. 鈍的解剖により内腸骨動脈を骨盤までたどり，主要な枝である前枝・後枝から多くの小さな血管が出ていることを確認する（**図5.23**）。

6. 内腸骨動脈後枝からの分枝のうち，最も後方かつ上方にある**腸腰動脈** iliolumbar artery を同定する（**図5.23**）。腸腰動脈が後枝の後方を通り，**仙骨岬角** sacral promontory，腰椎，腰仙骨神経幹，閉鎖神経の外側を上行するのを観察する。

7. **外側仙骨動脈** lateral sacral artery を同定する。外側仙骨動脈は上枝と下枝に分岐する。下枝が仙骨神経前枝の前方を通るのを観察する。外側仙骨動脈は腸腰動脈と共通の幹から起こることがある。

8. 後枝の最終枝で一般的には最大の枝である**上殿動脈** superior gluteal artery を同定する。上殿動脈は**梨状筋** piriformis muscle 上方の大坐骨孔を通って骨盤腔から出ていく。

9. **内腸骨動脈前枝** anterior division of the internal iliac artery から最初に分岐する**臍動脈** umbilical artery を同定する。内側臍ヒダの中に**臍動脈索** medial umbilical ligament（臍動脈の遺残）を見つけ，鈍的に臍動脈まで後方にたどる。

10. **上膀胱動脈** superior vesical artery を同定・剖出する。上膀胱動脈は臍動脈の下面から生じ，膀胱の上外側部まで下行する。

11. 臍動脈の下方に**閉鎖動脈** obturator artery を同定する。**閉鎖動脈**は閉鎖神経とともに閉鎖管を通る。骨盤の外側壁で閉鎖管に入る閉鎖動脈を見つけ，後方に起始部までたどる。約20%で閉鎖動脈が外腸骨動脈や下腹壁動脈から生じる。この**死冠** corona mortis と呼ばれる動脈は骨盤上口を横切って閉鎖管に入るので，死冠は特に大腿ヘルニアの手術時に損傷させる危険がある。

12. 内腸骨動脈の前枝を骨盤底に向かってたどり，**下殿動脈** inferior gluteal artery を同定する。下殿動脈は通常，梨状筋下方で大坐骨孔（梨状筋下孔）を通り，殿部に向かって骨盤腔から出ていく。下殿動脈は内陰部動脈，あるいはあまり一般的ではないが，上殿動脈と共通の幹を持つことがある。

13. 内腸骨動脈前枝の前面から出る**下膀胱動脈** inferior vesical artery を同定する。下膀胱動脈は膀胱底に向かい膀胱，精嚢および前立腺に血流を供給する。下膀胱動脈は男性でのみ命名されており，女性では腟動脈の無名の枝である。

14. 内側方向に直腸に向かって走行する**中直腸動脈** middle rectal artery を同定する。中直腸動脈はしばしば下膀胱動脈との共通の幹から起こり，同定が難しい。中直腸動脈は，下膀胱動脈のように精嚢や前立腺に枝を送っている。

15. 下殿動脈の前方に**内陰部動脈** internal pudendal artery を同定する。内陰部動脈が大坐骨孔を通って骨盤腔から出ることを観察する。内陰部動脈は小坐骨孔に入り会陰に到達するため，下殿動脈より内側にある。内陰部動脈はしばしば下殿動脈との共通の幹から起

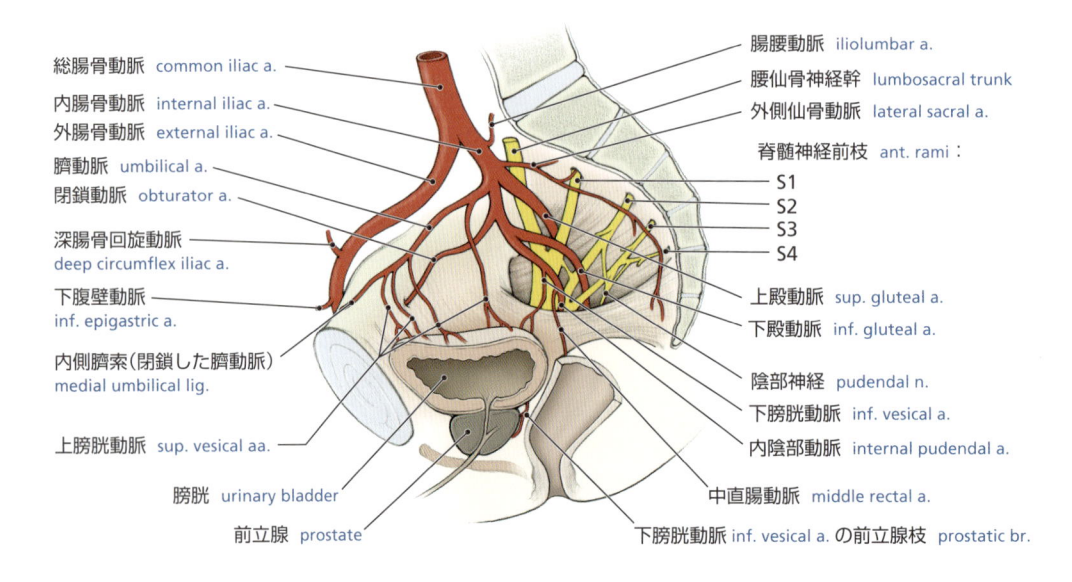

図5.23 男性の内腸骨動脈の枝

こる。

仙骨神経叢[ネ388, 486, カ487]

仙骨神経叢 sacral plexus と尾骨神経叢 coccygeal plexus は骨盤内臓と骨盤側壁の間の筋膜中にある。この体性神経叢は脊髄神経 L4～Co1 の前枝からなる。

骨盤腔の主要な内臓神経叢は**下下腹神経叢** inferior hypogastric plexus（**骨盤神経叢** pelvic plexus）であり，下腹神経，仙骨内臓神経（交感），骨盤内臓神経（副交感）からなる。

1. 指で仙骨と尾骨の前面から直腸を剥がす。
2. 直腸を内側に寄せて**仙骨神経叢**を同定する。仙骨神経叢が梨状筋の前面に密着していることを観察する。
3. 仙骨岬角のすぐ外側に**腰仙骨神経幹** lumbosacral trunk（L4 と L5 の前枝からなる）を同定し，それが仙骨神経叢に合流することを確認する（**図5.24**）。
4. 腰仙骨神経幹の下方に，S2 と S3 の前枝を同定する。これらは梨状筋の起始部の間から出てくる。
5. **坐骨神経** sciatic nerve を同定し，脊髄神経 L4-S3 の前枝によって構成されることを観察する。坐骨神経は通常，梨状筋の下方で大坐骨孔を通り骨盤を出て，殿部に入る。
6. **上殿動脈** superior gluteal artery が腰仙骨神経幹と**脊髄神経 S1 前枝**の間を通り，さらに梨状筋の上方で大坐骨孔を通って骨盤から出ることを観察する。上殿動脈が出てくる場所には破格がある。
7. **下殿動脈** inferior gluteal artery を観察する。下殿動脈は通常，脊髄神経 S2 と S3 の間を通り，梨状筋の下方で骨盤から出る。
8. **陰部神経** pudendal nerve を同定し，それが脊髄神経 S2-S4 の前枝から構成されることを観察する。陰部

神経は梨状筋の下方で大坐骨孔を通って骨盤から出ていく。その後，陰部神経は小坐骨孔を通って会陰に入る。

9. **骨盤内臓神経** pelvic splanchnic nerve（**勃起神経** nervi erigentes）を同定する。骨盤内臓神経は脊髄神経 S2-S4 の前枝から起こる（**図5.24**）。骨盤内臓神経は骨盤臓器や左結腸曲から肛門管までの腸管に副交感神経節前線維を送っている。[ネ388, カ361]
10. 仙骨前面で前仙骨孔の内側にある**交感神経幹仙骨部** sacral portion of the sympathetic trunk を同定する。**交感神経幹** sympathetic trunk は腹部領域から骨盤に続いており，両側の交感神経幹は尾骨レベル近くの正中線上で合流し，**不対神経節** ganglion impar を形成している。
11. 交感神経節と仙骨神経前枝を結ぶ**灰白交通枝** gray rami communicantes を同定する。各々の灰白交通枝は，下肢と会陰に分布する仙骨神経前枝に交感神経節後線維を送っている。
12. 2つあるいは3つの仙骨神経節から起こる**仙骨内臓神経** sacral splanchnic nerves を同定し，それらが**下下腹神経叢**に直接入ることを観察する。仙骨内臓神経は骨盤臓器に分布する交感神経線維を送る。
13. どちらか一方の骨盤腔で神経叢が合して**右・左下腹神経** right or left hypogastric nerve になるまで下腹神経叢を上方にたどる。アトラスを参照して，上下腹神経叢と下下腹神経叢の両方で自律神経の起始を復習する。

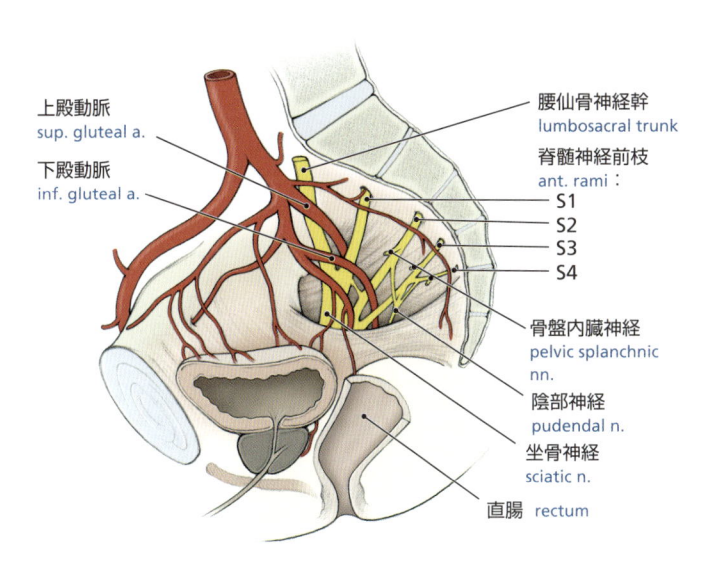

上殿動脈
sup. gluteal a.

下殿動脈
inf. gluteal a.

腰仙骨神経幹
lumbosacral trunk

脊髄神経前枝
ant. rami：
S1
S2
S3
S4

骨盤内臓神経
pelvic splanchnic nn.

陰部神経
pudendal n.

坐骨神経
sciatic n.

直腸　rectum

図 5.24　男性の仙骨神経叢

臨床との関連

骨盤神経叢

　下下腹神経叢は直腸，膀胱，精嚢および前立腺の外側で骨盤内筋膜の中にある。下下腹神経叢は，その上部の下腹神経と同様，骨盤手術で損傷させる危険がある。自律神経叢が損傷すると，膀胱機能障害や勃起不全が生じる。

復習

1. 腹大動脈とその終枝を復習する。
2. 遺体で，内腸骨動脈の枝と，それぞれの枝により血流が供給される領域を復習する。
3. 女性の遺体を解剖している班に行き，女性特有の血管（子宮動脈と腟動脈）を尿管との位置関係に注意しながら復習する。
4. 骨盤内で仙骨神経叢とその枝を復習する。
5. アトラスと遺体を見比べて，骨盤腔から尿生殖三角に至る陰部神経の走行を復習する。

男性の骨盤隔膜

解剖の概要

　骨盤隔膜 pelvic diaphragm は筋からなる骨盤腔の床となっており，**肛門挙筋** levator ani muscle，**尾骨筋** coccygeus muscle とそれらの上下面を覆う筋膜によって形成されている（図 5.25A，B）。前方の恥骨結合から，後方の尾骨まで骨盤隔膜が広がっている。側方では骨盤隔膜が**内閉鎖筋** obturator internus muscle を覆う筋膜に付着している。尿道と肛門管は，骨盤隔膜の正中線上の開口部（それぞれ**尿生殖裂孔** uro-

genital hiatus と**肛門裂孔** anal hiatus）を通っている。
　以下の順に解剖を行う。
① 骨盤内臓を内側に寄せる。
② 内閉鎖筋，肛門挙筋腱弓，肛門挙筋を同定する。
③ 精管，前立腺，肛門管を切断し，骨盤臓器をめくり返す。

解剖の手順

　遺体の左右どちらか一側で解剖を行う。骨盤の半切により左下肢が切り離されているなら，本項の解剖は左側で行い，右側では脈管が腹腔へつながった状態で保存する。[ネ 338, 339]

1. 直腸，膀胱，前立腺，精嚢を内側に寄せて**骨盤隔膜** pelvic diaphragm を同定する。
2. 残っている脂肪と結合組織を骨盤隔膜の上面から鈍的に除去する。
3. 閉鎖動脈と神経を同定し，これらをたどり，内閉鎖筋を貫く**閉鎖管** obturator canal を見つける。
4. 肛門挙筋を介して坐骨棘の内側表面を触知し，**肛門挙筋腱弓** tendinous arch of the levator ani muscle を同定する（図 5.25A）。肛門挙筋腱弓は坐骨棘と閉鎖管の前方の内側縁を結ぶ線の直下にある。**肛門挙筋腱弓**は肛門挙筋の起始部となっている。
　肛門挙筋 levator ani muscle の 3 つの成分を前外側の付着部位（起始部）により同定する。それらの筋の停止部も学ぶが，ここでは解剖しない。
5. **恥骨直腸筋** puborectal musle を同定する。恥骨直腸筋は，前方では恥骨体から起こり，後方では（正中で）反対側の恥骨直腸筋に停止している。恥骨直腸筋は尿生殖裂孔縁と「**恥骨直腸吊り紐** puborectal sling」をつくる。恥骨直腸吊り紐は直腸の**肛門直腸曲** anorectal flexure での屈曲を維持する（図 5.22，図 5.25B）。排便時，恥骨直腸筋は弛緩して肛門直腸曲は真っ直ぐになり，便の排泄が促進される。
6. **恥骨尾骨筋** pubococcygeus muscle を同定する。恥骨尾骨筋は恥骨体から起こり，尾骨と**肛門尾骨縫線（靱帯）** anococcygeal raphe（ligment）に停止する。
7. **腸骨尾骨筋** iliococcygeus muscle は前方では肛門挙筋腱弓から起こり，後方では尾骨と肛門尾骨靱帯に停止する。肛門挙筋は骨盤臓器を支持し，腹腔内圧の上昇に抵抗する。
8. **尾骨筋** coccygeus muscle を同定する。尾骨筋は骨盤隔膜の後方部を形成している。尾骨筋は坐骨棘から起こり，尾骨外側縁と仙骨最下部に停止することを観察する（図 5.25A）。
9. 一方の手で指を骨盤隔膜の直下の坐骨肛門窩（坐骨直腸窩）に置き，もう一方の手で指を骨盤隔膜の上面に置いてみる。骨盤隔膜を両指先の間に触知し，その薄さを認識する。
10. 左下肢を回転させ，骨盤隔膜より下方では**内閉鎖筋**

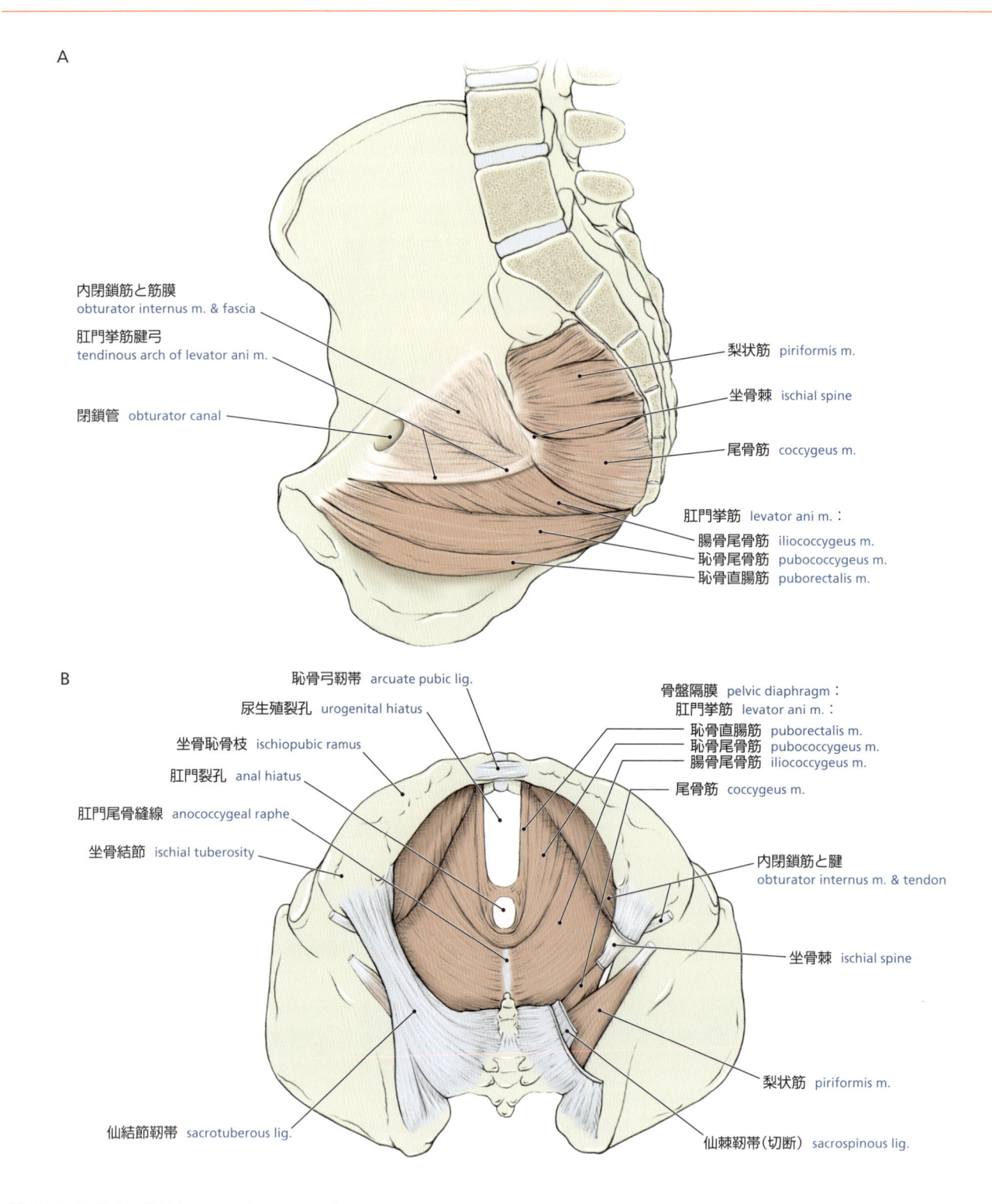

A

内閉鎖筋と筋膜 obturator internus m. & fascia

肛門挙筋腱弓 tendinous arch of levator ani m.

閉鎖管 obturator canal

梨状筋 piriformis m.

坐骨棘 ischial spine

尾骨筋 coccygeus m.

肛門挙筋 levator ani m.：
腸骨尾骨筋 iliococcygeus m.
恥骨尾骨筋 pubococcygeus m.
恥骨直腸筋 puborectalis m.

B

恥骨弓靭帯 arcuate pubic lig.

尿生殖裂孔 urogenital hiatus

坐骨恥骨枝 ischiopubic ramus

肛門裂孔 anal hiatus

肛門尾骨縫線 anococcygeal raphe

坐骨結節 ischial tuberosity

骨盤隔膜 pelvic diaphragm：
肛門挙筋 levator ani m.：
恥骨直腸筋 puborectalis m.
恥骨尾骨筋 pubococcygeus m.
腸骨尾骨筋 iliococcygeus m.

尾骨筋 coccygeus m.

内閉鎖筋と腱 obturator internus m. & tendon

坐骨棘 ischial spine

梨状筋 piriformis m.

仙棘靭帯（切断） sacrospinous lig.

仙結節靭帯 sacrotuberous lig.

図 5.25　男性の骨盤隔膜。A：左側面。B：下面

obturator internus muscle が坐骨肛門窩と会陰の側壁であり，骨盤隔膜より上方では骨盤腔の側壁であることを観察する。

11. 内閉鎖筋は閉鎖孔縁と閉鎖膜の内面から起こり，大腿の大転子に停止する。このことは殿部の解剖で学ぶ。

12. 尿道と肛門管がそれぞれ**尿生殖裂孔** urogenital hiatus と**肛門裂孔** anal hiatus と呼ばれる骨盤隔膜正中の開

口部を通ることを観察する。

13. 骨盤隔膜がよくみえるように，深鼠径輪から数 cm 離れたところで**精管** vas deferens を切断し，骨盤内臓とともに内側にめくり返す。

14. 骨盤隔膜を形成する筋がみえにくい場合，前立腺と肛門管の下面を切開し，骨盤底から臓器を取り外す。後で位置関係が復習できるように，臓器は神経や血管が付着したままにしておく。

15. 一般的な骨盤のリンパの流れや，**総腸骨リンパ節** common iliac node，**外腸骨リンパ節** external iliac node，**内腸骨リンパ節** internal iliac node，**仙骨リンパ節** sacral node，**腰リンパ節** lumbar node の位置を教科書で学ぶ。[ネ 386]

復習

1. 遺体で，骨盤隔膜の各筋の起始・作用を復習する。
2. 骨盤隔膜に対する内腸骨動脈の枝の位置関係を復習する。
3. 骨盤隔膜に対する仙骨神経叢の位置関係を復習する。
4. アトラスを参照して，骨盤隔膜が骨盤腔と会陰間の境界の役割を果たしていることを復習する。
5. 骨盤および腹部内臓の支持における骨盤隔膜と会陰腱中心の機能を復習する。
6. アトラスを参照して，会陰のリンパの流れを復習する。会陰の構造物（陰嚢や肛門管下部を含む）からは浅鼠径リンパ節に流入し，精巣からのリンパの流れは精巣動静脈に沿い，会陰と骨盤のリンパ系を迂回して，腰部の一連のリンパ節に流入することを学ぶ。
7. 骨盤領域のリンパの流れが最終的にどのように胸管を構成するか復習し，この領域のリンパ系の全体を理解する。
8. 女性の遺体を解剖している班で，女性の骨盤について全般的に復習する。

女性の外生殖器，尿生殖三角，会陰

解剖の概要

　男性の遺体を解剖している場合，本章の残りの部分は女性の遺体を解剖している班で学習する。

　胚発生時には男性と女性の外生殖器は同様の起源を有し，発生のある特定の時期まで形態学的に似ている。このように，男性と女性の外生殖器の多くの構造は相同的である。たとえば，女性の大陰唇は男性の陰嚢と相同である。しかしながら，大陰唇は肉様膜のみを含む陰嚢と異なり，**キャンパー筋膜** Camper's fascia と**肉様膜** dartos fascia の両方を含む。

　以下の順に解剖を行う。

① 子宮円索を浅鼠径輪から大陰唇の上部に入るまでの短い区間をたどる。
② 外生殖器を観察する。
③ 大陰唇から皮膚を除去する。
④ 浅会陰筋膜を除去し，浅会陰隙の内容物を同定する。
⑤ 深会陰隙の内容については学習するが，剖出は行わない。

解剖の手順

大陰唇 [カ 224]

　大陰唇は男性では陰嚢に相当する。しかしながら，大陰唇は陰嚢にみられるような肉様筋を持たないが，キャンパー筋膜の層を有している。男性の遺体を解剖している班と組み，両性の外生殖器について解剖を学ぶ。

1. **浅鼠径輪** superficial inguinal ring で**子宮円索** round ligament of the uterus を同定する。
2. 鈍的剖出により子宮円索が浅鼠径輪から出て大陰唇の脂肪組織の中に放散するのを確かめる。<u>子宮円索は繊細な構造をしているため，浅鼠径輪の 1〜2 cm 遠位までしか解剖できない。</u>

臨床との関連

大陰唇のリンパ流

　大陰唇のリンパは浅鼠径リンパ節に流入するので，大陰唇の炎症は浅鼠径リンパ節に圧痛と腫脹を引き起こす。

女性の外生殖器 [ネ 354，カ 373]

　男性の遺体を解剖している班と組み，尿生殖三角の解剖を行う。尿生殖三角の剖出作業を行えるのは一度に 1 人だけである。遺体の体幹をテーブルの端に引き寄せ，股の間に入り込むと解剖が容易になる。

1. 遺体を背臥位にする。大腿を大きく開いて固定する。
2. 恥丘の下方で**陰門** vulva（女性の外生殖器）を観察する（図 5.26）。恥丘は恥毛で覆われ脂肪で満たされた恥骨結合の前にある女性の外生殖器の一部である。
3. **大陰唇** labium majus を同定し，左右の大陰唇が前方では**前陰唇交連** anterior labial commissure で，後方では**陰唇小帯** frenulum of labia minora のすぐ後にある**後陰唇交連** posterior labial commissure で合することを観察する。
4. 前陰唇交連のすぐ後方に**陰核** clitoris を同定する。**陰核亀頭** glans of the clitoris は前面が**包皮** prepuce で覆われており，**陰核小帯** frenulum of the clitoris が腹側表面に沿って短区間後方にカーブを描いている。<u>陰核亀頭，陰核包皮，陰核小帯は尿道を含まないが，それ以外は男性生殖器に類似している。</u>
5. 大陰唇の内側に，**小陰唇** labium minus を同定し，大陰唇と異なり恥毛に覆われないのを観察する。小陰唇はたくさんの脂腺を有し，前庭球の浅層にある。
6. 小陰唇の間に**腟前庭** vestibule of the vagina を確認する。
7. 腟前庭内には，前方に小さな**外尿道口** external urethral orifice があり，後方にはより大きな**腟口** vaginal orifice があることを確認する。**尿道傍管** paraurethral duct の開口部は外尿道口の両脇にあるが，尿道傍管

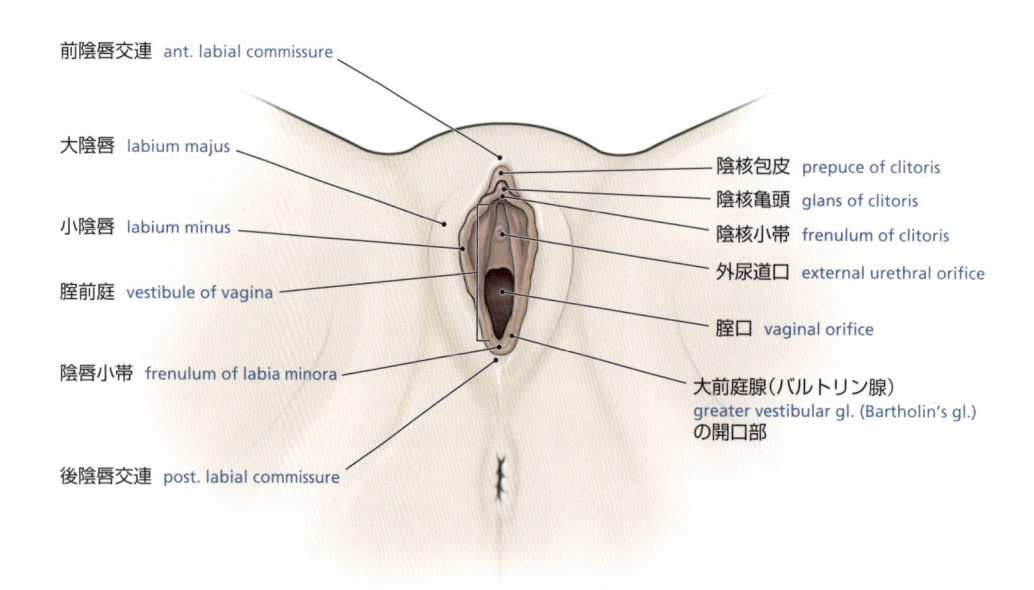

前陰唇交連 ant. labial commissure
大陰唇 labium majus
小陰唇 labium minus
腟前庭 vestibule of vagina
陰唇小帯 frenulum of labia minora
後陰唇交連 post. labial commissure
陰核包皮 prepuce of clitoris
陰核亀頭 glans of clitoris
陰核小帯 frenulum of clitoris
外尿道口 external urethral orifice
腟口 vaginal orifice
大前庭腺（バルトリン腺）
greater vestibular gl. (Bartholin's gl.)
の開口部

図 5.26　女性の外生殖器

は遺体ではみえにくい。

皮膚剥離

1. 図 **5.27** 参照。
2. 肛門の前縁から後陰唇交連まで正中の皮膚を切開する（図 **5.27** の赤の破線）。
3. 後陰唇交連で両側の大陰唇の内側面に沿って皮膚を切開し，小陰唇の外側を通り前陰唇交連で左右の切開が合流する。
4. 前陰唇交連から恥丘まで正中の皮膚を切開する（図 **5.27** の赤の破線）。
5. 恥丘に沿って右大腿から左大腿まで横に切開する（図 **5.27** の青の破線）。
6. 内側から外側方向に大陰唇の皮膚を除去する。大腿内側表面から皮膚弁を剥がし，組織コンテナに入れる（図 **5.27** の青の破線）。
7. 大腿内側の皮下組織の脂肪量が多い場合は，皮膚を剥離した領域で皮下組織を除去する。

女性の浅会陰隙と陰核 [ネ 355, 356, カ 375, 376]

　浅会陰筋膜は浅層の脂肪組織層と深層の膜様層からなる。女性では，浅層の脂肪組織層が大陰唇の形をつくっており，下腹壁の脂肪組織層（キャンパー筋膜）や坐骨肛門窩や大腿の脂肪層に連続している。**浅会陰筋膜の膜様層** membranous layer of the superficial perineal fascia（**コリース筋膜** Colles' fascia）は，後方では坐骨結節までの坐骨恥骨枝と**会陰膜** perineal membrane の後縁に付着している（図 **5.28**）。浅会陰筋膜の膜様層は**浅会陰隙** superficial perineal pouch（space）の浅層側の境界をつくっている。

　浅会陰筋膜の膜様層（コリース筋膜）は下腹壁の皮下組

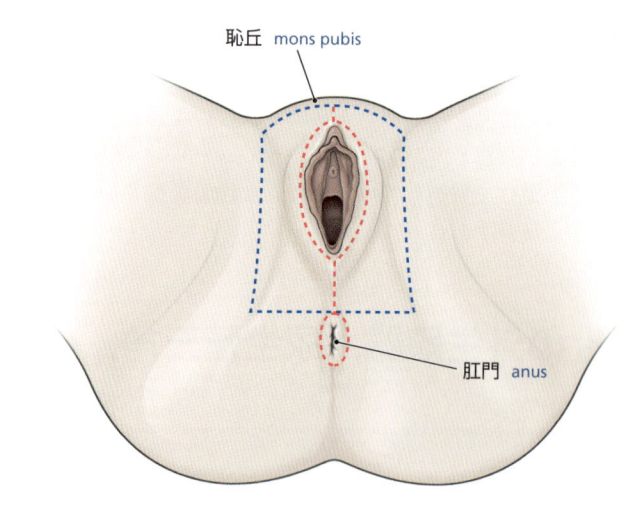

恥丘 mons pubis
肛門 anus

図 5.27　女性の会陰の切開線

織の膜様層（スカルパ筋膜）と連続している。浅会陰筋膜の膜様層は会陰膜の後縁に沿って付着している。

1. 女性では，左右 3 組の筋が陰核の勃起組織を覆っており，それらに分布する**動静脈**と**神経**とともに，**浅会陰隙の内容** content of the superficial perineal pouch を構成している（図 **5.29**）。
2. 3 つの筋は**坐骨海綿体筋** ischiocavernosus muscle, **球海綿体筋** bulbospongiosus muscle, **浅会陰横筋** superficial transverse perineal muscle である（図 **5.29**）。
3. **後陰唇神経・動静脈** posterior labial nerve and vessel を同定し，それらが**会陰動脈** perineal artery, **会陰神経浅枝** superficial branch of the perineal nerve の終枝であり，大陰唇の後部に分布することを観察する。会陰動脈・神経の浅枝は，外肛門括約筋の外側を通って尿生殖三角に入る（図 **5.30**）。

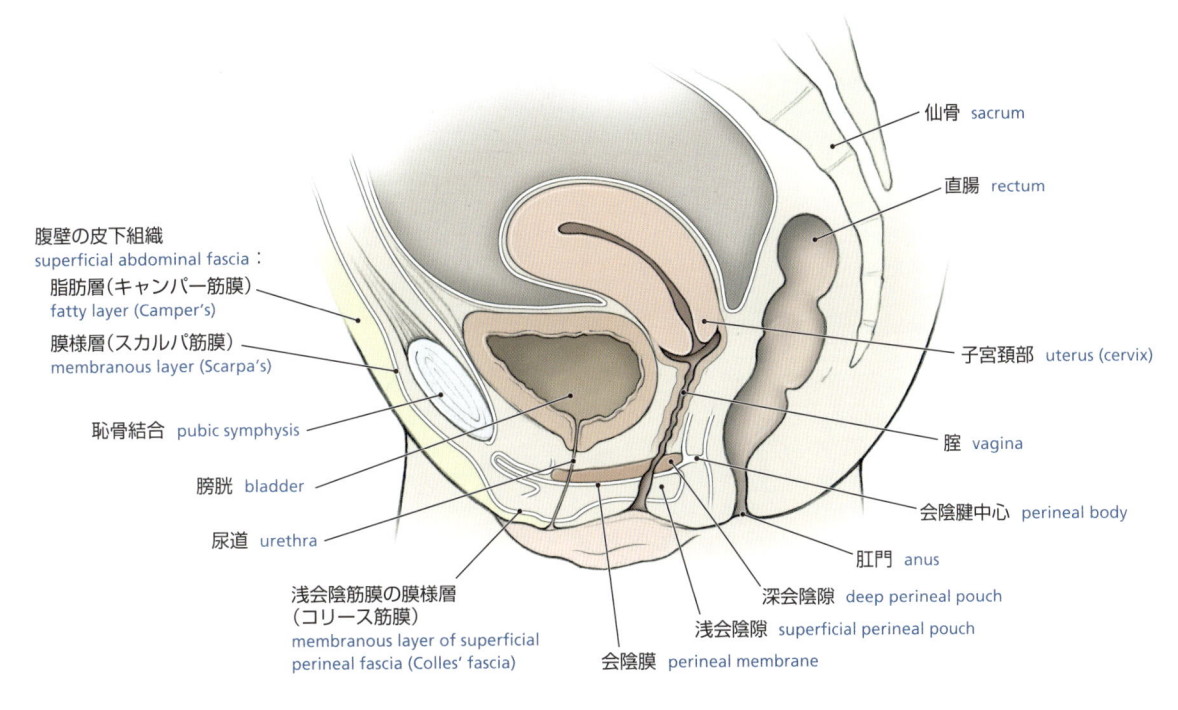

仙骨 sacrum

直腸 rectum

腹壁の皮下組織
superficial abdominal fascia：
　脂肪層（キャンパー筋膜）
　fatty layer (Camper's)
　膜様層（スカルパ筋膜）
　membranous layer (Scarpa's)

恥骨結合 pubic symphysis

膀胱 bladder

尿道 urethra

浅会陰筋膜の膜様層
（コリース筋膜）
membranous layer of superficial
perineal fascia (Colles' fascia)

子宮頚部 uterus (cervix)

腟 vagina

会陰腱中心 perineal body

肛門 anus

深会陰隙 deep perineal pouch

浅会陰隙 superficial perineal pouch

会陰膜 perineal membrane

図 5.28　女性の骨盤（矢状断面）。会陰筋膜を示す

5

骨盤と会陰

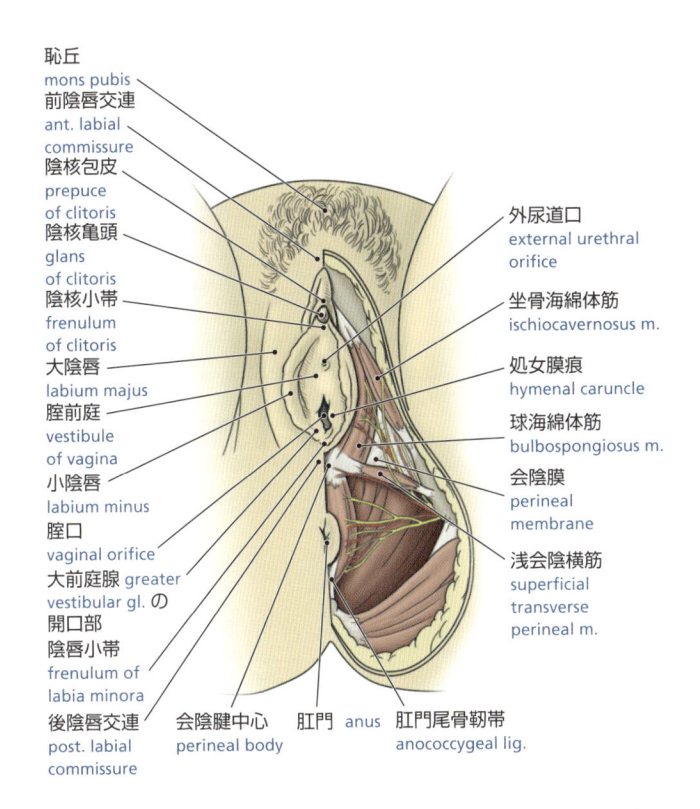

恥丘
mons pubis
前陰唇交連
ant. labial
commissure
陰核包皮
prepuce
of clitoris
陰核亀頭
glans
of clitoris
陰核小帯
frenulum
of clitoris
大陰唇
labium majus
腟前庭
vestibule
of vagina
小陰唇
labium minus
腟口
vaginal orifice
大前庭腺 greater
vestibular gl. の
開口部
陰唇小帯
frenulum of
labia minora
後陰唇交連
post. labial
commissure

外尿道口
external urethral
orifice

坐骨海綿体筋
ischiocavernosus m.

処女膜痕
hymenal caruncle

球海綿体筋
bulbospongiosus m.

会陰膜
perineal
membrane

浅会陰横筋
superficial
transverse
perineal m.

会陰腱中心
perineal body

肛門 anus

肛門尾骨靭帯
anococcygeal lig.

図 5.29　浅会陰隙の内容物。浅部の解剖。図の右側（左側の会陰）では皮膚，浅筋膜，および浅会陰筋膜の膜様層（コリース筋膜）が切除され，筋と会陰膜がみえている

4.　**浅会陰筋膜の膜様層（コリース筋膜）**を同定する必要はなく，**会陰膜**の後縁と同様，**坐骨恥骨枝** ischiopubic ramus と **坐骨結節** ischial tuberosity を触知するこ

とによってコリース筋膜の付着部位を復習する。<u>コリース筋膜が**浅会陰隙**の浅層側の境界をつくっている</u>。

5.　プローブで，小陰唇の約 2 cm 外側で浅会陰筋膜を解剖する。大陰唇に含まれる脂肪を除去し，組織コンテナに入れる。

6.　鈍的解剖により前庭球を覆っている小陰唇の深部に**球海綿体筋** bulbospongiosus muscle を見つける（**図 5.30**）。球海綿体筋が**前庭球** bulb of the vestibule の表面を覆い，筋膜が密になった**会陰腱中心** perineal body の前方にあるのを観察する。<u>女性の球海綿体筋は男性の場合と異なり，正中線上でつながらない</u>。

7.　**球海綿体筋**の起始・停止・作用を復習する（**表 5.2**）。

8.　球海綿体筋の外側で，鈍的に**陰核脚** crus of the clitoris（ラテン語で *crus* は「脚」という意味）（複数形：*crura*）の表面を覆う**坐骨海綿体筋**を剖出する（**図 5.30**）。

9.　鈍的解剖により，尿生殖三角の後縁で**浅会陰横筋**を見つける（**図 5.30**）。浅会陰横筋は会陰腱中心を支持するのに役立っている。**会陰腱中心**は肛門の前方，会陰膜の後方にある線維筋性組織である。<u>浅会陰横筋は繊細で壊れやすく見つけにくい。浅会陰横筋の剖出には時間を費やさない</u>。

10.　小さな三角の隙間がみえるようになるまで浅会陰隙の筋の間を鈍的に解剖する（**図 5.30**）。

11.　三角間隙の中に**会陰膜**を同定する。会陰膜は浅会陰隙の深部の境界となっている。

12.　遺体の左側で鈍的に球海綿体筋を除去し，**前庭球**を

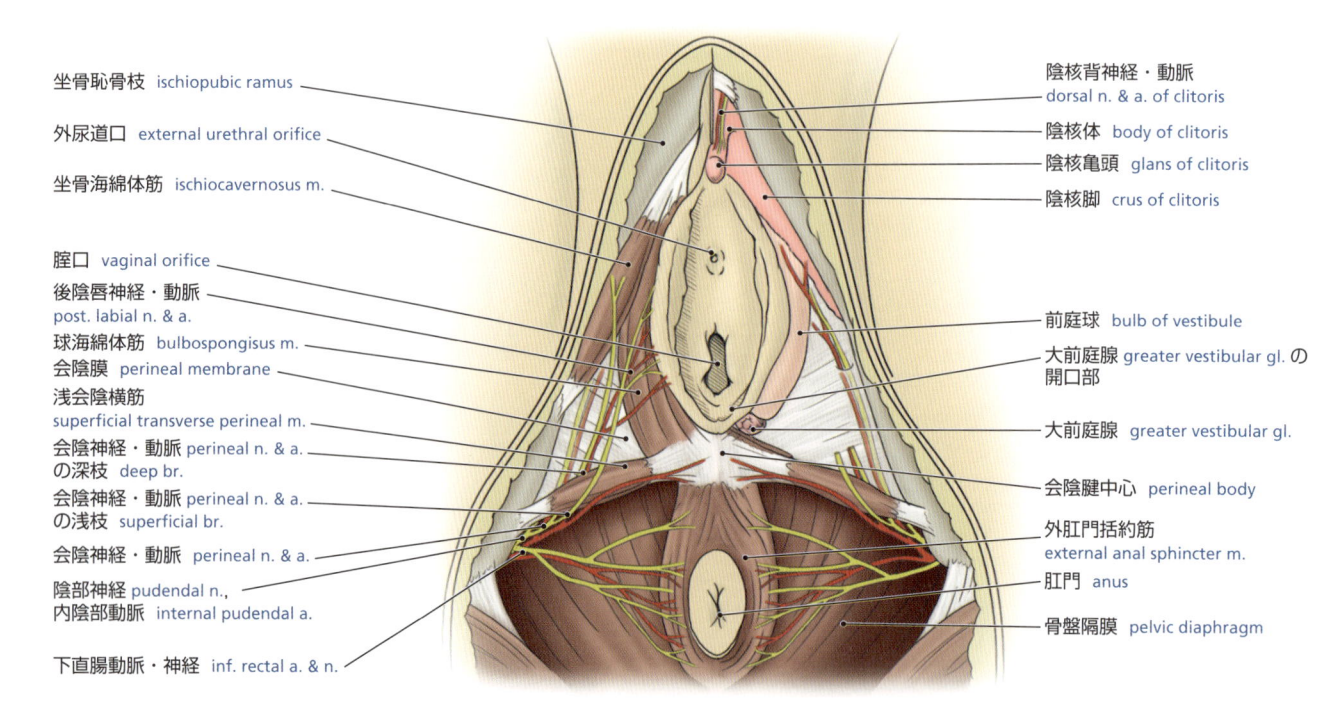

坐骨恥骨枝 ischiopubic ramus
外尿道口 external urethral orifice
坐骨海綿体筋 ischiocavernosus m.

腟口 vaginal orifice
後陰唇神経・動脈
post. labial n. & a.
球海綿体筋 bulbospongisus m.
会陰膜 perineal membrane
浅会陰横筋
superficial transverse perineal m.
会陰神経・動脈 perineal n. & a.
の深枝 deep br.
会陰神経・動脈 perineal n. & a.
の浅枝 superficial br.
会陰神経・動脈 perineal n. & a.
陰部神経 pudendal n.,
内陰部動脈 internal pudendal a.
下直腸動脈・神経 inf. rectal a. & n.

陰核背神経・動脈
dorsal n. & a. of clitoris
陰核体 body of clitoris
陰核亀頭 glans of clitoris
陰核脚 crus of clitoris

前庭球 bulb of vestibule
大前庭腺 greater vestibular gl. の
開口部
大前庭腺 greater vestibular gl.
会陰腱中心 perineal body
外肛門括約筋
external anal sphincter m.
肛門 anus
骨盤隔膜 pelvic diaphragm

図 5.30　女性の浅会陰隙の内容物。深部の解剖。図の右側（左側の会陰）では球海綿体筋と坐骨海綿体筋が切除され，勃起組織がみえている。

表5.2　女性の浅・深会陰隙				
大腿前部				
筋		起始	停止	作用	神経支配
球海綿体筋	bulbospongiosus	会陰腱中心	陰核海綿体	陰核を圧迫	会陰神経（陰部神経の枝）の深枝（筋枝）
坐骨海綿体筋	ischiocavernosus	坐骨結節と坐骨恥骨枝	陰核脚	陰核脚から陰核海綿体遠位部へ血液供給	
浅会陰横筋	superficial transverse perineal	坐骨結節（外側付着部）	会陰腱中心（内側付着部）	会陰腱中心を支持	会陰神経（陰部神経の枝）
深会陰隙の筋群				
筋		起始	停止	作用	神経支配
深会陰横筋	deep transverse perineal	坐骨結節（外側付着部）	会陰腱中心（内側付着部）	会陰腱中心を支持する	会陰神経（陰部神経の枝）の深枝（筋枝）
外尿道括約筋	external urethral sphincter	尿道の周囲で自身に付着する		尿道隔膜部を圧迫し尿の流出を止める	会陰神経（陰部神経の枝）の深枝（筋枝）

同定する（図 5.30）。腟口の外側にある前庭球が勃起組織の延長であることを観察する。**大前庭腺** greater vestibular gland は前庭球のすぐ後方で浅会陰隙にある。大前庭腺は見つけにくい。

13. 前方では，左右の前庭球が**会陰交連** commissure of bulb で融合する。会陰交連は，**陰核亀頭** glans of the clitoris と連続している。会陰交連は無理に見つけなくてよい。

14. 遺体の左側で，鈍的に**陰核脚**から坐骨海綿体筋を取り除く（図 5.30）。陰核脚は坐骨恥骨枝に付着し，陰核海綿体と連続している。

15. アトラスを参照して，陰核の勃起組織を学習し，2 つの陰核海綿体が陰核体を形成し，陰核亀頭が 2 つの

陰核海綿体の上に覆いかぶさっていることを観察する。［ネ 356, カ 373, 375］

女性の深会陰隙

深会陰隙は会陰膜の上方（深部）にある（図 5.28）。ほとんどの構造物は同定が難しいため，深会陰隙は解剖しない。

1. **図 5.31** を参照して，女性の**深会陰隙** deep perineal pouch の内容物を学ぶ。［ネ 357］

2. 正中矢状断で**尿道** urethra を確認し，それが**会陰膜** perineal membrane を貫くことを観察する。女性の尿道は膀胱の内尿道口から腟前庭の外尿道口までの約 **4 cm** の管である。

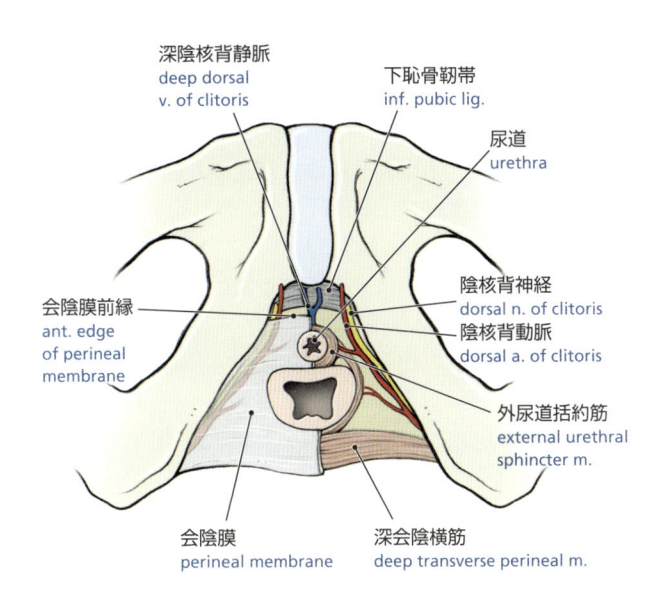

深陰核背静脈
deep dorsal
v. of clitoris

下恥骨靭帯
inf. pubic lig.

尿道
urethra

陰核背神経
dorsal n. of clitoris

陰核背動脈
dorsal a. of clitoris

外尿道括約筋
external urethral
sphincter m.

会陰膜前縁
ant. edge
of perineal
membrane

会陰膜
perineal membrane

深会陰横筋
deep transverse perineal m.

図 5.31　女性の深会陰隙に含まれる構造物

3. **外尿道括約筋** external urethral sphincter muscle が尿道隔膜部を取り巻いているのを観察する。外尿道括約筋は随意筋であり，収縮すると尿道隔膜部を圧迫し，尿の流出を止める。

4. 尿道開口部の後方で，腟口を同定する。

5. 深会陰隙の後縁に沿って**深会陰横筋** deep transverse perineal muscle（有対）を確認する（**図 5.31**）。深会陰横筋の筋線維の向きや機能は，浅会陰隙にみられる浅会陰横筋と同じである。

6. 深会陰隙の筋と会陰膜はひとまとめにして，**尿生殖隔膜** urogenital diaphragm と呼ばれている。

7. **外尿道括約筋**と**深会陰横筋**の起始・停止・作用を復習する（**表 5.2**）。

8. 深会陰隙の外側縁に沿って前方にたどり，**内陰部動静脈の枝** branch of the internal pudendal artery and vein（特に陰核背動脈）と**陰部神経の枝** branch of the pudendal nerve（特に陰核背神経）を確認する。これらは外尿道括約筋，深会陰横筋，陰核に分布している（**図 5.31**）。

復習

1. 尿生殖三角の筋を解剖学的位置に戻す。
2. 女性の浅会陰隙の内容物を復習する。男性の遺体を解剖している班に行き，浅会陰隙の内容物を確認する。
3. アトラスを参照して，内陰部動脈の走行について骨盤内の起始から復習する。
4. アトラスを参照して，陰部神経の走行と分枝を復習する。
5. アトラスを参照して，膀胱から会陰までの女性の尿道の走行を復習する。

女性の骨盤腔

解剖の概要

　女性の骨盤腔は前方に膀胱，内生殖器，および後方に直腸を含む（**図 5.32**）。付属器 adnexa（ラテン語で *adnexa* は「隣接部」という意味）とは卵巣，卵管および子宮の靭帯を指している。解剖している遺体から子宮が外科的に摘出されている場合は，他の遺体で子宮を観察する。

　以下の順に解剖を行う。

① 女性の骨盤腔で腹膜について学ぶ。
② 骨盤を正中で切断し，その断面について学ぶ。
③ 子宮と腟について学ぶ。
④ 卵管を子宮から卵巣までたどる。
⑤ 卵巣について学ぶ。

解剖の手順

女性の腹膜［ネ 340，カ 366］

　女性の骨盤で**腹膜** peritoneum を観察する（**図 5.32**）。

1. 恥骨の上方，前腹壁の後面で腹膜を同定する。
2. 腹膜は膀胱尖の高さで前腹壁から離れる。
3. 前腹壁から離れた腹膜は膀胱の上面を覆う。**膀胱傍**

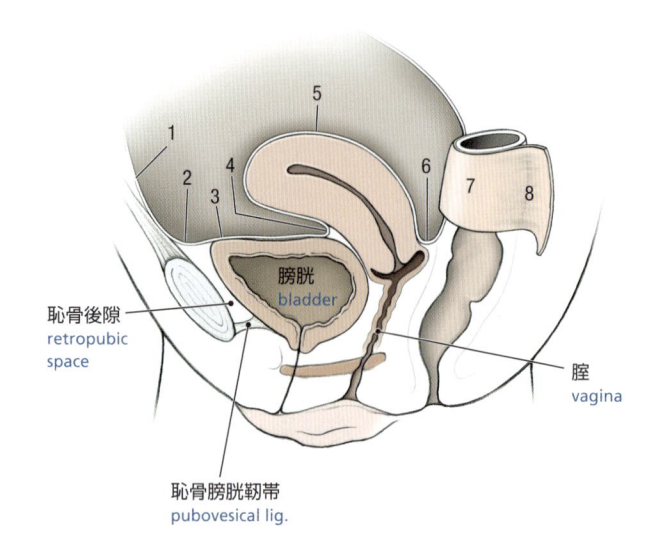

恥骨後隙
retropubic
space

膀胱
bladder

腟
vagina

恥骨膀胱靭帯
pubovesical lig.

図 5.32　女性の会陰（図中の腹膜に付した番号は本文に対応している）

窩 paravesical fossa（有対）を同定する。これは膀胱の外側にある腹膜腔の浅い陥凹である。

4. 後方に腹膜をたどる。膀胱から子宮へと向かう腹膜の反転部は，**膀胱子宮窩** vesicouterine pouch を形成することを観察する。

5. 女性では腹膜がさらに子宮底と子宮体を覆い，腟円蓋後部の壁に接していることを観察する。

6. 後方には子宮と直腸の間に**直腸子宮窩** rectouterine pouch という凹みがある。直腸子宮窩（ダグラス窩）は腹膜で覆われており，女性の骨盤腔で最も低い位置にある。

7. 骨盤腔の後面に沿って上方に腹膜をたどり，腹膜が直腸の前面と側面に接し，第3仙椎のレベルでS状結腸間膜を形成するのを観察する。

8. **直腸傍窩** pararectal fossa（有対）を同定する。直腸傍窩は直腸外側にある腹膜腔の浅い陥凹である。

臨床との関連

骨盤腹膜

　膀胱が充満すると，前腹壁から膀胱へと腹膜が折れ返る部分が恥骨のレベルより高くなる。よって腹膜腔に入ることなく恥骨のすぐ上方で，充満した膀胱への穿刺が可能である。

子宮広間膜［ネ 350, 352, カ 368, 369］

1. **子宮広間膜** broad ligament of the uterus を同定する。子宮広間膜は2層の腹膜からなり，子宮の外側から骨盤側壁に向かって左右両側に広がっている。子宮広間膜の2層の腹膜の間に挟まれた結合組織は**子宮傍組織** parametrium と呼ばれる（ラテン語で *para* は

「傍に」，*metra* は「子宮」という意味）。

2. **卵管** uterine tube が子宮広間膜の上縁に包まれることを観察する。子宮広間膜の卵管を取り囲んでいる部位は**卵管間膜** mesosalpinx（ラテン語で *salpinx* は「管」という意味）と呼ぶ（**図** 5.33）。

3. 子宮広間膜のうち卵巣を支持している部位を**卵巣間膜** mesovarium，子宮体に隣接する部位を**子宮間膜** mesometrium と呼ぶ。

4. 子宮広間膜の前方から透けてみえる**子宮円索** round ligament of the uterus（有対）を同定する（**図** 5.33）。子宮円索は骨盤上口を通過し，下腹壁動静脈の外側で深鼡径輪を通り腹腔を出る。子宮円索は鼡径管を通り抜け大陰唇に終わる。

5. **固有卵巣索** ovarian ligament（有対）は子宮広間膜内の線維索であり，卵巣と子宮をつないでいる。

6. **卵巣提索** suspensory ligament of ovary（有対）は卵巣動静脈を覆う腹膜ヒダである。卵巣提索が後腹壁から大骨盤の中へ伸びていくことを観察する。

7. アトラスを参照して，**骨盤内筋膜** endopelvic fascia（**腹膜外筋膜** extraperitoneal fascia）には子宮を支持する結合組織が含まれることを確認する。［ネ 343］

8. 骨盤内筋膜は以下の異なる支持組織を含んでいる。
   - **子宮仙骨靭帯** uterosacral（sacrogenital）ligament：子宮頚から仙骨に伸び，**子宮仙骨ヒダ** uterosacral fold の下にある。
   - **子宮頚横靭帯** transverse cervical ligament（**基靭帯** cardinal ligament）（有対）：子宮頚から骨盤側壁に広がる。
   - **恥骨頚靭帯** pubocervical（pubovesical）ligament（有対）：恥骨から子宮頚に伸びる。

女性の骨盤の切断

　骨盤を正中で離断する。最初にメスで，骨盤臓器と会陰の軟組織を正中で切断する。ノコギリで恥骨結合と脊柱（第3腰椎まで）を縦断し，続いて遺体の左半分では第3腰椎レベルで横断する。右の下肢と骨盤は体幹につながったままの状態にする。

1. 恥骨結合後方から正中断を始め，膀胱上面まで正中切開し，膀胱を開け広げる。必要に応じて膀胱の内部をスポンジで拭う。

2. 子宮を正中線上に置き，メスで子宮の正中を切断する。子宮の正中面は骨盤の正中線と揃っていないかもしれない。女性の遺体では子宮摘出術により子宮や他の骨盤内臓器がないこともある。

3. 子宮頚の正中切開を腟管の腟円蓋まで下方に進める。

4. 後方では，直腸およびS状結腸遠位部の前後壁まで正中切開を進める。

5. 直腸と肛門管の内面をきれいに拭い，便で解剖野が汚れないよう心がける。

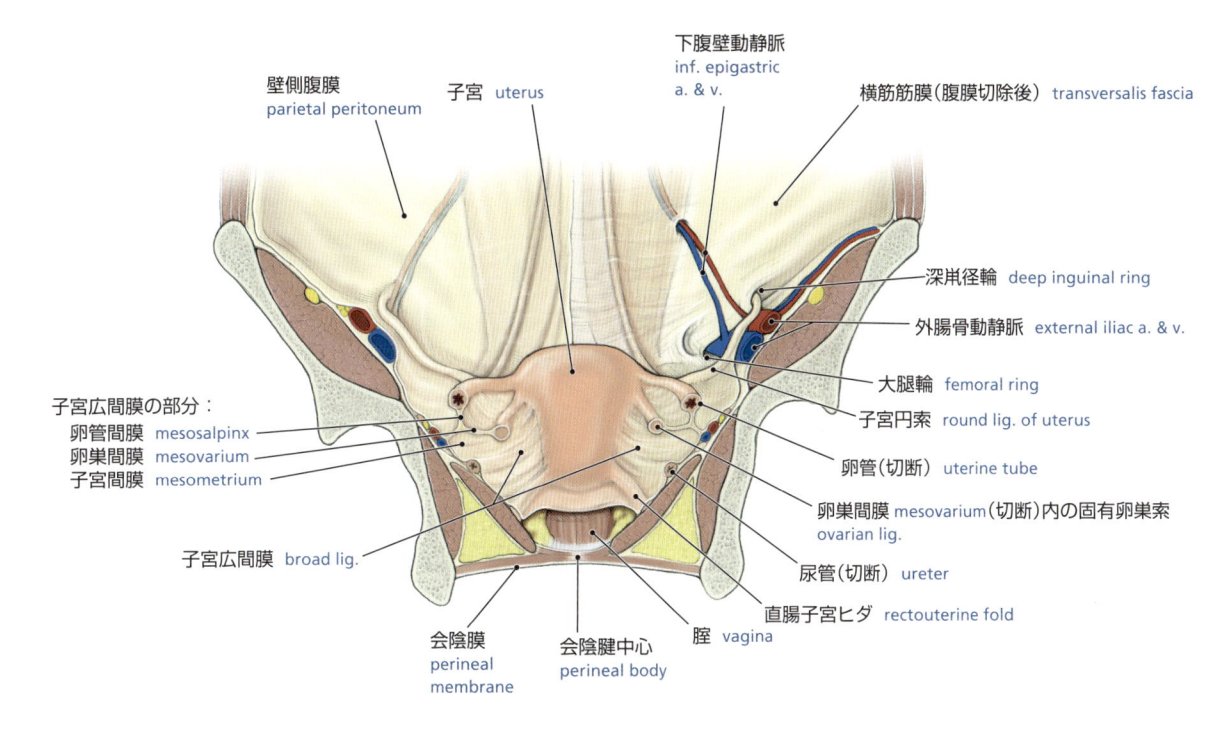

壁側腹膜 parietal peritoneum

子宮 uterus

下腹壁動静脈 inf. epigastric a. & v.

横筋筋膜（腹膜切除後） transversalis fascia

深鼠径輪 deep inguinal ring

外腸骨動静脈 external iliac a. & v.

大腿輪 femoral ring

子宮円索 round lig. of uterus

卵管（切断） uterine tube

卵巣間膜 mesovarium（切断）内の固有卵巣索 ovarian lig.

尿管（切断） ureter

直腸子宮ヒダ rectouterine fold

子宮広間膜の部分：
卵管間膜 mesosalpinx
卵巣間膜 mesovarium
子宮間膜 mesometrium

子宮広間膜 broad lig.

会陰膜 perineal membrane

会陰腱中心 perineal body

腟 vagina

図 5.33　子宮広間膜（後面）（図の右側では腹壁内面から腹膜が切除されている）

6. 膀胱の内腔から内尿道口にプローブを挿入する。プローブを参照しながら膀胱下部を正中断し，尿道を左右に分割する。

7. 会陰からプローブの先端を外尿道口に挿入する。プローブを参照しながら陰核を通る正中線で切開し，左右に分ける。後方に切断を進め，尿道と腟を左右に分ける。

8. 正中での切開を会陰膜，会陰腱中心，肛門管と進め，尾骨の先端で終える。

9. メスで，左の総腸骨動静脈，卵巣動静脈，尿管をそれぞれ起始から約 1 cm 遠位で切断する。

10. 第 4，第 5 腰椎レベルで左腰動脈を切断し，大動脈を腹腔の右側にめくり返す。

11. メスで，腸骨稜の約 2 cm 上方で左外側腹壁を切開し，内側へ脊柱まで切断する。

12. ここまでに行った水平切開線との交点で左腰神経叢の神経線維を切断し，第 3 腰椎レベルで左大腰筋と腰方形筋をメスで切断する。

13. 遺体を背臥位にし，ノコギリで，前方から恥骨結合を下縁まで正中断する。

14. 遺体を 90 度右へと回転させ，右側臥位で動かないよう支える。

15. 仙骨切断のために左下肢を外転させる。

16. ノコギリで，後方から前方へと仙骨を切断する。軟部組織が切断の邪魔にならないよう，必要に応じ軟部組織を切断部位からよける。

17. 仙骨の切断部分を広げるため両下肢を強く開きつつ，第 3 腰椎椎体まで上方へ向かって正中断を進め

る。

18. 左下肢を内転し，腹大動脈の下部外面を傷つけないよう注意しながら，ノコギリで第 3 腰椎と第 4 腰椎の間の椎間円板の左半分を水平に切断する。

19. 水平断と垂直断がつながったら遺体を背臥位に戻す。

20. 左下肢の離断の邪魔となる組織を切断し，遺体の残りの部分から左下肢を引き離す。

21. 切断した骨盤の両側で直腸と肛門管をきれいに拭う。

女性の内生殖器 [ネ 340, 346, カ 366]

1. 図 5.34 を参照して，女性の骨盤の切断面を学ぶ。

2. 分割された尿道を膀胱から**外尿道口** external urethral orifice まで前下方にたどり，**外尿道括約筋** external urethral sphincter muscle の同定を試みる。外尿道括約筋は同定困難なことがある。

3. 切断面で**腟** vagina を同定する（図 5.34）。腟の前壁は後壁より短いことを観察する。

4. 腟内で子宮の最下部，すなわち**子宮頸** cervix を取り囲む**腟円蓋** vaginal fornix を同定する。腟円蓋には**前部，後部，外側部**（左右対になっている）がある（図 5.34，図 5.35）。

5. 腟の後壁（腟円蓋後部近く）は直腸子宮窩を裏打ちする腹膜に接している。

6. 子宮が腟の軸に対して約 90 度前方に傾いていることを観察する（前傾）（図 5.34，図 5.35）。子宮の位置は膀胱が充満したときや妊娠中に変化する。[ネ 352, カ 368]

7. **子宮底** fundus of the uterus を同定する。子宮底は卵

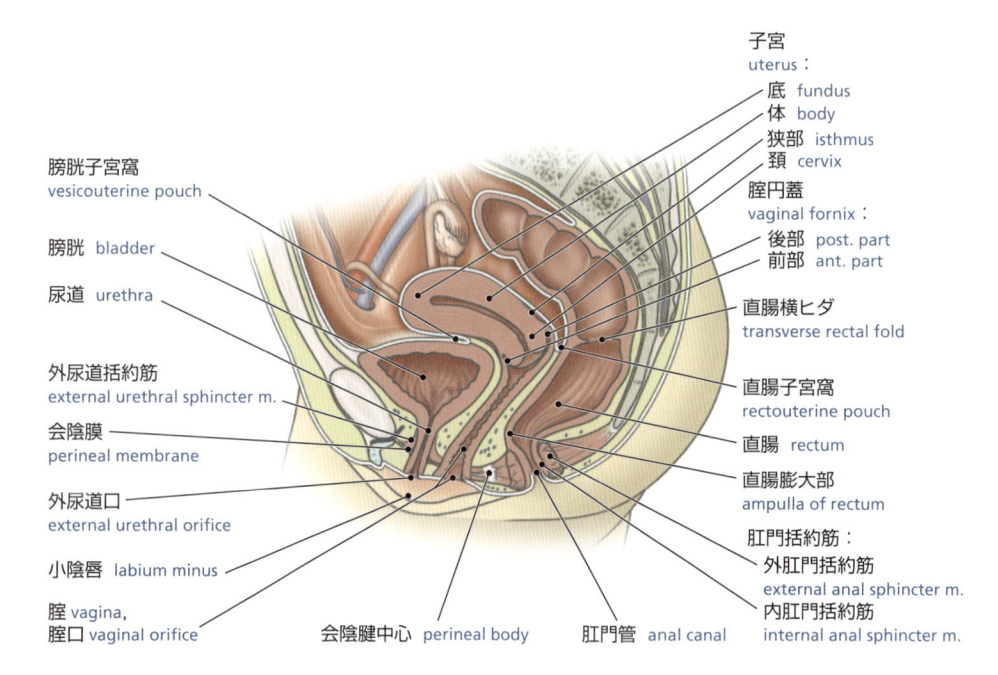

膀胱子宮窩
vesicouterine pouch

膀胱　bladder

尿道　urethra

外尿道括約筋
external urethral sphincter m.

会陰膜
perineal membrane

外尿道口
external urethral orifice

小陰唇　labium minus

腟　vagina,
腟口　vaginal orifice

会陰腱中心　perineal body

肛門管　anal canal

子宮
uterus：
底　fundus
体　body
狭部　isthmus
頚　cervix
腟円蓋
vaginal fornix：
後部　post. part
前部　ant. part

直腸横ヒダ
transverse rectal fold

直腸子宮窩
rectouterine pouch

直腸　rectum

直腸膨大部
ampulla of rectum

肛門括約筋：
外肛門括約筋
external anal sphincter m.
内肛門括約筋
internal anal sphincter m.

図 5.34　女性の骨盤（矢状断面）

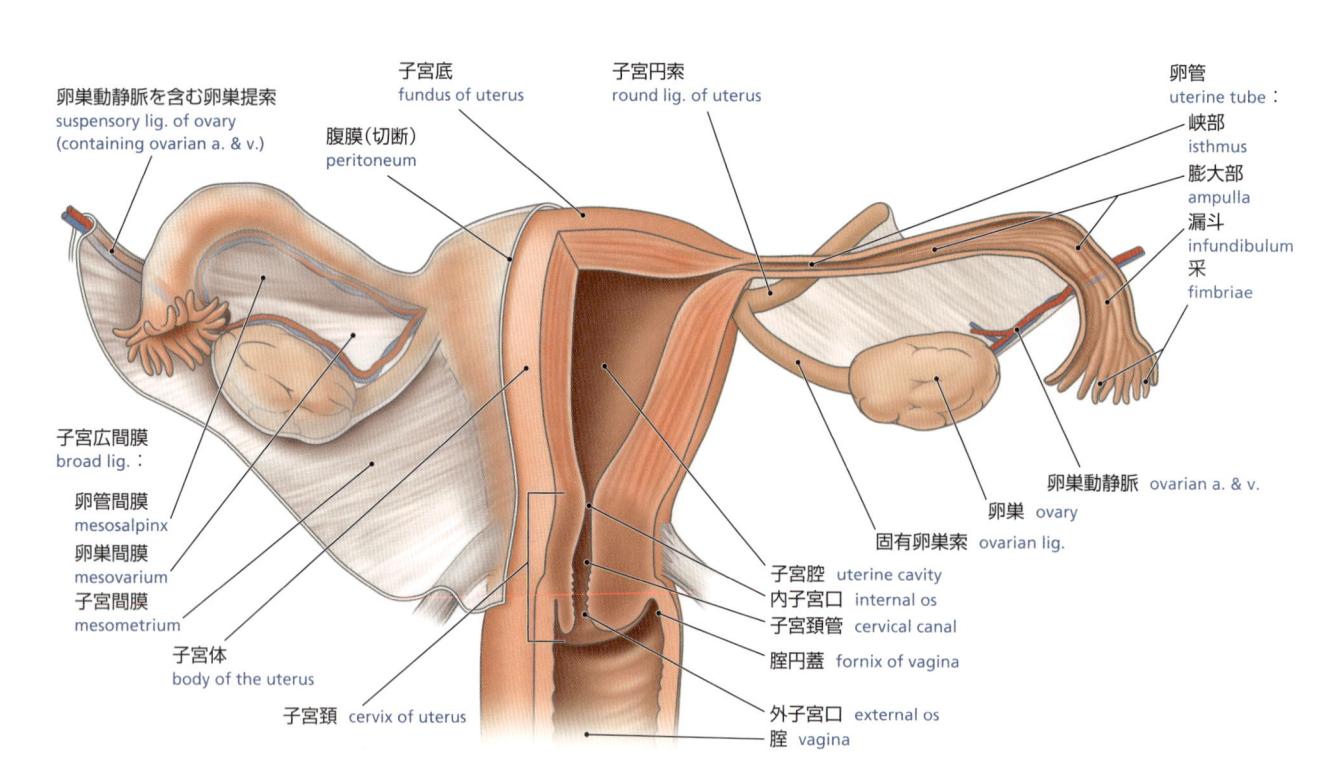

卵巣動静脈を含む卵巣提索
suspensory lig. of ovary
(containing ovarian a. & v.)

子宮底
fundus of uterus

腹膜（切断）
peritoneum

子宮円索
round lig. of uterus

卵管
uterine tube：
峡部
isthmus
膨大部
ampulla
漏斗
infundibulum
采
fimbriae

子宮広間膜
broad lig.：

卵管間膜
mesosalpinx
卵巣間膜
mesovarium
子宮間膜
mesometrium

子宮体
body of the uterus

子宮頚　cervix of uterus

卵巣動静脈　ovarian a. & v.

卵巣　ovary

固有卵巣索　ovarian lig.

子宮腔　uterine cavity
内子宮口　internal os
子宮頚管　cervical canal
腟円蓋　fornix of vagina
外子宮口　external os
腟　vagina

図 5.35　子宮，卵管，卵巣，子宮広間膜（後面）

管の接続部より上方にある丸みを帯びた部分である。
8. 子宮底の下方に**子宮体**body of the uterus を同定する。子宮体の**前面**は膀胱子宮窩に面し，**後面**は直腸子宮窩に面する（図5.35）。子宮広間膜が子宮体の側面に付着するのを再確認する。
9. **子宮峡部** isthmus of the uterus を同定する。子宮峡部は**子宮頚**の上方の子宮体の細くなった部分である。**子宮頚**は腟に突出する壁の分厚い部位である。

10. **子宮腔** uterine cavity を同定する。正中矢状断で子宮腔が細い隙間であることを観察する（図5.34）。なお，冠状断面では子宮腔は三角形をしている（図5.35）。
11. 子宮壁は3層からなる。子宮壁の大部分は**子宮筋層** myometrium と呼ばれる分厚い筋層からなる。**子宮内膜** endometrium は子宮壁の最内層であり，子宮粘膜により形成される。**子宮外膜** perimetrium（ギリシャ語で*peri*は「周囲」という意味）は子宮の外側面を

覆っている。

12. 卵管 uterine tube を同定する（**図 5.35**）。卵管が**子宮峡部**に始まり卵管間膜内を外側へ向かうのを指でたどる。

13. 卵管を外側に向かって触診し，**卵管膨大部** ampulla を同定する。卵管膨大部は卵管の最も広く長い部分である。膨大部は卵管の終端である**卵管漏斗** infundibulum へ移行する。

14. **卵管采** fimbriae を同定する。卵管采は卵管漏斗の遠位端を取り巻く指状突起である。

15. **卵巣** ovary を同定する。卵巣は卵形をしており，**卵管端** tubal（distal）extremity と**子宮端** uterine（proximal）extremity がある。卵管端は卵巣動静脈が卵巣に入ってくる部位であり，子宮端には固有卵巣索が付着している。

16. 卵巣は**卵巣窩** ovarian fossa におさまっている。卵巣窩は尿管，外腸骨静脈，卵管が境界となっている骨盤側壁の浅い凹みである。

17. 腹部での卵巣動静脈の起始と走行を復習し，それらが**卵巣提索** suspensory ligament of the ovary を通ることを確認する（**図 5.35**）。

復習

1. 女性の骨盤腔内での臓器の位置を復習する。

2. 男性の解剖を行っている班に行き，男性の骨盤臓器の位置を観察する。

3. 女性の骨盤腔で腹膜を復習する。男性の遺体を観察して，男女の腹膜構造の違いを比較する（**図 5.17**，**図 5.34**）。

4. 浅鼡径輪から子宮まで，子宮円索をたどる。

5. 男性の精管の骨盤内での走行を，女性の子宮円索の骨盤内での走行と比較する。

6. 子宮広間膜を復習し，子宮支持における骨盤内筋膜の機能について復習する。

女性の膀胱，直腸，肛門管

解剖の概要

膀胱は尿の貯留器である。膀胱は空のとき骨盤腔内にあるが，充満時には腹腔内へ膨らむ。膀胱は腹膜下器官であり，**骨盤内筋膜** endopelvic fascia に囲まれている。恥骨結合と膀胱の間には**恥骨後隙** retropubic space（**膀胱前隙** prevesical space）と呼ばれる潜在的空間がある（**図 5.32**）。恥骨後隙は膀胱の拡張を可能にするため脂肪と疎性結合組織で満たされている。**恥骨膀胱靱帯** pubovesical ligament は恥骨後隙で膀胱頚を恥骨に固定する筋膜である。恥骨膀胱靱帯が恥骨後隙の下方の境界となる（**図 5.32**）。膀胱と直腸の下部 2/3 は骨盤内筋膜が取り囲むが，直腸の上部 1/3 は部分的に腹膜に覆われ

ている（**図 5.32**）。

以下の順に解剖を行う。

① 膀胱の各部位を学ぶ。

② 膀胱内部について学ぶ。

③ 直腸と肛門管の内部について学ぶ。

解剖の手順

女性の膀胱 [ネ 348]

1. 膀胱尖を同定する。**膀胱尖** apex は前腹壁に向かう尖った部分であり，尿膜管が付着する（**図 5.36**）。

2. **膀胱体** body は膀胱尖と**膀胱底** fundus（base）の間にある。膀胱底は後壁下部である。

3. 膀胱底が腟や子宮に近接していることを観察する（男性では，膀胱底が精管，精嚢，直腸と接している）。

4. アトラスを参照して，**膀胱頚** neck を調べる。膀胱頚は尿道が出ていく部位であり，その壁は厚くなって**内尿道括約筋** internal urethral sphincter を形成している。内尿道括約筋は膀胱と尿道の接続部にあり，自律神経系に制御される不随意筋である。

5. **膀胱上面**が腹膜に覆われることを観察する。一方，**後面**は子宮頚前部と腟前壁に隣接しているが，それらとは薄い骨盤内筋膜によって隔てられている（**図 5.34**）。

6. 膀胱の**下外側面**（有対）は骨盤内筋膜に覆われ，腹膜反転部より下方にあることを確認する。

7. **膀胱壁** wall の厚さを調べ，**排尿筋** detrusor muscle（ラテン語で *detrudere* は「押し出す」という意味）と呼ばれる平滑筋束からできていることを観察する。膀胱が空のとき，大部分の膀胱内面を覆っている粘膜はヒダになっているが，拡張に順応して平らになる。

8. 膀胱底の内面の**膀胱三角** trigone of the urinary bladder（urinary trigone）を確認する（**図 5.37**）。膀胱三角は**内尿道口** internal urethral orifice と 2 つの**尿管口** ureteric orifices がつくる平滑な三角形の粘膜領域で

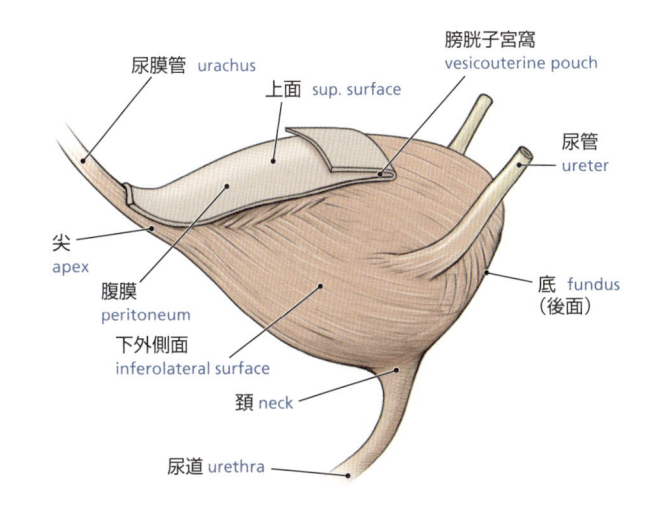

図 5.36　女性の膀胱（外側面）

尿膜管 urachus
上面 sup. surface
膀胱子宮窩 vesicouterine pouch
尿管 ureter
尖 apex
腹膜 peritoneum
下外側面 inferolateral surface
頚 neck
尿道 urethra
底 fundus（後面）

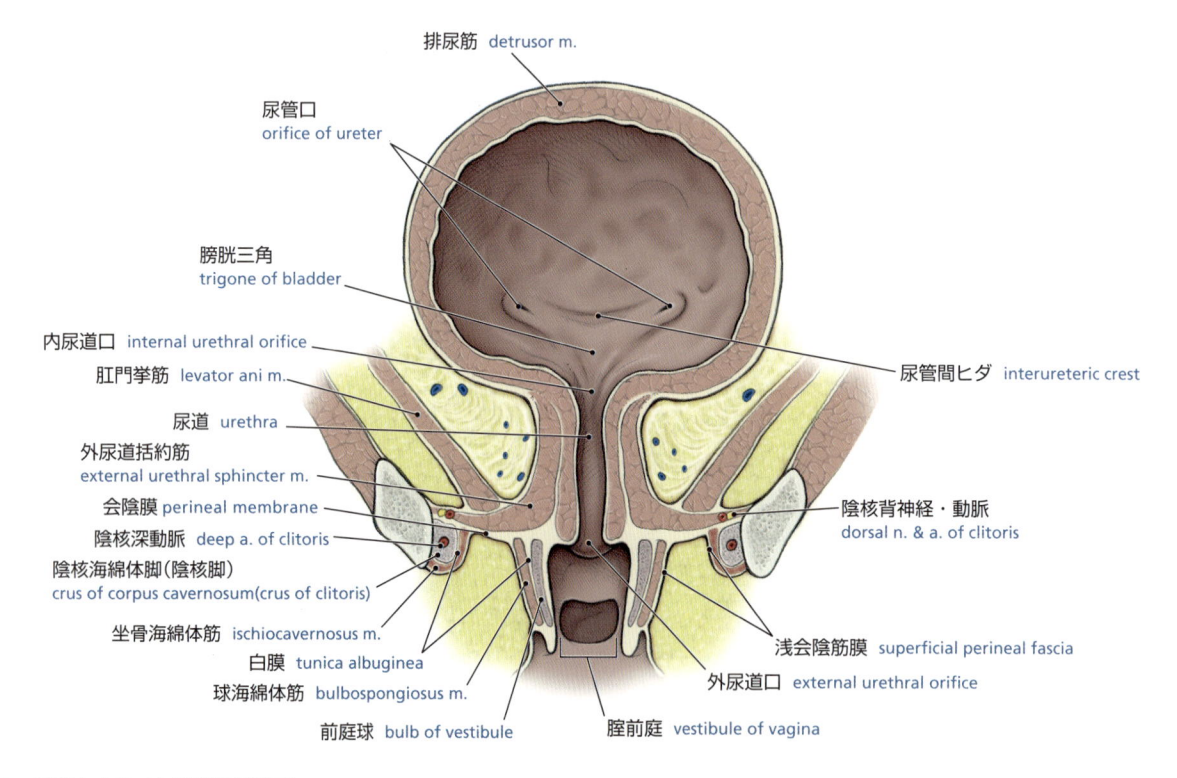

排尿筋　detrusor m.

尿管口　orifice of ureter

膀胱三角　trigone of bladder

内尿道口　internal urethral orifice

肛門挙筋　levator ani m.

尿道　urethra

外尿道括約筋　external urethral sphincter m.

会陰膜　perineal membrane

陰核深動脈　deep a. of clitoris

陰核海綿体脚(陰核脚)　crus of corpus cavernosum(crus of clitoris)

坐骨海綿体筋　ischiocavernosus m.

白膜　tunica albuginea

球海綿体筋　bulbospongiosus m.

前庭球　bulb of vestibule

尿管間ヒダ　interureteric crest

陰核背神経・動脈　dorsal n. & a. of clitoris

浅会陰筋膜　superficial perineal fascia

外尿道口　external urethral orifice

腟前庭　vestibule of vagina

図 5.37　膀胱と女性の尿道(前頭断面)

ある。**尿管間ヒダ** interureteric crest を同定する。尿管間ヒダは尿管口の間に伸びる水平方向の明らかな隆起である。

9. 半切された膀胱底の内面で，**膀胱三角**の半分を同定する。内尿道口は膀胱三角の下部で膀胱の最下点にあることを観察する。[ネ 348, 力 350]

10. プローブを尿管口に挿入し，尿管が膀胱壁の筋層を斜めに貫くことを観察する。膀胱充満時(拡張時)は貯留した尿の圧で膀胱壁内の尿管が平たくつぶされ，尿管への尿の逆流を防いでいる。

11. 尿管が外腸骨動脈，あるいは総腸骨動脈の分岐部と交差しているのを観察する。鈍的に解剖し尿管を膀胱底までたどる。尿管が**子宮動脈** uterine artery の下方，**腟動脈** vaginal artery の上方でそれらと交差することを観察する。[ネ 378]

臨床との関連

腎結石

　腎結石は尿管を通って膀胱まで達するが，尿管に嵌頓することがある。尿管が膀胱壁内を通過する部位では通路が比較的狭くなっている。もし腎結石が嵌頓すれば，激しい腹痛が生じる。結石が膀胱まで通過してしまえば，痛みは突然おさまる。

女性の直腸と肛門管[ネ 340, 371, 力 366]

1. 第 3 仙椎レベルで**直腸** rectum の起始部を同定する。切断された骨盤で，仙骨の弯曲に沿って直腸を観察する(図 5.34)。

2. **直腸膨大部** ampulla of the rectum を同定する。直腸膨大部は直腸の拡張した部分で，直腸が後方へ約 80 度屈曲する部位(**肛門直腸曲** anorectal flexure)の近位にある。直腸膨大部は肛門管に続いている(図 5.34, 図 5.38)。

3. 直腸の内面を調べ，粘膜が**直腸横ヒダ** transverse rectal fold 以外は平滑であることを観察する(図 5.34)。通常，直腸横ヒダの 1 つは右側に，残りの 2 つは左側にある。直腸横ヒダは同定が難しいことがある。

4. **肛門管** anal canal は長さ 2.5～3.5 cm であり，骨盤腔を出て会陰の肛門三角に入る(図 5.38)。

5. 肛門管の内面を調べ，**肛門柱** anal colum を同定する。肛門柱は肛門管の近位部にある 5～10 個の縦方向の隆起である。肛門柱には上直腸動静脈の枝が含まれる。肛門管の粘膜の特徴は，高齢者では同定が難しいかもしれない。

6. **肛門弁** anal valve を形成している半月状の粘膜ヒダを同定する。肛門弁は肛門柱の遠位端を結びつけている。肛門弁と肛門管壁との間には**肛門洞** anal sinus と呼ばれる小さなくぼみがある。

7. **櫛状線** pectinate line を同定する。櫛状線は肛門弁の輪郭を結んでできる不整な線である。

8. 肛門周囲の断面で**外肛門括約筋** external anal sphinc-

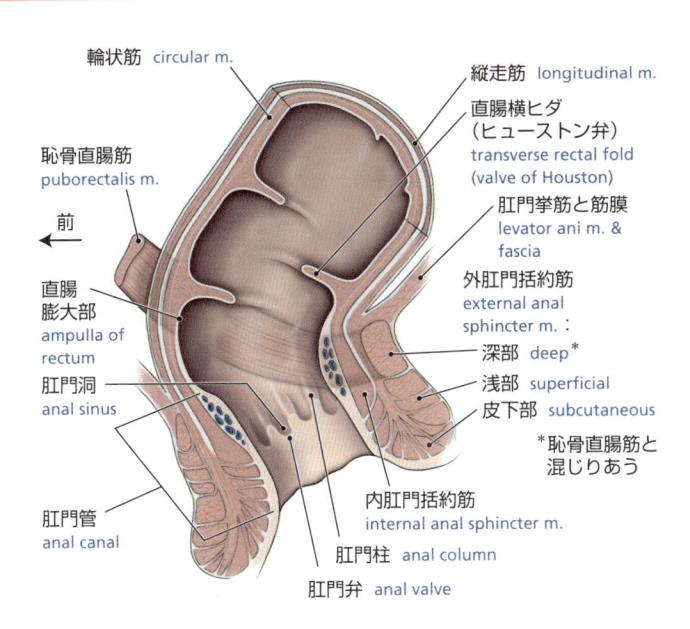

輪状筋　circular m.

縦走筋　longitudinal m.

直腸横ヒダ
（ヒューストン弁）
transverse rectal fold
(valve of Houston)

肛門挙筋と筋膜
levator ani m. &
fascia

外肛門括約筋
external anal
sphincter m.：
　深部　deep*
　浅部　superficial
　皮下部　subcutaneous

*恥骨直腸筋と
　混じりあう

恥骨直腸筋
puborectalis m.

前

直腸
膨大部
ampulla of
rectum

肛門洞
anal sinus

肛門管
anal canal

内肛門括約筋
internal anal sphincter m.

肛門柱　anal column

肛門弁　anal valve

図 5.38　直腸，肛門管，肛門括約筋

ter muscle を同定する。<u>外肛門括約筋は骨格筋からなる随意筋である</u>（図 5.34，図 5.38）。

9. 肛門周囲の断面で**内肛門括約筋** internal anal sphincter muscle を同定する（図 5.34，図 5.38）。<u>内肛門括約筋は平滑筋からなる不随意筋である。</u>

10. 肛門管の縦走筋が 2 つの括約筋を分けていることを観察する。括約筋の同定が難しい場合は明瞭に剖出するため，メスで肛門管壁の切断面をもう 1 つつくる。

臨床との関連

痔核

　門脈系の上直腸静脈は下大静脈系の中・下直腸静脈と肛門柱で吻合する。門脈圧亢進は肛門柱にある静脈のうっ血を引き起こし，**内痔核** internal hemorrhoids を生じる。内痔核は粘膜によって覆われ，粘膜は自律神経によって支配されているため痛み刺激に比較的鈍感である。

　外痔核 external hemorrhoids は下直腸静脈の支流の拡張であり，皮膚により覆われ，体性神経（下直腸神経）によって支配されているため痛み刺激に敏感である。

復習

1. 遺体で，膀胱，直腸，肛門管の特徴を復習する。

2. 直腸や膀胱底に対する子宮，腟，尿管の位置関係を復習する。

3. 男性の遺体で，直腸と膀胱底に対する精嚢，精管膨大部，尿管の位置関係を女性遺体と比較し復習する。

4. 腎臓，尿管の腹部および骨盤内での走行や，尿の貯留器官としての膀胱の機能を復習する。

5. 尿道を復習し，男性の尿道と比較する。

6. 水の吸収や便の凝縮・排泄における大腸の機能と，大腸全体の形態の関係を考察する。

7. 外肛門括約筋と内肛門括約筋の筋の種類と神経支配を確認する。

女性の内腸骨動脈と仙骨神経叢

解剖の概要

　仙腸関節の前方で**総腸骨動脈** common iliac artery が**内・外腸骨動脈** internal and external iliac artery に分かれる（図 5.39）。外腸骨動脈は下肢に分布し，内腸骨動脈は骨盤部に分布する。内腸骨動脈は最も変異に富む分枝パターンを持つ動脈の 1 つであり，分枝パターンや起始部ではなく，分布先を確認し枝を同定する。

　内腸骨動脈は通常，前枝と後枝に分かれる。前枝からの枝は主に臓側枝であり，膀胱，内生殖器，外生殖器，直腸や殿部に血流を供給する。後枝からの枝は壁側枝であり，骨盤壁や殿部に血流を供給する。

　以下の順に解剖を行う。

① 内腸骨動脈の後枝の枝を同定する。
② 内腸骨動脈の前枝の枝を同定する。
③ 仙骨神経叢を剖出する。
④ 骨盤部の交感神経幹を剖出する。

解剖の手順

内腸骨動脈［ネ 378, 380］

　骨盤の血管の解剖は半切した骨盤の両側で行うことができる。しかしながら，離断した左下肢で深部の解剖を行うため，血管の詳細な解剖は右側で行うとよい。

1. **内腸骨静脈** internal iliac vein を同定し，その支流（静脈根）はほぼ動脈に並走するが実際には網状であることを観察する。剖出野を確保し内腸骨動脈の枝の同定・剖出を容易にするため，内腸骨静脈の枝をすべて除去する。

2. アトラスを参照して，**膀胱静脈叢** vesical venous plexus，**子宮静脈叢** uterine venous plexus，**腟静脈叢** vaginal venous plexus，**直腸静脈叢** rectal venous plexus を学ぶ。これらはすべて内腸骨静脈に流入する。

3. **総腸骨動脈** common iliac artery を同定・剖出して，**外腸骨動脈** external iliac artery と**内腸骨動脈** internal iliac artery を分岐するまで遠位にたどる。

4. 鈍的剖出により内腸骨動脈を骨盤までたどり，主要な枝である前枝・後枝から多くの小さな血管が出ていることを確認する（図 5.39）。

5. 内腸骨動脈後枝からの分枝のうち，最も後方かつ上方にある**腸腰動脈** iliolumbar artery を同定する（図

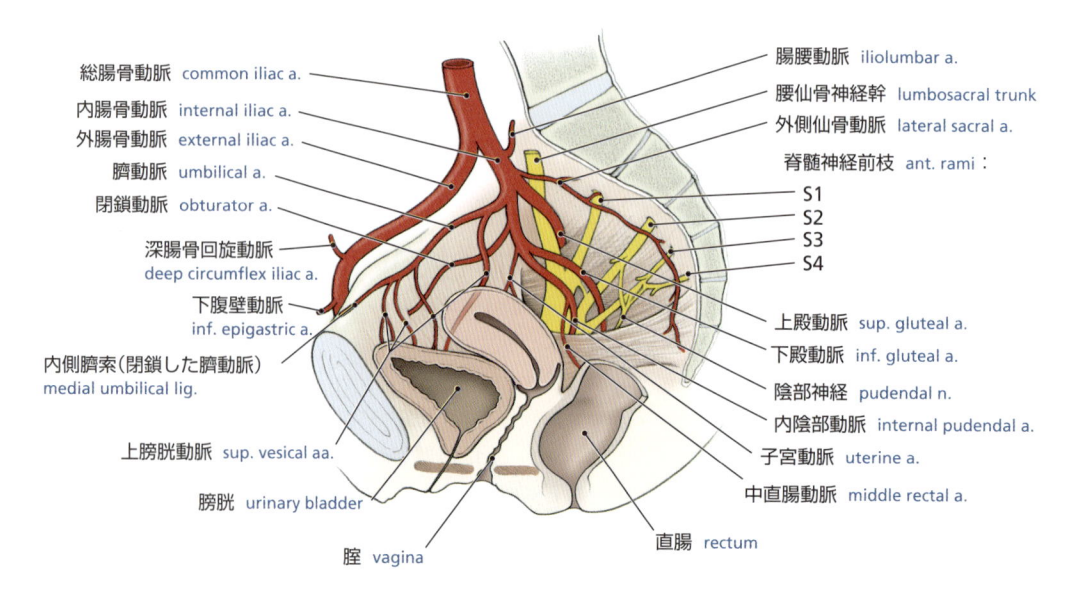

図 5.39　女性の内腸骨動脈の枝

5.39）。腸腰動脈が後枝の後方を通り，**仙骨岬角** sacral promontory，腰椎，腰仙骨神経幹および閉鎖神経の外側を上行するのを観察する。

6. **外側仙骨動脈** lateral sacral artery を同定する。外側仙骨動脈は上枝と下枝に分岐する。下枝が仙骨神経前枝の前方を通るのを観察する。外側仙骨動脈は腸腰動脈と共通の幹から起こることがある。

7. 後枝の最終枝で一般的には最大の枝である**上殿動脈** superior gluteal artery を同定する。上殿動脈は**梨状筋** piriformis muscle の上方の大坐骨孔（梨状筋下孔）を通って骨盤腔から出ていく。

8. **内腸骨動脈前枝** anterior division of the internal iliac artery から最初に分岐する**臍動脈** umbilical artery を同定する。内側臍ヒダの中に**臍動脈索** medial umbilical ligament（臍動脈の遺残）を見つけ，鈍的に臍動脈まで後方にたどる。

9. **上膀胱動脈** superior vesical artery を同定・剖出する。上膀胱動脈は臍動脈の下面から生じ，膀胱の上外側部まで下行する。

10. 臍動脈の下方に**閉鎖動脈** obturator artery を同定する。閉鎖動脈は閉鎖神経とともに閉鎖管を通る。骨盤の外側壁で閉鎖管に入る閉鎖動脈を見つけ，後方に起始部までたどる。約 20%の例で閉鎖動脈が外腸骨動脈や下腹壁動脈から生じる。この**死冠** corona mortis と呼ばれる動脈の破格は，骨盤上口を横切って閉鎖管に入る。死冠は特に大腿ヘルニアの手術時に損傷させる危険がある。

11. 内腸骨動脈の前枝を骨盤底に向かってたどり，**下殿動脈** inferior gluteal artery を同定する。下殿動脈は通常，梨状筋の下方の大坐骨孔（梨状筋下孔）を通り，殿部に向かって骨盤腔から出ていく。下殿動脈は内

陰部動脈，あるいはまれに上殿動脈と共同幹を持つことがある。

12. 子宮広間膜の下方の付着部に沿って**子宮動脈** uterine artery を同定する。鈍的に解剖し，子宮動脈を子宮の外側面までたどり，それが尿管の上方を通過するのを観察する。一般的に子宮動脈は子宮体と底に向かう太い上枝と，子宮頚および腟に向かう細い下枝に分かれる（**図 5.39**）。

13. 子宮動脈と腟円蓋外側部との密接な位置関係を観察する。生体では腟円蓋外側部を通して子宮動脈の拍動を触れることができる。

14. **腟動脈** vaginal artery を同定し，それが尿管の下方で骨盤底を横切って腟や膀胱に血流を供給していることを観察する。男性では腟動脈や子宮動脈はなく，下膀胱動脈がある。

15. 尿管を同定し，それが腟動脈と子宮動脈の間を通過するのを観察する。[ネ 353]

16. 下殿動脈の前方に**内陰部動脈** internal pudendal artery を同定する。内陰部動脈が大坐骨孔を通って骨盤腔から出ることを観察する。内陰部動脈は小坐骨孔に入り会陰に到達するため，下殿動脈より内側にある。内陰部動脈はしばしば下殿動脈との共同幹から起こる。

臨床との関連

子宮動脈

腟円蓋外側部近くで尿管と子宮動脈がきわめて接近していることは，臨床上重要である。子宮摘出術では子宮動脈を結紮・切断する。子宮動脈との交叉部で偶然に尿管をクランプし，結紮，切断してしまうと，腎臓に悪影響を与える。子宮動脈と尿管との位置関係を思い出すには，「water under the bridge（橋の下を流れる水）」（過ぎてしまったこと，今さらどうしようもならないこと，という意味）と覚えればよい。「water」は「尿」，「bridge」は子宮動脈である。

仙骨神経叢[ネ 390, 486, カ 487]

仙骨神経叢 sacral plexus と**尾骨神経叢** coccygeal plexus は，骨盤内臓と骨盤側壁の間の筋膜中にある。この体性神経叢は脊髄神経 L4〜Co1 の前枝からなる。

骨盤腔の主要な内臓神経叢は**下下腹神経叢** inferior hypogastric plexus（**骨盤神経叢** pelvic plexus）であり，下腹神経，仙骨内臓神経（交感），骨盤内臓神経（副交感）からなる。

1. 指で仙骨と尾骨の前面から直腸を剥がす。
2. 直腸を内側に寄せて**仙骨神経叢**を同定する。仙骨神経叢が梨状筋の前面に密着していることを観察する。
3. 仙骨岬角のすぐ外側に**腰仙骨神経幹** lumbosacral trunk（L4 と L5 の前枝からなる）を同定し，それが仙骨神経叢に合流することを確認する（**図 5.40**）。
4. 腰仙骨神経幹の下方に，S2 と S3 の前枝を同定する。これらは梨状筋の起始部の間から出てくる。
5. **坐骨神経** sciatic nerve を同定し，脊髄神経 L4-S3 の前枝によって構成されることを観察する。坐骨神経は通常，梨状筋の下方で大坐骨孔を通り骨盤を出て，殿部に入る。
6. **上殿動脈** superior gluteal artery が**腰仙骨神経幹**と**脊髄神経 S1 前枝**の間を通り，さらに梨状筋の上方で大坐骨孔を通って骨盤から出ることを観察する。上殿動脈が出てくる場所には破格がある。
7. **下殿動脈** superior gluteal artery を観察する。下殿動脈は脊髄神経 S2 と S3 の間を通り，梨状筋の下方で骨盤から出る。
8. **陰部神経** pudendal nerve を同定し，それが脊髄神経 S2 から S4 の前枝から構成されることを観察する。陰部神経は梨状筋の下方で大坐骨孔を通って骨盤から出ていく。その後，陰部神経は小坐骨孔を通って会陰に入る。
9. **骨盤内臓神経** pelvic splanchnic nerve（**勃起神経** nervi erigentes）を同定する。骨盤内臓神経は脊髄神経 S2-S4 の前枝から起こる（**図 5.40**）。骨盤内臓神経は，骨盤臓器や左結腸曲から肛門管までの腸管に副交感神経節前線維を送っている。[ネ 390]

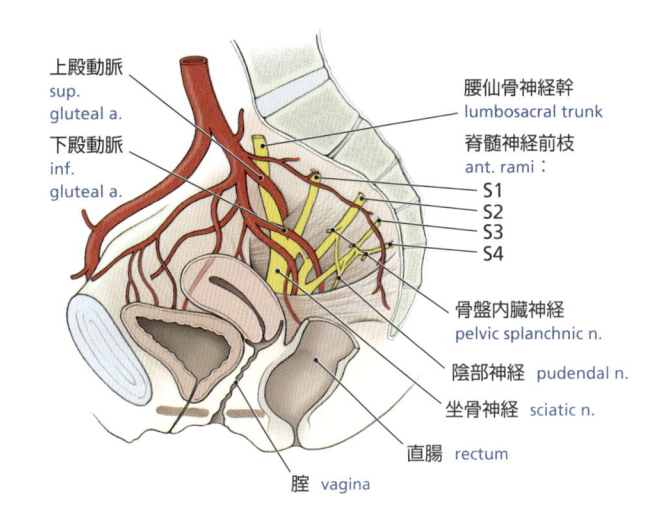

上殿動脈
sup. gluteal a.

下殿動脈
inf. gluteal a.

腰仙骨神経幹
lumbosacral trunk

脊髄神経前枝
ant. rami：
S1
S2
S3
S4

骨盤内臓神経
pelvic splanchnic n.

陰部神経 pudendal n.

坐骨神経 sciatic n.

直腸 rectum

腟 vagina

図 5.40 女性の仙骨神経叢

10. 仙骨前面で前仙骨孔の内側にある**交感神経幹仙骨部** sacral portion of the sympathetic trunk を同定する。**交感神経幹** sympathetic trunk は腹部領域から骨盤に続いており，両側の交感神経幹は尾骨レベル近くの正中線上で合流し，**不対神経節** ganglion impar を形成している。
11. 交感神経節と仙骨神経前枝を結ぶ**灰白交通枝** gray rami communicantes を同定する。各々の灰白交通枝は，下肢と会陰に分布する仙骨神経前枝に交感神経節後線維を送っている。
12. 2つあるいは3つの仙骨神経節から起こる**仙骨内臓神経** sacral splanchnic nerves を同定し，それらが**下下腹神経叢**に直接入ることを観察する。仙骨内臓神経は骨盤臓器に分布する交感神経線維を含む。
13. 右側の骨盤腔で，神経叢が合して**右下腹神経** right hypogastric nerve になるまで下腹神経叢を上方にたどる。アトラスを参照して，**上下腹神経叢** superior hypogastric plexus を確認し，上・下下腹神経叢の両方で自律神経の起始を復習する。

臨床との関連

骨盤神経叢

下下腹神経叢は子宮，腟，膀胱の外側で骨盤内筋膜の中にある。下下腹神経叢は，その上部の下腹神経と同様，骨盤手術で損傷する危険がある。自律神経叢を損傷すると膀胱機能障害が生じる。

復習

1. 腹大動脈とその終枝を復習する。
2. 遺体で，内腸骨動脈の枝と，それぞれの枝により血流が供給される領域を復習する。
3. 子宮動脈および腟動脈と尿管との位置関係を復習する。

4. 仙骨神経叢とその枝の構成を復習する。
5. アトラスと遺体を見比べて，骨盤腔から尿生殖三角に至る陰部神経の走行を復習する。

女性の骨盤隔膜

解剖の概要

骨盤隔膜 pelvic diaphragm は筋からなる骨盤腔の床となっており，肛門挙筋 levator ani muscle，尾骨筋 coccygeus muscle とそれらの上下面を覆う筋膜によって形成されている（図5.41）。

骨盤隔膜は恥骨結合から尾骨まで後方に広がる。側方では骨盤隔膜が内閉鎖筋 obturator internus muscle を覆う筋膜（閉鎖筋膜）に付着している。尿道と肛門管は，骨盤隔膜の正中線上の開口部（それぞれ尿生殖裂孔 urogenital hiatus および肛門裂孔 anal hiatus）を通っている。

以下の順に解剖を行う。
① 骨盤内臓を内側に寄せる。
② 内閉鎖筋，肛門挙筋腱弓，肛門挙筋を同定する。
③ 尿管，腟管，肛門管を切断し，骨盤臓器をめくり返す。

解剖の手順

遺体の左右どちらか一側を解剖する。骨盤の半切により左下肢が切り離されているなら，以下の解剖は左側で行い，右側では脈管が腹腔へつながった状態で保存する。[ネ 335-337]

1. 直腸，腟，子宮，膀胱を内側に寄せて**骨盤隔膜** pelvic diaphragm を同定する。
2. 残っている脂肪と結合組織を骨盤隔膜の上面から鈍的に除去する。
3. 閉鎖動脈と神経を同定してこれらをたどり，内閉鎖筋を貫く**閉鎖管** obturator canal を見つける。
4. 肛門挙筋を介して坐骨棘の内側表面を触知し，**肛門挙筋腱弓** tendinous arch of the levator ani muscle を同定する（図5.41A）。肛門挙筋腱弓は坐骨棘と閉鎖管の前方の内側縁を結ぶ線の直下にある。肛門挙筋腱弓は肛門挙筋の起始部となっている。

   肛門挙筋 levator ani muscle の3つの成分を前外側の付着部位（起始）により同定する。それらの筋の停止部も学ぶが，ここでは解剖しない。

5. **恥骨直腸筋** puborectal muscle（有対）を同定する。恥骨直腸筋は，前方では恥骨体から起こり，後方では（正中で）反対側の恥骨直腸筋に停止する。恥骨直腸筋は尿生殖裂孔縁と「**恥骨直腸吊り紐** puborectal sling」をつくる。恥骨直腸吊り紐は直腸の**肛門直腸曲**での屈曲を保持する（図5.38，図5.41B）。排便時，恥骨直腸筋は弛緩して肛門直腸曲は真っ直ぐにな

り，便の排泄が促進される。

6. 恥骨体から起こり，尾骨と**肛門尾骨靭帯** anococcygeal raphe（ligament）に停止する**恥骨尾骨筋** pubococcygeus muscle（有対）を同定する。
7. **腸骨尾骨筋**（有対）iliococcygeus muscle は前外側方では肛門挙筋腱弓から起こり，後方では尾骨と肛門尾骨靭帯に停止する。肛門挙筋は骨盤臓器を支持し，腹腔内圧の上昇に抵抗する。
8. **尾骨筋** coccygeus muscle を同定する。尾骨筋は骨盤隔膜の後方部を形成している。尾骨筋は坐骨棘から起こり，尾骨外側縁と仙骨最下部に停止することを観察する（図5.41A）。
9. 一方の手で指を骨盤隔膜の直下の坐骨肛門窩に置き，もう一方の手で指を骨盤隔膜の上面に置いてみる。骨盤隔膜を両指先の間に触知し，その薄さを認識する。
10. 左下肢を回転させ，骨盤隔膜より下方では**内閉鎖筋** obturator internus muscle が坐骨肛門窩と会陰の側壁であり，骨盤隔膜より上方では骨盤腔の側壁であることを観察する。
11. 内閉鎖筋は閉鎖孔縁と閉鎖膜の内面から起こり，大腿の大転子に停止する。このことは殿部の解剖で学ぶ。
12. 尿道と腟，および肛門管がそれぞれ**尿生殖裂孔** urogenital hiatus と**肛門裂孔** anal hiatus と呼ばれる骨盤隔膜正中の開口部を通ることを観察する。
13. 骨盤隔膜を形成する筋がみえにくい場合，膀胱，腟と肛門管の下面を切開し，骨盤底から臓器を取り外す。後で位置関係が復習できるように，臓器は神経や血管が付着したままにしておく。
14. 一般的な骨盤のリンパの流れや，**総腸骨リンパ節** common iliac node，**外腸骨リンパ節** external iliac node，**内腸骨リンパ節** internal iliac node，**仙骨リンパ節** sacral iliac node，**腰リンパ節** lumbar node の位置を教科書で学ぶ。[ネ 384, カ 372]

復習

1. 遺体で，骨盤隔膜の各筋の起始・作用を復習する。
2. 骨盤隔膜に対する内腸骨動脈の枝の位置関係を復習する。
3. 骨盤隔膜に対する仙骨神経叢の位置関係を復習する。
4. アトラスを参照して，骨盤隔膜が骨盤腔と会陰の間の境界の役割を果たしていることを復習する。
5. 骨盤および腹部内臓の支持における骨盤隔膜と会陰腱中心の機能を復習する。
6. アトラスを参照して，会陰のリンパの流れを復習する。会陰の構造物（大陰唇や肛門管下部を含む）からのリンパの流れは浅鼡径リンパ節に流入し，卵巣からのリンパの流れは卵巣動静脈に沿い，会陰および骨盤のリンパ系を迂回して，腰部の一連のリンパ節に流入することを学ぶ。

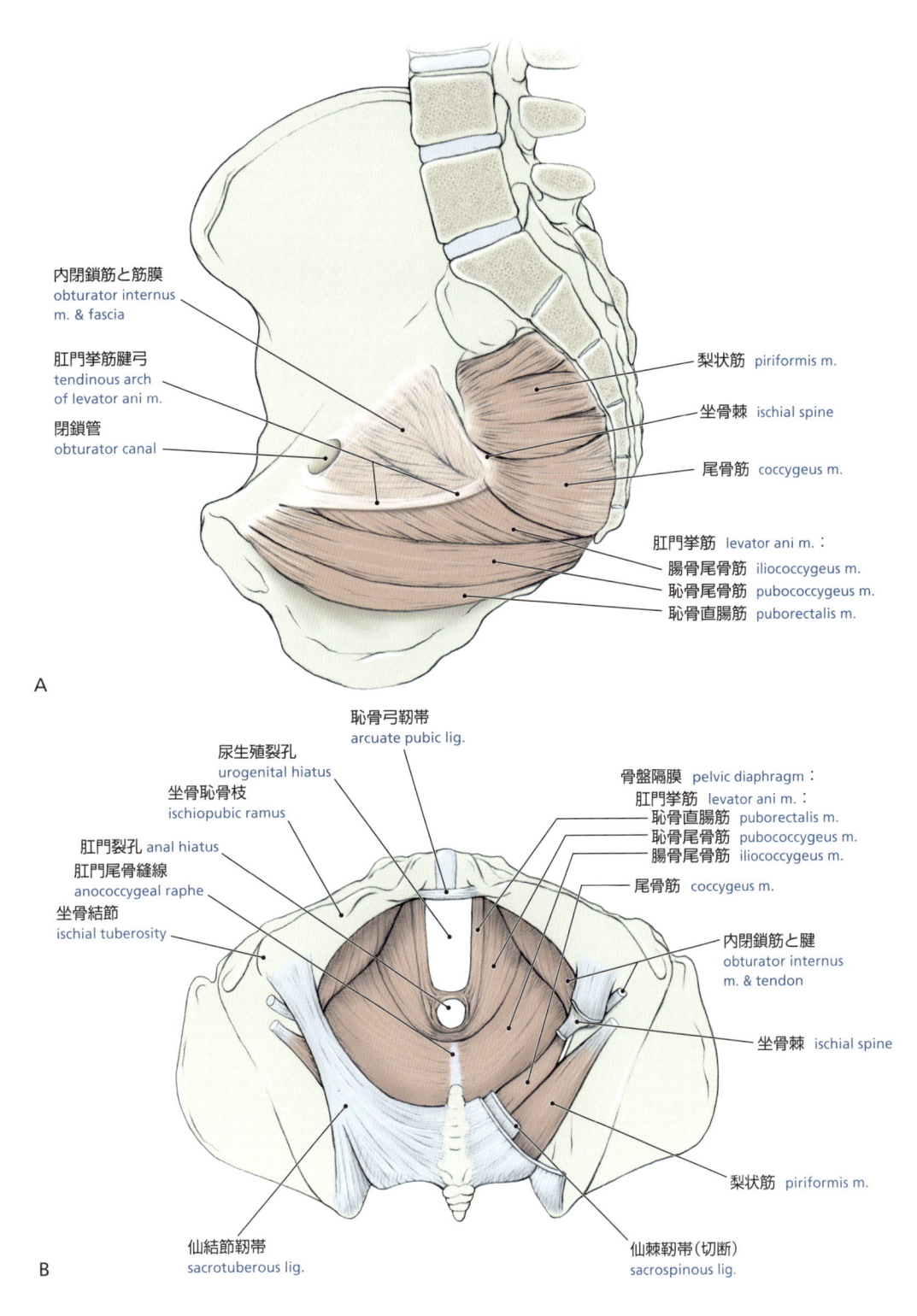

5

骨盤と会陰

A

B

図 5.41　女性の骨盤隔膜。A：左側面。B：下面

7. 骨盤領域のリンパの流れが最終的にどのように胸管を構成するか復習し，この領域のリンパ系の全体を理解する。

8. 男性と比較し，骨盤を全般的に復習する。

下 肢

　下肢の主な機能は体重を支えること，歩行，および姿勢を保つことである。上肢と下肢は似たような構成要素からなってはいるが，下肢の方が動きやすさを犠牲にして強度を確保するつくりになっている。下肢は 4 つの部分，**殿部** hip，**大腿** thigh，**下腿** leg，**足** foot に分けられる（訳注：英語の「leg」や日本語の「足」が解剖学用語としては下肢全体を意味しないことに注意する。「あしゆび」を示す解剖学用語としては「趾」と「指」のいずれの漢字も用いられる。本書では「趾」を用いる〈例：母趾内転筋〉）（**図 6.1**）。

表在静脈と皮神経

解剖の概要

　以下の順に解剖を行う。
① 下肢全体の皮膚を剥ぐ。
② 表在静脈と皮神経を剖出する。
③ 重要な表在静脈と皮神経を保存しつつ，皮下結合組織と脂肪を取り除く。
④ 大腿筋膜を観察する。

体表解剖

　下肢の体表解剖は，遺体と生体のどちらを用いても行うことができる。［ネ 468，カ 488，489］

1. 遺体を背臥位にする。
2. 腰部側面で**腸骨稜** iliac crest を触診する（**図 6.1**）。
3. 腸骨稜を前方にたどって，腰部の前面で**上前腸骨棘** anterior superior iliac spine を同定する。<u>全体的に皮下脂肪が厚い遺体でも，この位置には皮下脂肪を含むキャンパー筋膜がほとんどないので上前腸骨棘はたいてい触知可能である。</u>
4. 指で上前腸骨棘から内側下方に下腹部に向けてなぞり，鼡径靭帯の走る位置とその終点にあたる**恥骨結節** pubic tubercle を触知する。
5. 下肢の中央線上，大腿と下腿の境界付近の高さで「knee cap（膝小僧）」とも呼ばれる**膝蓋骨** patella を解診する。防腐処置された遺体の組織は，生体に比べてはるかに可動性が乏しくなっている。
6. 膝の両側面では，内側で**大腿骨の内側上顆** medial femoral epicondyle を，外側で**大腿骨の外側上顆** lateral femoral

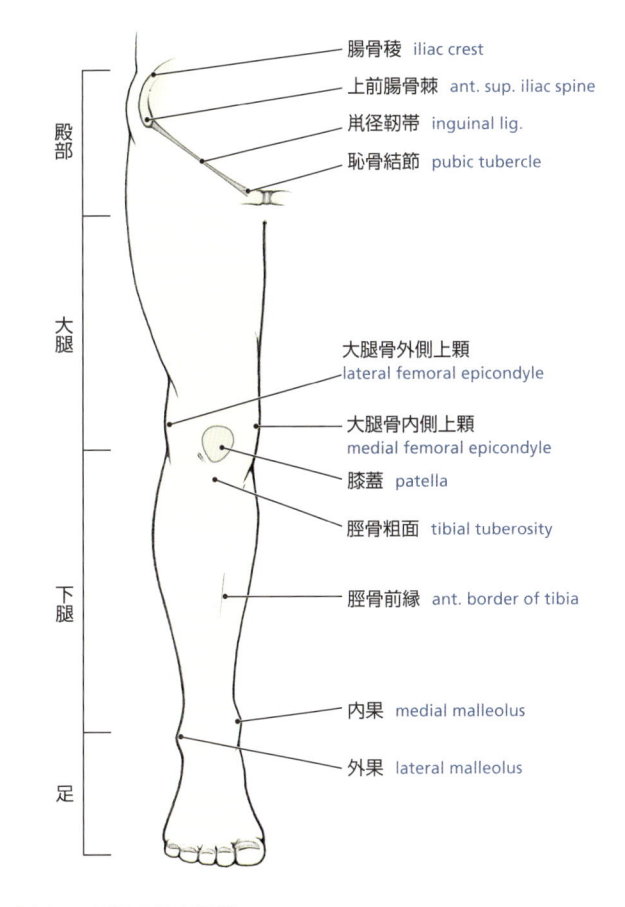

　　腸骨稜 iliac crest
　　上前腸骨棘 ant. sup. iliac spine
　　鼡径靭帯 inguinal lig.
　　恥骨結節 pubic tubercle

殿部
大腿

　大腿骨外側上顆 lateral femoral epicondyle
　大腿骨内側上顆 medial femoral epicondyle
　膝蓋 patella
　脛骨粗面 tibial tuberosity
　脛骨前縁 ant. border of tibia

下腿

　内果 medial malleolus
　外果 lateral malleolus

足

図 6.1　下肢の体表解剖

epicondyle を確認する。

7. 膝のすぐ下方，下腿の上端の前面で**脛骨粗面** tibial tuberosity を確認し，そこから足根に向けて続く**脛骨の前縁** anterior border of the tibia を確認する。
8. 足根部の両側面では，内側で**内果** medial malleolus を，外側で**外果** lateral malleolus を確認する。

大腿前面部の骨格

　分離骨格標本や交連骨格標本で，**図 6.2** に従って以下に挙げた骨格の特徴を同定する。

骨盤［ネ 473，カ 450］

1. 骨盤部前面で腸骨の**上前腸骨棘** anterior superior iliac spine と**下前腸骨棘** anterior inferior iliac spine を同定する。
2. 骨盤上口をなす曲線を**恥骨櫛** pecton pubis に沿って**恥骨**

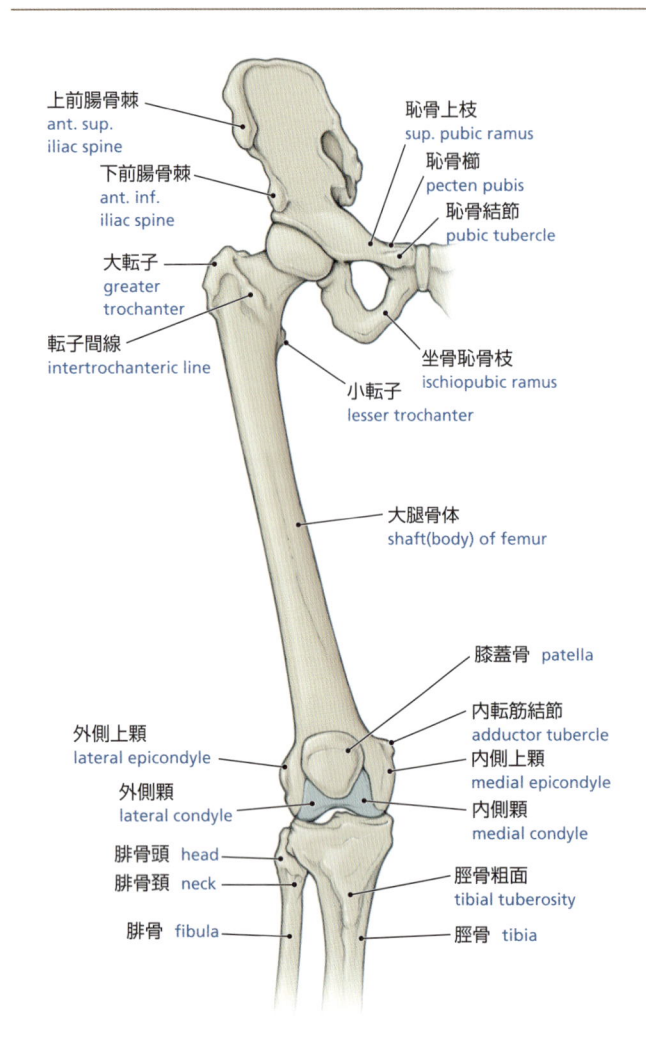

大転子 greater trochanter
転子間線 intertrochanteric line
小転子 lesser trochanter
大腿骨体 shaft(body) of femur
膝蓋骨 patella
内転筋結節 adductor tubercle
内側上顆 medial epicondyle
内側顆 medial condyle
外側上顆 lateral epicondyle
外側顆 lateral condyle
腓骨頭 head
腓骨頚 neck
腓骨 fibula
脛骨粗面 tibial tuberosity
脛骨 tibia
上前腸骨棘 ant. sup. iliac spine
下前腸骨棘 ant. inf. iliac spine
恥骨上枝 sup. pubic ramus
恥骨櫛 pecten pubis
恥骨結節 pubic tubercle
坐骨恥骨枝 ischiopubic ramus

図 6.2　大腿の骨格（前面）

結節 pubic tubercle までたどる。

3. 左右の腸骨と仙骨で骨盤を組み立て，恥骨結節と上前腸骨棘が同じ冠状面内に並ぶことを確認する。

4. **閉鎖孔** obturator foramen を同定し，その上縁は**恥骨上枝** superior pubic ramus，下内側縁は**坐骨恥骨枝** ischiopubic ramus になっていることを観察する。

大腿骨 [ネ 476, カ 455]

1. 大腿骨の上外側に**大転子** greater trochanter を同定する。

2. 大腿骨近位部の前面で大転子から**転子間線** intertrochanteric line を下内側にたどると，**小転子** lesser trochanter に至ることを確認する。

3. 大腿骨遠位部の外側で**外側上顆** lateral epicondyle を同定し，それが**外側顆** lateral condyle の上方に位置するのを確認する。

4. 大腿骨遠位部の内側で**内側上顆** medial epicondyle とその上にある**内転筋結節** adductor tubercle を同定し，それらが**内側顆** medial condyle の上方に位置するのを確認する。

脛骨，腓骨，膝蓋骨 [ネ 500, カ 456]

1. 脛骨近位部で**内側顆** medial condyle と**外側顆** lateral con-

dyle を同定する。

2. **腓骨頭** fibular head と脛骨は外側顆の下方で関節しているが，大腿骨とは関節をつくっていないことを観察する。

3. 脛骨近位部の前面で**脛骨粗面** tibial tuberosity を同定する。

4. **膝蓋骨** patella の**前面**と**関節面（後面）**を同定する。

解剖の手順

皮膚剥離

浅筋膜，表在静脈および皮神経を損なわずに，下肢から皮膚を取り除くことが目的である。短期間で下肢全体の解剖を終わらせる必要がないなら，下肢の各部の解剖ごとに，該当部位の皮膚を剥いだ方が内部の組織を傷めずにすむだろう。

1. 遺体を背臥位にする。切開線は**図 6.3A** を参照する。

2. 鼡径靭帯に沿って上前腸骨棘（D）から恥骨結節まで切開する。腹部の解剖が済んでいるなら，この切開はすでに行われている。

3. 前項の切開を，恥骨結節から大腿の内側面を経由して，大腿後面（E）まで伸ばす。会陰の解剖が済んでいるなら，この切開はすでに行われている。

4. 鼡径靭帯の浅層を覆う皮膚を剥離し，皮膚と皮下組織の厚さを確認する。皮下の表在静脈を切らないように注意しつつ，鼡径靭帯の中央（F）から，膝蓋骨直上の高さまで，垂直方向に切開する。

5. この垂直方向の切開を膝蓋骨から足背（G）まで，脛骨前縁の上を通るように進める。

6. 十分に注意を払って，足趾の近位端の手前を横切る切開線（H から H まで）を入れる。足背の皮膚は非常に薄いので，深く切りすぎないように気をつける。

7. 踵（かかと）から H まで，足の内側面・外側面両方に切開線を入れ，足背の皮膚を除去する。

8. もし足趾の解剖も行うなら，各指の背側の正中線に沿って，爪の近位端まで（H から P まで）切開して足趾の背側面から皮膚を除去する。

9. 大腿および下腿の皮膚を，内・外側のできるだけ端まで取り除く。早く作業を進めるために，いくつか横方向の皮膚切開を加えてもよい。

10. 遺体を腹臥位にする。切開線は**図 6.3B** を参照する。

11. 仙骨の正中から，肛門管直上まで切開を進める。もし骨盤部の解剖が済んでいるなら，この切開はすでに行われている。

12. まだ殿部の皮膚が取り除かれていなければ，内側から外側方向に作業を進めて，殿部および腰部外側面の領域から J～K の線に沿って皮膚を除去していき，剥いだ皮膚は組織コンテナに移す。

13. 大腿と下腿の正中線に沿って，殿溝から踵まで（E～I まで）切開する。

14. 下肢前面につくった横方向の皮膚切開をさらに後方に進めて切開線 E～I にまでつなげる。

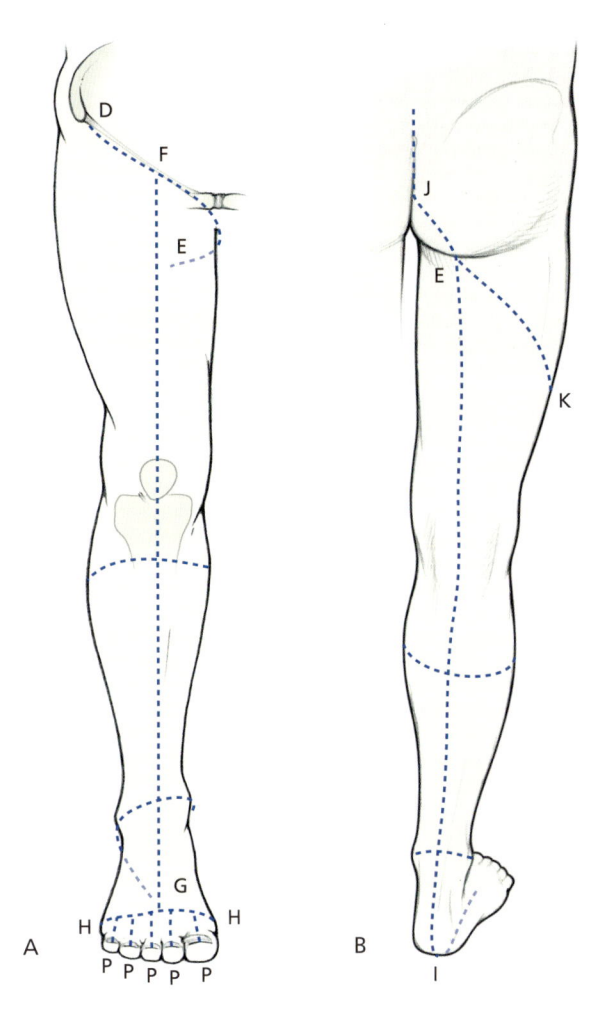

図 6.3　下肢の切開線。A：前面。B：後面

15. 皮膚の除去を切開線 E〜I から内・外側双方に進め，大腿と下腿から皮膚を完全に取り除き，組織コンテナに移す。

下肢後面の浅筋膜[ネ 471, カ 488, 498, 501]

1. 遺体を腹臥位にしたまま，下肢後面の**浅筋膜** superficial fascia に含まれる構造物を解剖する（図 6.4B）。
2. 足根部の外果すぐ後方を通る**小伏在静脈** small (lesser) saphenous vein を同定し，剖出する（図 6.4B）。<u>小伏在静脈は**足背静脈弓** dorsal venous arch of the foot の外側端から起こる。</u>
3. 鈍的解剖により小伏在静脈を上方にたどり，膝窩で深筋膜を貫いて膝窩静脈に合流するのを観察する。
4. 下腿後面で**腓腹神経** sural nerve（ラテン語で *sura* は「ふくらはぎ」という意味）を同定する。腓腹神経が下腿後面の中ほどの高さで深筋膜を貫き，小伏在静脈に伴走することを観察する。<u>腓腹神経は，足首と足の外側面の皮膚に分布する。</u>
5. 膝窩後面で**後大腿皮神経** posterior cutaneous nerve of the thigh を同定する。後大腿皮神経は深筋膜よりも深層に向かうため，上方にたどるのは難しい（図

6.4B）。<u>後大腿皮神経の枝は深筋膜を貫いて大腿後面および膝窩の皮膚に分布することを確認する。</u>
6. 皮膚の除去の際に失われていなければ，殿部の皮膚に分布する**殿皮神経群** cluneal (clunial) nerves（ラテン語で *clunis* は「尻」という意味）を同定する。
7. 遺体と図 6.4B を参照して，殿部後面の皮神経の分布を学ぶ。
8. **上殿皮神経** superior cluneal nerves（脊髄神経 L1-L3 の後枝）が殿部の上部に分布するのを観察する。
9. **中殿皮神経** middle cluneal nerves（脊髄神経 S1-S3 の後枝）が殿部の中央部に分布するのを観察する。
10. **下殿皮神経** inferior cluneal nerves（脊髄神経 S2-S3 の前枝）が大殿筋の下縁を包み込むように上方に反転し，殿部下部の皮膚に分布するのを観察する。
11. 剖出した深筋膜，皮神経，表在静脈を保存しながら，殿部，大腿，下腿の後面に残るすべての**浅筋膜**を取り除く。

下肢前面の浅筋膜[ネ 470, カ 489, 490, 504, 505]

1. 遺体を背臥位にし，図 6.4A を参照して，解剖を進める。
2. 足根部の内果前方を通る**大伏在静脈** great saphenous vein（ギリシア語で *saphenous* は「明らかな，明白な」という意味）を剖出する。大伏在静脈は**足背静脈弓** dorsal venous arch of the foot の内側端から起こることを観察する。
3. 鈍的解剖によって大伏在静脈を近位方向にたどり，膝部において大腿骨内側上顆の後方を通ることを観察する。<u>大伏在静脈は膝の後方を通ることで膝を屈曲したときにかかる張力を免れる。</u>
4. 大伏在静脈が膝の高さからは前外側に向かい，最終的には大腿近位部の前面に回り込んでいることを確認する。
5. 大伏在静脈の経路の様々な場所で，多数の命名されていない表在静脈が合流するのを確認する。下肢の深部静脈系から複数の**貫通静脈** perforating veins も大伏在静脈に合流する。
6. 大腿内側面で**副伏在静脈** accessory saphenous vein を同定する。この名前のついた分枝（静脈根）は大腿内側面の浅筋膜と皮膚からの静脈血を集める。
7. 鼠径靱帯の約 4 cm 下方で，大伏在静脈が**伏在裂孔** saphenous opening (saphenous hiatus) を貫通し，大腿静脈に注ぐことを観察する。伏在裂孔は，大腿深筋膜が薄くなった部分である。解剖はのちに行う。
8. 伏在裂孔の位置で大腿内側面に 3 本の小さな表在静脈（**浅外陰部静脈** superficial external pudendal vein，**浅腹壁静脈** superficial epigastric vein，**浅腸骨回旋静脈** superficial circumflex iliac vein）が，大伏在静脈に合流するのを観察する。

6

下肢

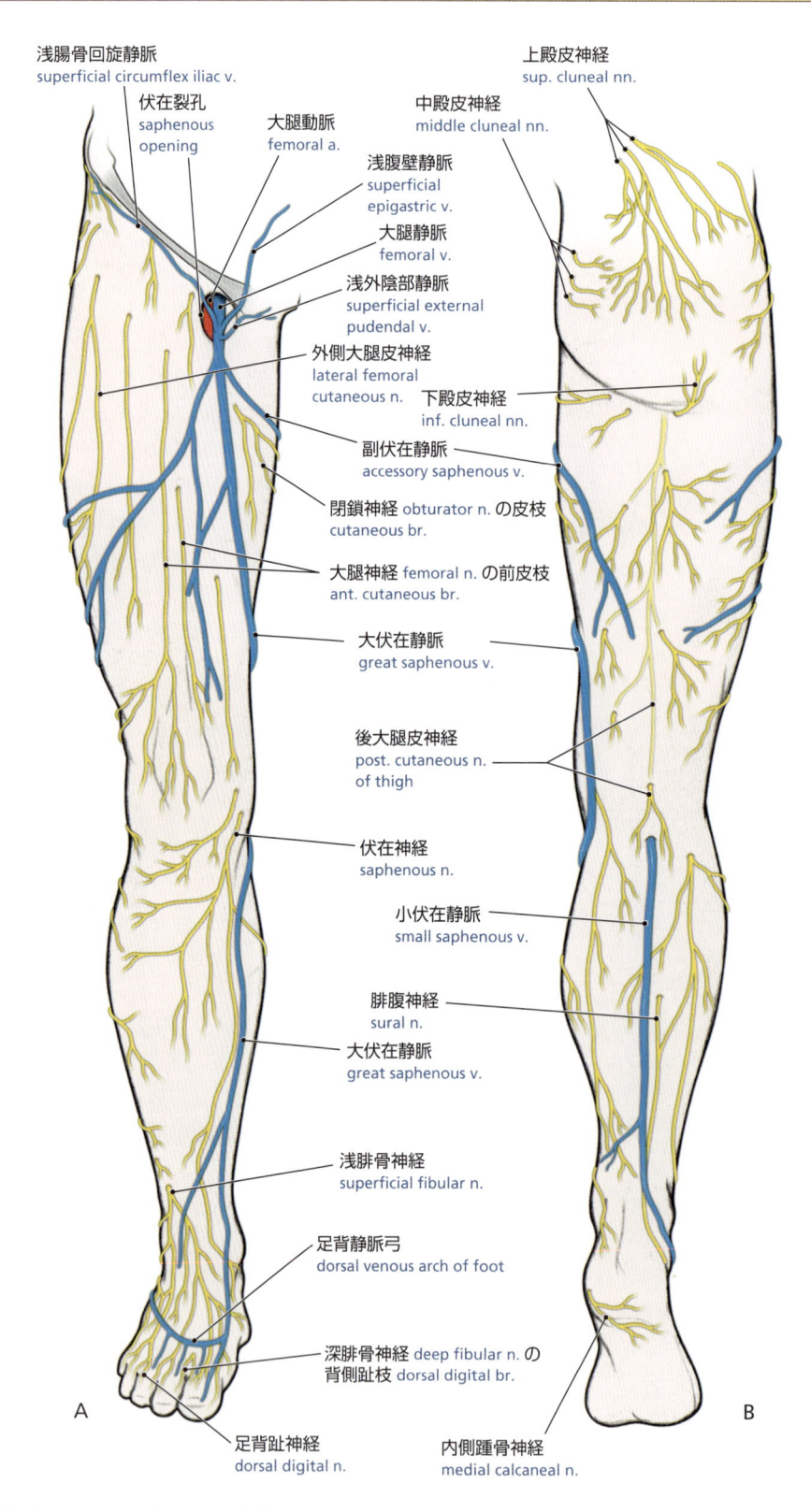

浅腸骨回旋静脈
superficial circumflex iliac v.

伏在裂孔
saphenous opening

大腿動脈
femoral a.

上殿皮神経
sup. cluneal nn.

中殿皮神経
middle cluneal nn.

浅腹壁静脈
superficial epigastric v.

大腿静脈
femoral v.

浅外陰部静脈
superficial external pudendal v.

外側大腿皮神経
lateral femoral cutaneous n.

下殿皮神経
inf. cluneal nn.

副伏在静脈
accessory saphenous v.

閉鎖神経 obturator n. の皮枝
cutaneous br.

大腿神経 femoral n. の前皮枝
ant. cutaneous br.

大伏在静脈
great saphenous v.

後大腿皮神経
post. cutaneous n. of thigh

伏在神経
saphenous n.

小伏在静脈
small saphenous v.

腓腹神経
sural n.

大伏在静脈
great saphenous v.

浅腓骨神経
superficial fibular n.

足背静脈弓
dorsal venous arch of foot

深腓骨神経 deep fibular n. の
背側趾枝 dorsal digital br.

足背趾神経
dorsal digital n.

内側踵骨神経
medial calcaneal n.

A

B

図 6.4　下肢の皮神経と表在静脈。A：前面。B：後面

9. アトラスを参照して，下肢前面の皮膚の神経支配を調べておく。
10. 大腿近位部で外側部の皮膚に広がる手前（鼡径靭帯外側端付近）で，鼡径靭帯をくぐる**外側大腿皮神経** lateral femoral cutaneous nerve を同定する。
11. 大腿前面の皮膚に分布する**大腿神経の前皮枝** anterior

cutaneous branch of the femoral nerve を同定する。これらの神経が大伏在静脈より外側で浅筋膜に入るのを観察する。
12. 大伏在静脈に伴行して下腿に入るところ（膝内側面の深筋膜を貫くところ）で**伏在神経** saphenous nerve を同定する。

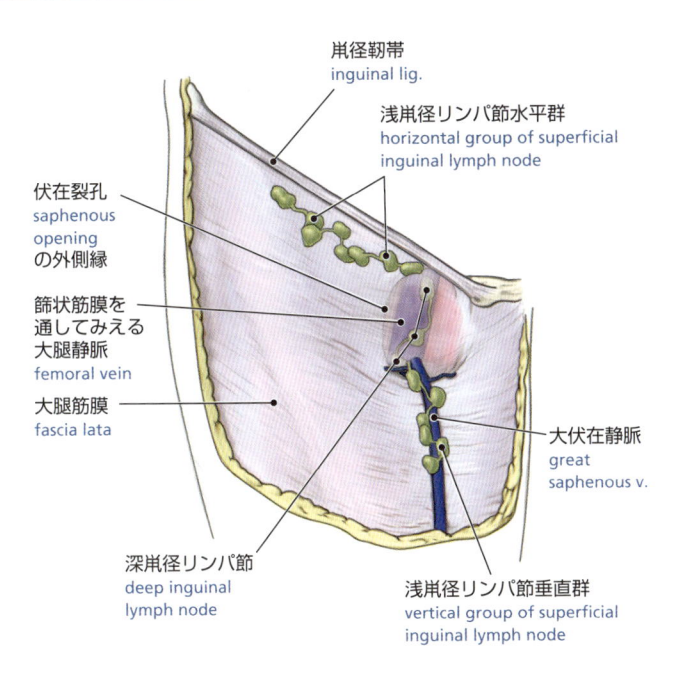

鼡径靱帯
inguinal lig.

浅鼡径リンパ節水平群
horizontal group of superficial
inguinal lymph node

伏在裂孔
saphenous
opening
の外側縁

篩状筋膜を
通してみえる
大腿静脈
femoral vein

大腿筋膜
fascia lata

大伏在静脈
great
saphenous v.

深鼡径リンパ節
deep inguinal
lymph node

浅鼡径リンパ節垂直群
vertical group of superficial
inguinal lymph node

図6.5　伏在裂孔と浅鼡径リンパ節

13. 大伏在静脈の内側で**閉鎖神経の皮枝** cutaneous branch of the obturator nerve を同定する。この神経は大腿内側部の皮膚に分布する。

14. 下腿の遠位1/3の付近で，**浅腓骨神経** superficial fibular nerve を外果よりやや近位の深筋膜を貫くところで同定し，さらに遠位方向に足背をたどる。<u>浅腓骨神経が足背に分布し，**足背趾神経** dorsal digital nerves を各趾の皮膚に送ることを確認する。</u>

15. アトラスを参照して，**深腓骨神経の背側趾枝** dorsal digital branch of the deep fibular nerve が第1趾と第2趾の間の皮膚に分布することを確認する。<u>この領域の皮膚感覚がなければ臨床的には深腓骨神経麻痺を疑う。</u>

16. 大腿近位部で**浅鼡径リンパ節** superficial inguinal lymph node の同定を試みる。

17. アトラスを参照して，このリンパ節は2つのグループに分かれ，**水平群**は鼡径靱帯の下方約2cmに，**垂直群**は大伏在静脈近位端の周囲に分布することを理解する（図6.5）。浅鼡径リンパ節には下肢，前腹壁の下部，殿部，会陰，外陰部からのリンパが流入し，浅鼡径リンパ節からは**深鼡径リンパ節** deep inguinal lymph node へ流出する。

18. 大腿の前面，下腿，足から残りの浅筋膜を取り除く。表在静脈，皮神経，深筋膜は残しておく。

19. 下肢深筋膜の観察を，まず大腿部の**大腿筋膜** fascia lata（ラテン語で *latus* は「広い」という意味）から始める。大腿筋膜は外側に行くに従って厚くなり，**腸脛靱帯** iliotibial tract（IT band）を形成することを観察する。

20. 下腿の深筋膜である**下腿筋膜** crural fascia と，足の深

筋膜である**足筋膜** pedal fascia（足背筋膜と足底筋膜）を同定する。

大伏在静脈

　表在静脈と貫通静脈には，静脈血の逆流を防ぐ弁がある。これらの弁が十分に機能しないと，静脈は拡張して蛇行し静脈瘤と呼ばれる状態となる。

　大伏在静脈はその一部を摘出して冠動脈バイパス手術における移植血管として使われることがある。この際，静脈の遠位端を大動脈側につけ，弁が血流を妨げないようにする。

復習

1. 表在静脈の走行をそれぞれ遠位から近位まで復習し，貫通静脈が流出する部位に注目する。
2. 下肢で剖出したそれぞれの皮神経の位置と分布様式を復習する。
3. 深筋膜の広がりと骨への付着部を復習し，各部の名称を確認する。
4. アトラスを参照して，下肢のリンパの流路を復習する。

大腿の前区画

解剖の概要

　大腿筋膜は，筋間中隔によって大腿骨に結びつけられており，大腿は3つの区画，すなわち**前区画（伸筋区画）**anterior（extensor）compartment，**内側区画（内転筋区画）**medial（adductor）compartment，**後区画（屈筋区画）**posterior（flexor）compartment に分けられている（図6.6）。各区画に含まれる筋は主として同じ1本の神経から運動支配を受けている。つまり前区画は大腿神経，内側区画は閉鎖神経，後区画は坐骨神経の分枝の支配を受ける。2つの区画の境界に位置するような筋は二重の神経支配を受けており，そのためテキストによっては異なる分類をされていることがある。

　大腿の前区画は，**腸腰筋** iliopsoas muscle，**縫工筋** sartorius muscle，**大腿四頭筋** quadriceps femoris muscle（**大腿直筋** rectus femoris muscle，**外側広筋** vastus lateralis muscle，**中間広筋** vastus intermedius muscle，**内側広筋** vastus medialis muscle）を含む。解剖を容易にするために，**恥骨筋** pectineus muscle と**大腿筋膜張筋** tensor fascia lata muscle は大腿の前区画の筋群とともにここで学ぶ。下肢への主要な血液供給路である大腿動脈と，大腿神経およびその分枝の多くはともに大腿の前区画を通る。[**ネ**492，**カ**471]

　以下の順に解剖を行う。

① 大腿筋膜について復習する。

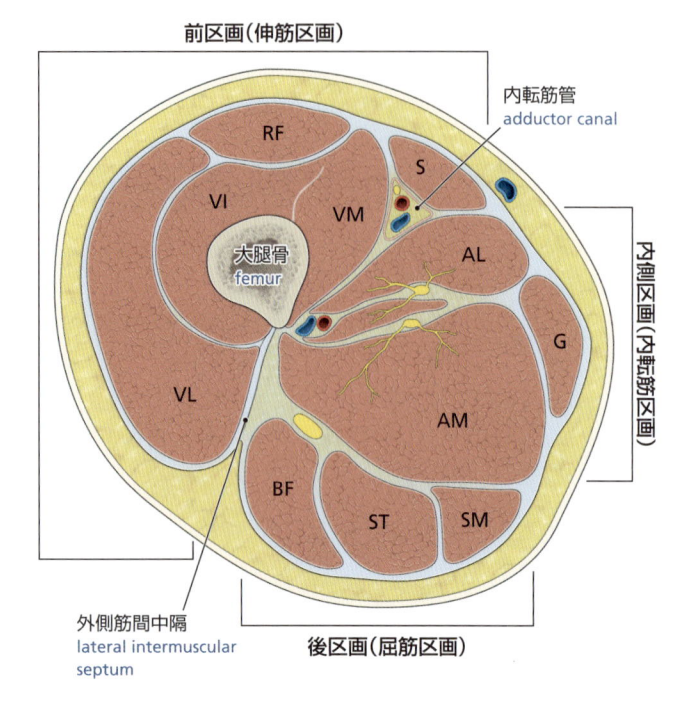

前区画(伸筋区画)

内転筋管
adductor canal

RF

S

VI

VM

大腿骨
femur

AL

G

VL

AM

内側区画(内転筋区画)

BF

ST

SM

外側筋間中隔
lateral intermuscular
septum

後区画(屈筋区画)

図6.6　右大腿の区画(下面)。AL:長内転筋, AM:大内転筋, BF:大腿二頭筋, G:薄筋, RF:大腿直筋, S:縫工筋, SM:半膜様筋, ST:半腱様筋, VI:中間広筋, VL:外側広筋, VM:内側広筋

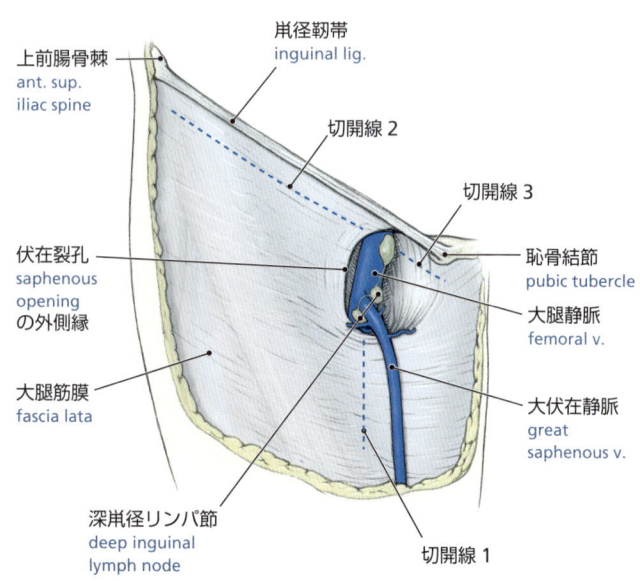

上前腸骨棘
ant. sup.
iliac spine

鼡径靱帯
inguinal lig.

切開線2

切開線3

伏在裂孔
saphenous
opening
の外側縁

恥骨結節
pubic tubercle

大腿静脈
femoral v.

大腿筋膜
fascia lata

大伏在静脈
great
saphenous v.

深鼡径リンパ節
deep inguinal
lymph node

切開線1

図6.7　大腿三角を開くための切開

② 伏在裂孔について調べる。
③ 大腿筋膜上部の前面を開いて大腿三角を露出する。
④ 大腿三角を解剖し, 大腿三角を通る血管を遠位方向にたどる。
⑤ 縫工筋を同定し, 内転筋管を解剖する。
⑥ 大腿筋膜下部の前面を切り, まだ調べていないその他の大腿前部の筋を調べる。

解剖の手順

伏在裂孔 [ネ470, カ490]

1. 鼡径靱帯から膝の高さまでの大腿筋膜前面から, 残っている浅筋膜をすべて取り除く。
2. 伏在裂孔周囲の浅鼡径リンパ節も取り除く。大伏在静脈は切らずに残す。
3. 大伏在静脈を上方にたどり, この静脈が鼡径靱帯の下方約4 cmのところで**伏在裂孔** saphenous opening を通過するのを観察する。
4. 大伏在静脈が大腿筋膜を貫くところで, プローブを使って静脈周囲の結合組織を取り除き, **伏在裂孔**の境界全体がわかるようにする(**図6.7**)。伏在裂孔が大腿筋膜の生理的な脆弱部位になっており, そこを覆う筋膜が周囲より薄いことを観察する。
5. 伏在裂孔まで大伏在静脈をたどり, **大腿静脈** femoral vein の前面に合流することを確認する。
6. 大伏在静脈が大腿静脈に合流するところで, 下に向けて伏在裂孔に指を入れ, 指先が縫工筋のレベルに

達するまで差し込む。
7. 指でつくった空間にハサミを入れ, 大腿筋膜を縫工筋まで縦方向に切開する(**図6.7**の切開線1)。
8. ハサミで大腿筋膜を水平方向に切開する。鼡径靱帯に並行に伏在裂孔の上縁から上前腸骨棘(**ASIS**)の直下まで切開する(**図6.7**の切開線2)。
9. 鼡径靱帯の下方で伏在裂孔の上縁から恥骨結節の直下まで大腿筋膜をハサミで切開する(**図6.7**の切開線3)。
10. 大腿筋膜を深層の構造物から鈍的に剥離する。

大腿三角 [ネ487, カ491-3]

1. 先に切開した大腿筋膜を内側と外側でめくり返す。これで**大腿三角** femoral triangle の浅層側の境界, つまり「天井」が開いたことになる。
2. 大腿三角と大腿近位部の前方表面を覆っていた大腿筋膜をハサミで切り取る。
3. 大腿三角は三角形の底辺をなす**鼡径靱帯** inguinal ligament が上縁であり, 対する頂点が下方にあるような向きになっている(**図6.8**)。
4. **大腿三角の外側縁**をつくる**縫工筋** sartorius muscle の近位部を同定し剖出する。
5. **大腿三角の内側縁**をなす**長内転筋** adductor longus muscle の近位部を同定し剖出する。
6. **大腿三角の内容物**の主なものは外側から内側に向かって, **大腿神経** femoral nerve, **大腿動脈** femoral artery, **大腿静脈**である(**図6.8**)。大腿三角にはこれらのほかに, 脂肪, 筋膜, リンパ管, 大腿動脈と大腿神経の分枝, そして大伏在静脈をはじめとする静脈

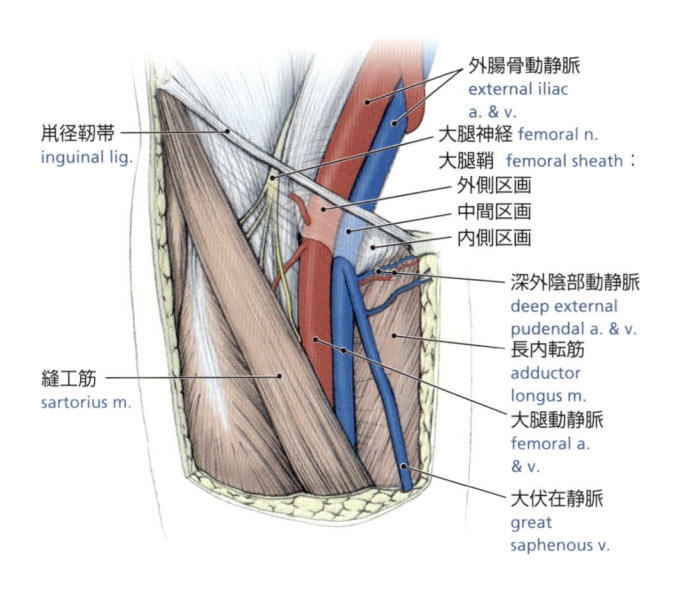

図 6.8 大腿三角

| 外腸骨動静脈 external iliac a. & v.
| 大腿神経 femoral n.
| 大腿鞘 femoral sheath：
| 外側区画
| 中間区画
| 内側区画
| 深外陰部動静脈 deep external pudendal a. & v.
| 長内転筋 adductor longus m.
| 大腿動静脈 femoral a. & v.
| 大伏在静脈 great saphenous v.
| 鼡径靭帯 inguinal lig.
| 縫工筋 sartorius m.

の支流が含まれる。

臨床との関連

大腿三角

　診察の際には大腿三角で大腿動静脈へアクセスできる。鼡径靭帯中央の約3cm下方で，大腿動脈の拍動を触診できる。大腿静脈は大腿動脈のすぐ内側を走る。大腿動脈からカテーテルを挿入し上方に進めると，大動脈やその枝に到達できる。大腿静脈にカテーテルを挿入し上方に進めると，下大静脈や右心房に到達できる。

7. 大腿動脈，大腿静脈，大腿神経をプローブでよけて，**大腿三角の底面**を形成する2つの筋，すなわち外側の**腸腰筋** iliopsoas muscle と内側の**恥骨筋** pectineus muscle を同定する。腸骨筋と大腰筋は，鼡径靭帯の下では，あわせて腸腰筋と呼ばれる。

8. **大腿鞘** femoral sheath を同定する。これは横筋筋膜が大腿内へ延長した部分であり，大腿動静脈の周囲を包む。

9. アトラスと遺体で，大腿鞘が3つの区画に分かれていることを確認する（図6.8）。

10. 大腿鞘の**外側区画** lateral compartment の中に大腿動脈を，**中間区画** intermediate compartment の中に大腿静脈を同定する。

11. 大腿鞘の**内側区画** medial compartment は，**大腿管** femoral canal とも呼ばれ，その腹腔への近位開口部は**大腿輪** femoral ring と呼ばれる。大腿管と大腿輪は，鼡径靭帯の腹腔側から観察した方がわかりやすい。大腿管はリンパ管やリンパ節を包んでいる。

12. 鼡径靭帯の下を通る（大腿鞘の内容物を含む）構造物の配置を観察する。これらは外側から内側へ向かっ

て**大腿神経** femoral Nerve，**大腿動脈** femoral Artery，**大腿静脈** femoral Vein，**リンパ管** Lymphatics の順に並んでおり，NAVL（ネーブル〈navel〉と発音する）という語呂合わせで憶えておくとよい。

13. **大腿神経**は大腿動脈より外側で，大腿鞘の外を走行する（図6.8）。大腿神経を下方にたどると多数の枝に分かれるが，それぞれの分枝は後で確認する。大腿神経は，大腿の前区画の筋と大腿前面の皮膚に分布する。

14. **大腿神経の前皮枝** anterior cutaneous branches of the femoral nerve は，縫工筋の前面に沿って大腿筋膜を貫通し，浅筋膜の層に入ってくることを確認する（図6.4A）。

15. 鈍的に大腿三角の中で**大腿動脈**と**大腿静脈**を剖出する。

16. 大腿三角の頂点より下方で**大腿動静脈**は縫工筋と長内転筋の間を遠位に向かって走行することを確認する（図6.9A）。

17. 鼡径靭帯のすぐ遠位で上方かつ浅層に向かって走る**浅腹壁動脈** superficial epigastric artery を同定する。

18. 大腿動脈より深層に向かう分枝として，大腿動脈外側から起こる**浅腸骨回旋動脈** superficial circumflex iliac artery と内側から起こる**(浅)外陰部動脈** superficial external pudendal artery を同定する（図6.9B）。

19. 大腿動脈を注意深く内側に引き，**大腿深動脈** deep artery of the thigh を同定する。大腿深動脈が大腿動脈と平行に，長内転筋の後方を走行するのを確認する（図6.9B）。大腿深動脈は，大腿の内側区画と後区画に分布する。

20. **外側大腿回旋動脈** lateral circumflex femoral artery を同定する（図6.9B）。外側大腿回旋動脈は，通常，大腿深動脈から分枝し，その起始部は大腿深動脈の大腿動脈からの分岐部に非常に近いが，遺体によっては大腿動脈から直接分枝する場合がある。

21. 外側大腿回旋動脈を外側に大腿直筋の近位端の深層側にたどり，上行枝，横枝，下行枝を同定する。

22. **上行枝** ascending branch は上方に向かって大腿筋膜張筋の深層側に入り，上殿動脈と吻合する。

23. **横枝** transverse branch は大腿直筋の深層側を通り，内側大腿回旋動脈と吻合する。

24. **下行枝** descending branch も大腿直筋の深層側に入るが，向きを変えて中間広筋の前面を下行し，膝部において膝関節動脈網と吻合する。

25. **内側大腿回旋動脈** medial circumflex femoral artery を同定する（図6.9B，C）。内側大腿回旋動脈は，多くの場合に大腿深動脈から起こり，その起始部は大腿深動脈の大腿動脈からの分岐部に近いが，大腿動脈から直接分枝することもある。

26. 内側大腿回旋動脈を，恥骨筋と腸腰筋の間で真っ直

6

下肢

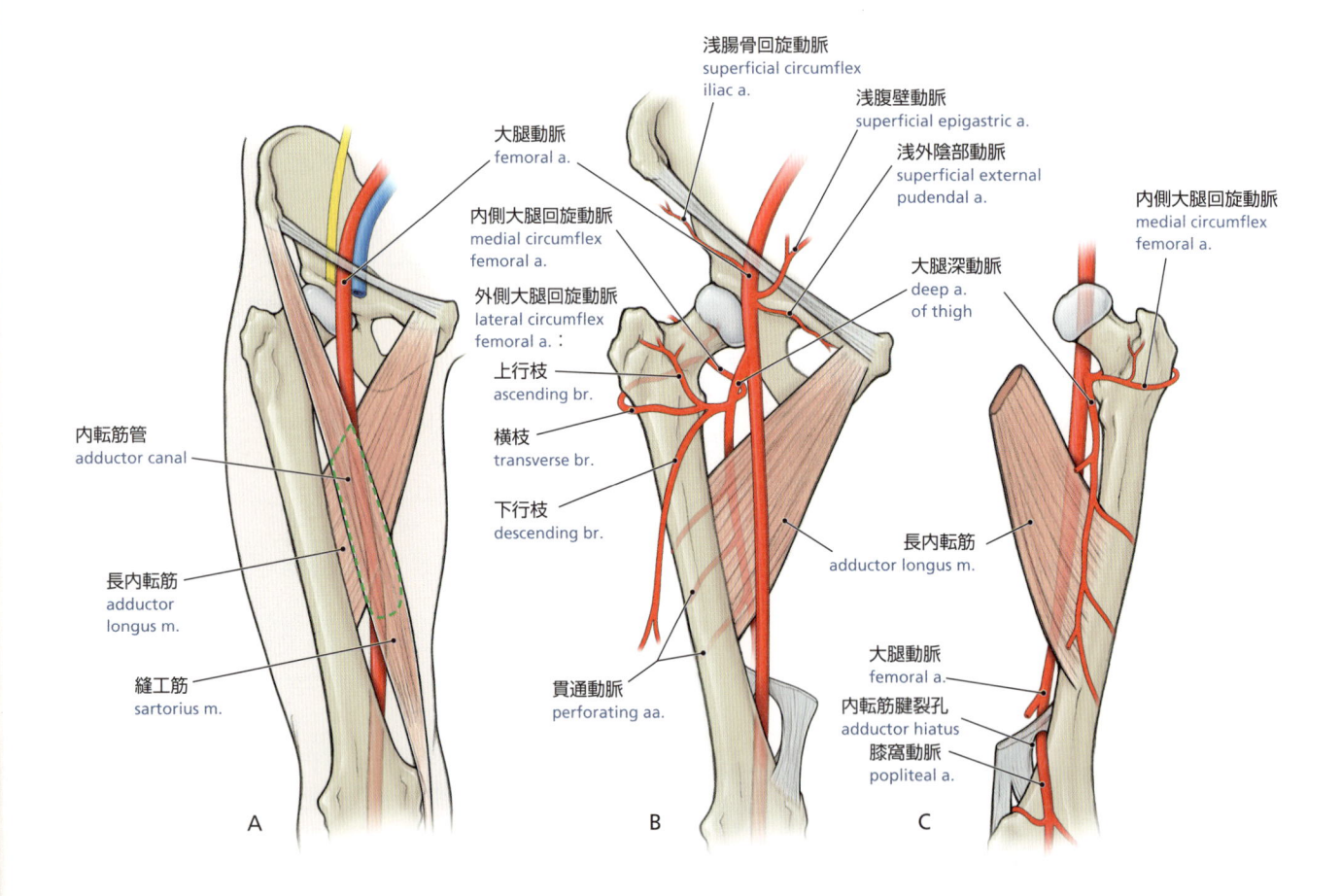

大腿動脈
femoral a.

内側大腿回旋動脈
medial circumflex
femoral a.

外側大腿回旋動脈
lateral circumflex
femoral a.：

上行枝
ascending br.

横枝
transverse br.

下行枝
descending br.

内転筋管
adductor canal

長内転筋
adductor
longus m.

縫工筋
sartorius m.

貫通動脈
perforating aa.

浅腸骨回旋動脈
superficial circumflex
iliac a.

浅腹壁動脈
superficial epigastric a.

浅外陰部動脈
superficial external
pudendal a.

大腿深動脈
deep a.
of thigh

長内転筋
adductor longus m.

内側大腿回旋動脈
medial circumflex
femoral a.

大腿動脈
femoral a.

内転筋腱裂孔
adductor hiatus

膝窩動脈
popliteal a.

A   B   C

図 6.9　大腿の動脈。A，B：前面。C：後面

ぐ後方にたどる。内側大腿回旋動脈は灌流域の軟部組織を栄養するだけでなく，大腿骨頚部への重要な血液供給源として機能している。

27. 血管群の後方にある腸腰筋および恥骨筋の表面全体の剖出を試みる。

28. 腸腰筋および恥骨筋の起始・停止・作用を復習する（表 6.1）。

臨床との関連

大腿ヘルニア

　大腿輪はヘルニアの起こりやすい部位であり，**大腿ヘルニア** femoral hernia では腹部臓器が大腿輪から大腿管へ脱出する。大腿ヘルニアは周囲の構造物に柔軟性がないために絞扼性ヘルニアになることもある。

内転筋管と縫工筋[ネ 487, カ 492]

1. **内転筋管** adductor canal を同定する。これは，縫工筋の深層側に位置する筋膜でできた区画である。

2. アトラスと遺体で，内転筋管が**大腿三角の頂点** apex of the femoral triangle から始まって，膝のすぐ上方にある**内転筋腱裂孔** adductor hiatus まで続くことを

確認する（図 6.9A, C）。大腿動静脈は，内転筋管の中を通り，内転筋腱裂孔を抜けて膝窩に入ることを確認する。大腿動静脈のほかに大腿神経の 2 本の枝も内転筋管の中に存在する。

3. ハサミで縫工筋の前面に沿って，ASIS から大腿骨内側上顆の位置まで大腿筋膜を切開する。

4. プローブまたは指で**縫工筋** sartorius muscle を周囲の深筋膜から剥離し，縫工筋が股関節と膝関節の両方をまたいでいるのを確認する。

5. 縫工筋を外側に引っ張ると，その起始部と停止部を確認できる。その際に，栄養血管と支配神経を同定する。

6. 縫工筋の起始・停止・作用を復習する（表 6.1）。

7. 縫工筋を外側に引っ張り，大腿動静脈を包む結合組織の鞘を観察する。この結合組織性の鞘が**内転筋管**である。

8. ハサミで内転筋管を切開し，大腿動静脈を調べる。この位置では**大腿静脈** femoral vein が**大腿動脈** femoral artery より後方に位置することを確認し，大腿三角の中では横並びに走行していたことを復習する。

9. 鈍的解剖で，大腿動脈を遠位方向に**内転筋腱裂孔**までたどる。内転筋腱裂孔をくぐったところで，大腿

表 6.1　大腿の前区画の筋

筋		起始	停止	作用	神経支配
恥骨筋	pectineus	恥骨櫛と恥骨上枝	大腿骨の恥骨筋線	大腿の内転と屈曲	大腿神経と閉鎖神経
腸腰筋	iliopsoas	●腸骨筋：腸骨窩 ●大腰筋：T12-L5 の横突起と椎体	大腿骨の小転子	大腿の屈曲	大腿神経
縫工筋	sartorius	上前腸骨棘	近位の脛骨内側面	大腿の屈曲と外旋, 下腿の屈曲と内旋	
大腿筋膜張筋	tensor fasciae lata(TFL)	上前腸骨棘	腸脛靭帯	大腿の外転, 内旋, 屈曲	上殿神経
大腿四頭筋	quadriceps femoris				
大腿直筋	rectus femoris	下前腸骨棘	脛骨粗面	大腿の屈曲と下腿の伸展	大腿神経
内側広筋	vastus medialis	粗線内側唇と転子間線		下腿の伸展	
外側広筋	vastus lateralis	粗線外側唇と大転子			
中間広筋	vastus intermedius	大腿骨前面と外側面			

T：胸椎，L：腰椎　[ネ 477, 489]

動脈は**膝窩動脈** popliteal artery と名称を変える(**図6.9C**)。

10. 内転筋管の中で**内側広筋への筋枝** nerve to vastus medialis と**伏在神経** saphenous nerve を同定する。内転筋管を通って内側広筋へ向かう神経は，運動神経であるが，伏在神経は下腿から踵，足の内側部の皮膚に分布する皮神経(感覚神経)である。

11. 内転筋管内の構造物の同定や剖出に困難があるなら，遺体の一側で，縫工筋をその長さの中ほどで切断し，各断端をそれぞれ上方と下方にめくり返すと観察が容易になる。

大腿四頭筋[ネ 488, カ 493]

1. ハサミで，大腿筋膜を垂直方向に，大腿三角の頂点から膝蓋骨上縁まで切開する。

2. 次に膝蓋骨の上方で，大腿筋膜を内側上顆から外側上顆に向かって横切開を入れる。

3. 鈍的に大腿筋膜を広く開き，大腿筋膜の内面に沿って指で外側方向にたどると，大腿筋膜が**外側筋間中隔** lateral intermuscular septum に付着することがわかる(**図6.10**)。外側筋間中隔は**大腿骨後面の粗線** linea aspera に付着する。

4. **大腿四頭筋**(大腿直筋，外側広筋，中間広筋，内側広筋)を同定し，この筋が大腿の前区画の大部分を占めることを観察する(**図6.10**)。

5. 大腿四頭筋を構成する4つの筋の腱が膝蓋骨上方で一体になって**大腿四頭筋腱** quadriceps femoris tendon を形成していることを観察する。

6. 膝蓋骨の下方で**膝蓋靭帯** patellar(tendon)ligament を同定し，これが脛骨粗面に付着するのを確認する(**図6.10**)。膝蓋骨は種子骨の一例である。種子骨とは腱の中に形成された骨を意味するので，最終的な大腿四頭筋の停止部は脛骨粗面といえる。

7. 大腿前部の中央線上で**大腿直筋** rectus femoris mus-cle を同定し，その表面を剖出する。大腿直筋が股関節と膝関節の両方をまたぐことを確認する(**図6.10**)。

8. 大腿前部の外側に**外側広筋** vastus lateralis muscle を同定し，その表面を剖出する(**図6.11**)。

9. 大腿前部の内側に**内側広筋** vastus medialis muscle を同定し，その表面を剖出する(**図6.11**)。

10. 大腿直筋の深層側，外側広筋と内側広筋の間に**中間広筋** vastus intermedius muscle を同定する(**図6.11**)。もし中間広筋が観察できなければ，遺体片側で大腿直筋を切断し，断端を上下にめくり返す。

11. 大腿四頭筋の各部分について起始・停止・作用を復習する(**表6.1**)。

12. **外側大腿回旋動脈の下行枝** descending branch of the lateral circumflex femoral artery を観察する。この血管は中間広筋の前面，すなわち大腿直筋より深層側で見つけることができる。

13. 大腿前部の筋に分布する**大腿神経の筋枝** muscular branch of the femoral nerve を大腿直筋と3つの広筋の間に同定する(**図6.11**)。大腿神経は大腿四頭筋だけでなく，縫工筋と恥骨筋も支配する。

大腿筋膜張筋[ネ 488, カ 493]

1. 大腿外側面で大腿筋膜の肥厚部である**腸脛靭帯** iliotibial tract(IT band)を同定する(**図6.10**)。

2. 大腿筋膜の残りを大腿前面から剥がして，近位端のASISと遠位端の大腿骨外側顆からすぐ外側の点を結ぶ直線に沿って切断する。ここでは大腿筋膜の大腿外側面を覆う部分のほとんどは解剖せず，腸脛靭帯の前縁のみを明確にする。

3. 腸脛靭帯の近位部の中で，**大腿筋膜張筋** tensor fascia lata(tensor fascia latae)(TFL)muscle を同定する(**図6.10**)。大腿筋膜張筋は腰部の前面に含まれるにもかかわらず，神経支配が上殿神経によることからしばしば殿部の筋に分類される。

6

下肢

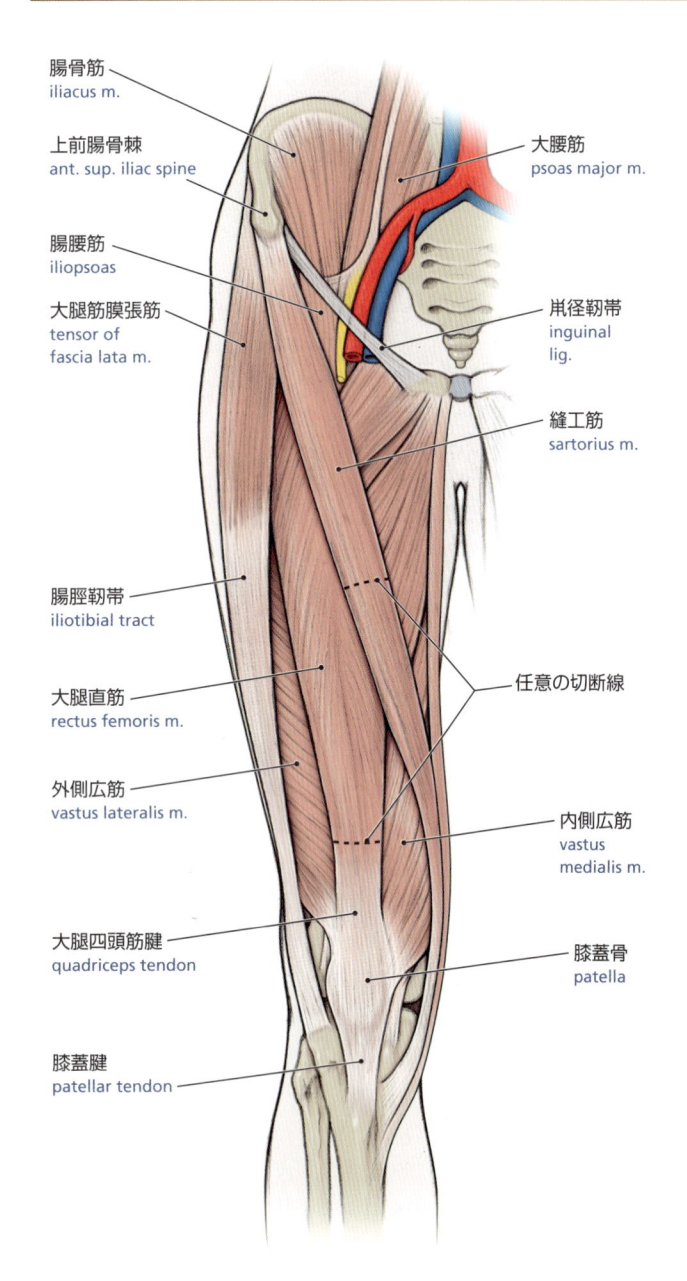

腸骨筋
iliacus m.

上前腸骨棘
ant. sup. iliac spine

腸腰筋
iliopsoas

大腿筋膜張筋
tensor of
fascia lata m.

大腰筋
psoas major m.

鼡径靭帯
inguinal
lig.

縫工筋
sartorius m.

腸脛靭帯
iliotibial tract

大腿直筋
rectus femoris m.

外側広筋
vastus lateralis m.

任意の切断線

内側広筋
vastus
medialis m.

大腿四頭筋腱
quadriceps tendon

膝蓋骨
patella

膝蓋腱
patellar tendon

図 6.10　大腿の前区画

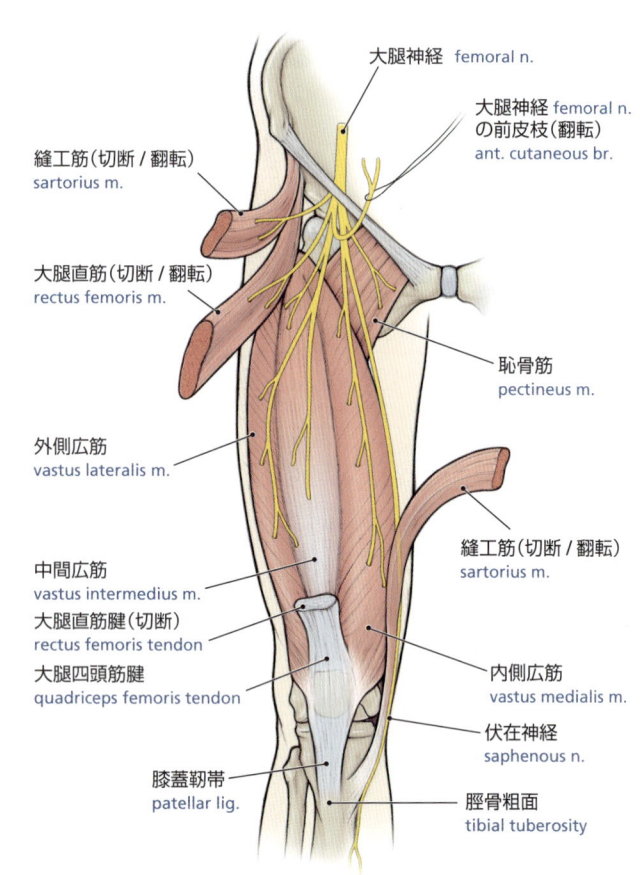

大腿神経　femoral n.

縫工筋（切断 / 翻転）
sartorius m.

大腿神経 femoral n.
の前皮枝（翻転）
ant. cutaneous br.

大腿直筋（切断 / 翻転）
rectus femoris m.

恥骨筋
pectineus m.

外側広筋
vastus lateralis m.

中間広筋
vastus intermedius m.

大腿直筋腱（切断）
rectus femoris tendon

大腿四頭筋腱
quadriceps femoris tendon

縫工筋（切断 / 翻転）
sartorius m.

内側広筋
vastus medialis m.

伏在神経
saphenous n.

膝蓋靭帯
patellar lig.

脛骨粗面
tibial tuberosity

図 6.11　大腿神経の分枝

4. 大腿筋膜張筋は ASIS の下方で大腿筋膜に完全に包まれて存在し，遠位で腸脛靭帯に接続することを観察する。腸脛靭帯は膝外側面の強度に貢献するとともに，大腿筋膜張筋と大殿筋に停止部を提供している。

5. 大腿筋膜に大腿筋膜張筋の前面に平行な短い切開線を入れる。

6. 大腿筋膜張筋の内側面および外側面を大腿筋膜から鈍的に剥がす。

7. 大腿筋膜の一部を除去して大腿筋膜張筋の前面と外側面の表面を露出する。この際に腸脛靭帯や筋の付着部は傷つけないように注意する。

8. 大腿筋膜張筋の起始・停止・作用を復習する（表6.1）。

臨床との関連

膝蓋腱（大腿四頭筋）反射

　膝蓋靭帯を叩くと，**膝蓋腱反射** patellar reflex（**大腿四頭筋反射** quadriceps reflex/knee jerk）を引き起こす。刺激が大腿四頭筋の筋紡錘を興奮させ，求心性インパルスが大腿神経を通って，脊髄の L2-L4 に伝わる。遠心性インパルスは，大腿神経によって大腿四頭筋に伝わり，その結果，短い収縮が起こる。膝蓋腱反射は，大腿神経および脊髄分節 L2-L4 の機能を検査するのに使われる。

復習

1. 遺体で，大腿三角の境界と内容物を復習する。

2. 大腿動脈の起始と走行，および大腿における分枝を復習する。

3. 遺体で，大腿の前区画に属する筋の起始・停止・作用を復習する。

4. 大腿の前区画における神経支配のパターンを復習する。

5. 恥骨筋が大腿神経と閉鎖神経から二重支配を受け，大腿筋膜張筋は上殿神経に支配されることを再確認する。

大腿の内側区画

解剖の概要

　大腿の内側区画には6つの筋，つまり**薄筋** gracilis muscle，**長内転筋** adductor longus muscle，**短内転筋** adductor brevis muscle，**恥骨筋** pectineus muscle，**大内転筋** adductor magnus muscle，**外閉鎖筋** obturator externus muscle が属する。大腿の内側区画に共通する作用は大腿の内転であり，そのためこれらの筋は大腿内転筋群と呼ばれている。[ネ488, カ493]

　以下の順に解剖を行う。

① 大腿筋膜を大腿の内側面から取り除く。

② 薄筋を観察する。

③ 内側大腿回旋動脈，大腿深動脈，閉鎖神経の枝をたどりながら内転筋群を互いから分離する。

　閉鎖神経の前枝と後枝は，それぞれ短内転筋の前方と後方を通過する。大腿深動脈や閉鎖神経の枝は，大腿の内側区画の筋を分ける境界面を示す優れた目印となる。

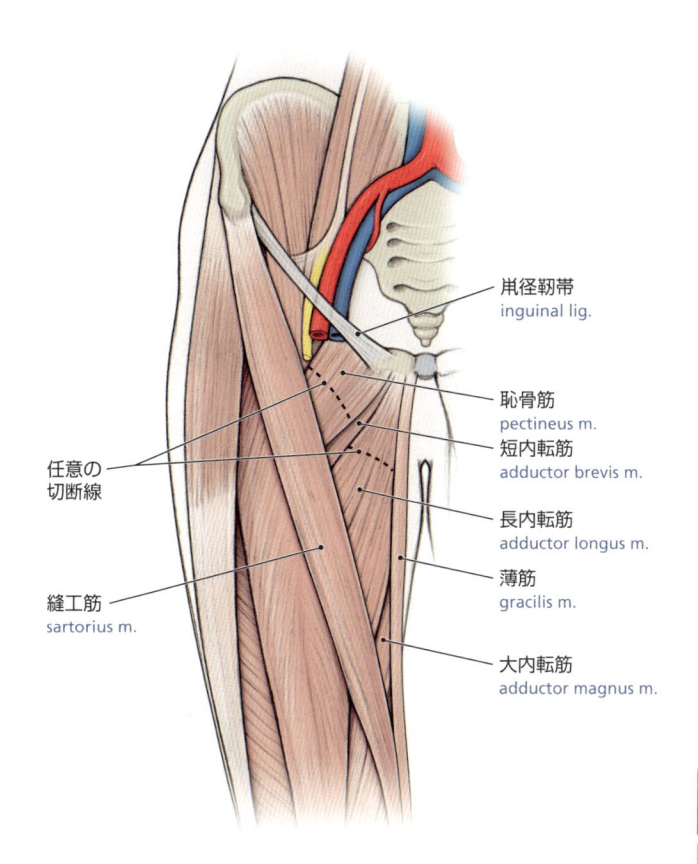

図 6.12　大腿の内側区画

凧径靭帯
inguinal lig.

恥骨筋
pectineus m.

短内転筋
adductor brevis m.

長内転筋
adductor longus m.

薄筋
gracilis m.

大内転筋
adductor magnus m.

任意の切断線

縫工筋
sartorius m.

解剖の手順

1. 大腿の内側面で，鈍的に大腿筋膜を内側区画の筋から剥離する。この作業は大腿三角の内側縁から始めて，内側に向かって行う。

2. 大腿の内側面で大腿筋膜を剥がし，**薄筋** gracilis muscle を確認する（**図 6.12**）。

3. ハサミで大腿筋膜を付着部から切り離す。内側筋間中隔に沿って上方へ骨盤に至るまで切り進める。この作業で薄筋を一緒に剥がしてしまわないように注意する。

4. 切離した大腿筋膜を組織コンテナに入れる。

5. 指で解剖して薄筋の境界を明確にする。薄筋は股関節と膝関節をまたいでおり，両方の関節の動きに補助的に働く。

6. 薄筋の起始・停止・作用・神経支配を復習する（**表 6.2**）。

7. 薄筋の外側方で**長内転筋** adductor longus muscle と**恥骨筋** pectineus muscle を同定する（**図 6.12**）。恥骨筋が大腿三角の底面をなすことを復習する。

8. アトラスを参照して，恥骨上に並んだ**薄筋**，**恥骨筋**，**長内転筋** adductor longus muscle の起始部を確認する。[ネ477, カ469]

9. 大腿動脈から分岐するところで**大腿深動脈** deep artery of the thigh を同定する（**図 6.9**）。

10. 大腿深動脈を下方にたどり，恥骨筋と長内転筋の間を走行していることを確認する。

11. 大腿深動脈を保存しつつ，鈍的に恥骨筋と長内転筋の境界を剖出する。

12. 長内転筋と恥骨筋の起始・停止・作用・神経支配を復習する（**表 6.2**）。

13. 長内転筋を内側へ，恥骨筋を外側へ慎重に牽引し，より深層に位置する**短内転筋** adductor brevis muscle を同定する。

14. 長内転筋の後方で大腿深動脈の剖出を進め，この動脈が長内転筋と短内転筋の間を下行していることを観察する。長内転筋から短内転筋を剥離する際に大腿深動脈を手がかりとして利用する。

15. 遺体の一側で，長内転筋を起始部の下方5 cm のところで切断してめくり返し，**短内転筋**を露出する（**図 6.12**）。

16. 大腿深動脈を剖出し**貫通動脈** perforating arteries を1本か2本同定する。貫通動脈は，短内転筋と大内転筋を貫き，大腿骨を回り込んで大腿の後区画の筋に分布する。

17. 大腿の内側区画の中で，**閉鎖神経** obturator nerve が前枝と後枝に分岐するのを観察する（**図 6.13**）。

18. 短内転筋の前面で**閉鎖神経前枝** anterior branch of the obturator nerve を同定する（**図 6.13**）。

19. 閉鎖神経前枝を上方に恥骨筋よりも深層までたどり，この神経を短内転筋から恥骨筋を剥離する際の手がかりとして利用する。短内転筋の上縁が恥骨筋より深層にあることを確認する。

20. 鈍的に短内転筋を剖出する。この際，閉鎖神経の前枝を傷つけないように注意する。

6

下肢

表 6.2　大腿の内側区画の筋（内転筋群）

筋		起始	停止	作用	神経支配
薄筋	gracilis	恥骨体と恥骨下枝	脛骨近位の内側面	大腿の内転，下腿の屈曲と内旋	閉鎖神経
恥骨筋	pectineus	恥骨上枝	恥骨筋線	大腿の内転	閉鎖神経と大腿神経
長内転筋	adductor longus	恥骨櫛の下方の恥骨体	大腿骨粗線の中 1/3		閉鎖神経
短内転筋	adductor brevis	恥骨体と恥骨下枝	恥骨筋線と大腿骨粗線の近位部		
大内転筋	adductor magnus	坐骨恥骨枝と坐骨結節	●内転筋部：殿筋粗面，粗線，内側上顆線 ●ハムストリング部：大腿骨の内転筋結節	大腿の内転と伸展	●内転筋部：閉鎖神経 ●ハムストリング部：坐骨神経の脛骨神経部
外閉鎖筋	obturator externus	閉鎖孔外縁と閉鎖膜	大腿骨の転子窩	大腿の外旋	閉鎖神経

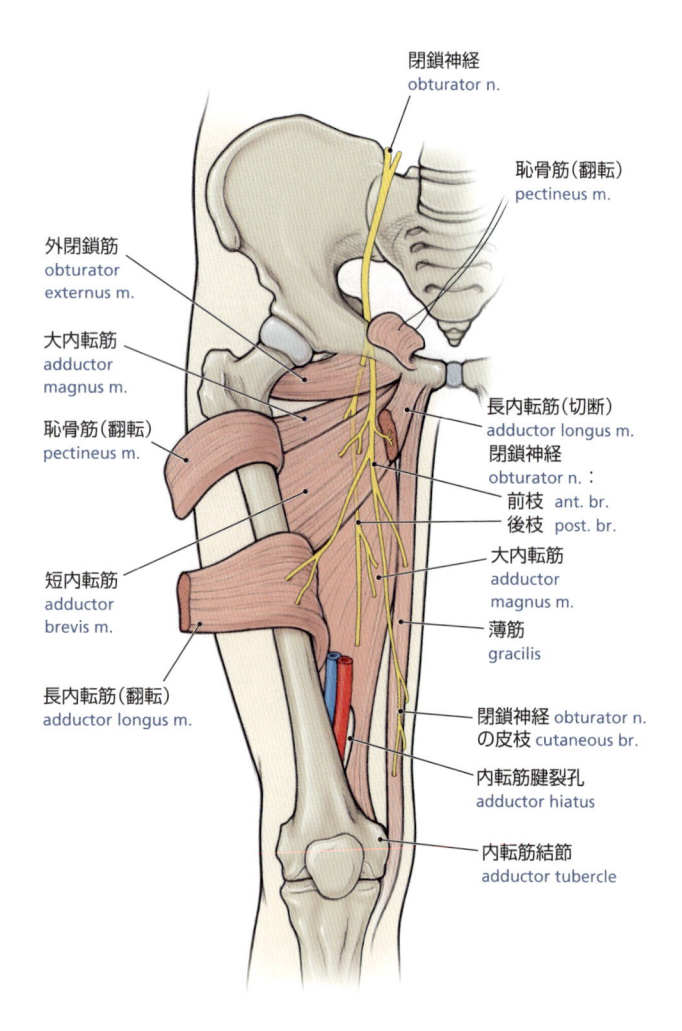

図 6.13　閉鎖神経の分枝

21. 短内転筋を慎重に引き上げ，長内転筋の深層で薄筋の内側にあたる位置に**大内転筋** adductor magnus muscle を同定する。大内転筋は**ハムストリング部** hamstring portion と**内転筋部** adductor portion の両方を持つので，作用と神経支配においても双方のグループの筋の特徴をあわせ持つ。

22. **閉鎖神経後枝** posterior branch of the obturator nerve を短内転筋と大内転筋の間で同定する（**図 6.13**）。

23. 鈍的に閉鎖神経後枝を上方へたどり，この神経を手がかりにして大内転筋から短内転筋を剥離する。

24. 短内転筋と大内転筋の起始・停止・作用・神経支配を復習する（**表 6.2**）。

25. 大内転筋のハムストリング部の腱を下方に，**内転筋結節** adductor tubercle までたどる。

26. この腱の外側に大内転筋の裂隙，すなわち**内転筋腱裂孔** adductor hiatus を観察する（**図 6.13**）。

27. 大腿動静脈が内転筋腱裂孔を通過して，大腿の前区画から後区画へ入ることを観察する。内転筋腱裂孔を通ると大腿動静脈は膝窩動静脈に名称が変わる。

28. アトラスを参照して，**外閉鎖筋** obturator externus muscle について調べる。この筋は恥骨筋や腸腰筋腱よりも深部に位置するので剖出は試みない。[**ネ** 488，**カ** 469]

29. 外閉鎖筋の起始・停止・作用・神経支配を復習する（**表 6.2**）。

復習

1. 大腿内側の筋群を解剖学的位置に並べなおす。

2. 遺体で，剖出したそれぞれの筋の起始・停止・作用を復習する。

3. 大腿深動脈を，その起始部から第 1～第 4 貫通動脈に至るまでたどる。

4. 内側大腿回旋動脈を，その起始から腸腰筋と恥骨筋の間に入るところまでたどる。

5. 閉鎖神経の前枝と後枝を，短内転筋の上縁までたどる。

6. 閉鎖神経が大腿の内側区画の筋を支配することを復習する。恥骨筋は大腿神経と閉鎖神経の両者から支配を受け，大内転筋は閉鎖神経と坐骨神経の脛骨神経部の両者から支配を受ける。

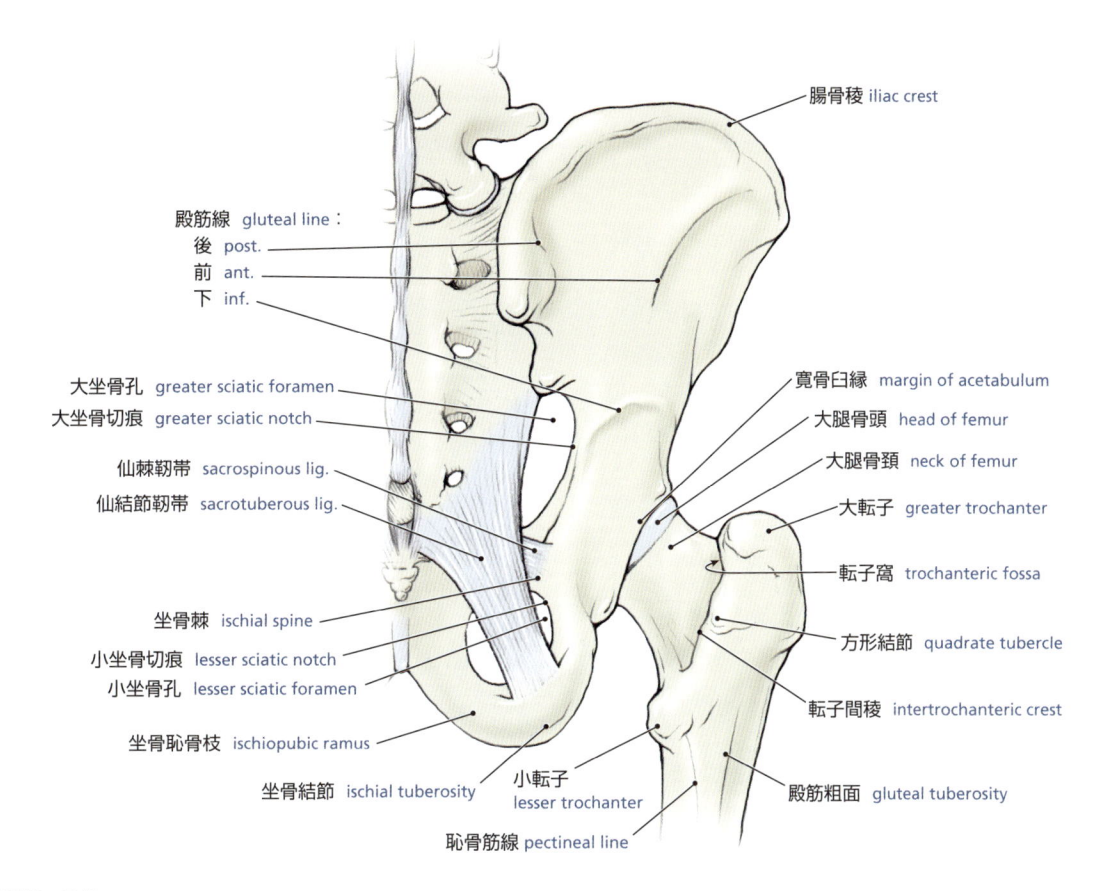

図 6.14 殿部の骨格

殿部

解剖の概要

殿部 gluteal region（ギリシア語で*gloutos*は「尻」という意味）は骨盤の後面に位置し，下肢の最上部を形成する。殿部には大腿の伸展や内転，外旋に関与する筋がある。

以下の順に解剖を行う。

① 殿部から浅筋膜を取り除く。

② 大殿筋の全体を剖出し，外側にめくり返して深層にある筋を露出させる。

③ 大殿筋の深層側に位置する筋群について調べる。

④ この領域の動脈と神経について学ぶ。

梨状筋はこの領域の構造物相互の位置関係を理解する際に重要なランドマークになる。

殿部の骨格

アトラスや骨盤の交連骨格標本で，以下の部位を確認する（図 6.14）。

腸骨 [ネ 473, カ 451]

1. **腸骨** ilium の上面に**腸骨稜**を同定する。
2. 腸骨外側面（外面）で（**後・前・下**）**殿筋線** gluteal line を同定する。

3. 腸骨後面で**大坐骨切痕** greater sciatic notch を同定する。大坐骨切痕は**坐骨棘** ischial spine の上方にあり，腸骨に属する構造である。一方，**小坐骨切痕** lesser sciatic notch は坐骨 ischium に属する構造である。
4. 仙骨と坐骨棘を結ぶ**仙棘靭帯** sacrospinous ligament を確認する。大坐骨切痕が仙棘靭帯とともに**大坐骨孔** greater sciatic foramen の外縁の一部を形成していることを観察する。
5. 仙骨と**坐骨結節** ischial tuberosity を結ぶ**仙結節靭帯** sacrotuberous ligament を確認する。小坐骨切痕が仙結節靭帯および仙棘靭帯とともに**小坐骨孔** lesser sciatic foramen の外縁の一部を形成していることを観察する。

大腿骨 [ネ 476, カ 455]

1. 大腿骨近位部で**大転子** greater trochanter を同定する。
2. 大転子後部の内側面で**転子窩** trochanteric fossa を同定する。
3. 大腿骨近位部の後面で大転子と**小転子** lesser trochanter の間に**転子間稜** intertrochanteric crest を同定する。
4. 転子間稜の長さの中ほどの位置に**方形結節** quadrate tubercle を同定する。
5. 大腿骨近位部の後面で、転子間稜より下方に**殿筋粗面** gluteal tuberosity と呼ばれる粗な領域を同定する。

6

下肢

解剖の手順

大殿筋 [ネ 482, カ 471]

1. 遺体を腹臥位にする。

2. 浅筋膜を殿部大腿筋膜の表面から取り除き，大腿筋膜を観察できるようにする。

3. **大殿筋** gluteus maximus muscle を同定する（図6.15）。

4. 大殿筋が直接には腸脛靭帯に停止し，さらにこの靭帯を経由することで脛骨の外側顆に停止することを観察する。大殿筋は直接には大腿骨の殿筋粗面に停止する一方でこのように大腿筋膜にも停止する。大腿筋膜はさらに筋間中隔へ連続しているので，大殿筋は大腿骨の全長にわたって停止しており，大腿の強力な伸筋として機能できる。

5. 大殿筋の下縁の全長を剖出する。内側については仙骨と尾骨への筋の起始部付近までたどる（図6.15）。

6. まだ剖出されていなければ，大殿筋下縁を回り込んで上行する下殿皮神経を同定する。ただし，ここで下殿皮神経の同定に多くの時間を割く必要はない。

7. 指またはプローブで，大殿筋の上縁を剖出する。

8. 大殿筋の後面から大腿筋膜を取り除き，筋全体を剖出する（図6.15）。

9. 大腿筋膜は大殿筋の表面では比較的薄いが，大殿筋より上方では厚くなり**殿筋腱膜** gluteal aponeurosis を形成している。殿筋腱膜は，大殿筋の上縁から上方へ腸骨稜まで張っており，中殿筋の表面を覆っていることを観察する。

10. 指を大殿筋上縁の深層に挿入し，大殿筋上縁を殿筋腱膜から剥離する（図6.15 の矢印）。殿筋腱膜が大腿筋膜に強く結合している場合は，ハサミでこの結合を切る。

11. 大殿筋上縁の近傍で，大殿筋筋腹の上から仙結節靭帯を触知し，その起始部を確認する。

12. 上縁から大殿筋の剥離を始め，腸骨，仙骨，そして仙結節靭帯への付着部位へと剥がして，筋全体を外側へめくり返す（図6.15 の破線）。大殿筋は時に仙結節靭帯の全長にわたって広く付着している。筋を剥離しながら外側へめくり返す過程で仙結節靭帯を切ってしまわないよう注意する。

13. 大殿筋をめくり返す途中で，指を大殿筋の深層側に差し入れ，筋の中央付近で**下殿動静脈・神経** inferior gluteal artery, vein, and nerve を触知する。下殿神経は，大殿筋に分布する唯一の神経であるが，一方，血液供給は上殿動脈と下殿動脈の両方から行われることを確認する。

14. ハサミで下殿動静脈・神経を切る。

15. 指で大殿筋と，より深層に残る構造物の間の結合をゆるめ，さらに外側にめくり返す。この時点で，大殿筋は腸脛靭帯と殿筋粗面への停止部だけでつながっ

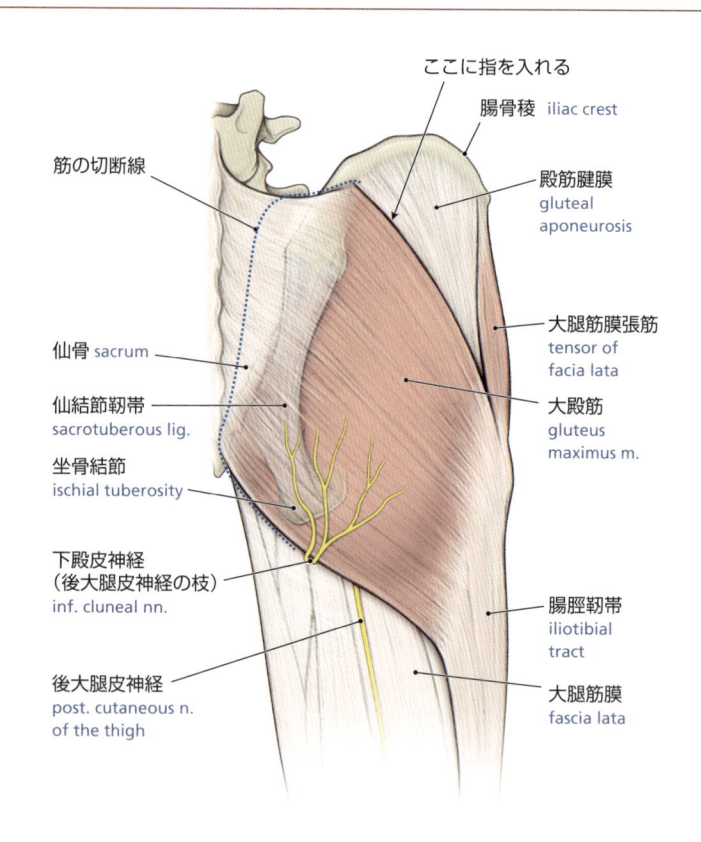

図6.15　殿部の筋（浅層）

ここに指を入れる
腸骨稜　iliac crest
筋の切断線
殿筋腱膜 gluteal aponeurosis
仙骨 sacrum
大腿筋膜張筋 tensor of facia lata
仙結節靭帯 sacrotuberous lig.
大殿筋 gluteus maximus m.
坐骨結節 ischial tuberosity
下殿皮神経（後大腿皮神経の枝）inf. cluneal nn.
腸脛靭帯 iliotibial tract
後大腿皮神経 post. cutaneous n. of the thigh
大腿筋膜 fascia lata

ている（図6.16）。

16. 大殿筋の起始・停止・作用を復習する（表6.3）。

中殿筋と小殿筋 [ネ 482, カ 472]

1. メスで殿筋腱膜を腸骨稜に沿って切開する。皮膚の除去のような手技で殿筋腱膜を取り除き，中殿筋を露出させる。殿筋腱膜は中殿筋に強く結合しており，その起始の一部としても機能している。

2. **中殿筋** gluteus medius muscle を同定し，指またはプローブで境界を掃除する。中殿筋は大殿筋より上方に停止するので，大殿筋が解剖学的位置にあっても観察可能である。

3. 中殿筋の起始・停止・作用・神経支配を復習する（表6.3）。

4. 中殿筋の内側下方に**梨状筋** piriformis muscle を同定し，殿部領域のほぼ中央に位置することを確認する。梨状筋の上縁が中殿筋の下縁と接することを確認する（図6.16）。

5. 指で梨状筋と上双子筋の間隙を広げて，深層側にある**上殿動静脈** superior gluteal vessel を触知する。

6. 小殿筋を同定するために，中殿筋の上方部分をめくり返す必要がある。指を上殿動静脈の走行に沿って中殿筋の深層側に挿入し，さらに血管に沿って上方に指を押し進めて，中殿筋と小殿筋の境界となる筋膜の間を広げる。

7. 上殿動静脈の走行に沿って中殿筋をハサミで切断する。

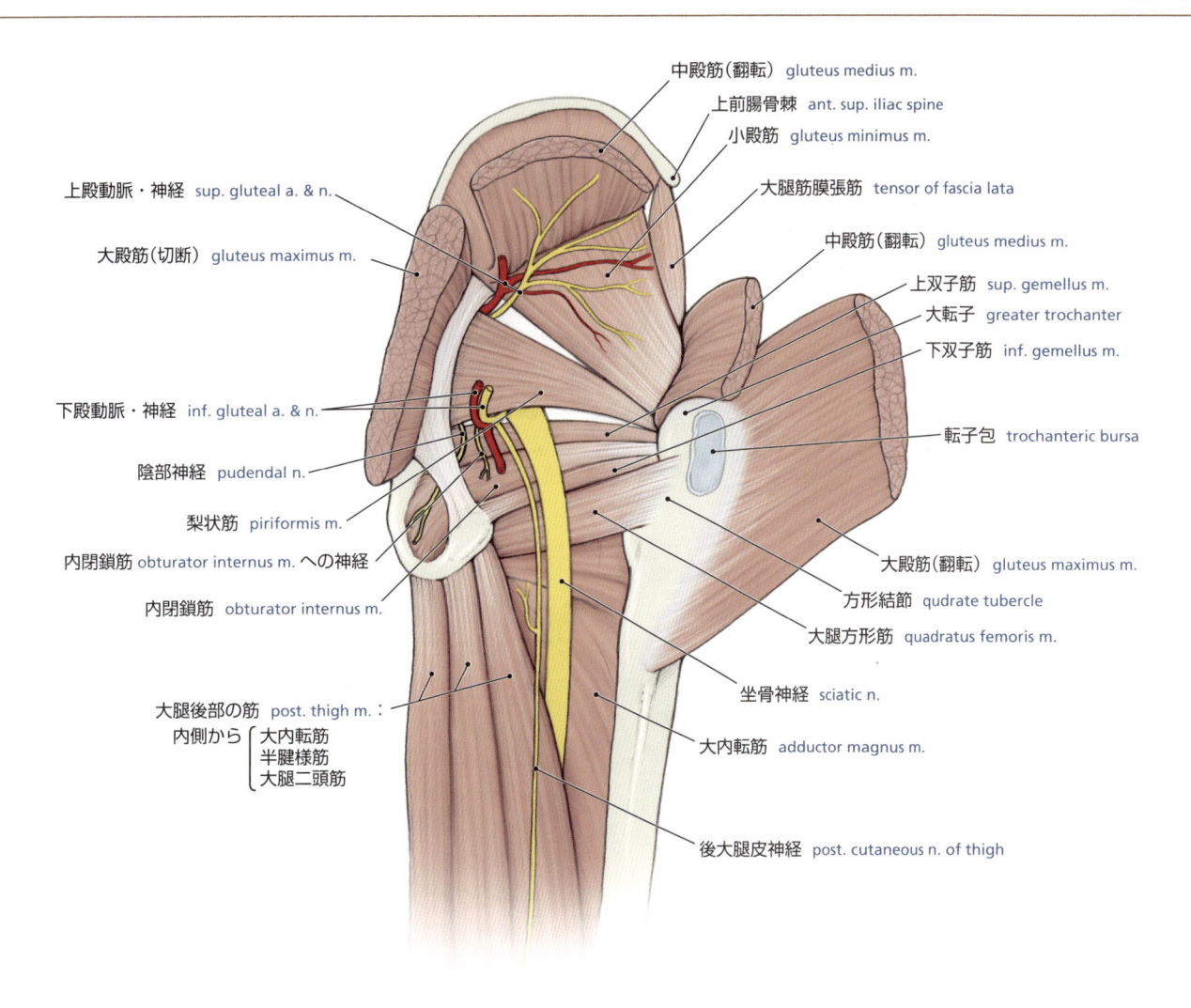

中殿筋(翻転)　gluteus medius m.
上前腸骨棘　ant. sup. iliac spine
小殿筋　gluteus minimus m.
大腿筋膜張筋　tensor of fascia lata
中殿筋(翻転)　gluteus medius m.
上双子筋　sup. gemellus m.
大転子　greater trochanter
下双子筋　inf. gemellus m.
転子包　trochanteric bursa
大殿筋(翻転)　gluteus maximus m.
方形結節　qudrate tubercle
大腿方形筋　quadratus femoris m.
坐骨神経　sciatic n.
大内転筋　adductor magnus m.
後大腿皮神経　post. cutaneous n. of thigh

上殿動脈・神経　sup. gluteal a. & n.
大殿筋(切断)　gluteus maximus m.
下殿動脈・神経　inf. gluteal a. & n.
陰部神経　pudendal n.
梨状筋　piriformis m.
内閉鎖筋　obturator internus m. への神経
内閉鎖筋　obturator internus m.
大腿後部の筋　post. thigh m.：
内側から｛大内転筋 半腱様筋 大腿二頭筋

図 6.16　殿部の筋(深層)(大殿筋と中殿筋はめくり返してある)

表 6.3　殿部の筋

筋		起始	停止	作用	神経支配
大殿筋	gluteus maximus	後殿筋線より後方の腸骨，仙骨と尾骨の背面，仙結節靭帯	腸脛靭帯と殿筋粗面	大腿の伸展と外旋	下殿神経
中殿筋	gluteus medius	前殿筋線と後殿筋線の間の腸骨の外側面と殿筋膜	大腿骨大転子の外側面	大腿の外転と内旋	上殿神経
小殿筋	gluteus minimus	前殿筋線と後殿筋線の間の腸骨の外側面	大腿骨大転子の前面		
大腿筋膜張筋	tensor of fasciae lata(TFL)	上前腸骨棘	腸脛靭帯	大腿の外転，内旋，屈曲	
梨状筋	piriformis	仙骨の前面	大腿骨大転子	大腿の外旋	第1～第2仙骨神経の前枝
内閉鎖筋	obturator internus	閉鎖孔内縁と閉鎖膜	大腿骨大転子と内閉鎖筋の腱		内閉鎖筋に行く神経
上双子筋	superior gemellus	坐骨棘			
下双子筋	inferior gemellus	坐骨結節(内側)			大腿方形筋に行く神経
大腿方形筋	quadratus femoris	坐骨結節(内側)	方形結節		

8. 慎重に中殿筋の各断端を上方および下方にめくり返して，**小殿筋** gluteus minimus muscle と **上殿神経** superior gluteal nerve を同定する。中殿筋を切断しないと小殿筋は観察できない。

9. 上殿神経を中殿筋と小殿筋に入るまでたどる。上殿神経の枝は外側に走行して骨盤を回り込み，**大腿筋膜張筋** tensor fasciae latae に分布する。大腿筋膜張筋は骨盤部の前面にあり，ASIS の下方で大腿筋膜に包

まれることを再確認する（**図6.16**）。

10. 小殿筋と大腿筋膜張筋の起始・停止・作用・神経支配を復習する（**表6.3**）。

殿部の外旋筋群［**ネ**482, **カ**471］

1. 鈍的に梨状筋の上縁を剖出し, **上殿動静脈・神経** superior gluteal artery, vein, and nerve が梨状筋の上方を通って骨盤腔から出て, 殿部に入ることを観察する。

2. 鈍的に梨状筋の下縁を剖出し, 梨状筋が**下殿動静脈** inferior gluteal vessel の断端より上方に位置することを確認する。

3. 梨状筋下方の間隙に指を挿入し, **上双子筋** superior gemellus muscle を同定する。梨状筋は大坐骨孔のほとんどを占めることを観察する。なお, 上双子筋の起始部は坐骨棘である。

4. 梨状筋の下方で, 人体最大の神経である**坐骨神経** sciatic nerve を同定する（**図6.16**）。坐骨神経は**脛骨神経部** tibial division と**総腓骨神経部** common fibular division からなる。約12％で脛骨神経と総腓骨神経がすでに分岐して現れる。この場合, 総腓骨神経部は梨状筋の上縁を通るか, あるいは梨状筋の中央を貫通している。

5. 坐骨神経の後方の大腿筋膜を垂直方向に切り, 坐骨神経を大腿の中へ6～7 cm ほど剖出する。

6. 坐骨神経の内側方で**後大腿皮神経** posterior cutaneous nerve of the thigh を同定する（**図6.16**）。

7. 後大腿皮神経が上方で**下殿動静脈**, **下殿神経**の外側方に位置することを観察する（**図6.16**）。

8. **内閉鎖筋への神経** nerve to obturator internus, **内陰部動静脈** internal pudendal artery and vein, **陰部神経** pudendal nerve を梨状筋下縁の内側端付近で同定する（**図6.16**）。

9. 陰部神経と内陰部動静脈が大坐骨孔の梨状筋と上双子筋の間を通って骨盤腔を出たあと, 小坐骨孔を通って会陰に入ることを確認する。<u>陰部神経と内陰部動静脈は, 肛門三角と尿生殖三角に分布する。</u>

10. **内閉鎖筋** obturator internus muscle の腱を上・下**双子筋** gemellus muscle（ラテン語で *gemellus* は「双子」という意味）の間で同定する。内閉鎖筋の腱が上双子筋より下方, **下双子筋** inferior gemellus muscle より上方を通ることを観察する（**図6.16**）。<u>上・下双子筋は内閉鎖筋腱にも停止し, 遺体によっては双子筋が内閉鎖筋腱を覆い隠してしまう。</u>

11. プローブで, 内閉鎖筋が小坐骨孔を通って小骨盤を出ることを確認する。

12. 下双子筋の下方で**大腿方形筋** quadratus femoris muscle を同定し剖出する（**図6.16**）。

13. 内閉鎖筋, 上双子筋, 下双子筋, 大腿方形筋の起始・

停止・作用・神経支配を復習する（**表6.3**）。

臨床との関連

殿筋注射

　殿部は筋肉注射によく使用される。殿部の下半分への注射は坐骨神経や梨状筋の下を通過する神経と血管を危険にさらし, 上方内側への注射は上殿神経・動静脈を傷つける可能性がある。それに対し上方外側区画では, 上殿神経・動静脈は十分に分岐が済んでいるため, この区画への注射は比較的安全である。

復習

1. 殿部の筋群を解剖学的位置に並べなおす。
2. それぞれの筋の起始・停止・神経支配を復習する。
3. 殿部の筋の作用を確認する。これには大腿の伸展・外転・外旋が含まれる。
4. 安全な殿筋注射の部位を復習する。
5. 骨盤内で内閉鎖筋を確認し, 後方に殿部までたどる。
6. 梨状筋を同定し, 外側方向に大腿骨の大転子の停止部までたどる。
7. 殿部に分布する血管と梨状筋の位置関係を確認する。
8. 仙骨神経叢と坐骨神経の関係を確認し, 殿部の筋が仙骨神経叢からの枝によって支配されることを復習する。

大腿の後区画と膝窩

解剖の概要

　大腿の後区画には, **大腿二頭筋** biceps femoris muscle, **半膜様筋** semimembranosus muscle, **半腱様筋** semitendinosus muscle が含まれる。これらの筋は大腿を伸展し, 下腿を屈曲する作用がある,「ハムストリング」として一般に知られている。

　以下の順に解剖を行う。
① 大腿の後区画の筋を調べる。
② 坐骨神経の走行とその枝を学ぶ。
③ 解剖を下方に進め, 膝窩を調べる。
④ 膝窩の境界をなす筋を同定する。
⑤ 膝窩の内容物を学ぶ。

大腿後部の骨格

　交連骨格標本と分離骨格標本で, 以下を確認する（**図6.17**）。

骨盤［**ネ**473, **カ**454］

1. 坐骨を下方からみて, **坐骨結節** ischial tuberosity のザラザラした領域を同定する。

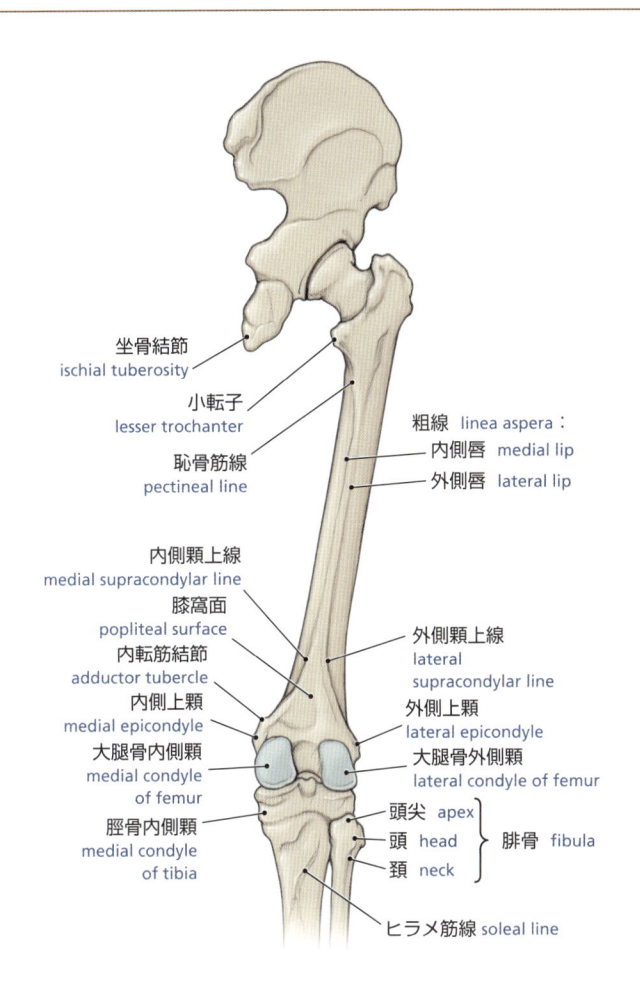

坐骨結節
ischial tuberosity

小転子
lesser trochanter

恥骨筋線
pectineal line

粗線　linea aspera：
内側唇　medial lip
外側唇　lateral lip

内側顆上線
medial supracondylar line

膝窩面
popliteal surface

内転筋結節
adductor tubercle

内側上顆
medial epicondyle

大腿骨内側顆
medial condyle
of femur

脛骨内側顆
medial condyle
of tibia

外側顆上線
lateral
supracondylar line

外側上顆
lateral epicondyle

大腿骨外側顆
lateral condyle of femur

頭尖　apex
頭　head　｝腓骨　fibula
頚　neck

ヒラメ筋線 soleal line

図 6.17　大腿の骨格（後面）

大腿骨 [ネ 476, カ 455]

1. 大腿骨後面で**粗線の内側唇** medial lip of linea aspera と**粗線外側唇** lateral lip of linea aspera を同定する。

2. 粗線が下方に行くに従って広がり，**膝窩面** popliteal surface の内外側でそれぞれ**内側顆上線** medial supracondylar line と**外側顆上線** lateral supracondylar line に移行するのを観察する。

3. 大腿骨下方で**内側顆** medial condyle と**外側顆** lateral condyle を同定する。

腓骨と脛骨 [ネ 500, カ 456, 457]

1. 腓骨近位端で**腓骨頭** head of fibula を同定し，**腓骨頭尖** apex of head に向けて尖っていることを観察する。

2. 腓骨頭のすぐ下方で狭窄部位になっている**腓骨頚** neck of fibula を同定する。

3. 脛骨近位部で**内側顆** medial condyle と**外側顆** lateral condyle を同定する。交連骨格標本で大腿骨と脛骨の内側・外側顆が互いにかみあい，荷重の負荷に耐えうる膝の関節面をつくっていることを観察する。

4. 脛骨近位部後面で斜めに走る**ヒラメ筋線** soleal line を同定する。

解剖の手順

大腿後部 [ネ 482, カ 496, 497]

1. 遺体を腹臥位にする。

2. ハサミで大腿筋膜を大殿筋の高さから膝まで切開し，**坐骨神経** sciatic nerve を露出させる。

3. 大腿筋膜を内・外側に広く開き，**坐骨神経**が脛骨神経と総腓骨神経に分かれるまでたどる（梨状筋下縁から出るところから脛骨神経と総腓骨神経に分かれている場合は，この作業はいらない）。

4. 坐骨神経の周囲から結合組織を取り除き，坐骨神経が大腿二頭筋長頭の深層（すなわち前方）を通ることと，下方へ走行して膝の後方（**膝窩** popliteal fossa）に至ることを観察する（図 6.18）。坐骨神経が脛骨神経と総腓骨神経に分岐するのは殿部，大腿，あるいは膝窩のどこででも起こりうる。

5. 殿部で**後大腿皮神経** posterior cutaneous nerve を同定して，大腿筋膜より深層を下方にたどり，大腿筋膜を貫通する複数の皮枝を大腿後面に送っていることを観察する。

6. 大腿外側面で**大腿二頭筋長頭** long head of the biceps femoris muscle を同定し剖出する。

7. 大腿二頭筋長頭を外側に牽引して，**大腿二頭筋短頭** short head of the biceps femoris muscle を同定する（図 6.18）。

8. 坐骨神経の分枝をたどり，大腿の後区画の筋群に名のない筋枝を出すことを観察する。大腿二頭筋の長頭は坐骨神経の脛骨神経部によって支配され，短頭は坐骨神経の総腓骨神経部によって支配される。

9. 大腿二頭筋の起始・停止・作用を復習する（表 6.4）。

10. 大腿の内側で**半腱様筋** semitendinosus muscle を確認する（図 6.18）。半腱様筋は，その下方部分が長いロープ状の腱になっていることから名づけられた。

11. 指で**半膜様筋**を剖出する。半膜様筋は，その近位側が幅の広い膜状の腱になっていることから名づけられた。

12. **大内転筋のハムストリング部** hamstring part of the adductor magnus muscle の起始は坐骨結節であり，大腿後部の筋の起始部より深層に位置することを確認する。

13. 大内転筋が大腿の内側区画に含まれることを復習し，大腿の後区画にとっては前方境界面となっていることを観察する（図 6.18）。

6

下肢

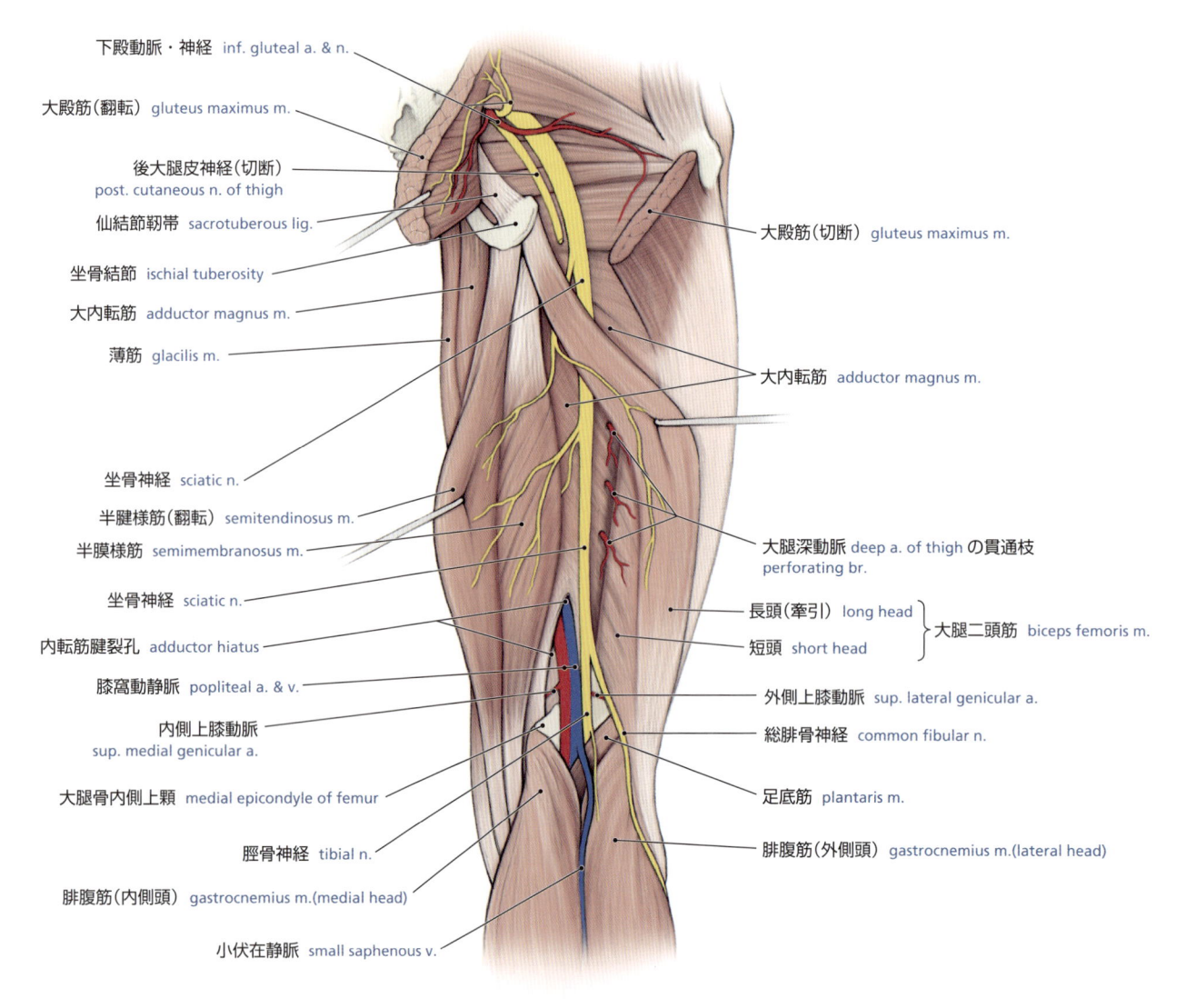

図 6.18 大腿の後区画と膝窩

臨床との関連

坐骨神経

坐骨神経とその枝は，大腿後部の筋と下腿の筋（足部に作用する）を支配する。また坐骨神経の皮枝は，下肢の広い部分を支配しており，坐骨神経の障害は重度の末梢性神経学的症候を伴いうる。つまり膝の屈筋および膝から下方のすべての筋の麻痺，および下肢後面の広範囲にわたる皮膚感覚脱失などが起こる。

膝窩[ネ 489, カ 499, 500]

1. 菱形をした**膝窩** popliteal fossa（ラテン語で *poples* は「ひかがみ（または，膝の裏）」という意味）の各境界を同定する。まず始めに，**上外側縁**は大腿二頭筋であり，**上内側縁**は半腱様筋と半膜様筋である。
2. アトラスを参照して，膝窩の**下外側縁**は腓腹筋の外側頭で形成され，**下内側縁**は腓腹筋の内側頭で形成されることを確認する。
3. アトラスを参照して，膝窩の後方は皮膚と深筋膜（膝窩筋膜）が境界になっていることを確認する。膝窩の前方境界は大腿骨の膝窩面，膝関節包の後面，および膝窩筋で形成される。
4. 膝窩の上端付近で，多くの場合に坐骨神経が**脛骨神経** tibial nerve と**総腓骨神経** common fibular nerve に分かれるのを観察する（**図 6.19**）。
5. 鈍的解剖により，総腓骨神経を膝窩の上外側縁に沿って，大腿二頭筋の腱と平行に走行し，腓腹筋外側頭と足底筋の浅層を通ることを観察する。
6. 指で**脛骨神経** tibial nerve を周囲の疎性結合組織から剥離し，下方にたどる。脛骨神経は膝窩の下端付近で，足底筋や腓腹筋より深層に入る（**図 6.19**）。
7. 深筋膜（膝窩筋膜）の残りを取り除いて，腓腹筋の内側頭と外側頭を露出する。この過程で脛骨神経の枝を損なわないよう気をつける。
8. 膝窩の下端から人差し指を腓腹筋の 2 つの筋腹の間に差し込み，両者を 5〜10 cm 分離する。

表6.4 大腿の後区画と膝窩の筋

筋		起始	停止	作用	神経支配
大腿二頭筋	biceps femoris	●長頭：坐骨結節 ●短頭：大腿骨粗線の外側唇	腓骨頭	大腿の伸展（長頭のみ）と下腿の屈曲	●長頭：坐骨神経の脛骨神経成分 ●短頭：坐骨神経の総腓骨神経成分
半腱様筋	semitendinosus	坐骨結節	脛骨上部の内側面	大腿の伸展と下腿の屈曲と内旋	坐骨神経の脛骨神経成分
半膜様筋	semimembranosus		脛骨内側顆の後部		
膝窩筋	popliteus	大腿骨外側顆の外側面と外側半月	ヒラメ筋線より上方の脛骨後面	伸展位の下腿の固定を解除，下腿の弱い屈曲	脛骨神経

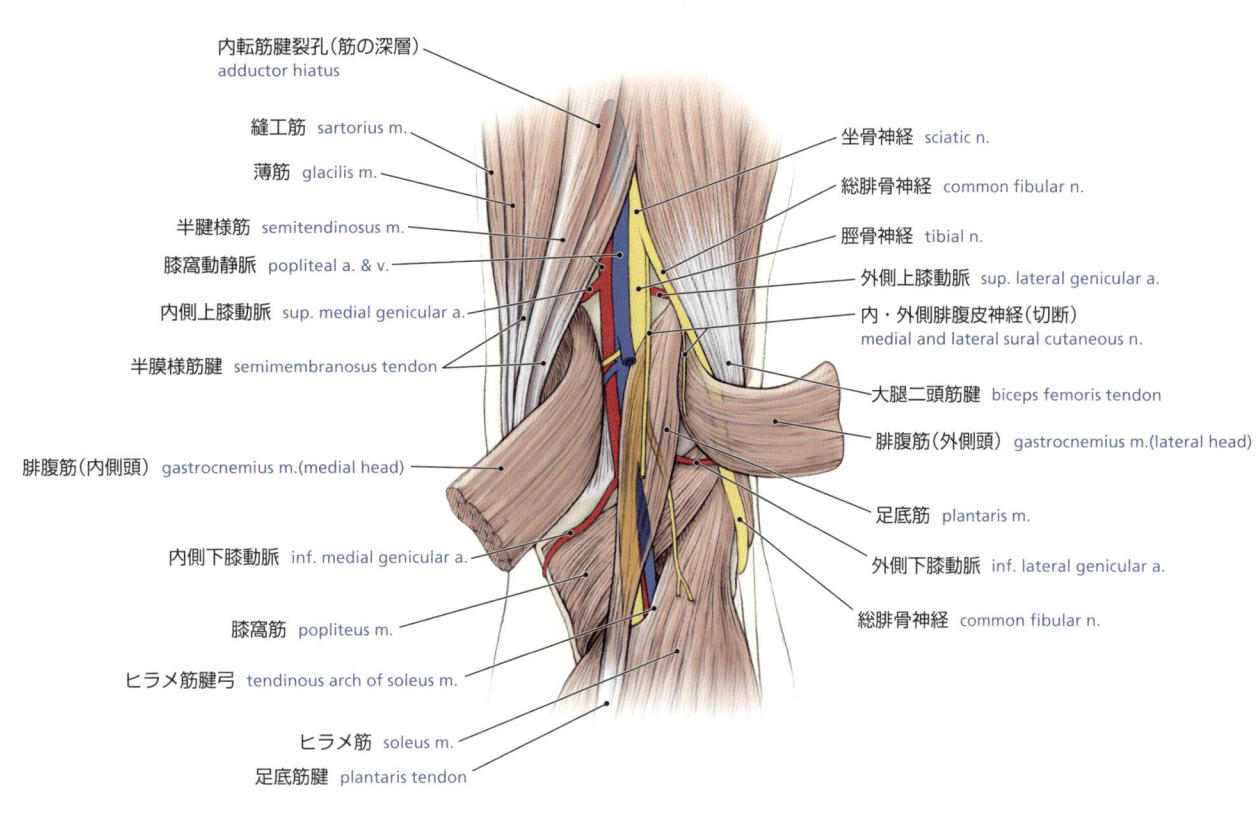

図6.19 膝窩の内容物

9. 脛骨神経より深層で**膝窩動静脈** popliteal artery and vein が結合組織の鞘によって包まれることを観察する。ハサミでこの結合組織の鞘を切開する。

10. より浅層を走行する膝窩の静脈群から膝窩動脈をプローブを用いて鈍的に剖出する。

11. 膝窩静脈は小伏在静脈とともに保存するように努めるが，その枝は結合組織と一緒に取り除く。

12. アトラスを参照して［ネ499］，膝窩動脈の枝が膝関節周囲の動脈吻合に参加することを確認する（**膝関節動脈網** genicular anastomosis）。

13. **外側上膝動脈** superior lateral genicular artery と**内側上膝動脈** superior medial genicular artery を同定し剖出する。これらの上膝動脈が腓腹筋の起始部より近位を走行するのを確認する。［ネ505, カ500］

14. 膝窩動脈を遠位にたどり，この動脈が足底筋と腓腹筋の深層に入っていくことを観察する（図6.19）。

15. 膝窩動脈を後方に牽引して，**外側下膝動脈** inferior lateral genicular artery と**内側下膝動脈** inferior medial genicular artery を同定する。これらの下膝動脈は腓腹筋の内側・外側頭の深層を通ることを観察する。

16. アトラスを参照して［ネ517, カ482］，膝関節動脈網には大腿動脈，外側大腿回旋動脈，前脛骨動脈が参加することを学ぶ。

17. 膝窩動静脈の下方端を牽引して，**膝窩筋** popliteus muscle を同定する（図6.19）。膝窩の底面の一部は膝窩筋によって形成されることを観察する。この筋は，下腿後部の筋の剖出をすると観察しやすくなる。

18. 膝の内側部で**縫工筋** sartorius，**薄筋** gracilis，**半腱様筋** semitendinosus の停止腱が一体となって脛骨の近位端に停止することを観察する。この腱の配置は**鵞足** pes anserinus（ラテン語で「鵞鳥（ガン）の足」という意味）と呼ばれている。大腿の3つの区画のそれぞれから1つずつ筋か鵞足に加わることは解剖学的に興

味深い。

復習

1. 大腿の後区画の筋を解剖学的位置に並べなおす。
2. 遺体を用いて，大腿後部の筋の起始・停止・作用を復習する。
3. 坐骨神経の走行を，骨盤から膝までたどり，その終枝を復習する。
4. 大腿動静脈を，鼠径靭帯の高さから内転筋管を通って膝窩までたどり，分枝の名称を確認する。
5. 大腿深動脈の走行のうち，大腿の内側区画を通る部分を復習する。さらにその貫通枝が大内転筋と小内転筋を貫通して大腿の後区画に入るのを復習する。
6. 膝の周囲の膝動脈吻合を形成する膝窩動脈，大腿動脈，外側大腿回旋動脈の枝の名称を復習する。
7. 大腿の主要な筋群，それらの作用・神経支配を復習する。
8. 恥骨筋が大腿神経と閉鎖神経の両方から運動性神経支配を受け，大内転筋は閉鎖神経と坐骨神経の脛骨神経成分の両方から支配されることを再確認する。

下腿の後区画（屈筋区画）

解剖の概要

　下腿の2つの骨は大きさが著しく異なり，大きい方の**脛骨** tibia で体重を支える。**腓骨** fibula は，近位端と遠位端以外は筋によって囲まれる。脛骨と腓骨は**骨間膜** interosseous membrane によってつながっている（**図6.20**）。**下腿筋膜** crural fascia は前後2つの**筋間中隔** intermuscular septa によって腓骨につながっている。脛骨，腓骨，骨間膜，筋間中隔は，下腿を3つの区画（**後区画** posterior compartment，**外側〈腓骨筋〉区画** lateral〈fibular〉compartment，**前区画** anterior compartment）に分割している（**図6.20**）。[**ネ**510, **カ**515]

　下腿の後区画 posterior compartment of the leg は脛骨，骨間膜，腓骨より後方の区画である（**図6.20**）。後区画の筋は**横下腿筋間中隔** transverse intermuscular septum により浅層群と深層群に分けられる。浅層群には**腓腹筋** gastrocnemius muscle，**ヒラメ筋** soleus muscle，**足底筋** plantaris muscle の3つの筋が含まれ，浅層群全体での作用は膝の屈曲と足の底屈である。一方，深層群には**膝窩筋** popliteus muscle，**後脛骨筋** tibialis posterior muscle，**長趾屈筋** flexor digitorum longus muscle，**長母趾屈筋** flexor hallucis longus muscle の4つの筋が含まれ，共通する作用は足の内反，足の底屈，趾の屈曲である。脛骨神経は後区画の屈筋の浅層群と深層群の両方を支配する。

　以下の順に解剖を行う。

① 下腿後面の表在静脈と皮神経を復習する。
② 下腿後面を覆う下腿筋膜を切開し，下腿の後区画の浅筋群を調べる。

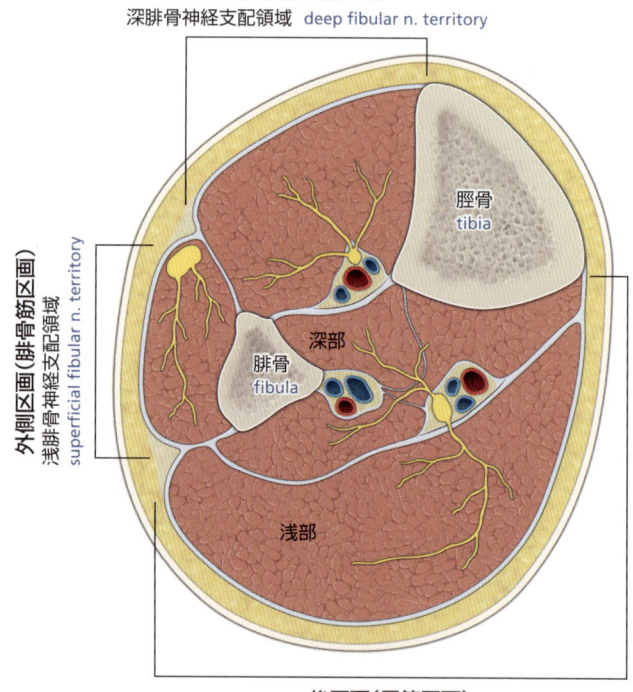

図 6.20　右下腿における運動神経支配の領域区分

③ 浅層群に属する筋をめくり返し，深層群を露出する。
④ 後区画の血管と神経を剖出する。
⑤ 下腿の後区画の深層群に属する筋を同定する。

下腿の骨格

　交連骨格標本と分離骨格標本で，以下を確認する（**図6.21**）。

脛骨 [**ネ**500, **カ**456]

1. 脛骨近位部を内側および外側からみて，それぞれ**内側顆** medial condyle と**外側顆** lateral condyle を平らな関節面として同定する。
2. 脛骨の内側顆と外側顆の間に**顆間隆起** intercondylar eminence を同定する。この粗な隆起には膝の前十字靭帯が付着する。
3. 脛骨近位部後面で斜めに走る**ヒラメ筋線** soleal line を同定する。
4. 脛骨を下方からみて，内側部で**内果** medial malleolus の大きな隆起を同定する。

腓骨

1. 腓骨近位部で箱状の**腓骨頭** head of fibula を同定する。その下方の狭窄部は，**腓骨頚** neck of fibula と呼ばれる。
2. 腓骨の全長を下方へ**腓骨体** shaft(body)of fibula に沿って，三角形をした**外果** lateral malleolus までたどる。
3. 脛骨と腓骨を解剖学的に正しい位置関係で平行に保持し，腓骨が脛骨上面とは関節をつくらず，脛骨より下方まで伸びていることを観察する。つまり腓骨は膝で関節

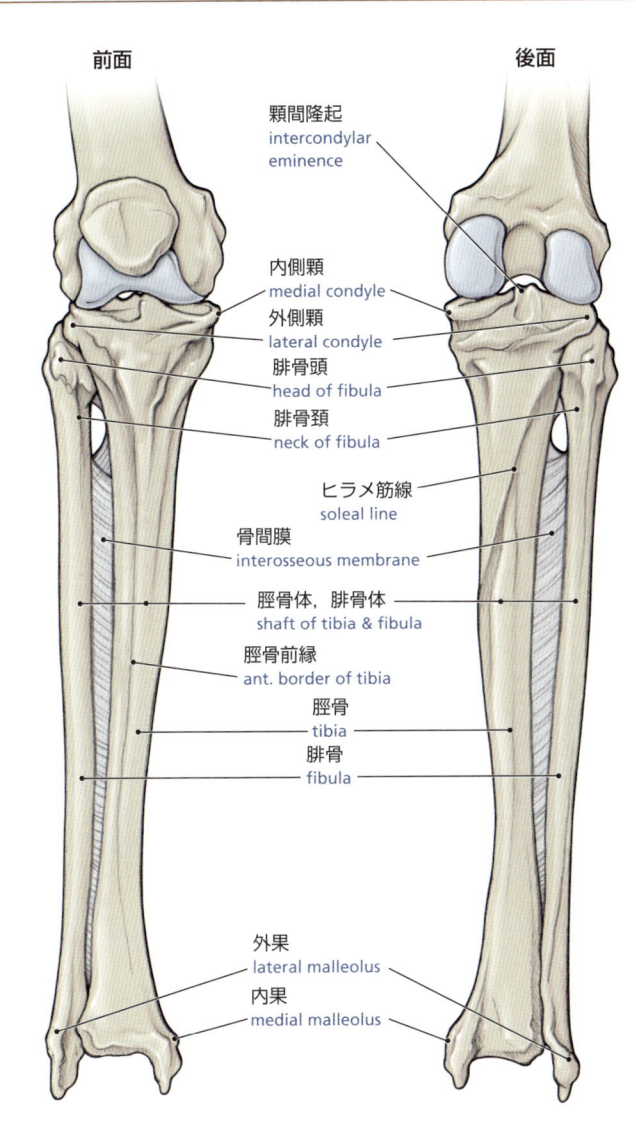

前面　　　　　後面

顆間隆起
intercondylar
eminence

内側顆
medial condyle

外側顆
lateral condyle

腓骨頭
head of fibula

腓骨頸
neck of fibula

ヒラメ筋線
soleal line

骨間膜
interosseous membrane

脛骨体，腓骨体
shaft of tibia & fibula

脛骨前縁
ant. border of tibia

脛骨
tibia

腓骨
fibula

外果
lateral malleolus

内果
medial malleolus

図 6.21　下腿の骨格

をつくらず，足首でも膝でも荷重を支える骨として機能
してはいない。

足部の骨格

　骨格標本や足部の交連骨格標本で，以下を確認する（図
6.22）。[ネ 511，カ 458]

1. 足部の交連骨格標本で，7 つの足根骨を確認する。最初に
「かかと」の骨である**踵骨** calcaneus を同定する。

2. 踵骨の後上方の表面に**踵骨隆起** calcaneal tuberosity の粗
な領域を同定する。踵骨隆起から内側前方に手で触って
棚状に突出した**載距突起** sustentaculum tali を確認する。

3. 踵骨より上方で**距骨** talus を同定する。交連骨格標本で，
距骨の上面が脛骨の下面と関節をつくることを確認する。

4. 距骨より前方内側で**舟状骨** navicular を同定する。

5. 足部内側面で舟状骨の前面が 3 つの**楔状骨** cuneiform
bones（内側，中間，外側）と関節しているのを観察する。

6. 足部外側面の外側楔状骨と舟状骨の外側方に**立方骨**
cuboid を同定する。立方骨は足部外側面で踵骨の前面と
も関節をつくることを観察する。

7. 距骨の遠位側で 5 本の**中足骨** metatarsal bones を同定す
る。内側の第 1 中足骨から順に，外側の第 5 中足骨まで
確認する。

8. **第 5 中足骨粗面** tuberosity of the 5th metatarsal bone を同
定し，それが立方骨より外側に張り出して筋の付着部に
なっていることを観察する。

9. 中足骨より遠位側に 14 個の**趾骨** phalanx を同定する。第
1 趾には 2 個の趾骨しかないが，他の趾にはそれぞれ 3 個
の趾骨があることを観察する。

解剖の手順

下腿の後区画（屈筋区画）浅層群

1. 遺体を腹臥位にして，ハサミで下腿筋膜に垂直の切
開線を入れ，膝窩から踵骨まで切開する。

2. 鈍的に下腿筋膜を開き，下腿の後区画の筋を露出さ
せる。

3. **腓腹筋** gastrocnemius muscle を同定し剖出する。腓
腹筋は下腿の後区画で最も表層の筋である（図
6.23）。[ネ 503，カ 473]

4. 腓腹筋の 2 頭を上方に膝窩へたどり，表面を覆う脂
肪や結合組織をすべて取り除く。

5. 下肢の一側で腓腹筋の 2 つの頭がちょうど結合する
位置からプローブを深層側に差し込む（図 6.23）。

6. ハサミで腓腹筋の内側頭と外側頭を切断し，めくり
返す。**脛骨神経** tibial nerve と**膝窩動脈** popliteal artery
の分枝を損なわないよう注意する。

7. 切断した腓腹筋の内側頭と外側頭を上方へ，腓腹筋
の筋腹は下方へめくり返す。

8. 腓腹筋の深層側に**ヒラメ筋** soleus muscle を同定す
る。[ネ 504，カ 473]

9. **足底筋** plantaris muscle の腱を，腓腹筋の外側頭とヒ
ラメ筋の間に同定する（図 6.23）。足底筋の腱を上方
にたどり，その筋腹が膝窩内に位置することを観察
する。まれに足底筋は欠損していることもある。

10. 足底筋の腱を下方にたどり，下腿遠位部では腓腹筋
腱の内側を通ることを観察する。足底筋腱は，踵骨
腱（アキレス腱）に合流するか単独で踵骨隆起に停止
するが，そのいずれであるか観察する。

11. 下腿の屈筋群の浅層群の起始・停止・作用を復習す
る（表 6.5）。

下腿の後区画（屈筋区画）深層群

1. **脛骨神経** tibial nerve と**後脛骨動静脈** posterior tibial
vessel を膝窩を出たところからたどり，ヒラメ筋の
腱弓の深層側（前方）を通ることを観察する（図 6.23）。

2. **脛骨神経**と**後脛骨動静脈**が**横下腿筋間中隔** transverse
intermuscular septum の中を遠位方向に走行すること
を観察する。横下腿筋間中隔は下腿屈筋群の浅層群
と深層群を分けている（図 6.20）。

6

下肢

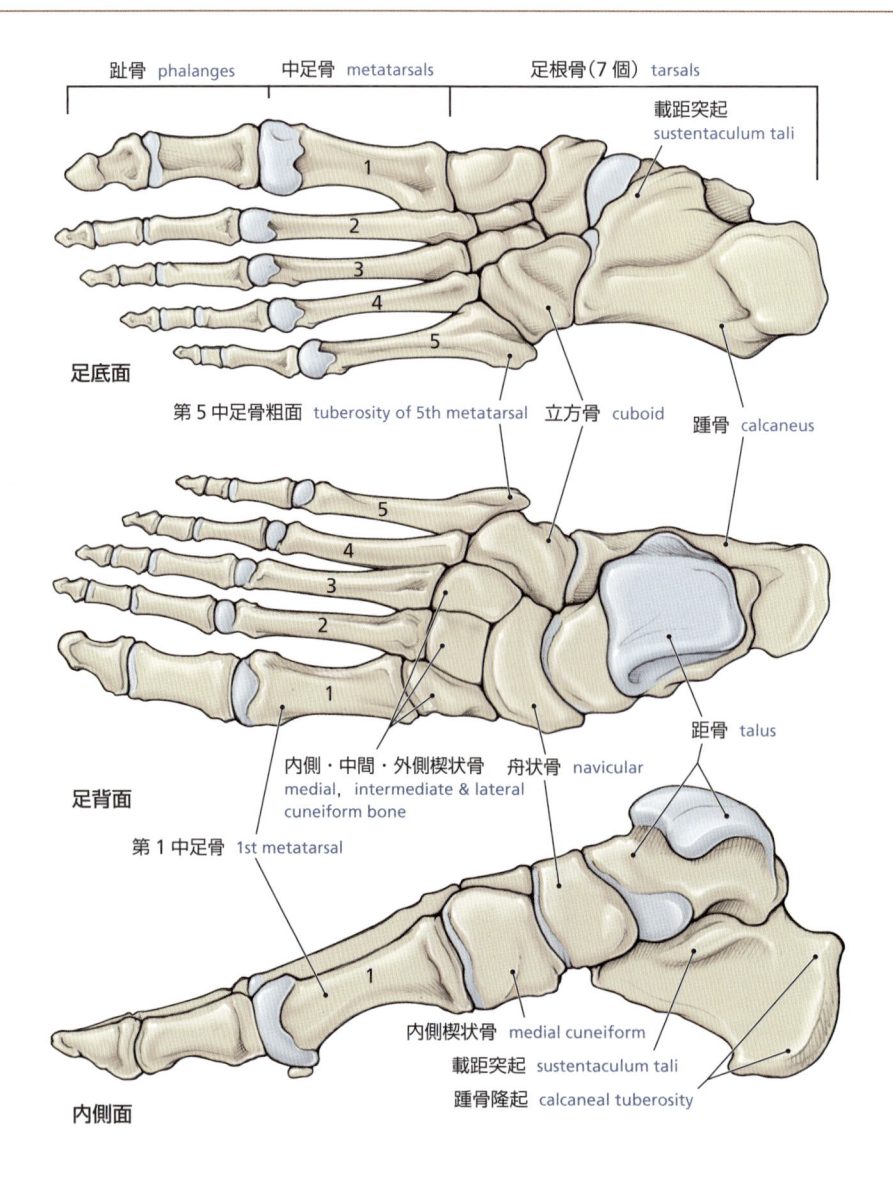

趾骨 phalanges　中足骨 metatarsals　足根骨（7個）tarsals

載距突起
sustentaculum tali

足底面

第5中足骨粗面 tuberosity of 5th metatarsal　立方骨 cuboid　踵骨 calcaneus

距骨 talus

内側・中間・外側楔状骨　舟状骨 navicular
medial, intermediate & lateral
cuneiform bone

足背面

第1中足骨 1st metatarsal

内側楔状骨 medial cuneiform
載距突起 sustentaculum tali
踵骨隆起 calcaneal tuberosity

内側面

図 6.22　足の骨格

3. 深筋群を観察するためヒラメ筋をめくり返す。
4. 腓腹筋の切断を行ったのとは反対側の下腿で、ハサミで踵骨腱を踵骨隆起の上方約5cmのところで切断する（**図6.23**の破線）。
5. 踵骨腱を上方へ引き上げ、指で踵骨腱を深層の筋から剥離する。この側の下腿ではこれ以上の筋の切断は行わない。
6. 腓腹筋の切断を行った側の下腿で、ハサミでヒラメ筋の起始の一部を切断する。脛骨への（内側）付着部から下腿を横切って腓骨への付着部まで切断する（**図6.23**の破線）。この切断線はヒラメ筋の腱弓から2cm下方を通るようにする（**図6.24**）。
7. ヒラメ筋の解剖は踵骨腱と腓骨に付着した状態にとどめて、ヒラメ筋と腓腹筋の遠位断端を外側にめくり返して横下腿筋間中隔を露出させる。
8. 横下腿筋間中隔の中に、**後脛骨動静脈**と**脛骨神経**を同定する（**図6.24**）。通常、後脛骨動脈には2本の**伴行静脈** vena comitans が伴走するので神経とは容易に

区別できる。観察後、それらの静脈は解剖野から結合組織とともに取り除いてよい。[**ネ** 505,**力** 502]
9. 鈍的に、後脛骨動脈と脛骨神経の走行を近位方向にたどる。膝窩動脈が膝窩筋の下縁の高さで分岐し、**後脛骨動脈** posterior tibial artery と**前脛骨動脈** anterior tibial artery になることを観察する。
10. ヒラメ筋の上限よりも上方で**膝窩筋** popliteus muscle を同定する（**図6.24**）。
11. 膝窩筋をよく観察するために、膝窩の内容物を慎重に外側に牽引する[**ネ** 505,**力** 473]。膝窩筋の筋線維が下内側から上外側に向かって斜めに、膝窩を横切ることを観察する。
12. ヒラメ筋の深層側で**後脛骨筋** tibialis posterior muscle を確認する。後脛骨筋は脛骨の後面に接する。
13. 後脛骨筋の内側で**長趾屈筋** flexor digitorum longus muscle を同定する。
14. 後脛骨筋の外側方で**長母趾屈筋** flexor hallucis longus muscle（ラテン語で *hallux* は「母指」という意味、hal-

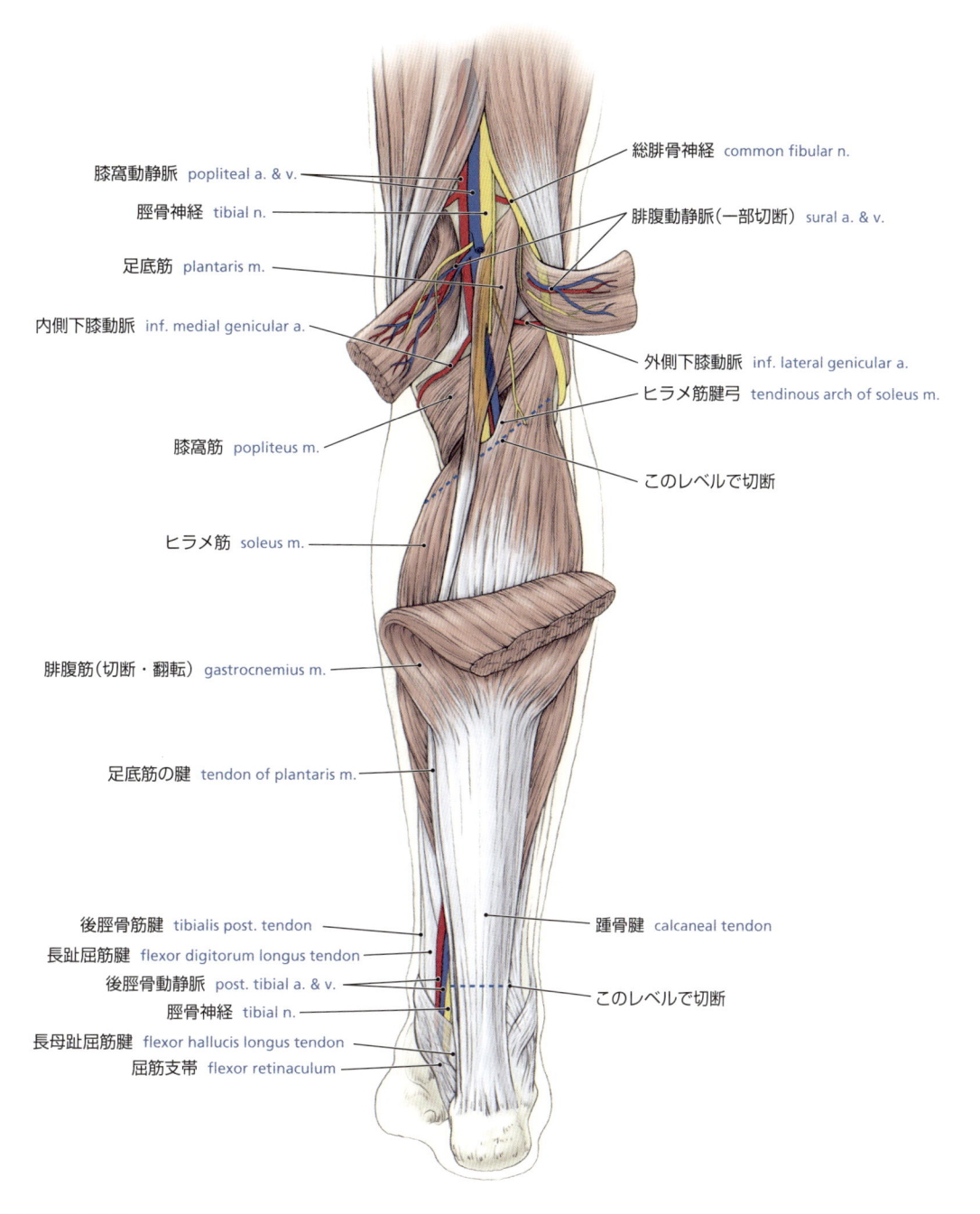

膝窩動静脈 popliteal a. & v.

脛骨神経 tibial n.

足底筋 plantaris m.

内側下膝動脈 inf. medial genicular a.

膝窩筋 popliteus m.

ヒラメ筋 soleus m.

腓腹筋(切断・翻転) gastrocnemius m.

足底筋の腱 tendon of plantaris m.

後脛骨筋腱 tibialis post. tendon

長趾屈筋腱 flexor digitorum longus tendon

後脛骨動静脈 post. tibial a. & v.

脛骨神経 tibial n.

長母趾屈筋腱 flexor hallucis longus tendon

屈筋支帯 flexor retinaculum

総腓骨神経 common fibular n.

腓腹動静脈(一部切断) sural a. & v.

外側下膝動脈 inf. lateral genicular a.

ヒラメ筋腱弓 tendinous arch of soleus m.

このレベルで切断

踵骨腱 calcaneal tendon

このレベルで切断

図6.23 下腿の後区画浅部

lucis はその属格)を同定する。長母趾屈筋の筋腹の大部分は下腿外側部でヒラメ筋の深層側にあるが，その腱は他の下腿屈筋群の深筋群の腱とともに踵部を横切って内側に至ることを観察する。

15. 下腿屈筋群の深筋群の起始・停止・作用を復習する（**表6.5**）。

16. 内果の後方かつ屈筋支帯の深層側で，**後脛骨動脈**と**脛骨神経**が長趾屈筋腱と長母趾屈筋腱の間を走行するのを観察する（**図6.24**）。

17. 後脛骨筋の腱が長趾屈筋腱の下を横切るので，内果の後方では内側から外側へ後脛骨筋腱，長趾屈筋腱，長母趾屈筋腱という並び方になっている。[**ネ**503，

カ502]

18. 下腿後面の上方部で，後脛骨筋と長母趾屈筋の間に**腓骨動脈** fibular artery を同定する。腓骨動脈が膝窩筋の下縁から2〜3 cm遠位の位置で後脛骨動脈から起始するのを観察する。腓骨動脈は下腿の外側区画と後区画の外側部に含まれる筋に複数の小枝を出して血液を供給する。

19. **図6.24**と遺体で，下腿の後区画における神経と血管の分布を復習する。

20. **腓骨動脈の貫通枝** perforating branch of the fibular artery を，この動脈が下腿骨間膜を貫通する距腿関節のすぐ上で同定する（**図6.24**）。腓骨動脈の貫通枝は

表6.5 下腿の後区画(屈筋区画)の筋					
浅層群					
筋		起始	停止	作用	神経支配
腓腹筋	gastrocnemius	大腿骨の内側顆と外側顆の上面	踵骨腱を介して踵骨の後面	足関節の底屈と膝関節の屈曲	脛骨神経
足底筋	plantaris	大腿骨の外側上顆線			
ヒラメ筋	soleus	脛骨のヒラメ筋線と腓骨頭		足関節の底屈	
深層群					
筋		起始	停止	作用	神経支配
膝窩筋	popliteus	大腿骨外側顆の外側面と外側半月	ヒラメ筋線より上方の脛骨後面	伸展位の下腿の固定を解除,下腿の弱い屈曲	脛骨神経
後脛骨筋	tibialis posterior	脛骨,腓骨,下腿骨間膜	舟状骨,楔状骨,立方骨,第2〜第4中足骨底	足関節の内反と底屈	
長趾屈筋	flexor digitorum longus	ヒラメ筋線より下方の脛骨後面の内側部	外側4趾の末節骨底	第2〜第5趾の屈曲と足関節の底屈	
長母趾屈筋	flexor hallucis longus	腓骨と下腿骨間膜の遠位2/3	母趾の末節骨底	母趾の屈曲と足関節の底屈	

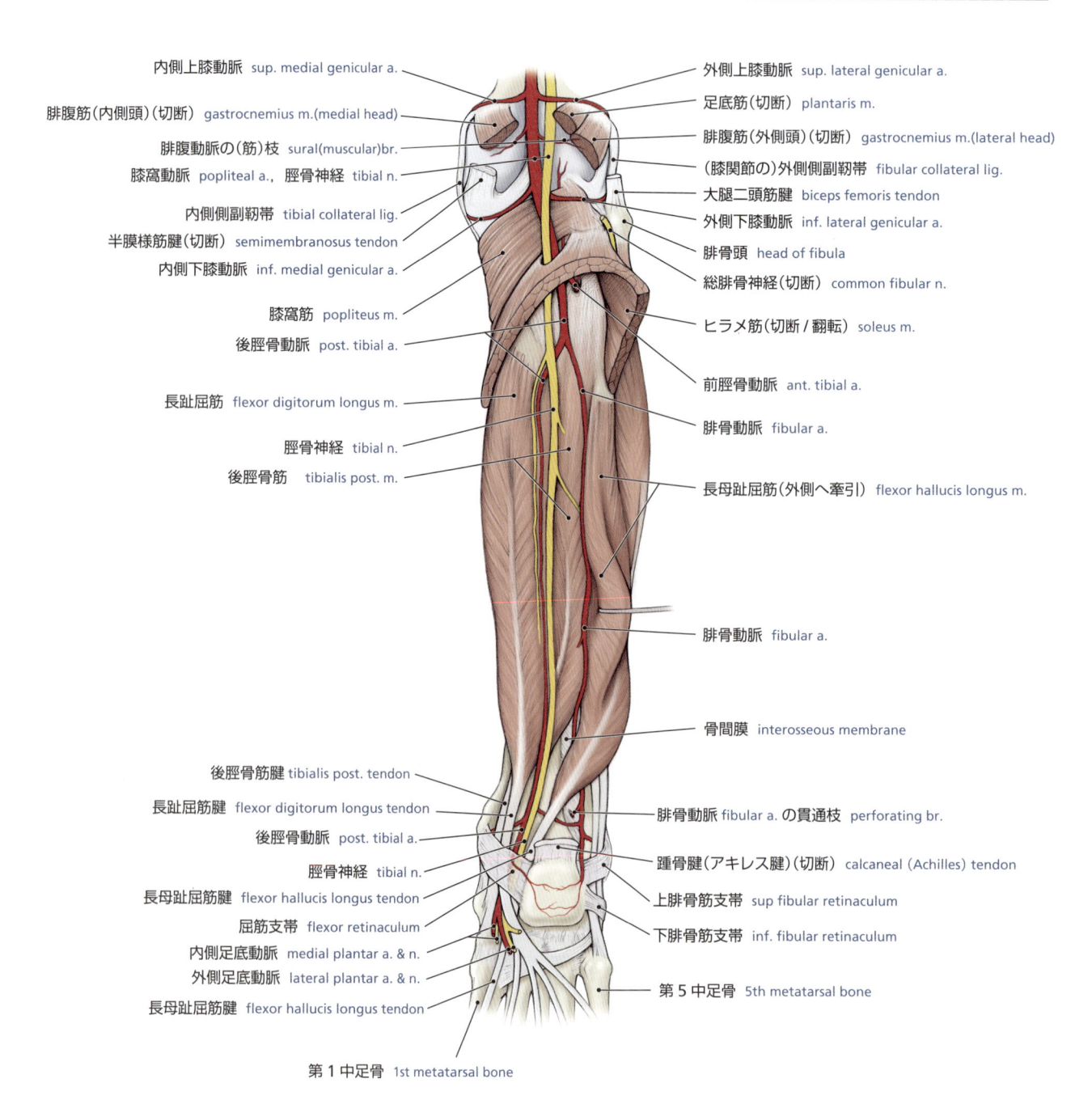

図 6.24　下腿の後区画(屈筋区画)の深部

前脛骨動脈の枝と動脈吻合をつくる。遺体によっては腓骨動脈の貫通枝から足背動脈が起始する。

復習

1. 下腿の後区画の筋を解剖学的位置に並べなおす。
2. 遺体を用いて，剖出した各筋の起始・停止・作用を復習する。
3. 膝窩動脈の下腿の後区画における分枝を同定する。
4. 後脛骨動脈を遠位方向にたどり，腓骨動脈の起始部を同定する。
5. 下腿の後区画における動脈の分布を復習する。
6. 脛骨神経の走行を，膝窩と下腿の後区画を通して確認し，多数の筋枝がこの神経から分枝することを観察する。
7. 内果後方での神経，腱，血管の位置関係を手がかりに下腿の後区画深部の内容の配置を再構成する。
8. 下腿の後区画における神経支配のパターンを復習する。

下腿の外側区画（腓骨筋区画）

解剖の概要

下腿の外側区画には，**短腓骨筋** fibularis brevis と**長腓骨筋** fibularis longus の 2 つの筋が含まれる。外側区画の筋は浅腓骨神経支配である。下腿の外側区画の筋に共通する作用は，足の外反と底屈である。[**ネ** 506，**カ** 475]

遺体が腹臥位か背臥位で，足の関節の向きは変わるため，下腿の外側区画へのアクセスが異なる。容易に解剖を進められるように遺体の向きを変えて作業を行う。

解剖の手順

1. 下腿外側部に，**上腓骨筋支帯** superior fibular retinaculum を同定する。これは，下腿筋膜の一部が肥厚したものであり，外果後方に位置する（図 **6.25**）。
2. 下腿をその高さの 2/3 ほど下った位置で下腿筋膜を貫いている**浅腓骨神経** superficial fibular nerve を同定する（図 **6.4A**）。浅腓骨神経が総腓骨神経の枝であることを復習する。
3. 浅腓骨神経を遠位方向にたどり，複数の**背側趾神経** dorsal digital branches を出すことを観察する。**腓腹筋** gastrocnemius muscle を同定し剖出する。浅腓骨神経は足背の主要な皮神経である。
4. ハサミで下腿の外側区画を覆う下腿筋膜を切開する。下方は上腓骨筋支帯の高さまで切り開く。
5. 下腿上部において，**長腓骨筋** fibularis longus muscle が下腿筋膜の内側面からも起始することを観察する。皮膚剥離と同様，メスを使って，長腓骨筋を下腿

筋膜から剥離する。
6. **短腓骨筋** fibularis brevis muscle と長腓骨筋の腱を遠位の位置で鈍的に分ける。
7. これら腓骨筋群の腱がどちらも外果の後方を走行し，上腓骨筋支帯と下腓骨筋支帯の深層側を通ることを観察する（図 **6.25**）。外果後方では，短腓骨筋の腱が長腓骨筋の腱より前方にある。
8. 短腓骨筋の腱を下方にたどり，第 5 中足骨粗面に停止するまで追う（図 **6.25**）。
9. 長腓骨筋の腱を下方にたどり，それが立方骨の外側をめぐって足底部に入ることを確認する。長腓骨筋腱は内側楔状骨と第 1 中足骨の底側面に停止する。
10. 下腿の外側筋群の起始・停止・作用を復習する（表 **6.6**）。

復習

1. 遺体で，下腿の外側区画の筋の起始・停止・作用を復習する。
2. 腓骨動脈が，後下腿筋間中隔を貫通する複数の小枝を通じて下腿の外側区画の筋へ血液を供給することを理解する。
3. 下腿の外側区画における神経支配のパターンを復習する。

下腿の前区画（伸筋区画）と足背

解剖の概要

下腿の**前区画** anterior compartment muscle は，4 つの筋（**前脛骨筋** tibialis anterior muscle，**長母趾伸筋** extensor hallucis longus muscle，**長趾伸筋** extensor digitorum longus muscle，**第 3 腓骨筋** fibularis tertius muscle）を含む。深腓骨神経が前区画の筋を支配する。前区画の筋群全体としての作用は，足の背屈，足の内反，趾の伸展である。[**ネ** 507，508，**カ** 478，506]

以下の順に解剖を行う。
① 下腿の前面下部から足背表面の皮神経の分布を復習する。
② 下腿と足の深筋膜の前面を解剖する。
③ 伸筋支帯を同定する。
④ 下腿の前区画を開き，足根前面における腱，血管および神経の位置関係を調べる。
⑤ 前区画のそれぞれの筋の腱を足部に至るまでたどる。
⑥ 足背の内在筋を同定する。
⑦ 下腿と足背の深部血管と深部神経を剖出する。

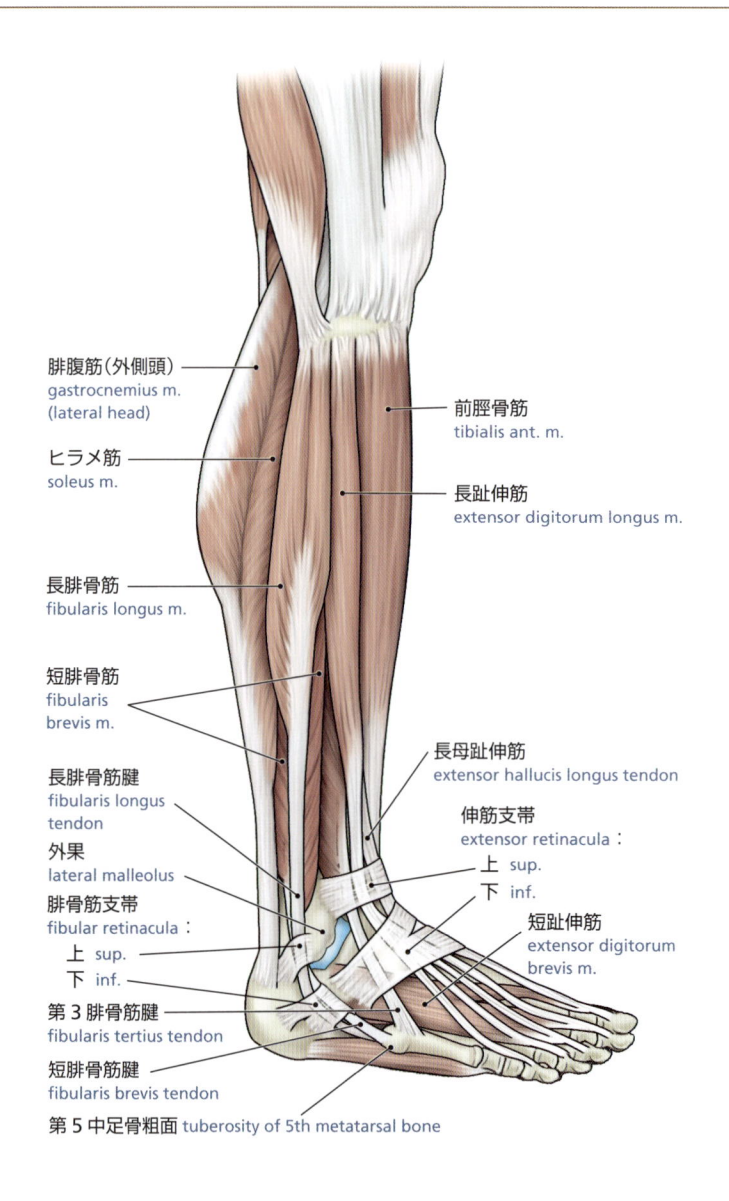

腓腹筋(外側頭)
gastrocnemius m.
(lateral head)

ヒラメ筋
soleus m.

長腓骨筋
fibularis longus m.

短腓骨筋
fibularis
brevis m.

長腓骨筋腱
fibularis longus
tendon

外果
lateral malleolus

腓骨筋支帯
fibular retinacula：

　上　sup.

　下　inf.

第3腓骨筋腱
fibularis tertius tendon

短腓骨筋腱
fibularis brevis tendon

第5中足骨粗面 tuberosity of 5th metatarsal bone

前脛骨筋
tibialis ant. m.

長趾伸筋
extensor digitorum longus m.

長母趾伸筋
extensor hallucis longus tendon

伸筋支帯
extensor retinacula：

　上　sup.

　下　inf.

短趾伸筋
extensor digitorum
brevis m.

図6.25　下腿の外側区画

表6.6　下腿の外側区画(腓骨筋区画)の筋					
筋		起始	停止	作用	神経支配
長腓骨筋	fibularis longus	腓骨頭と腓骨外側面の近位2/3	第1中足骨と内側楔状骨の底	足関節の外反と底屈	浅腓骨神経
短腓骨筋	fibularis brevis	腓骨外側面の遠位2/3	第5中足骨粗面		

解剖の手順

1. 遺体を背臥位にする。
2. 下腿筋膜と足部の深筋膜を明瞭に剖出するために，下腿前面と足背から浅筋膜の残りを取り除く。浅腓骨神経の枝は保存する。
3. 浅腓骨神経が，足根の前面と足背に分布する皮神経のほとんどを供給することを復習する(図6.4A)。
4. 下腿筋膜が脛骨の前縁へ強固に付着することを観察する。
5. 足根の前面で，**上・下伸筋支帯** superior and inferior

extensor retinaculum を同定する(図6.25，図6.26)。これらの支帯は下腿筋膜の横走する厚い靭帯で腱群を定位置に保持する。上伸筋支帯は距腿関節の上方で腱に直交するのに対し，距腿関節の高さにある下伸筋支帯はY字状をしている。この「Y字」の幹は外側に向かい踵骨に付着する(図6.25)。

6. 脛骨の外側顆のすぐ下方で脛骨前縁に沿って下腿筋膜へ縦に切開する。ピンセットで下腿筋膜の切開縁を持ち上げ，その深層側の面から前区画の筋が起始していることを観察する。縦の切開を遠位方向に進め，下腿筋膜の全域を切る。ただし2つの伸筋支帯

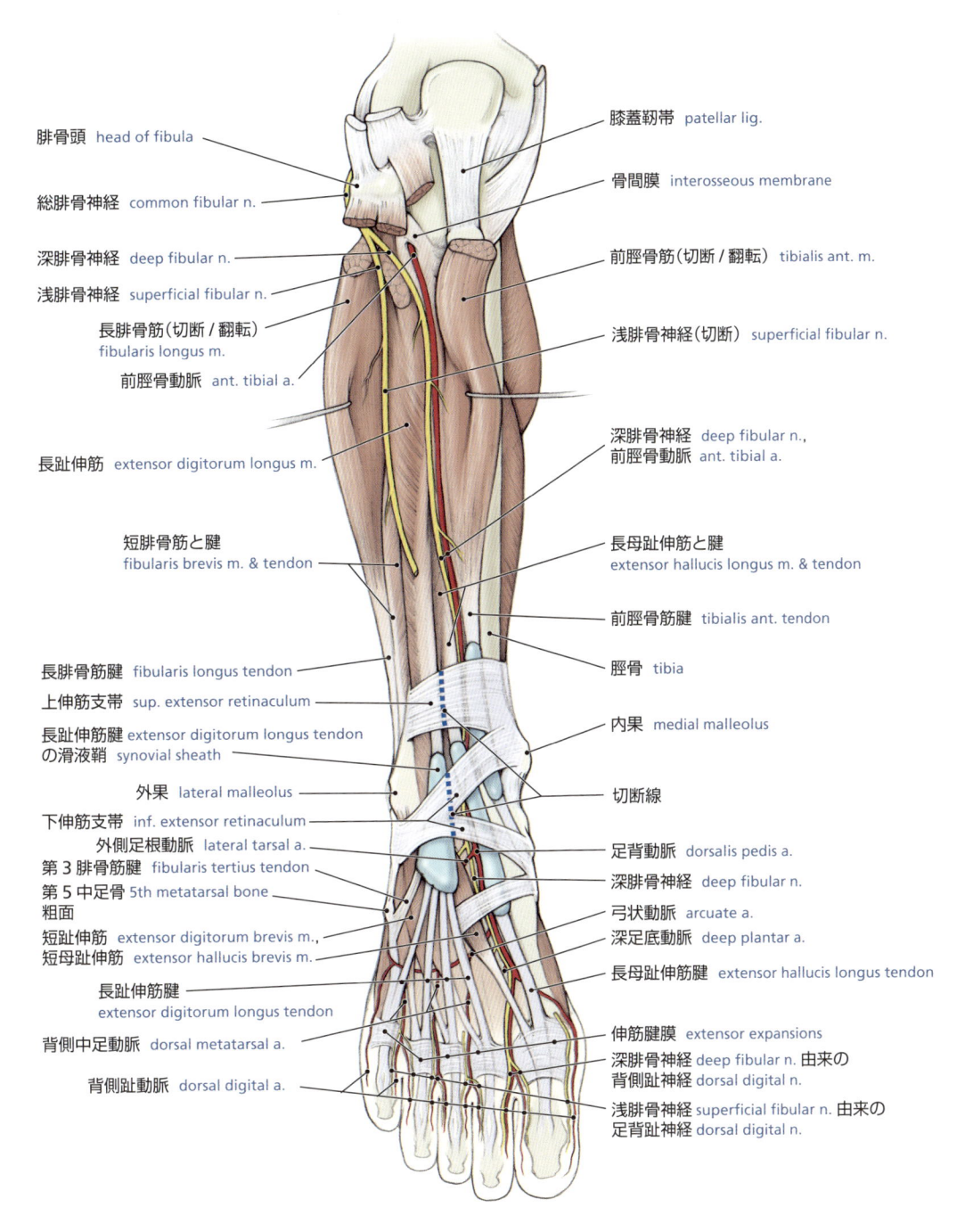

腓骨頭 head of fibula
総腓骨神経 common fibular n.
深腓骨神経 deep fibular n.
浅腓骨神経 superficial fibular n.
長腓骨筋(切断／翻転) fibularis longus m.
前脛骨動脈 ant. tibial a.
長趾伸筋 extensor digitorum longus m.
短腓骨筋と腱 fibularis brevis m. & tendon
長腓骨筋腱 fibularis longus tendon
上伸筋支帯 sup. extensor retinaculum
長趾伸筋腱 extensor digitorum longus tendon の滑液鞘 synovial sheath
外果 lateral malleolus
下伸筋支帯 inf. extensor retinaculum
外側足根動脈 lateral tarsal a.
第3腓骨筋腱 fibularis tertius tendon
第5中足骨 5th metatarsal bone 粗面
短趾伸筋 extensor digitorum brevis m., 短母趾伸筋 extensor hallucis brevis m.
長趾伸筋腱 extensor digitorum longus tendon
背側中足動脈 dorsal metatarsal a.
背側趾動脈 dorsal digital a.

膝蓋靭帯 patellar lig.
骨間膜 interosseous membrane
前脛骨筋(切断／翻転) tibialis ant. m.
浅腓骨神経(切断) superficial fibular n.
深腓骨神経 deep fibular n., 前脛骨動脈 ant. tibial a.
長母趾伸筋と腱 extensor hallucis longus m. & tendon
前脛骨筋腱 tibialis ant. tendon
脛骨 tibia
内果 medial malleolus
切断線
足背動脈 dorsalis pedis a.
深腓骨神経 deep fibular n.
弓状動脈 arcuate a.
深足底動脈 deep plantar a.
長母趾伸筋腱 extensor hallucis longus tendon
伸筋腱膜 extensor expansions
深腓骨神経 deep fibular n. 由来の背側趾神経 dorsal digital n.
浅腓骨神経 superficial fibular n. 由来の足背趾神経 dorsal digital n.

図 6.26　下腿の前区画(伸筋区画)

は切らずに保存する。

7. 下腿筋膜を前区画の筋の表面から除去する。下腿前部の筋の起始部は，脛骨の近位部，腓骨，下腿骨間膜である。これら起始部の剖出は試みない。

下腿前部の筋群 [ネ 507, 508, カ 506]

1. 下伸筋支帯の深層側を通る血管と神経，および下腿前部の筋の腱を互いから鈍的に分離する。

2. **前脛骨筋腱** tibialis anterior tendon を内果の前方で同定する(図6.26)。前脛骨筋腱と後脛骨筋腱は内果の最も近くを走る腱であり，脛骨との位置関係が名称どおりになっていることを確認する。

3. **前脛骨筋** tibialis anterior muscle の腱を，内側楔状骨と第1中足骨底で停止するところまでたどる。

4. 前脛骨筋の外側で**長母趾伸筋腱** extensor hallucis longus tendon を同定する(図6.26)。**長母趾伸筋** extensor hallucis longus muscle の腱を，母趾末節骨底で停止するところまでたどる。

5. 上伸筋支帯の高さで，長母趾伸筋腱の深層側に**前脛骨動脈** anterior tibial artery を同定する(図6.26)。指で長趾伸筋と前脛骨筋の間を鈍的に剥離し，その間

表 6.7　下腿の前区画(伸筋区画)と足背の筋

下腿前方

筋		起始	停止	作用	神経支配
前脛骨筋	tibialis anterior	脛骨外側顆と脛骨外側面 1/2	第1中足骨底と内楔状骨の内側足底面	足関節の背屈と内反	深腓骨神経
長母趾伸筋	extensor hallucis longus	腓骨と下腿骨間膜の前面中央部	母趾の末節骨底の背面	母趾の伸展と足関節の背屈	
長趾伸筋	extensor digitorum longus	脛骨外側顆と下腿骨間膜前面の近位 3/4	外側4趾の中節骨と末節骨	外側4趾の伸展と足関節の背屈	
第3腓骨筋	fibularis tertius	腓骨と下腿骨間膜の前面の遠位 1/3	第5中足骨底の背面	足関節の背屈と外反	

足背

筋		起始	停止	作用	神経支配
短趾伸筋	extensor digitorum brevis	踵骨の上外側面	第2～第5趾の中節骨底	趾の伸展	深腓骨神経
短母趾伸筋	extensor hallucis brevis		母趾の基節骨底	母趾の伸展	

[ネ 502]

を走行する前脛骨動脈を近位方向にたどる。

6. 鈍的に前脛骨動脈を剖出する。前脛骨動脈は下腿骨間膜の上縁を越えて後方へ走行する(**図 6.26**)。

7. **深腓骨神経** deep fibular nerve が膝のすぐ下方で前脛骨動脈と併走することを観察する(**図 6.26**)。深腓骨神経が下腿の前区画と足背の筋の運動を支配することを復習する。深腓骨神経を近位方向に**総腓骨神経** common fibular nerve からの分岐までたどる。

8. 長母趾伸筋腱の外側で**長趾伸筋** extensor digitorum longus muscle の複数の腱を同定する。これらの腱を遠位にたどり,外側4趾の**趾背腱膜** extensor expansion に停止することを確認する(**図 6.26**)。

9. 長趾伸筋の外側面で**第3腓骨筋** fibularis tertius muscle の腱を同定する。この第3腓骨筋腱を第5中足骨体背面への停止までたどる(**図 6.26**)。約5%の遺体で第3腓骨筋が欠如している。

10. 神経や血管,前区画の腱などを明瞭に観察するために,ハサミで上下の伸筋支帯を長趾伸筋と長母趾伸筋の腱の間で切ってしまってもよい(**図 6.26** の破線)。観察の際には長趾伸筋の腱群を外側に牽引する。

11. 下腿前部の筋群について起始・停止・作用を復習する(**表 6.7**)。

足背

1. 足背において長趾伸筋腱群の深層側に,**短趾伸筋** extensor digitorum brevis muscle と**短母趾伸筋** extensor hallucis brevis muscle を同定する(**図 6.26**)。短指伸筋と短母趾伸筋が踵骨から起始する共通の筋腹を持つことを観察する。

2. この筋腹から起こる4つの腱を同定する。これらは第2～第4趾の趾背腱膜に停止する腱に加えて,この筋の母趾に停止する部分を,短母趾伸筋と呼ぶ。

3. 足背の筋群について起始・停止・作用を復習する(**表 6.5**)。

4. 足根領域に戻り,前脛骨動脈の遠位側を下伸筋支帯の深層側へ入っていくところまでたどる。前脛骨動脈は距腿関節の上を通過すると,名称が**足背動脈** dorsalis pedis artery(ラテン語で *pes*, *pedis* は「足」という意味)に変わる。[ネ 508, カ 509]

5. 足背動脈を足背にたどり,この動脈が足根部で長母趾伸筋腱の外側に併走することを観察する。生体では,足背動脈の拍動は長母趾伸筋腱と長趾伸筋腱の間で触知できる。

6. 足背の腱群の深層で**弓状動脈** arcuate artery を同定する。弓状動脈は足背動脈の枝であり,中足骨の近位端付近を横断する。**背側中足動脈** dorsal metatarsal artery のうち外側の3本は弓状動脈の枝である。[ネ 508, カ 509]

7. **外側足根動脈** lateral tarsal artery を同定する。外側足根動脈は距腿関節の近くで足背動脈から起こり,短趾伸筋と短母趾伸筋の深層側を走行する。外側足根動脈は弓状動脈の外側端につながり動脈弓をつくる。

8. **深足底動脈** deep plantar artery を同定する。深足底動脈は弓状動脈の起始部の近くで足背動脈から起こる。その後,深足底動脈は第1中足骨と第2中足骨の間を通って足底に入り,足底動脈弓と吻合する。

9. 足根の高さで**深腓骨神経**を長母趾伸筋腱と長趾伸筋腱の間で同定する(**図 6.26**)。鈍的に深腓骨神経を足背までたどる。深腓骨神経が短趾伸筋と短母趾伸筋を支配する。

10. 深腓骨神経の皮枝を母趾と第2趾の間の皮膚領域までたどり,2本の**背側趾神経** dorsal digital branch を同定する(**図 6.26**)。足背の皮膚のうちで母趾と第2趾の間の皮膚だけが,深腓骨神経に支配される。

臨床との関連

総腓骨神経

　総腓骨神経は体の中で最も頻繁に損傷する神経の1つであり，その原因は浅層を走ることと，腓骨頭および頚との位置関係にある。総腓骨神経が損傷を受けると，足の外反と背屈，および趾の伸展に障害が起こり，これを下垂足（鶏歩）という。下垂足になると，先行する足の先が地面に向かって垂れ下がるので，趾が地面に引っかからないように膝を高く持ちあげて歩く。また下垂足では足と趾背の感覚脱失を伴う。

復習

1. 遺体で，下腿の前区画に属する各筋の起始・停止・作用を復習する。
2. 前脛骨動脈の走行を下腿の前区画を通って足までたどり，足背動脈に名称が変わる場所を同定する。この動脈系に属する分枝を復習する。
3. 下腿の前区画と足背における神経支配のパターンを復習する。
4. 下腿の主要な筋群とそれらの筋群全体としての機能・神経支配を復習する。

足底

解剖の概要

　足は縦方向にアーチをつくっている（図6.22Cの内側面）。そのため，足において体重は，後方では踵骨に，前方では5個の中足骨頭にかかる。**足底腱膜** plantar aponeurosis は，この縦方向のアーチ，すなわち**縦足弓** longitudinal arch of foot を支えている。足底腱膜の深層には，足の内在筋，腱，血管，神経が4層構造になっている。

　以下の順に解剖を行う。

① 足底の皮膚と脂肪を取り除く。
② 浅筋膜を除去して足底腱膜の構造物を調べる。
③ 足底腱膜をめくり返して第1層の構造物を露出する。
④ 浅層（下方）から深層（上方）に向かって解剖を進め，足底の4層構造のそれぞれを剖出する。

　趾の外転と内転の運動は第2趾を通る軸を基準とする。これは手との相違点であり，手では第3指を通る軸が基準になることはすでに述べた。

解剖の手順

足底腱膜 [ネ 519, カ 479]

1. 遺体を腹臥位にする。
2. 図6.27を参照して，足底の皮膚を除去する。足底中

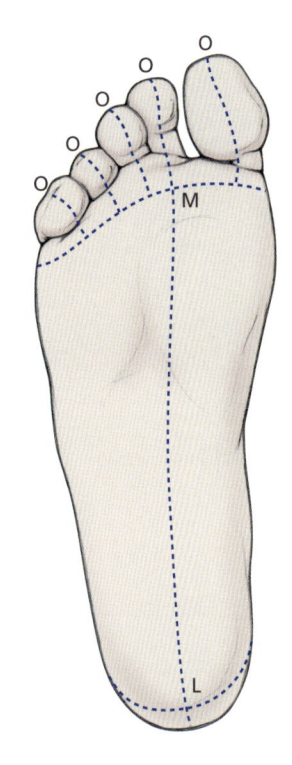

図6.27　足底の切開線

央にかかとから第2趾の基部まで切開線を入れる。
3. 横の切開線を第1趾の基部から第5趾の基部まで入れる。
4. 中央の切開線から始めて，足の両側縁に向けて皮膚を剥ぐ。かかとや中足骨頭を覆う皮膚は厚いが，足趾や土踏まずではより薄いことを観察する。
5. 少なくとも2本の足趾の足底側から皮膚を除去する。
6. 足底の筋膜を観察し，内側および外側の部分は薄いが，中央では肥厚して**足底腱膜** plantar aponeurosis になっていることを観察する（図6.28A）。
7. メスで足底腱膜から浅筋膜をそぎ落とす。足底腱膜は後方では踵骨に付着し，遠位では5つの束に分かれて各趾につくことを観察する。5つの束は浅横中足靭帯によって互いに結ばれている（図6.28）。
8. プローブで足底筋膜を縦方向に持ち上げる。足底腱膜は中央部で約4mmの厚みがある。足底腱膜をより完全に深層から遊離した状態にするためには，メスで両側外縁を注意深く切離する。深く切りすぎないこと。
9. 遠位側（足全体の前1/3）で足底腱膜を横方向に切開する（図6.28Bの切断線1）。
10. 足底腱膜を踵骨に向けてめくり返す。強靭な結合組織の束が足底腱膜を各中足骨に結びつけていることを観察する。メスでこれらの束を剥がし，足底腱膜を下層の構造物から分離する。

足底の第1層 [ネ 520, カ 479]

1. **短趾屈筋** flexor digitorum brevis muscle を同定する。

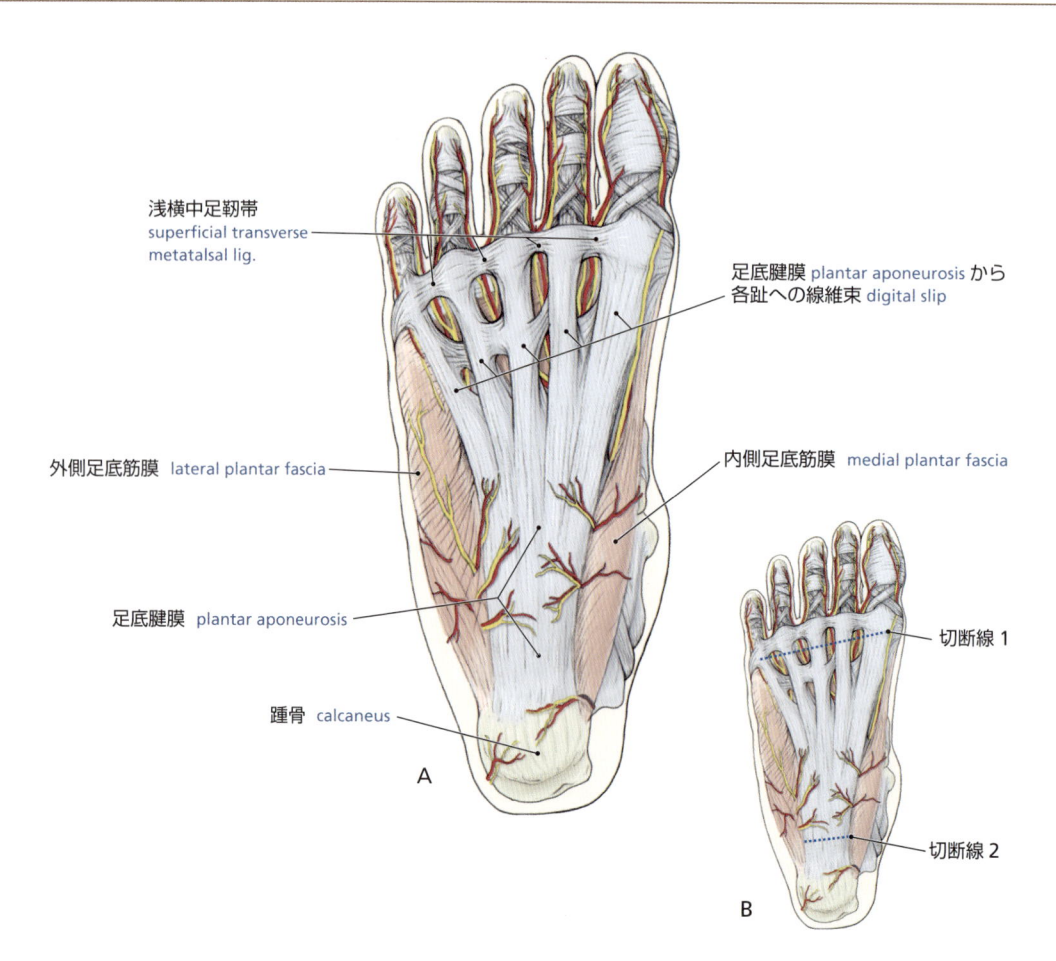

浅横中足靭帯
superficial transverse
metatalsal lig.

足底腱膜 plantar aponeurosis から
各趾への線維束 digital slip

外側足底筋膜 lateral plantar fascia

内側足底筋膜 medial plantar fascia

足底腱膜 plantar aponeurosis

踵骨 calcaneus

A

切断線 1

切断線 2

B

図 6.28　足底。A：足底腱膜。B：足底腱膜の切開線

この筋は足底の中央で足底腱膜のすぐ深層に位置する（**図6.29**）。短趾屈筋の腱をその停止部までたどる。必要なら足底腱膜の残りを取り除く。

2. **母趾外転筋** abductor hallucis muscle を短指屈筋の内側で同定する（**図6.29**）。鈍的にその腱を母趾への停止までたどる。

3. **小趾外転筋** abductor digiti minimi muscle を短趾屈筋の外側方に同定する（**図6.29**）。この筋の腱を第5趾（小趾）への停止までたどる。

4. 足底の遠位側 1/3 のところで，**総底側趾神経** common plantar digital nerve と**固有底側趾神経** proper plantar digital nerve を見つける。これらの神経はそれぞれ**内側足底神経** medial plantar nerve と**外側足底神経** lateral plantar nerve の分枝である（**図6.29**）。総底側趾神経と固有底側趾神経が，ここで同定した筋群の腱の間を走行するのを観察する。

5. 足底の第1層の筋群について起始・停止・作用・神経支配を復習する（**表6.8**）。

足底の第 2 層 [ネ 521, カ 480]

以下の深部解剖は一側の足でのみ行う。

1. 足底腱膜を踵骨への近位付着部付近で横方向に切断し（**図6.28B** の切断線2），足底から取り外す。

2. ハサミで短趾屈筋を踵骨近くで切断する（**図6.29** の破線）。この筋を遠位方向にめくり返す。

3. プローブを母趾外転筋の深層へ後脛骨動脈および脛骨神経の走行に沿って通す。母趾外転筋をプローブの上で切る（**図6.29** の破線）。

4. 鈍的に後脛骨動脈と脛骨神経を足底へたどる。**内側・外側足底神経** medial and lateral plantar nerve と**内側・外側足底動脈** medial and lateral plantar artery を同定する（**図6.30**）。

5. 短趾屈筋の深層側に位置する**足底方形筋** quadratus plantae muscle を同定する（**図6.30**）。

6. **長趾屈筋腱** flexor digitorum longus tendon が足底内で走行する部分をプローブで剖出する。近位趾節間関節の近くで長趾屈筋の4本の腱がそれぞれ短趾屈筋の腱を通り抜けることを観察する（**図6.30**）。

7. 4つの**虫様筋** lumbrical muscle が長趾屈筋の腱から起こることを観察する。

8. 足底の第2層の筋群について起始・停止・作用・神経支配を復習する（**表6.8**）。

足底の第 3 層 [ネ 522, カ 481]

1. ハサミで長趾屈筋腱を足底方形筋の付着部で切断する（**図6.30** の破線）。長趾屈筋腱の断端を虫様筋とと

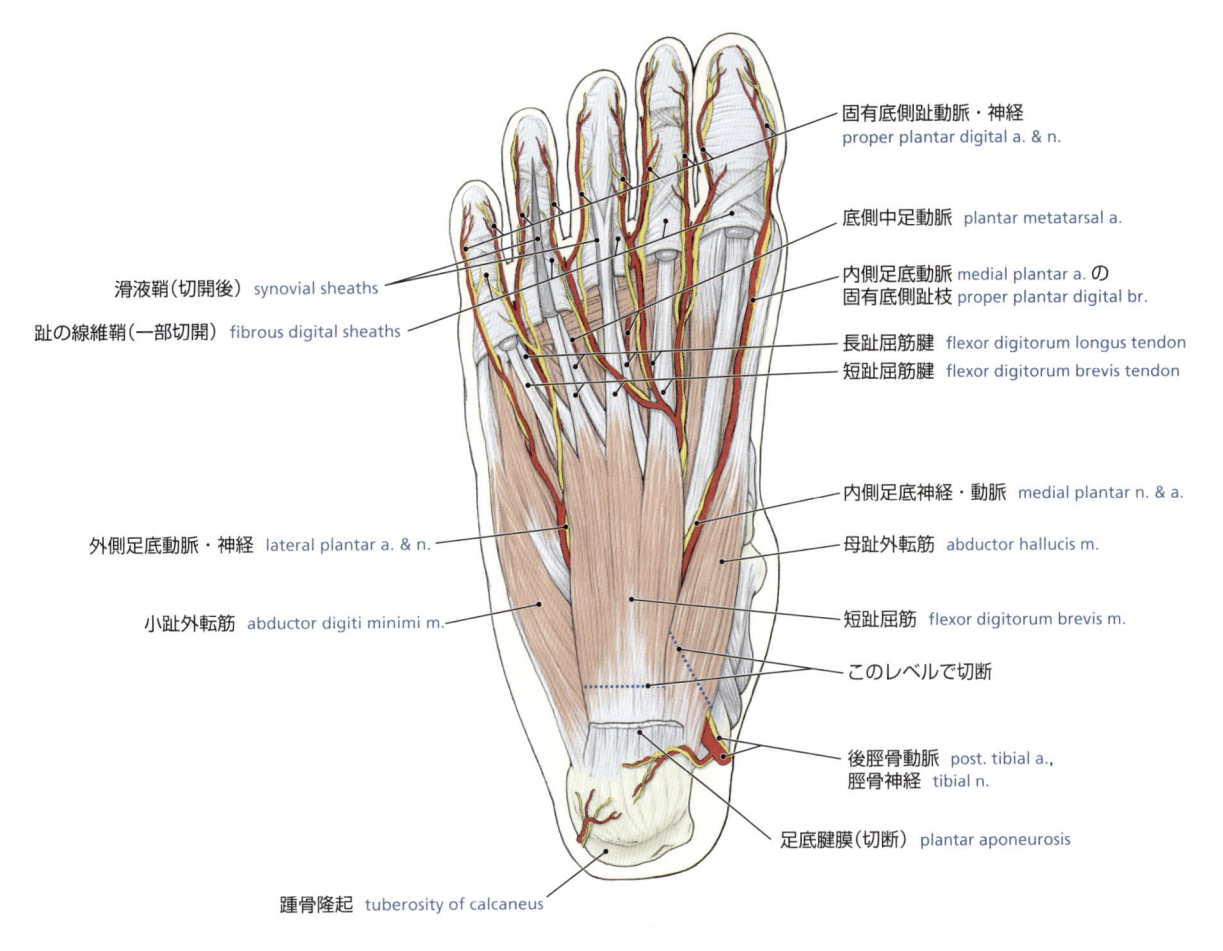

固有底側趾動脈・神経 proper plantar digital a. & n.
底側中足動脈 plantar metatarsal a.
内側足底動脈 medial plantar a. の
固有底側趾枝 proper plantar digital br.
長趾屈筋腱 flexor digitorum longus tendon
短趾屈筋腱 flexor digitorum brevis tendon
内側足底神経・動脈 medial plantar n. & a.
母趾外転筋 abductor hallucis m.
短趾屈筋 flexor digitorum brevis m.
このレベルで切断
後脛骨動脈 post. tibial a., 脛骨神経 tibial n.
足底腱膜（切断）plantar aponeurosis
滑液鞘（切開後）synovial sheaths
趾の線維鞘（一部切開）fibrous digital sheaths
外側足底動脈・神経 lateral plantar a. & n.
小趾外転筋 abductor digiti minimi m.
踵骨隆起 tuberosity of calcaneus

図 6.29　足底。第 1 層の筋

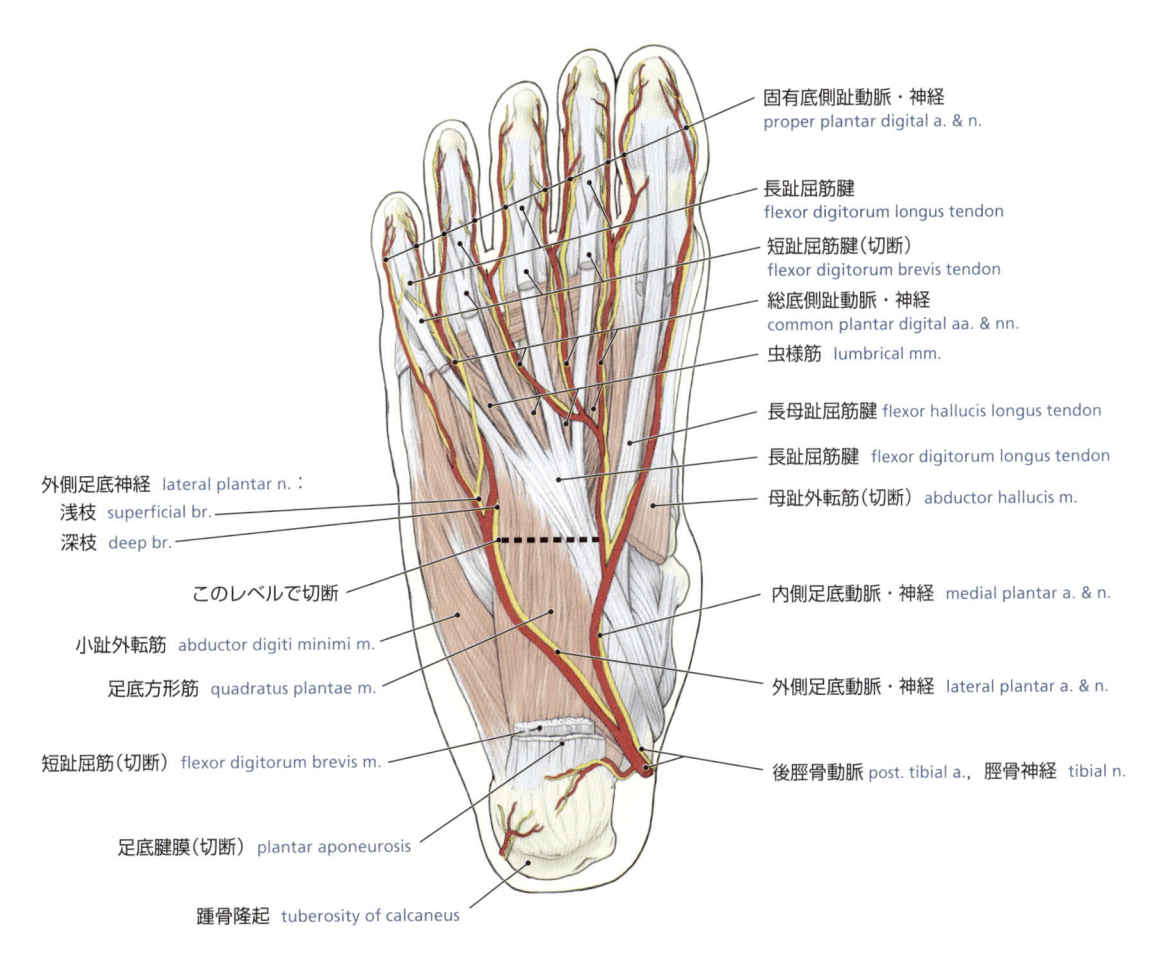

固有底側趾動脈・神経 proper plantar digital a. & n.
長趾屈筋腱 flexor digitorum longus tendon
短趾屈筋腱（切断）flexor digitorum brevis tendon
総底側趾動脈・神経 common plantar digital aa. & nn.
虫様筋 lumbrical mm.
長母趾屈筋腱 flexor hallucis longus tendon
長趾屈筋腱 flexor digitorum longus tendon
母趾外転筋（切断）abductor hallucis m.
内側足底動脈・神経 medial plantar a. & n.
外側足底動脈・神経 lateral plantar a. & n.
後脛骨動脈 post. tibial a., 脛骨神経 tibial n.
外側足底神経 lateral plantar n.：
浅枝 superficial br.
深枝 deep br.
このレベルで切断
小趾外転筋 abductor digiti minimi m.
足底方形筋 quadratus plantae m.
短趾屈筋（切断）flexor digitorum brevis m.
足底腱膜（切断）plantar aponeurosis
踵骨隆起 tuberosity of calcaneus

図 6.30　足底。第 2 層の筋

6 下肢

表6.8 足底の筋

第1層

筋		起始	停止	作用	神経支配
短趾屈筋	flexor digitorum brevis	踵骨隆起と足底腱膜	第2～第5趾の中節骨	第2～第5趾の屈曲	内側足底神経
母趾外転筋	abductor hallucis	踵骨隆起の内側突起，屈筋支帯，足底腱膜	第1趾基節骨底の内側面	母趾の外転と屈曲	
小趾外転筋	abductor digiti minimi	踵骨隆起の内側突起と外側突起，足底腱膜，筋間中隔	第5趾基節骨底の外側面	第5趾の外転と屈曲	外側足底神経

第2層

筋		起始	停止	作用	神経支配
足底方形筋	quadratus plantae	踵骨足底面の内側面と外側縁	長趾屈筋腱の後外側縁	外側4趾の屈曲	外側足底神経
虫様筋	lumbricals	長趾屈筋腱	第2～第5趾の趾背腱膜の内側面	第2～第4趾の中足趾節関節の屈曲と近位と遠位の趾節間関節の伸展	●第1虫様筋：内側足底神経 ●第2～第4虫様筋：外側足底神経

第3層

筋		起始	停止	作用	神経支配
短母趾屈筋	flexor hallucis brevis	立方骨と外側楔状骨の底面	第1趾基節骨底の両側	第1基節骨の屈曲	内側足底神経
母趾内転筋	adductor hallucis	●斜頭：第2～第4中足骨底 ●横頭：中足趾節関節の靭帯	第1趾基節骨底の外側面	母趾の内転	外側足底神経の深枝
短小趾屈筋	flexor digiti minimi brevis	第5中足骨底	第5趾基節骨底	第5基節骨の屈曲	外側足底神経の浅枝

第4層

筋		起始	停止	作用	神経支配
底側骨間筋	plantar interossei	第3～第5中足骨の底面	第3～第5趾基節骨の内側面	第3～第5趾の内転と中足趾節関節の屈曲	外側足底神経
背側骨間筋	dorsal interossei	第1～第5中足骨の隣接側	●第1：第2趾基節骨の内側面 ●第2～第4：第2～第4趾基節骨の外側面	第2～第4趾の外転と中足趾節関節の屈曲	

もに遠位方向にめくり返す。

2. **短母趾屈筋** flexor hallucis brevis muscle を同定する（図6.31）。短母趾屈筋は，**内側頭** medial head と**外側頭** lateral head を持ち，それぞれの頭に固有の腱がある。これらの腱は**種子骨** sesamoid bone を持つ。

3. **長母趾屈筋腱** tendon of the flexor hallucis longus muscle が短母趾屈筋の表層を走行し，短母指屈筋腱の2本の腱のそれぞれが有する種子骨の間に位置することを観察する。長母指屈筋腱が母趾末節骨の底で停止することを確かめる（図6.31）。

4. 足の中央部で**母趾内転筋** adductor hallucis muscle を同定する。母趾内転筋は**横頭** transverse head と**斜頭** oblique head を持つ（図6.31）。両者ともに母趾の基節骨底の外側面で停止することを観察する。

5. 足の外側面で**短小趾屈筋** flexor digiti minimi brevis muscle を確認する。

6. 足底の第3層の筋群について起始・停止・作用・神経支配を復習する（表6.8）。

足底の第4層 [ネ 523, カ 481]

1. 外側足底動脈を遠位方向へ鈍的に剖出する。中足骨の底で，外側足底動脈は**足底動脈弓** plantar arch をつくる（図6.31）。足底動脈弓を内側にたどり，母趾内転筋の斜頭より深層側へ入るところまで追う。

2. 足底動脈弓の内側端は，**足背動脈** dorsalis pedis artery の枝である**深足底動脈** deep plantar artery によってつくられる（図6.26）。アトラスを参照して，足底動脈弓から起こる**底側中足動脈** plantar metatarsal artery の走行を確認する。[ネ 523]

3. **骨間筋** interosseous muscle は足底動脈弓の上方（深層）にある。アトラスを参照して，骨間筋を調べる（図6.32）。[ネ 524, カ 481, 512] 4つの背側骨間筋が趾の外転筋であり，3つの底側骨間筋が趾の内転筋である。外転と内転の基準軸は第2中足骨と第2趾を通る。

4. **長腓骨筋腱** fibularis longus tendon の位置を外果の後方で確認する（図6.31）。プローブを長腓骨筋の表層に沿って小趾外転筋の深層へゆっくり押し込む。ハサミで小趾外転筋をプローブの上で切断し，断端をめくり返す。

5. 長腓骨筋の腱を足底の中までたどり，この腱が舟状骨の外側面を回って方向を変え深層に向かうことを

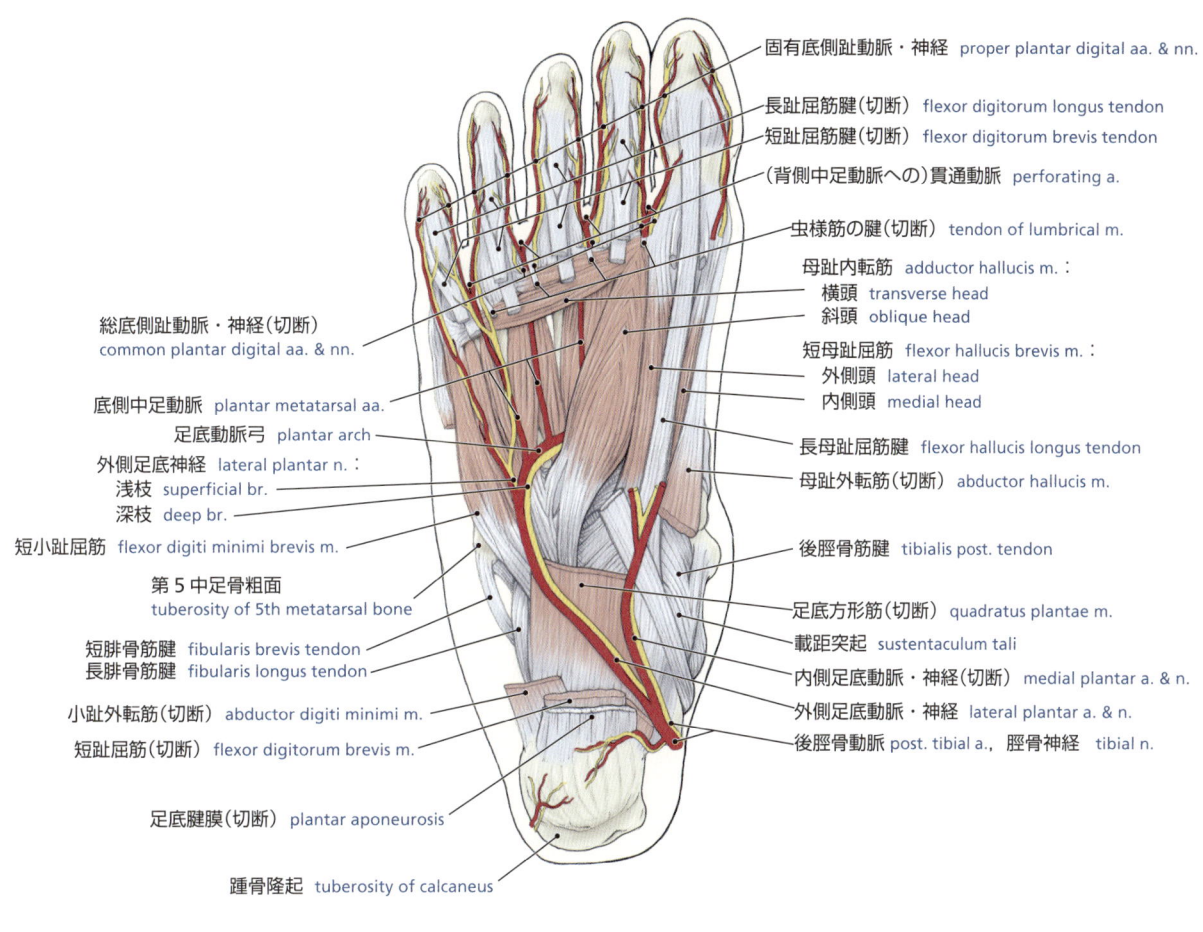

固有底側趾動脈・神経 proper plantar digital aa. & nn.
長趾屈筋腱(切断) flexor digitorum longus tendon
短趾屈筋腱(切断) flexor digitorum brevis tendon
(背側中足動脈への)貫通動脈 perforating a.
虫様筋の腱(切断) tendon of lumbrical m.
母趾内転筋 adductor hallucis m.：
  横頭 transverse head
  斜頭 oblique head
短母趾屈筋 flexor hallucis brevis m.：
  外側頭 lateral head
  内側頭 medial head
長母趾屈筋腱 flexor hallucis longus tendon
母趾外転筋(切断) abductor hallucis m.
後脛骨筋腱 tibialis post. tendon
足底方形筋(切断) quadratus plantae m.
載距突起 sustentaculum tali
内側足底動脈・神経(切断) medial plantar a. & n.
外側足底動脈・神経 lateral plantar a. & n.
後脛骨動脈 post. tibial a.，脛骨神経 tibial n.

総底側趾動脈・神経(切断) common plantar digital aa. & nn.
底側中足動脈 plantar metatarsal aa.
足底動脈弓 plantar arch
外側足底神経 lateral plantar n.：
  浅枝 superficial br.
  深枝 deep br.
短小趾屈筋 flexor digiti minimi brevis m.
第5中足骨粗面 tuberosity of 5th metatarsal bone
短腓骨筋腱 fibularis brevis tendon
長腓骨筋腱 fibularis longus tendon
小趾外転筋(切断) abductor digiti minimi m.
短趾屈筋(切断) flexor digitorum brevis m.
足底腱膜(切断) plantar aponeurosis
踵骨隆起 tuberosity of calcaneus

図 6.31 足底。第 3 層の筋

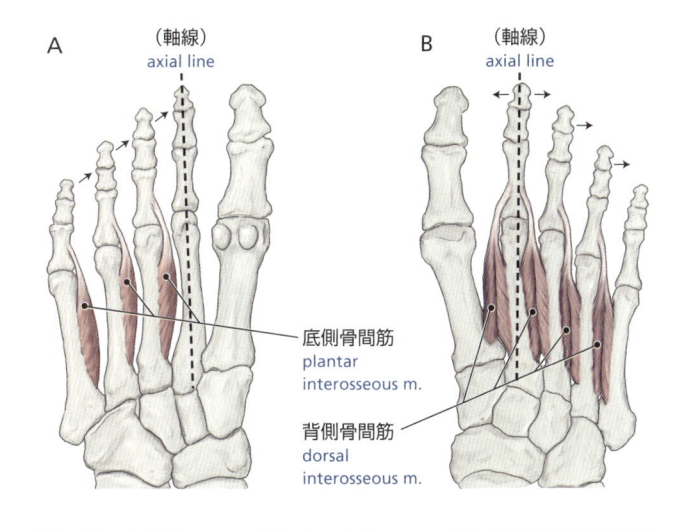

図 6.32 骨間筋。A：足底。B：足背。3 つの半羽状筋(底側骨間筋〈Planter〉)は指先を第 2 趾正中軸に対して内転(ADduct)するので PAD と覚える。4 つの羽状筋(背側〈Dorsal〉骨間筋)は指先を外転(ABduct)するので DAB と覚える

底側骨間筋 plantar interosseous m.
背側骨間筋 dorsal interosseous m.

確認する。

6. 足底で，プローブを長腓骨筋腱の表層に沿って(この腱鞘の中に)挿入し，足底を横切るように内側に向

かってゆっくり押し込む。プローブを小さく動かしてその先端の位置を確認し，長腓骨筋の腱が足底の最も深い層を横切ることを理解する。

7. 長腓骨筋の走行を確認するために，腱鞘を切開して小さな窓をつくり，次に足根付近で腱を慎重に引いて，窓から腱が動いているのを観察する。

8. 足部の内側面で後脛骨筋腱 tibialis posterior tendon を遠位方向にたどる。その停止部が広く，舟状骨，3 個の楔状骨すべて，および第 2～第 4 中足骨の底につくことを確かめる(図 6.30)。

9. 長母趾屈筋 flexor hallucis longus muscle を下腿の後区画で同定する。その腱を遠位方向にたどり，足根内側で骨と靭帯で囲まれたトンネルに入ってみえなくなるのを確認する。プローブをこのトンネルの中に押し込み，メスでプローブの上を切りトンネルを開く。

10. プローブで長母趾屈筋の腱を持ち上げ，これが載距突起 sustentaculum tali の下面を横切っていることを確認する。載距突起は滑車として作用し，長母指屈筋の力の方向を変える。

11. 足底の第 4 層の筋群の起始・停止・作用・神経支配を復習する(表 6.8)。

復習

1. 足底の4つの層の構造物を，解剖学的位置に並べなおす。同時に各層で，個々の筋の起始・停止・作用を復習する。
2. 後脛骨動脈を，下腿における起始部から足底で分岐するところまでたどる。アトラスと遺体で，内側足底動脈と外側足底動脈の分布を復習する。
3. 足底動脈弓と，足背動脈との吻合を確認する。
4. 脛骨神経の走行を膝窩から足根の内側までたどる。脛骨神経の2つの枝(内側足底神経と外側足底神経)の走行を足底までたどる。
5. 内側足底神経と外側足底神経の走行を遺体の足底までたどり，その運動と感覚における機能を復習する。

下肢の関節

解剖の概要

　下肢で関節を解剖するには，周囲の筋の大部分をめくり返すか，除去しなくてはならない。関節の解剖によって，筋の位置関係や周囲の構造物とのつながりの確認が困難になるので，一側の下肢のみで関節の解剖を行い，もう一方の下肢では軟組織をそのままにし，復習のために使用するとよい。

　下肢の向きの転換を容易にするため，関節の解剖は骨盤の半分と下肢を体幹から切り離した側で行う。十分な数の遺体を実習に使えるなら，各肢で一部の解剖のみを選んで行う。もしくは遺体ごとに行う解剖方法を変えても構わない。関節の解剖に用いる下肢で，各筋を除去する際に起始・停止・作用・神経支配を復習する。なお靭帯の学名は付着する骨に基づく。

　以下の順に解剖を行う。

① 股関節を解剖し，次に膝関節を解剖する。
② 距腿関節を解剖する。
③ 足の内反・外反に最も関与する中足骨間の関節を調べる。

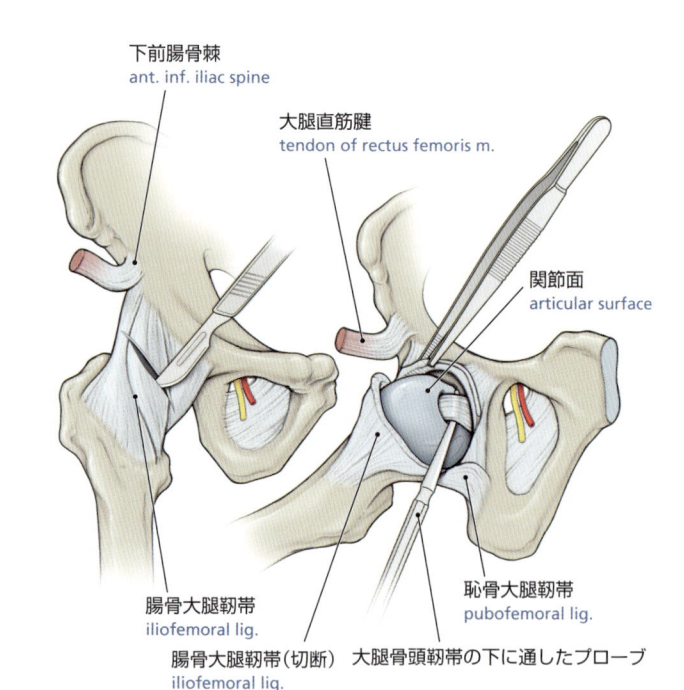

下前腸骨棘
ant. inf. iliac spine

大腿直筋腱
tendon of rectus femoris m.

関節面
articular surface

腸骨大腿靭帯
iliofemoral lig.

恥骨大腿靭帯
pubofemoral lig.

腸骨大腿靭帯(切断)
iliofemoral lig.

大腿骨頭靭帯の下に通したプローブ

図6.33 股関節包前面の切開

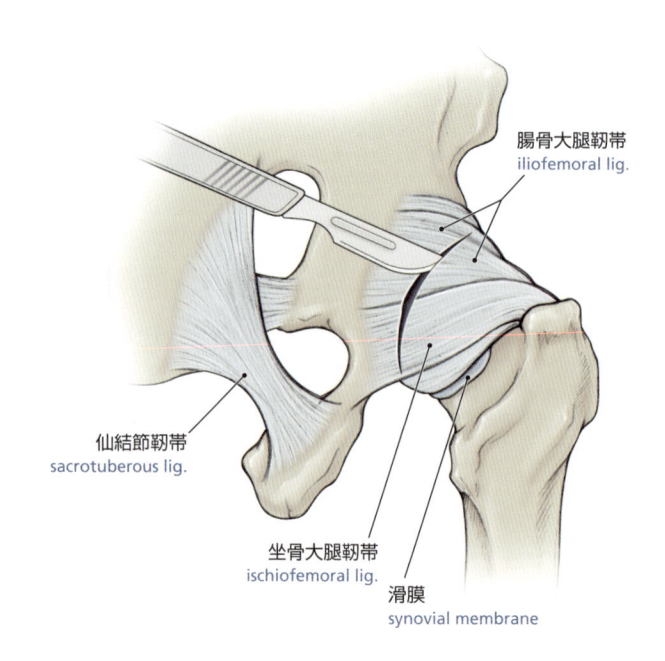

腸骨大腿靭帯
iliofemoral lig.

仙結節靭帯
sacrotuberous lig.

坐骨大腿靭帯
ischiofemoral lig.

滑膜
synovial membrane

図6.34 股関節包後面の切開

弛緩し伸展時には緊張することを観察する。腸骨大腿靱帯は股関節の過伸展を防ぐ。

10. メスで**関節包** joint capsule の前面を開く（**図6.33**）。

11. 関節包の中で，**大腿骨頭の関節面を覆う軟骨**を観察する。大腿骨を外旋すると，大腿骨頭の関節面をより広くみることができる。大腿骨を内旋すると関節面が寛骨臼の中に隠れる。[ネ474]

12. 大腿骨を外転かつ外旋し，**大腿骨頭靱帯** ligament of the head of the femur を同定する（**図6.33**）。

13. **外閉鎖筋** obturator externus muscle を確認する。外閉鎖筋が大腿骨頚の下方を通る。[ネ480]

14. 外閉鎖筋を取り除いて，**恥骨大腿靱帯**を露出する。

15. 遺体を腹臥位にする。

16. 大殿筋を外側にめくり返す。

17. 中殿筋，小殿筋を外側にめくり返す。

18. 梨状筋，上双子筋，内閉鎖筋，下双子筋，大腿方形筋を大腿骨への停止部から剥離し内側へめくり返す。股関節を後方から観察しやすくするために解剖野から股関節の外旋筋群を完全に除去する。

19. メスで削ぎ落とすようにして，**関節包**の後面を掃除する（**図6.34**）。

20. 寛骨臼の縁と大腿骨頚の間に張る**坐骨大腿靱帯**を同定する。坐骨大腿靱帯は転子間稜につかないので股関節の滑膜が露出している領域ができていることを確認する。

21. 大腿骨を伸展させる。坐骨大腿靱帯が緊張し，股関節の伸展を制限していることを観察する。

22. **図6.34**に示すように，関節包を切開し，関節腔の後壁を開放する。関節包の厚みを観察する。

23. 股関節を開放するために，まず解剖部位を背臥位にする。

24. プローブを大腿骨頭靱帯の下に入れ（**図6.33**），メスで切る。大腿骨頭が寛骨臼から出てくるまで，大腿骨を外旋する。

25. 大腿骨頭と頚（**図6.35**）を確認したのち，**大腿骨頭の関節面**を同定する。**大腿骨頭靱帯**の切断端を観察し，大腿骨頭靱帯の中心に**大腿骨頭靱帯動脈** artery of the ligament of the head of the femur を同定する。アトラスを参照して，大腿骨頭および頚への血液供給路を復習する。

26. 寛骨臼で**月状面** lunate surface を同定する（**図6.35**）。**大腿骨頭靱帯**は寛骨臼切痕 acetabular notch の中にある。[ネ474, カ461]

27. 寛骨臼切痕に張る**寛骨臼横靱帯** transverse acetabular ligament と寛骨臼の外周を囲む**寛骨臼唇** acetabular labrum を同定する。

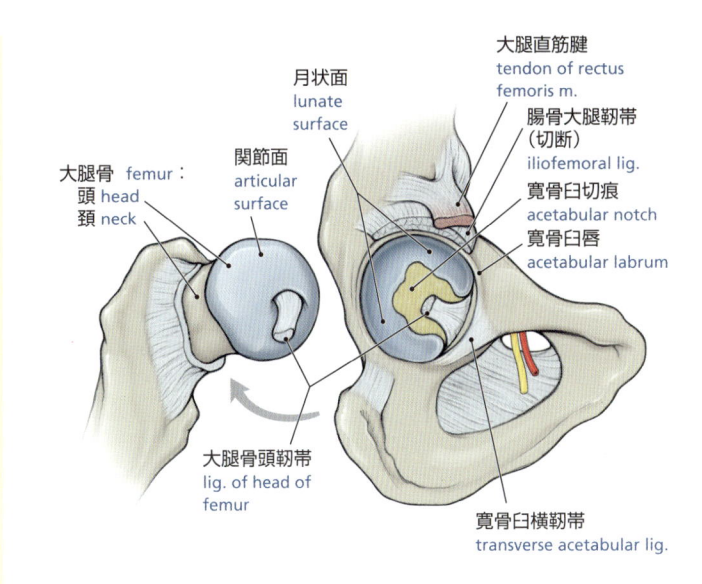

図6.35 股関節の開放

臨床との関連

大腿骨頚

　大腿骨頚の骨折は大腿骨頭への血液供給を遮断する。（大腿骨頭靱帯動脈を経由する）血液供給が不十分だと大腿骨頭は壊死し，置換術が必要になる。大腿骨頭壊死は高齢者の大腿骨頚骨折でよくみられる合併症である。

後方からの膝関節の解剖

　交連骨格標本で，膝関節の骨格を確認する。

1. 大腿骨の遠位端で，**内側顆** medial condyle，**外側顆** lateral condyle，**顆間窩** intercondylar fossa を同定する。

2. 脛骨の近位端で2つの**上関節面** superior articular surface，**内側顆**，**外側顆**と**顆間隆起** intercondylar eminence を同定する。

3. 膝蓋骨で**関節面**と**前面**を同定する。

4. 遺体で，縫工筋腱，薄筋腱，半腱様筋腱を，膝の内側への停止部（鵞足）で復習する。これらの筋は異なる大腿区画から起始しており，そのため神経支配も違うが，膝の屈曲と脛骨の内旋において協調して働くことを復習する。[ネ493, カ463]

5. 鵞足に停止する筋の断端を持ち上げ，膝の**内側側副靱帯** tibial (medial) collateral ligament (MCL) を同定する（**図6.36**）。内側側副靱帯が関節包を介して内側半月につく。

6. 膝の外側部で，大腿二頭筋の腱を腓骨頭への停止部近くで同定する。

7. **外側側副靱帯** fibular (lateral) collateral ligament (LCL) を同定し，この靱帯が関節包の外表面に付着していないことを観察する（**図6.36**）。

8. 膝の後面で，膝窩筋の腱が外側側副靱帯と関節包の間を通ることを観察する。[ネ498]

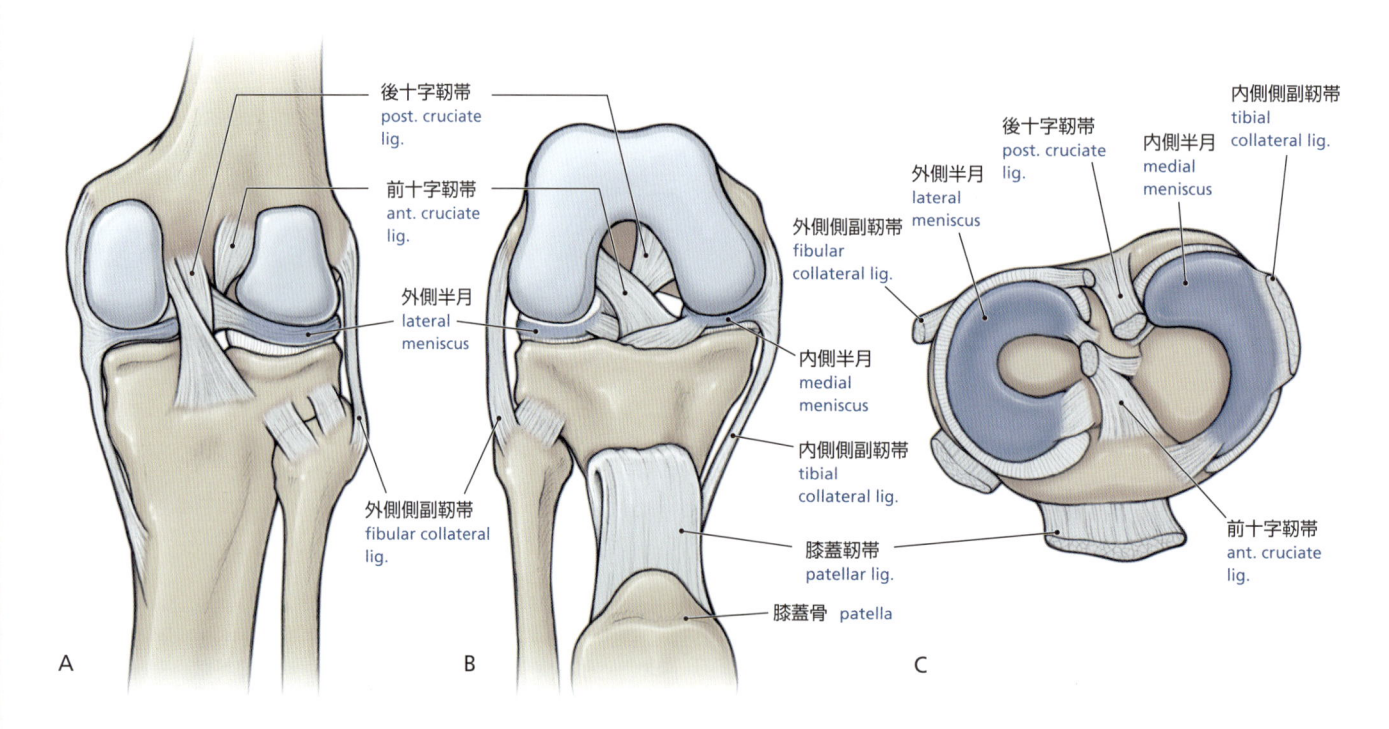

図 6.36　右膝関節。Ａ：後面。Ｂ：前面。Ｃ：上面

9. 膝の後面で，半膜様筋の腱から上外側方へ張る**斜膝窩靭帯** oblique popliteal ligament を同定する。斜膝窩靭帯は膝関節の関節包後面を補強している。[ネ 497]

10. 斜膝窩靭帯の観察の支障になるなら，膝窩の血管や脛骨神経，総腓骨神経などを膝窩から取り除く。

11. 膝窩筋を同定し，膝窩筋腱の表面を横切る**弓状膝窩靭帯** arcuate popliteal ligament を確認する。[ネ 498] 膝窩筋が関節包後面を補強している。

12. 膝窩筋の腱を切断し，下方にめくり返して，膝関節を包む関節包の後面を露出する。

13. ハサミで関節包に水平切開を入れ，解剖野から関節包の後壁を取り除く。

14. 後方から観察し，関節包内で互いに交差する十字靭帯を同定する（図 6.36C）。

15. **後十字靭帯** posterior cruciate ligament（PCL）が脛骨に後方から付着し，**前十字靭帯** anterior cruciate ligament（ACL）は脛骨に前方から付着することを観察する。[ネ 496, 力 463]

16. **内側半月** medial meniscus および**外側半月** lateral meniscus を同定する（図 6.36C）。内側半月が内側側副靭帯に固く結合していることを観察する。対照的に，外側半月は外側側副靭帯に付着していない。

前方からの膝関節の解剖

1. 膝の前面で大腿四頭筋の腱を同定する。大腿四頭筋腱は**膝蓋支帯** patellar retinaculum に連続しており，膝蓋骨を膝の中央に保持する。膝蓋骨の下方に**膝蓋**

靭帯 patellar ligament を同定する。[ネ 488]

2. 膝蓋骨の上方で，メスで大腿四頭筋の腱を横方向に切開する。この切開を膝の両側に側副靭帯の手前まで進める。

3. 膝蓋骨と膝蓋靭帯を下方にめくり返し，関節腔を前方から開放する（図 6.36B）。大腿骨と脛骨は，2 つの**側副靭帯** collateral ligament と 2 つの**十字靭帯** cruciate ligament，さらに斜膝窩靭帯と弓状膝窩靭帯によって互いに連結されていることを確認する。

4. アトラスと遺体を用いて，十字靭帯の位置が滑液腔の外，関節包の内であることを確認する。[ネ 495, 力 464]

5. 前方から観察して，2 つの十字靭帯が互いに交差することを確かめる（図 6.36C）。

6. 下腿を屈曲させ，前十字靭帯が脛骨に前方から付着するのを観察する。

7. 下腿を伸展させると，大腿骨と脛骨の関節面の接触が最大になることを観察する。下腿を完全に伸展させると，関節は最も安定な位置に「ロック」され，前十字靭帯は緊張しそれ以上の伸展を制限する。

8. 下腿を屈曲させると，大腿骨と脛骨の関節面の接触が小さくなることを観察する。下腿の屈曲には，膝関節での多少の回旋が伴うことを観察する。

9. 前方引き出しテストを行い，前十字靭帯の役割を考える。下腿を屈曲位にして脛骨を前方に牽引すると，脛骨の前方移動が前十字靭帯によって制限されるのがわかる。もし脛骨が前方へ大きく引き出されるようなら，前十字靭帯断裂の可能性を示す重要な臨床

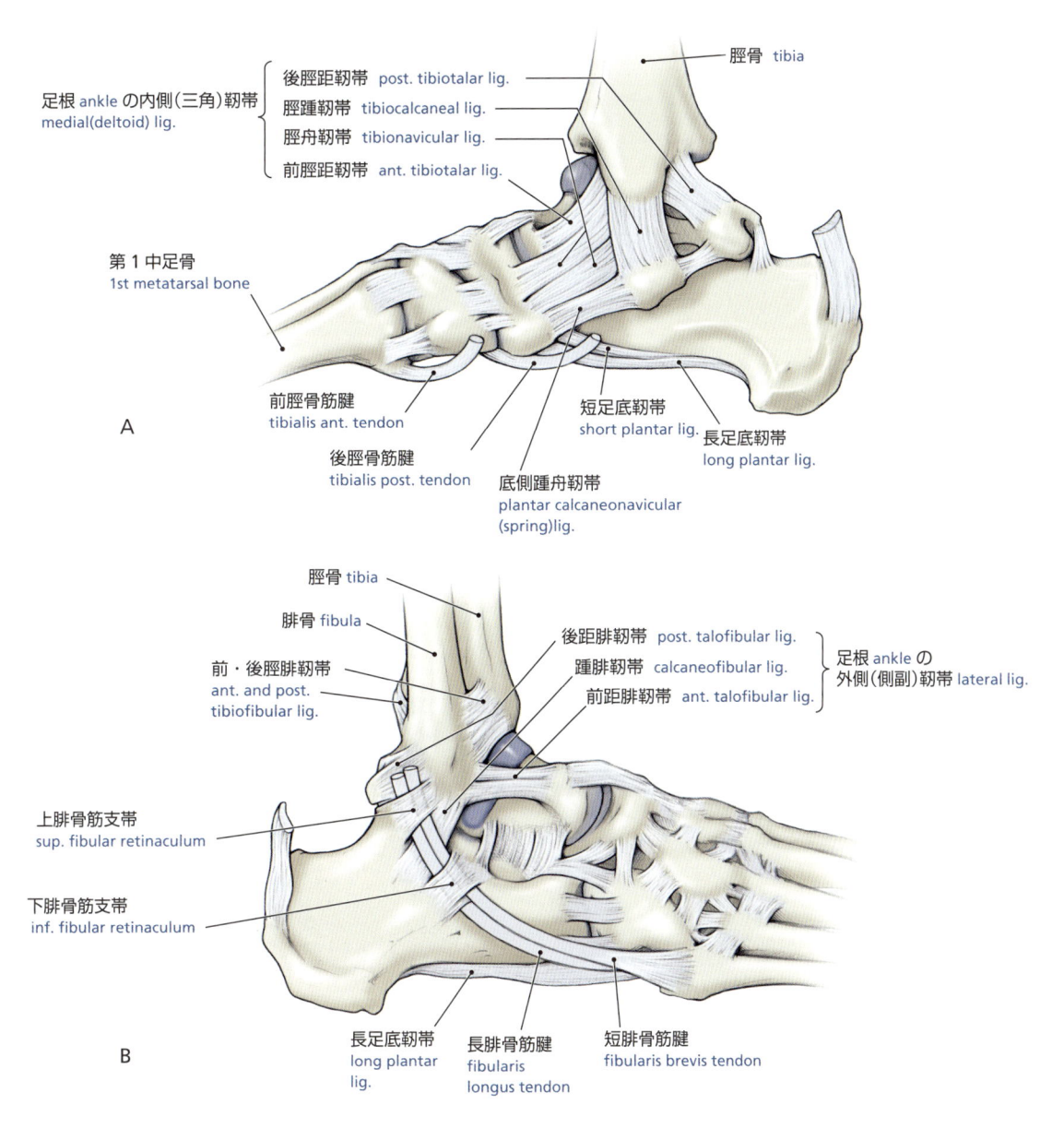

足根 ankle の内側(三角)靭帯
medial(deltoid) lig.
- 後脛距靭帯 post. tibiotalar lig.
- 脛踵靭帯 tibiocalcaneal lig.
- 脛舟靭帯 tibionavicular lig.
- 前脛距靭帯 ant. tibiotalar lig.

脛骨 tibia

第1中足骨
1st metatarsal bone

前脛骨筋腱
tibialis ant. tendon

後脛骨筋腱
tibialis post. tendon

短足底靭帯
short plantar lig.

長足底靭帯
long plantar lig.

底側踵舟靭帯
plantar calcaneonavicular
(spring)lig.

A

脛骨 tibia

腓骨 fibula

前・後脛腓靭帯
ant. and post.
tibiofibular lig.

後距腓靭帯 post. talofibular lig.
踵腓靭帯 calcaneofibular lig.
前距腓靭帯 ant. talofibular lig.

足根 ankle の
外側(側副)靭帯 lateral lig.

上腓骨筋支帯
sup. fibular retinaculum

下腓骨筋支帯
inf. fibular retinaculum

長足底靭帯
long plantar
lig.

長腓骨筋腱
fibularis
longus tendon

短腓骨筋腱
fibularis brevis tendon

B

図 6.37　右距腿関節。A：内側面。B：外側面

徴候である。
10. 同じ姿勢で今度は脛骨を押し込み(後方引き出しテスト)，脛骨が後方に押し込まれるのを後十字靭帯が制限することを観察する。
11. 前方からみて，**内側半月** medial meniscus がだいたい「C 字」の形をしているのに対し，**外側半月** lateral meniscus は円形に近いことを観察する(**図 6.36C**)。

距腿関節[ネ 514, カ 467]

　交連骨格標本で，距腿関節に関連した骨のランドマークを確認してから解剖を行う。
1. 腓骨の遠位端で**外果** lateral malleolus を同定する。
2. 脛骨の遠位端で**内果** medial malleolus を同定する。
3. 距骨の位置を復習し，距骨で**滑車**trochlea を同定する。
4. 遺体の一側で，距腿関節の前面を通る腱，血管，神経

を切断し，めくり返す。各腱を停止部から約 2 cm 残し，それ以外の腱と筋の全長をめくり返して足根部から除去する。
5. 距腿関節の内側面で長指屈筋を切り，めくり返す。
6. 後脛骨筋の腱を前方に牽引する。切断はしない。
7. 足根の内側部で**足根の内側(三角)靭帯** medial (deltoid) ligament of the ankle を剖出し，その全体を確認する(**図 6.37A**)。三角靭帯を構成する 4 部(**前脛距靭帯** anterior tibiotalar ligament，**脛舟靭帯** tibionavicular ligament，**脛踵靭帯** tibiocalcaneal ligament，**後脛距靭帯** posterior tibiotalar ligament)を前から順に同定する。
8. 足根の外側で上下の腓骨筋支帯に垂直方向の切開を入れ，長腓骨筋と短腓骨筋の腱を前方に牽引する。
9. **足根の外側靭帯** lateral ligament of the ankle を剖出する(**図 6.37B**)。外側靭帯を構成する 3 つの靭帯(**前距**

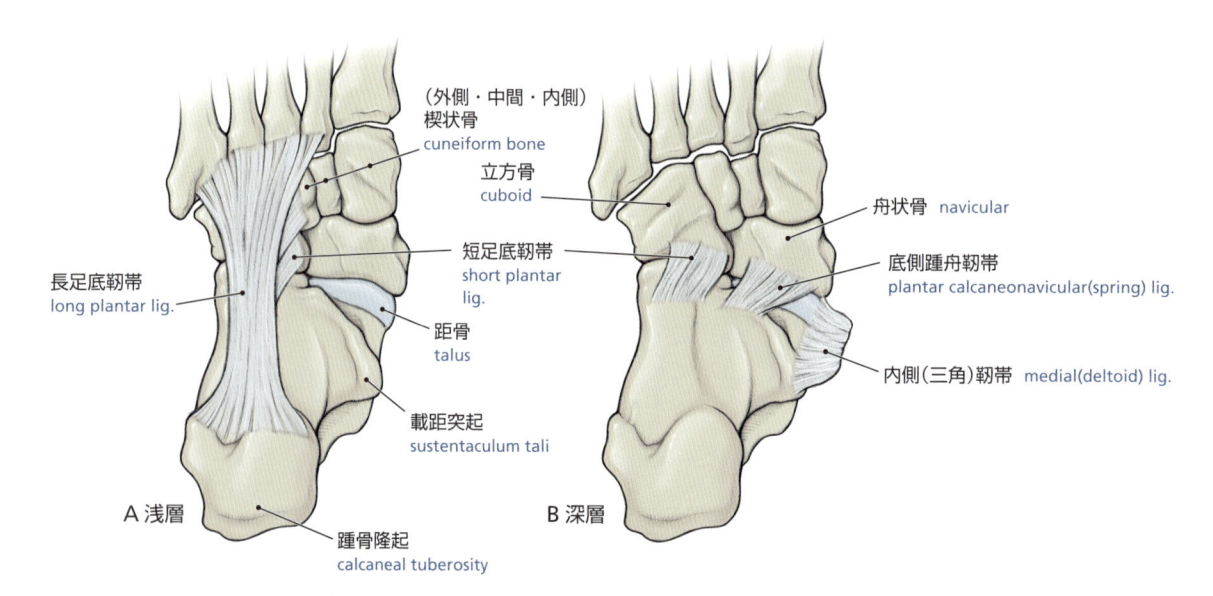

図 6.38 足底の靭帯

A 浅層 — 長足底靭帯 long plantar lig.、（外側・中間・内側）楔状骨 cuneiform bone、立方骨 cuboid、短足底靭帯 short plantar lig.、距骨 talus、載距突起 sustentaculum tali、踵骨隆起 calcaneal tuberosity

B 深層 — 舟状骨 navicular、底側踵舟靭帯 plantar calcaneonavicular(spring) lig.、内側(三角)靭帯 medial(deltoid) lig.

臨床との関連

膝損傷

　内側半月は，外側半月より6〜7倍の頻度で損傷を受ける。これは内側半月が内側側副靭帯に固く結合しているからである。

　下腿に無理な外転と外旋が加えられると，内側側副靭帯，内側半月，前十字靭帯が同時に損傷することがある。これら3つの損傷は「アンハッピートライアド(不幸の三徴)」と呼ばれている。典型的には膝外側部への強打で起こり，接触のあるスポーツで頻繁に起こる。

　　腓靭帯 anterior talofibular ligament，**踵腓靭帯** calcaneofibular ligament，**後距腓靭帯** posterior talofibular ligament)を前から順に同定する。

10. 距腿関節では，背屈と底屈以外の動きが靭帯によって制限されることを確認する。

内反と外反の関節

　交連骨格標本で，内反と外反の動きを確認する(このとき実習室のワイヤーで連結された交連骨格標本を壊さないよう注意する)。

1. 片手で脛骨と腓骨の間に距骨を固定して，距腿関節を動かないように保持し，もう片方の手で足の内反と外反を行う。このとき距腿関節に動きはなく，足は距骨の下面(距骨下関節)と距骨の前面(距舟関節)の周りを旋回することを観察する。

2. 遺体の長腓骨筋と短腓骨筋の腱を引っ張ると，**外反** eversion を起こす。また前脛骨筋と後脛骨筋の腱を同時に引くと，**内反** inversion を起こす。

3. これらの動きが，**横足根関節** transverse tarsal joint

臨床との関連

足根(足首)の損傷

　距腿関節は体の主要な関節の中でも最もよく損傷を受ける。足が無理に内反したとき，足根の外側靭帯が損傷を受ける。その結果，足根の捻挫が起こり外果の周囲が腫張する。重症例では，踵腓靭帯と前距腓靭帯が断裂し，外果の下端部が剥離することがある。

(踵立方関節と距舟関節)と**距骨下関節** subtalar joint で起こることを観察する。

4. アトラスを参照して，縦足弓が足根骨の間の靭帯で支えられていることを確認する。

5. 深部解剖を行った側の足底で，短指屈筋と足底方形筋を取り除く。**長足底靭帯** long plantar ligament と**短足底靭帯** short plantar ligament を観察する(**図6.38**)。　[ネ515，カ466]

6. 後脛骨筋の腱の，距骨の下方で斜走する部分を除去する。

7. **底側踵舟靭帯(スプリング靭帯)** plantar calcaneonavicular ligament(spring ligament) を同定する(**図6.38**)。底側踵舟靭帯と後脛骨筋の腱は距骨頭と縦足弓を補強する。

復習

1. 下肢の各関節を構成する骨の名称を復習する。

2. 下肢の各関節はどのような動きが可能かを復習する。

3. 遺体で，各関節にかかわる重要な靭帯を同定し，それぞれ付着する部位を復習する。

4. めくり返した下肢の筋を解剖学的位置に戻す。

第 7 章

頭頚部

　頭頚部の解剖はかなり知的な挑戦といえる。なぜなら，この領域には小さいにもかかわらず，重要な構造(呼吸器系と消化器系の初部，脳神経，特殊感覚器)が詰まっているからである。

　頭頚部の解剖を行う際に，特別に起こる問題は，中枢の構造を同定する前に，体のより表層にある末梢構造の解剖を行わなくてはならない点である。したがって，頭頚部の全体的な解剖学的理解は，この領域をすべて解剖し終わるまで待たなくてはならない。

　頭部を栄養する主要血管は頚部を通る。胸・腹部の臓器を支配する神経も頚部を通る。また，いくつかの機能的な器官系は部分的に頚部にある。例えば消化器系の一部である咽頭と食道，呼吸器系の一部である喉頭と気管，循環器系では頭部と上肢に向かう主要血管，中枢神経系の一部である頚髄(脊髄)，内分泌系に含まれる甲状腺と上皮小体が頚部にある。

　手順は，最初に頚部表層(皮下組織，表在静脈，皮神経)の解剖を行う。次に頚部をいくつかの領域に分割し，それぞれを「三角」として定義する。それぞれの「三角」の境界について学び，これら境界に沿って解剖を行う。重要なのは，これらの「三角」は単に構造を理解するための手がかりにすぎず，三角に過剰にこだわることなく頚部全体を統合的に理解する際の妨げにならないよう心がけることである。次に，頭部に向かう血管と内分泌腺を解剖する。咽頭と喉頭は頭部を解剖したあとでないと自由に動かすことができないので，頭部のあとに解剖する。

頚部の浅層

解剖の概要

　以下の順に解剖を行う。
① 頚部の前面，側面の皮膚を剥離する。
② 広頚筋の広がりを観察し，めくり返す。
③ 外頚静脈を同定する。
④ 頚神経叢の皮枝(大耳介神経，小後頭神経，頚横神経，鎖骨上神経)を剖出する。
⑤ 副神経(Ⅺ)を同定し，胸鎖乳突筋と僧帽筋へたどる。

頚部の骨格

　交連骨格標本と頚椎の分離骨格標本で，以下の骨構造を確

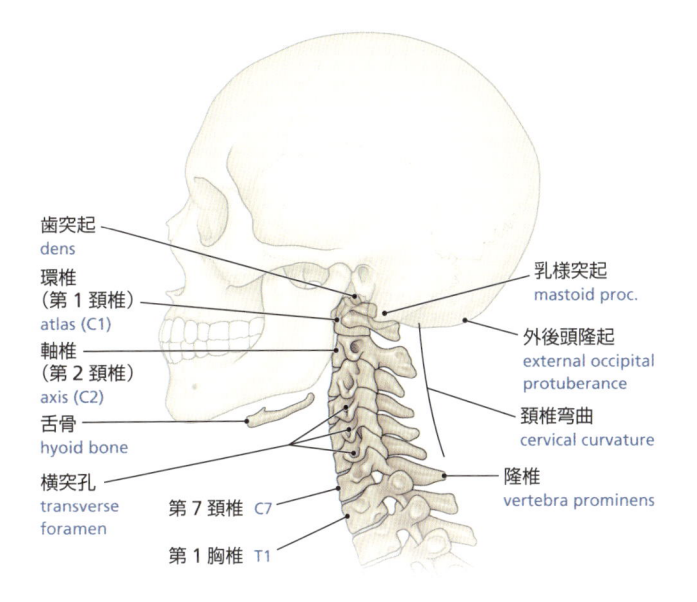

図 7.1　頚椎(側面図)

認する(**図 7.1**)。[**ネ** 19, 21, **カ** 194]

頚椎

1. 頚部の骨は，すでに第 1 章「背部」で観察した。頚椎の一般的な特徴として，小さな椎体，比較的大きな椎孔，先端の二分した棘突起，横突孔を伴う横突起がある。

2. **環椎** atlas(第 1 頚椎〈C1〉)を手にとり，**前弓** anterior arch と**前結節** anterior tubercle を同定する。環椎には椎体がない。

3. 環椎には**後弓** posterior arch の中央に棘突起の代わりに**後結節** posterior arch tubercle があることを観察する。

4. 環椎の横突起の上面で後弓に沿って後内側方に走る**椎骨動脈溝** groove for vertebral artery を同定する。

5. **軸椎** axis(第 2 頚椎〈C2〉)を手にとり，軸椎の**椎体** body から上方に伸びる**歯突起** dens を同定する。

6. 軸椎の後面で左右の**椎弓板** lamina の間に位置する二分した**棘突起** spinous process を同定する。

7. **第 3〜第 7 頚椎** vertebrae C3-C7 において，**椎体**，**横突孔** transverse foramen を持つ**横突起** transverse process，**椎弓板**，**脊髄神経溝** groove for a spinal nerve，**棘突起**を各椎骨で同定する。

8. 交連骨格標本で，第 7 頚椎(C7)は最も長い棘突起を持つ

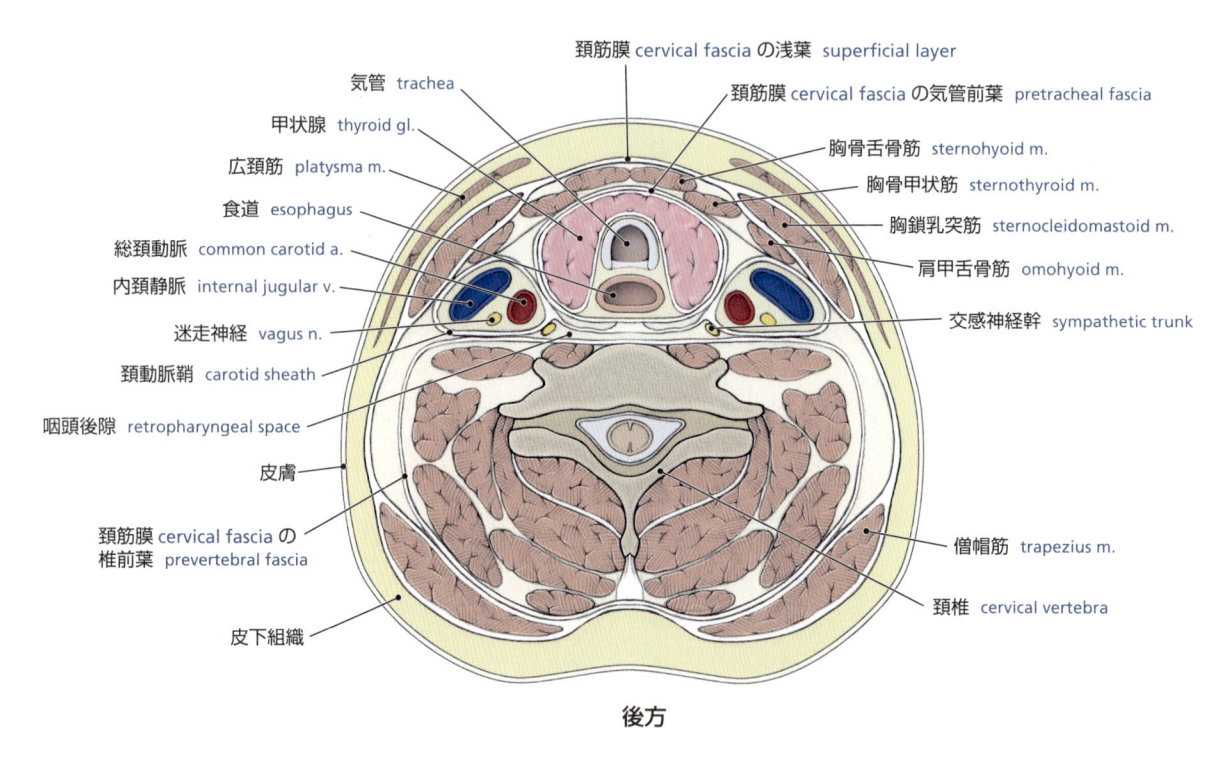

図 7.2　頚部（横断面）

頚椎（**隆椎** vertebra prominens）であることを観察する。

頚部の構成

　頚部の構成と分画についてよく理解するために，頚部の横断面について以下に述べる（**図 7.2**）。

1. 後頚部（項部，うなじ）には頚部の脊柱とこれを動かす筋があり，これらは頚筋膜の**椎前葉** prevertebral fascia に包まれている。
2. 前頚部は頚部臓器を収容し，頚筋膜の**気管前葉** pretracheal fascia に包まれている。
3. **咽頭後隙** retropharyngeal space は頚筋膜の気管前葉と椎前葉との間のことを指す。頭頚部に起こった感染がこの空間を通って縦隔後部に広がるので，潜在的に「危険な空間」と呼ばれている。
4. 頚部臓器には，**甲状腺** thyroid gland と**上皮小体** parathyroid gland，**喉頭** larynx と**気管** trachea（気道の上部），**咽頭** pharynx と**食道** esophagus（消化管の上部）が含まれる。[**ネ** 26, **カ** 159]
5. 頚部臓器の**後縁**は頚椎によって形成され，**前縁**は舌骨下筋群によって形成される（**図 7.2**）。
6. さらに頚部臓器には，両側の胸鎖乳突筋によって形成される**外側縁**と両側の斜角筋群によって形成される**後外側縁**がある。
7. **図 7.2** をみると，頚部臓器の外側で**頚動脈鞘** carotid sheath に大血管と神経がおさめられていることがわかる。頚動脈鞘の中に**総頚動脈** common carotid artery（上方では**内頚動脈** internal carotid artery），**内頚静脈** internal jugular vein，**迷走神経** vagus nerve（X）が含まれている。
8. 便宜上，頚部を前方と後方の三角に分ける（**図 7.3**）。後頚

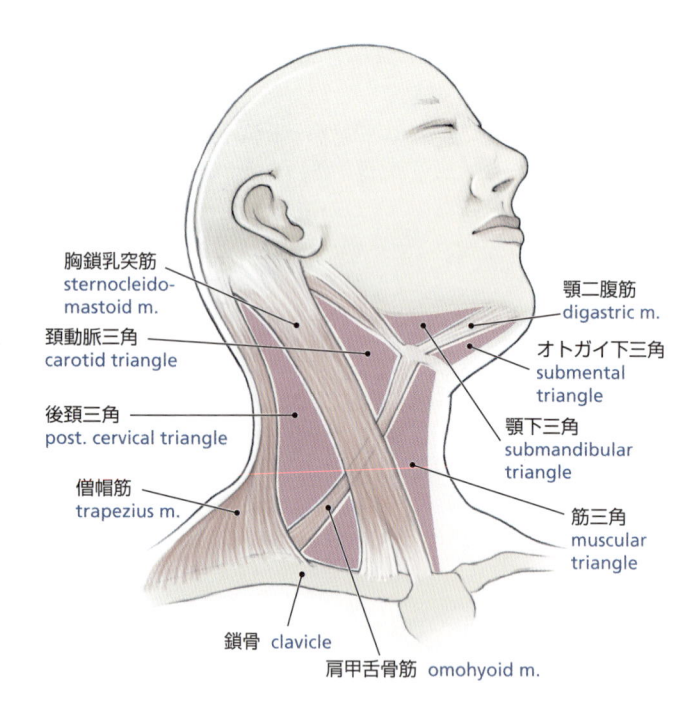

図 7.3　頚部三角の境界

三角 posterior triangle of the neck の前方，後方，下方の境界はそれぞれ胸鎖乳突筋の後縁，僧帽筋の上縁，鎖骨の中央 1/3 部分がつくる。

9. 後頚三角の**表層（天井）**と**深層（床）**の境界はそれぞれ頚筋膜浅葉と頚筋膜椎前葉で覆われた頚部の筋群がつくる。

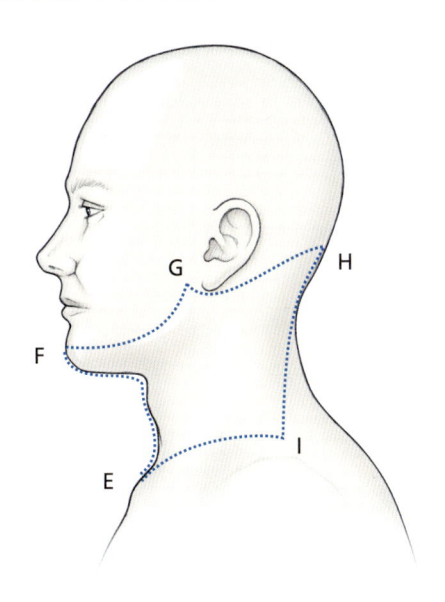

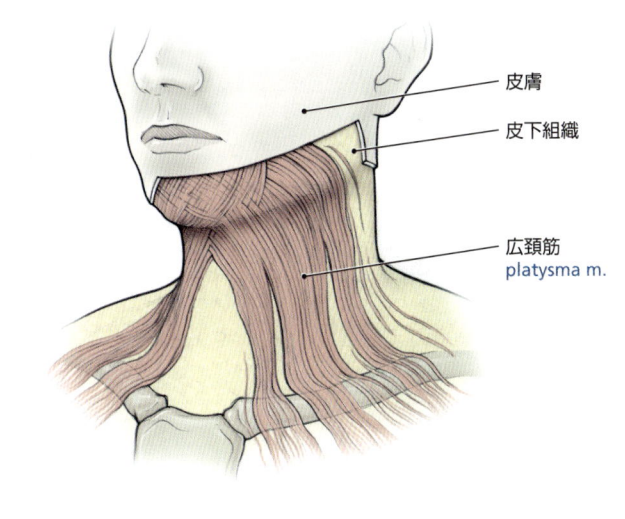

図 7.5　広頚筋

図 7.4　頚部の切開腺

解剖の手順

皮膚剥離

　頚部の皮膚は薄いので，よく注意して皮膚を除去する。

1. 図 **7.4** 参照。
2. 前正中線上でオトガイ（F）から胸骨の頚切痕（E）まで皮膚を切開する。
3. 次に下顎骨（下顎体）下縁の 1 cm 上方（F）から下顎に沿って斜め上方に耳垂の直前（G）まで切開する。
4. Gから外後頭隆起（H）まで横に皮膚を切開する。背部がすでに解剖されているならこの切開の一部はすでに終わっている。
5. 背部の解剖がまだなら，僧帽筋の上縁に沿って H から肩峰（I）まで切開する。
6. 胸部の解剖がまだなら，鎖骨の前縁に沿って I から胸骨の頚切痕（E）まで切開する。
7. 前正中線から始めて皮膚を外側に向けて剥ぎ取り，僧帽筋の前縁までめくり返す。剥ぎ取った皮膚は切り離して組織コンテナに入れる。

後頚三角 [ネ 25, 29, 力 180]

　肩部や前頚部の皮神経は後頚三角を通って体表に分布する。したがって，これらの皮神経は肩や前頚三角に分布しているが，後頚三角とともに解剖する。解剖手順 1～10 までの作業で同定される構造物は皮下組織の中にあるので注意して解剖する。手順 11 で同定される副神経は，頚筋膜の浅葉より深部にある。

1. 皮下組織の中にある**広頚筋** platysma muscle を同定する（図 **7.5**，表 **7.1**）。広頚筋が非常に薄く，後頚三角の下部を覆っていることを観察する。
2. 広頚筋の下端は鎖骨前面の表層を通って胸部の皮下組織に終わることを観察する。手順 4 と 5 で剖出される鎖骨上神経，頚横神経，外頚静脈は広頚筋の深層に接しているので，損傷しないように注意する。
3. 鎖骨の近くで広頚筋の下内側縁を持ち上げる（図 **7.5**）。慎重にメスで広頚筋を深側の血管や神経から剥離し，下顎骨まで上方にめくり返す。広頚筋は下顎骨（下顎体）につけたままにしておく。
4. 広頚筋より深層の皮下組織中に埋まっている**外頚静脈** external jugular vein を同定し剖出する（図 **7.6**）。外頚静脈は下顎角の後方から始まり，胸鎖乳突筋の表面を横切る。
5. 外頚静脈を下方にたどり，鎖骨の約 3 cm 上方で頚筋膜の浅葉（後頚三角の屋根）を貫いて鎖骨下静脈に合流することを観察する。[ネ 31, 力 180]　外頚静脈の上方の観察は前頚三角の解剖で行う。
6. 胸鎖乳突筋の後縁に沿って**頚部の神経が集中するポイント**を見つける。ここには**頚神経叢** cervical plexus の皮神経の枝が集まっている。これらの皮神経は胸鎖乳突筋の中央付近で皮下組織に入り，頚部の皮膚や後頭部の一部に分布する（図 **7.6**）。
7. 頚神経叢の 4 つの皮神経を同定する。まず，**小後頭神経** lesser occipital nerve（C2）は胸鎖乳突筋の後縁に沿って上行する。小後頭神経は耳のすぐ後ろの頭皮の一部に分布する。
8. 胸鎖乳突筋の表面を外頚静脈と平行に走行する**大耳介神経** great auricular nerve（C2，C3）を剖出する。大耳介神経は耳下腺を覆う皮膚，つまり耳の下部と下顎角から乳様突起に至る領域に分布する。
9. 胸鎖乳突筋を横切り前方に向かう**頚横神経** transverse cervical nerve（C2，C3）を剖出する。頚横神経は，前頚三角の皮膚に分布する。頚横神経が見つかりにくいときは，この神経を広頚筋とともに取り除いてしまった可能性がある。
10. 最後に，**鎖骨上神経** supraclavicular nerve が下方に走

表 7.1　後頸三角の筋					
筋		起始	停止	作用	神経支配
僧帽筋	trapezius	上項線，外後頭隆起，項靱帯，SP C7-T12	鎖骨の外側 1/3, 肩峰，肩甲棘	肩甲骨の回旋，挙上(上部)，内側に牽引(中部)，下制(下部)	●運動枝：副神経(第XI脳神経) ●感覚枝：C3-C4 脊髄神経前枝の枝(固有感覚)
胸鎖乳突筋	sternocleidomastoid (SCM)	乳様突起，上項線の外側 1/2	胸骨頭：胸骨柄前面 鎖骨頭：鎖骨の内側 1/3 の上面	片側が働くと同側に頭が屈曲し，顔を反対側に回旋する。両側が働くと頭を伸展する	副神経(第XI脳神経)
広頸筋	platysma	下顎骨，頬の皮膚，口角，口輪筋	三角筋(肩)と胸部の浅筋膜	頸部の皮膚の緊張，下顎の下制	顔面神経(第VII脳神経)の頸枝

C：頸椎，T：胸椎，SP：棘突起

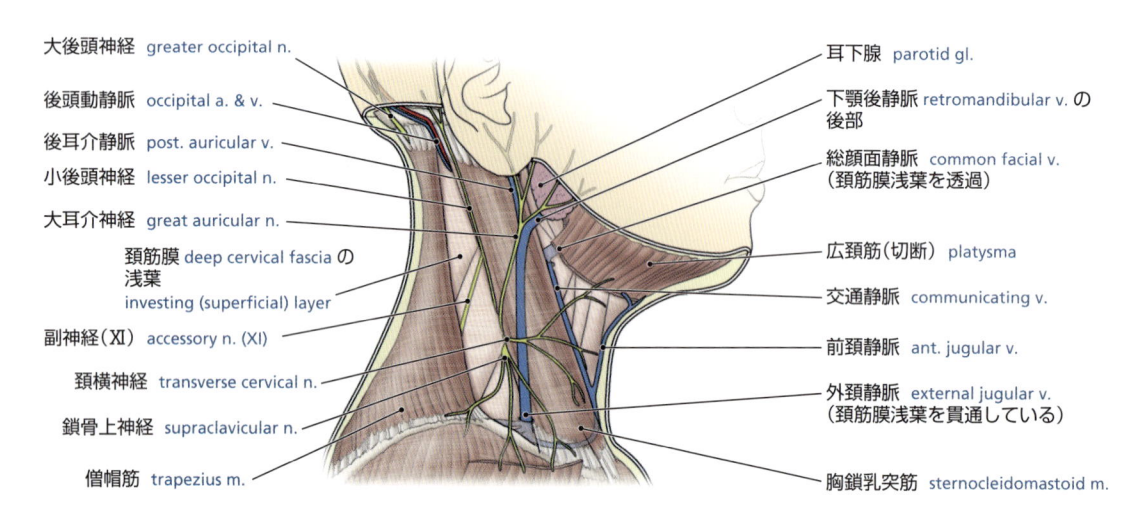

図 7.6　後頸三角。副神経は頸筋膜浅葉の深部にある

行して肩の皮膚に分布することを確認し剖出する。鎖骨上神経には内側・中間・外側枝があることを観察する。

11. **副神経** accessory nerve(XI)を同定する。この神経は頸筋膜浅葉の深部で後頸三角を横切り，胸鎖乳突筋後縁の中央より少し上方から僧帽筋の上縁に向かって走行する(**図 7.6，表 7.1**)。副神経は胸鎖乳突筋と僧帽筋に分布する。副神経は脳神経であり，頸神経叢に由来しない。

12. 副神経を周囲の結合組織から鈍的に剥離する。固有感覚支配にかかわる脊髄神経 C3 と C4 の枝が後頸三角の中で副神経に合流する。背部がすでに解剖してあるなら，副神経が僧帽筋の深側面にあることを確認する。

13. 後頸三角の下部は頸根(頸の付け根)とともに解剖する。

臨床との関連

肩に波及する横隔膜の関連痛

鎖骨上神経と横隔神経は，ともに脊髄分節 C3 と C4 に起始を持つ。横隔膜を覆う壁側胸膜や壁側腹膜への刺激は横隔神経によって伝達されて疼痛を引き起こし，**関連痛** referred pain として鎖骨上神経が分布する領域(肩部)に放散する。

復習

1. **図7.2** に示すように，広頸筋・外頸静脈・頸部の皮神経が皮下組織の中にあることを復習する。
2. 副神経は頸筋膜浅葉の深部にあることを復習する。
3. アトラスを参照して，広頸筋と頸神経叢の皮枝との関係を復習する。頸横神経は広頸筋の深部で頸部を横走し，その分枝が広頸筋を貫いて前頸部の皮膚に達する。
3. 頸神経叢のすべての皮枝の分布領域を復習する。
4. 副神経の走行を復習する。副神経は頸部の表層にあって裂傷や鈍的損傷によって傷つきやすい。
5. 後頸三角の尖端にある後頭動脈の走行を復習する。

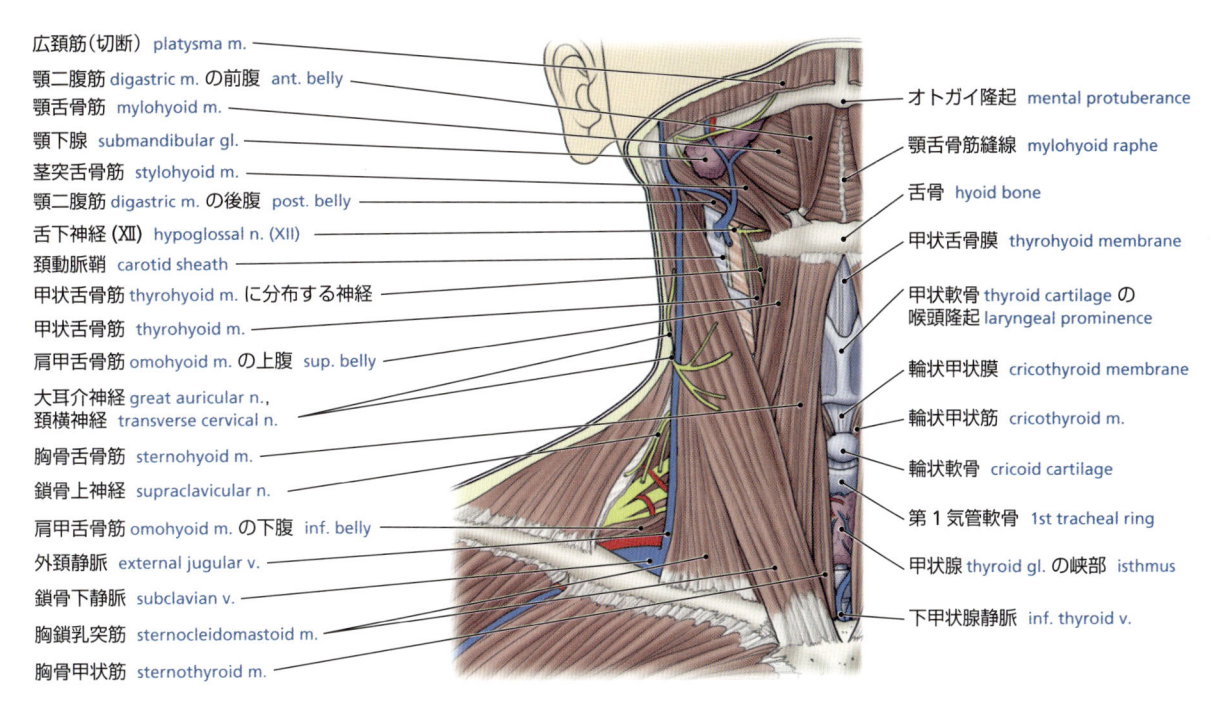

広頸筋(切断) platysma m.
顎二腹筋 digastric m. の前腹 ant. belly
顎舌骨筋 mylohyoid m.
顎下腺 submandibular gl.
茎突舌骨筋 stylohyoid m.
顎二腹筋 digastric m. の後腹 post. belly
舌下神経 (XII) hypoglossal n. (XII)
頚動脈鞘 carotid sheath
甲状舌骨筋 thyrohyoid m. に分布する神経
甲状舌骨筋 thyrohyoid m.
肩甲舌骨筋 omohyoid m. の上腹 sup. belly
大耳介神経 great auricular n.,
頚横神経 transverse cervical n.
胸骨舌骨筋 sternohyoid m.
鎖骨上神経 supraclavicular n.
肩甲舌骨筋 omohyoid m. の下腹 inf. belly
外頚静脈 external jugular v.
鎖骨下静脈 subclavian v.
胸鎖乳突筋 sternocleidomastoid m.
胸骨甲状筋 sternothyroid m.

オトガイ隆起 mental protuberance
顎舌骨筋縫線 mylohyoid raphe
舌骨 hyoid bone
甲状舌骨膜 thyrohyoid membrane
甲状軟骨 thyroid cartilage の
喉頭隆起 laryngeal prominence
輪状甲状膜 cricothyroid membrane
輪状甲状筋 cricothyroid m.
輪状軟骨 cricoid cartilage
第1気管軟骨 1st tracheal ring
甲状腺 thyroid gl. の峡部 isthmus
下甲状腺静脈 inf. thyroid v.

図 7.7 前頚三角

前頚三角

解剖の概要

　以下の順に解剖を行う。
① 前頚三角の表在静脈を学ぶ。
② 前頚三角内のそれぞれの小区画の内容を，筋三角，顎下三角，オトガイ下三角，頚動脈三角の順で剖出する。

1. **前頚三角** anterior triangle of the neck の境界が，**内側縁**は頚部の正中線，**外側縁**は胸鎖乳突筋の前縁，**上縁**は下顎骨の下縁であることを確認する（図 7.3）。[ネ 27, カ 177]
2. 前頚三角の**表層**は頚筋膜浅葉，**深層**は喉頭と咽頭である。
3. 便宜上，前頚三角は顎二腹筋と肩甲舌骨筋によって，以下のより小さな三角に分割される（図 7.3）。
   ● **筋三角** muscular triangle
   ● **頚動脈三角** carotid triangle
   ● **顎下三角** submandibular triangle
   ● **オトガイ下三角** submental triangle

頚部の骨と軟骨

　アトラスと遺体を見比べて，以下の骨と軟骨を確認し，解剖の目印とする（図 7.7）。[ネ 28, カ 177]
1. **舌骨** hyoid bone（ギリシャ語で *hyoideus* は「U 字の」という意味）が口腔の床と頚部の上端の間にあることを確認する。
2. 舌骨の下方で，頚部の前方正中線上に**甲状軟骨** thyroid cartilage（ギリシャ語で *thyreoeides* は「盾」という意味）を確認する。甲状軟骨の**喉頭隆起** laryngeal prominence，いわゆる**アダムの林檎** Adam's apple を確認する。喉頭隆起

は声帯の位置の示す軟骨による突出である。
3. **甲状舌骨膜** thyrohyoid membrane が甲状軟骨と舌骨の間に広がることを確認する。
4. 側頭骨の**乳様突起** mastoid process と**茎状突起** styloid process を確認する。
5. 下顎骨の内側面で**二腹筋窩** digastric fossa，**顎舌骨筋線** mylohyoid line，**顎下腺窩** submandibular fossa，**顎舌骨筋神経溝** mylohyoid groove を確認する。[ネ 17, カ 52]

解剖の手順

皮下組織

1. 外頚静脈を上方にたどり，この静脈が**下顎後静脈** retromandibular vein の後枝と**後耳介静脈** posterior auricular vein が合流して形成されることを観察する（図 7.6）。
2. 前方正中線近くで皮下組織の中に**前頚静脈** anterior jugular vein を同定する（図 7.6）。前頚静脈は舌骨付近で始まり，正中線近くを下方に走行して胸骨の上部で頚筋膜浅葉を貫き，さらに下方で外側に向かい，胸鎖乳突筋の深部を走行して，頚部の基部で外頚静脈と合流する。

筋三角 [ネ 28, カ 177]

　頚部の**筋三角** muscular triangle の内容物は，舌骨下筋群，甲状腺，上皮小体である。

1. **筋三角の内側，上外側，下外側**の境界は，それぞれ頚部正中線，肩甲舌骨筋上腹，胸鎖乳突筋前縁である（図 7.3）。

表7.2　前頸三角の筋

舌骨下筋群

筋		起始	停止	作用	神経支配
胸骨舌骨筋	sternohyoid	胸骨柄後面	舌骨体	舌骨の下制	頸神経ワナ(C1-C3)
肩甲舌骨筋	omohyoid	肩甲切痕近くの肩甲骨上縁	舌骨の下縁	舌骨の下制と後退	
胸骨甲状筋	sternothyroid	胸骨柄後面	甲状軟骨の斜線	甲状軟骨と喉頭の下制	
甲状舌骨筋	thyrohyoid	甲状軟骨の斜線	舌骨体と舌骨大角の下縁	舌骨の下制と甲状軟骨と喉頭の挙上	舌下神経(XII)を介する第1頸神経(C1)

舌骨上筋群

筋		起始	停止	作用	神経支配
顎二腹筋	digastric	下顎骨の二腹筋窩(前腹)	側頭骨の乳様突起(後腹)	舌骨の挙上と下顎骨の下制	● 前腹：顎舌骨筋神経(下顎神経〈V₃〉) ● 後腹：顔面神経(VII)
茎突舌骨筋	stylohyoid	茎状突起	舌骨体	舌骨の挙上	顔面神経(VII)
顎舌骨筋	mylohyoid	下顎骨の顎舌骨筋線	舌骨と顎舌骨筋縫線	口腔底の挙上	顎舌骨筋神経(下顎神経〈V₃〉)

C：頸椎

2. 頸部の正中線近くで頸筋膜の浅葉を鈍的に破り，**胸骨舌骨筋** sternohyoid muscle を同定する(**図7.7**)。

3. 胸骨舌骨筋の内側縁を深部の構造物から鈍的に剥離する。胸骨舌骨筋を支配する運動神経が外側から入るので，この筋の外側縁を破壊しないように努める。

4. 胸骨舌骨筋を胸骨からの起始部で切り，上方にめくり返す。胸部の解剖がすでに終わっていたら，胸骨舌骨筋は胸骨から切り離されているが，筋膜よって周囲の筋とつながっているはずである。

5. 胸骨舌骨筋の外側で**肩甲舌骨筋の上腹** superior belly of omohyoid muscle を同定する。

6. プローブで，肩甲舌骨筋上腹の内側縁を持ち上げて深部の構造物から剥離する。ハサミで肩甲舌骨筋上腹を舌骨の近くで切断し，断端を下方にめくり返す。肩甲舌骨筋を支配する運動神経が外側から入るので，この筋の外側縁を破壊しないよう努める。

7. 胸骨舌骨筋の深部で下方に**胸骨甲状筋** sternothyroid muscle，上方に**甲状舌骨筋** thyrohyoid muscle を同定する(**図7.7**)。

8. 4つの舌骨下筋群のうち3つの筋(肩甲舌骨筋，胸骨舌骨筋，胸骨甲状筋)に枝を送る**頸神経ワナ** ansa cervicalis は，頸動脈鞘の解剖のときに同定する。**甲状舌骨筋に分布する神経**も同様に頸部解剖の後半で同定する。

9. 舌骨下筋群の起始・停止・作用を復習する(**表7.2**)。

10. 左右の胸骨甲状筋を慎重に外側に引いて正中の空間を広げる。

11. 頸部正中線の上方で**喉頭隆起** laryngeal prominence を同定する(**図7.7**)。[**ネ**31, **カ**177]

12. 甲状軟骨の前縁を指でなぞり，喉頭隆起に触れ，下方で**輪状甲状靭帯** cricothyroid ligament を同定する。輪状甲状靭帯が甲状軟骨の下縁と**輪状軟骨** cricoid cartilage の上縁に付着していることを観察する。

13. 輪状軟骨の下方で**第1気管軟骨** first tracheal ring を同定し，**甲状腺の狭部** isthmus of the thyroid gland に近接していることを確認する。**甲状腺**が胸骨甲状筋の深部で気管の両側に位置していることを確認する。

臨床との関連

気管切開術

　気管切開術 tracheotomy(tracheostomy)は気管に開口部を形成する手技である。気管切開術は気道が突然に閉塞した場合(例：異物の誤飲，喉頭浮腫，声帯麻痺)に，救急手術として行う。頸部舌骨下筋群の間の正中線上に開口部をつくる。

顎下三角 [**ネ**32, **カ**185]

　顎下三角 submandibular triangle の内容物は，顎下腺，顔面動脈，顔面静脈，茎突舌骨筋，舌下神経(XII)の一部，リンパ節である。

1. **顎下三角の上方・前下方・後下方**の境界は，それぞれ下顎骨(下顎体)の下縁，顎二腹筋の前腹，顎二腹筋の後腹である(**図7.3**)。

2. 顎下三角の**表層と深層の境界**は，それぞれ頸筋膜浅葉，顎舌骨筋と舌骨舌筋である。

3. プローブで顎下腺の境界を掃除する(**図7.8**)。顎下腺の一部が顎舌骨筋後縁の深部まで広がっていること確認する。

4. 広頸筋を持ち上げて**顔面動脈** facial artery と**顔面静脈** facial vein が下顎体を乗り越えることを確認する。顔面動脈は静脈より曲がりくねっており，静脈より前方を走行していることを観察する(**図7.8**)。顔面動静脈がよくみえない場合は，頸部の一方でのみ広頸筋を除去する。

5. 鈍的に顔面動静脈を顎下腺から剥離する。顔面静脈

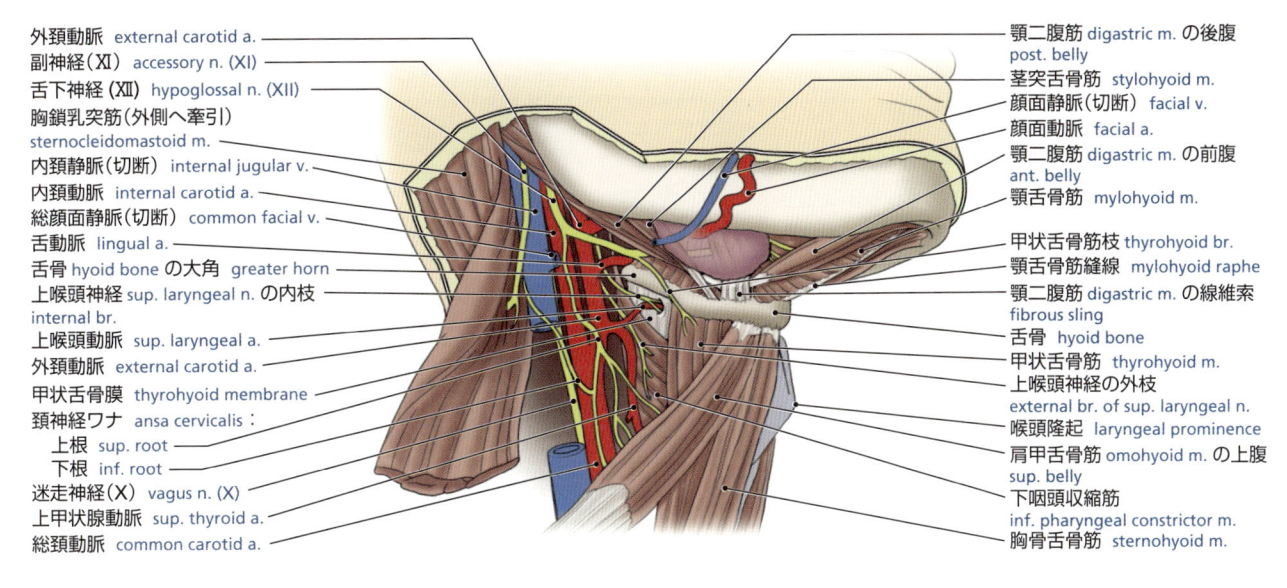

外頚動脈 external carotid a.
副神経(XI) accessory n. (XI)
舌下神経(XII) hypoglossal n. (XII)
胸鎖乳突筋(外側へ牽引)
sternocleidomastoid m.
内頚静脈(切断) internal jugular v.
内頚動脈 internal carotid a.
総顔面静脈(切断) common facial v.
舌動脈 lingual a.
舌骨 hyoid bone の大角 greater horn
上喉頭神経 sup. laryngeal n. の内枝
internal br.
上喉頭動脈 sup. laryngeal a.
外頚動脈 external carotid a.
甲状舌骨膜 thyrohyoid membrane
頚神経ワナ ansa cervicalis：
上根 sup. root
下根 inf. root
迷走神経(X) vagus n. (X)
上甲状腺動脈 sup. thyroid a.
総頚動脈 common carotid a.

顎二腹筋 digastric m. の後腹
post. belly
茎突舌骨筋 stylohyoid m.
顔面静脈(切断) facial v.
顔面動脈 facial a.
顎二腹筋 digastric m. の前腹
ant. belly
顎舌骨筋 mylohyoid m.
甲状舌骨筋枝 thyrohyoid br.
顎舌骨筋縫線 mylohyoid raphe
顎二腹筋 digastric m. の線維索
fibrous sling
舌骨 hyoid bone
甲状舌骨筋 thyrohyoid m.
上喉頭神経の外枝
external br. of sup. laryngeal n.
喉頭隆起 laryngeal prominence
肩甲舌骨筋 omohyoid m. の上腹
sup. belly
下咽頭収縮筋
inf. pharyngeal constrictor m.
胸骨舌骨筋 sternohyoid m.

図 7.8　顎下三角と頚動脈三角

が顎下腺の表面を通過し比較的直線的に走行するのに対して，顔面動脈は顎下腺の深部を走行することを観察する。

6. 遺体の一側で顔面動静脈を壊さないよう注意し，ハサミで顎下腺の表層部を除去する。顎下腺の深層部には手をつけないこと。

7. 鈍的に**顎二腹筋の前腹・後腹** anterior and posterior belly of the digastric muscle の表面を剖出する（**図 7.8**）。2 つの筋腹は**中間腱** intermediate tendon に停止し互いに連結する。中間腱は，舌骨の体と大角の移行部に付着する筋膜索を通過することで走行の向きが変わる。

8. 顎二腹筋の後腹の前方にある**茎突舌骨筋** stylohyoid muscle を同定する。この**茎突舌骨筋の腱**が顎二腹筋の中間腱の前方を通り舌骨体につくことを観察する（**図 7.8**）。

9. 頚部の外側面で，頚動脈の外側を走行する**舌下神経** hypoglossal nerve（XII）を同定する。鈍的に舌下神経を顎下三角から舌まで剖出する。舌下神経が顎二腹筋後腹の深部を通って顎下三角に入り，さらに顎下三角の中で**顎舌骨筋** mylohyoid muscle の深層を通り，口腔の底部に入ることを観察する（**図 7.8**）。

オトガイ下三角 [ネ 31, カ 176]

オトガイ下三角 submental triangle は正中をまたぐ無対の三角である。オトガイ下三角の内容物は，オトガイ下リンパ節である。

1. **図 7.3** に示すように，**オトガイ下三角**は**下方**で舌骨に，**左右**で顎二腹筋の前腹に境界される。

2. オトガイ下三角は**表層**では頚筋膜浅葉，**深層**では顎舌骨筋で境界される。

3. 左右の顎舌骨筋の表面から皮下組織を除去する（**図**

7.7）。

頚動脈三角 [ネ 32, カ 184]

頚動脈三角 carotid triangle には頚動脈（総頚動脈，内頚動脈，外頚動脈），外頚動脈の枝の一部，舌下神経（XII）の一部，迷走神経（X）の枝が含まれる。

1. **頚動脈三角**の**上方**，**下内側**，**下外側**の境界は，それぞれ顎二腹筋後腹，肩甲舌骨筋上腹，胸鎖乳突筋前縁である（**図 7.3**）。

2. 胸鎖乳突筋の前縁を鎖骨と胸骨に起始する下端から乳様突起に停止する上端まで掃除する。胸部の解剖が終わっているなら，胸鎖乳突筋はすでに起始部から切り離されているはずである。

3. 胸鎖乳突筋の上端が耳下腺と接していることを観察する。胸鎖乳突筋を耳下腺から引き離し上方へめくり返す。

4. 胸部の解剖が終わっていないなら，胸鎖乳突筋を胸骨と鎖骨への付着部のなるべく骨の近くで切断する。

5. 鈍的に胸鎖乳突筋を後方の頚筋膜浅葉から切り離し，上方にめくり返す（**図 7.8**）。その際，胸鎖乳突筋の後縁から放射状に広がる頚神経叢の皮枝をなるべく保存し，頚部脊柱管からたどれるようにしておく。

6. 胸鎖乳突筋をできるだけ上方の乳様突起まで，指で頚筋膜から剥離する。この操作によって，後で耳下腺領域の解剖が容易になる。

7. 頭蓋底の近くで胸鎖乳突筋の深部を横断する**副神経** accessory nerve（XI）を見つける。副神経をできるだけ上方にたどる。副神経は頚静脈孔を通って頭蓋骨を出るが，解剖野よりもはるか上方であるため，この時点でその位置関係を観察することはできない。

8. **舌骨大角の先端** tip of the greater horn of the hyoid bone を指で触れ，すぐ近傍に**舌下神経** hypoglossal

7

頭頚部

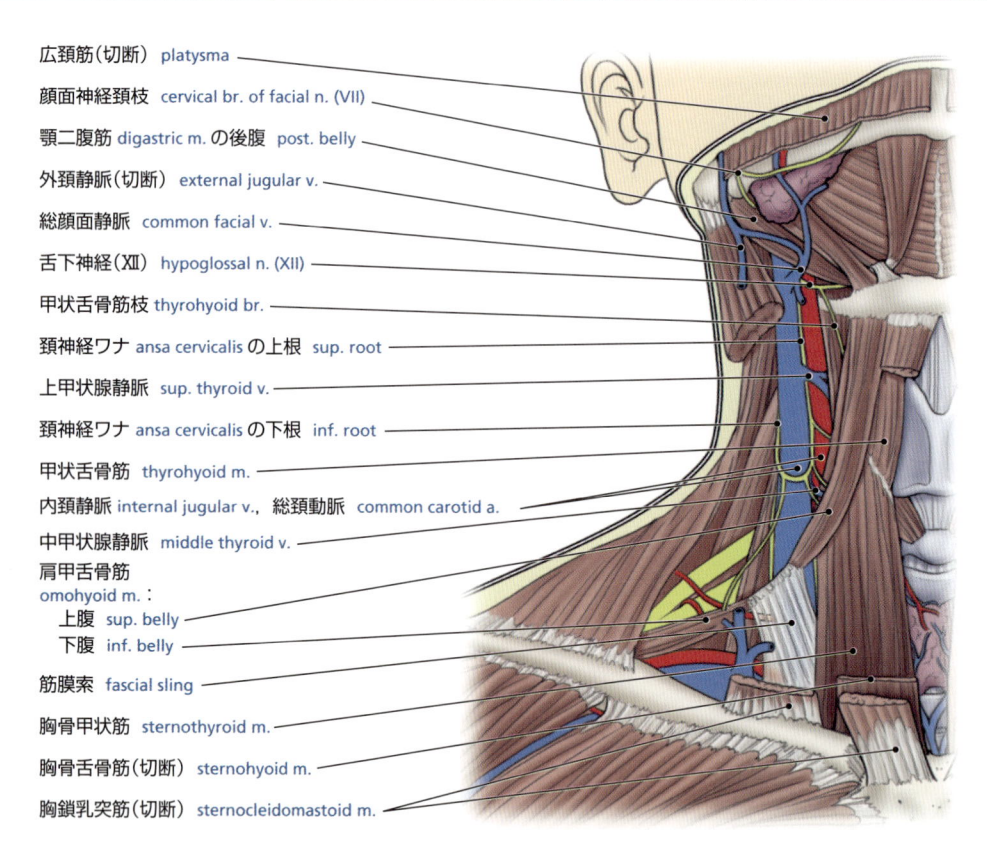

広頚筋(切断) platysma

顔面神経頚枝 cervical br. of facial n. (VII)

顎二腹筋 digastric m. の後腹 post. belly

外頚静脈(切断) external jugular v.

総顔面静脈 common facial v.

舌下神経(XII) hypoglossal n. (XII)

甲状舌骨筋枝 thyrohyoid br.

頚神経ワナ ansa cervicalis の上根 sup. root

上甲状腺静脈 sup. thyroid v.

頚神経ワナ ansa cervicalis の下根 inf. root

甲状舌骨筋 thyrohyoid m.

内頚静脈 internal jugular v., 総頚動脈 common carotid a.

中甲状腺静脈 middle thyroid v.

肩甲舌骨筋：
omohyoid m. :
　上腹 sup. belly
　下腹 inf. belly

筋膜索 fascial sling

胸骨甲状筋 sternothyroid m.

胸骨舌骨筋(切断) sternohyoid m.

胸鎖乳突筋(切断) sternocleidomastoid m.

図7.9　頚神経ワナ

nerve（XII）があることを確認する（**図7.8**）。

9. **甲状舌骨筋枝** thyroid branch を同定する。この神経は舌下神経から分枝するようにみえるが，これらは脊髄神経 C1 に由来し，舌下神経とともに走行する。[**ネ** 32, **カ** 184]

10. 頚動脈鞘の中から**頚神経ワナの上根** superior root of the ansa cervicalis を剖出する。これは舌下神経とともに現れるが（**図7.8**），頚神経ワナの上根は主として脊髄神経 C1 の前根から起こる神経線維である。

11. **頚神経ワナの下根** inferior root of the ansa cervicalis （C2，C3）を同定する。この神経は頚動脈鞘の外側で上根と連絡し，名前の由来であるループ（ラテン語で *ansa* は「ハンドル」という意味）を形成する（**図7.9**）。

12. 頚神経ワナを剖出して，その繊細な枝を舌骨下筋群の外側縁までたどる（**図7.9**）。

13. プローブで甲状舌骨筋の後縁を持ち上げ，甲状軟骨と舌骨の間を結ぶ**甲状舌骨膜** thyrohyoid membrane を同定する（**図7.8**）。

14. **上喉頭神経の内枝** internal branch of the superior laryngeal nerve を，この神経が甲状舌骨膜を貫くところで見つける（**図7.8**）。上喉頭神経内枝は声帯より上方で喉頭粘膜に感覚線維を送る。

15. 上喉頭神経の内枝を上方にたどると，**外枝** external branch に合流して**上喉頭神経** superior laryngeal nerve を形成する（**図7.10**）。上喉頭神経はこの解剖野

の上方なので，見つけることは難しい。のちの解剖で作業を進めながら上喉頭神経の追求を続ける。

16. 上喉頭神経の外枝を遠位方向にたどり，この神経が**輪状甲状筋** cricothyroid muscle に分布することを観察する。上喉頭神経の外枝は下咽頭収縮筋の一部にも分布する。

17. 頚神経ワナを剖出すると自然と**頚動脈鞘** carotid sheath が開放されるが，まだ頚動脈鞘が残っている部分はハサミで切開する。頚動脈鞘には，総頚動脈，内頚動脈，内頚静脈，迷走神経が含まれる。

18. **内頚静脈** internal jugular vein は，頚動脈鞘の中では総頚動脈ないし内頚動脈の外側に位置していることを観察する（**図7.9**）。鈍的に内頚静脈を総頚動脈と内頚動脈から剥離する。

19. アトラスと遺体を見比べて，内頚静脈に流入する主な枝が**総顔面静脈** common facial vein，**上甲状腺静脈** superior thyroid vein，**中甲状腺静脈** middle thyroid vein であることを学ぶ（**図7.9**）。解剖野を掃除するために内頚静脈の3つの分枝を除去してもよい。

20. 甲状軟骨上縁のレベルで**外頚動脈** external carotid artery の起始を見つける（訳注：日本人では総頚動脈の分岐部はより上方にある場合が多い）（**図7.10**）。外頚動脈を上方に向けて鈍的にたどり，顎二腹筋後腹の内側（深部）まで追う（**図7.8**）。[**ネ** 34, **カ** 185]

21. 頚動脈三角の中には外頚動脈の分枝が6つあり，現

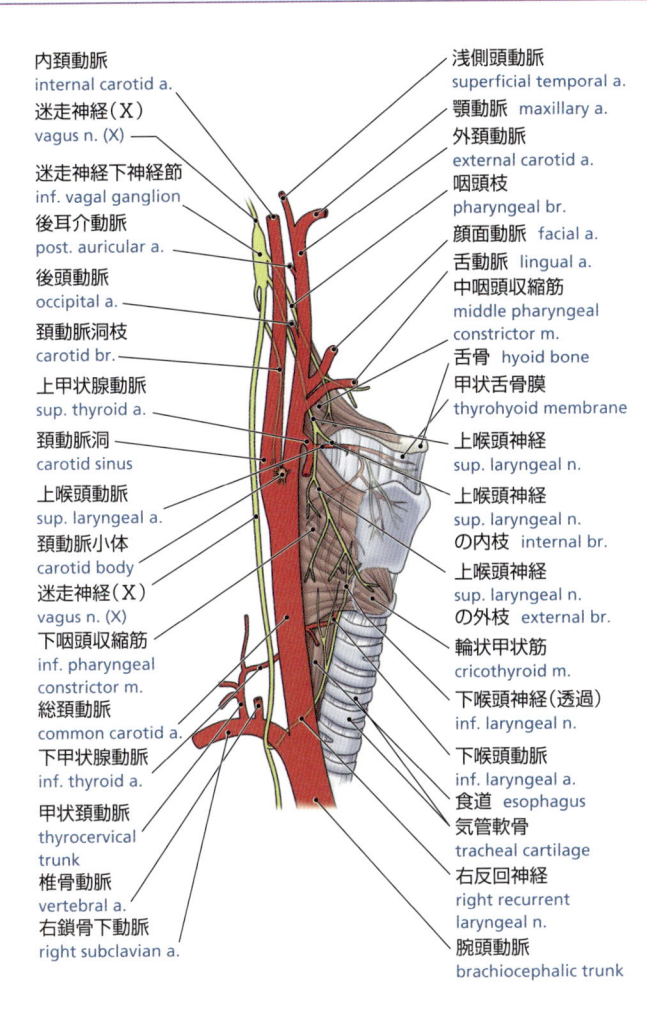

内頚動脈
internal carotid a.
迷走神経（X）
vagus n. (X)
迷走神経下神経節
inf. vagal ganglion
後耳介動脈
post. auricular a.
後頭動脈
occipital a.
頚動脈洞枝
carotid br.
上甲状腺動脈
sup. thyroid a.
頚動脈洞
carotid sinus
上喉頭動脈
sup. laryngeal a.
頚動脈小体
carotid body
迷走神経（X）
vagus n. (X)
下咽頭収縮筋
inf. pharyngeal
constrictor m.
総頚動脈
common carotid a.
下甲状腺動脈
inf. thyroid a.
甲状頚動脈
thyrocervical
trunk
椎骨動脈
vertebral a.
右鎖骨下動脈
right subclavian a.

浅側頭動脈
superficial temporal a.
顎動脈 maxillary a.
外頚動脈
external carotid a.
咽頭枝
pharyngeal br.
顔面動脈 facial a.
舌動脈 lingual a.
中咽頭収縮筋
middle pharyngeal
constrictor m.
舌骨 hyoid bone
甲状舌骨膜
thyrohyoid membrane
上喉頭神経
sup. laryngeal n.
上喉頭神経
sup. laryngeal n.
の内枝 internal br.
上喉頭神経
sup. laryngeal n.
の外枝 external br.
輪状甲状筋
cricothyroid m.
下喉頭神経（透過）
inf. laryngeal n.
下喉頭動脈
inf. laryngeal a.
食道 esophagus
気管軟骨
tracheal cartilage
右反回神経
right recurrent
laryngeal n.
腕頭動脈
brachiocephalic trunk

図 7.10　外頚動脈と右迷走神経（X）の分枝

時点ではそのうちの5つが剖出されている（図7.10）。各枝には伴行する静脈があるが，解剖野を掃除するために取り除いてもよい。

22. はじめに，**上甲状腺動脈** superior thyroid artery が甲状軟骨の上角の高さで外頚動脈の前面から起こることを確認し，甲状腺の上端まで剖出する。

23. **上喉頭動脈** superior laryngeal artery を同定する。この動脈は上甲状腺動脈の枝であり，上喉頭神経の内枝とともに甲状舌骨膜を貫く。

24. 上甲状腺動脈の起始部の上方（舌骨大角のレベル）で外頚動脈の前面から分枝する**舌動脈** lingual artery を同定する（図7.10）。この動脈は深部に向かい舌筋群に分布するので，後に詳細に解剖する。

25. 舌動脈のすぐ上方で，外頚動脈の前面から起こる**顔面動脈**を同定する（図7.10）。顔面動脈は顎二腹筋後腹の内側を通過し，顎下腺の表層部より深部を走行することを確認する。顔面動脈は下顎骨の下縁を横切って顔面静脈とともに顔面に分布することを再確認する。現時点では，顔面までたどらない。20%の割合で舌動脈と顔面動脈は共通の幹から起こる。

26. 外頚動脈の後面で**後頭動脈** occipital artery を同定する。この動脈は頭皮に血液を供給する（図7.10）。後

頭下領域の解剖が終わっているなら，この動脈の遠位部はすでに同定されているはずである（図1.12）。

27. 後頭動脈の始始の上方で，**後耳介動脈** posterior auricular artery を同定する。この動脈は外頚動脈の後面から起こり，耳の後方を通って頭皮の一部に分布する。後耳介動脈の分枝は，胸鎖乳突筋を十分にめくり返していなければみえないかもしれない。

28. **総頚動脈の分岐部** bifurcation of the common carotid artery を鈍的に剖出し，**頚動脈洞** carotid sinus（内頚動脈の起始部の拡張した部分）を同定する（図7.10）。頚動脈洞の壁には，血圧をモニターする圧受容器が存在する。頚動脈洞は舌咽神経（IX）と迷走神経に支配される。

29. 総頚動脈分岐部の内側面で，**頚動脈小体** carotid body を探す（図7.10）。頚動脈小体は小粒の神経組織塊で，血液中の酸素と二酸化炭素の濃度変化をモニターする。頚動脈小体は，舌咽神経と迷走神経に支配される。

30. **上行咽頭動脈** ascending pharyngeal artery は外頚動脈の6番目の枝である。この動脈は総頚動脈分岐部の近くで外頚動脈の内側面から起こる。指で外頚動脈を持ち上げて，総頚動脈の分岐部の近くで上行咽頭動脈の起始部を探してみる。上行咽頭動脈はごく細い血管で，この角度から観察するのは困難かもしれない。

31. 頚動脈鞘の中で総頚動脈と内頚静脈の間の後方に**迷走神経** vagus nerve（X）を同定し剖出する。迷走神経を見つけるために，内頚静脈を外側に，総頚動脈を内側に引いてみる。

復習

1. 胸鎖乳突筋と舌骨下筋群を解剖学的位置に戻す。舌骨下筋群の起始・停止・作用を復習する。
2. 頚神経叢の皮枝を復習する。
3. 遺体で，頚動脈鞘の中での総頚動脈，内頚動脈，内頚静脈，迷走神経の位置を復習する。
4. 剖出した領域で，筋，神経，腺構造との関係に注意しながら，外頚動脈の各枝の走行をたどる。
5. 上喉頭神経の枝を遠位方向にたどり，その分布を再確認する。
6. 舌下神経の走行を復習する。
7. 頚神経ワナと舌下神経・頚動脈鞘との関係を復習する。
8. 上喉頭神経と舌下神経が内・外頚動脈の深層と浅層を走行することを復習する。

7

頭頚部

甲状腺と上皮小体

解剖の概要

甲状腺と上皮小体は舌骨下筋群と喉頭・気管の間にある。[ネ 76, 78, カ 186]

以下の順に解剖を行う。

① 甲状腺と関連する血管系を同定する。

② 反回神経を同定し学ぶ。

③ 上皮小体を同定する。

解剖の手順

1. 胸鎖乳突筋，胸骨舌骨筋，胸骨甲状筋を上方にめくり返す。

2. **甲状腺** thyroid gland を観察する。甲状腺は第5頚椎～第1胸椎のレベルに位置している。甲状腺が外側で頚動脈鞘に接していることを確認する（図7.11）。

3. **甲状腺の右葉** right lobe と**左葉** left lobe を同定する。2つの葉は第2，第3気管軟骨の前面で**峡部** isthmus によってつながっている（図7.11）。

4. 甲状腺にはしばしば，峡部から上方に伸びる**錐体葉** pyramidal lobe が認められる。錐体葉は甲状腺の下行経路を示す発生過程の遺残である。

5. **上甲状腺動脈** superior thyroid artery を甲状腺の上端に入るところで同定する（図7.11）。上甲状腺動脈が外頚動脈の枝であることを再確認する。下甲状腺動脈はあとで解剖する。

6. **上・中甲状腺静脈** superior and middle thyroid veins を同定する。これらの静脈は内頚静脈に注ぐ（図7.11）。

7. 左右の**下甲状腺静脈** inferior thyroid vein を同定する。この静脈は気管前面で胸腔内へ下行し，それぞれ左右の腕頭静脈に合流する。

8. 正中線の近くで下方から甲状腺に入る**最下甲状腺動脈** thyroidea ima artery（ラテン語で *ima* は「最下」という意味）を探してみる（図7.11）。最下甲状腺動脈は比較的まれにしか存在しないが（報告によれば人口の2～12％）（訳注：日本人では成人〈4％〉より胎児〈7％〉に多く出現する破格といわれている），臨床的には重要な変異である。

9. ハサミで甲状腺峡部を切断する。

10. 甲状腺の被膜を気管軟骨から鈍的に剥離し，左葉と右葉を広く引き離す。

11. 甲状腺葉の後方で気管と食道の間を走行する**反回神経** recurrent laryngeal nerve を遺体の両側で鈍的に剖出する。反回神経と甲状腺の密接な関係に注意する。

12. 甲状腺の左葉に出入りする血管をすべて切断する。プローブで，左葉を周囲の結合組織から剥離し摘出する。

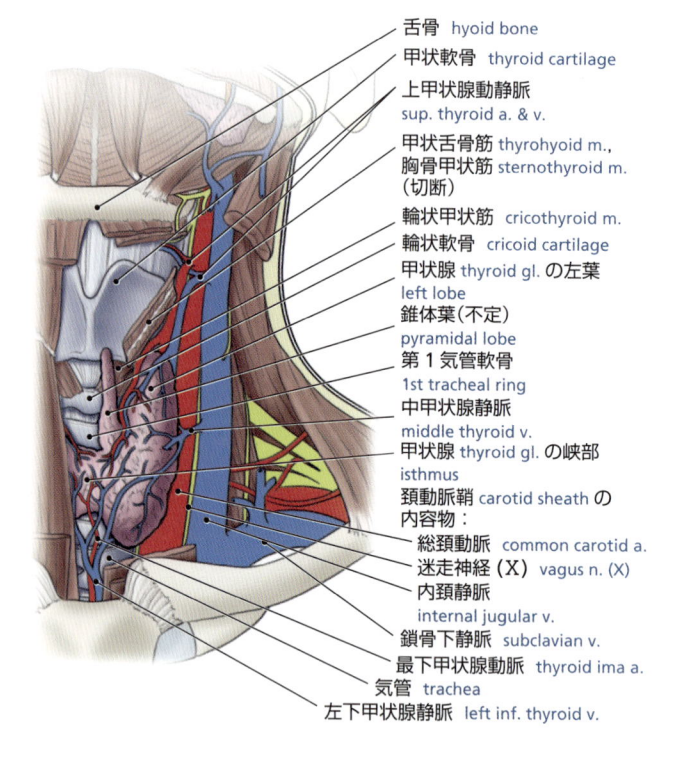

舌骨 hyoid bone
甲状軟骨 thyroid cartilage
上甲状腺動静脈 sup. thyroid a. & v.
甲状舌骨筋 thyrohyoid m., 胸骨甲状筋 sternothyroid m. (切断)
輪状甲状筋 cricothyroid m.
輪状軟骨 cricoid cartilage
甲状腺 thyroid gl. の左葉 left lobe
錐体葉(不定) pyramidal lobe
第1気管軟骨 1st tracheal ring
中甲状腺静脈 middle thyroid v.
甲状腺 thyroid gl. の峡部 isthmus
頚動脈鞘 carotid sheath の内容物：
総頚動脈 common carotid a.
迷走神経 (X) vagus n. (X)
内頚静脈 internal jugular v.
鎖骨下静脈 subclavian v.
最下甲状腺動脈 thyroid ima a.
気管 trachea
左下甲状腺静脈 left inf. thyroid v.

図 7.11　甲状腺の位置と周囲の構造物との関係

13. 甲状腺左葉の後面で**上皮小体** parathyroid gland の同定を試みる。上皮小体は直径約5mmで甲状腺より濃い色でより硬い質感をしているかもしれない。上皮小体は通常，各葉に2つずつあるが，変異があり，片側で1つのこともあれば3つのこともある。

臨床との関連

反回神経

反回神経が甲状腺切除術（甲状腺の除去）または甲状腺腫瘍の圧迫によって傷つくと，同側の喉頭筋が麻痺する。その結果，嗄声（かれ声）となる。

臨床との関連

上皮小体

上皮小体はカルシウム代謝の調整に重要な役割を果たす。甲状腺切除術のとき，この小さな内分泌腺が損傷を受けたり除去されたりすることがある。手術に際して正常な血清カルシウム濃度を維持するためには少なくとも1つの上皮小体を温存する必要がある。

復習

1. 甲状腺と舌骨下筋群，頚動脈鞘，喉頭，気管との関係を復習する。

2. アトラスと遺体で，甲状腺の血液供給路と静脈還流路を復習する。甲状腺動脈は2つ（上・下）しかないが，静脈

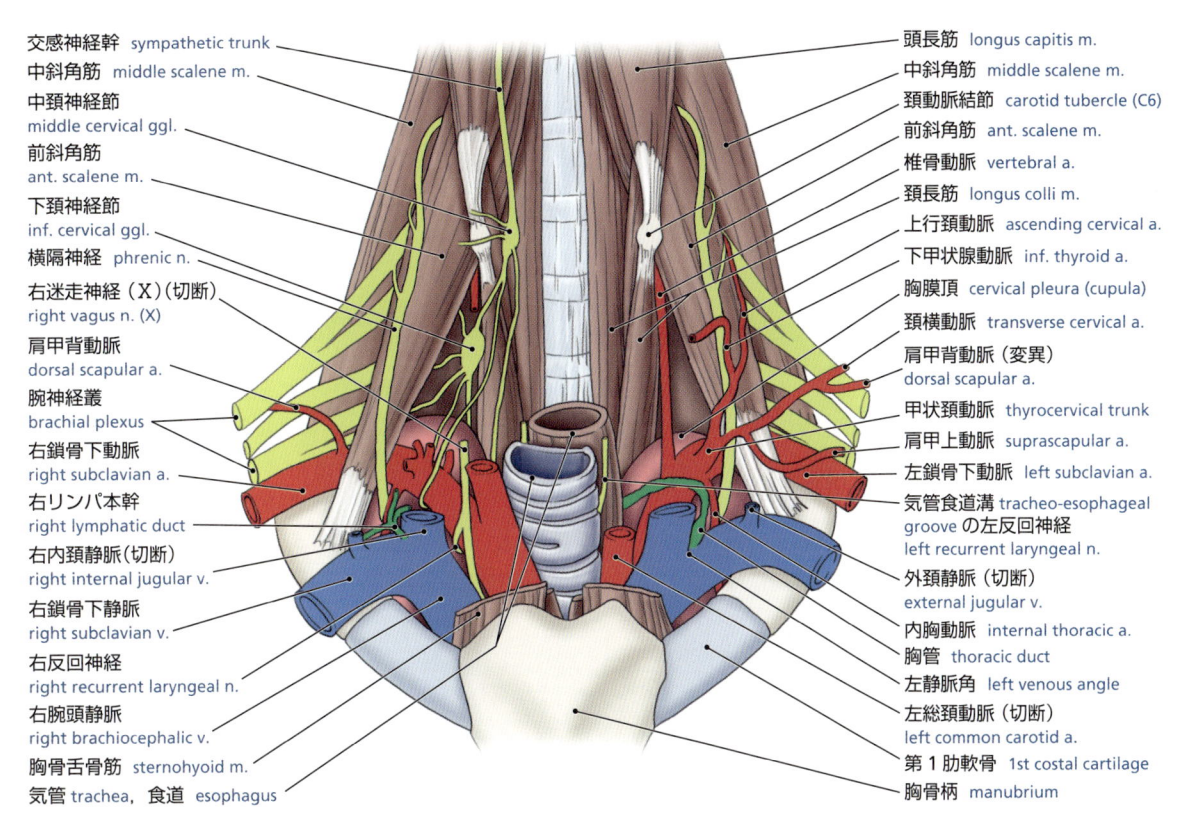

交感神経幹 sympathetic trunk
中斜角筋 middle scalene m.
中頚神経節 middle cervical ggl.
前斜角筋 ant. scalene m.
下頚神経節 inf. cervical ggl.
横隔神経 phrenic n.
右迷走神経（X）（切断）right vagus n. (X)
肩甲背動脈 dorsal scapular a.
腕神経叢 brachial plexus
右鎖骨下動脈 right subclavian a.
右リンパ本幹 right lymphatic duct
右内頚静脈（切断）right internal jugular v.
右鎖骨下静脈 right subclavian v.
右反回神経 right recurrent laryngeal n.
右腕頭静脈 right brachiocephalic v.
胸骨舌骨筋 sternohyoid m.
気管 trachea，食道 esophagus

頭長筋 longus capitis m.
中斜角筋 middle scalene m.
頚動脈結節 carotid tubercle (C6)
前斜角筋 ant. scalene m.
椎骨動脈 vertebral a.
頚長筋 longus colli m.
上行頚動脈 ascending cervical a.
下甲状腺動脈 inf. thyroid a.
胸膜頂 cervical pleura (cupula)
頚横動脈 transverse cervical a.
肩甲背動脈（変異）dorsal scapular a.
甲状頚動脈 thyrocervical trunk
肩甲上動脈 suprascapular a.
左鎖骨下動脈 left subclavian a.
気管食道溝 tracheo-esophageal groove の左反回神経 left recurrent laryngeal n.
外頚静脈（切断）external jugular v.
内胸動脈 internal thoracic a.
胸管 thoracic duct
左静脈角 left venous angle
左総頚動脈（切断）left common carotid a.
第 1 肋軟骨 1st costal cartilage
胸骨柄 manubrium

図 7.12　頚根（頚の付け根）（鎖骨は切除されている）

7

頭頚部

は 3 つ（上・中・下）あることに注意する。
3. 上皮小体と甲状腺の関係を復習する。発生学の教科書を参照して，発生過程における甲状腺と上皮小体の起源と移動経路を復習する。

頚根

解剖の概要

　頚根 root（base）of the neck（頚の付け根）は胸部と頚部の間の結合部である。頚の基部は**胸郭上口** superior thoracic aperture の上方に位置する重要な領域であり，頭部と胸部の間，上肢と胸部の間を通るすべての構造物は必ず**頚根**を通る。
[ネ 33，カ 186]
　以下の順に解剖を行う。
① 鎖骨下動脈の枝を剖出する。
② 迷走神経（X）と横隔神経の走行を学ぶ。
③ 後頚三角の床（深層）を形成する筋群を学ぶ。これらの構造物のいくつかを，**頚根**を越えて，上方にまたは下方にたどる。

解剖の手順

　胸部の解剖の時点では，すでに鎖骨は中央で切断さ

れ，胸壁は取り除かれている。前胸壁を取り外して脇に置いておく。
1. 胸鎖乳突筋，胸骨舌骨筋，胸骨甲状筋を上方にめくり返す。
2. 鈍的に**肩甲舌骨筋の下腹** inferior belly of the omohyoid muscle を剖出する（**図 7.9**）。この筋の上腹と下腹は**中間腱** intermediate tendon で結合され，筋膜索で鎖骨に固定される。
3. 肩甲舌骨筋の起始・停止・作用を復習する（**表 7.2**）。
4. ハサミで肩甲舌骨筋の中間腱を鎖骨に結びつけている筋膜索を切断する。
5. **外頚静脈** external jugular vein を頚部の上方から下方に向かって鎖骨の近くで頚筋膜浅葉を貫くところまでたどる。外頚静脈は鎖骨下静脈へ注ぐ唯一の静脈根である（**図 7.12**）。
6. 頚根の血管を剖出するために，後頚三角下部の天井となっている頚筋膜を取り除く。ただし外頚静脈は温存する。
7. **鎖骨下静脈** subclavian vein を同定する。鎖骨下静脈を深部の構造物から鈍的に剥離する（**図 7.12**）。
8. 鎖骨下静脈を内側にたどり，**内頚静脈** internal jugular vein と合流して**腕頭静脈** brachiocephalic vein となるところまで追う。<u>頚根においては腕頭静脈の後面に**椎骨静脈** vertebral vein が合流するが，この時点ではまだみえない。</u>

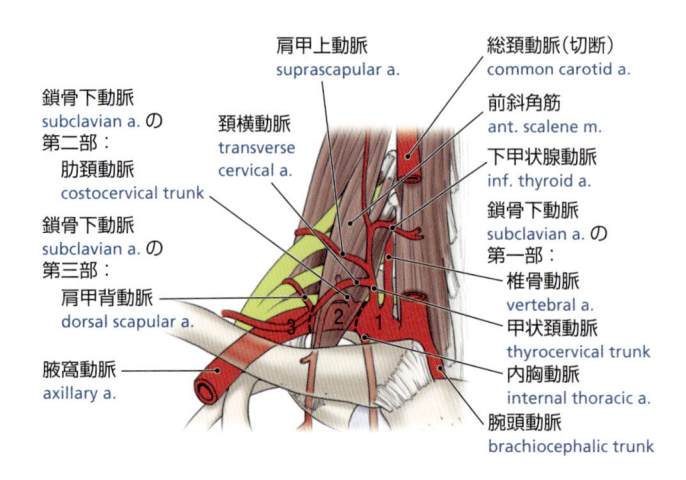

肩甲上動脈 suprascapular a.
総頚動脈(切断) common carotid a.
鎖骨下動脈 subclavian a. の第二部：
肋頚動脈 costocervical trunk
頚横動脈 transverse cervical a.
前斜角筋 ant. scalene m.
下甲状腺動脈 inf. thyroid a.
鎖骨下動脈 subclavian a. の第一部：
鎖骨下動脈 subclavian a. の第三部：
肩甲背動脈 dorsal scapular a.
椎骨動脈 vertebral a.
甲状頚動脈 thyrocervical trunk
腋窩動脈 axillary a.
内胸動脈 internal thoracic a.
腕頭動脈 brachiocephalic trunk

図 7.13 鎖骨下動脈の分枝

9. **鎖骨下動脈** subclavian artery を同定する。右鎖骨下動脈が腕頭動脈の分枝であり，左鎖骨下動脈が大動脈弓の分枝であることを観察する。[**ネ** 33, **カ** 172, 186]

10. 鎖骨下動脈は前斜角筋との関係によって 3 つの部分に分けられる（**図 7.13**）。起始部から前斜角筋の内側縁までを第一部といい，椎骨動脈，内胸動脈，甲状頚動脈の 3 本が分枝する。

11. **椎骨動脈** vertebral artery を同定する。この動脈は前斜角筋と頚長筋の間を上方に走行する（**図 7.13**）。椎骨動脈を第 6 頚椎の横突孔に入るまで上方にたどる。

12. **内胸動脈** internal thoracic artery を同定する。この動脈は鎖骨下動脈の前下面から起こり下方に走行して前胸壁に分布する（訳注：内胸動脈は前胸壁の裏面を下降するので，鎖骨から下の部分は切断されて取り外した前胸壁に付着している）（**図 7.13**）。

13. **甲状頚動脈** thyrocervical trunk を同定する。この動脈は鎖骨下動脈の前上面から起こる（**図 7.13**）。甲状頚動脈には，それぞれの走行や分布先によって名づけられる 3 本の枝がある。

14. 甲状頚動脈から分枝する**頚横動脈** transverse cervical artery を同定する。この動脈は，鎖骨の約 2〜3 cm 上方かつ肩甲舌骨筋の深部で頚根を横切り（**図 7.12**），僧帽筋を栄養する。

15. 甲状頚動脈から分枝する**肩甲上動脈** suprascapular artery を同定する（**図 7.12**）。この動脈は外側後方に肩甲切痕領域へ向かい，肩部で肩甲横靭帯の上を通過して棘上筋と棘下筋に分布する。

16. 甲状頚動脈からの最後の分枝である**下甲状腺動脈** inferior thyroid artery（**図 7.12**）を，内側方向に甲状腺までたどる。この動脈は通常，**頚部交感神経幹** cervical sympathetic trunk の後方を走行する。

17. 下甲状腺動脈から，さらに分枝する**上行頚動脈** ascending cervical artery を同定する。

18. 鎖骨下動脈に戻って，前斜角筋の後部にある**第二部**

を観察する。**鎖骨下動脈の第二部**は，**肋頚動脈** costocervical trunk のみを分岐する。肋頚動脈は，鎖骨下動脈の後面から起こる（**図 7.13**）。

19. 鎖骨下動脈を第 1 肋骨の表面から指で持ち上げ，胸膜頂の上を後方に走行する肋頚動脈を鈍的解剖により探す。肋頚動脈は**深頚動脈** deep cervical artery と**最上肋間動脈** supreme intercostal artery に分かれる。最上肋間動脈は第 1，第 2 後肋間動脈の起始となる。

20. 再び鎖骨下動脈に戻って**第三部**を同定する。第三部とは前斜角筋の外側縁から第 1 肋骨の外側縁までを指す。

21. **鎖骨下動脈の第三部は肩甲背動脈** dorsal scapular artery のみを分枝する。肩甲背動脈は腕神経叢の上神経幹と中神経幹の間を通過し肩甲骨領域の筋群に分布する（**図 7.13**）。約 30％の遺体では肩甲背動脈は鎖骨下動脈ではなく頚横動脈から起こる。

22. 遺体の左側で，胸腔から頚部へ上行する**胸管** thoracic duct を見つける。胸管は胸郭上口のレベルでは食道の後方にあり，前左方にアーチをつくり**左鎖骨下静脈** left subclavian vein と**左内頚静脈** left internal jugular vein の合流点にある**左静脈角** left venous angle 近傍で静脈系に注ぐ（**図 7.12**）。胸管は小静脈と同程度の直径を持ち，通常 1 本であるが，いくつかの細い管で構成される場合もある。[**ネ** 203, **カ** 184]

23. アトラスと教科書を参照して，頚部の右側ではいくつかの細いリンパ管が右上肢と右胸部からのリンパ管と合流して**右リンパ本幹** right lymphatic duct を形成することを学ぶ。右リンパ本幹は**右鎖骨下静脈** right subclavian vein と**右内頚静脈** right internal jugular vein の合流点にある**右静脈角** right venous angle に注ぐことを確認する（**図 7.12**）。

24. 頚部の両側で，頚動脈鞘の中ですでに同定した**迷走神経** vagus nerve（X）を胸部の中までたどる。迷走神経が，肺根の後方を下降することを再確認する。[**ネ** 203, **カ** 289]

25. 右迷走神経は右鎖骨下動脈の前を通り，ここで**右反回神経** right recurrent laryngeal nerve を分枝する（**図 7.12**）。同様に，左迷走神経は胸腔の左側を下行する際，大動脈弓の前方で**左反回神経** left recurrent laryngeal nerve を分枝する。

26. 左右の反回神経を気管と食道の外側面に沿って上方にたどる。それぞれの反回神経を第 1 気管軟骨までたどる。ここでは喉頭の中まではたどらない。

27. **横隔神経** phrenic nerve が前斜角筋の前面を横切ることを確かめる（**図 7.12**）。この神経が頚神経（C3–C5）から起こり，横隔膜に分布することと，胸腔内で肺根の前面を通過することを再確認する。

28. 頚部の**交感神経幹** sympathetic trunk を確認する。**下頚神経節** inferior cervical sympathetic ganglion が頚

表 7.3　斜角筋

筋		起始	停止	作用	神経支配
前斜角筋	anterior scalene	C4-C6 の TP	第 1 肋骨	首の屈曲, 吸気時の第 1 肋骨の挙上	C4-C6 の前枝
中斜角筋	middle scalene	C2-C7 の TP 後結節			C2-C6 の前枝
後斜角筋	posterior scalene	C4-C6 の TP 後結節	第 2 肋骨	首の外側への屈曲, 吸気時の第 2 肋骨の挙上	C7-C8 の前枝

C：頚椎, TP：横突起

根の下部で, 胸郭上口の近くにあることを観察する。また**上頚神経節** superior cervical sympathetic ganglion が頚根の上部(乳様突起の近く)にある。頚部交感神経幹が胸部交感神経幹から連続していることを確かめる。

29. 後頚三角の床を形成する筋群(**頭板状筋** splenius capitis muscle, **肩甲挙筋** levator scapulae muscle, **前・中・後斜角筋** anterior, middle, and posterior scalene muscle)を同定する。[**ネ** 29, **カ** 184]

30. 鈍的に**前斜角筋**と**中斜角筋**の境界を明確にする。前斜角筋と中斜角筋を下方にたどり, これらの筋が第 1 肋骨に停止することを確かめる。第 1 肋骨と隣接する前・中斜角筋の縁で**斜角筋三角** interscalene triangle を形成する。

31. 斜角筋群の起始・停止・作用・神経支配を復習する(**表 7.3**)。

32. **鎖骨下動脈**と**腕神経叢**の神経根が中斜角筋と前斜角筋の間(斜角筋三角)を通ることを観察する(**図 7.12**)。

33. 前斜角筋の前を横切るように**鎖骨下静脈**, **頚横動脈**, **肩甲上動脈**が走行することを確認する。

34. 鈍的に**腕神経叢**の基部を斜角筋三角のレベルで剖出する。**腕神経叢の鎖骨上部** supraclavicular portion of the brachial plexus で 5 つの**根** root(C5-T1), 3 つの**幹** trunk(上, 中, 下), 6 つの(神経幹の前後)**部** division を同定する。神経束部は腋窩の解剖で, すでに学んだ(**図 2.14**, **図 2.18**)。

35. 上肢がすでに解剖されているなら, 肩甲上神経を外側にたどり, 肩甲上動脈と出合う肩甲切痕まで追う。

臨床との関連

斜角筋三角

斜角筋三角の間隙が何らかの解剖学的変異(過剰筋・頚肋・第 1 肋骨の外骨症など)によって狭くなると臨床的に問題となる。間隙が狭くなると, 鎖骨下動脈または腕神経叢の根が圧迫されて上肢の虚血や神経麻痺をきたすことがある。

復習

1. 前胸壁を解剖学的位置に戻す。舌骨下筋群と胸鎖乳突筋を解剖学的位置に戻す。後頚三角の境界を復習する。舌骨下筋群の起始・停止を復習する。頚神経叢の皮枝の分布を復習する。

2. 前胸壁を取り外す。上縦隔における腕頭動脈・左総頚動脈・左鎖骨下動脈の起始と走行を復習する。

3. 鎖骨下動脈の 3 部における分枝を復習する。

4. 頚横動脈, 肩甲上動脈, 肩甲背動脈について, 背部表層・肩甲・上腕の筋群への分布を復習する。

5. アトラスを参照して, 椎骨動脈の鎖骨下動脈第一部における起始から頭蓋内までの走行を復習する。

頭部

頭部の解剖では, まず最初に脳神経の走行と分布および外頚動脈の分枝の解剖を行う。すべての脳神経と多数の血管が頭蓋骨の開口部(孔)を通る。

したがって, 頭蓋骨は頭頚部の軟部組織の学習の基盤となる。必要に応じて頭蓋骨各部を復習し, 解剖を進め, 詳細について学んでいく。

顔面

解剖の概要

顔面の皮膚は三叉神経(V)の 3 本の枝から感覚支配を受ける(**図 7.14**)。

眼神経 ophthalmic nerve(V$_1$)は前頭・上眼瞼・鼻の皮膚に分布する。**上顎神経** maxillary nerve(V$_2$)は下眼瞼・頬・上唇の皮膚に分布する。**下顎神経** mandibular nerve(V$_3$)は顔面下部と頭部の外側の一部の皮膚に分布する。

第 2, 第 3 頚神経は後頭部の皮膚に分布する(**図 7.14**)。**大後頭神経** greater occipital nerve は後頭部と頭頂部に分布し, **小後頭神経** lesser occipital nerve は耳の後部の皮膚に分布する。**大耳介神経** great auricular nerve は耳の下部, 下顎角を覆う皮膚, 耳下腺下部に分布する。[**ネ** 2]

顔面の表情筋はすべて**顔面神経** facial nerve(Ⅶ)から運動支配を受ける。[**ネ** 24, **カ** 80]

以下の順に解剖を行う。

① 顔の皮膚を取り除いて皮下組織を露出する。

② 耳下腺管と耳下腺を同定する。

③ 耳下腺の前縁から現れる顔面神経の枝を同定する。

④ いくつかの顔面筋(表情筋)を同定する。2 つの特に重要な括約筋(口輪筋〈口〉と眼輪筋〈目〉)は, 注目して解剖を行う。

7

頭頚部

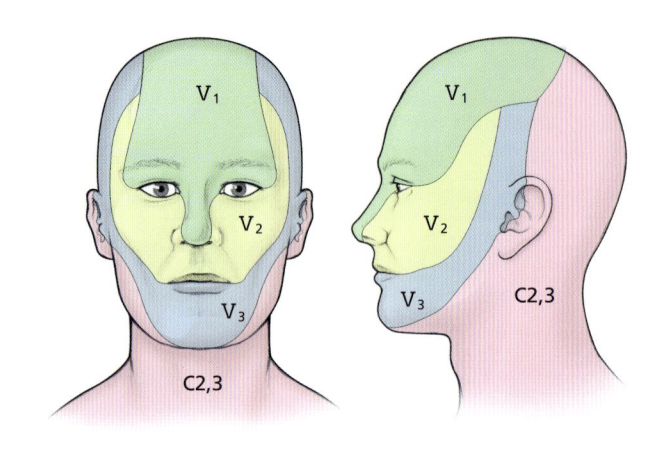

図 7.14 頭頚部の皮膚の神経支配

⑤ 三叉神経の 3 本の枝を頭蓋骨の開口部(孔)から現れるところで剖出する。

体表解剖

顔面の体表解剖は，遺体と生体のどちらを用いても行うことができる。遺体では，固定によって骨と保存された軟部組織との区別がつきにくいかもしれない。

1. 遺体を背臥位(顔面を上)にする。
2. 最も高位にある**頭頂** vertex に触れる(**図 7.15**)。
3. **眼窩上縁** supraorbital margin を触知し，**眼窩上切痕** supraorbital notch の位置を探してみる(訳注：切痕ではなく眼窩上縁から離れて孔になっている場合，**眼窩上孔** supraorbital foramen と呼ぶ)。
4. 鼻の上部で**鼻骨** nasal bone と**鼻軟骨** nasal cartilage の移行部を触知する。
5. 鼻の外側部に沿って下方に自分の指を口唇に向けてたどり，**上顎骨の歯槽突起** alveolar process of the maxilla を触診する。
6. オトガイの部分で**下顎骨のオトガイ隆起** mental protuberance of the mandible を触診し，**下顎体** body of the mandible に沿って**下顎角** angle of the mandible までたどる。
7. 頬で**頬骨** zygomatic bone を触診し，**頬骨弓** zygomatic arch に沿って外耳まで後外側にたどる。

頭蓋骨

頭蓋骨はどの部分も壊れやすいが，眼窩の骨はとりわけ繊細である。眼窩内側壁はいとも簡単に割れてしまう。同様に，頭蓋骨下面の小さな骨の出っ張り(突起)は，下顎骨の支えなしに頭蓋骨を床面に置くと簡単に壊れてしまう。

頭蓋骨の前面

交連骨格標本と分離骨格標本で，頭蓋骨を前面からみて，以下の骨構造を確認する(**図 7.16**)。[**ネ** 4, **カ** 22, 23]

1. 眼球を保護する骨のくぼみを調べる。眼窩の上方にある**前頭骨** frontal bone は前額部を骨性に保護し，後方では眼窩の天井を形成することを観察する。
2. 眼窩上縁に沿って肥厚した**眉弓** superciliary arch を確認

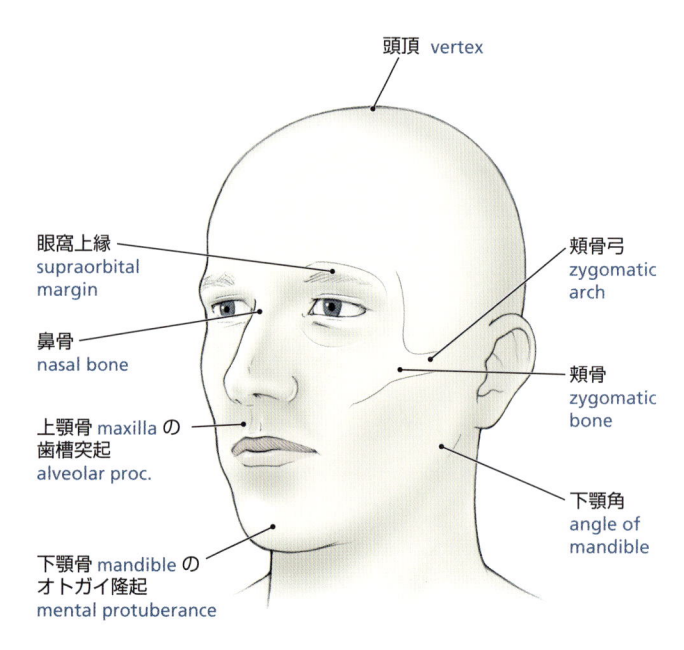

図 7.15 顔面の体表解剖

する。
3. 左右の眉弓にある**眼窩上切痕(孔)** supraorbital notch (foramen)と**眉間** glabella と呼ばれる小さなくぼみを確認する。
4. 眉間の下方で，前頭骨と**鼻骨** nasal bone の間の結合点である**ナジオン(鼻根点)** nasion を同定する。左右の鼻骨が鼻の上限を形成していることを確認する。
5. 鼻骨の後方に**上顎骨** maxilla から前頭骨に向かって上方に伸びる**前頭突起** frontal process を確認する。
6. 上顎骨の前面で**眼窩下孔** infraorbital foramen と歯槽突起 alveolar process を確認する。歯槽突起は上顎歯列に対応する骨肥厚である。
7. 左右の上顎骨があう正中線上に**前鼻棘** anterior nasal spine と呼ぶ骨性突出を確認する。前鼻棘は**鼻中隔** nasal septum の前下方にある。
8. **梨状口** piriform aperture(前鼻孔)は鼻骨と上顎骨で境界される。
9. 上顎骨の外側で頬の近傍にある左右の**頬骨** zygomatic bone を確認する。
10. **眼窩縁** orbital margin が 3 つの骨(前頭骨，上顎骨，頬骨)によって形成されていることを確認する。
11. **下顎骨** mandible を確認し，下顎の歯列のための**歯槽突起**があることを確かめる。
12. 下顎骨の正中線上で，**オトガイ隆起** mental protuberance を同定する。**オトガイ結節** mental tubercle は発生の過程で左右の下顎骨の癒合による骨隆起である。
13. 下顎骨の前面で**オトガイ孔** mental foramen が両側に開いていることを確認する。オトガイ孔が眼窩下孔と眼窩上孔とほぼ一直線上にあることを確かめる。3 つの孔が三叉神経(Ⅴ)の 3 本の皮枝の出口にあたる。三叉神経は顔面の体性感覚を支配する。

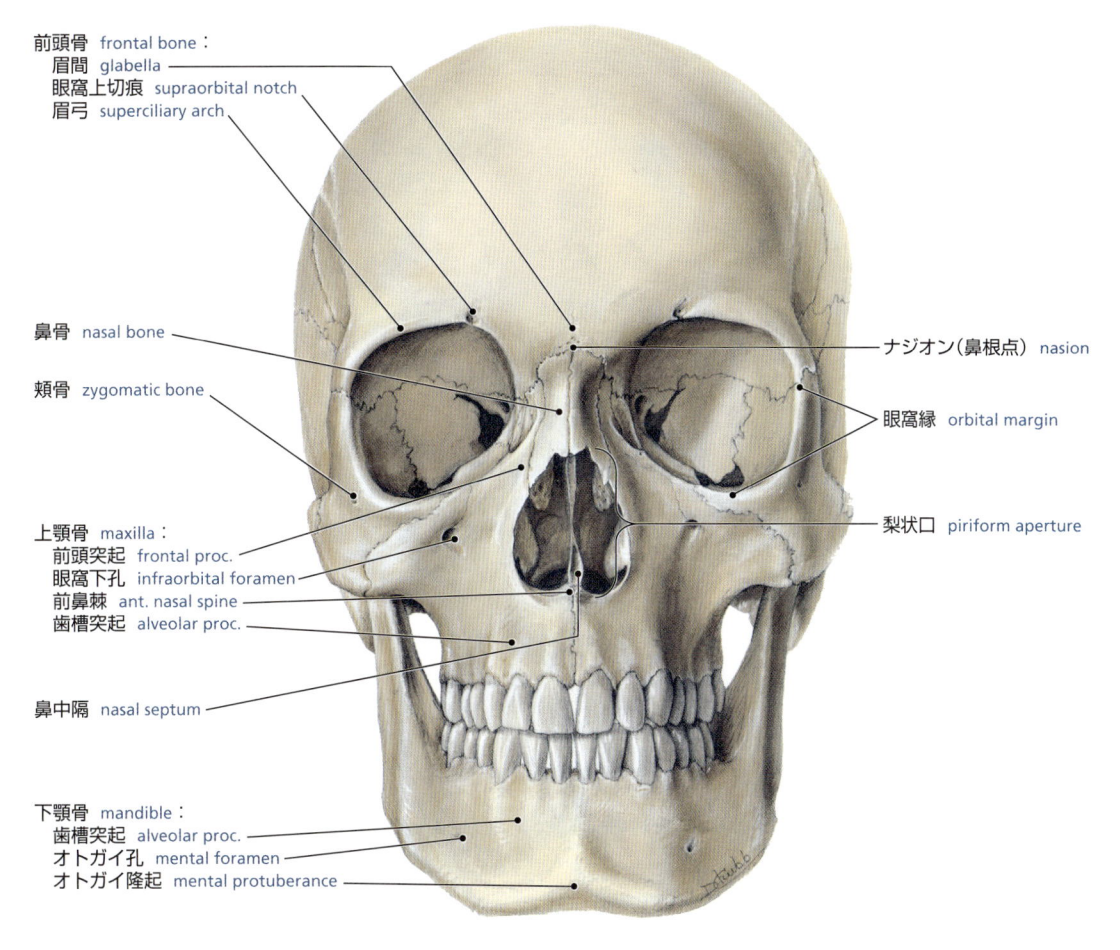

前頭骨 frontal bone：
　眉間 glabella
　眼窩上切痕 supraorbital notch
　眉弓 superciliary arch

鼻骨 nasal bone

頬骨 zygomatic bone

上顎骨 maxilla：
　前頭突起 frontal proc.
　眼窩下孔 infraorbital foramen
　前鼻棘 ant. nasal spine
　歯槽突起 alveolar proc.

鼻中隔 nasal septum

下顎骨 mandible：
　歯槽突起 alveolar proc.
　オトガイ孔 mental foramen
　オトガイ隆起 mental protuberance

ナジオン（鼻根点） nasion

眼窩縁 orbital margin

梨状口 piriform aperture

図 7.16　頭蓋骨（前面）

7

頭頸部

頭蓋骨の側面

　交連骨格標本と分離骨格標本で，頭蓋骨を外側面からみて，以下の骨構造を確認する（図 7.17）。[ネ6, カ21]

1. **前頭骨**の後方で**頭頂骨** parietal bone を確認する。頭頂骨は**上側頭線**superior temporal line と**下側頭線**inferior temporal line 以外の部位では比較的滑らかなことを観察する。2つの側頭線は咀嚼を行う大きな筋である側頭筋の起始部の境界である。

2. 頭蓋の骨は可動性のない**縫合** suture と呼ばれる線維性の結合である。頭頂骨は前方では**冠状縫合** coronal suture で前頭骨と関節し，後方では**ラムダ縫合** lambdoid suture で後頭骨と関節する。

3. 頭蓋の後面で，**後頭骨** occipital bone の正中線上に**外後頭隆起**external occipital protuberance を同定する。頭蓋底部に沿って前方に伸びる後頭骨の一部についてはあとで学ぶ。

4. 頭蓋の外側面の**側頭骨** temporal bone は，頭頂骨と平らにほぼ全長にわたって接合している。**鱗部** squamous part は**鱗状縫合** squamous suture で頭頂骨と接合する。岩様部（**錐体部** petrous part）は頭蓋腔に伸びる。これについてはのちに学ぶ。

5. 側頭骨の外側面で**外耳道** external acoustic meatus を確認する。外耳道の開口部は**乳様突起** mastoid process の前方

にある。

6. 側頭骨の**頬骨突起** zygomatic process が**頬骨** zygomatic bone の**側頭突起** temporal process と**頬骨弓** zygomatic arch を形成することを観察する。頬骨弓をつくる突起は，突起を含む骨ではなく，向かう構造によって命名されている。

7. 同様に，頬骨には**前頭突起**frontal process という直立部位があり，前頭骨の方に伸びて関節をつくる。

8. コメカミの凹みで**蝶形骨大翼** greater wing of the sphenoid bone を同定する。

9. 蝶形骨大翼の上方で**プテリオン** pterion を同定する。プテリオンは前頭骨，頭頂骨，蝶形骨大翼，側頭骨の結合部位である。この部位の頭蓋内面には重要な血管が走行しており，しばしば骨折によって患者に頭蓋内出血を引き起こす危険性があるため臨床的に重要である。

10. **下顎骨** mandible に**下顎枝** ramus（直立部）と**下顎体** body（水平部）を観察する。これらの境界は**下顎角** angle である。

11. 下顎枝は上方で**下顎切痕** mandibular notch によって2つの突起に分かれることを観察する。前方は**筋突起** coronoid process，後方は**関節突起** condylar（condyloid）process である。関節突起はさらに**下顎頭** head（**下顎顆** condyle）と**下顎頚** neck に分かれる。下顎頭が成人の頭蓋で唯

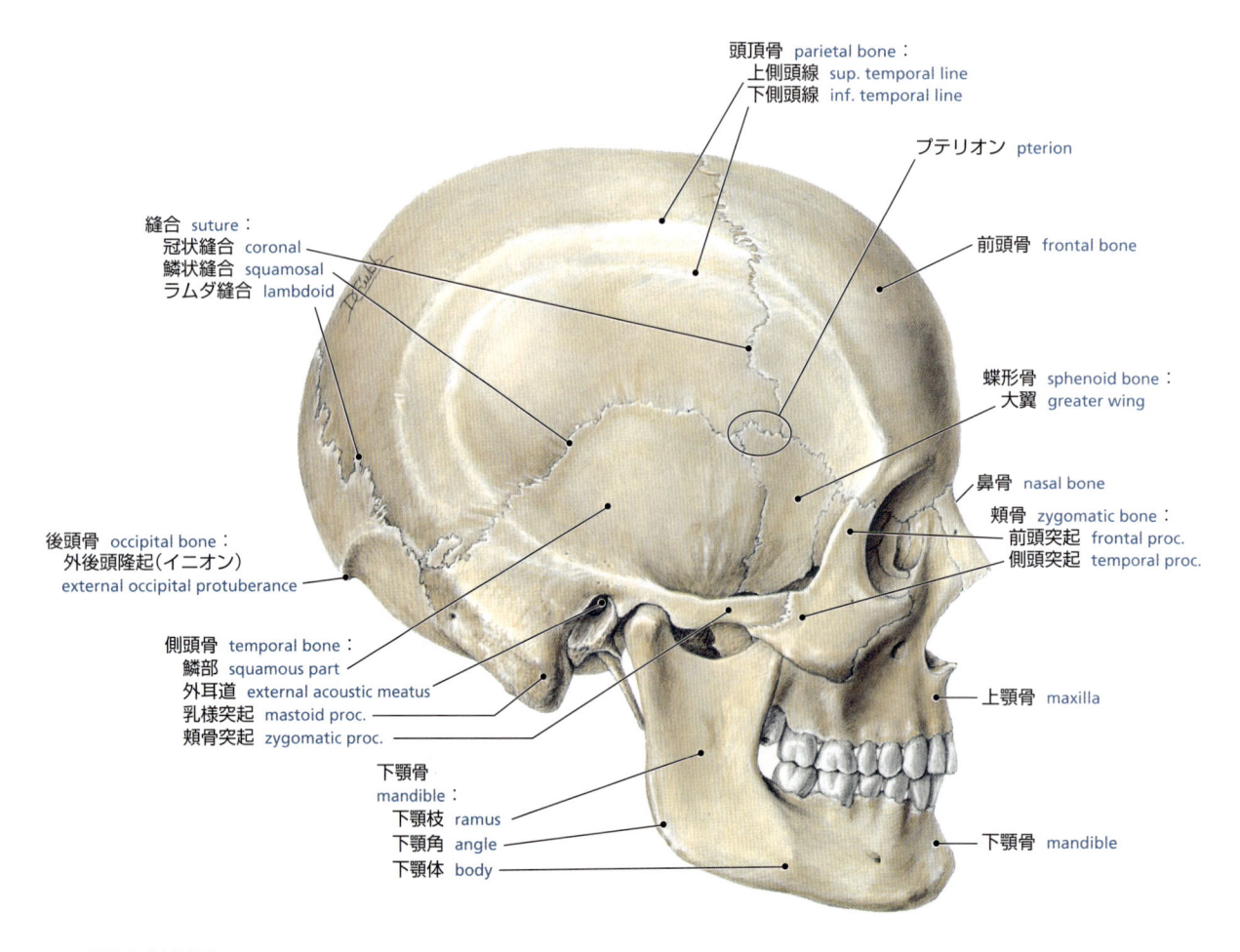

図 7.17　頭蓋骨（外側面）

一の可動部位である顎関節の関節面となる。［**ネ** 17, **カ** 52］

12. 下顎体の**下縁**を前方にたどり，外側面からみえる**オトガイ孔** mental foramen を確認する。

頭蓋骨の上面

交連骨格標本と分離骨格標本で，上面から頭蓋骨をみて，以下の骨構造を確認する（**図 7.18**）。［**ネ** 9, **カ** 29］

1. 頭頂のドーム状の広い領域を**頭蓋冠** calvaria と呼び，前頭骨・頭頂骨・後頭骨の各部分から形成されるが，解剖学的構造によって定義されるわけではない。頭蓋冠にある縫合は容易に確認できる。**前頭縫合（前額縫合）**frontal（metopic）suture は一対の前頭骨の骨化中心であり，成人では通常観察できない。

2. **冠状縫合** coronal suture は前頭骨と 2 個の頭頂骨の間の縫合である。**矢状縫合** sagittal suture と垂直をなすことを観察する。矢状縫合は 2 つの頭頂骨の間の縫合である。**ブレグマ** bregma は矢状縫合と冠状縫合の交点である。

3. 頭蓋冠の後面にある**ラムダ縫合** lambdoid suture が後頭骨と左右の頭頂骨の間の縫合であることを確認する。**ラムダ** lambda は矢状縫合とラムダ縫合の交点である。

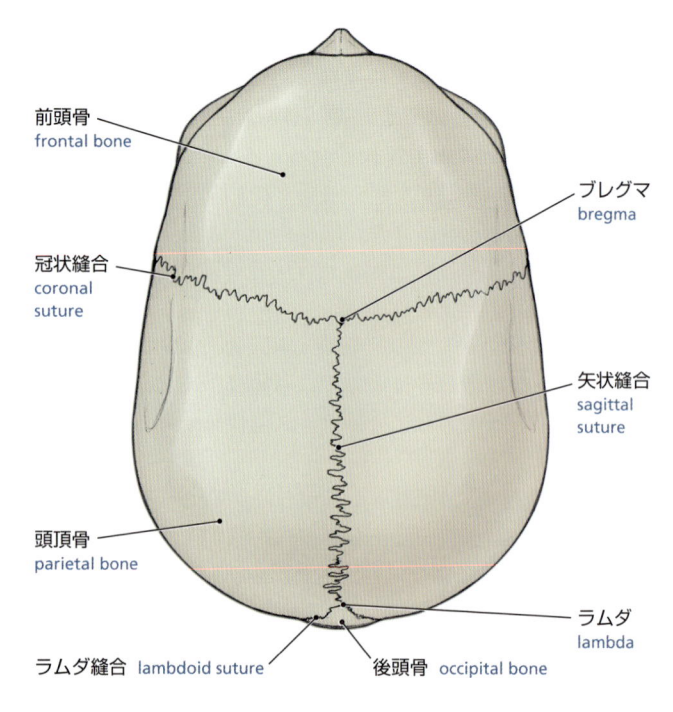

図 7.18　頭蓋骨（上面）

解剖の手順

皮膚剥離

顔面の皮膚は非常に薄く，鼻と耳の軟骨には強く付着しているが，顔面の他の部分の皮膚は可動性がある。この可動性によって表情筋が作用する。表情筋は表層では皮膚に，深層では頭蓋骨に付着している。表情筋は感情を表現してコミュニケーションを補助するだけではなく，目・口・外鼻孔の括約筋や散大筋としても作用する。

1. 図 7.19 参照。
2. 正中線で頭頂の近く，額の上方の毛髪の生え際（A）から下方のナジオン（B）まで浅い（2 mm 程度の）皮膚切開を加える。
3. ナジオンから正中線上の皮膚切開を下方まで伸ばし，鼻背と鼻翼に沿って上唇の直上まで切開する。
4. 口部では口唇の辺縁を円形になぞって切開する。下唇の下縁からオトガイ隆起（C）まで正中を切開する。
5. オトガイ隆起（C）から下顎骨の下縁に沿って，下顎角の直上の点（D）まで切開する。頸部がすでに解剖されていれば，この切開は済んでいる。
6. 額正中の点（A）から頭部外側面の耳の上部まで切開する。耳の前方を下行して下顎角まで切開を進め，下顎骨の縁に沿って縦と横の切開をつなげる（D）。
7. ナジオン（B）から眼窩縁に沿って切開する。眼瞼にかかる皮膚はあとで除去するので，ここでは触れない。この切開を外眼角から耳の近くまで伸ばす。
8. 額の皮膚の除去を正中から行う。皮膚が皮下結合組織に強く付着しているが，この結合組織は除去しない。同様に薄い前頭筋も皮膚とともに取り除いてしまわないよう注意する。
9. 顔面下方の皮膚を正中線から外側に向かって除去する。顔の皮下組織には，表情筋が含まれている。
10. 切開線に沿って皮膚を額から下顎角まで切り離して（A〜D），組織コンテナに入れる。

顔の皮下組織と顔面神経［ネ 3，カ 78］

顔の皮下組織には，耳下腺，顎下腺の一部，表情筋，顔面神経（Ⅶ）の枝，三叉神経（Ⅴ）の枝，顔面動静脈が含まれている。表情筋は皮膚に付着するので，付着部は皮膚切除の際に切断されている。ここでの解剖の目標は，いくつかの表情筋を同定し，顔面神経の枝を後方に耳下腺の中までたどることである。

顔面の深部の解剖は遺体の右側で行うので，以下の浅層の構造物は左側で確実に同定するように努める。

1. **広頸筋** platysma muscle の上部が下顎骨の下縁に沿って顔面の中まで広がっていることを観察する（図7.5）。広頸筋の停止は胸部上方の皮下組織である。広頸筋が頸部前面を薄く覆っていることを再確認する。広頸筋の起始部は下顎骨下縁，頰の皮膚，口角である。
2. 顔面外側面の下顎角近くで**咬筋** masseter muscle を同定する。咬筋は主要な咀嚼筋であり，表情筋ではない。その剖出はのちほど行う。
3. プローブと同様の太さの**耳下腺管** parotid duct を同定する。耳下腺管は頰骨弓の下方約 2 cm で咬筋の外側面を横切っている（図 7.20）。
4. 鈍的に耳下腺管を前方にたどり，咬筋の前縁を横切り頰部の内側に向かって屈曲するところまで追う。耳下腺管が頰筋を貫いて上顎の第 2 大臼歯の外側で口腔前庭に開口することを観察する。耳下腺の前方の残りの部分はあとで剖出する。
5. 鈍的に耳下腺管を後方にたどり，**耳下腺** parotid gland の前縁を確認する（図 7.20）。［ネ 24，カ 78］遺体によっては，耳下腺管と並行して前方に走行する副耳下腺管が存在することがある。
6. 耳下腺が**耳下腺筋膜** parotid fascia（parotid sheath）に包まれていることを観察する。耳下腺筋膜と耳下腺の支質（結合組織，血管，神経，導管）は頸筋膜浅層と連続する。耳下腺を取り囲む強靱な結合組織の除去にはハサミかメスの刃先を使う。
7. 顔面神経の枝は予習してから以下の解剖を進める（図7.20）。
8. 耳下腺管の上方もしくは下方を顔面神経の**頰筋枝** buccal branch が並走することを確認する。頰筋枝の多くは，複数の枝を頰部に送っている。
9. 鈍的に頰筋枝を耳下腺の中までたどる。神経の枝の表層にある耳下腺を少しずつ取り除く。耳下腺の内部で分枝は合流して**耳下腺神経叢** parotid plexus を形成している。
10. 耳下腺神経叢から末梢（表情筋群）に向かう枝をたど

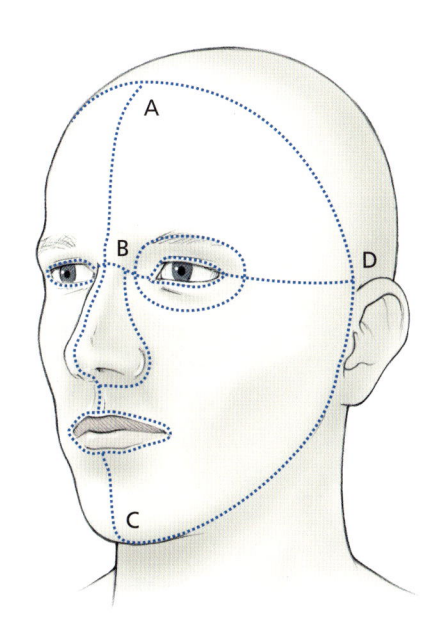

図 7.19　顔面の切開線

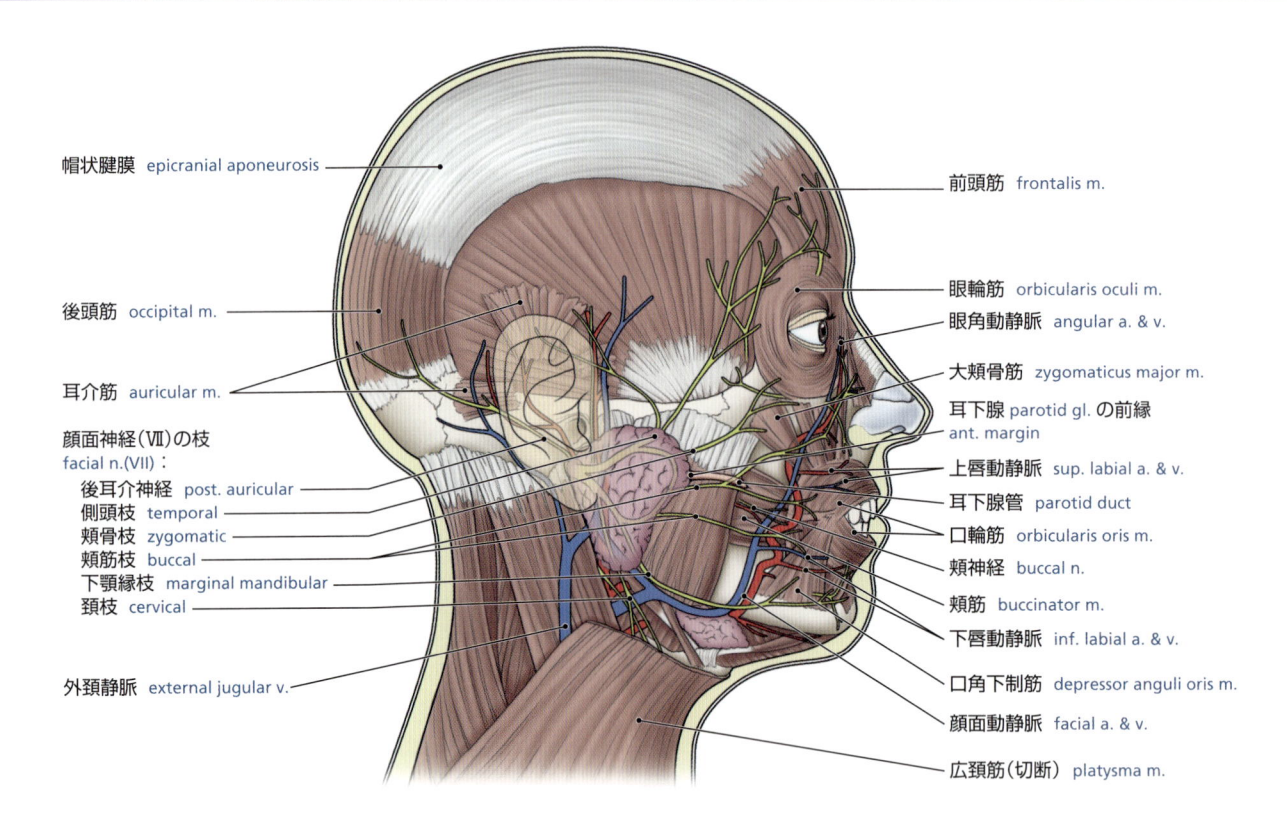

図 7.20 顔面と顔面神経

る。上方で**側頭枝** temporal branch が頬骨弓に交差することを確認する。

11. 側頭枝と頬筋枝の間で**頬骨枝** zygomatic branch が頬骨に交差することを確認する。

12. 頬筋枝の下方で，**下顎枝** mandibular branch が下顎骨下縁に平行に走行することを確認する。また，**頚枝** cervical branch が下顎角を横切って頚部に入ることを確認する。顔面神経の残る最後の枝は**後耳介神経**（枝）posterior auricular nerve（branch）である。この枝は耳介後部に走行するが，現時点では観察できない。

13. 耳下腺神経叢の枝を後方かつ深層にたどり，（耳垂の下で）あわさって1本の**顔面神経** facial nerve（Ⅶ）になるまで追う。顔面神経は側頭骨の錐体部の茎乳突孔から出るが，ここではたどらなくてよい。

14. 耳下腺管と顔面神経の分枝を温存しながら咬筋の前縁を同定する。

15. 咬筋の前方の**頬脂肪体** buccal fat pad を除去し，**頬筋** buccinator muscle を剖出する。**耳下腺管** parotid duct が頬筋を貫くことを確かめる（図 **7.20**）。

16. 頬筋の外側面で**頬神経** buccal nerve を同定する。この神経は三叉神経の下顎枝（三叉神経第 3 枝〈V₃〉）であり，咬筋の深部から現れる。頬神経は頬筋を貫いて頬部の粘膜と頬部の皮膚を感覚支配する。なお頬筋の運動神経支配は顔面神経の**頬筋枝**である。

顔面動脈・静脈[**ネ** 3, **カ** 81]

顔面動静脈は顔面を蛇行しながら走行して表情筋の表面や深部を通過する。

1. **顔面動脈** facial artery が咬筋前縁で下顎骨を横切ることを観察する（図 **7.20**）。顔面動脈は顔面静脈に比べて蛇行し，前方を走行する。この部位では顔面動静脈は広頚筋と皮膚のみで覆われている。

2. 顔面の右側の解剖がまだなら，顔面動静脈を温存し，広頚筋を下顎骨の下縁に沿って口角まで切り離す。切り取った広頚筋は組織コンテナに入れる。

3. 顔面動脈を下方にたどり，この動脈が頚部で顎下腺の深部を通り，下顎骨下縁を横切るところで表層に出てくることを再確認する。

4. 顔面静脈を下方にたどり，この静脈が頚部で顎下腺の浅層を走行していることを再確認する。顔面静脈は顎下腺の切除により切断されているかもしれない。

5. 鈍的に解剖し，顔面動脈が口角に向かい，顔面動脈から**下唇動脈** inferior labial artery と**上唇動脈** superior labial artery に分枝することを確認する（図 **7.20**）。顔面動脈は，ここで動脈輪をつくる。

6. 顔面動脈を上方に鼻部の外側までたどると，**眼角動脈** angular artery に名称が変わる。

7. アトラスと遺体を見比べて，**顔面静脈** facial vein は顔面動脈の分枝と対応する同名の枝から流入を受けることを確認する。眼角静脈は眼窩内において眼静脈と臨床的に重要な吻合をする。これについては「眼

窩」の項でくわしく述べる。

眼窩口の周りの筋[ネ25, カ60]

1. 上下の眼瞼の皮膚を剥ぐ。眼瞼の皮膚は，人体で最も薄い（1～2 mm）ので，剥離に注意する。
2. **眼瞼裂** palpebral fissure（眼瞼の開口部）を取り囲む**眼輪筋** orbicularis oculi muscle を同定する（図7.21）。**眼窩部** orbital part は眼窩の縁を囲み，まぶたを強く閉鎖する作用を持つ。**眼瞼部** palpebral part は，より薄い部分でまばたきにかかわる。
3. 眼輪筋の起始・停止・作用を復習する（**表7.4**）。

口裂周囲の筋[ネ25, カ60]

1. 口と口唇の形を変える筋群がある。上唇の上方で鈍的解剖によって**上唇挙筋** levator labii superioris muscle と**大頬骨筋** zygomaticus major muscle の境界を明瞭にする（図7.21）。
2. **口輪筋** orbicularis oris muscle を同定する。この筋は上部と下部の両方で口腔の開口部を取り囲んでいる。
3. 下唇の下方で，鈍的解剖により**口角下制筋** depressor anguli oris muscle と**下唇下制筋** depressor labii inferioris muscle の境界を明瞭にする。
4. 口腔を開いて，頬部を縁取る**頬筋** buccinator muscle の厚みに触れる。頬筋は表情筋であるとともに，口笛を吹くときの呼吸に寄与する。また，咀嚼のときには頬筋の緊張によって食塊を上下の歯列の間におくことができる。
5. 表情筋の起始・停止・作用・神経支配を復習する（**表7.4**）。

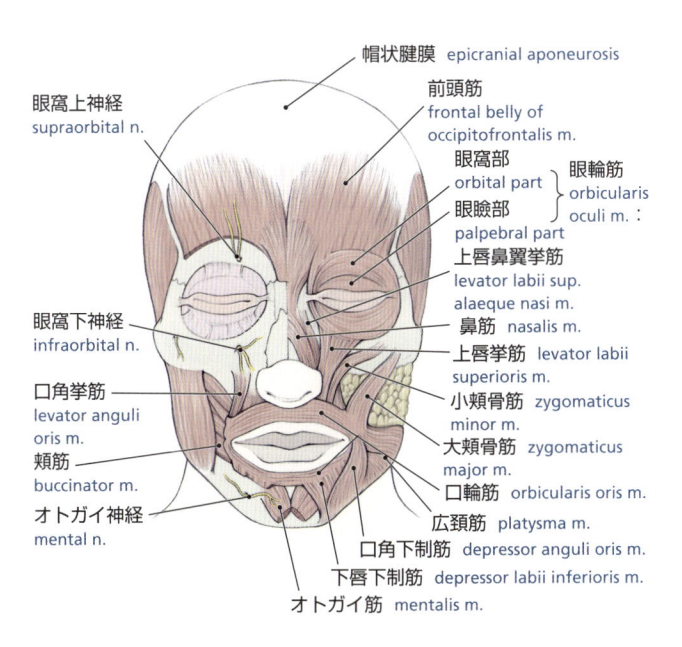

図 7.21　顔面の表情筋

眼窩上神経　supraorbital n.
帽状腱膜　epicranial aponeurosis
前頭筋　frontal belly of occipitofrontalis m.
眼窩部　orbital part
眼瞼部　palpebral part ｝眼輪筋　orbicularis oculi m.：
上唇鼻翼挙筋　levator labii sup. alaeque nasi m.
鼻筋　nasalis m.
上唇挙筋　levator labii superioris m.
小頬骨筋　zygomaticus minor m.
大頬骨筋　zygomaticus major m.
口輪筋　orbicularis oris m.
広頚筋　platysma m.
口角下制筋　depressor anguli oris m.
下唇下制筋　depressor labii inferioris m.
オトガイ筋　mentalis m.
眼窩下神経　infraorbital n.
口角挙筋　levator anguli oris m.
頬筋　buccinator m.
オトガイ神経　mental n.

臨床との関連

顔面神経

ベル麻痺とは，顔面神経（Ⅶ）の傷害によって顔面の片側で表情筋の支配が突然失われることである。患者は，患側で口角が垂れ下がり，閉眼できない。

顔面の感覚神経[ネ2, カ71]

1. 三叉神経（Ⅴ）の3本の枝が顔面の感覚を支配していることを確認する（図7.22）。
2. **眼窩上神経** supraorbital nerve を剖出し，前頭骨の眼窩上切痕（孔）を通り，目の上の皮膚に分布するのを観察する。三叉神経第1枝である眼神経（V_1）の枝である。眼窩上神経は頭皮の解剖の際に再び観察する。
3. **眼窩下神経** infraorbital nerve は，三叉神経第2枝（上顎神経〈V_2〉）の枝であり，上顎骨の眼窩下孔を通り下眼瞼，鼻部外側，上唇に感覚枝を分枝する。眼窩下神経が上唇挙筋に覆われていることを観察する。
4. 顔面の右側で，鈍的に上唇挙筋を剖出して境界を明瞭にする。
5. 上唇挙筋を眼窩下縁の近くで切断して下方にめくり返し，眼窩下神経を露出する。
6. **眼窩下動静脈** infraorbital artery and vein も眼窩下孔から現れることを確認する。
7. **オトガイ神経** mental nerve は，三叉神経第3枝（下顎神経〈V_3〉）の枝であり，下顎骨のオトガイ孔（ラテン語で *mentum* は「オトガイ〈頤〉：下顎の前方突出により生じた隆起」という意味）から現れて，下唇とオトガイの感覚枝となる。オトガイ神経が口角下制筋に覆われていることを観察する。
8. 顔面の右側で，鈍的に口角下制筋を剖出して境界を明瞭にする。
9. 口角下制筋を口角の近くで切断して下方にめくり返し，オトガイ神経を露出する。
10. **オトガイ動静脈** mental artery and vein もオトガイ孔から現れることを確認する。
11. 三叉神経には顔面に分布するいくつかの細い分枝（涙腺神経，滑車下神経，頬骨顔面神経，頬骨側頭神経など）がある。これらの神経は剖出しなくてよい。耳介側頭神経（V_3の枝）は後で剖出する。

臨床との関連

歯科麻酔

頭蓋骨標本で，眼窩下孔と眼窩下管を確認する。歯科麻酔の目的で，眼窩下神経が眼窩下孔から出たところで麻酔する。注射針は口腔粘膜から上唇の深部に向かって上方に刺入する。

7

頭頚部

表7.4 主要な表情筋

筋		起始	停止	作用	神経支配
眼輪筋	orbicularis oculi	眼窩内側縁，眼瞼靭帯，涙骨	眼窩縁周囲の皮膚	●眼窩部：まぶたを強く閉じる ●眼瞼部：まばたきする	顔面神経(Ⅶ)
上唇挙筋	levator labii superioris	眼窩縁直下の上顎骨	上唇	上唇の挙上	
大頬骨筋	zygomaticus major	頬骨	口角	口角の上後方への牽引	
口輪筋	orbicularis oris	上顎骨，下顎骨，正中面の皮膚		口の括約筋として働く	
頬筋	buccinator	翼突下顎縫線，上・下顎骨歯槽突起の外側面		咀嚼時に食物を吻合面に維持し，頬を臼歯に押しつける	
口角下制筋	depressor anguli oris	下顎骨		口角の下制	
下唇下制筋	depressor labii inferioris		下唇	下唇の下制	

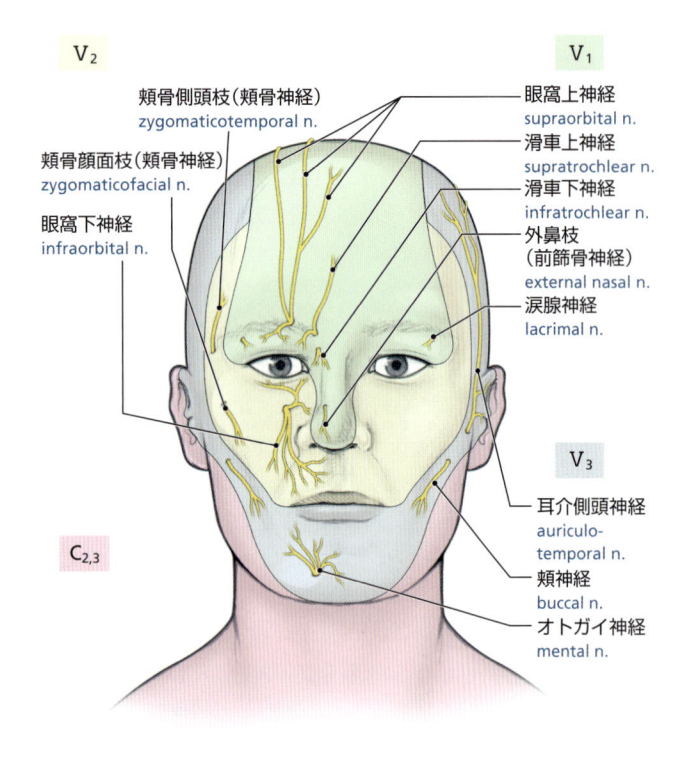

図 7.22 顔面の皮神経

復習

1. 遺体で，顔面神経の分枝を耳下腺神経叢から表情筋までたどる。
2. 解剖した顔面の筋の起始・停止・作用・神経支配を復習する。
3. 頭蓋骨標本と遺体を見比べて，剖出した三叉神経の枝とそれらが通る骨の開口部(孔)を復習する。
4. 遺体で，顔面動脈・静脈の起始と走行を復習する。

耳下腺領域

解剖の概要

　耳下腺領域とは顔の側面で耳の前方かつ頬骨弓の下方であ

る。耳下腺は耳下腺床におさまっている。耳下腺は下顎骨の下顎枝後縁を取り囲むため，この領域の神経・血管・骨・靭帯と密に接している。耳下腺の表層部はすでに取り除かれて顔面神経(Ⅶ)の分枝が露出しているはずである。ここでの解剖の目的は，耳下腺の残りを小片にして取り除き，耳下腺を通り抜ける神経と血管を温存することである。

　以下の順に解剖を行う。

① 顔面神経の枝を復習して茎乳突孔まで後方にたどる。
② 耳垂と耳下腺神経叢の近くで顔面神経の運動根を解剖する。
③ 浅層の耳下腺組織を取り除き，耳下腺を通り抜ける下顎後静脈を上方にたどる。
④ 耳下腺の組織を取り除きながら外頸動脈を上方にたどる。
⑤ 顎二腹筋の後腹と胸鎖乳突筋の前縁に付着する耳下腺の残りの組織を完全に取り除く。

耳下腺領域の骨

　骨格標本で，以下の骨構造を確認する(**図 7.23**)。

側頭骨[ネ 6, カ 21]

1. 側頭骨の下面で，**下顎窩** mandibular fossa の凹みを同定する。下顎窩は下顎骨頭を受ける。
2. 下顎窩の後方で**外耳道**を同定する。
3. 下顎窩の内側方の**茎状突起** styloid process は，「ペンのような(*stylus*)」という外見から命名された。
4. 外耳道の後方で**乳様突起**の大きな丸い膨らみを同定する。
5. 茎状突起と乳様突起の間で**茎乳突孔** stylomastoid foramen を同定する。ここは頭蓋底における顔面神経(Ⅶ)の出口である。

解剖の手順[ネ 72, 73]

　下記の解剖手順は頭部の右側のみで行う。頭部の左側では浅層の構造物を残し，復習に用いる。

1. **大耳介神経** great auricular nerve を，胸鎖乳突筋を横切るところで同定し，この神経が下顎角を覆うように終枝していることを確認する(**図7.6**)。大耳介神経

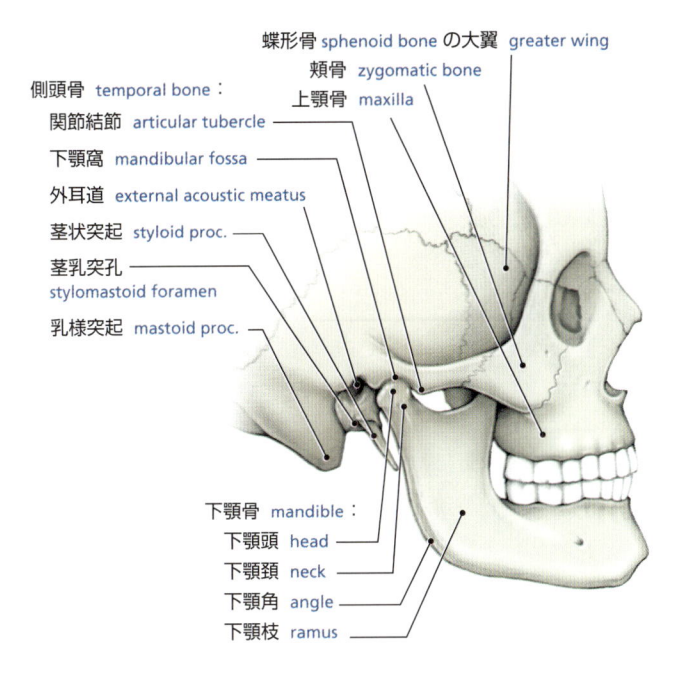

蝶形骨 sphenoid bone の大翼 greater wing
頬骨 zygomatic bone
上顎骨 maxilla

側頭骨 temporal bone：
　関節結節 articular tubercle
　下顎窩 mandibular fossa
　外耳道 external acoustic meatus
　茎状突起 styloid proc.
　茎乳突孔 stylomastoid foramen
　乳様突起 mastoid proc.

下顎骨 mandible：
　下顎頭 head
　下顎頚 neck
　下顎角 angle
　下顎枝 ramus

図 7.23　耳下腺領域の骨（外側面）

を上方から剥がし，頚神経叢につながった状態で，下方へ胸鎖乳突筋の表層までめくり返す。

2. 顔面神経（Ⅶ）の枝（側頭枝，頬骨枝，頬筋枝，下顎枝，頚枝）を復習する（**図 7.24**）。[ネ24, カ79]

3. 顔面神経の枝を後方に向かって耳垂までたどり，この神経が分枝する前の本幹を改めて確認する。

4. 顔面神経をなるべく後方で切断し，茎乳突孔から現れる断端は残しておく。耳下腺神経叢とすべての分枝を前方にめくり返す。

5. **耳下腺管** parotid duct の走行を復習する。

6. 耳下腺管を耳下腺から出るところで切断し，管の断端を前方にめくり返す。耳下腺管が頬筋を貫通するところはそのままにしておく。

7. 三叉神経第3枝の下顎神経（V₃）の枝である**耳介側頭神経** auriculotemporal nerve を同定する（**図 7.24**）。耳

介側頭神経は下顎頭と外耳道の間を通る。この神経は側頭骨の頬骨突起を横切って，耳の前方および側頭部の皮膚に分布する。耳介側頭神経は耳下腺を通過するときに，耳神経節から副交感神経節後線維を分枝することを確認する。

8. 頚部で**外頚静脈** external jugular vein を見つける（**図 7.24**）。これを鈍的に上方にたどると，後耳介静脈と下顎後静脈が合流して外頚静脈になることがわかる。

9. 鈍的解剖によって下顎後静脈を上方にたどり，耳下腺まで追う。

10. **顎静脈** maxillary vein と**浅側頭静脈** superficial temporal vein の合流まで下顎後静脈をたどる。[ネ73]　解剖を上方に進めるに従って耳下腺を取り除く。

11. **浅側頭静脈**を上方にたどり，頬骨弓の表面を横切るまで追う。作業を進めながらさらに耳下腺を取り除く。この作業の目的は上記の静脈群や付随する構造物（下顎骨や咬筋）から完全に耳下腺組織を除去することである。顎静脈はあとで解剖するので，ここでは深追いしなくてよい。

12. 頚部の解剖に戻り，**外頚動脈** external carotid artery を見つける（**図 7.24**）。[ネ34, 72, カ81]　鈍的解剖によって外頚動脈をなるべく上方に下顎角までたどり，耳下腺下部の組織を取り除く。

13. アトラスを参照して，外頚動脈をたどり，この動脈が下顎骨の下顎枝後縁に沿って上方に走行することを確認する（**図 7.24**）。この動脈は下顎骨頚の後方で2つの終枝，すなわち**顎動脈** maxillary artery と**浅側頭動脈** superficial temporal artery に分枝する。下顎後静脈が浅層に存在するので，ここでは外頚動脈を下顎骨後縁の深層までたどらない。

14. 頭部の外側面で**浅側頭動脈**を同定し剖出する。浅側頭動脈は，外耳道のすぐ前方で側頭骨の頬骨突起と交差する（**図 7.24**）。この位置では，浅側頭動脈は耳介側頭神経の前方にあることを観察する。

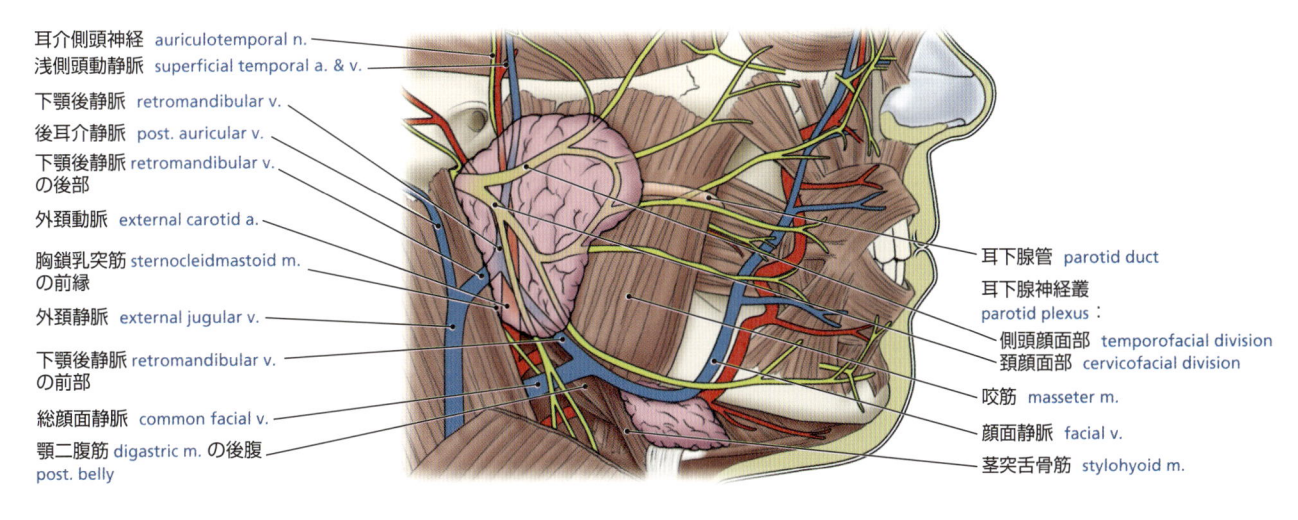

耳介側頭神経 auriculotemporal n.
浅側頭動静脈 superficial temporal a. & v.
下顎後静脈 retromandibular v.
後耳介静脈 post. auricular v.
下顎後静脈 retromandibular v.
の後部
外頚動脈 external carotid a.
胸鎖乳突筋 sternocleidmastoid m.
の前縁
外頚静脈 external jugular v.
下顎後静脈 retromandibular v.
の前部
総顔面静脈 common facial v.
顎二腹筋 digastric m. の後腹
post. belly

耳下腺管 parotid duct
耳下腺神経叢
parotid plexus：
　側頭顔面部 temporofacial division
　頚顔面部 cervicofacial division
咬筋 masseter m.
顔面静脈 facial v.
茎突舌骨筋 stylohyoid m.

図 7.24　耳下腺領域

15. 浅側頭動脈から分枝し，頭皮の外側に分布する1〜2本の動脈を剖出する。

16. 頬骨弓と咬筋の外側面から耳下腺の残りをすべて除去する。

17. **顎二腹筋の後腹** posterior belly of the digastric muscle と **茎突舌骨筋** stylohyoid muscle を上方に頭蓋底までたどり，それらの筋の前縁や外側面に残存する耳下腺を除去する。

18. 頚部に戻り，**胸鎖乳突筋** sternocleidomastoid muscle を観察する。下顎後静脈の後部を温存しつつ，すべての耳下腺組織を除去する。胸鎖乳突筋を深部の構造物につないでいる頚筋膜の浅葉も取り除く。

臨床との関連

耳下腺

耳下腺と外耳道は近接した位置関係にあるため，（流行性耳下腺炎で起こるような）耳下腺の腫脹は耳垂を上外側方に押し出すとともに顔面神経（Ⅶ）を圧迫することがある。耳下腺切除術（耳下腺の外科的切除）のときには顔面神経が傷つく危険がある。顔面神経が傷つくと顔面筋群は麻痺する。

復習

1. 顔面神経を解剖学的位置に戻して断端をあわせる。

2. 耳下腺管を本来の解剖学的位置に戻す。

3. アトラスと頭蓋骨標本と遺体を見比べて，内耳道から表情筋まで顔面神経の走行を復習する。

4. 浅側頭静脈に始まって頚根の鎖骨下静脈に終わる，頭頚部外側部の表在静脈の還流路を復習する。

5. 外頚動脈の起始・走行・分枝を復習する。

6. 耳下腺の深層面に接する構造物を復習する。

頭皮

解剖の概要

頭皮は5つの層からなる。第1層は頭皮の最も浅層となる **皮膚** skin である。皮膚の深部で，頭皮の血管と神経を含む緻密な皮下の **結合組織** connective tissue が第2層を形成する。頭皮の第3層は前頭筋と後頭筋をつなぐ **腱膜（帽状腱膜）** apo-neurosis（epicranial aponeurosis）である。これら3層が互いに強く結合している。帽状腱膜の深部で，頭皮が頭蓋冠の上を動くことを可能にする **疎性結合組織** loose connective tissue が第4層を形成する。最後の第5層は **頭蓋骨膜** pericranium，すなわち頭蓋骨の骨膜である。

5層の名前の最初の文字を並べると，SCALP（頭皮）となる

ので覚えやすい。[**カ** 87]

以下の順に解剖を行う。

① 頭皮の5層をまとめてめくり返す。

② 頭皮の筋を頭皮の切断端で調べる。

解剖の手順

1. **図7.25** 参照。

2. 正中線で，ナジオン（C）から頭頂（A）を経て外後頭隆起（G）まで皮膚を切開する。顔面の解剖が済んでいれば，この切開の一部はすでに行われている。

3. 冠状面で，頭頂（A）から両側に耳の前方（D）まで切開する。顔面の解剖が済んでいれば，この切開もすでに行われている。

4. 頭頂から始めて，ピンセットで切開した頭皮の一角をつかみ，頭皮と頭蓋冠の間にノミを挿入する。ノミを使って，頭皮を緩めて皮弁を頭蓋冠から浮き上がらせる。

5. ひとたび頭皮弁が浮き上がったら，両手で頭皮の皮弁をつかみ下方に引く。

6. 頭皮の4枚の皮弁を，帽子をかぶる高さまでめくり返す（**図7.26**）。皮弁は切り離さないこと。

7. 頭皮の切開片の断面を調べて，**後頭前頭筋** occipitof-rontalis muscle を同定する（**図7.26**）。後頭筋の起始は後頭骨であり，停止は帽状腱膜である。同様に，前頭筋の起始は額と眉の皮膚であり，停止は帽状腱膜である。両方の筋は顔面神経（Ⅶ）に支配される。[**ネ** 2, 3, 25, **カ** 61, 65]

8. 前方の頭皮の皮弁を下方に引いて眼窩上縁を露出す

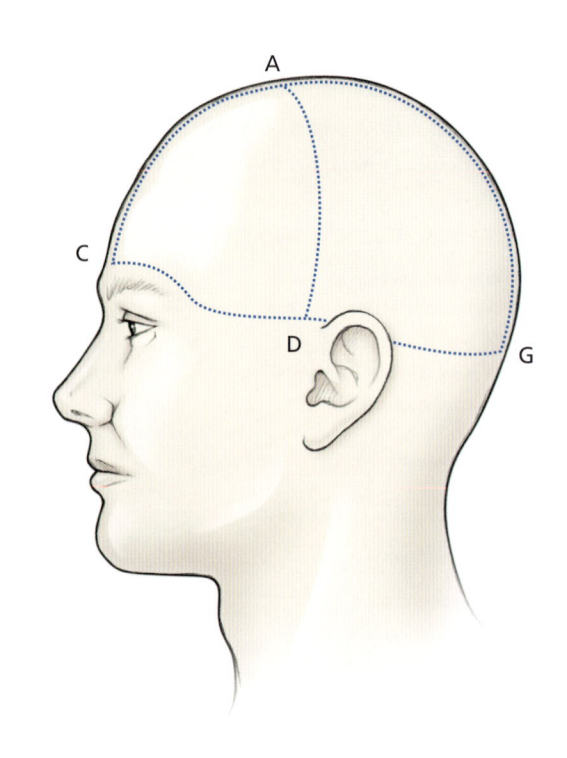

図7.25 頭皮の切開線

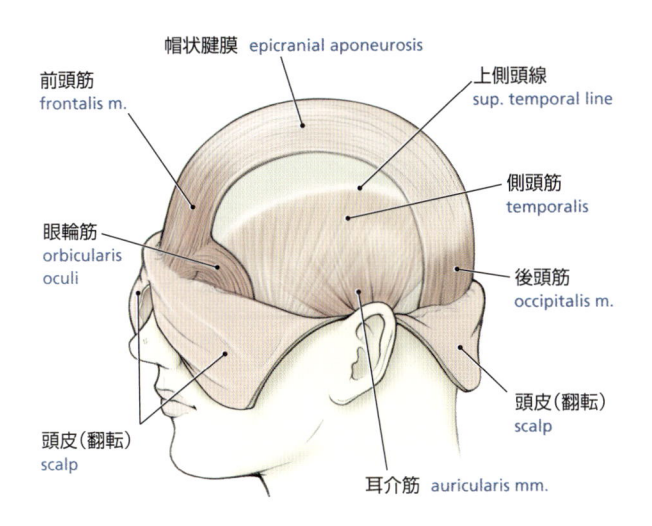

図 7.26　頭皮をめくり返す

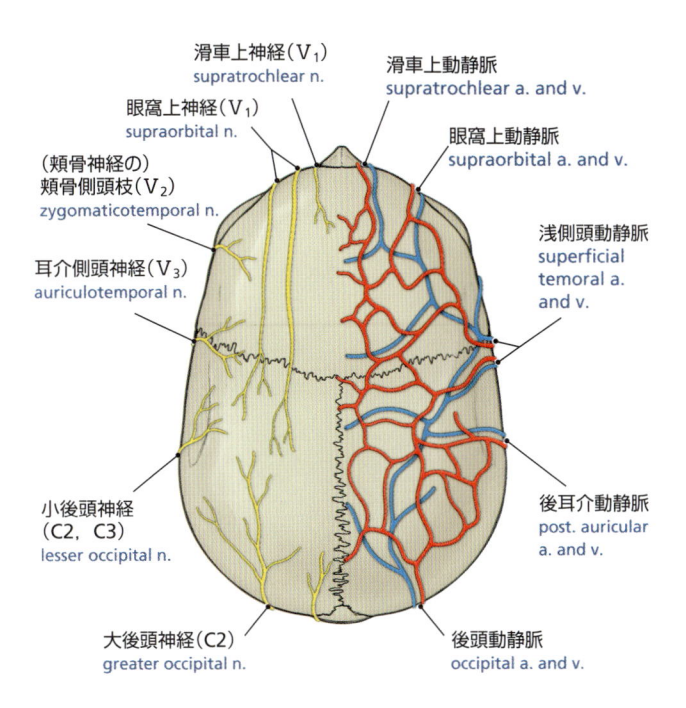

図 7.27　頭皮の感覚神経と血管

る。**眼窩上神経・動静脈** supraorbital nerve and vessel を，眼窩上切痕（もしくは眼窩上孔）を出て頭皮の深部に入るところで同定する（**図 7.27**）。

9. 皮弁の中の神経と血管は，より下方の領域からも頭皮に入ってくることを理解しておく。

10. 頭蓋冠の外側面で頭皮が**側頭筋** temporalis muscle（temporal muscle）を包む筋膜から十分に剥がれていることを確認する（**図 7.26**）。

11. 後頭前頭筋と帽状腱膜の浅層で頭皮の層を慎重に剥離し，浅側頭動脈と耳介側頭神経の枝を温存するよう努める。

臨床との関連

頭皮

頭皮の結合組織層は血管外壁に付着する膠原線維を含んでいる。頭皮の血管が切れると，その内腔は結合組織によって開いたままの状態になるため大量の出血をもたらす。

頭皮に感染が起こると疎性結合組織層で広がる。したがって，疎性結合組織層はしばしば「危険区域」と呼ばれる。感染は「危険区域」から導出静脈を通じて頭蓋内に広がることもある。

復習

1. 頭部の皮弁と残存する頭皮を解剖学的位置に戻す。

2. アトラスを参照して，頭皮を栄養する血管と神経の走行を復習する。

3. 頭蓋骨標本と遺体を見比べて，眼窩上切痕を通る眼窩上神経の走行を復習する。

4. アトラスで，大後頭神経の走行について後頸部から頭部後面に至るまで復習する。

5. 頭皮の矢状切断面において，後頭前頭筋の起始・停止と2つの筋腹の広がりを復習する。

側頭部

解剖の概要

側頭部 temporal region は，側頭窩と側頭下窩の2つの**窩** fossa からなる。**側頭窩** temporal fossa は頬骨弓の上方にあり，側頭筋を含む。**側頭下窩** infratemporal fossa は頬骨弓の下方にあって下顎骨の下顎枝の深層にある。側頭下窩は，内側・外側翼突筋，三叉神経第3枝の下顎神経（V₃）の枝，顎動静脈とその枝を含む。側頭下窩と側頭窩は，頬骨弓と頭蓋骨外側面の間を通じて互いにつながっている。

以下の順に解剖を行う。

① 咬筋について学ぶ。

② 頬骨弓を切り離し，咬筋は頬骨弓に付着させたまま下方にめくり返す。

③ 側頭筋について学ぶ。

④ 下顎枝の筋突起を切り離し，側頭筋を筋突起に付着させたまま上方にめくり返す。

⑤ 下顎骨の下顎枝上部を切り離し，側頭下窩を横切って走行する顎動脈をたどる。

⑥ 三叉神経第3枝である下顎神経の枝を剖出する。

⑦ 内側・外側翼突筋について学び，顎関節を剖出する。

⑧ 顎関節を解剖する。

側頭部の骨

下顎骨標本で，以下の骨構造を確認する（**図 7.28**）。

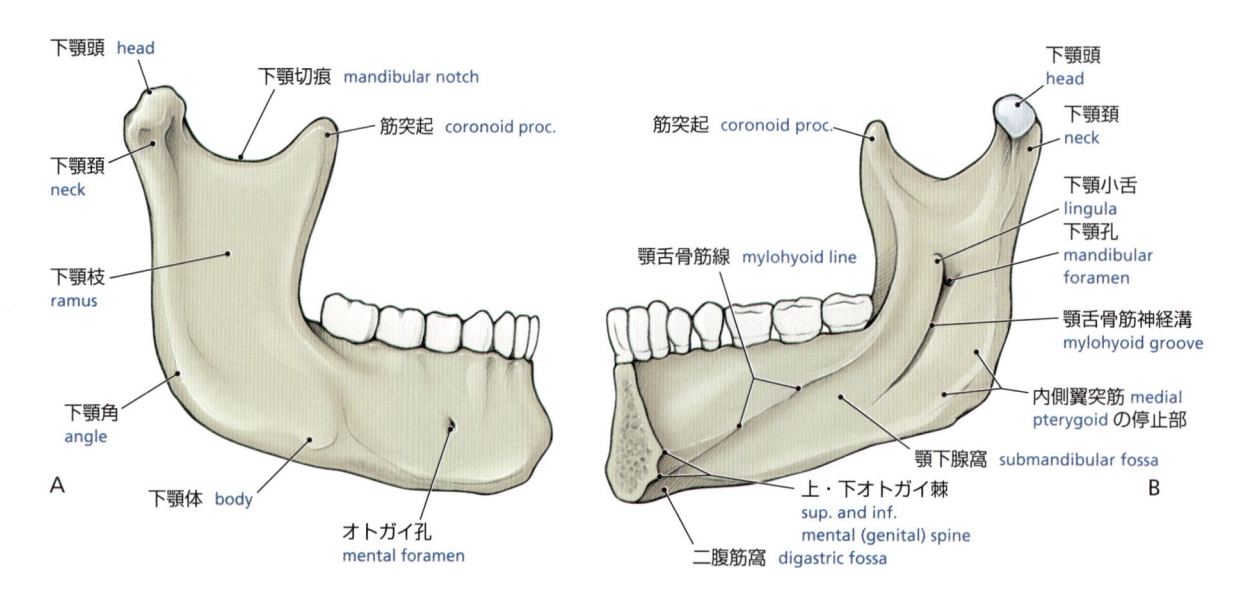

図 7.28 下顎骨。A：外側面。B：内側面

下顎骨 [ネ 17, カ 52]

1. 下顎骨の外側面で，**下顎体** body，**下顎角** angle，**下顎枝** ramus，**下顎頭** head (condyle)，**下顎頚** neck，**下顎切痕** mandibular notch，**筋突起** coronoid process を同定する（**図 7.28A**）。

2. 下顎枝の内側面で，**下顎小舌** lingula の小さな突出を同定する。下顎小舌は蝶下顎靭帯の付着部である（**図 7.28B**）。

3. 下顎小舌の後方で，**下顎孔** mandibular foramen の開口を確認する。これは下顎の歯列に向かう下歯槽神経・動静脈の通路である。

4. 下顎体の内側面で，下顎孔につらなる**顎舌骨筋神経溝** mylohyoid groove を同定する。この細い凹みに顎舌骨筋神経と動静脈が通る（**図 7.28B**）。

頭蓋骨 [ネ 6, カ 21]

頭蓋骨標本で，以下の骨構造を確認する（**図7.17**，**図7.29**）。

1. 外側から観察し，頭頂骨の**上・下側頭線** superior and inferior temporal line を同定する。

2. **側頭窩** temporal fossa が 4 個の頭蓋骨（頭頂骨，前頭骨，側頭骨鱗部，蝶形骨大翼）で形成されることを確認する。これらの骨の結合部が**プテリオン** pterion であることを復習する。

3. **頬骨弓** zygomatic arch が**側頭骨の頬骨突起** zygomatic process of the temporal bone と**頬骨の側頭突起** temporal process of the zygomatic bone で形成されることを復習する。

4. 側頭骨における**下顎窩** mandibular fossa と**関節結節** articular tubercle の位置と頬骨弓との関係を復習する。

5. 頬骨弓の深部で，蝶形骨の**翼状突起の外側板** lateral plate of the pterygoid process と**上顎骨**の間にある**翼上顎裂** pterygomaxillary fissure を同定する（**図 7.29**）。

6. 細い木の棒や柔らかいワイヤーを翼上顎裂の上端から**翼口蓋窩** pterygopalatine fossa に慎重に挿入する。

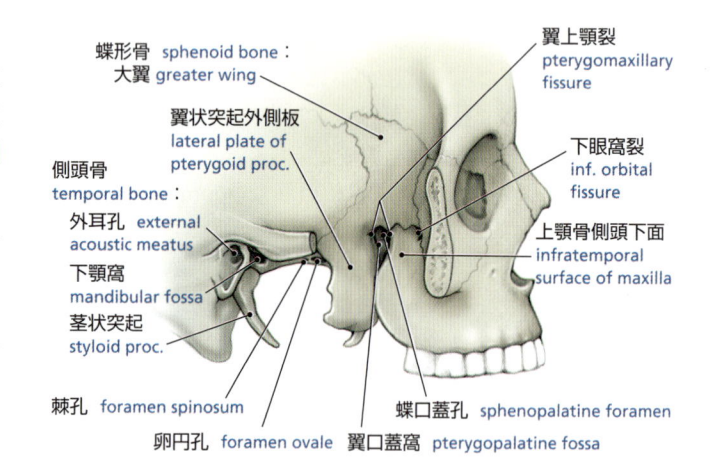

図 7.29 側頭下窩領域の骨格

7. 翼口蓋窩の内側壁で**蝶口蓋孔** sphenopalatine foramen の開口部を確認する。ワイヤーを慎重に蝶口蓋孔に通して前方から観察すると，この開口部が鼻腔と翼口蓋窩をつなげていることが確認できる。

8. 翼上顎裂の前方で，**下眼窩裂** inferior orbital fissure の下方に上顎骨の**側頭下面** infratemporal surface があることを確認する。下眼窩裂は蝶形骨の大翼と上顎骨の間にある裂け目である。ワイヤーを下眼窩裂に通してこの開口部が側頭下窩と眼窩をつないでいることを観察する。

9. 頭蓋骨を上方と下方から観察し，**蝶形骨大翼** greater wing of the sphenoid bone に**卵円孔** foramen ovale と**棘孔** foramen spinosum が含まれていることを確認する。[ネ 10, 11, カ 25]

10. 下顎骨を頭蓋骨標本の元の位置に戻す。**側頭下窩の外側の境界**が下顎枝によって形成されることを確認する。

11. 側頭下窩の**前方の境界**は上顎骨の側頭下面によって形成され，**内側の境界**は翼状突起の外側板によって形成され

表7.5　咀嚼筋

筋		起始	停止	作用	神経支配
咬筋	masseter	頬骨弓の下縁と内側面	下顎骨の下顎枝外側面	下顎の挙上と突出	下顎神経(V_3)の咬筋神経
側頭筋	temporalis	側頭窩の底部と側頭筋膜の深層面	下顎骨筋突起(先端と内側面)と下顎枝前縁	下顎骨の挙上と後退	下顎神経(V_3)の深側頭神経
内側翼突筋	medial pterygoid	●浅頭：上顎結節 ●深頭：翼状突起外側板の内側面	下顎枝の内側面	●両側：下顎骨の挙上と突出 ●片側：下顎の左右方向への運動	下顎神経(V_3)の内側翼突神経
外側翼突筋	lateral pterygoid	●上頭：蝶形骨大翼の側頭下面と側頭下稜 ●下頭：翼状突起外側板の外側面	下顎頸，関節円板，顎関節包	●両側：下顎骨の下制と突出 ●片側：下顎の左右方向への運動	下顎神経(V_3)の外側翼突筋神経

ることを確認する。

12. 側頭下窩の**上壁** roof は，蝶形骨の大翼の弯曲が側頭下窩の上方に張り出すことによって形成されていることを確認する。

解剖の手順

　ノコギリやギブスカッターやノミを使用するすべてのステップでは，必ず目の防具(ゴーグルなど)を装着すること。

咬筋の観察と頬骨弓の除去

　以下の解剖手順は頭部の右側のみで行うこと。頭部の左側の浅層の構造物は復習のために温存しておく。

1. 顔面神経(Ⅶ)の枝と耳下腺管を前方にめくり返す。
2. **咬筋** masseter muscle の外側面を掃除する。下縁が下顎骨の下顎枝外側面であり，上縁が頬骨弓の下縁であることを確認する。[ネ48, カ56]
3. 咬筋の起始・停止・作用を復習する(**表7.5**)。
4. 浅側頭動静脈と耳介側頭神経が頬骨弓を横切ることを復習する。前方の頭皮弁を頬骨弓から切り離す。このとき頬骨弓を横切る血管や神経を破壊しないように注意する。
5. 側頭筋膜に縦に切開を入れる。プローブか指で，側頭筋表面から側頭筋膜を剥がす。
6. 側頭筋膜を上側頭線に沿って切開し，下方に剥がす。側頭筋が側頭筋膜の深頭面に強く付着しているため，メスで筋表面から側頭筋膜を剥がす。
7. 側頭筋膜を頬骨弓の上縁に沿って切り離して術野から取り除く。
8. 頬骨弓の前縁近くのできるだけ眼窩に近いところで，頬骨弓の深部にプローブを挿入する(**図7.30**)。もし正しく挿入されていれば，プローブの通り道は少し斜めになるはずである。
9. ノコギリで，プローブに並行する斜線に沿って頬骨弓を切断する(**図7.30**の切断線1)。
10. 下顎頭の前縁の近くで頬骨弓の深部にプローブを挿入する(**図7.30**)。

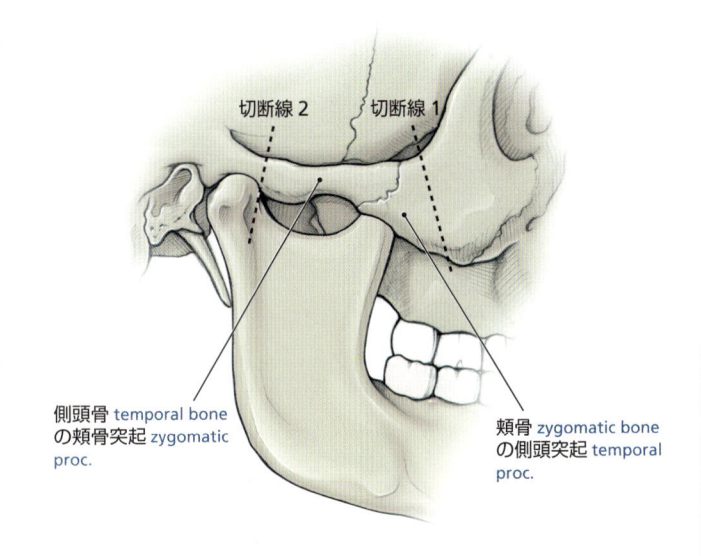

切断線2　切断線1

側頭骨 temporal bone の頬骨突起 zygomatic proc.

頬骨 zygomatic bone の側頭突起 temporal proc.

図7.30　頬骨弓の切断方法

11. ノコギリで，頬骨弓の後方をプローブに並行に切断する(**図7.30**の切断線2)。
12. 咬筋の頬骨弓への付着部分を外側下方にそっと引き剥がし，**咬筋動静脈・神経** masseteric vessel and nerve を探す。これらの血管と神経は下顎切痕の上方を横切って咬筋の深層表面に入る。
13. 咬筋と頬骨弓を下方に翻転し，咬筋神経と動静脈を切断する。メスで下顎枝上部から咬筋を切り離すが，下顎角付近はつけたままにしておく。

側頭部[ネ48]

1. 頭蓋骨標本で，側頭窩の境界を復習する。
2. 遺体の右側で，**側頭筋** temporalis(temporal)muscle を確認する。
3. 側頭筋を覆う筋膜と結合組織を除去して，下顎骨筋突起の側頭筋停止部を露出する。
4. 遺体の左側で，側頭部の**表層の境界**が**側頭筋膜** temporal fascia であることを観察する。
5. 側頭筋の起始・停止・作用を復習する(**表7.5**)。

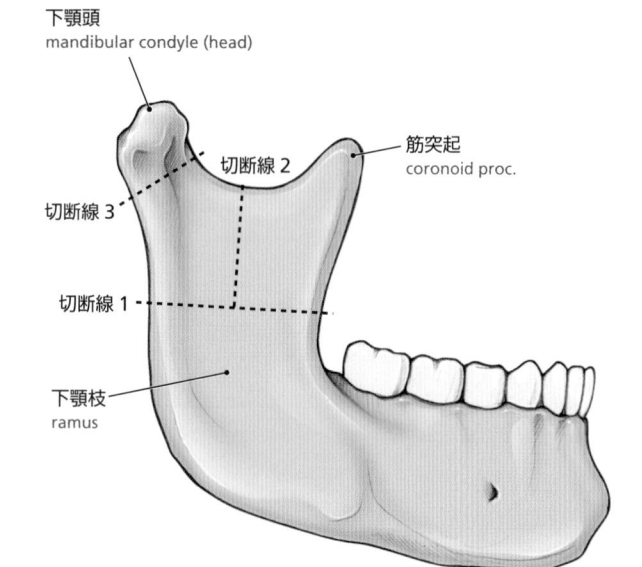

下顎頭
mandibular condyle (head)

切断線2

筋突起
coronoid proc.

切断線3

切断線1

下顎枝
ramus

図7.31　下顎骨の切断方法

側頭下窩 [ネ 51, 力 82]

1. 頭蓋骨標本で，側頭下窩の境界を復習する。側頭下窩の内容物を十分に観察するには下顎枝が除去されなければならない。

2. 遺体の下顎切痕からそっとプローブを入れて下顎の第3大臼歯に向かって前下方に押し込む。プローブは絶えず下顎骨の深部裏面に接触させながら挿入し，プローブで下顎骨深部の構造物を剥離する。

3. ノコギリで，逆T字を描くように下顎枝に切り目（切断ではなく浅く半切する溝）を入れる（図7.31）。縦方向の切り目は下顎切痕から下方に（切断線2），水平方向の切り目は下顎枝の中央に入れる（切断線1）。

4. ノミで，切り目に沿って慎重に骨を切る。

5. 筋突起を上方にめくり返す。筋突起は下顎枝の上前方の角にある部分で，側頭筋の停止部である。

6. 鈍的に側頭筋を頭蓋骨から剥がす。深側頭神経と**深側頭動脈** deep temporal artery が側頭筋の深部から筋に入っていることを確認する。**深側頭神経** deep temporal nerve は三叉神経第3枝（下顎神経〈V₃〉）の枝であり，側頭筋に筋枝を送る。

7. プローブを下顎頚の内側に挿入し，下顎骨を深部の構造物から剥離する。

8. ノコギリで下顎頚に切り目を入れたのち（図7.31の切断線3），ノミで切り目に沿って骨を切断する。

9. 下顎骨の深部で，**下歯槽神経・動静脈** inferior alveolar nerve and vessel を確認する（図7.32）。

10. 破骨鉗子を使って，下顎切痕から下方に向けて下顎骨の後上部を丁寧にかじり取る。小舌の高さでこの作業を止める。骨は少しずつむしり取り，時々作業を止めて，筋，神経，血管が温存されていることを確認し，その外側で操作を行うこと。

11. 水平方向の切り目（図7.31の切断線1）まで骨を除去し，組織コンテナに入れる。

12. 下歯槽神経・動静脈を剖出して下顎孔までたどる。

13. 下歯槽神経が下顎孔に入るすぐ手前で**顎舌骨筋神経** nerve to mylohyoid を分枝することを観察する。顎舌骨筋神経によって，下歯槽神経と近傍の他の血管とを区別できる。

14. 下歯槽神経・動静脈は下顎孔に入り，**下顎管** mandibular canal の中を前方に走行する。下歯槽神経が**下顎歯** mandibular teeth に感覚支配をもたらす。

15. 顎の近くで，再び**オトガイ神経** mental nerve を同定する。オトガイ神経は下歯槽神経の枝であり，オトガイ孔を通って顎（オトガイ）と下唇に分布する。

16. 切断した下顎枝の内側で，**舌神経** lingual nerve を同定する。舌神経は，下歯槽神経のすぐ前方に位置し，下顎孔には入らない。舌神経は，下顎第3大臼歯の内側を走行して舌の前方2/3と口腔下壁の粘膜に分布する。

顎動脈 [ネ 51, 力 82]

1. 外頚動脈の分岐部で**顎動脈** maxillary artery を同定する（図7.32）。顎動脈は側頭下窩を水平に走行したあと，外側翼突筋の浅層（2/3の頻度）または深層（1/3の頻度）のどちらかを走行する（訳注：日本人では浅層を走行するものが標準型で（93%），深層を走行するものが6%程度といわれる〈Adachi, 1928。児玉, 2000〉）。**遺体の顎動脈が外側翼突筋の深層を通過するなら，以下の顎動脈の分枝群を同定する際，筋の一部を除去する必要があるかもしれない。**

2. 側頭下窩の中で顎動脈を鈍的にたどる。顎動脈には15の分枝があるが，現時点では以下の5本だけを同定する（図7.32）。

3. 顎動脈が外頚動脈から分岐する近くで**中硬膜動脈** middle meningeal artery を同定する。この動脈は下顎頚の内側で起こり，上行し外側翼突筋の深部を通過する。頭蓋底の直下で，中硬膜動脈は耳介側頭神経の分岐の中を通る（図7.33）。その後，この動脈は棘孔を通って中頭蓋窩に入り硬膜に血液を供給する。

4. **深側頭動脈（前・後）** deep temporal artery（anterior and posterior）を同定し剖出する。この動脈が顎動脈の上面から起こり，側頭下窩の上壁を上外側に横切って側頭筋の深部に入ることを観察する。

5. **咬筋動脈** masseteric artery（これまでの解剖ですでに切断してある）の残存部分を同定し剖出する。咬筋動脈は顎動脈から起こり，外側に走行し下顎切痕を通り，深側面で咬筋に入る。

6. **下歯槽動脈** inferior alveolar artery を同定し，この動脈が顎動脈から起こり，下歯槽神経とともに下方に向かって下顎孔に入ることを復習する。

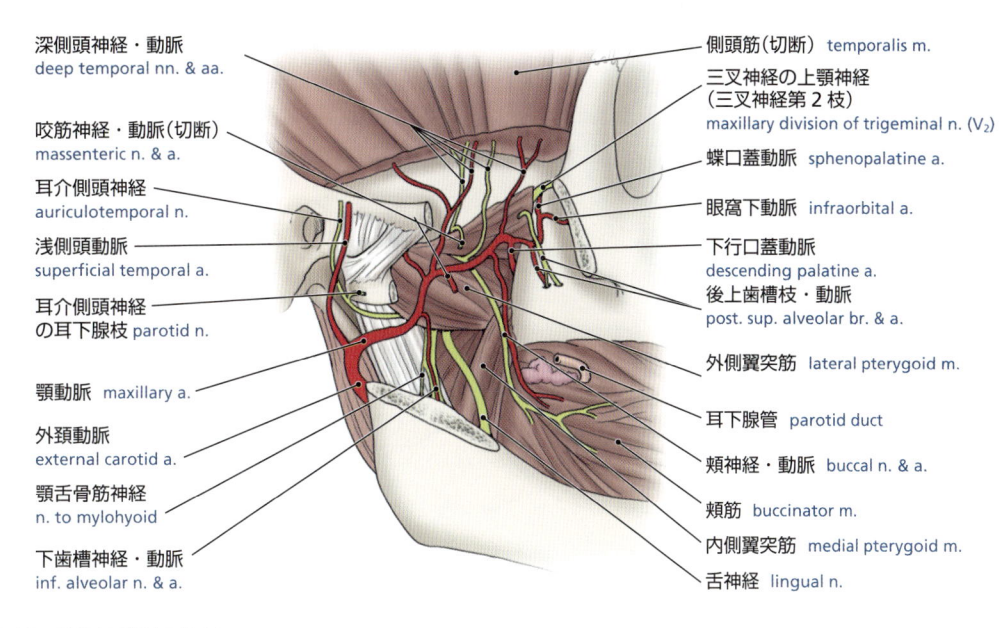

深側頭神経・動脈
deep temporal nn. & aa.

咬筋神経・動脈(切断)
massenteric n. & a.

耳介側頭神経
auriculotemporal n.

浅側頭動脈
superficial temporal a.

耳介側頭神経
の耳下腺枝 parotid n.

顎動脈 maxillary a.

外頸動脈
external carotid a.

顎舌骨筋神経
n. to mylohyoid

下歯槽神経・動脈
inf. alveolar n. & a.

側頭筋(切断) temporalis m.

三叉神経の上顎神経
(三叉神経第2枝)
maxillary division of trigeminal n. (V₂)

蝶口蓋動脈 sphenopalatine a.

眼窩下動脈 infraorbital a.

下行口蓋動脈
descending palatine a.

後上歯槽枝・動脈
post. sup. alveolar br. & a.

外側翼突筋 lateral pterygoid m.

耳下腺管 parotid duct

頬神経・動脈 buccal n. & a.

頬筋 buccinator m.

内側翼突筋 medial pterygoid m.

舌神経 lingual n.

図 7.32　側頭下窩の浅層の動脈と神経

7. 現時点で剖出できる顎動脈からの最後の枝は**頬動脈** buccal artery である。この動脈は前方に走行し，頬部に血液を供給する。頬動脈はとても細く剖出するのが難しいかもしれない。

翼突筋群［ネ49］

1. 側頭下窩を水平に走行する**外側翼突筋** lateral ptery-goid muscle を同定する（**図 7.32**）。

2. 鈍的に外側翼突筋の表面を剖出し，二頭(上頭と下頭)が分かれることを確認する。外側翼突筋は他の咀嚼筋群と同様に三叉神経第3枝である下顎神経(V_3)の支配を受ける。この筋は咀嚼筋の中で唯一，口を開ける(または下顎を前に突き出す)作用を持っている(訳注：実際の口開運動には顎舌骨筋〈V_3支配〉，顎二腹筋〈V_3と顔面神経〈Ⅶ〉支配〉，オトガイ舌骨筋〈Ⅶ支配〉などが加わる)。

3. 外側翼突筋の起始・停止・作用を復習する（**表 7.5**）。

4. 外側翼突筋の下方に**内側翼突筋** medial pterygoid muscle を同定する（**図 7.32**）。咬筋をめくり返すと，内側翼突筋が咬筋と同様の線維走行をしており，口を閉じる(下顎を持ち上げる)作用を持っていることを確認できる。

5. 舌神経と下歯槽神経が外側翼突筋下縁と内側翼突筋の間を通っていることを観察する。

6. 舌神経が2つの翼突筋を分けるのに役立つことを利用して内側翼突筋の表面を剖出する。

7. 内側翼突筋の起始・停止・作用を復習する（**表 7.5**）。

8. プローブを外側翼突筋と内側翼突筋の間に入れて，外側翼突筋の下縁を明らかにする。

9. ハサミで外側翼突筋の停止，すなわち下顎頸と関節円板の近くで切る。

10. 外側翼突筋を小片にしながら取り除く際は注意して作業を行い，表層にある神経と血管を温存する。顎動脈が外側翼突筋より深層を走っている場合は，外側翼突筋を前方にめくり返せば，解剖野から除去せずにすむかもしれない。

11. **下歯槽神経** inferior alveolar nerve と**舌神経** lingual nerve にプローブを沿わせて側頭下窩の上壁にある卵円孔までたどる。

12. **鼓索神経** chorda tympani を同定する。この神経は側頭下窩の上方で舌神経の後部と連絡する，細いが重要な神経である（**図 7.33**）。

13. 顎動脈を**翼口蓋窩** pterygopalatine fossa に向かってたどる。

14. 顎動脈は翼口蓋窩に入る前に4本の枝(後上歯槽動脈，眼窩下動脈，下行口蓋動脈，蝶口蓋動脈)に分かれる。ここでは上顎骨の側頭下面に入る**後上歯槽動脈** posterior superior alveolar artery だけを同定する（**図 7.33**）。他の枝は後で解剖する。

臨床との関連

歯科麻酔

下顎神経ブロックは側頭下窩に麻酔薬を注入することによって行われる。これまでに行った解剖所見から，下顎神経ブロックは下顎の歯ばかりでなく，下唇，顎，舌も麻酔することを理解する。

7

頭頸部

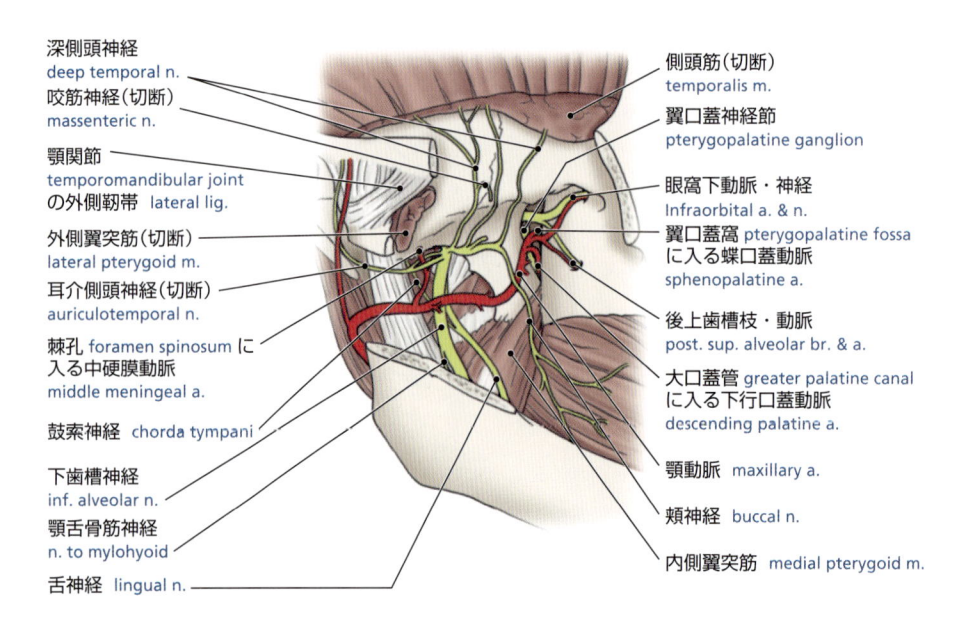

図 7.33 側頭下窩の深層の動脈と神経

顎関節 [ネ18, 力54]

1. **顎関節** temporomandibular joint の関節包を同定する。ピンセットを 2 つ使って，この関節包がゆるく結合しており，可動性を高めることに寄与していることを確認する。アトラスを参照して，関節包の外側面が**外側靱帯** lateral ligament によって補強されていることを確認する（**図 7.33**）。

2. 浅側頭動静脈と耳介側頭神経をそっと引いて顎関節から保護する。

3. メスで関節包の外側面と外側靱帯を切除する。

4. 顎関節の中の関節円板を同定する。この円板が側頭骨の下顎窩と下顎頭の間にあることを確認する。外側翼突筋が下顎頚と関節円板の両方に停止していることを観察する（**図 7.34**）。

5. 関節円板を調べて，この円板が中心部では薄く，辺縁では厚みを持っていること確認する。

6. プローブを関節円板の上と下の両方に挿入して，**上・下滑液腔** superior and inferior synovial cavity を同定する（**図 7.34**）。

7. メスの尖端を側頭骨の下顎窩の近くに挿入して顎関節を切開する。下顎頭を関節円板とともに取り除く。わずかに残る下顎頭の部分を動かして，顎関節の 2 種類の運動を確認する。上方の滑液腔では関節円板と関節結節の間にすべり運動が起こる（下顎の前方牽引と後方牽引）。下方の滑液腔では下顎頭と関節円板の間に蝶番運動が起こる。

8. 第 5 指（小指）を自分の外耳道の軟骨部にいれる。下顎骨の蝶番運動を行ったり，突き出しと後退を行ったりすると，下顎頭を触知できる。

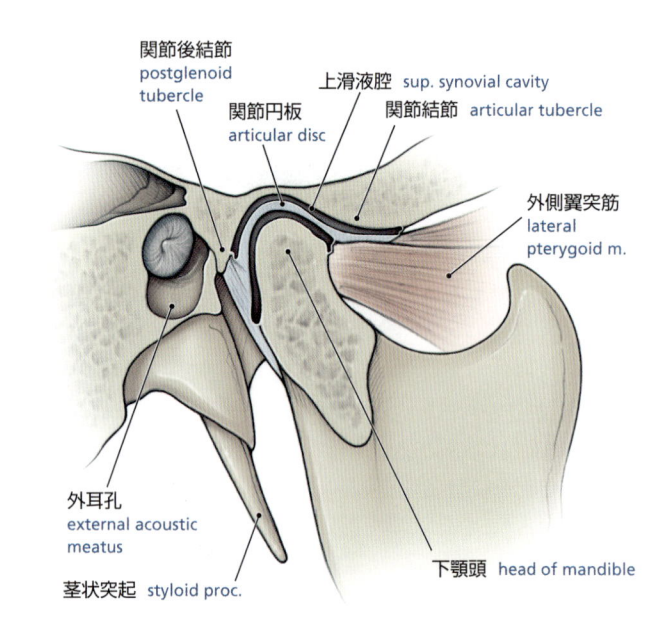

図 7.34 右顎関節（外側面）

復習

1. 4 つの咀嚼筋（咬筋，側頭筋，内側翼突筋，外側翼突筋）の起始・停止・作用を復習する。

2. アトラスを参照して，下顎神経を三叉神経節から卵円孔までたどる。下顎神経を卵円孔を通り抜けて側頭下窩までたどる。下顎神経の感覚枝と筋枝について復習する。

3. 外頚動脈を舌骨近くの起始部から側頭下窩までたどる。

4. 浅側頭動脈と顎動脈の走行を復習する。顎動脈の分枝をそれらが分布する領域までたどる。

5. 中硬膜動脈と耳介側頭神経との関係を確認する。

6. アトラスと遺体で，顎動脈の終枝を復習する。

頭蓋の内部

解剖の概要

多くの医学部では，遺体が実習台に置かれる前に「脳の取り出し」が行われる。遺体の脳がすでに取り出されているなら，「脳髄膜」の項に進んでよい。脳の取り出しをみずから行う場合は以下の手順に従う。

頭蓋冠の骨は大脳半球を包んで保護する役割を持つ。頭蓋内部を観察するためには頭蓋冠を取り外さなければならない。

以下の順に解剖を行う。

① 頭皮と側頭筋を下方にめくり返す。
② ノコギリで頭蓋冠を切離して取り外す。
③ 硬膜を学び切開し，クモ膜と軟膜を露出する。

解剖の手順

頭蓋冠の切り離し

1. 骨格標本で頭蓋冠を取り外す。
2. 骨の断面で，頭蓋冠の骨に 3 つの層があることを観察する。**外板** outer lamina と**内板** inner lamina は緻密骨で構成されており，外板と内板の間の中間層は**板間層** diploë と呼ばれる海綿骨で構成されている。
3. 遺体を背臥位にする。頭皮を下方にめくり返す。
4. メスで**側頭筋** temporalis muscle を頭蓋冠から剥がし，頭皮の折り返しまで下方にめくり返す（**図7.35A**）。
5. 頭蓋冠を覆う**頭蓋骨膜** pericranium を観察する。
6. メスまたはノミで，頭蓋冠から頭蓋骨膜と残存する筋線維を取り除く。
7. 頭蓋の周囲に輪ゴムをはめる（**図7.35A** の点線）。前方では輪ゴムを眼窩上縁の上方約 2 cm のところにかける。後方では外後頭隆起に輪ゴムをかける。
8. 鉛筆やマジックで頭蓋冠の円周を輪ゴムに沿ってマーキングし，輪ゴムを取り去る。
9. 片側の耳の上から頭頂部に向けて垂線を引き，反対側の同じ位置まで下ろす。この垂線は頭蓋を前後に二分する（**図7.35A**）。
10. ノコギリでマーキングの線に沿って切る。切開は頭蓋冠の外板までで，全層を完全に切断しないこと。内板までノコギリを進めると，その下にある硬膜や脳組織を傷つけることがある。湿った赤っぽい骨粉は板間層にノコギリが入ったことを示す。側頭骨の鱗部は薄いので，ここを切るときは特に注意する（訳注：多くの大学の解剖実習でノコギリの代わりにギプスカッターを使っている。ギプスカッターの方が作業が効率的であり，かつケガをする可能性が低い）。
11. ノコギリで切るときは，頭蓋周囲の作業の進行に応じて，遺体を背臥位から腹臥位へ，腹臥位から背臥位に戻し，適宜体位を変える。
12. ノコギリで頭蓋周囲一周に切り込みを入れたあと，切り込みにノミを入れて槌で慎重に叩き，頭蓋冠の内板を切断する。この手順を繰り返す。頭蓋冠が可動すれば，頭蓋骨が切断されていることがわかる。
13. 切断した骨片と頭蓋の間にノミを挿入し，ひねりを加えて隙間を少しずつ押し広げる。硬膜が癒着している骨から剥がれる音がはっきりと聞こえるはずである。
14. 前後に分割した頭蓋冠の前方部分を，ノミで梃（てこ）の原理を利用して硬膜から持ち上げる。頭蓋冠の前半部分を前方に傾けて取り除く。手荒く引っ張ると硬膜を裂いたり，脳実質を傷つけてしまうことがある。
15. 骨の断面を手掛かりにしてピンセットの柄を頭蓋冠の後半部分の下に差し込み，残りの頭蓋冠を剥ぎ取る。必要以上に力を入れすぎないこと。
16. 取り外した頭蓋冠の内面で中硬膜動脈溝を同定する。溝と硬膜表面に浮き出ている血管を見比べる。中硬膜動脈が側頭下窩の顎動脈から起こることを復習する。

後頭骨をくさび形に切離する

1. 遺体を腹臥位にすると，頭皮を除いた**図1.12** に示す構造をみることができる。
2. 頭半棘筋，頭板状筋，上頭斜筋，大後頭直筋，小後頭直筋を再確認したのち，メスでこれらの筋を後頭骨からきれいに剥がし，下方にめくり返す。
3. **環椎** atlas と**後頭骨** occipital bone の間には**後環椎後頭膜** posterior atlanto-occipital membrane が張っており，椎骨動脈が貫いている。左右の椎骨動脈の間で後環椎後頭部を横方向に切開する。椎骨動脈は切らない。
4. メスやノミを使って，後頭骨に残っている軟組織を削ぎ取る。
5. 頭蓋骨標本で**大後頭孔** foramen magnum，**上矢状洞溝** groove for the superior sagittal sinus，**横洞溝** groove for the transverse sinus，**小脳窩** fossae for cerebellum，**舌下神経管** hypoglossal canal，**側頭骨錐体部** petrous part of the temporal bone とその上縁を確認する。
6. 標本の大後頭孔の外側端を参考にして，その位置を遺体の頭蓋で確認する（**図7.35B** の点B）。頭蓋冠切断面とラムダ縫合の左右の交差点（**図7.35B** の点A）を**図7.35B** の点 B とつなぐ線を書く（訳注：脳を取り出す横幅を得るために，A 点はより外側でもかまわない）。この線は，後頭骨を通過する構造物を温存するため頸静脈孔と舌下神経管（**図7.39**）より後方を通るようにしなければならない。この左右2本の線に沿った切断は側頭骨錐体部の上縁に平行になるよう

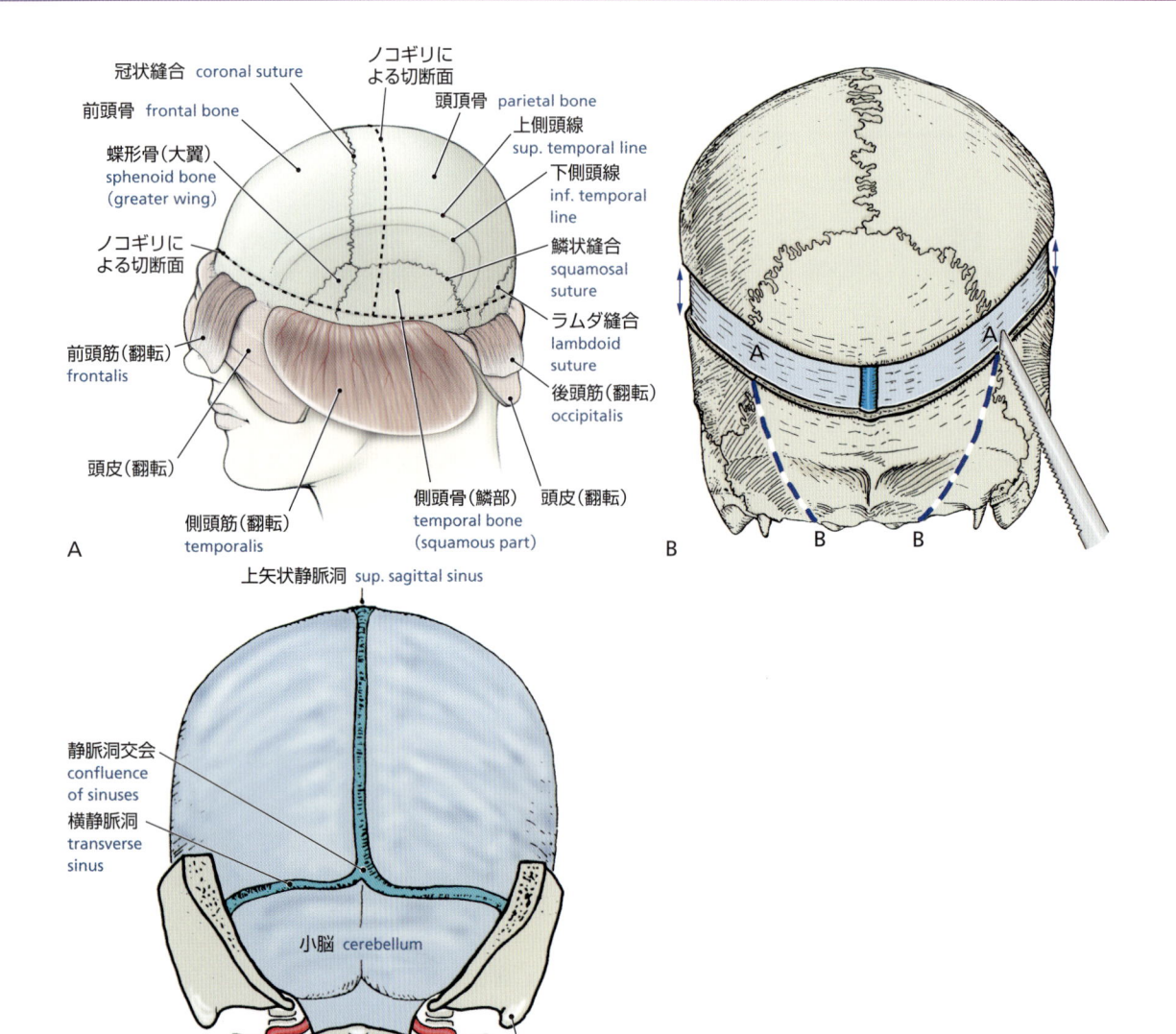

A
- 冠状縫合 coronal suture
- 前頭骨 frontal bone
- 蝶形骨（大翼）sphenoid bone（greater wing）
- ノコギリによる切断面
- 前頭筋（翻転）frontalis
- 頭皮（翻転）
- 側頭筋（翻転）temporalis
- ノコギリによる切断面
- 頭頂骨 parietal bone
- 上側頭線 sup. temporal line
- 下側頭線 inf. temporal line
- 鱗状縫合 squamosal suture
- ラムダ縫合 lambdoid suture
- 後頭筋（翻転）occipitalis
- 側頭骨（鱗部）temporal bone（squamous part）
- 頭皮（翻転）

B

C
- 上矢状静脈洞 sup. sagittal sinus
- 静脈洞交会 confluence of sinuses
- 横静脈洞 transverse sinus
- 小脳 cerebellum
- 第1頚椎横突起 transverse proc., C1 vertebra
- 第2頚椎横突起 transverse proc., C2 vertebra
- 乳様突起 mastoid proc.
- 椎骨動脈 vertebral a.

図 7.35 頭蓋冠の切断位置。A：側頭筋の翻転方法および頭蓋冠の切断位置を示す。B：後頭骨をくさび形に切離する方法（両側でAからBにノコギリを入れる）。C：硬膜（後面）

にする。外側面では胸鎖乳突筋の付着部を温存しておくため、切断は側頭骨乳様突起の後方で行う。

7. 頭蓋冠を除去したときと同様に、このくさび形の線に沿って、ノコギリとノミで後頭骨を切る。**図7.35C** に示す状態が観察される。

脳髄膜 [ネ 102, 103]

脳は髄膜 meninges（ギリシャ語で *meninx* は「膜」という意味）と呼ばれる3つの膜で覆われている。**硬膜** dura mater は外側の硬い膜、**クモ膜** arachnoid mater はクモの巣のような中間膜、**軟膜** pia mater は脳の表面に密着している弱い膜であり、剥がすことはできない（**図7.36**）

1. **硬膜** dura mater（ラテン語で *dura mater* は「厳格な母」という意味）を同定する。硬膜は2つの層、表層の**骨膜層（外葉）**periosteal layer と深層の**髄膜層（内葉）** meningeal layer からなる（**図7.36**）。硬膜のこれら2つの層は、**硬膜静脈洞** dural venous sinuses や**大脳鎌**

falx cerebri, **小脳鎌** falx cerebelli を形成して分離しているところ以外では区別がつかない。

2. 頭蓋腔の上方で正中線上に走行する**上矢状静脈洞** superior sagittal sinus を確認する（**図7.35C**, **図7.36**, **図7.37**）。[ネ 102-104, 力 89]

3. ハサミで上矢状静脈洞の骨膜層を縦方向に切開する（**図7.37**）。ピンセットで静脈洞を丁寧に広げて、内表面は内皮が覆っているため平滑であることを確かめる。

4. 上矢状静脈洞の切開を前方にある前頭骨から後方の後頭骨断端まで全長にわたって延長する。上矢状静脈洞の内径が、血液の流れに沿って前方から後方に向かうに従って広くなっていくことを観察する。

5. 静脈洞の壁に沿って外側へ拡大しているところにそっとプローブを挿入し、**外側裂孔** lateral venous lacunae を同定する。外側裂孔の内部で**クモ膜顆粒** arachnoid granulation を同定する（**図7.36**）。クモ膜顆

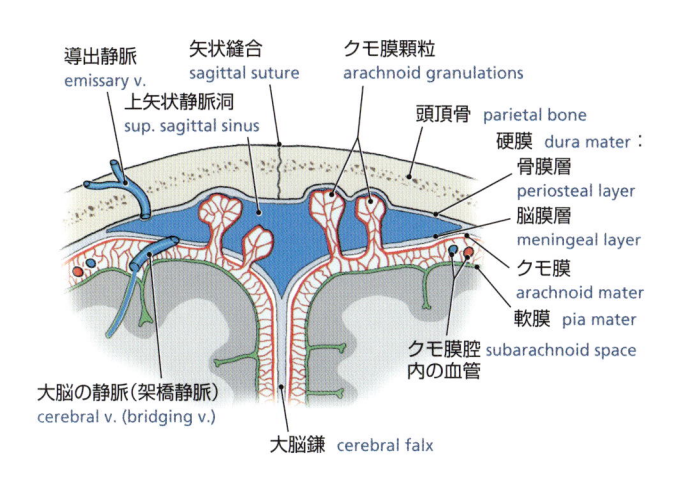

図 7.36　上矢状静脈洞を横断する冠状断で髄膜の構造を示す

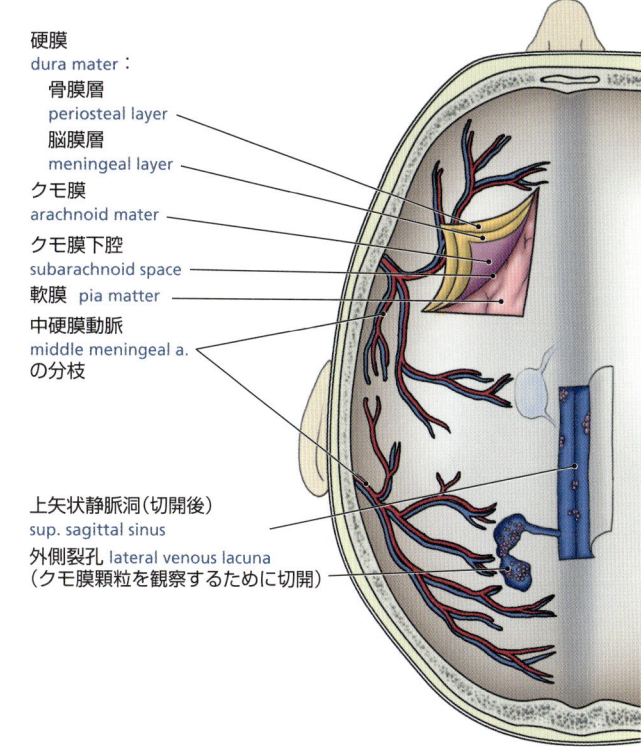

図 7.37　頭蓋の髄膜（上面）

粒によって脳脊髄液（CSF）は静脈系に戻る。

6. 大脳半球を覆う硬膜の中で，**中硬膜動脈** middle meningeal artery の枝を観察する。中硬膜動脈は硬膜および隣接する頭蓋冠に血液を供給する（**図7.37**）。中硬膜動脈の**前枝** anterior branch は**プテリオン** pterion の内表面を横切る。そこで骨を貫通することもある。

7. 取り外した頭蓋冠の内側面を観察して，**中硬膜動脈溝** groove for the branch of the middle meningeal artery に加えて**上矢状洞溝** groove for the superior sagittal sinus も同定する。[**ネ**9]

8. 上矢状洞溝に沿って付随する浅いくぼみである**クモ膜顆粒小窩** granular foveolae が頭蓋冠の内面にあることを観察する。クモ膜顆粒小窩はクモ膜顆粒によって形成される。

臨床との関連

硬膜外血腫

　プテリオンを通る頭蓋骨の骨折によって中硬膜動脈が出血し，硬膜外に出血することがある（硬膜外血腫）。頭部外傷で中硬膜動脈が出血すると血液は頭蓋骨と硬膜の間に貯留し，脳に致命的な圧迫をもたらす。

9. ハサミで硬膜を頭蓋冠の切断面の円周に沿って切る（**図7.38**）。両側とも後方では正中線の3.5 cm 外側で切開を止めること。この作業の目的は硬膜を脳表から自由に引き出せるようにするとともに，後方では上矢状静脈洞の領域で付着したままにしておくことである。

10. 指で硬膜の前端をそっと引きながら，大脳半球の間にハサミを入れて**大脳鎌**を鶏冠に付着するところで切断する。大脳鎌は硬膜の髄膜層（内葉）の延長であり，正中線に沿って大脳縦裂に入り込んで左右の大脳半球を物理的に離す。

11. 硬膜の前端をつまんでそっと後方に引くと，徐々に大脳鎌は大脳半球から遊離してくる。

12. 脳表から上矢状静脈洞に入る**架橋静脈** bridging vein を観察する。これらの静脈は，上大脳静脈を上矢状静脈洞に架橋している（**図7.36**）。

13. 硬膜を後方に引きながら架橋静脈やその他の脳と硬膜を強く結合させている構造物をメスで切り，大脳縦裂から大脳鎌を完全に取り外す。この操作を硬膜が後頭極の近くで頭蓋骨だけに付着している状態になるまで続ける。

14. 硬膜をめくり返すと，脳表を覆う**クモ膜** arachnoid mater（ギリシャ語で *arachnoeide* は「クモの巣のような」という意味。クモ膜下腔に張り巡らされたクモの巣のような結合組織にちなんで名づけられた）が覆っているのがみえる。

15. クモ膜はゆるやかに脳を覆っており，脳の裂や溝にまたがって架橋している。生体ではクモ膜は，クモ膜下腔の**脳脊髄液** cerebrospinal fluid（CSF）の圧力によって，硬膜の内層である髄膜層に隙間なく密に張りついている（**図7.36**）。[**ネ**103，**カ**87]

16. クモ膜を透かしてみえる**大脳静脈** cerebral vein（上大脳静脈）を観察する。大脳静脈（上大脳静脈）は架橋静脈を介して上矢状静脈洞に注ぐが，架橋静脈はすでに硬膜をめくり返す際に切離した。

17. ハサミで脳表の外側面のクモ膜を小さく（2.5 cm）切開する。プローブでクモ膜を持ち上げて，クモ膜下腔を観察してみよう。生体ではクモ膜下腔は脳脊髄

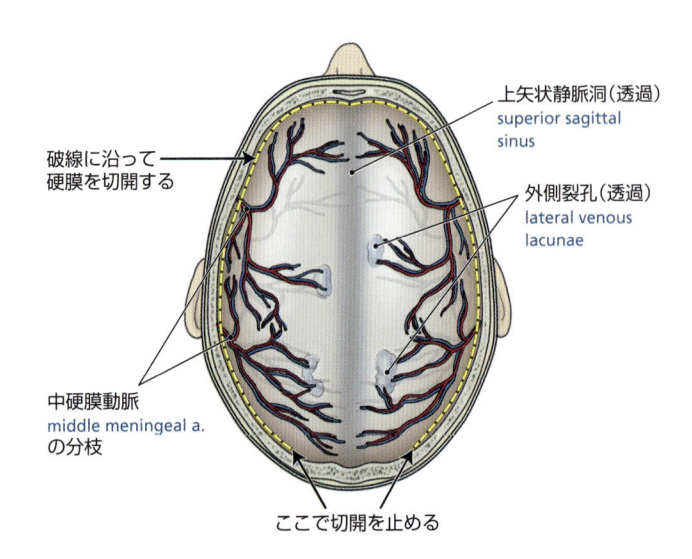

上矢状静脈洞（透過）
superior sagittal sinus

破線に沿って硬膜を切開する

外側裂孔（透過）
lateral venous lacunae

中硬膜動脈
middle meningeal a.
の分枝

ここで切開を止める

図 7.38 硬膜をめくり返すための頭蓋円周の切開線

液で満たされる実在の空間であるが，遺体では脳脊髄液が失われているため，クモ膜は「しぼんだ」状態にみえる。

18. クモ膜の切開された開口部から脳表にある**軟膜** pia mater（ラテン語で *pia mater* は「優しい母」という意味）を観察する。軟膜はすべての溝と裂に入り込んで脳の全表面をくまなく覆う。軟膜を脳の表面から剥がし取ることはできない。

臨床との関連

硬膜下血腫

　頭部外傷において，架橋静脈が上矢状静脈洞に流入するところで出血することがある。頭部損傷の合併症として，大脳の静脈から硬膜とクモ膜の間にある潜在的空間に出血することがある。これが起こると，血液が硬膜とクモ膜の間に（「硬膜下腔」ができて）貯留し，硬膜下血腫と呼ばれる状態となる。

復習

1. 頭蓋冠を形成する骨を復習する。
2. 脳硬膜の外表の特徴と，骨膜層が頭蓋に付着していることを復習する。
3. 脊髄硬膜の特徴を復習し，脳硬膜と比較する。
4. めくり返した硬膜を解剖学的位置に戻す。
5. 脊柱管の硬膜上腔を復習する。脊柱管の硬膜上腔には脂肪と内椎骨静脈叢があるが，正常な頭蓋内では硬膜の外に空間は存在しない。
6. 硬膜上血腫と硬膜下血腫の特徴を比較考察する。

脳の取り出し

解剖の概要

　硬膜は，頭蓋内に向かって折り込まれてヒダをつくり（硬膜の折れ込み），不完全ながら頭蓋内腔の隔壁として働く。3つの硬膜の折れ込み（大脳鎌，小脳テント，小脳鎌）は，脳の各部位の間を内部に向かって広がっている。脳を取り出すには，まずこれら硬膜の折れ込みを切開しなければならない。大脳鎌の前方の付着部は，すでに切り離してある。

　以下の順に解剖を行う。
① 頭蓋骨標本で，頭蓋内の構造物を把握する。
② クモ膜と軟膜をつけたまま，脳を傷つけないように取り出す。
③ 硬膜は頭蓋内に残しておき，硬膜がつくる構造物を観察する。

頭蓋窩

　頭蓋冠を外した頭蓋骨標本で，以下の骨構造を確認する（図 7.39）。[ネ 11, カ 30]

1. 頭蓋内で 3 つの**頭蓋窩** cranial fossae を同定する。
2. 前方で，**前頭蓋窩** anterior cranial fossa の大部分が前頭骨の**眼窩面** orbital surface で形成されていることを観察する。
3. 左右の眼窩板の間に**鶏冠** crista galli を同定する。鶏冠は小さな尾根状の突起で，大脳鎌の前方部分の付着部である。鶏冠の両側で**篩板** cribiform plate を観察する。篩板は鼻腔からの嗅神経が通る多数の孔がある小さな凹みである。
4. 前頭蓋窩と中頭蓋窩の境目をつくる**蝶形骨小翼** lesser wing of the sphenoid が示す稜線（蝶形骨稜）を同定する。この稜線が内側では，丸みを帯びた**前床突起** anterior clinoid process となっていることを観察する。
5. 中頭蓋窩が**蝶形骨大翼** greater wing of sphenoid と**側頭骨錐体部** petrous part of the temporal bone で形成されていることを観察する。
6. **下垂体窩** hypophyseal fossa（**トルコ鞍** sella turcica）を同定する。下垂体窩は頭蓋の正中線上で左右の中頭蓋窩の間に鞍のような形をした凹みである。生体ではトルコ鞍は下垂体を下支えする。
7. トルコ鞍の後面で**後床突起** posterior clinoid process を同定する。後床突起は蝶形骨の一部で**後頭骨** occipital bone の上方，**後頭蓋窩** posterior cranial fossa にある**大後頭孔** foramen magnum の前方に位置する。
8. 大後頭孔の壁に**舌下神経管** hypoglossal canal を同定する。
9. 中頭蓋窩と後頭蓋窩を分ける稜線が**側頭骨錐体部の上縁**であることを観察する。この境界は小脳テントの前方の付着部としての役割がある。脳を取り出す際には，メスを使って，この稜線に沿って小脳テントを切り開く。
10. この境界を外側にたどり，これが**横洞溝** groove for the

transverse sinus の前面とほぼ同じ高さであることを確認する。つまり横静脈洞は小脳テントの外側縁を走行する硬膜静脈洞である。

11. 横洞溝を前方にたどり，**S 状洞溝** groove for the sigmoid sinus の外側面に続くことを観察する。S 状洞溝は S 状静脈洞によって形成される凹みである。S 状洞溝は側頭骨錐体部の下縁を内側に向かい，**頚静脈孔** jugular foramen に終わる。

12. 側頭骨錐体部の垂直面で，**内耳道** internal acoustic meatus を同定する。内耳道は内耳・中耳へと続く頭蓋内面の開口部である。

解剖の手順

脳の取り出しが済んでいるなら，ここは飛ばして「硬膜の折れ込みと硬膜静脈洞」の項に進む。

1. アトラスを参照して，以下で切断する構造物の位置を確認する[ネ105, カ77]。遺体で切断した構造物は脳を取り出したあとで復習する。

2. 指で前頭葉をそっと持ち上げる。プローブを使って，鶏冠の両側の篩板から嗅球を持ち上げる。

3. 大脳半球の前面を持ち上げ，視神経（Ⅱ），内頚動脈，動眼神経（Ⅲ）を目視して，メスで注意深くこれらを両側とも切断する。正中線上にある下垂体柄を切る。

4. 右側で，側頭葉（脳の外側部）をそっと持ち上げて**小脳テント** tentorium cerebelli（cerebellar tentorium）を同定する（**図 7.40**）。

5. メスで，後床突起から側頭骨錐体部のできるだけ上縁に沿って右側の小脳テントを外側に向かって約 2 cm 切開する。（**図 7.39**）。

6. 両側で後頭骨のくさび状の切断に沿って，メスかハサミで硬膜を切る。横静脈洞を通過するところで，いったん硬膜は 2 葉に分かれるが，確実に 2 葉とも切り，硬膜の切断を大後頭孔まで進める。後環椎後頭膜が切断されていれば，大後頭孔の円周部分を持って後頭部の硬膜を上方へめくり返すことができ，延髄から副神経根が出て上方へ合流していくのがみえる。その上方で舌咽神経（Ⅸ）と迷走神経（Ⅹ）の根が延髄から出ているのが観察できる。硬膜より内側では，まだ舌咽神経と迷走神経はそれぞれがまとまった神経束をつくっているとは限らない。この視野のできるだけ下方で，メスを使って脊髄を切断する。その横で，両側を上行している副神経（Ⅺ）も切断する。

7. 右側で後頭骨のくさび状の切断から後頭葉を持ち上げ，後頭蓋窩の外周に沿ってメスを入れ，小脳テントを切開する。前方に向かってメスを進めると，自然と中頭蓋窩の後縁（錐体の後縁）に沿って小脳テントを切開することになる。先に行った前方からの小脳テントの切開とつながり，右側の小脳テントを頭

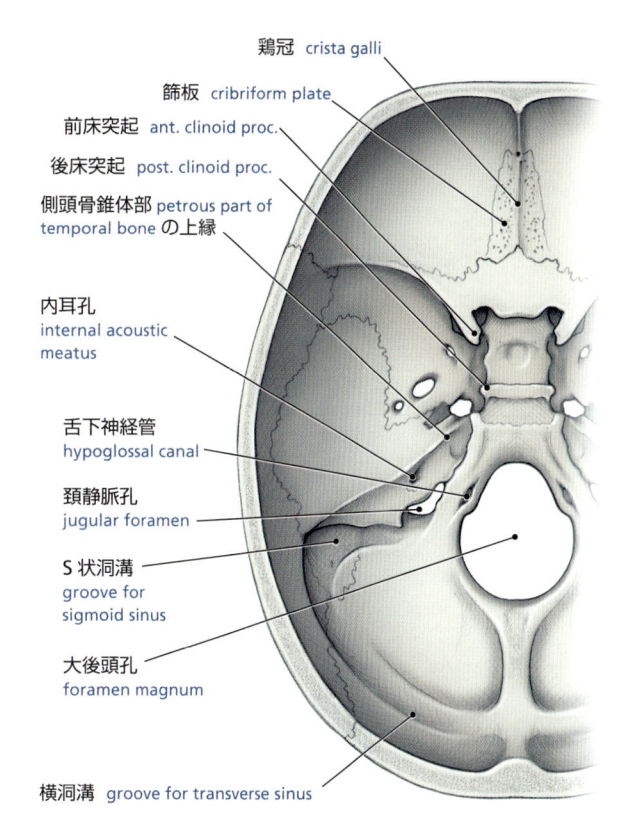

鶏冠　crista galli
篩板　cribriform plate
前床突起　ant. clinoid proc.
後床突起　post. clinoid proc.
側頭骨錐体部 petrous part of temporal bone の上縁
内耳孔 internal acoustic meatus
舌下神経管 hypoglossal canal
頚静脈孔 jugular foramen
S 状洞溝 groove for sigmoid sinus
大後頭孔 foramen magnum
横洞溝 groove for transverse sinus

図 7.39　頭蓋底面（上面）

蓋底から完全に切り離すことができる。

8. 後頭部の硬膜を持って，切り離した側の小脳テントを後方へ引き出す。

9. 再び前方で脳底に手を差し込み，慎重に持ち上げて滑車神経（Ⅳ），三叉神経（Ⅴ），外転神経（Ⅵ）をしっかり目視によって確認し両側で切断する。

10. 内耳道の近くで顔面神経（Ⅶ），内耳神経（Ⅷ）を，頚静脈孔の近くで舌咽神経，迷走神経，副神経，舌下神経管の近くで舌下神経（Ⅻ）を，両側とも切断する。

11. 後方からみて大後頭孔を通って頭蓋に入るところで，メスで 2 本の椎骨動脈を切断する。

12. 左側へ後頭部の硬膜と小脳テントを引くと，大大脳静脈が直静脈洞につながるところで切断される。さらに硬膜を左へ引くと，後頭の硬膜の全体を左側にまとめることができる。

13. 片方の手のひらを前頭葉と頭蓋骨の間に挿入する。脳を真後ろに慎重に押し下げて，頭蓋骨内から脳の全体を後方に取り出す。脳は保存液を満たした容器に入れ，保管する。

14. 操作が適切に行われていれば，硬膜の脳膜層の折れ込みは脳の取り出しの際に必要な切断はあるが，ひとつながりで頭蓋に残る。硬膜を解剖学的位置に戻す。

7

頭頚部

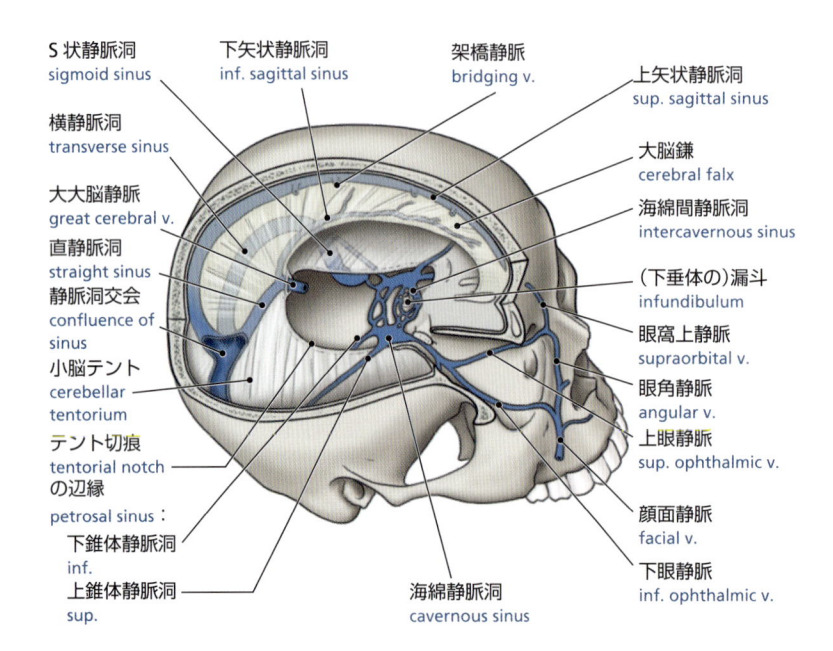

図7.40　硬膜の折れ込みと硬膜静脈洞

復習

1. 3つの頭蓋窩で頭蓋腔の底部を形成する骨を復習する。
2. 取り出した脳を観察して，表面の形態を復習する。
3. 小脳テントの位置とこの構造物によって区分される脳表面について復習する。

硬膜の折れ込みと硬膜静脈洞

解剖の概要

　前述したように硬膜の2層構造（骨膜層と髄膜層）はいくつかの場所で分離して硬膜静脈洞を形成している。硬膜静脈洞は脳からの静脈血を集めて頭蓋腔の外へ排出する。
　以下の順に解剖を行う。
① 硬膜を解剖学的位置に戻す。
② 硬膜の折れ込みと関連する硬膜静脈洞を同定する。

解剖の手順

硬膜の折れ込み[ネ104, カ89]

1. 大脳半球の間にある**大脳鎌** cerebral falx（falx cerebri）を確認する（図7.40）。生体では大脳鎌が付着している部位は，鶏冠（前端），頭蓋冠（上矢状洞溝の両側），小脳テント（後方）である。
2. **小脳テント** cerebellar tentorium を確認する（図7.40）。小脳テントは，蝶形骨の前床突起・後床突起，側頭骨錐体部の上縁，両側の横洞溝で後頭骨に付着している。

3. **テント切痕** tentorial notch（tentorial incisure）を確認する。テント切痕は左右の小脳テントの開口部であり，脳幹が通る。小脳テントは大脳半球と小脳の間にある。
4. **小脳鎌** cerebellar falx を確認する。小脳鎌は小脳テントの下方の正中線上に位置する低い稜線である。小脳鎌は後頭骨の内表面に付着して小脳半球の間に位置している。

硬膜静脈洞[ネ105, カ89]

1. **上矢状静脈洞** superior sagittal sinus の位置を復習する（図7.40）。上矢状静脈洞は鶏冠の近くで始まり，小脳テント付近で**静脈洞交会** confluence of sinuses に注いで終わる。
2. 大脳鎌の下縁にある**下矢状静脈洞** inferior sagittal sinus を同定する（図7.40）。下矢状静脈洞は前方から始まり，小脳テントの近くで**直静脈洞** straight sinus に注いで終わる。下矢状静脈洞は上矢状静脈洞よりはるかに細い。
3. 大脳鎌と小脳テントの合流線に位置している直静脈洞を同定する。直静脈洞は前端で下矢状静脈洞と**大大脳静脈** great cerebral vein から血流を受け，静脈洞交会に流入する。大大脳静脈は脳を取り出す際に切断されている。
4. **横静脈洞** transverse sinus を（左右で）同定する。横静脈洞は静脈洞交会からS状静脈洞まで静脈血を送る。
5. 脳の取り出しの際の切断面で，静脈洞の内面が平滑な内膜に覆われていることを観察する。
6. 左右の**S状静脈洞** sigmoid sinus を同定する（図7.40）。S状静脈洞は横静脈洞の外側端から始まり，

頚静脈孔で終わる。

7. 片側で，メスを使って，S状静脈洞を切開して頚静脈孔までたどる。この静脈は頚静脈孔を通り抜け頭蓋骨の外表面に出ると，**内頚静脈** internal jugular vein となる。

8. 頭蓋底部で，硬膜が底部全面を覆っており，脳神経が通り抜ける孔があることを観察する。頭蓋底部には，硬膜の内外2層によって形成される小さな硬膜静脈洞が存在することに注意する。これらの静脈洞は剖出が難しい。アトラスを参照して，**蝶形頭頂静脈洞** sphenoparietal sinus，**海綿静脈洞** cavernous sinus，**上錐体静脈洞** superior petrosal sinus，**下錐体静脈洞** inferior petrosal sinus，**脳底静脈叢** basilar plexus を確認する（**図7.40**）。

復習

1. 硬膜の折れ込みを復習して三次元的構築を理解する。

2. 以下の血流路（脳静脈から内頚静脈，蝶形頭頂静脈洞からS状静脈洞，大大脳静脈から内頚静脈）に沿って，登場するすべての静脈の名称を挙げながら経路をたどる。

脳の肉眼解剖学

解剖の概要

　脳の解剖学は非常に専門的であり，通常は神経科学の学習課程に含まれる。この項では脳の外観の主要な特徴を述べるにとどめ，後で解剖する頭蓋各部との関係を理解することを目標とする。ここでのもう1つの目標は，脳の動脈や神経が，取り出した脳の側と脳の取り出し後の頭蓋窩の側とで連続している様子をイメージできるようになることである。

解剖の手順

　保存液から脳を取り出し，以下の構造を学ぶ（**図7.41**）。

脳［ネ106, カ94］

1. 人間の脳は2つの主要な**裂** fissure による分画に従って区分される。**大脳縦裂** longitudinal fissure は大脳を左右の**大脳半球** cerebral hemisphere に分割し，**大脳横裂** transverse (cerebral) fissure は大脳を**小脳** cerebellum から分割し，**脳幹** brain stem が両者をつなぐ。

2. 脳の表面は**脳回** gyrus（膨らんでいる部分）と**脳溝** sulcus（溝）からなっていることを観察する。**脳の外側面**で，**前頭葉** frontal lobe の**中心前回** precentral gyrus（一次運動野）と**頭頂葉** parietal lobe の**中心後回** post-central gyrus（一次体性感覚野）の間にある**中心溝**

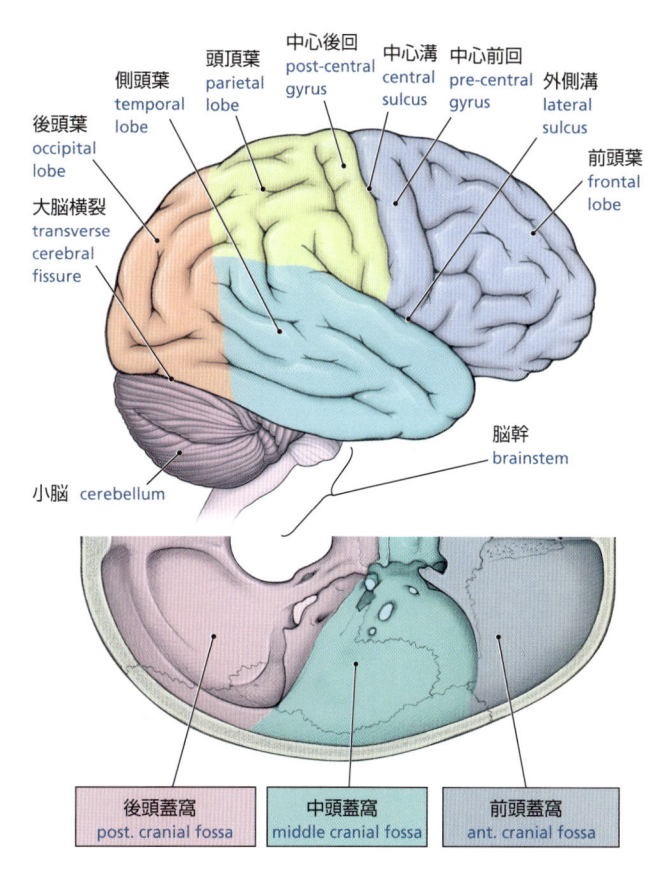

図7.41　脳と3つの頭蓋窩の関係

central sulcus を同定する。

3. 脳の外側で**側頭葉** temporal lobe を同定する。側頭葉は**外側溝** lateral sulcus によって前頭葉と頭頂葉から区分される。

4. 脳の後方で，大脳横裂の上方に**後頭葉** occipital lobe を同定する。

5. 頭蓋骨の底に**前・中・後**の3つの**頭蓋窩** cranial fossa を確認する（**図7.41**）。

6. 遺体と脳を用いて，**前頭葉**は**前頭蓋窩** anterior cranial fossa に，**側頭葉**は**中頭蓋窩** middle cranial fossa に，**小脳**は**後頭蓋窩** posterior cranial fossa に位置していたことを確かめる。［ネ11］

7. **後頭葉** occipital lobe は小脳テントの上方にある。つまり横洞溝の上方に位置することを観察する。

8. **脳幹**は**大後頭孔** foramen magnum で頚髄と連続している。

脳への血流供給［ネ140, カ95］

　取り出した脳で以下の構造を学ぶ（**図7.42**）。

1. 脳の下面を覆うクモ膜を観察する。

2. プローブで，クモ膜を剥がして脳の下面の動脈を露出する。

3. 脳に血液を供給する4本の動脈を同定する。後方では2本の椎骨動脈，前方では2本の内頚動脈が脳に

神経　　　　　　　　　　　　　　　　　　　　　　　　血管

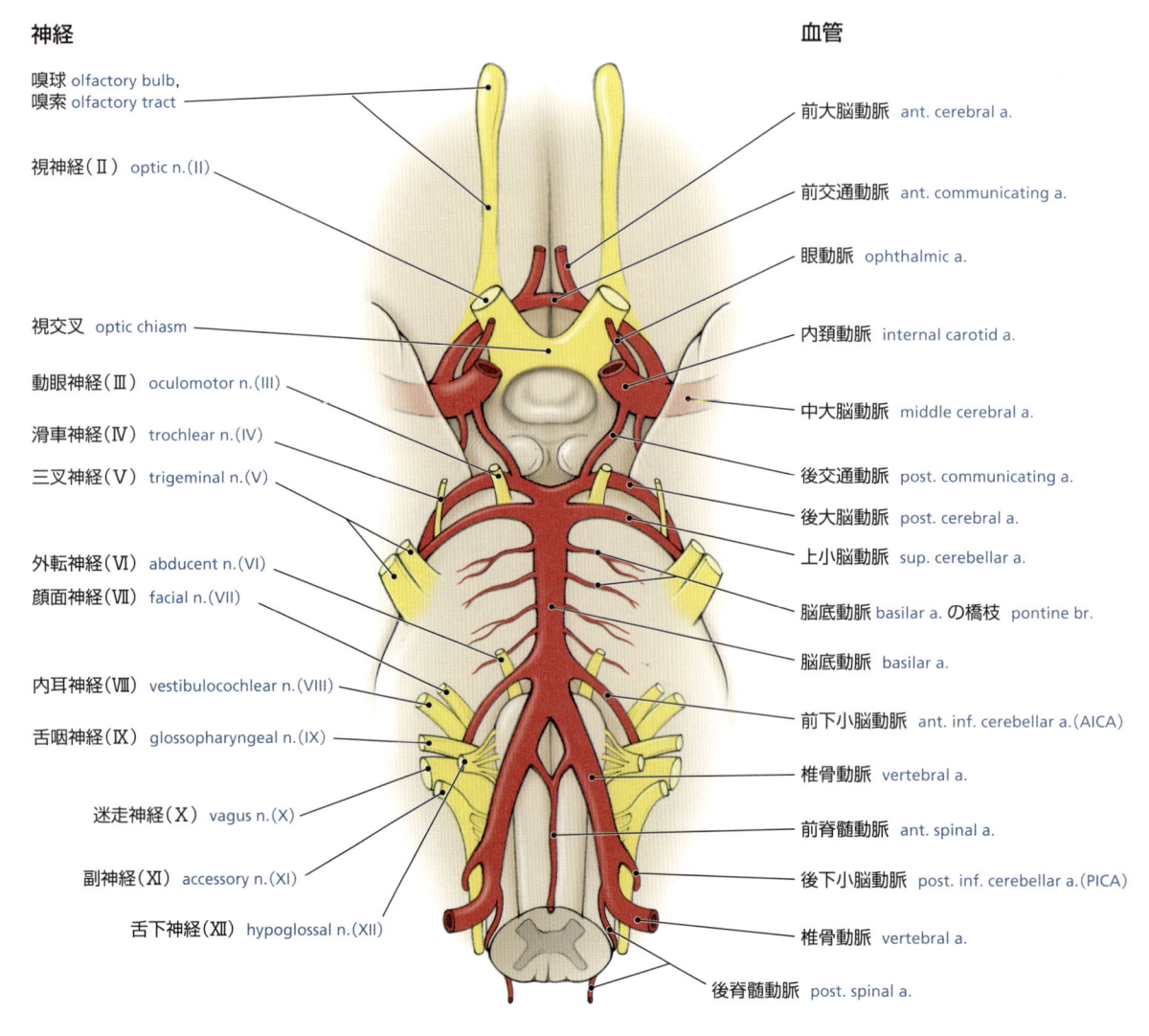

嗅球 olfactory bulb,
嗅索 olfactory tract

視神経（Ⅱ）optic n.(Ⅱ)

視交叉 optic chiasm

動眼神経（Ⅲ）oculomotor n.(Ⅲ)

滑車神経（Ⅳ）trochlear n.(Ⅳ)

三叉神経（Ⅴ）trigeminal n.(Ⅴ)

外転神経（Ⅵ）abducent n.(Ⅵ)

顔面神経（Ⅶ）facial n.(Ⅶ)

内耳神経（Ⅷ）vestibulocochlear n.(Ⅷ)

舌咽神経（Ⅸ）glossopharyngeal n.(Ⅸ)

迷走神経（Ⅹ）vagus n.(Ⅹ)

副神経（Ⅺ）accessory n.(Ⅺ)

舌下神経（Ⅻ）hypoglossal n.(Ⅻ)

前大脳動脈　ant. cerebral a.

前交通動脈　ant. communicating a.

眼動脈　ophthalmic a.

内頚動脈　internal carotid a.

中大脳動脈　middle cerebral a.

後交通動脈　post. communicating a.

後大脳動脈　post. cerebral a.

上小脳動脈　sup. cerebellar a.

脳底動脈 basilar a. の橋枝　pontine br.

脳底動脈　basilar a.

前下小脳動脈　ant. inf. cerebellar a.(AICA)

椎骨動脈　vertebral a.

前脊髄動脈　ant. spinal a.

後下小脳動脈　post. inf. cerebellar a.(PICA)

椎骨動脈　vertebral a.

後脊髄動脈　post. spinal a.

図 7.42　頭蓋底の脳神経と動脈

血液を供給する。

4. **椎骨動脈** vertebral artery は各々 1 本の**後下小脳動脈** posterior inferior cerebellar artery（PICA）を分枝し，合流して**脳底動脈** basilar artery を形成する。脳底動脈は，**前下小脳動脈** anterior inferior cerebellar artery，**上小脳動脈** superior cerebellar artery，何本かの**橋枝** pontine branches を分枝する。

5. 脳底動脈を上方にたどり，末端で 2 本の**後大脳動脈** posterior cerebral artery に分かれることを観察する。後大脳動脈はそれぞれ**後交通動脈** posterior communicating artery を分枝する。後交通動脈は**内頚動脈** internal carotid artery と吻合する。

6. 頭蓋内で内頚動脈の断端を同定する。内頚動脈の最初の分枝である**眼動脈** ophthalmic artery を見つける。眼動脈は前床突起の内側に起こり，**視神経** optic nerve（Ⅱ）とともに視神経管を通る。

7. 脳の下面で内頚動脈が**中大脳動脈** middle cerebral artery と**前大脳動脈** anterior cerebral artery に分枝して終わることを観察する。

8. 前頭葉を大脳縦裂でそっと分けて，前大脳動脈が**前交通動脈** anterior communicating artery によって正中で吻合することを観察する。

9. **大脳動脈輪** cerebral arterial circle（**ウィリスの動脈輪** circle of Willis）は，後大脳動脈，後交通動脈，内頚動脈，前大脳動脈，前交通動脈によって形成される。すべての領域に十分な血液を供給するために，吻合によって大脳動脈輪を形成することは機能的に重要である。

脳神経

脳神経は脳に由来するからではなく，頭蓋の孔に入って末梢に向かうことから，名づけられている（実際，副神経は脊髄に始まる成分を含む）。脳の下面で 12 本の**脳神経** cranial nerve を名称と番号によって確認する。各脳神経と関連する頭蓋の孔は次の解剖で学ぶ。

1. 図 7.42 参照。

2. 脳下面の吻側（前方）で**嗅球** olfactory bulb と**嗅索** olfactory tract を同定する。**嗅神経** olfactory nerve

（Ⅰ）は嗅球から出る細い神経線維の束で構成される。これらの線維は前頭蓋窩から脳を引き離すときにちぎれてしまっているのでほとんど観察することはできない。

3. **視神経** optic nerve（Ⅱ）は正中で**視交叉** optic chiasm を形成する。視交叉は眼球内側の網膜（外側の視野）からの視覚情報が**視索** optic tract に入る前に反対側に交差する場所である。

4. **動眼神経** oculomotor nerve（Ⅲ）が中脳の**大脳脚** cerebral peduncle の間から起こることを観察する。

5. 最も細い**滑車神経** trochlear nerve（Ⅳ）を同定する。この神経を脳幹の後面にたどり，中脳の後面から起こるところまで追う。

6. 比較的太い**三叉神経** trigeminal nerve（Ⅴ）が橋の前外側から起こることを観察する。

7. 橋の腹側の下縁に内側寄りで，細い**外転神経** abducent nerve（Ⅵ）を同定する。

8. 外転神経の起始部の外側で，橋と延髄の結合部に**顔面神経** facial nerve（Ⅶ）と**内耳神経** vestibulocochlear nerve（Ⅷ）を同定する。

9. 延髄の外側面に沿って後方に向かって，**舌咽神経** glossopharyngeal nerve（Ⅸ），**迷走神経** vagus nerve（Ⅹ），**副神経** accessory nerve（Ⅺ）が続いて起こることを同定する。副神経の根は頚髄から始まり延髄からの根と合して副神経となる。副神経は舌咽神経，迷走神経とともに頚静脈孔を通って頭蓋底から出るので脳神経とみなされる。

10. 舌咽神経，迷走神経，副神経よりも内側，延髄のオリーブと錐体の間（前外側溝）に**舌下神経** hypoglossal nerve（Ⅻ）を同定する。

復習

1. 脳の各部分と，それらが収納されていた頭蓋窩を復習する。

2. 硬膜の折れ込みと大脳半球・小脳との関連を復習する。

3. 大脳動脈輪（ウィリスの動脈輪）の構築について復習する。

4. 内頚動脈と椎骨動脈の起始，およびそれらが頭蓋内に流入する経路を復習する。

5. 12対の各脳神経について，出入力部位と名称を番号に沿って復習する。

頭蓋窩

解剖の概要

以下の順に解剖を行う。

① 頭蓋底の骨を学び，各頭蓋窩の境界を確認する。

② それぞれの頭蓋窩にある脈管と神経を学ぶ。

頭蓋底は硬膜で覆われている。解剖の際，各孔を直接観察できるように頭蓋骨標本を遺体のそばに置いておくと，剖出がより容易になる。

頭蓋底の骨格

頭蓋冠を取り外した頭蓋骨標本で，以下の骨構造を確認する（図7.43）。[**ネ**11, **カ**30]

1. 3つの頭蓋窩の位置を復習する。

2. 前頭蓋窩の中で，**前頭骨** frontal bone の**眼窩部** orbital part の間にある**篩骨** ethmoid bone の**鶏冠** crista galli と**篩板** cribriform plate を同定する。

3. **前頭蓋窩** anterior cranial fossa が，左右の**蝶形骨稜** sphenoidal crest と**蝶形骨縁** sphenoidal limbus によって**中頭蓋窩** middle cranial fossa から区分されることを観察する。

4. 中頭蓋窩は，左右の側頭骨の錐体部上縁と鞍背によって**後頭蓋窩** posterior cranial fossa から区分される。小脳テントが側頭骨錐体部の上縁に付着し，後頭蓋窩の天井を形づくる。

蝶形骨

1. 前頭蓋窩の後部が**蝶形骨** sphenoid bone の**小翼** lesser wing で形成されていることを観察する。

2. **蝶形骨大翼** greater wing of the sphenoid と小翼の間にある**上眼窩裂** superior orbital fissure を同定する。開口部に骨組織を傷つけないような柔らかいワイヤーを通して，上眼窩裂が眼窩と頭蓋腔をつないでいることを確かめる。

3. 眼窩を前方から観察して，上眼窩裂の内側にある**視神経管** optic canal の丸く平滑な開口部を同定する。ワイヤーを視神経管に通して，頭蓋内では**前床突起** anterior clinoid process の内側に通じることを観察する。

4. 蝶形骨の正中線上で**下垂体窩** hypophyseal fossa（**トルコ鞍** sella turcica の一部）を同定する。ここは下垂体の存在する場所である。

5. 下垂体窩が前方では左右の**前床突起**，後方では左右の**後床突起** posterior clinoid process の間に位置していることを観察する。

6. トルコ鞍の外側方で，中頭蓋窩に**卵円孔** foramen ovale を同定する。

7. 卵円孔が小さな円形の**棘孔** foramen spinosum の前内側方にあることを観察する。棘孔は中硬膜動脈の入口である。この動脈の形成する溝が棘孔から中頭蓋窩の中に放散しているのがみられるはずである。

8. 中頭蓋窩の前方内側で，上眼窩裂の下方に**正円孔** foramen rotundum を同定する。

9. **破裂孔** foramen lacerum を同定し，蝶形骨大翼の一部と側頭骨によって形成されることを確認する。

10. 前方から鼻腔を観察し，**蝶形骨の体部**を確認する。蝶形骨は**蝶形骨稜** sphenoidal crest という蝶形骨前面の隆起によって鼻中隔につながっている。

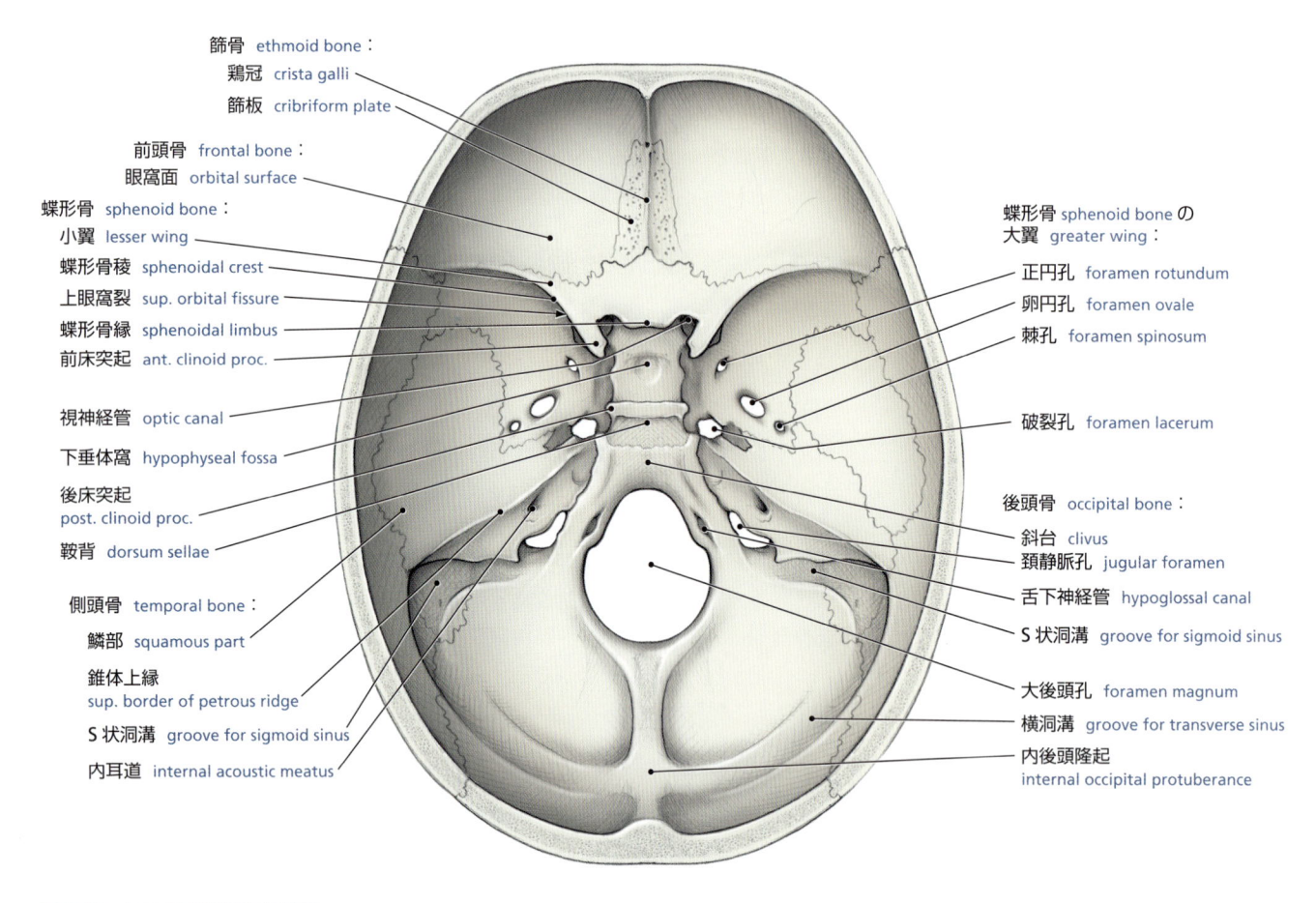

図 7.43　3 つの頭蓋窩の構造物

側頭骨

1. 側頭骨には平坦で垂直な向きの**鱗部** squamous part と水平で内側に向かう**錐体部** petrous part がある。錐体部は中耳と内耳を骨性に保護している。
2. 錐体部が中頭蓋窩の後部と後頭蓋窩の前面を形成することを観察する。
3. 錐体上縁の下方で**内耳道** internal acoustic meatus を同定する。
4. 側頭骨の錐体部は後方で **S 状洞溝** groove for the sigmoid sinus によって境界されていることを観察する。

後頭骨

1. **S 状洞溝** groove for the sigmoid sinus の前方は側頭骨によって，後方は後頭骨によって形成され，内側で**頚静脈孔** jugular foramen に終わっていることを観察する。
2. 後頭蓋窩の中央で，頭蓋で最大の孔である**大後頭孔** foramen magnum を観察する。大後頭孔が完全に後頭骨だけで囲まれていることを確認する。
3. 大後頭孔の壁内の左右に**舌下神経管** hypoglossal canal を同定する。
4. 大後頭孔の前方で**斜台** clivus を同定する。斜台はトルコ鞍の後方に続く，後頭骨の平滑な部分である。斜台は脳幹において橋の前面に位置している。
5. S 状洞溝を外側にたどり，**横洞溝** groove for the transverse

sinus に続くことを観察する。左右の横洞溝が後方の**内後頭隆起** internal occipital protuberance で合流することを観察する。

解剖の手順

前頭蓋窩 [ネ 105, カ 77]

1. 遺体の右側のみにおいて，プローブで，前頭骨の断端に沿って硬膜を剥がす。硬膜を指でつまんで後方に向けて蝶形骨小翼まで剥がす。ハサミで硬膜を蝶形骨稜の後縁から正中で切り離し，組織コンテナに入れる。
2. 頭蓋底で、硬膜中に蝶形骨頭頂骨洞が蝶形骨稜に沿って走ることを観察する。
3. **前頭蓋窩** anterior cranial fossa を形成する 3 つの骨（蝶形骨，篩骨，前頭骨眼窩面）を確認する（図 7.43）。
4. 前頭蓋窩の正中で**鶏冠** crista galli を同定する。脳を取り出す前は，大脳鎌が鶏冠に付着しており，前頭葉は前頭骨眼窩面の上にあった。前頭骨眼窩面が眼窩上壁を形成することを観察する。
5. 篩板の開口部を同定する。嗅球は篩板の上にあり，**嗅神経** olfactory nerve（Ⅰ）の神経線維が篩板の孔を通って鼻腔に入ることを復習する（図 7.44）。

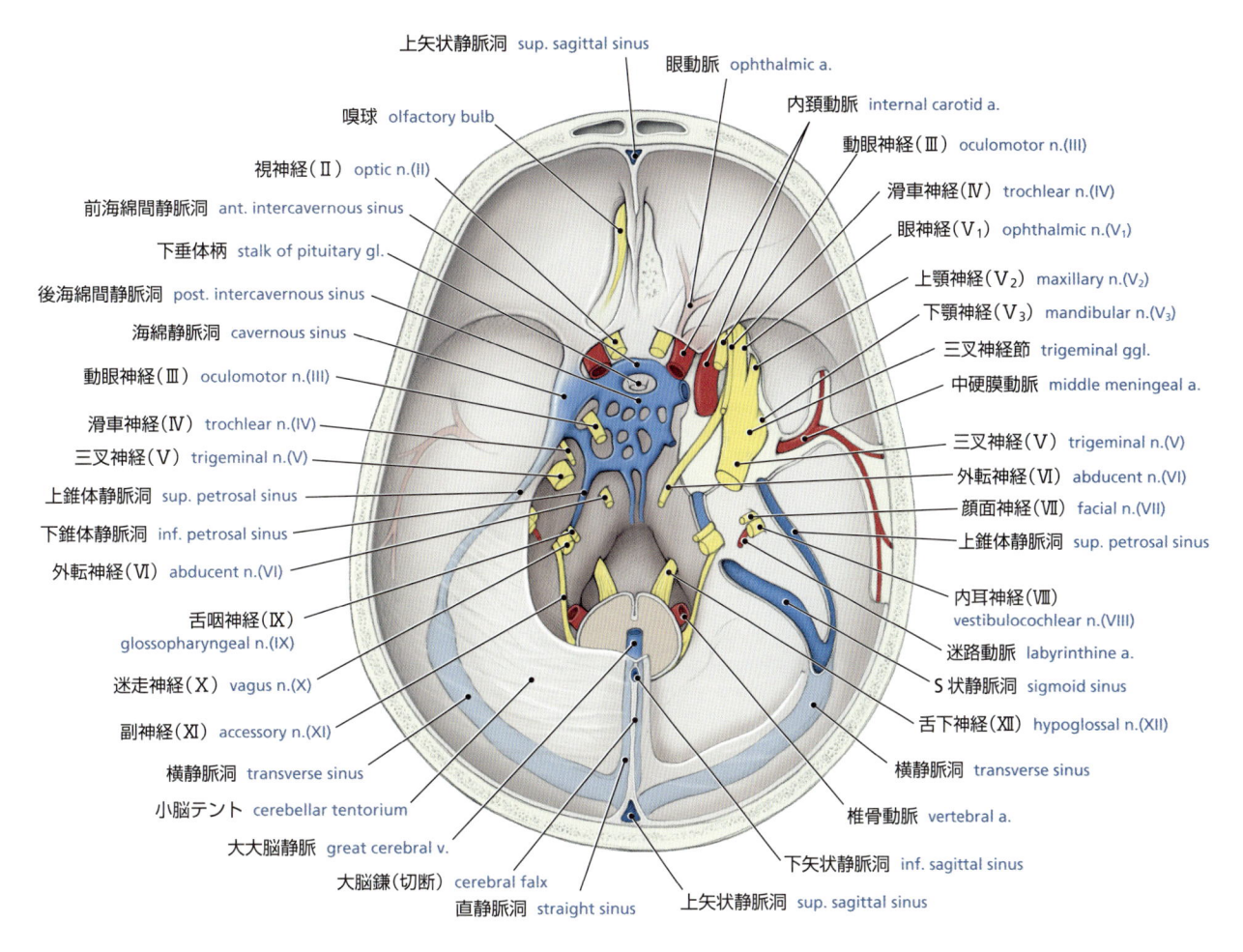

図7.44 頭蓋底の神経と血管

右側：
7 頭頸部

中頭蓋窩 [ネ105, カ75]

1. **中頭蓋窩** middle cranial fossa に側頭葉がおさまることを確認する。

2. 中頭蓋窩の底部を覆う硬膜を観察する。硬膜は頭蓋の孔と，ここを通る神経や脈管を覆い隠している（**図7.44**）。

3. 中頭蓋窩の底部で硬膜を透かしてみえる**中硬膜動脈** middle meningeal artery を同定する（**図7.44**）。中硬膜動脈は中頭蓋窩の最深部から外側に向かう黒っぽい線のようにみえる。

4. 硬膜をつまんで蝶形骨稜に沿って後方に引き，側頭骨の錐体上縁まで剥がす。中硬膜動脈が硬膜の外側面に付着している。プローブで，中硬膜動脈の近位部を硬膜から裂いて頭蓋骨に残しておく。

5. プローブで，中頭蓋窩の中にある中硬膜動脈を剖出し，この動脈が**棘孔** foramen spinosum を通って中頭蓋窩に入ることを観察する。

6. ハサミで硬膜を側頭骨の錐体上縁に沿って切り離して，組織コンテナに入れる。側頭骨の錐体上縁の前端を横切る脳神経（動眼神経，三叉神経，滑車神経，外転神経）を切断しないように注意する。

7. 錐体部上縁の硬膜の断端に沿って**上錐体静脈洞** supe-

rior petrosal sinus の内腔を確認する（**図7.44**）。

8. 中頭蓋窩底部が2つの骨（蝶形骨・側頭骨）から形成されることを観察する（**図7.43**）。

9. **視神経** optic nerve（Ⅱ）を同定する（**図7.44**）。視神経は**視神経管** optic canal を通って眼窩に入る。視神経は中頭蓋窩を出るときに硬膜の袖のような構造に囲まれる。

10. プローブで，蝶形骨小翼の下方に位置する**上眼窩裂** superior orbital fissure を同定する（**図7.43**）。3本の脳神経（動眼神経，滑車神経，外転神経）と4本目の脳神経の一部分（三叉神経第1枝の眼神経）が上眼窩裂を通って中頭蓋窩を出るのを確認する。

11. **動眼神経** oculomotor nerve（Ⅲ）を同定し，側頭骨の錐体上縁の上を通り，前方に進み海綿静脈洞の外側壁に入ることを確認する。

12. **滑車神経** trochlear nerve（Ⅳ）を同定し，前方に走行して海綿静脈洞の外側壁の中で動眼神経のすぐ下方を通過することを確認する（**図7.45**）。滑車神経は非常に細くテント切痕の前端でしばしば袖状になった硬膜に入る。滑車神経は脳の取り出しのときにちぎれてしまっても，さらに前方を探せば残っているはずである。

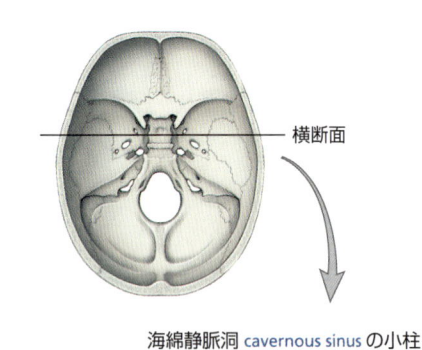

横断面

海綿静脈洞 cavernous sinus の小柱
trabeculae

鞍隔膜 sellar diaphragm　　硬膜 dura mater

下垂体
pituitary gl.

動眼神経（Ⅲ）
oculomotor n.(III)

滑車神経（Ⅳ）
trochlear n.(IV)

内頚動脈
internal carotid a.

外転神経（Ⅵ）
abducent n.(VI)

眼神経（V₁）
ophthalmic n.(V₁)

上顎神経（V₂）
maxillary n.(V₂)

硬膜
dura mater

蝶形骨
sphenoid bone

蝶形骨洞 sphenoidal sinus

図 7.45　海綿静脈洞（冠状断面）

13. **外転神経** abducent nerve（Ⅵ）を同定し，後頭骨の斜台を覆う硬膜に入ることを確認する（**図 7.44**）。外転神経は前方に向かい，海綿静脈洞内を内頚動脈外側面と近距離を保ちながら通過する。

14. 上眼窩裂を通過する最後の脳神経は**三叉神経** trigeminal nerve 第 1 枝の**眼神経** ophthalmic nerve（V₁）である。この神経は三叉神経節から起こり，前方に向かい海綿静脈洞の外側壁の中で滑車神経の下外側を通過する（**図 7.44**）。

15. プローブで上眼窩裂を通る神経を剖出する。これらの神経のうち 3 本（Ⅲ，Ⅳ，V₁）は海綿静脈洞の外側壁にあり，1 本（Ⅵ）は海綿静脈洞内に位置する（**図 7.45**）。これらの脳神経を末梢までたどるには，海綿静脈洞を覆って強く付着する硬膜をさらに除去する必要があるかもしれない。

16. 三叉神経が側頭骨錐体部の上縁を通過するところで同定する（**図 7.44**）。

17. 三叉神経を前方にたどり，硬膜を慎重に取り除いて**三叉神経節** trigeminal ganglion を同定する（**図 7.44**）。

18. プローブで，三叉神経節の前方から起こる 3 本の神経（眼神経，上顎神経〈V₂〉，下顎神経〈V₃〉）を確かめる。これらの 3 本の神経は，その分布領域より命名され，三叉神経節分岐部の上方から下方の順に付番されている。

19. **上顎神経** maxillary nerve（V₂）を確認し，前方に**正円孔** foramen rotundum までたどる。上顎神経は，ここで正円孔から中頭蓋窩を出る（**図 7.45**）。上顎神経は，

眼神経のすぐ下方で海綿静脈洞の外側壁の中を走行する（**図 7.45**）。

20. **下顎神経** mandibular nerve（V₃）を同定して下方にたどり，**卵円孔** foramen ovale まで追う。下顎神経は卵円孔から中頭蓋窩を出て側頭下窩に入る（**図 7.44**）。

21. 海綿静脈洞に戻り，プローブで海綿静脈洞領域の脳神経をよけて，**内頚動脈** internal carotid artery を同定する（**図 7.44**）。内頚動脈は，**頚動脈管** carotid canal を通って頭蓋内に入る。

22. 内頚動脈は海綿静脈洞の中で S 字状に屈曲して視神経の近くに現れる。動眼神経，滑車神経，眼神経，上顎神経，外転神経は内頚動脈の外側を通る。これらの神経の中では外転神経が最も内頚動脈に接近している（**図 7.45**）。

23. **下垂体窩** hypophyseal fossa の領域を確認する。下垂体窩は硬膜の折れ込みである**鞍隔膜** sellar diaphragm（diaphragma sellae）に覆われている（**図 7.45**）。

24. 下垂体柄を同定し，鞍隔膜の開口部を通ることを確認する。下垂体窩の中に下垂体がおさまっている。

25. 下垂体柄の前方と後方には，**前・後海綿間静脈洞** anterior and posterior intercavernous sinus と呼ばれる小さな硬膜静脈洞がある（**図 7.44**）。これら 2 つの海綿間静脈洞は正中を越えて左右の海綿静脈洞を吻合する。海綿間静脈洞の解剖は試みなくてよい。

26. アトラスを参照して，海綿静脈洞に出入りするすべての静脈と静脈洞を確認する。[ネ 105, カ 89]

後頭蓋窩 [ネ 105, カ 69]

後頭蓋窩の構築は硬膜を剥がさないで調べる。

1. 後頭蓋窩には小脳と脳幹がおさまっていた。大後頭孔で脳幹が頚髄に連絡することを確認する。

2. **顔面神経** facial nerve（Ⅶ）と**内耳神経** vestibulocochlear nerve（Ⅷ）を内耳道に入るところで同定する（**図 7.44**）。ここでは，これらの神経を骨の中までたどらない。

3. 頚静脈孔は内耳道の下方にある。**舌咽神経** glossopharyngeal nerve（Ⅸ），**迷走神経** vagus nerve（Ⅹ），**副神経** accessory nerve（Ⅺ））の根を頚静脈孔に入るところで同定する（**図 7.44**）。舌咽神経，迷走神経は根糸で形成されているため区別が困難である。しかし，**副神経の脊髄根** spinal root of the accessory nerve は大後頭孔から後頭蓋窩に入り，後頭骨の内表面を走行するため明確に同定できる（**図 7.44**）。

4. 横静脈洞と S 状静脈洞の走行を復習する。S 状静脈洞は第Ⅸ～第Ⅺ脳神経の出口より後方の頚静脈孔で終わることを観察する。

5. **舌下神経** hypoglossal nerve（Ⅻ）を**舌下神経管** hypoglossal canal に入るところで同定する（**図 7.44**）。

6. 左側（解剖されていない側）の頭蓋腔で，脳神経を前

方から後方の順に同定し復習する（**図7.44**）。

臨床との関連

海綿静脈洞
　頭蓋底骨折の際，内頚動脈が破綻して海綿静脈洞の中に出血することがある（内頚動脈海綿静脈洞瘻）。動脈血が海綿静脈洞へ流入することによって，海綿静脈洞から眼静脈へ血液の異常な逆流が引き起こされる。その結果，眼球の充血・突出・（橈骨動脈に同期した）拍動が起こる（拍動性眼球突出）。

復習

1. 頭蓋底を形成する骨を復習する。
2. 遺体で，各脳神経の走行と頭蓋を出る孔の名称を復習する。頭蓋骨標本で，脳神経が通る開口部（孔と裂）を確認する。
3. 脳の腹側面が見えるように頭蓋腔の横に並べて，脳神経と切断された血管を脳と頭蓋の両方で復習する。
4. 遺体で，硬膜静脈洞について復習する。

眼窩

解剖の概要

　眼窩には眼球と外眼筋がおさまる。眼球の直径は約2.5 cmで眼窩の前半を占める。眼窩の後半は脂肪，外眼筋，脳神経の枝，血管で占められる。血管や神経の一部は眼窩を通り抜けて頭皮や顔面に至る。
　以下の順に解剖を行う。
① 眼窩を構成する骨について学ぶ。
② 右側でのみ前頭蓋窩の下壁（眼窩の天井）を取り除き，上方からのアプローチにより右眼窩を解剖する。
③ 動眼神経（Ⅲ），滑車神経（Ⅳ），眼神経（Ⅴ₁），外転神経（Ⅵ）を上眼窩裂から眼窩へたどる。
④ 外眼筋群を同定する。
⑤ 左側でのみ眼瞼の解剖を学ぶ。
⑥ 前方からのアプローチによって眼窩を解剖し，眼球の摘出を行う。
⑦ 眼球への外眼筋の停止の様子を学ぶ。

眼窩の骨格［ネ4, カ47］
　頭蓋骨標本で，眼窩壁の形成に関与する骨を確認する（**図7.46**）。
1. 眼窩を構成する骨は四角錐を形成する。この四角錐の底面は**眼窩縁** orbital margin であり，頂点は**視神経管** optic canal となる。前方から眼窩縁を観察する。その上縁に**眼窩上切痕** supraorbital notch がある。
2. **蝶形骨** sphenoid bone の**小翼** lesser wing と**大翼** greater wing の間に**上眼窩裂** superior orbital fissure がある。眼窩では上眼窩裂が円形の**視神経管**の開口部の外側にあることを観察する。
3. 上顎骨と蝶形骨大翼の間の隙間にある**下眼窩裂** inferior orbital fissure を同定する。
4. 眼窩を構成する骨には**眼窩骨膜** periorbita と呼ばれる骨膜が張りついている。眼窩骨膜は視神経管と上眼窩裂のところで中頭蓋窩の硬膜につながっている。
5. 上方からみると，左右それぞれの眼窩の内側壁は互いに平行で，約2.5 cm離れている。両眼窩の外側壁は互いにほぼ直角をなす。
6. 眼窩の天井面が**前頭骨の眼窩面** orbital surface of the frontal bone と**蝶形骨小翼**で構成されていることを確認する。眼窩の天井面が前頭蓋窩である。
7. 眼窩の床面が**上顎骨** maxilla，**頬骨** zygomatic bone，**口蓋骨** palatine bone の一部で形成されることを確認する。
8. 眼窩の床面で，**眼窩下溝** infraorbital groove が走行して**眼窩下孔** infraorbital foramen につながることを確認する。
9. **眼窩の内側壁**が，**篩骨眼窩板** orbital plate of the ethmoid bone，**涙骨** lacrimal bone，**上顎骨前頭突起** frontal process of the maxilla，**蝶形骨体部** body of the sphenoid で形成されることを確認する。眼窩の内側壁が篩骨蜂巣を裏打ちしている（**図7.47**）。
10. 眼窩の内側壁で**前・後篩骨孔** anterior and posterior ethmoidal foramina を同定する。
11. 眼窩の内側壁を前方から観察し，**涙嚢溝** lacrimal groove を同定する。涙嚢溝は後方で**後涙嚢稜** posterior lacrimal crest に，前方で**前涙嚢稜** anterior lacrimal crest に境界される。涙嚢溝には涙嚢がおさまり，鼻涙管につながる。
12. **眼窩の外側壁**が頬骨前頭突起と蝶形骨大翼の眼窩板で形成されていることを確認する。眼窩の外壁は眼窩の中で最も厚い壁である。これに対して，内壁をつくる篩骨の部分は紙のように薄い。このためこの部分は**紙様板** lamina papyracea と呼ばれる。
13. 眼窩を通る頭蓋骨の冠状断面で，眼窩を形成する骨と眼窩壁の周りの空間を復習する（**図7.47**）。

眼球の体表解剖
　鏡で自分の眼をみたり，友人の眼をみたりして生体の眼を観察し，以下の構造を同定する（**図7.48**）。［ネ83］
1. **眼瞼裂** palpebral fissure（rima）を同定する。眼瞼裂は上・下眼瞼の間の開口部である。眼瞼裂が**睫毛** eyelash（cilia）によって縁取られる。
2. **内側・外側眼瞼交連** medial and lateral palpebral commissure を同定する。眼瞼交連は上・下眼瞼の結合部位であり，眼の内側と外側の角である**内・外眼角** medial and lateral angle（canthi）を形成する。
3. 内眼角で**涙丘** lacrimal caruncle を同定する。涙丘はピンク色の肉状の隆起である。涙丘を取り巻く**涙湖** lacrimal

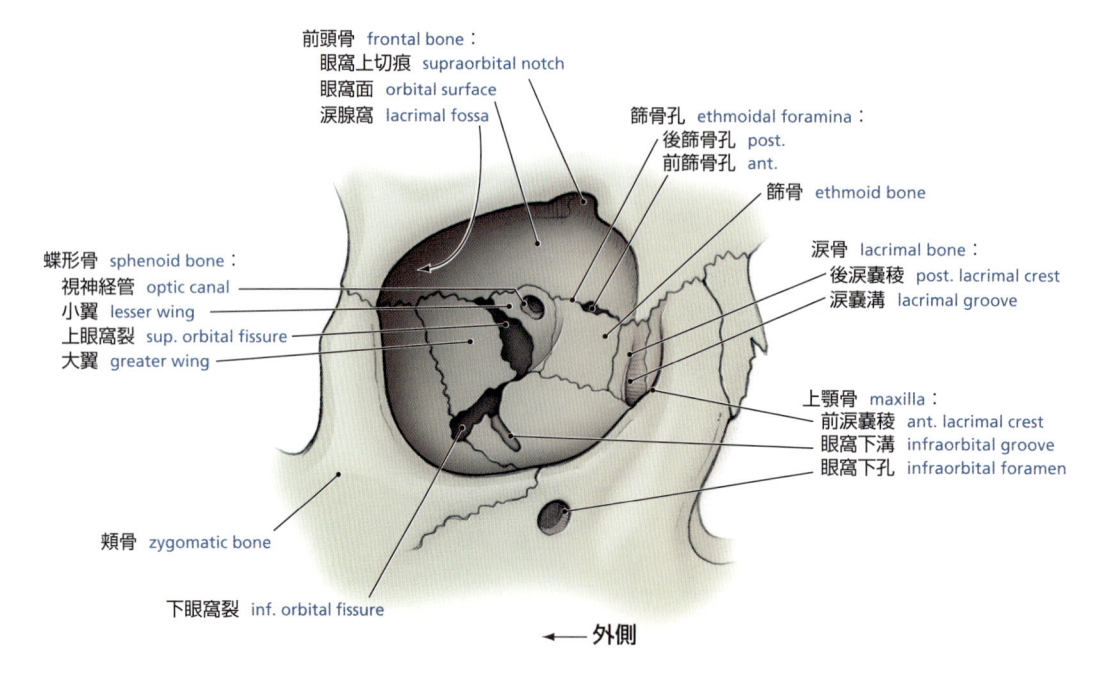

前頭骨 frontal bone：
　眼窩上切痕 supraorbital notch
　眼窩面 orbital surface
　涙腺窩 lacrimal fossa

篩骨孔 ethmoidal foramina：
　後篩骨孔 post.
　前篩骨孔 ant.

篩骨 ethmoid bone

涙骨 lacrimal bone：
　後涙嚢稜 post. lacrimal crest
　涙嚢溝 lacrimal groove

蝶形骨 sphenoid bone：
　視神経管 optic canal
　小翼 lesser wing
　上眼窩裂 sup. orbital fissure
　大翼 greater wing

上顎骨 maxilla：
　前涙嚢稜 ant. lacrimal crest
　眼窩下溝 infraorbital groove
　眼窩下孔 infraorbital foramen

頬骨 zygomatic bone

下眼窩裂 inf. orbital fissure

◄── 外側

図 7.46 右眼窩壁（前面）

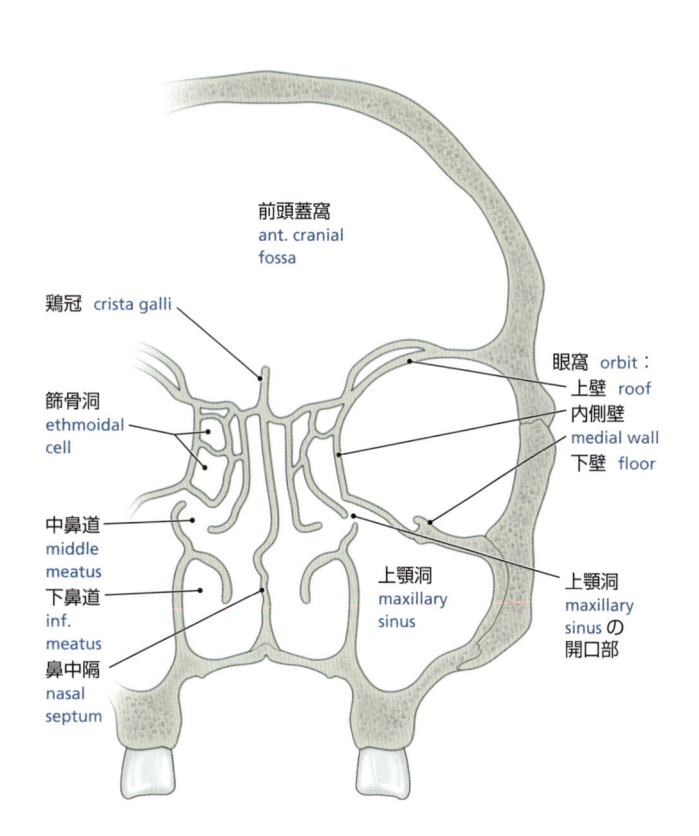

前頭蓋窩
ant. cranial
fossa

鶏冠 crista galli

篩骨洞
ethmoidal
cell

中鼻道
middle
meatus

下鼻道
inf.
meatus

鼻中隔
nasal
septum

眼窩 orbit：
上壁 roof
内側壁
medial wall
下壁 floor

上顎洞
maxillary
sinus

上顎洞
maxillary
sinus の
開口部

図 7.47 頭蓋骨（冠状断面）。眼窩と周囲の構造を示す

lake が涙を集める。

4. 上下それぞれの眼瞼の内側端で，**涙乳頭** lacrimal papilla と呼ばれる小隆起を同定する。それぞれの涙乳頭の頂点には**涙点** lacrimal puncta という小開口があることを観察する（**図 7.51**）。

5. **強膜** sclera を同定する。強膜は眼球の線維性被膜の後ろ 5/6 を占める白色部分である。強膜は**角膜** cornea に続い

ている。角膜は眼球の線維性被膜の前 1/6 を占める透明の部分である。

6. **虹彩** iris を同定する。虹彩は角膜を通してみえる有色の隔膜である。虹彩が**瞳孔** pupil を取り囲んでいる。瞳孔は眼球の中央に開いた穴であり，光は瞳孔を通って眼に入ってくる。

7. 下眼瞼を少しめくり返して，**眼瞼縁** margin of the eyelid が平坦で分厚く，**睫毛**が 2 ないし 3 の不規則な列をなしていることを観察する。

結膜

アトラスを参照して，以下の構造を生体の眼と比較しながら学ぶ（**図 7.49**）。［**ネ** 83, **カ** 134］

1. 眼瞼と眼球を含む眼窩の前面は，結膜という特別な保護粘膜で覆われている。眼球の表面を覆う結膜は**眼球結膜** bulbar conjunctiva と呼ばれる。眼球結膜は眼瞼の内側の表面を覆う**眼瞼結膜** palpebral conjunctiva に連続している。［**ネ** 83］

2. **上・下結膜円蓋** superior and inferior conjunctival fornices（ラテン語で *fornix* は「弓」という意味）は，眼球結膜と眼瞼結膜の移行部である。

3. 眼球結膜と眼瞼結膜の間の潜在的空間は**結膜嚢** conjunctival sac と呼ばれる（**図 7.49**）。

解剖の手順

眼瞼と涙器 ［**ネ** 83, 84, **カ** 135］

眼瞼と涙器の解剖は左眼だけで行う。

1. **眼輪筋** orbicularis oculi muscle の起始・停止を確認する（**表 7.4**）。

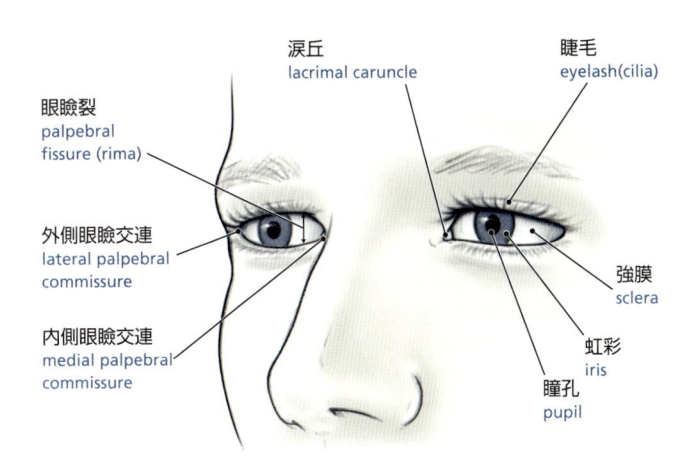

図 7.48　眼の体表解剖

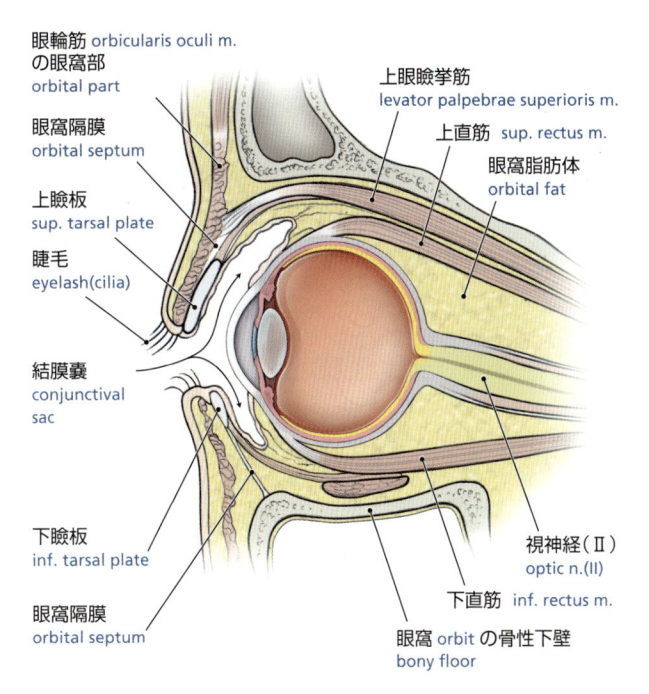

図 7.49　眼窩（傍矢状断面）

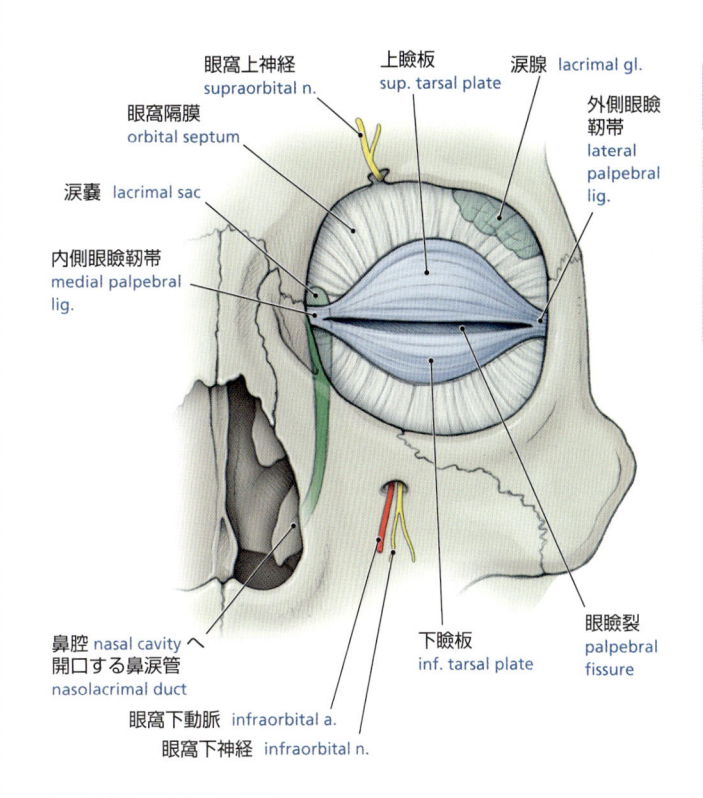

図 7.50　眼窩隔膜と瞼板

2. プローブで**眼輪筋の眼窩部** orbital portion of the orbicularis oculi muscle の外側部分を剥離して，内側にひるがえす。

3. 薄い**眼輪筋の眼瞼部** palpebral portion of the orbicularis oculi muscle を背面の**瞼板** tarsal plate から剥離して内側にめくり返す。

4. アトラスを参照して，**眼窩隔膜** orbital septum を同定する。眼窩隔膜は眼窩縁の骨膜と眼瞼板に付着する板状の結合組織である（**図 7.49**，**図 7.50**）。眼窩隔膜が眼窩内容と顔面の皮下組織とを隔てている。

5. 眼瞼の形をつくり出す**瞼板**を同定する（**図 7.50**）。上眼瞼を上方に引いて眼窩の後面に沿って上瞼板の形を観察する。**瞼板腺** tarsal gland が各瞼板の裏面に埋まっていることを確認する。瞼板腺は，睫毛の裏側の小開口部から眼瞼縁に油性の物質を分泌する。この分泌物は眼から涙があふれ出るのを防ぐ。

6. アトラスを参照して**涙腺** lacrimal gland を前頭骨の涙腺窩で同定する。（**図 7.51**）。

7. 遺体で涙腺を探すには，メスで左の眼窩の上外側1/4にある眼窩縁に付着している眼窩隔膜を切開する。

8. 切開部にプローブを通して涙腺窩から涙腺を取り外す。涙腺から排出された涙は6〜10本の導管によって上結膜円蓋に注ぐ（**図 7.51**）。

9. 頭蓋骨標本で，眼窩縁の内側にある**涙嚢溝** lacrimal groove を同定する。上顎骨の**前涙嚢稜** anterior lacrimal crest が涙嚢溝の前縁を形づくることを確認する。**内側眼瞼靱帯** medial palpebral ligament は前涙嚢稜に付着し，**涙嚢** lacrimal sac は涙嚢溝の中で内側眼瞼靱帯の後方にある（**図 7.50**）。

10. 2本の**涙小管** lacrimal canaliculi が涙液を眼の内眼角から涙嚢へ運ぶ。涙嚢から下方へ**鼻涙管** nasolacrimal duct が伸びて下鼻道に開く（**図 7.51**）。

11. 涙液は涙腺から眼球を横切り内眼角へ流れる。泣くときには，大量の涙液が涙小管から排出しきれずに涙となって下眼瞼からあふれ出る。泣くときに特徴的な鼻すすりは鼻腔への涙の流入量が増加するためである。

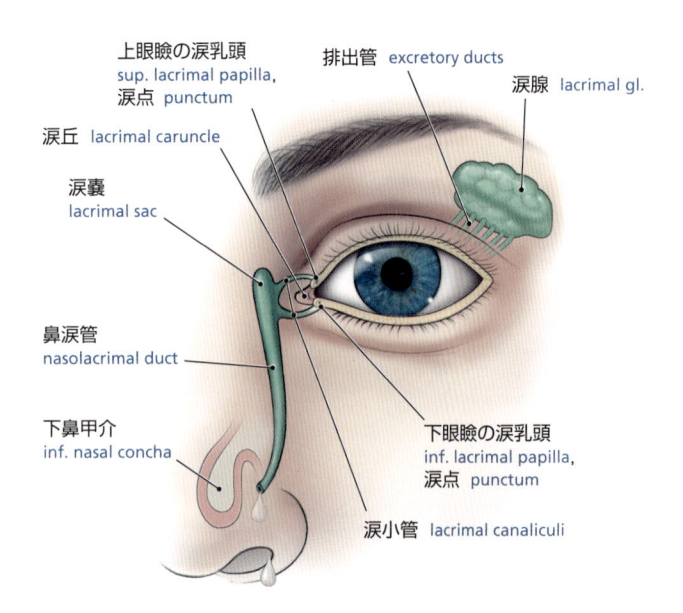

上眼瞼の涙乳頭 sup. lacrimal papilla, 涙点 punctum
排出管 excretory ducts
涙腺 lacrimal gl.
涙丘 lacrimal caruncle
涙嚢 lacrimal sac
鼻涙管 nasolacrimal duct
下鼻甲介 inf. nasal concha
下眼瞼の涙乳頭 inf. lacrimal papilla, 涙点 punctum
涙小管 lacrimal canaliculi

図 7.51　涙器を構成する構造物

臨床との関連

瞼板腺

　瞼板腺の導管が閉塞すると霰粒腫（嚢胞）が生じる。霰粒腫は瞼板の深層，瞼板と結膜の間にできる。これに対し，麦粒腫は睫毛嚢に付属する皮脂腺の炎症であり，瞼板の表層に生じる。

上方からのアプローチによる右眼窩の解剖
［ネ 88，カ 138］

　上方からの解剖は右眼でのみ行う。

1. 前頭蓋窩の底面で前頭骨の眼窩部をノミの柄の先を使って割り，骨にひびを入れる。ピンセットか骨鉗子で骨片を取り除く。
2. 骨鉗子で**眼窩上壁** roof of the orbit の開口部を広げ，できるだけ眼窩上縁の近くまで眼窩上壁を除去しておく（**図7.52**）。
3. 前方では前頭骨の**前頭洞** frontal sinus が眼窩上壁まで広がっていることがある。内側では**篩骨蜂巣** ethmoidal cell が眼窩上壁に広がることがある。このような遺体では，それら副鼻腔の内面を覆う粘膜を除去し，さらにもう1枚のうすい骨を除去して眼窩を開放する必要がある。
4. **眼窩骨膜** periorbita を同定する。眼窩骨膜は眼窩天井面の直下で骨を裏打ちする膜である。
5. プローブを眼窩上壁と眼窩骨膜の間で後方に押し込んでみる。プローブは蝶形骨小翼の下方に続いて上眼窩裂を通り，中頭蓋窩に達するはずである。プローブを持ち上げて蝶形骨の小翼を割る。
6. 骨鉗子で破壊した小翼の骨片を除去する。さらに視神経管の上壁を剥がし取り，前床突起を除去する（図

7.52）。
7. 眼窩骨膜を透かして前頭神経が観察できる。
8. 眼窩先端部から眼窩上縁の中点にかけて，前頭神経を傷つけないよう注意しながら眼窩骨膜をハサミで切る。
9. ピンセットで眼窩骨膜を持ち上げて深部の構造から離し，眼窩上縁の近くで眼窩骨膜に横切開を加える。眼窩骨膜の薄片をプローブで剥離してハサミで切り取る。

眼窩の内容

　以下の右眼球の解剖においては，細いプローブ（あるいはゾンデ）と細いピンセットを使って行う。筋，神経，血管の間にある脂肪はピンセットで取り除く。

1. アトラスと遺体で，前頭神経，涙腺神経，滑車神経が外眼筋の上方を通って眼窩先端部へ向かうことを確認する。
2. 眼窩先端部から眼窩上縁に向かって走行する**前頭神経** frontal nerve（三叉神経第1枝の分枝）を同定する（**図7.52**）。前頭神経を前方にたどり，**滑車上神経** supratrochlear nerve と**眼窩上神経** supraorbital nerve に分かれることを観察する。
3. 眼窩の外側壁で**涙腺神経** lacrimal nerve（三叉神経第1枝の分枝）を同定する。この神経は前頭神経の外側で上眼窩裂を通過する。涙腺神経が前頭神経に比べてはるかに細いことを観察する（**図7.52**）。涙腺神経を

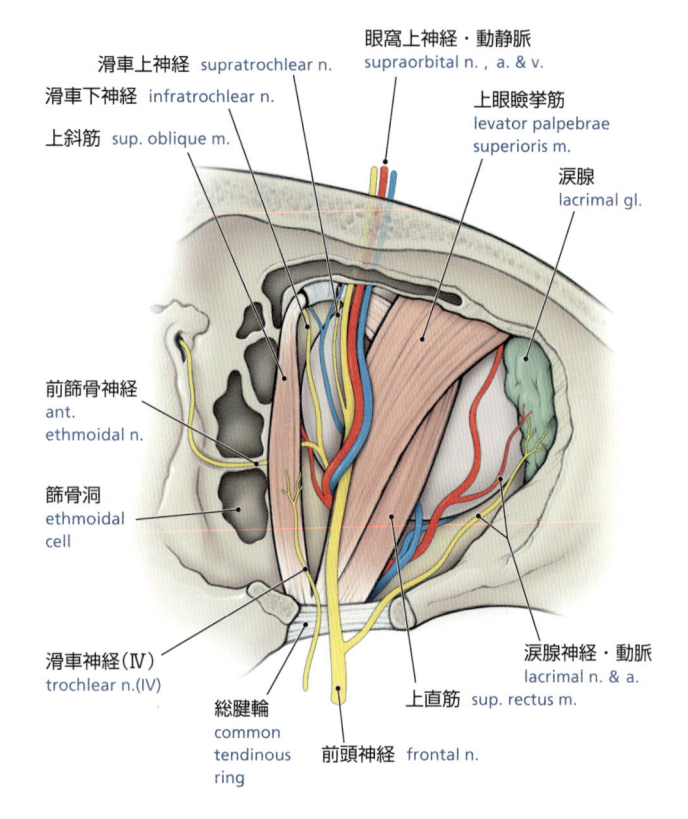

滑車上神経 supratrochlear n.
滑車下神経 infratrochlear n.
上斜筋 sup. oblique m.
眼窩上神経・動静脈 supraorbital n., a. & v.
上眼瞼挙筋 levator palpebrae superioris m.
涙腺 lacrimal gl.
前篩骨神経 ant. ethmoidal n.
篩骨洞 ethmoidal cell
滑車神経（Ⅳ）trochlear n.(Ⅳ)
総腱輪 common tendinous ring
前頭神経 frontal n.
上直筋 sup. rectus m.
涙腺神経・動脈 lacrimal n. & a.

図 7.52　右眼窩（上面）

涙腺へ向かって前外方にたどる。

4. 眼窩の内側壁で**滑車神経** trochlear nerve（Ⅳ）を同定する。この神経は前頭神経の内側で上眼窩裂を通過する（図 7.52）。滑車神経を**上斜筋** superior oblique muscle の上縁までたどる。滑車神経は通常，上斜筋上縁の後ろ 1/3 あたりで上斜筋へ入る。

5. 前述した神経を温存しつつ，ピンセットで脂肪組織を取り除いて**上眼瞼挙筋** levator palpebrae superioris muscle の上面を露出する（図 7.49，図 7.52）。上眼瞼挙筋は上眼瞼に停止して眼瞼を引き上げる。

6. できるだけ前方で上眼瞼挙筋を切断して後方へめくり返す。

7. 上眼瞼挙筋の直下にある**上直筋** superior rectus muscle を同定する（図 7.49，図 7.52）。上直筋を掃除し，上直筋が薄く幅の広い腱で眼球に停止していることを観察する。

8. 上直筋を眼球の近くで横に切断し，断端を後方へめくり返す（図 7.53）。**動眼神経** oculomotor nerve（Ⅲ）上枝の一部が上直筋の下面に達するのを確認する。上枝の別の枝は上直筋の内側を回り込み，上眼瞼挙筋を支配する。[ネ 88，力 139]

9. 眼窩の内側で**上斜筋**を剖出し，前方にたどる（図 7.53）。上斜筋の腱が滑車 trochlea（ラテン語で *trochlea* は「滑車」という意味）を通り抜け，鋭角に折れ曲がって眼球の後外側に停止することを確かめる。

10. 眼窩の外側で**外側直筋** lateral rectus muscle を剖出する（図 7.53）。外側直筋は 2 頭を持ち，**総腱輪** common tendinous ring から起こる。

11. アトラスを参照して，総腱輪は視神経管と上眼窩裂の一部を取り巻き，4 つの直筋の起始部となっていることを確認する。[ネ 88，力 139] 視神経（Ⅱ），鼻毛様体神経，動眼神経，外転神経（Ⅵ）が総腱輪を通り抜ける。

12. ハサミで総腱輪を上直筋と外側直筋の間で切る。これで総腱輪を通過するすべての構造物が露出される。

13. 眼窩先端部の近くの外側直筋の内側で**外転神経** abducent nerve（Ⅵ）を同定する（図 7.53）。外転神経が外側直筋の 2 頭の間を通り，外側直筋の内側面に入ること確認する。

14. 三叉神経第 1 枝の分枝である**鼻毛様体神経** nasociliary nerve を同定する（図 7.53）。鼻毛様体神経を眼窩内で斜めにたどり，前頭神経よりはるかに細いことを観察する。鼻毛様体神経は視神経の上を横切り，さらにいくつかの**長毛様体神経** long ciliary nerve を眼球の後半部へ分枝する。

15. 鼻毛様体神経を眼窩の内壁へ向かってたどり，**前篩骨神経** anterior ethmoidal nerve を同定する。この神経は前篩骨孔を通る。前篩骨神経は鼻毛様体神経の枝であり，鼻腔粘膜の一部を支配する。前篩骨神経

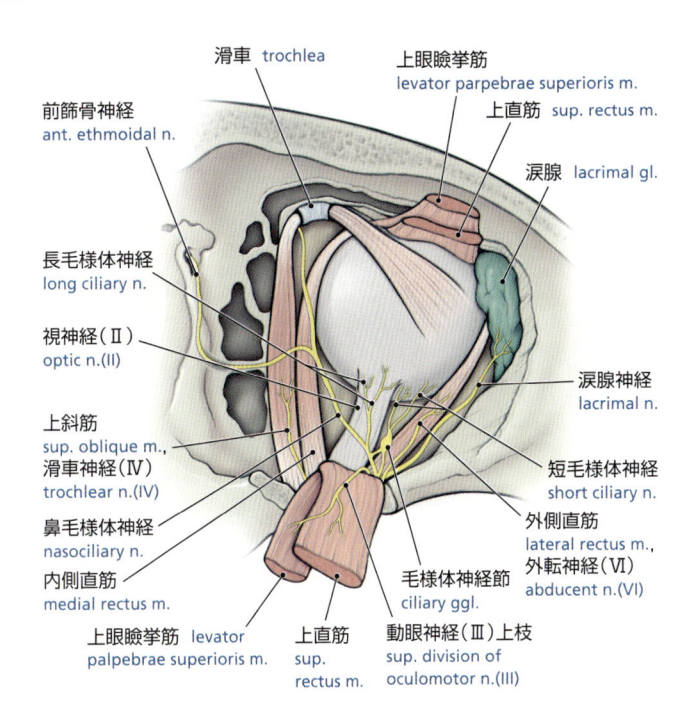

図 7.53 　右眼窩の深部（上面）

の終枝は鼻の尖端の皮膚へ分布する**外鼻枝** external nasal nerve である。

16. 眼窩内で**上眼静脈** superior ophthalmic vein を同定する。内眼角で上眼静脈が顔面静脈の枝である眼角静脈と吻合することをアトラスで確認する。[ネ 87]

17. 眼窩内の他の構造物がよくみえるように，上眼静脈は除去してもよい。

18. 中頭蓋窩で，海綿静脈洞外壁の中を走行する**動眼神経**を同定する。動眼神経は上眼窩裂を通って眼窩に至ると 2 つの部分に分枝し，**上枝** superior division は上眼瞼挙筋と上直筋に分布する。一方，**下枝** inferior division は内側直筋，下直筋，下斜筋に分布する。なお**内側直筋** medial rectus，**下直筋** inferior rectus，**下斜筋** inferior oblique muscle は上方からのアプローチではみえにくいので，前方からのアプローチで同定する。

19. **毛様体神経節** ciliary ganglion を同定する。この神経は副交感神経節であり，視神経と外側直筋の間にある。毛様体神経節は神経の小さな結び目のようにみえる。その直径は約 2 mm で，眼窩先端部より約 1 cm 前方にある（図 7.53）。短毛様体神経は毛様体神経節と眼球の後面をつなぐ。教科書で，毛様体神経の自律神経としての働きを復習する。

20. **視神経** optic nerve（Ⅱ）を同定する（図 7.53）。視神経は，実際は脳の一部であり，そのため脳を取り巻く 3 枚の膜（硬膜・クモ膜・軟膜）で覆われている。

21. 内頸動脈から分岐する**眼動脈** ophthalmic artery を同定する（図 7.54）。眼窩内での眼動脈の走行を観察する。眼動脈は，通常，視神経の上方を横切り，眼窩の

7

頭頸部

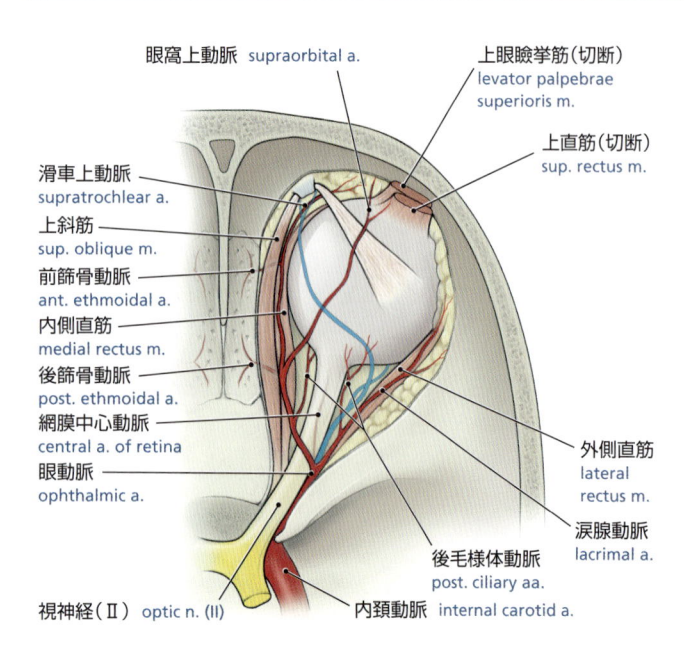

図 7.54　右眼窩内での眼動脈の分枝

（図中ラベル）

眼窩上動脈 supraorbital a.
上眼瞼挙筋（切断）levator palpebrae superioris m.
滑車上動脈 supratrochlear a.
上斜筋 sup. oblique m.
前篩骨動脈 ant. ethmoidal a.
内側直筋 medial rectus m.
後篩骨動脈 post. ethmoidal a.
網膜中心動脈 central a. of retina
眼動脈 ophthalmic a.
視神経（Ⅱ）optic n. (II)
上直筋（切断）sup. rectus m.
外側直筋 lateral rectus m.
涙腺動脈 lacrimal a.
後毛様体動脈 post. ciliary aa.
内頚動脈 internal carotid a.

内側壁に至る。

22. プローブで，眼動脈から分枝し眼球を栄養する後毛様体動脈を慎重に引き出す。

臨床との関連

眼静脈

　眼角静脈と上・下眼静脈の吻合は臨床上重要である。上唇，頬，額の感染は顔面静脈，眼角静脈を経て眼静脈へ広がり，さらに海綿静脈洞へ広がる。これにより海綿静脈洞に生じた血栓症が外転神経を巻き込み，外側直筋の機能不全を引き起こす。

前方からのアプローチによる左眼窩の解剖
［ネ 84, 86, カ 136］

1. プローブで結膜嚢を探る。眼球結膜が強膜に付着し，眼瞼結膜につながって，眼瞼の内側面につくことを確認する（図 7.49）。
2. 上下の眼瞼と眼窩隔膜をハサミで取り除く。
3. 眼窩を前面から観察して，涙腺 lacrimal gland が上外側に位置すること，滑車 trochlea が上内側に位置することを観察する。
4. 眼球をそっと持ち上げて，下斜筋 inferior oblique muscle の起始部が下内側にあることを観察する。
5. 外眼筋の眼球への起始・停止・作用・神経支配を復習する（表 7.6）。
6. プローブで各直筋の腱を持ち上げ，ハサミで切断する（図 7.55）。
7. ピンセットで外側直筋をしっかり把持して前方に引き，眼球を内転させる（内側に向ける）。
8. 眼球の外側に沿って，ハサミで眼窩内の視神経を切断する。
9. さらに眼球を前方に引き出し，眼球の表面近くで上・下斜筋の腱を切断する。
10. 眼球を眼窩から取り出す。
11. 眼球を摘出後の眼窩を学ぶ（図 7.56）。ピンセットで眼窩の後半部から脂肪組織を取り出す。
12. 下斜筋へ続く神経を探し，後方にたどると**動眼神経の下枝** inferior division of the oculomotor nerve（Ⅲ）にたどり着く。［ネ 85, カ 137］
13. 4 つの直筋を**総腱輪** common tendinous ring からの起始部までたどる。
14. 総腱輪を通過する以下の構造物（**視神経** optic nerve〈Ⅱ〉，**網膜中心動脈** central artery of the retina，**動眼神経の上・下枝** superior and inferior division of the oculomotor nerve，**外転神経** abducent nerve〈Ⅵ〉，**鼻毛様体神経** nasociliary nerve）を同定する（図 7.56）。
15. 視神経の断面を観察し，小さな黒い点のようにみえる網膜中心動脈を探す。
16. もし摘出した眼球の状態が良好であれば，新しいメスの刃を用いて眼球の冠状断をつくる。
17. 後方の硝子体腔から，**硝子体** vitreous body を取り除く。
18. **水晶体** lens が前眼房と後眼房を分けることを観察する（図 7.57）。遺体によっては人工レンズに置換されているかもしれない。
19. 眼は 3 層構造になっている。強膜（後ろ 5/6）と角膜（前 1/6）で構成される**眼球線維膜（眼球外膜）** fibrous（outer）layer を同定する。［ネ 89, カ 140］
20. 脈絡膜 choroid，**毛様体** ciliary body，**虹彩** iris で構成される**眼球血管膜（眼球中膜，ブドウ膜）** vascular（middle）layer を同定する。
21. プローブで，部分的に剥がれている**網膜** retina をそっと動かしてみる。網膜は**眼球神経膜（眼球内膜）** nervous（inner）layer を構成する。網膜が**視神経円板** optic disc（**盲点** blind spot）の近くで後方に付着していることを観察する。ここで視神経や網膜血管が出入りする。
22. 状態のよい遺体では，**黄斑** macula が同定できるかもしれない。黄斑は人間において最も鋭敏な視覚の中心部であり，網膜後面にある。
23. 摘出した眼球は学習後に組織コンテナに入れる。

復習

1. 頭蓋骨標本で，眼窩の辺縁，壁，先端部の開口を形づくる骨について確認する。中頭蓋窩を見直し，視神経管，上眼窩裂を復習する。
2. 遺体で，海綿静脈洞の外側壁に沿って走行し，上眼窩裂を通り抜け，眼窩先端部に到達する神経について復習する。これらの神経それぞれの眼窩内での経路や機能を復

表7.6　外眼筋

筋		起始	停止	作用	神経支配
上眼瞼挙筋	levator palpebrae superioris	蝶形骨	上瞼板	上眼瞼の挙上	動眼神経上枝(Ⅲ)
上直筋	superior rectus	総腱輪	強膜(前上面)	眼球の上転，内転	
上斜筋	superior oblique	蝶形骨	強膜(後外側上面)	眼球の下転，内転，外転	滑車神経(Ⅳ)
外側直筋	lateral rectus	総腱輪	強膜(前外側面)	眼球の外転	外転神経(Ⅵ)
内側直筋	medial rectus		強膜(前内側面)	眼球の内転	動眼神経下枝(Ⅲ)
下直筋	inferior rectus		強膜(後外側下面)	眼球の下転，内転	
下斜筋	inferior oblique	上顎骨	強膜(前下面)	眼球の上転，外旋，外転	

● 作用は眼の neutral position に基づく表記

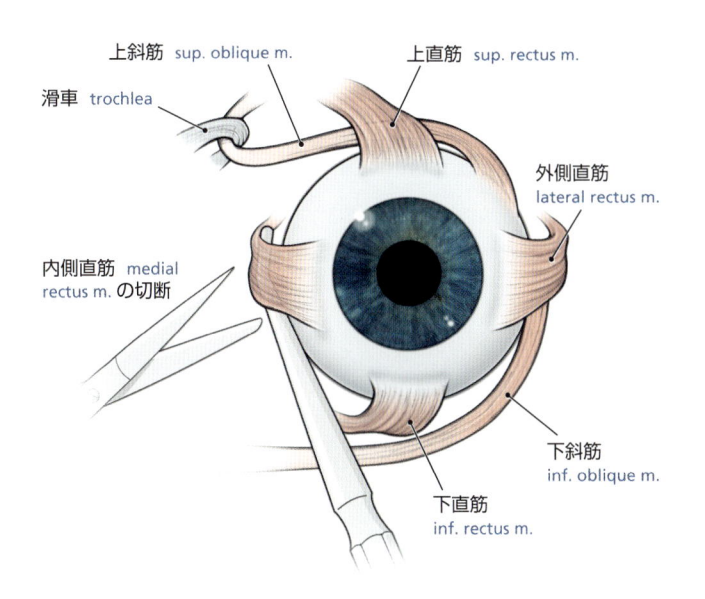

図7.55　左の外眼筋の切開方法

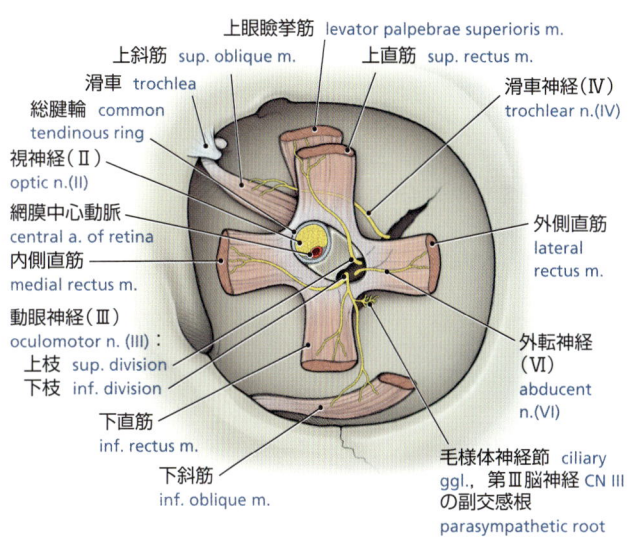

図7.56　左眼窩(前面)。総腱輪と4つの直筋，第Ⅱ，Ⅲ，Ⅳ，Ⅵ脳神経の関係

習する。

3. 海綿静脈洞を貫通する内頚動脈の走行経路を復習し，視神経との関係を復習する。眼動脈の起始と眼窩・視神経管での走行を確認する。

4. 視神経の走行を復習する。

5. 遺体で，6つの外眼筋と上眼瞼挙筋の起始・停止を復習する。

6. アトラスを参照して，各外眼筋と眼球運動との関連について復習する。

7. 毛様体神経節の副交感神経節前線維の由来や神経節から眼球への節後線維の経路について復習し，毛様体神経節に支配される2つの平滑筋の機能を説明する。

環椎後頭関節と頭蓋の脱関節

解剖の概要

　頚部臓器へ後方からアプローチするためには頭部を脊柱から取り外さなければならない。

以下の順に解剖を行う。

① 咽頭後隙を，頭蓋底から胸郭上口まで広げる。

② 頭蓋骨を脊柱から取り外す。

③ 頚部の神経と血管を観察する。

後頭下部の骨格

　交連骨格標本で，以下の構造を確認する。[ネ 19, 22, 23, カ 194]

1. **環椎** atlas(第1頚椎〈C1〉)には椎体がなく，**軸椎** axis(第2頚椎〈C2〉)には**歯突起** dens があることを確認する。歯突起は環椎の椎体が発生の過程で軸椎に癒合したものである(図 7.58)。

2. 環椎の正中で**後弓** posterior arch と**後結節** posterior tubercle，および**前弓** anterior arch と**前結節** anterior tubercle を同定する。環椎には棘突起がない(図 7.58)。

3. **環椎横靭帯** transverse ligament of the atlas が歯突起を環椎の前弓に関節させている(図 7.58)。

4. 環椎の両側の上面で**上関節面**が水平であることを確認する(図 7.58)。交連骨格標本で，頭蓋底で環椎の上関節面と**後頭顆** occipital condyle が**環椎後頭関節** atlanto-occip-

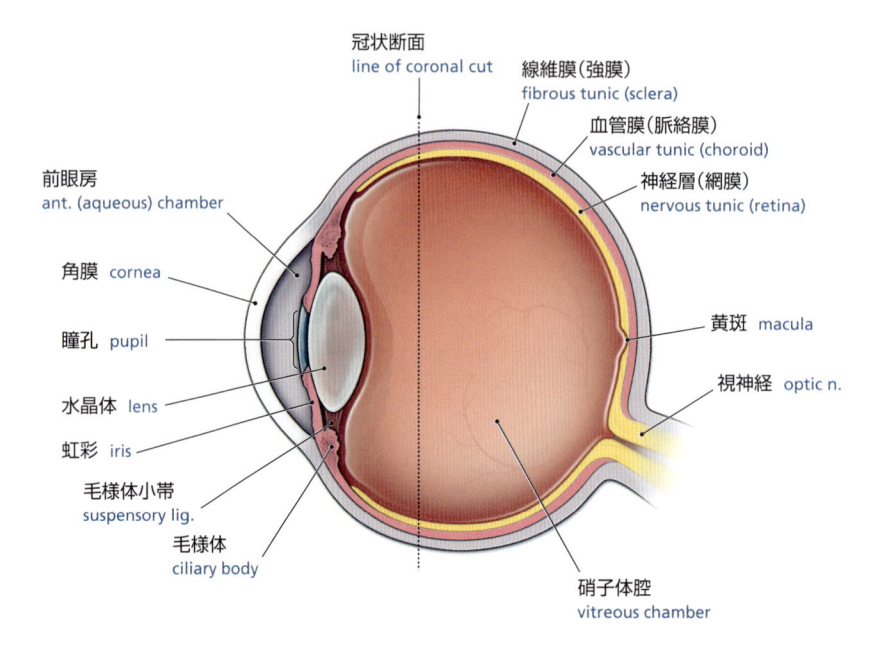

図7.57　眼球内部（矢状断面）

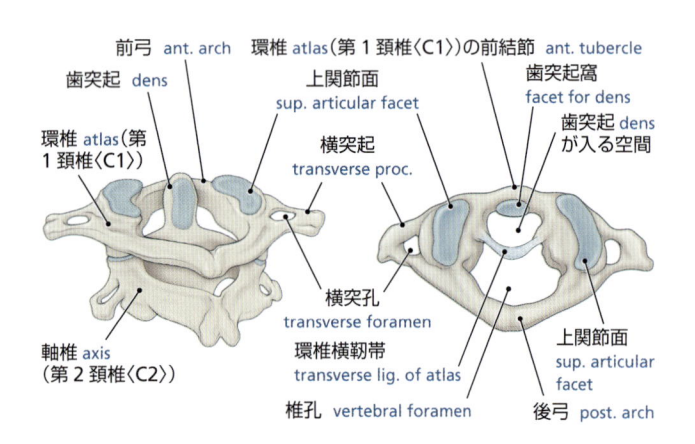

図7.58　環軸関節の骨格と靭帯

ital joint を形成していることを確認する。この関節は頭部と頚部の間で，うなずくこと（「はい」と答える動作）を可能にしている。

5. 軸椎の両側の上面で環椎と接する**上関節面**を同定する。交連骨格標本で，環椎と軸椎の関節が**環軸関節** atlanto-axial joint を形成していることを確認する。この関節は頭部と頚部の間で，回旋運動（「いいえ」の動作）を可能にしている。

6. **大後頭孔** foramen magnum 前方の**咽頭結節** pharyngeal tubercle がざらざらしていることを確認する（**図7.59**）。

7. 後頭骨の下方から大後頭孔をみて（**図7.59**），大後頭孔を通る構造物（脳幹，左右の椎骨動脈，左右の副神経〈XI〉の脊髄根）を復習する。［**ネ**10，**カ**32］

8. **舌下神経管** hypoglossal canal を同定し（**図7.59**），舌下神経（XII）が通ることを復習する。

9. **頚静脈孔** jugular foramen を同定し（**図7.59**），舌咽神経（IX），迷走神経（X），副神経，S状静脈洞からの静脈（訳注：内頚静脈）がここを通ることを復習する。

解剖の手順

咽頭後隙

1. 頚部の解剖に戻る。両側で頚神経叢の皮枝（頚横神経，大耳介神経，小後頭神経）の断端をまとめて後方にめくり返し脊柱側につけたままにする。

2. 両側の胸鎖乳突筋の前縁と後縁を乳様突起まで剖出する。

3. 胸鎖乳突筋を上方にめくり返す際に，副神経を切らないように気をつける。

4. 指で左右の頚動脈鞘の後方に隙間をつくる。左右の指を正中に向けて頚部内臓区画の後方で互いに触れるまで押し込む。

5. **咽頭後隙** retropharyngeal space に指を差し入れて，内臓と頚筋膜の気管前葉を前方に，脊柱管と頚筋膜の椎前葉を後方に押し広げる（**図7.60**）。

6. プローブを頚動脈鞘の後方から入れて，頚部の咽頭後隙を完全に横断する。プローブを置いたまま，指で後頭骨底部まで上方に剥がす。指で下方にたどり，咽頭後隙が縦隔まで広がっていることを確認する。

頭部の関節離断

後頭骨はくさび形に切断してある。この切断を利用して環椎後頭関節のところで頭部を脊柱から離断する。

1. 遺体を背臥位にして，頭蓋底部で頚静脈孔を通る構造物（副神経など）が同定できるまで頭部を回旋する。これらの構造物が頭部についた状態にしておくため，両側で位置を確かめておく。

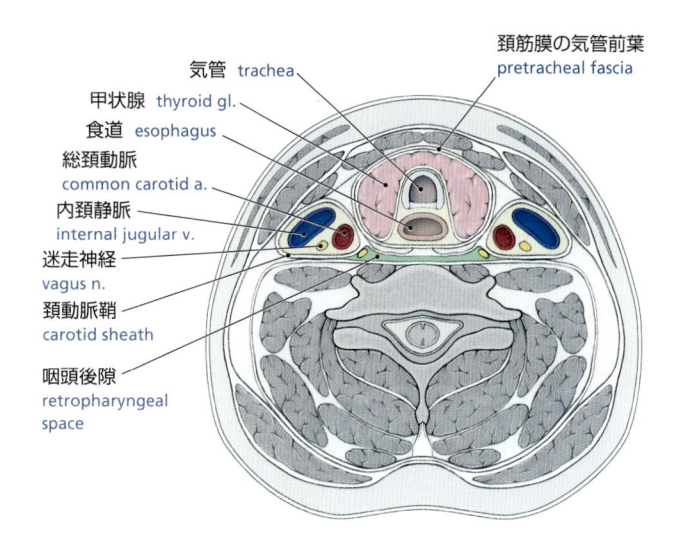

気管 trachea
甲状腺 thyroid gl.
食道 esophagus
総頚動脈 common carotid a.
内頚静脈 internal jugular v.
迷走神経 vagus n.
頚動脈鞘 carotid sheath
咽頭後隙 retropharyngeal space
頚筋膜の気管前葉 pretracheal fascia

図 7.60　頚部の咽頭後隙（横断面）

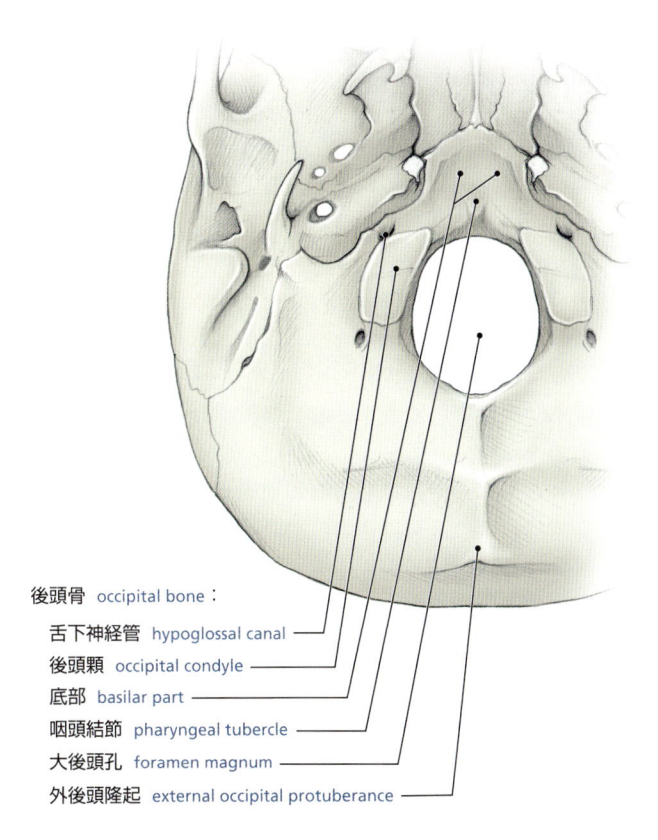

後頭骨 occipital bone：

舌下神経管 hypoglossal canal
後頭顆 occipital condyle
底部 basilar part
咽頭結節 pharyngeal tubercle
大後頭孔 foramen magnum
外後頭隆起 external occipital protuberance

図 7.59　後頭骨（下面）

2. 薄いノミを環椎後頭関節にあわせて頭蓋骨底部沿いに滑り込ませる。

3. メスで関節包を切開し，ノミで関節面を離す。この操作を両側で繰り返す。背臥位で関節に到達するのが難しければ，遺体を腹臥位にしてもよい。

4. 頭部を頚部から取り外すために，頭長筋と前頭直筋，前環椎後頭膜を切断する。頭部を前方に押し出してメスを咽頭後隙の最上部に入れ，付着している結合組織を切断する。環椎から頭部が外れるまで頭部を前方にそっと押し出し続ける。頭部には咽頭が付着している。

5. 頭部を完全に引き離したところで，**交感神経幹** sympathetic trunk と**上頚神経節** superior cervical sympathetic ganglion を頚部脊柱管の前面で同定する。

6. 右側で，**内頚動脈神経**を温存しつつ，交感神経幹を分離しておく。

7. 右交感神経幹と上頚神経節を，頭部，頚部臓器，付帯する神経・血管とともに前方にめくり返し，胸部の上に頭部の顎をのせる。

8. めくり返した頭蓋の底部の後方から，頚静脈孔と舌下神経管を通る構造物を確認する。

椎前部と椎外側部［ネ 131，カ 186］

1. 頚部の脊柱の前面で**頚筋膜の椎前葉** prevertebral fascia を調べる。椎前筋膜が椎前筋（**頭長筋** longus colli

muscle と **頭長筋** longus capitis muscle）と椎側筋（**前・中・後斜角筋** anterior, middle, and posterior scalene muscle）を覆っていることを観察する（図 7.61）。

2. 頚部の脊柱の左側で，**交感神経幹** sympathetic trunk の**上・中・下頚神経節** superior, middle, and inferior cervical ganglia を同定する。しばしば下頚神経節は第 1 胸神経節と癒合し，**頚胸（星状）神経節** cervicothoracic (stellate) ganglion を形成する。

3. **灰白交通枝** gray rami communicantes が，交感神経節と頚神経の前枝を連絡することを観察する。

4. 第 5～第 8 頚神経（C5-C8）の前枝がどのように腕神経叢に加わるか復習する。

5. 左右の椎骨動脈を第 6 頚椎の横突孔までたどる。アトラスを参照して，椎骨動脈が頚部を上行し，横突孔の中で大事に保護されていることを理解する。

6. 頭蓋骨を外した頚部の断端を上方からみて，第 1 頚椎の横突孔から椎骨動脈が現れるのを確認する。左右の椎骨動脈が上行し，大後頭孔を通って頭蓋に入り，脳底動脈を形成することを復習する。

復習

1. 頭蓋骨標本で，後頭骨の構造物を確認する。

2. 遺体で，大後頭孔，舌下神経管，頚静脈孔を通る構造物を復習する。

3. 交感神経幹の上胸部から頭蓋底までの走行を復習する。

4. 腕神経叢の根の起始と互いの関係を復習する。

5. 関節離断した頭部と頚部の付帯する構造物を解剖学的位置に戻す。

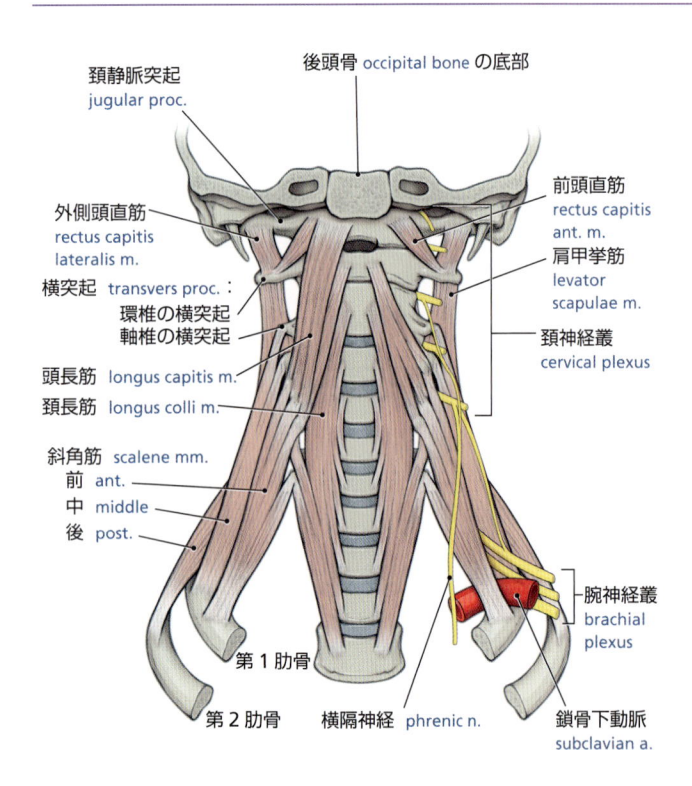

頚静脈突起 jugular proc.
後頭骨 occipital bone の底部
外側頭直筋 rectus capitis lateralis m.
前頭直筋 rectus capitis ant. m.
横突起 transvers proc.：
環椎の横突起
軸椎の横突起
肩甲挙筋 levator scapulae m.
頭長筋 longus capitis m.
頚長筋 longus colli m.
頚神経叢 cervical plexus
斜角筋 scalene mm.
前 ant.
中 middle
後 post.
腕神経叢 brachial plexus
第1肋骨
第2肋骨
横隔神経 phrenic n.
鎖骨下動脈 subclavian a.

図 7.61　椎前筋群

咽頭

解剖の概要

　咽頭は頭蓋底から輪状軟骨の下縁（第6頚椎のレベル）までの領域である。咽頭は上方から下方の順に咽頭鼻部，咽頭口部，咽頭喉頭部に区分される。アトラスを参照して，気道と消化器系が咽頭で交差することを確認しておこう。

　咽頭壁 pharyngeal wall は3層で構成されている。外層は**頬咽頭筋膜** buccopharyngeal fascia で構成され，咽頭の外膜をなしている。頬咽頭筋膜は頬筋を覆う結合組織の続きである。中層は**筋層** muscular layer であり，外側輪状筋部と内側縦走筋部からなる（内縦外輪）。最内層は**粘膜** mucous membrane であり，咽頭頭底板の形成に寄与する厚い粘膜下組織を伴っている。

　以下の順に解剖を行う。
① 咽頭の外表面を後方から解剖する。
② 咽頭神経叢を同定し**咽頭収縮筋** pharyngeal constrictor muscle の境界を確認する。
③ **茎突咽頭筋** stylopharyngeus muscle と**舌咽神経** glossopharyngeal nerve（IX）を同定する。
④ 頚動脈鞘に包まれる構造物を調べ，第IX～第XII脳神経を頭蓋底から末梢の支配領域までたどる。
⑤ 交感神経幹について学ぶ。

解剖の手順

咽頭壁の筋群［**ネ** 67，**カ** 169］

1. 遺体を背臥位にして頭部を持ち上げ，顎を胸部にのせる。これで咽頭の後面が露出されているはずである。
2. **舌骨の大角** greater horn of the hyoid bone と**甲状軟骨** thyroid cartilage の後面を触診する。
3. 咽頭後面で**頬咽頭筋膜** buccopharyngeal fascia を同定する。引き続いて各々の筋を解剖するため，**頬咽頭筋膜**を筋の後面から取り去る。
4. 咽頭後面の正中線で**咽頭縫線** pharyngeal raphe を同定する。咽頭縫線は3つの咽頭収縮筋の後方の付着部位である（図 7.62A）。
5. 下方から上方に向かって観察し，甲状軟骨の高さの咽頭後面で**下咽頭収縮筋** inferior pharyngeal constrictor muscle を同定する（図 7.62B）。
6. 下咽頭収縮筋は前方の起始部によって，**甲状咽頭部** thyropharyngeus part と**輪状咽頭部** cricopharyngeus part に区別される（図 7.62）。輪状咽頭部の筋線維は食道を構成する輪状の筋に続いている。
7. 舌骨の大角の高さで**中咽頭収縮筋** middle pharyngeal constrictor muscle を同定する（図 7.62B）。中咽頭収縮筋の下部が下咽頭収縮筋の深部にあることを観察する。
8. 中咽頭収縮筋の上方で**上咽頭収縮筋** superior pharyngeal constrictor muscle を同定する（図 7.62A）。上咽頭収縮筋の下部が中咽頭収縮筋の深部にあることを観察する。頬咽頭筋膜をすべての咽頭収縮筋の後面から除去する。
9. 咽頭収縮筋群の起始・停止・作用を復習する（**表 7.7**）。
10. 鈍的に上咽頭収縮筋を剖出し，この筋の上縁を明瞭にする。**咽頭頭底板** pharyngobasilar fascia を同定する。咽頭頭底板は，密性結合組織膜で上咽頭収縮筋の上縁を頭蓋底につなぎ止めている。
11. **茎突咽頭筋** stylopharyngeus muscle を同定する。この筋は舌骨大角の約一横指上方で咽頭の外側に位置している。茎突咽頭筋を上方にたどり，茎状突起の内側面の起始部に触れてみる。また，この筋が咽頭を貫くところまで下方にたどる。
12. 茎突咽頭筋が上・中咽頭収縮筋の間を通って咽頭壁に入り込むことを観察する（図 7.62A）。
13. 茎突咽頭筋の起始・停止・作用を復習する（表 7.7）。

咽頭の神経［**ネ** 71，**カ** 167］

1. プローブで，茎突咽頭筋の後面と外側面を掃除して**舌咽神経** glossopharyngeal nerve（IX）を同定する。舌咽神経は茎突咽頭筋の後面と外側面を横切り咽頭に

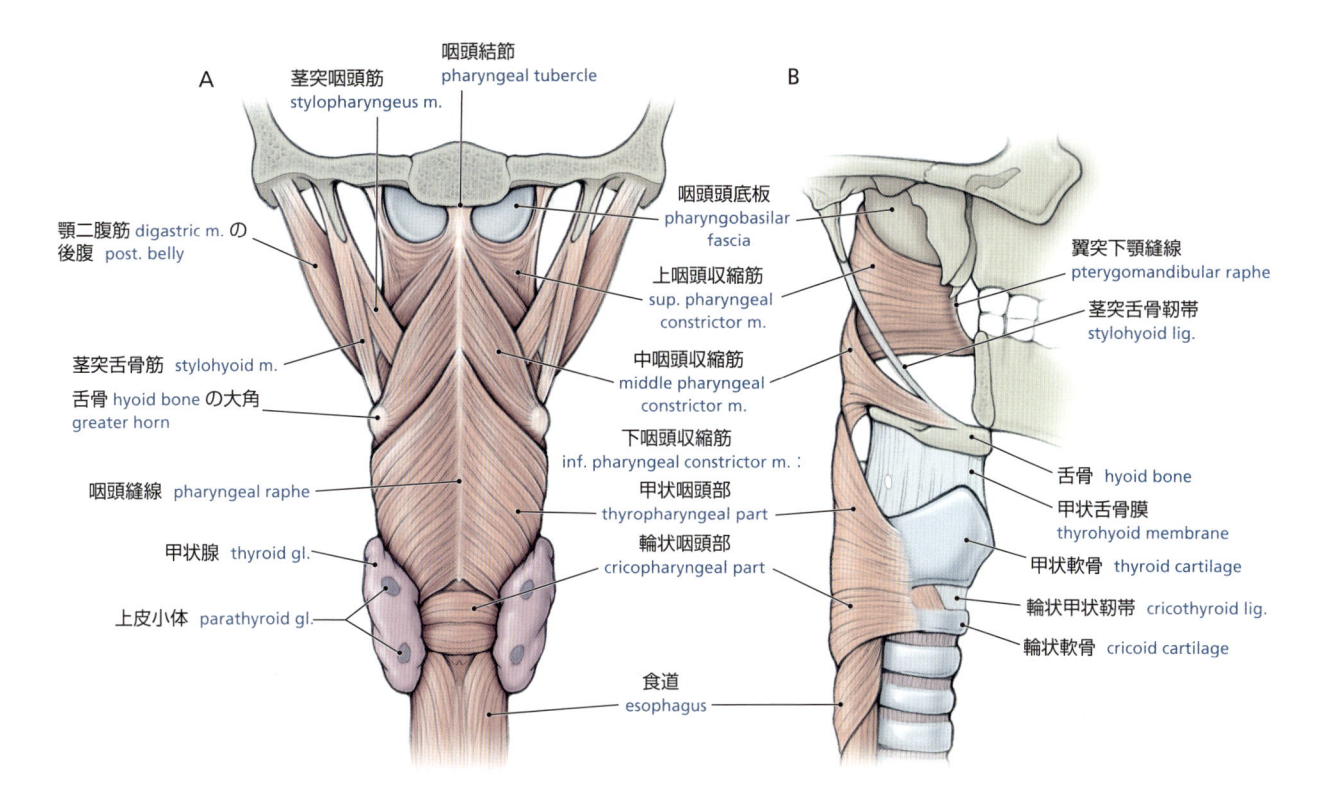

図 7.62　咽頭の筋群。A：後面。B：外側面

入る（図 7.63）。

2. 咽頭の後外側面にある**咽頭神経叢** pharyngeal plexus of nerve を同定する（図 7.63）。咽頭神経叢が舌咽神経（咽頭粘膜への感覚線維），迷走神経（茎突咽頭筋を除く咽頭筋への運動線維），上頚神経節（血管運動性交感神経線維）からの分枝を受けることを確認する。

3. **頚動脈鞘の内容物** content of the carotid sheath を後方から観察する（図 7.63）。上方では，内頚動脈は内頚静脈の内側に位置する。

4. **舌咽神経**，**迷走神経** vagus nerve（Ⅹ），**副神経** accessory nerve（Ⅸ）が**頚静脈孔** jugular foramen から出てくるところを同定する。以上の神経はこの部位では内頚静脈の内側に位置する（図 7.63）。

5. **舌咽神経**が下方で，茎突咽頭筋に沿って内頚動脈と外頚動脈の間を走行することを観察する。

6. **迷走神経**を胸郭まで下方にたどり，頚動脈鞘の中で内頚動脈と内頚静脈の後方に位置することを観察する。

7. **上喉頭神経** superior laryngeal nerve を同定する。この神経は頭蓋底の約 2.5 cm 下で迷走神経から分枝する。上喉頭神経の枝を喉頭までたどる（図 7.64）。

8. **迷走神経咽頭枝** pharyngeal branch of the vagus nerve が分枝する頭蓋底の近くで同定し，咽頭枝を咽頭神経叢までたどる。

9. **副神経**を同定する。この神経は通常，内頚静脈と内頚動脈の間を下行し，胸鎖乳突筋の深部表面に至る

（図 7.63）。

10. 顎下三角で**舌下神経** hypoglossal nerve（Ⅻ）を同定し，上後方へ頭蓋底までたどる（図 7.64）。舌下神経は内・外頚動脈の外側かつ内頚静脈の内側を走行する。

11. 遺体の右側で**上頚神経節** superior cervical ganglion と**交感神経幹** sympathetic trunk が頚動脈鞘の後内側に位置することを確認する（図 7.63）。

咽頭の開放

1. メスで，だいたい口腔の高さで正中線に沿って咽頭後壁を小さく切り開く。

2. 咽頭縫線に沿って，ハサミで切開を上下方向に広げる。上方は頭蓋底部の咽頭結節，下方は食道まで切り進める。

3. 咽頭の切開線を左右に広げる。咽頭腔は前方で 3 つの腔（鼻腔，口腔，喉頭）につながっていることを観察する（図 7.65）。

4. 咽頭の 3 つの区分（**咽頭鼻部** nasopharynx，**咽頭口部** oropharynx，**咽頭喉頭部** laryngopharynx）を同定する（図 7.65）。

5. 上方から下方の順に，**鼻中隔** nasal septum の両側にある**後鼻孔** choana（posterior nasal aperture），**口蓋垂** uvula と**軟口蓋** soft palate，**舌根** base of tongue，**喉頭蓋** epiglottis と**喉頭蓋谷** epiglottic vallecula，**喉頭入口** laryngeal inlet を同定する（図 7.65）。

表7.7 咽頭筋

筋		起始	停止	作用	神経支配
上咽頭収縮筋	superior pharyngeal constrictor	翼突鈎と翼突下顎縫線	咽頭結節と咽頭縫線	嚥下時の咽頭壁の収縮	咽頭神経叢を介する迷走神経(X)
中咽頭収縮筋	middle pharyngeal constrictor	舌骨の大角と茎突舌骨靭帯の下面	咽頭縫線		
下咽頭収縮筋	inferior pharyngeal constrictor	甲状軟骨の斜線と輪状軟骨の外側面			
茎突咽頭筋	stylopharyngeus	茎状突起	口蓋咽頭筋とともに咽頭壁(甲状軟骨の後上縁)	嚥下や発声時の咽頭と喉頭の挙上	舌咽神経(IX)

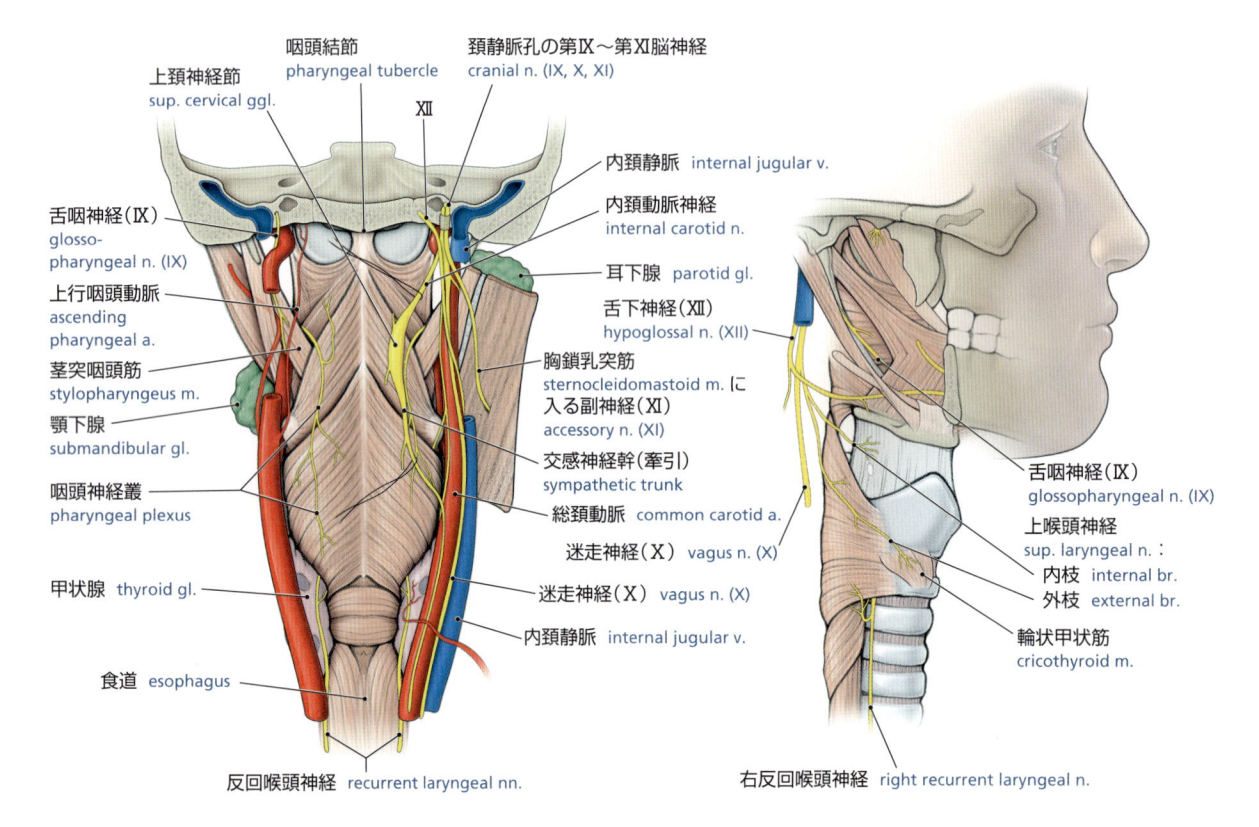

図 7.63　咽頭壁後面の神経と血管　　　　　　　図 7.64　咽頭壁外側面の神経

頭部の半切

　頭蓋の折半は，正中面に近い矢状断面に沿って行わなければならない。できるだけ正中面に近づけて切断するが，鼻中隔は温存する。鼻中隔は必ずしも正中にあるとは限らないので，左右の鼻腔をよく調べて，中隔の損傷を避けるべく鼻中隔の左右どちらで切断するかを決める。

1. 頭部の2分割は咽頭後面から始める。メスを使って，正中面に沿って**口蓋垂** uvula と**軟口蓋** soft palate を2分割する。
2. 顔を上に向けて上唇を切開し，メスを使って，選択した側で鼻中隔に平行に外鼻の軟骨を切断する。
3. 頭蓋骨を上方から下方に切断しつつ鶏冠を温存するために，鶏冠のすぐ脇にノコギリの歯をあてる。
4. 前頭骨と鼻骨を通って前頭蓋窩の底部にある篩骨まで下方に切断を進める。

5. 鼻中隔を越えたら，できるだけ構造物の正中面を通って切断するように努める。
6. 遺体が入れ歯をつけている場合は取り外す。正中面の切断を進め，蝶形骨を通り，後頭骨の底部まで達する。硬口蓋を通りノコギリが口腔に達したら切断をやめる。この時点では舌と下顎は切断しない。
7. 半切した頭部を左右に開き，舌の上面が上を向くようにする。

咽頭の内面 [ネ 64, 力 157]

1. 2分割した頭部で，**咽頭鼻部** nasopharynx が鼻の後方で軟口蓋の上方にあることを観察する（図7.65）。
2. 鼻腔から咽頭鼻部への移行部である**後鼻孔**を同定する。左右の後鼻孔が，鼻中隔の後縁で隔てられていることを観察する。[ネ 68]

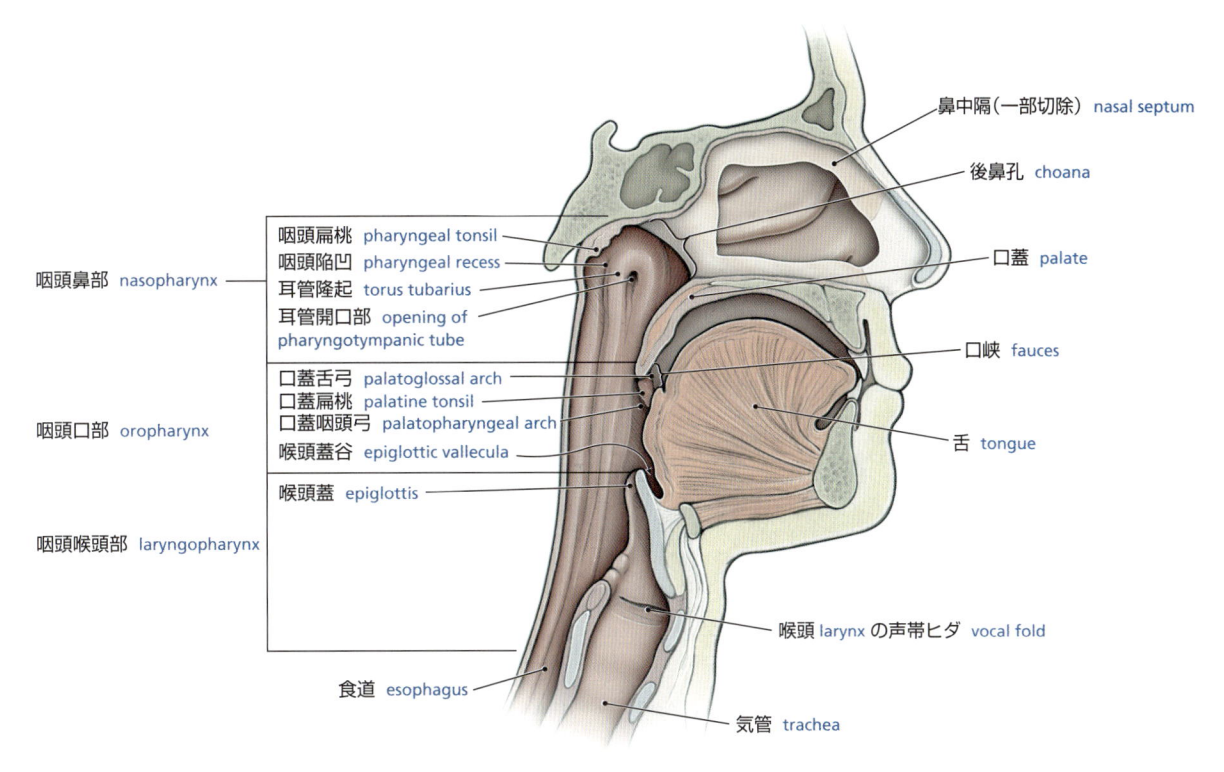

鼻中隔（一部切除） nasal septum

後鼻孔 choana

口蓋 palate

口峡 fauces

舌 tongue

咽頭鼻部 nasopharynx
- 咽頭扁桃 pharyngeal tonsil
- 咽頭陥凹 pharyngeal recess
- 耳管隆起 torus tubarius
- 耳管開口部 opening of pharyngotympanic tube

咽頭口部 oropharynx
- 口蓋舌弓 palatoglossal arch
- 口蓋扁桃 palatine tonsil
- 口蓋咽頭弓 palatopharyngeal arch
- 喉頭蓋谷 epiglottic vallecula
- 喉頭蓋 epiglottis

咽頭喉頭部 laryngopharynx

喉頭 larynx の声帯ヒダ vocal fold

食道 esophagus

気管 trachea

図 7.65　咽頭の部分

3. 咽頭鼻部の外側壁で**耳管** pharyngotympanic tube（auditory tube，Eustachian tube）開口部を同定する。

4. 耳管開口部の上方で**耳管隆起** torus tubarius を同定する（図7.65）。この隆起は耳管軟骨が粘膜に覆われてできる。

5. 耳管隆起の後下方で**耳管咽頭ヒダ** salpingopharyngeal fold を同定する。耳管咽頭ヒダは耳管咽頭筋を覆う粘膜である。

6. 耳管隆起の上後方で**咽頭陥凹** pharyngeal recess を同定する。**咽頭扁桃** pharyngeal tonsil（**アデノイド** adenoid）は咽頭陥凹の上方の粘膜内にある。

7. **咽頭口部** oropharynx は口腔の後方に位置し，上方の境界は軟口蓋の高さである。下方は喉頭蓋の高さまで及ぶ（図7.65）。

8. 咽頭口部で**口蓋舌弓** palatoglossal arch を同定する。口蓋舌弓は口腔と咽頭口部の境界線となる。口腔と咽頭口部の間の移行領域を**口峡** fauces と呼ぶ。

9. 口蓋舌弓の後方にある**口蓋咽頭弓** palatopharyngeal arch を同定する。口蓋咽頭弓は咽頭口部の外側壁を下行する。

10. 口蓋舌弓と口蓋咽頭弓の間に**口蓋扁桃** palatine tonsil が位置していることを確認する。

11. 喉頭の後方にある**咽頭喉頭部** laryngopharynx を同定する。この部分は舌骨から**輪状軟骨** cricoid cartilage の下縁までの範囲を占める（図7.65）。[ネ66, カ165]

12. 咽頭喉頭部の正中線で**喉頭口** laryngeal inlet（aditus）の上方にある**喉頭蓋** epiglottis の断端を同定する。喉

頭口の縁が喉頭蓋の後下方につらなる**披裂喉頭蓋ヒダ** aryepiglottic fold によって形成されていることをアトラスで確認する[ネ79, 80]。

13. 披裂喉頭蓋ヒダの下外側方にプローブの先をそっと押し込み，梨状陥凹 piriform recess に沿わせる。梨状陥凹は内側で**喉頭** larynx に境界され，外側では**甲状軟骨** thyroid cartilage に，後方では**下咽頭収縮筋** inferior pharyngeal constrictor muscle に境界される。

臨床との関連

アデノイド

　肥大した咽頭扁桃はアデノイドと呼ばれる。アデノイドが鼻から咽頭鼻部への空気の流れ（鼻呼吸）をせき止めるため，患者は口呼吸が必要となる。

復習

1. 咽頭収縮筋の起始・停止・作用・神経支配を復習する。

2. アトラスと遺体を見比べて，咽頭神経叢を復習する。

3. 舌咽神経，迷走神経，副神経，舌下神経を後頭蓋窩から支配領域までたどる。

4. 頚動脈鞘の内容の相互関係を復習する。

5. 咽頭の3つの部分についてそれぞれの境界と内容を復習する。

6. 分割した頭部を解剖学的位置に戻す。

鼻と鼻腔

解剖の概要

　鼻腔は左右にあり，**外鼻孔** nostril(naris)は前方からの鼻腔への入り口である。後方では，鼻腔は**後鼻孔** choana を介して咽頭鼻部に開いている。鼻腔は粘膜に裏打ちされているが，この鼻粘膜は骨や軟骨にじかに付着している。鼻腔壁の独特の形態は骨と軟骨によって形づくられる。鼻粘膜の上1/3は嗅粘膜で残りの部分は呼吸粘膜である。鼻粘膜には豊富な血管分布があり，容易に充血する。

　以下の順に解剖を行う。
① 鼻腔の骨格と鼻軟骨について学ぶ。
② 鼻中隔を調べる。
③ 鼻腔の外側壁の特徴を観察し，副鼻腔の鼻腔開口部を同定する。
④ 上顎洞を調べる。

鼻腔の骨格

　交連骨格標本と頭蓋骨標本で，前方から以下の骨構造を確認する（図7.66）。［ネ4, カ22］

1. ハート形をした**梨状口** piriform aperture を同定する。頂部は**鼻骨** nasal bone によって構成される。基底部の中央に**前鼻棘** anterior nasal spine を観察する。
2. 梨状口の縁を上方にたどり，**鼻骨**と**涙骨** lacrimal bone の間にある**上顎骨の前頭突起** frontal process of the maxilla を同定する。
3. 頭蓋骨のほぼ正中で**鼻中隔** nasal septum の骨性部を同定する。鼻中隔が左右の鼻腔を仕切ることを観察する。
4. 鼻腔の外側壁で，一対の**下鼻甲介** inferior nasal concha が外側壁からそれぞれ鼻腔の中にカーブを描いて突出していることを確認する。
5. 下鼻甲介の上方に**中鼻甲介** middle nasal concha を同定する。下鼻甲介が独立した骨であるのに対して，中鼻甲介は篩骨の一部である。

　図7.67と骨格標本で，鼻腔外側壁の諸構造を見比べる。［ネ37, カ48］

1. **篩骨** ethmoid bone が前頭蓋窩の床の一部と鼻腔の屋根になっていることを観察する。鼻腔の屋根は鼻中隔とその他3つの骨（鼻骨，篩骨〈篩板〉，蝶形骨）によって縁取られる狭い領域である。
2. **篩板** cribriform plate を同定する。篩板を貫く小孔を嗅神経（Ⅰ）の枝が通過する。
3. **篩骨垂直板** perpendicular plate of the ethomoid bone が鼻中隔骨性部，すなわち鼻腔の内側壁の一部を形成していることを観察する。
4. **上鼻甲介** superior nasal concha と**中鼻甲介**が左右の鼻腔の外側壁を形成していることを観察する。鼻腔の外側壁の残る部分は**上顎骨** maxilla，**涙骨**，**下鼻甲介**，**口蓋骨垂**

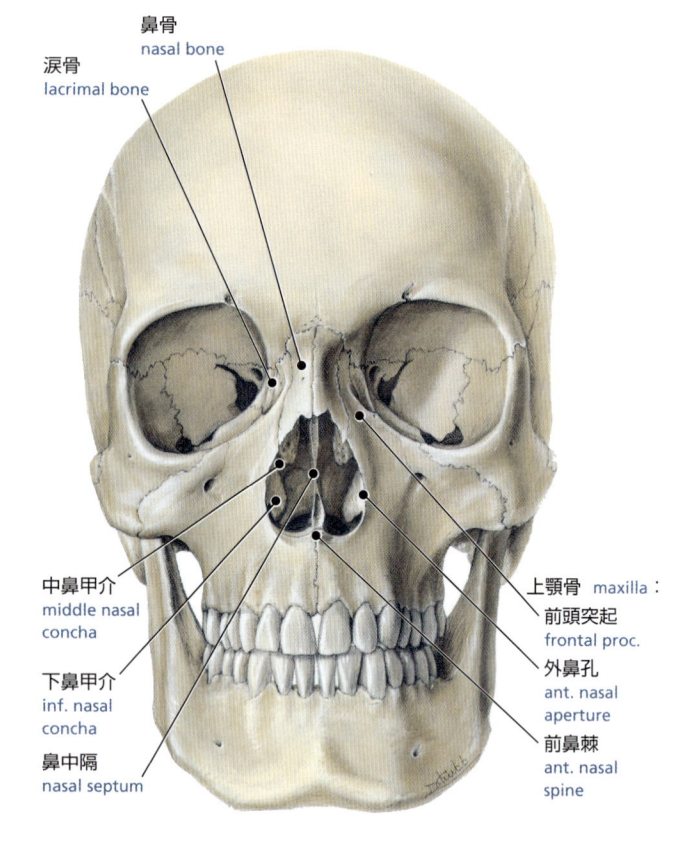

鼻骨　nasal bone
涙骨　lacrimal bone
中鼻甲介　middle nasal concha
下鼻甲介　inf. nasal concha
鼻中隔　nasal septum
上顎骨 maxilla：前頭突起 frontal proc.
外鼻孔 ant. nasal aperture
前鼻棘 ant. nasal spine

図7.66　鼻部の骨格

直板 perpendicular plate of palatine bone で構成されている（図7.67）。
5. 口蓋骨垂直板は**蝶形骨** sphenoid bone の**翼状突起内側板** medial plate of the pterygoid process の前方に位置している。
6. ワイヤーかプローブの先をそっと**蝶口蓋孔** sphenopalatine foramen に通して，この開口部が鼻腔と翼口蓋窩をつなぐことを確認する。
7. 矢状断面で**蝶形骨体** body of sphenoid の中の**蝶形骨洞** sphenoidal sinus を同定し，**蝶形骨洞の開口部**を介して鼻腔と蝶形骨洞がつながっていることを観察する。
8. **上顎骨の口蓋突起** palatine process of maxilla にある**切歯管** incisive canal を同定する。**口蓋骨水平板** horizontal plate of the palatine bone が**鼻腔**と硬口蓋の後部を形成しているのに対して，上顎骨の口蓋突起がその前部を形成している。

解剖の手順

外鼻［ネ35, カ49］

1. 遺体で，鼻骨と鼻骨の下の**外側鼻軟骨** lateral nasal cartilage に触れてみる（図7.68）。左右をつなぐ橋のような鼻の形態は外側鼻軟骨によって形づくられている。
2. **鼻中隔軟骨** septal cartilage を同定する。鼻中隔軟骨は

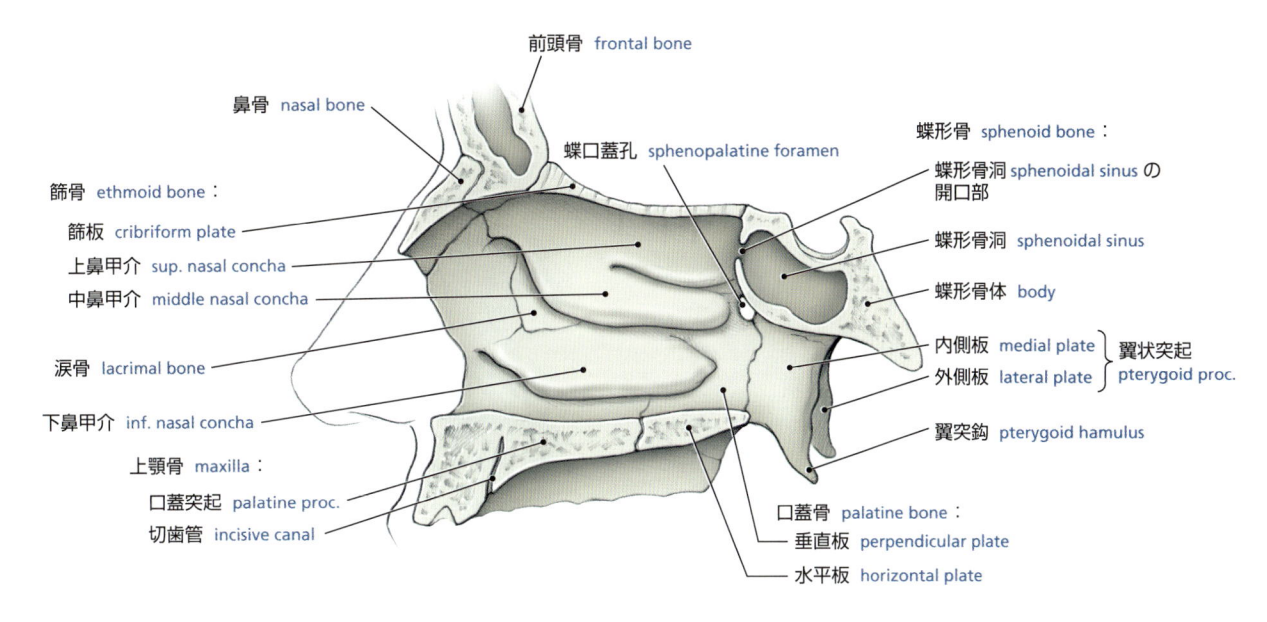

図 7.67 右鼻腔の外側壁の骨格

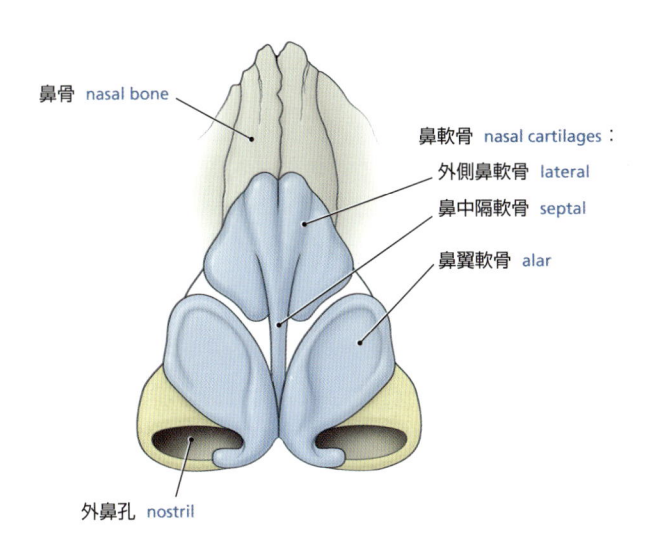

図 7.68 外鼻の軟骨

鼻腔を左右に分け，鼻中隔の前方部を形成する。外側鼻軟骨が鼻中隔軟骨の延長であることに注意する。

3. 鼻中隔軟骨の外側で**鼻翼軟骨** alar cartilage に触れてみる。鼻翼軟骨は**外鼻孔**の内側部を形づくる（**図7.68**）。

4. 遺体では，外鼻の骨と軟骨はそれらを被覆する粘膜によって形態がはっきりとしない。粘膜には血管や神経も含まれていることに注意する。

鼻中隔［ネ 38, カ 148］

1. 半切した頭部の**鼻中隔**が残っている側を調べる。

2. 鈍的解剖によって鼻中隔粘膜内にある**鼻口蓋神経** nasopalatine nerve と**蝶口蓋動脈** sphenopalatine artery を同定する（**図7.69**）。

3. 鼻口蓋神経と蝶口蓋動脈は蝶口蓋孔から鼻中隔を斜めに下行し，切歯管に向かうことを観察する。鼻口蓋神経と蝶口蓋動脈は，鼻中隔に加えて，硬口蓋を覆う口腔粘膜の一部にも枝を送ることに注意する。

4. 篩板付近の粘膜は**嗅部** olfactory area である（**図7.69**）。嗅部粘膜は下方の鼻腔外側壁の一部にもわずかに広がる。

5. 手前にみえている側の鼻中隔から粘膜を剥ぎ取り，**篩骨垂直板**，**鋤骨** vomer，**鼻中隔軟骨** septal cartilage を同定する（**図7.70**）。

鼻腔の外側壁［ネ 36, カ 146, 147］

1. 鼻中隔が残っていない側の頭部を調べる。

2. **鼻腔の外側壁**をくわしく調べて，**上鼻甲介**の後方で**蝶篩陥凹** sphenoethmoidal recess を同定する（**図7.71**）。上鼻甲介の下方で，プローブの先端を**上鼻道** superior meatus の空間に入れてみる。

3. **中鼻甲介**が**中鼻道** middle meatus の上にカーブを描いて突き出し，**下鼻甲介**が**下鼻道** inferior meatus の上に同様に突き出していることを観察する。

4. **前庭** vestibule を同定する。前庭は**外鼻孔**の上で下鼻道と**前房** atrium の前の領域である。前房は前庭の上方で中鼻道の前の領域である。

5. ハサミで**下鼻甲介**を切り取る。

6. 下鼻甲介の断端の下方で，**鼻涙管** nasolacrimal duct の開口部（鼻涙管口）を同定する（**図7.72**）。

7. **中鼻甲介**を骨の割れる音が聞こえるまで持ち上げて上方にめくり返す。粘膜は付着したままにしておく。

8. 中鼻道で，弧状の裂け目である**半月裂孔** semilunar hiatus（hiatus semilunaris）を同定する（**図7.72**）。

9. 半月裂孔の曲線の後ろで**篩骨胞** ethmoidal bulla（bulla

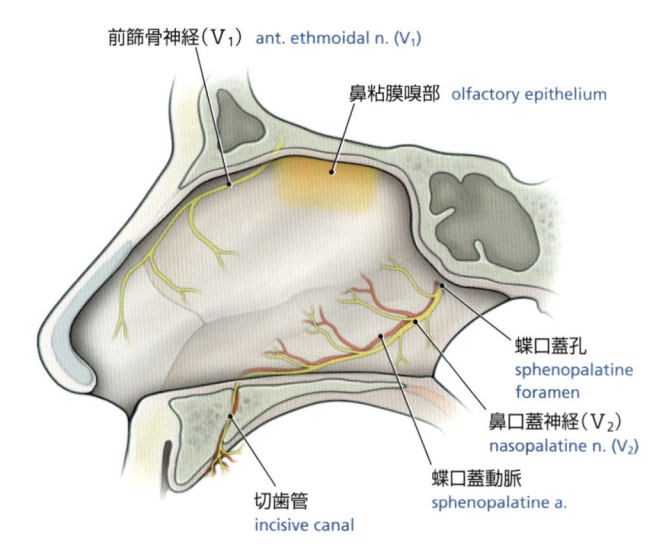

図7.69 鼻中隔粘膜の神経支配と動脈分布

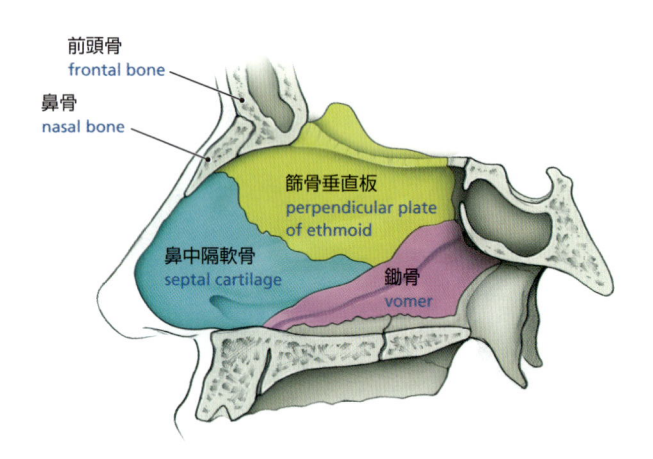

図7.70 鼻中隔（左側面）

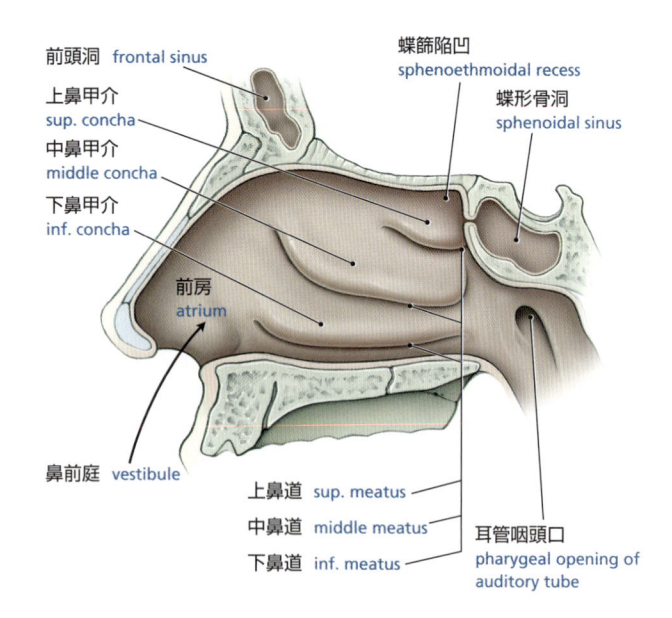

図7.71 鼻腔外側壁（右側面）の鼻甲介と鼻道

ethmoidalis）を同定する。篩骨胞は鼻腔に向かって膨らんでいる。

10. 半月裂孔の中で3つの開口部を同定する。前方から後方の順に，**前頭洞** frontal sinus，**前篩骨洞** anterior ethmoidal cells，**上顎洞** maxillary sinus の各開口部がある（**図7.72**）。それぞれの空間と鼻腔とのつながりや方向を確かめるために，開口部から針金（ゾンデ）を通してみるとよい。

11. 篩骨胞の膨らみの頂上で**中篩骨洞** middle ethmoidal cells の開口部を同定する。

12. 上鼻道で**後篩骨洞** posterior ethmoidal cell の開口部を探す。

13. 蝶篩陥凹で**蝶形骨洞** sphenoidal sinus の開口部を見つける。

14. 蝶形骨洞は対になっており，鼻腔粘膜から連続する粘膜によって裏打ちされていることを観察する。蝶形骨洞は**下垂体窩** hypophyseal fossa と**下垂体** pituitary gland の直下に位置する（**図7.72**）。［**ネ**43, **カ**146］

15. **篩骨蜂巣（篩骨洞）** ethmoidal cell は鼻腔と眼窩の間にある（**図7.73**）。すでに終えた眼窩の解剖を復習しながら上方から眺めると，篩骨蜂巣が観察できる。

16. 頭部の冠状断面で，**上顎洞** maxillary sinus を観察する。上顎洞は成人で平均約15 mLの容量を持つ三角錐である（**図7.74**）。

17. 眼窩の床が上顎洞の屋根を形成していることを観察する。眼窩下神経がこの副鼻腔粘膜に分布している。上顎洞の開口部は洞の天井近くにあるので，上顎洞の内容物は上方からしか排液されない（「臨床との関連」参照）（**図7.74**）。

18. 上顎洞の床は上顎骨の**歯槽突起** alveolar process であり，上顎歯の歯根は上顎洞に突出することがある。

臨床との関連

蝶形骨洞
　下垂体手術の際には，蝶形骨洞と鼻腔からの直接到達経路が利用できる。

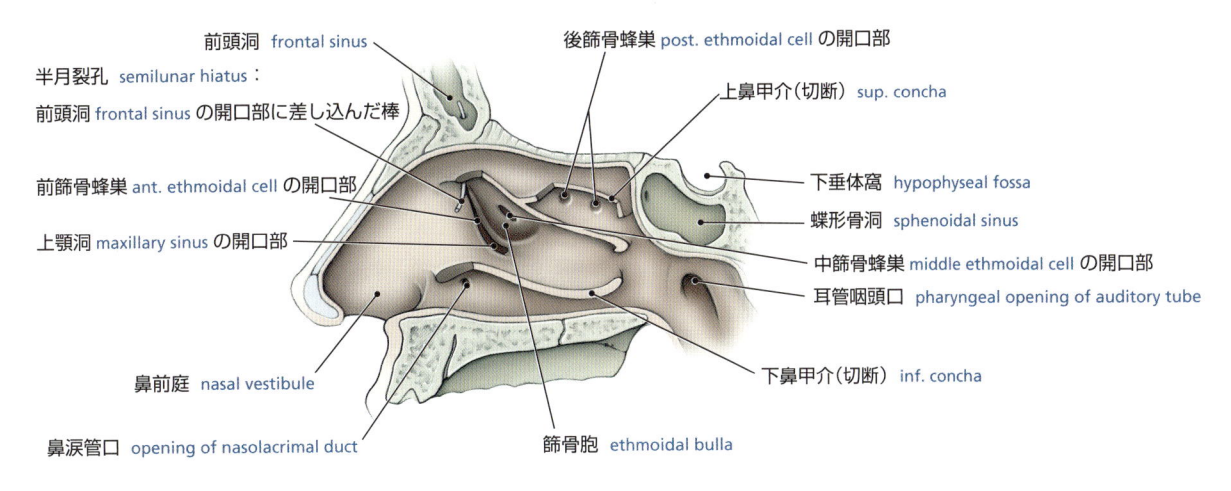

図 7.72　鼻腔外側壁（右）の開口部

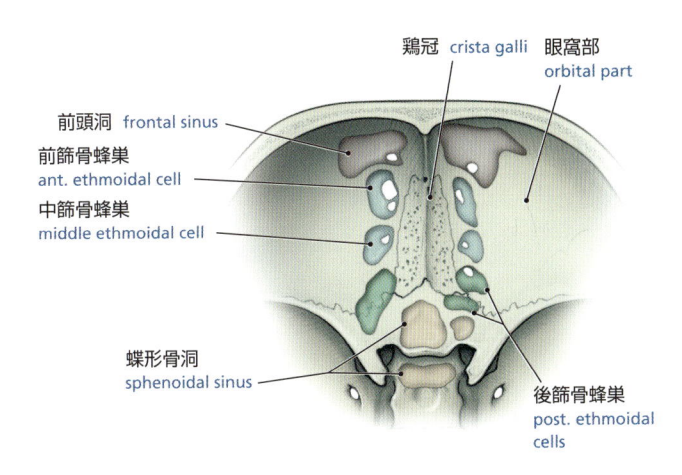

図 7.73　副鼻腔（上面）

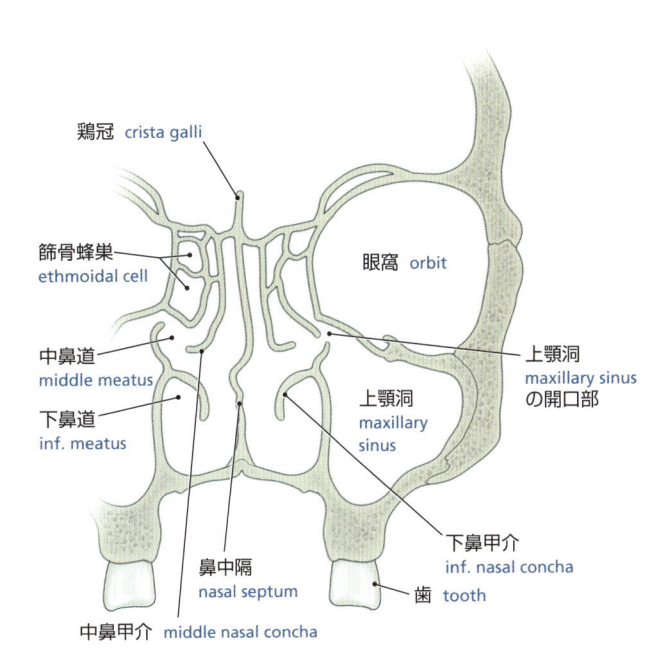

図 7.74　上顎洞を通る冠状断

臨床との関連

上顎洞

　頭を直立した状態では，上顎洞の貯留液は排出できない。上顎洞の炎症が持続する場合には，上顎洞の床付近の下鼻道に外科的に穴をあけ排液を促す。

　上顎洞に突出した上顎歯の歯根は粘膜のみによって覆われる。上顎**大臼歯** molar や**小臼歯** premolar の抜歯の際には，上顎洞に突出した歯を覆う粘膜が裂ける可能性がある。この結果，口腔と上顎洞の間に**瘻孔** fistula が形成されることがある。

復習

1. アトラスと遺体で，鼻腔外側壁の構造を復習する。
2. 副鼻腔と眼窩・前頭蓋窩・鼻腔の位置関係を復習する。
3. 副鼻腔の鼻腔への開口部を復習する。

硬口蓋と軟口蓋

解剖の概要

　口蓋は口腔の上壁であると同時に鼻腔の下壁にもなっている。口蓋は 2 つの部分に分けられ，前 2/3 にあたるのが**硬口蓋** hard palate，後ろ 1/3 が**軟口蓋** soft palate である。口蓋の表面は上面が鼻粘膜で，下面が口腔粘膜で覆われる。口腔面には多数の粘液腺（**口蓋腺** palatine gland）が存在している。

　以下の順に解剖を行う。

① 咽頭内壁の粘膜ヒダについて復習する。
② 咽頭内面より粘膜を剥いで内縦筋層を構成する筋を調べる。
③ 軟口蓋を動かす筋について学ぶ。

7

頭頚部

④ 口蓋の神経と血管を同定する。

⑤ 口蓋管と翼口蓋窩を内側面から解剖する。

⑥ 翼口蓋神経節を同定する。

⑦ 鼻腔と口蓋の神経と血管の概要を学ぶ。

口蓋の骨格

　頭蓋骨標本で，頭蓋の下面から以下の構造を確認する（図7.75）。

硬口蓋［ネ10，カ45］

1.　**上顎骨** maxilla の下面で上歯列を調べる。それぞれの歯には**歯槽突起** alveolar process で境界される個別の受け口があることを観察する。

2.　切歯の後方で**上顎骨の口蓋突起** palatine process of the maxillae の間にある**切歯孔** incisive foramen を同定する。**口蓋骨水平板** horizontal plate of the palatine bone が硬口蓋の後部を形成しているのに対して，上顎骨の口蓋突起が硬口蓋の前部を形成していることを観察する。

3.　上顎骨と口蓋骨の間で，大きく前方にある**大口蓋孔** greater palatine foramen と，やや小さくて後方にある**小口蓋孔** lesser palatine foramen を同定する。

4.　硬口蓋の後縁かつ口蓋骨の正中で，鼻中隔の下方で**後鼻棘** posterior nasal spine を同定する。

5.　**蝶形骨** sphenoid bone の翼状突起内側板の下面にある，カギ状の**翼突鈎** pterygoid hamulus を同定する。

6.　翼状突起内側板が**翼突窩** pterygoid fossa の凹みによって**翼状突起外側板** lateral plate of the pterygoid process から分かれていることを観察する。

側頭下窩［ネ6］

1.　頭蓋骨を外側からみる。上顎骨と蝶形骨大翼の間にある**下眼窩裂** inferior orbital fissure を同定する（図7.76）。

2.　翼状突起外側板と上顎骨の間にある**翼上顎裂** pterygo-maxillary fissure を同定する。

3.　翼上顎裂にワイヤーを入れて，**翼口蓋窩** pterygopalatine fossa の小腔に通す（図7.76）。

4.　翼口蓋窩の内側壁で，**蝶口蓋孔** sphenopalatine foramen の開口を同定する。蝶口蓋孔にワイヤーを通して，この開口部が鼻腔と翼口蓋窩をつないでいることを確認する。

5.　下面から観察して**破裂孔** foramen lacerum の前縁で**翼突管** pterygoid canal の小さな開口部を同定する（図7.75）。細いワイヤーを翼突管に通し，翼口蓋窩につながることを観察する。

解剖の手順

軟口蓋［ネ68，カ146］

1.　矢状断面で**軟口蓋** soft palate の断端を調べ，筋が軟口蓋の後ろ2/3に付着していることを観察する（図7.78）。これら筋群が軟口蓋に可動性を与える。

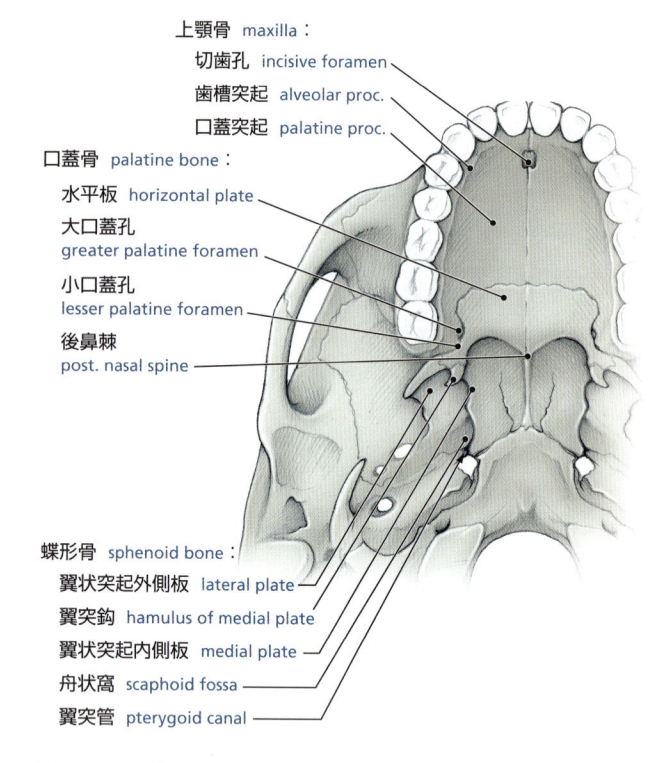

上顎骨 maxilla：
切歯孔 incisive foramen
歯槽突起 alveolar proc.
口蓋突起 palatine proc.
口蓋骨 palatine bone：
水平板 horizontal plate
大口蓋孔 greater palatine foramen
小口蓋孔 lesser palatine foramen
後鼻棘 post. nasal spine
蝶形骨 sphenoid bone：
翼状突起外側板 lateral plate
翼突鈎 hamulus of medial plate
翼状突起内側板 medial plate
舟状窩 scaphoid fossa
翼突管 pterygoid canal

図7.75　口蓋の骨格（下面）

2.　軟口蓋の厚みの一部は口蓋腺によること，また強度は口蓋腱膜によることをアトラスで確認する。

3.　咽頭内壁で**耳管咽頭口** pharyngeal opening of auditory tube を同定する（図7.77）。耳管咽頭孔は**耳管隆起** torus tubarius の軟骨によって裏打ちされる粘膜の下方にある。**耳管** pharyngotympanic tube（auditory tube）は咽頭鼻部と鼓室をつなぐ。耳管の咽頭側約2/3は軟骨性であり，中耳側の残り1/3は側頭骨内を通過する。

4.　耳管開口部の中に**挙筋隆起** torus levatorius を同定する。この隆起は**耳管**の底部に付着する**口蓋帆挙筋** levator veli palatini muscle に覆いかぶさる粘膜の膨らみである。

5.　挙筋隆起の前面から起こり軟口蓋に走行する**耳管口蓋ヒダ** salpingopalatine fold を同定する。

6.　挙筋隆起の後面から起こり下方の咽頭に走行する**耳管咽頭ヒダ** salpingopharyngeal fold を同定する。

7.　口蓋から舌に弓形をなす**口蓋舌弓** palatoglossal arch と，口蓋から咽頭に弓形をなす**口蓋咽頭弓** palatopharyngeal arch を同定する。

8.　鈍的解剖によって口蓋舌弓から粘膜を取り除き，中にある**口蓋舌筋** palatoglossus muscle を剖出する（図7.78）。

9.　口蓋咽頭弓から粘膜を取り除き，**口蓋咽頭筋** palatopharyngeus muscle を同定する（図7.78）。

10.　耳管咽頭ヒダから粘膜を取り除き，**耳管咽頭筋** salpingopharyngeus muscle を同定する（図7.78）。口蓋咽

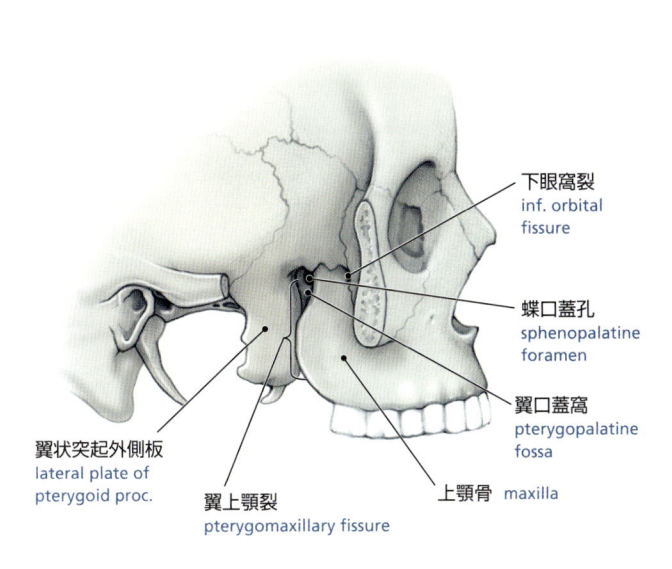

図 7.76 　側頭下窩から翼口蓋窩および鼻腔への通路

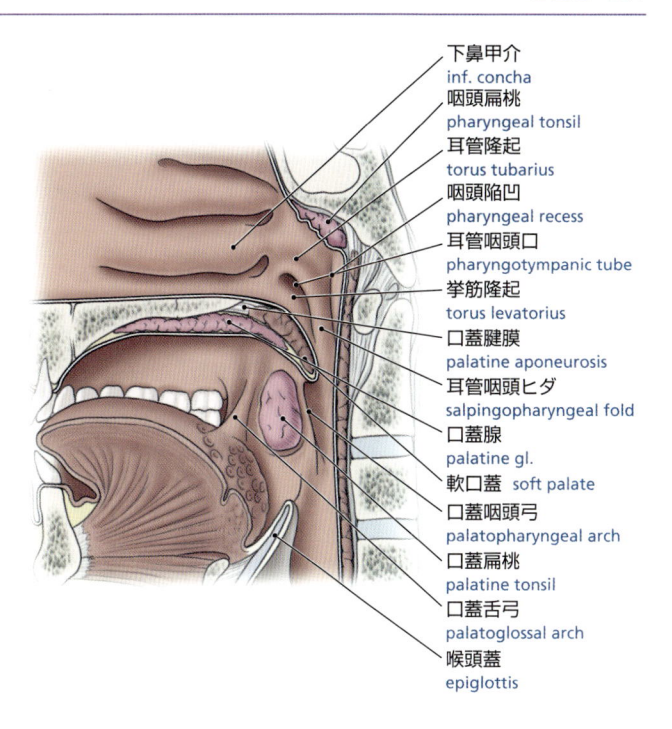

図 7.77 　咽頭の粘膜ヒダ

頭筋と耳管咽頭筋は合流して咽頭の内縦筋層となる。

11. 口蓋舌筋，口蓋咽頭筋，耳管咽頭筋の起始・停止・作用・神経支配を復習する（**表 7.8**）。

12. 咽頭鼻部と咽頭口部の内面から残りの粘膜を取り除く。上咽頭収縮筋と中咽頭収縮筋との間から咽頭に入る**茎突咽頭筋** stylopharyngeus muscle を同定する（**図 7.78**）。茎突咽頭筋が口蓋咽頭筋と耳管咽頭筋の前を平行に走行し，下方の停止部の近くで合流することを観察する。

13. 茎突咽頭筋の起始・停止・作用を復習する（**表 7.7**）。

14. アトラスを参照して，**咽頭頭底板** pharyngobasilar fascia が上咽頭収縮筋の上縁から頭蓋骨底部までの間隙を閉じていることを確認する。この間隙を耳管と口蓋帆挙筋が通過する（**図 7.78**）。

15. 挙筋隆起から粘膜を取り除いて，**口蓋帆挙筋** levator veli palatini muscle を同定する（**図 7.78**）。口蓋帆挙筋の筋線維が耳管の床面に沿って走行していることを観察する。

16. **翼状突起内側板** medial plate of the pterygoid process の後縁から粘膜を取り除く（**図 7.78**）。

17. 慎重に骨鉗子を使って，内側板を削り取り，**口蓋帆張筋** tensor veli palatini muscle を同定する。口蓋帆張筋の筋腹は翼状突起の内側板と外側板の間に位置する。

18. **翼状突起内側板**の**翼突鈎** pterygoid hamulus を指で触知して口蓋帆張筋の腱を見つける。この腱は翼突鈎で内側に向きを変えて**口蓋腱膜** palatine aponeurosis に付着する。

19. 口蓋垂の断端に沿って**口蓋垂筋** musculus uvulae を同定する。口蓋垂筋は後鼻棘から起こり，口蓋垂を挙上する。口蓋垂筋と口蓋帆挙筋が収縮すると，軟口蓋が中心で厚みを増して咽頭鼻部と口部の間で咽頭を閉鎖する。

20. 口蓋帆挙筋と口蓋垂筋の起始・停止・作用を復習する（**表 7.8**）。

21. 軟口蓋と咽頭の筋のうち 4 つ（口蓋帆挙筋，口蓋舌筋，口蓋咽頭筋，口蓋垂筋）は，咽頭神経叢を介して迷走神経（X）に支配される（**表 7.8** 参照）。口蓋帆張筋のみは迷走神経でなく下顎神経（V_3）に支配される。

22. プローブを使って，頭部の半切で断面になっている部位から硬口蓋の下面の粘膜を持ち上げる。ピンセットや鉗子で粘膜を把持して，内側から外側へ向かって鈍的に裂いていく。上顎骨の歯槽突起の内側面に沿って粘膜を切り取る。[**ネ** 57, **カ** 149]

23. **大口蓋神経・動脈** greater palatine nerve and artery を**大口蓋孔** greater palatine foramen から出てくるところで同定する（**図 7.79**）。

24. 前方に向かって大口蓋神経を鈍的に剖出していく。硬口蓋の前部では**鼻口蓋神経** nasopalatine nerve と**蝶口蓋動脈** sphenopalatine artery の遠位端が粘膜を支配する（**図 7.79**）。

25. 大口蓋神経の後方で，**小口蓋神経・動脈** lesser palatine nerve and artery を同定する。鈍的解剖によって，これらの神経・血管の支配領域である軟口蓋までたどる。

扁桃窩 [ネ 68]

1. **口蓋扁桃** palatine tonsil を同定する（**図 7.79**）。高齢者では，口蓋扁桃はしばしば目立たないだけでなく，外科的に切除されていることもある。残っていれば，**扁桃窩** tonsilar bed に存在する。

図 7.76 のラベル：
下眼窩裂 inf. orbital fissure
蝶口蓋孔 sphenopalatine foramen
翼口蓋窩 pterygopalatine fossa
上顎骨 maxilla
翼上顎裂 pterygomaxillary fissure
翼状突起外側板 lateral plate of pterygoid proc.

図 7.77 のラベル：
下鼻甲介 inf. concha
咽頭扁桃 pharyngeal tonsil
耳管隆起 torus tubarius
咽頭陥凹 pharyngeal recess
耳管咽頭口 pharyngotympanic tube
挙筋隆起 torus levatorius
口蓋腱膜 palatine aponeurosis
耳管咽頭ヒダ salpingopharyngeal fold
口蓋腺 palatine gl.
軟口蓋 soft palate
口蓋咽頭弓 palatopharyngeal arch
口蓋扁桃 palatine tonsil
口蓋舌弓 palatoglossal arch
喉頭蓋 epiglottis

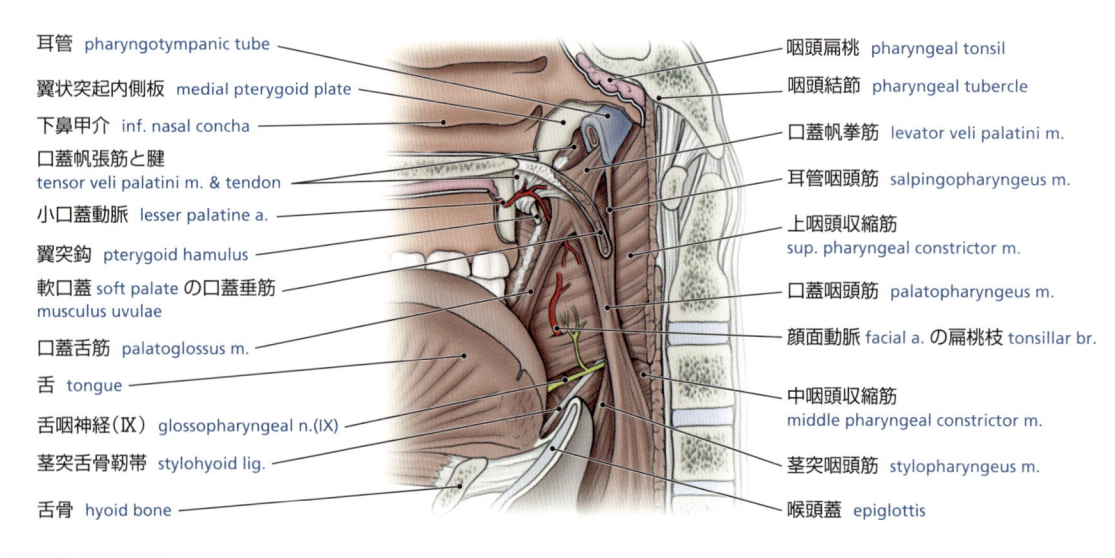

耳管 pharyngotympanic tube
翼状突起内側板 medial pterygoid plate
下鼻甲介 inf. nasal concha
口蓋帆張筋と腱 tensor veli palatini m. & tendon
小口蓋動脈 lesser palatine a.
翼突鈎 pterygoid hamulus
軟口蓋 soft palate の口蓋垂筋 musculus uvulae
口蓋舌筋 palatoglossus m.
舌 tongue
舌咽神経(Ⅸ) glossopharyngeal n.(IX)
茎突舌骨靭帯 stylohyoid lig.
舌骨 hyoid bone

咽頭扁桃 pharyngeal tonsil
咽頭結節 pharyngeal tubercle
口蓋帆挙筋 levator veli palatini m.
耳管咽頭筋 salpingopharyngeus m.
上咽頭収縮筋 sup. pharyngeal constrictor m.
口蓋咽頭筋 palatopharyngeus m.
顔面動脈 facial a. の扁桃枝 tonsillar br.
中咽頭収縮筋 middle pharyngeal constrictor m.
茎突咽頭筋 stylopharyngeus m.
喉頭蓋 epiglottis

図 7.78　咽頭壁の筋（内面）

表 7.8　口蓋咽頭筋

筋		起始	停止	作用	神経支配
口蓋舌筋	palatoglossus	口蓋腱膜	舌の側面	舌の挙上と軟口蓋の下制	咽頭神経叢を介する迷走神経（Ⅹ）
口蓋咽頭筋	palatopharyngeus	硬口蓋と口蓋腱膜	甲状軟骨と咽頭壁	嚥下や発声時の喉頭の挙上	
耳管咽頭筋	salpingopharyngeus	耳管軟骨			
口蓋垂筋	musculus uvulae	後鼻棘	口蓋腱膜	口蓋垂の挙上と短縮	
口蓋帆挙筋	levator veli palatini	耳管軟骨と側頭骨錐体部			
口蓋帆張筋	tensor veli palatini	舟状窩と蝶形骨棘		軟口蓋の緊張（挙上）	下顎神経（V₃）

2. 扁桃窩の前方の境界は**口蓋舌弓** palatoglossal arch で，後方の境界は**口蓋咽頭弓** palatopharyngeal arch で形成されることを確認する。

3. アトラスを参照して，扁桃窩の外側の境界が**上咽頭収縮筋** superior pharyngeal constrictor muscle であることを確認する。[ネ 68]

4. 遺体に口蓋扁桃が残っていれば鈍的に取り除く（図7.77）。扁桃に割を入れて，陰窩が表面まで伸びているのを観察する。

5. 扁桃窩から粘膜を取り除き，**舌咽神経** glossopharyngeal nerve（Ⅸ）を同定する（図7.78）。舌咽神経が上咽頭収縮筋と中咽頭収縮筋の間を通って扁桃床に入る。この神経は，舌の後方 1/3 の粘膜と咽頭後壁を支配している。

蝶口蓋孔と翼口蓋窩［ネ 41, カ 149］

1. 鼻腔外側壁の動脈網は解剖しなくてよいが，アトラスを参照して，**蝶口蓋動脈** sphenopalatine artery から分岐する**外側後鼻枝** posterior lateral nasal branch が鼻腔外側壁に分布すること，**鼻中隔後枝** posterior septal branch が鼻中隔の上部に分布することを学習する。[ネ 40, カ 148]

2. 鼻腔外側壁の後部から粘膜を取り除く。

3. プローブで，**蝶口蓋孔** sphenopalatine foramen の位置を確認する。蝶口蓋孔は中鼻甲介の後方にある（図7.80）。

4. 蝶口蓋孔から下方へ大口蓋孔に向けてプローブを差し込み。プローブを内側に引いて，大口蓋管の内側壁をこじ開ける。

5. 大口蓋管の中で**大口蓋神経** greater palatine nerve，**小口蓋神経** lesser palatine nerve，**下行口蓋動脈** descending palatine artery を同定する（図7.80）。下行口蓋動脈は顎動脈の終枝の1つである。

6. 大口蓋管の下方の出口において，細いプローブか針を使って，神経と血管を分離する。下行口蓋動脈が分かれて**大口蓋動脈** greater palatine artery と**小口蓋動脈** lesser palatine artery になることを確認する（図7.80）。

7. 大口蓋神経と小口蓋神経の間を細いプローブで口蓋管に沿って上方に分離していくと，プローブがそれ以上進めなくなる。そこが**翼口蓋神経節** pterygopalatine ganglion の下端である（図7.80）。翼口蓋神経節は，顔面神経（Ⅶ）に含まれる節前線維が大錐体神経に続き翼突管神経を経てたどり着き，シナプスをつくる場所である。翼口蓋神経節から起こった節後線維は，上顎神経（V₂）の枝とともに分布する。翼口蓋

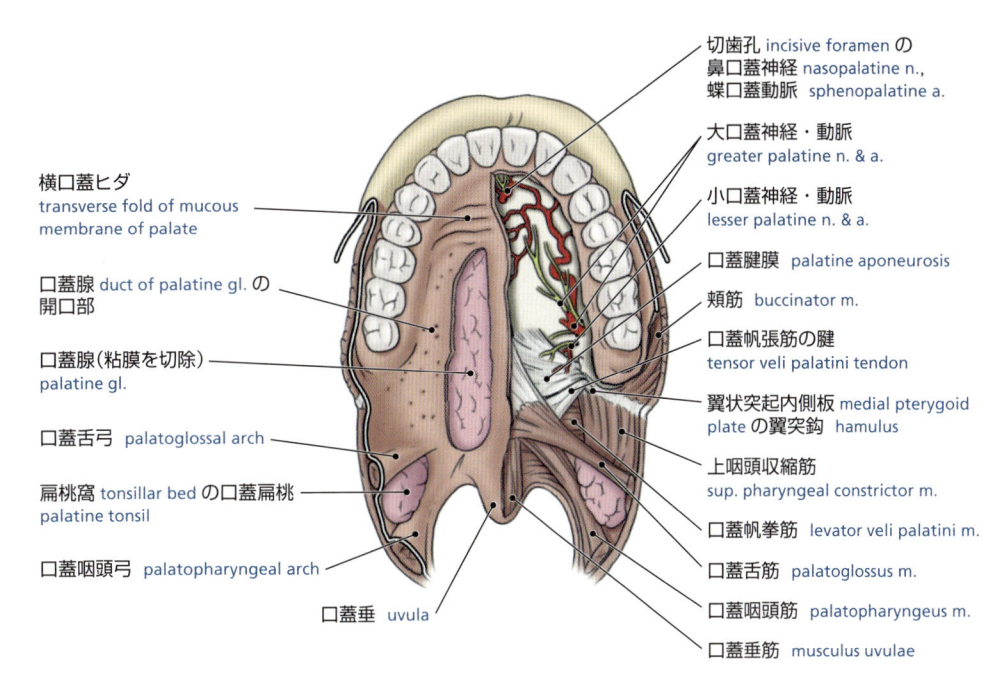

横口蓋ヒダ transverse fold of mucous membrane of palate

口蓋腺 duct of palatine gl. の開口部

口蓋腺（粘膜を切除）palatine gl.

口蓋舌弓 palatoglossal arch

扁桃窩 tonsillar bed の口蓋扁桃 palatine tonsil

口蓋咽頭弓 palatopharyngeal arch

口蓋垂 uvula

切歯孔 incisive foramen の鼻口蓋神経 nasopalatine n., 蝶口蓋動脈 sphenopalatine a.

大口蓋神経・動脈 greater palatine n. & a.

小口蓋神経・動脈 lesser palatine n. & a.

口蓋腱膜 palatine aponeurosis

頬筋 buccinator m.

口蓋帆張筋の腱 tensor veli palatini tendon

翼状突起内側板 medial pterygoid plate の翼突鈎 hamulus

上咽頭収縮筋 sup. pharyngeal constrictor m.

口蓋帆挙筋 levator veli palatini m.

口蓋舌筋 palatoglossus m.

口蓋咽頭筋 palatopharyngeus m.

口蓋垂筋 musculus uvulae

図 7.79　口蓋の筋，神経，血管（下面）

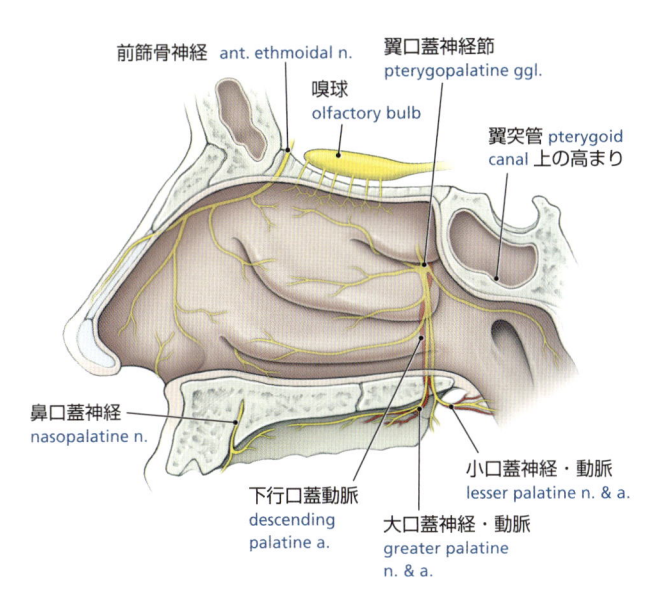

前篩骨神経 ant. ethmoidal n.

嗅球 olfactory bulb

翼口蓋神経節 pterygopalatine ggl.

翼突管 pterygoid canal 上の高まり

鼻口蓋神経 nasopalatine n.

下行口蓋動脈 descending palatine a.

大口蓋神経・動脈 greater palatine n. & a.

小口蓋神経・動脈 lesser palatine n. & a.

図 7.80　翼口蓋神経節および鼻腔外側壁粘膜の神経支配と動脈分布を鼻腔外側から透過

神経節は，鼻腔をはじめ副鼻腔，鼻咽頭，口腔上壁，軟口蓋の粘膜からの分泌を支配する一方，涙腺もこの神経節に支配されている。[ネ 39]

8. 蝶形骨洞の底部から粘膜を取り除く。蝶形骨洞の底面で翼突管の場所を示す目印となる高まりを探す（図 7.80）。

9. プローブで，翼突管を開放し翼突管神経を同定する。翼突管神経は後方で翼口蓋窩に入る。

10. 翼突管神経が前方で翼口蓋神経節に終わることを確認する。翼突管神経には，大錐体神経からの副交感

神経節前線維と深錐体神経からの交感神経節後線維が含まれる。[ネ 39]

11. 遺体の頭部を回旋させ，外側面から解剖する。**側頭下窩** infratemporal fossa の深部で**顎動脈** maxillary artery を同定する。顎動脈は翼上顎裂に向かって深部に走行する。[ネ 72, カ 82]

12. 翼上顎裂の近傍で顎動脈は**蝶口蓋動脈** sphenopalatine artery を分枝する。この動脈は翼口蓋窩を通過したあと，蝶口蓋孔を通って鼻腔に入る。

13. 顎動脈から分枝する**下行口蓋動脈**を同定する。この血管は下行して，内側からすでに剖出した大口蓋管に入る。

14. **眼窩下動脈** infraorbital artery を同定する。この動脈は下眼窩裂を通って眼窩下管に入り，眼窩下孔から顔面に出てくる。

15. **上顎神経** maxillary nerve（V₂）を同定する。この神経は正円孔から下眼窩裂へ走行する。上顎神経は翼口蓋窩を通過して，翼口蓋神経節に向かって**翼口蓋神経** pterygopalatine branch を分枝する。この翼口蓋神経の一部の線維は翼口蓋窩を出て，大・小口蓋神経となる。

復習

1. アトラスと遺体で，上顎神経の枝の全体像を再構成して復習する。頭蓋骨標本と遺体を用いて，上顎神経の走行を三叉神経節から正円孔，翼口蓋窩，下眼窩裂を通って眼窩下溝まで確認する。

2. 上顎神経の枝である大口蓋神経，小口蓋神経，鼻口蓋神経，眼窩下神経の分布を再確認する。

7

頭頚部

3. 頚動脈三角に戻り，外頚動脈の走行を上方に側頭下窩までたどる。顎動脈の起始と，側頭下窩における走行を再確認し，すでに剖出した顎動脈のすべての枝（後上歯槽動脈，眼窩下動脈，下行口蓋動脈，蝶口蓋動脈の4つの終枝）を復習する。

4. 軟口蓋を動かす筋の起始・停止・作用を復習する。

5. 咽頭収縮筋・軟口蓋の筋を正しい順（内縦外輪）に並べなおし，咽頭の壁について学習する。

6. 咽頭の後面にある咽頭神経叢の咽頭と軟口蓋の筋・粘膜への分布と役割について復習する。

7. アトラスと遺体を見比べて，舌咽神経の頚静脈孔から舌の後方1/3までの経路を再確認する。

8. 軟口蓋の筋群の神経支配を復習する。

口部

解剖の概要

　　口部 oral region は，口腔とその内容物（歯，歯肉，舌），口蓋，口蓋扁桃を含む咽頭口部から形成される。口蓋と口蓋扁桃はすでに剖出している。**口腔** oral cavity は，**口腔前庭** oral vestibule（外側境界は唇と頬であり，内側境界は歯と歯肉である）と**固有口腔** oral cavity proper（歯槽弓と歯で囲まれた領域で，その最も大きい内容物は舌である）に分けられる。

　　以下の順に解剖を行う。

① 口部の表層の特徴を生体で観察しておく。

② 遺体を用いて，舌を観察してから，舌と下顎骨を正中線で切断する。

③ 内舌筋群を観察する。

④ 舌下部について学び，顎下腺を深部まで剖出する。

⑤ 外舌筋群について学ぶ。

口腔前庭の体表解剖 [ネ 56]

　　遺体の口腔前庭を覆う粘膜を通して，以下の構造物に触れてみる（鏡を使えば，自分の口の中で同じ観察ができる）（図7.81）。

1. **上顎骨** maxilla で，**歯槽突起** alveolar process を同定する（図7.16）。

2. **下顎骨** mandible で，**歯槽突起**を同定する（図7.16）。

3. 舌を歯列に沿って後方に触れていき，下顎枝の前縁を同定する。

4. 下顎枝は上方に伸び，前方は**筋突起** coronoid process，後方は**関節突起** condyloid process となっていることを復習する（図7.28）。

5. 遺体の頭部の外側面で，筋突起と**側頭筋の腱** tendon of the temporalis muscle を同定する。

6. 顔面の外側面で，**咬筋** masseter muscle に触れる。咬筋は，生体では歯を食いしばるとき最もよく触知できる。

7. 第3大臼歯の後方で**口腔前庭と固有口腔の交通** communication between the oral vestibule and the oral cavity

proper を同定する。

8. 上唇や下唇をめくって，それぞれの正中線上で**小帯** frenulum を確認する。

9. 自分の頬の内面の上顎第2大臼歯の外側で，**耳下腺の管**開口部を同定する。

固有口腔の体表解剖

　　口腔の境界となる構造を確認する（鏡を使えば自分の口の中で同じ観察ができる）（図7.81）。

1. 口腔の**前方**と**側方**の境界が上下の歯列と歯肉であることを観察する。

2. 口腔の**下方**の境界（床）が舌と舌下部を覆う粘膜であるのに対して，**上方**の境界（天井）は硬口蓋である。

3. 口腔の**後方**の境界は左右の口蓋舌弓と定義される。

4. **舌** tongue を持ち上げて**舌下部** sublingual area を調べる。正中線上で**舌小帯（舌下小帯）**frenulum of the tongue（sublingual frenulum）を同定する。舌下小帯は舌の下面と口腔底を結ぶ粘膜である。

5. 舌小帯の両側で，**舌下ヒダ** sublingual fold（plica sublingualis）の内側端にある**舌下小丘** sublingual caruncle を同定する。舌下小丘の表面で**顎下腺管** submandibular duct の開口部を同定する。

6. 生体では舌小帯の両側で**舌深静脈** deep lingual vein が粘膜の下に透けてみえる。

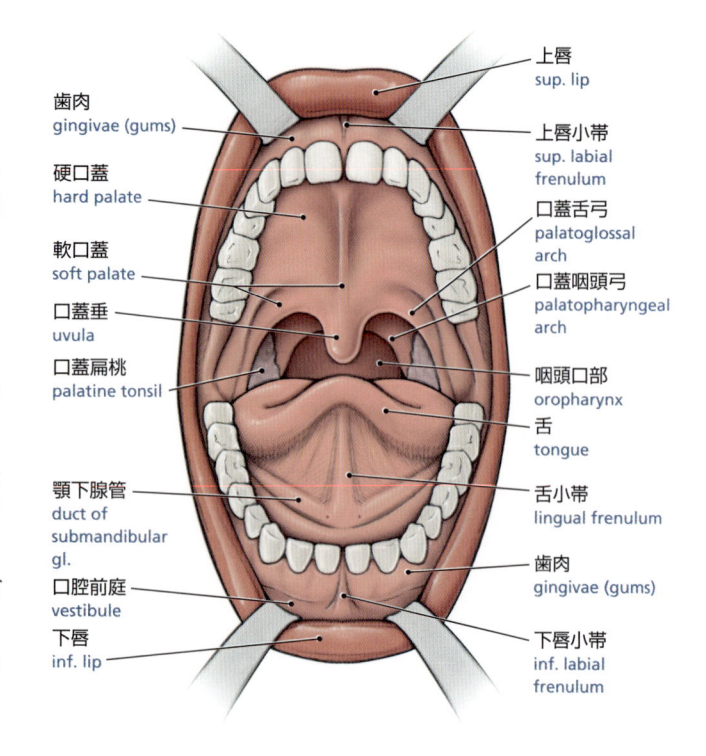

歯肉
gingivae (gums)

硬口蓋
hard palate

軟口蓋
soft palate

口蓋垂
uvula

口蓋扁桃
palatine tonsil

顎下腺管
duct of submandibular gl.

口腔前庭
vestibule

下唇
inf. lip

上唇
sup. lip

上唇小帯
sup. labial frenulum

口蓋舌弓
palatoglossal arch

口蓋咽頭弓
palatopharyngeal arch

咽頭口部
oropharynx

舌
tongue

舌小帯
lingual frenulum

歯肉
gingivae (gums)

下唇小帯
inf. labial frenulum

図7.81　口腔（前面）

解剖の手順

舌 [ネ 60]

1. 舌の**舌尖** apex, **舌体** body(前の 2/3), **舌根** root(後ろ 1/3)を同定する。舌体と舌根が**分界溝** terminal sulcus (sulcus terminalis)で境界されていることを観察する (**図 7.82**)。

2. 分界溝の後方で舌根上に**舌扁桃** lingual tonsil を観察する。

3. **舌背** dorsum の上で, **舌正中溝** median sulcus を後方にたどり, 分界溝との交点で**舌盲孔** foramen cecum を正中線上に同定する。

4. 舌背の表面を観察して**舌乳頭** lingual papillae を同定する。舌乳頭は 4 種類ある(**有郭乳頭** vallate papillae, **糸状乳頭** filiform papillae, **茸状乳頭** fungiform papillae, **葉状乳頭** foliate papillae)(**図 7.82**)。

5. **舌体**は口腔内でほぼ水平に横たわるのに対し, **舌根**はかなり垂直になっている。また舌根は咽頭口部の前方の下部の境界である。

6. 舌根で**正中舌喉頭蓋ヒダ** median glossoepiglottic fold を同定する。このヒダは舌背と**喉頭蓋** epiglottis の間の正中線上に張る粘膜ヒダである(**図 7.82**)。

7. 正中舌喉頭蓋ヒダの外側で**外側舌喉頭蓋ヒダ** lateral glossoepiglottic fold を同定する。このヒダは舌背と**喉頭蓋**の外側縁の間に張る粘膜ヒダである。

8. **喉頭蓋谷** epiglottic vallecula を同定する。喉頭蓋谷は正中舌喉頭蓋ヒダと左右の外側舌喉頭蓋ヒダの間にある陥凹である。

下顎骨と口底の半切

1. オトガイ下三角がみえるように, 遺体の頭頚部の向きを変える。

2. メスで, 正中の**顎舌骨筋** mylohyoid muscle の縫線を切断する。

3. 顎舌骨筋を鈍的に深部の構造物から分離する。

4. 顎舌骨筋の深部に**オトガイ舌骨筋** geniohyoid muscle を同定する(**図 7.83**)。

5. 鈍的にオトガイ舌骨筋を正中線で分離する。

6. ノコギリで正中面で下顎骨を切断する。この時点では, 喉頭蓋, 舌骨および喉頭は分割しない。またオトガイ舌骨筋の深部表面まではノコギリを切り進めない。

7. 舌を舌尖から喉頭蓋に向かって, メスで正中矢状面に沿って両断する。下方は舌骨の高さまで切断する。

8. 舌の切断面において, **オトガイ舌筋** genioglossus muscle を同定する。

9. オトガイ舌骨筋とオトガイ舌筋の起始・停止・作用・神経支配を復習する(**表 7.9**)。

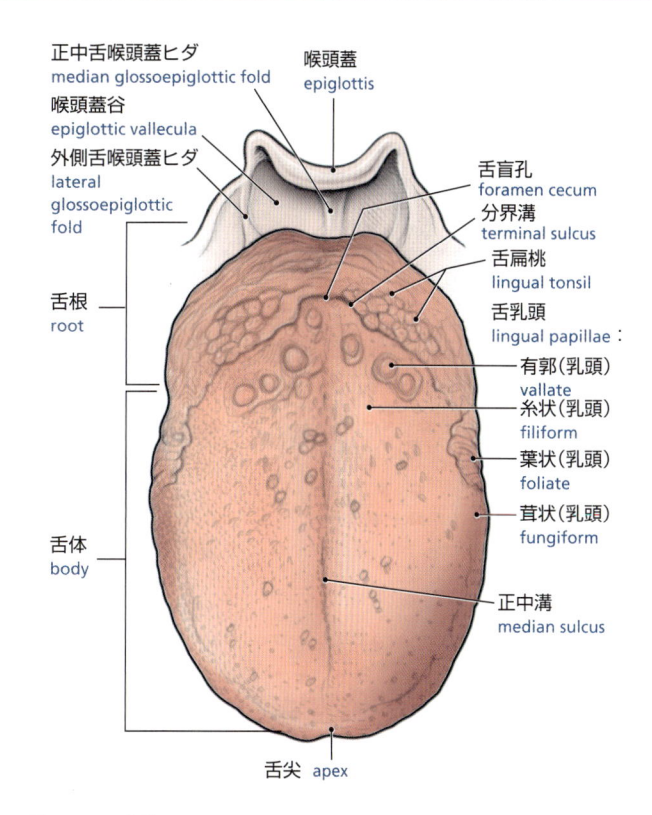

図 7.82 舌背

正中舌喉頭蓋ヒダ median glossoepiglottic fold
喉頭蓋谷 epiglottic vallecula
外側舌喉頭蓋ヒダ lateral glossoepiglottic fold
舌根 root
舌体 body
舌尖 apex
喉頭蓋 epiglottis
舌盲孔 foramen cecum
分界溝 terminal sulcus
舌扁桃 lingual tonsil
舌乳頭 lingual papillae:
有郭(乳頭) vallate
糸状(乳頭) filiform
葉状(乳頭) foliate
茸状(乳頭) fungiform
正中溝 median sulcus

舌下部 [ネ 56, カ 155]

以下の解剖手順は頭部の片側だけで行うこと。

1. 注意深くメスを使って, 下顎骨の内側縁に沿って粘膜を切開する。切開は舌の小帯で始め, 下顎の第 2 大臼歯の近くで止めること。プローブとピンセットを使って, 粘膜を内側方向にめくる。

臨床との関連

舌下神経

オトガイ舌筋が収縮すると舌を前方に突き出す。同側の舌下神経の機能不全により一方のオトガイ舌筋が障害された場合, 舌を正中線上に突き出すことができなくなる。すなわち, 健常側では舌を正常に突き出すことができるのに対し, 神経が障害されている側では突き出す作用が完全にあるいは部分的に障害されてしまう。そのため舌下神経障害の検査として舌を突き出させると, 障害側に舌が曲がる。

2. 粘膜の直下に**舌下腺** sublingual gland を同定する(**図 7.83**)。舌下腺は顎舌骨筋の上に接して存在している。舌下腺からは 12 本前後の小舌下腺管が出ており舌下ヒダの頂点に沿って開く。

3. プローブで舌下腺の内側に沿って解剖し, **顎下腺管** submandibular duct を見つける(**図 7.83**)。顎下腺管の走行を, 舌下小丘における開口部まで前方にたどる。

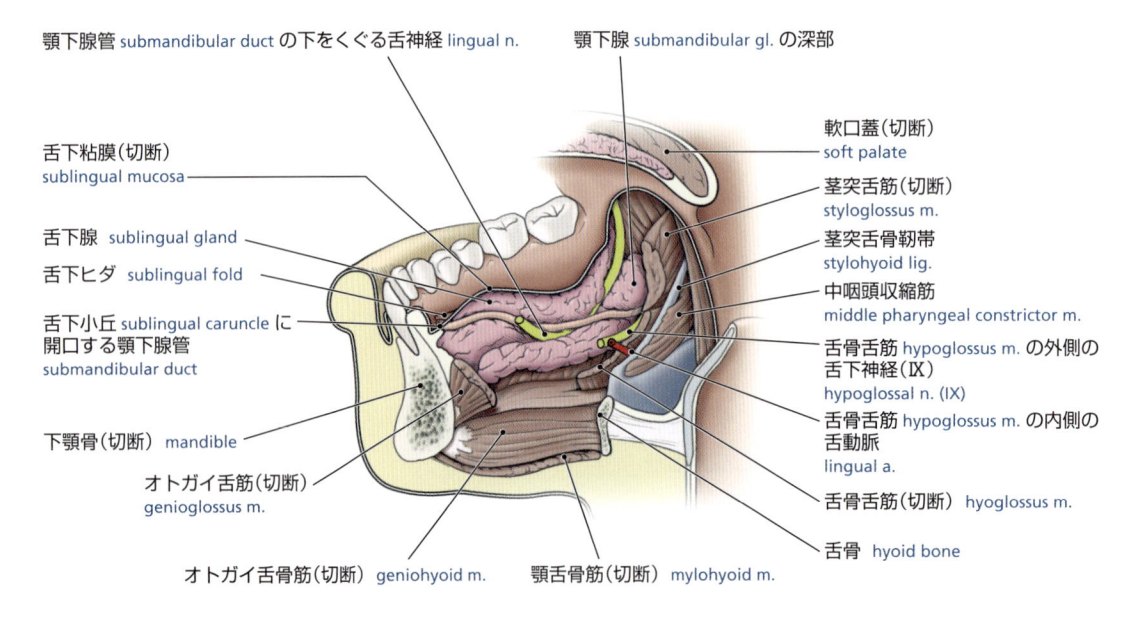

顎下腺管 submandibular duct の下をくぐる舌神経 lingual n.

顎下腺 submandibular gl. の深部

舌下粘膜(切断)
sublingual mucosa

舌下腺 sublingual gland

舌下ヒダ sublingual fold

舌下小丘 sublingual caruncle に
開口する顎下腺管
submandibular duct

下顎骨(切断) mandible

オトガイ舌筋(切断)
genioglossus m.

オトガイ舌骨筋(切断) geniohyoid m.

舌骨舌筋(切断) mylohyoid m.

軟口蓋(切断)
soft palate

茎突舌筋(切断)
styloglossus m.

茎突舌骨靭帯
stylohyoid lig.

中咽頭収縮筋
middle pharyngeal constrictor m.

舌骨舌筋 hypoglossus m. の外側の
舌下神経(Ⅸ)
hypoglossal n. (Ⅸ)

舌骨舌筋 hypoglossus m. の内側の
舌動脈
lingual a.

舌骨舌筋(切断) hyoglossus m.

舌骨 hyoid bone

図 7.83　舌下部(右側面)の解剖(舌は切除されている)

4. プローブで，顎下腺管を**顎下腺の深部** deep part of the submandibular gland までたどる。顎下腺の深部は顎舌骨筋の深部に接している。

5. 頭頸部を横に向け，側頭下窩を露出させる。**舌神経** lingual nerve を見出し，それを舌下部までたどる。舌神経が顎下腺管の側方から下方を通り内側に現れることを観察する(**図 7.83**)。舌神経はいくつかの枝に分岐して，舌の前 2/3 の粘膜の一般感覚と味覚を支配する。[**ネ**46, **カ**155]

6. 下顎の第 3 大臼歯の近傍において，舌神経からぶら下がるように位置する**顎下神経節** submandibular ganglion を同定する。顎下神経節は顎下腺，舌下腺を副交感性支配する。

7. 顎下三角がみえるように，遺体頭部の向きを変える。

8. 鈍的解剖によって顎舌骨筋の起始部が舌骨であることを確認する。

9. ハサミで，顎舌骨筋を舌骨から切離して筋腹を上方にめくり返す。

10. プローブで**舌下神経** hypoglossal nerve(Ⅻ)を舌下部までたどり，舌下神経が顎下腺の深部と舌骨舌筋の間を通過することを確認する(**図 7.83**)。

11. **舌骨舌筋** hyoglossus muscle を同定する(**図 7.84**)。舌下神経と舌神経の両者が舌骨舌筋と顎舌骨筋の間を走行して舌下部に入ることを観察する。舌下神経は舌神経より下方を走行する。

12. 舌骨舌筋の上方の終端の付近で**茎突舌筋** styloglossus muscle を同定する(**図 7.84**)。[**ネ**59]

13. 舌骨舌筋と茎突舌筋の起始・停止・作用・神経支配を復習する(**表 7.9**)。

14. アトラスを参照して，**内舌筋** intrinsic muscle of the tongue について学ぶ。内舌筋は，垂直に走る筋線維群(**垂直舌筋** vertical muscle)，横走する筋線維群(**横舌筋** transverse muscle)，舌背近くを縦走する筋線維群(**上縦舌筋** superior longitudinal muscle)，下面近くで縦走する筋線維群(**下縦舌筋** inferior longitudinal muscle)からなる。[**ネ**47]　内舌筋と 3 つの外舌筋(茎突舌筋，オトガイ舌筋，舌骨舌筋)はすべて**舌下神経**によって支配される。

15. 頸動脈三角に戻り，**舌動脈** lingual artery を外頸動脈から分岐する位置で確認する(**図 7.84**)。

16. 舌動脈を上方にたどり，舌骨舌筋の内側に入ることを確認する。舌動脈から**舌下動脈** sublingual artery が分枝するところで，舌動脈は**舌深動脈** deep lingual artery と名を変える。舌深動脈は通常舌の下面から 5 mm 以内に位置している。

復習

1. 舌表面の特徴を復習する。

2. 舌粘膜の神経支配を復習する。

3. 顎下腺管の走行を，顎下三角から舌下小丘まで確認する。

4. 舌神経を側頭下窩から舌までたどる。舌神経と，顎下腺管，舌骨舌筋，顎舌骨筋との位置関係を再確認しておく。

5. 鼓索神経の役割を復習する。鼓索神経は舌の前 1/3 の味覚支配と顎下腺，舌下腺の副交感神経支配にかかわる。

6. 顎下神経節の位置を示し，その機能を述べる。

7. 舌下神経を，動脈や筋との位置関係に注意しながら，頭蓋底から舌までたどる。

8. 舌の筋を外舌筋と内舌筋に整理し，外舌筋の起始・停止・作用・神経支配を述べる。

9. アトラスと遺体を見比べて，顔面動脈と舌動脈の起始と走行を再確認する。

表7.9 舌と口腔の筋					
筋		起始	停止	作用	神経支配
オトガイ舌骨筋	geniohyoid	下顎骨の下オトガイ棘	舌骨体	舌骨の前方挙上	舌下神経(XII)を介する第1頸神経(C1)
オトガイ舌筋	genioglossus	下顎骨の上オトガイ棘	舌骨と舌	舌の下制と突出	舌下神経(XII)
舌骨舌筋	hyoglossus	舌骨体と大角	舌の外側面と下面	舌の下制と後退	
茎突舌筋	styloglossus	茎状突起と茎突舌骨靭帯		舌の後退と挙上	

C：頸椎

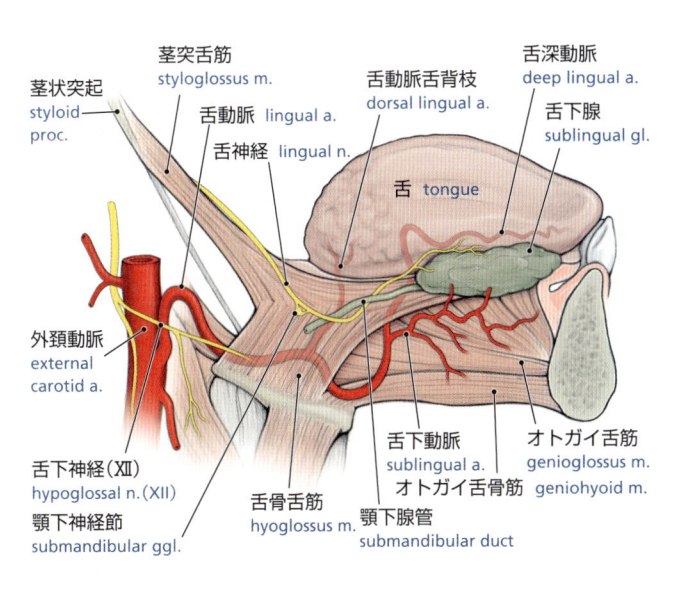

図 7.84　舌への血液供給(外側面)

喉頭

解剖の概要

　喉頭は気道の入口をなし，**声門** glottis を含む。声門は，空気の流れを巧みに調節し発声時に音振動をつくる空気弁である。内喉頭筋は声門の機能を調節し，外喉頭筋(舌骨下筋群，舌骨上筋群，茎突咽頭筋)は頸部における喉頭の位置を調節する。通常，喉頭は第3〜第6頸椎の高さにある。喉頭は頸部の内臓区画にある。外側に甲状腺があり，後方に咽頭がある。

　以下の順に解剖を行う。

① アトラスと骨格標本で，喉頭軟骨について学ぶ。
② 喉頭粘膜を喉頭の後部から剥ぎ，2つの内喉頭筋を剖出する。
③ 甲状軟骨左板を取り除き，残りの内喉頭筋を観察する。
④ 喉頭を大きく開いて粘膜の全容をみる。
⑤ 喉頭の支配神経を復習する。

喉頭の骨格(軟骨の構成) [ネ 79, カ 160]

　喉頭の骨格によって気道が確保される。薄い膜で結合した一連の軟骨群が組み合わさって喉頭が構成されている。軟骨

や膜の詳細な学習にはアトラスと骨格標本を用いる(図7.85)。

1. **喉頭蓋軟骨** epiglottic cartilage を同定する。喉頭蓋軟骨は無対の軟骨で舌と舌骨の後方に位置する。その**柄** stalk は甲状軟骨正中の切り込みの内面に付着する。

2. 舌骨の下方で**甲状軟骨** thyroid cartilage を同定する。左右の**板** laminae が前正中部で融合して**喉頭隆起** laryngeal prominence(**アダムの林檎** Adam's apple)をつくる。

3. 甲状軟骨上縁と舌骨下縁の間で**甲状舌骨膜** thyrohyoid membrane を同定する。甲状舌骨膜があるために，舌骨上筋群と舌骨下筋群が舌骨を動かすと喉頭も動く。

4. 甲状軟骨の**上角** superior horn が上方に突出しており，**下角** inferior horn は下方に突出している。下角が**輪状甲状関節** cricothyroid joint によって**輪状軟骨** cricoid cartilage と関節していることを観察する。

5. **輪状軟骨**が輪の形をしている(ギリシャ語でkrikosは「輪」という意味)ことを観察する。後部にある(**輪状軟骨**)**板** lamina は扁平で幅広く，(**輪状軟骨**)**弓** arch は前部にある。

6. 輪状軟骨板後面の上縁にある**披裂軟骨** arytenoid cartilage を同定する。

7. 披裂軟骨は錐体形の軟骨で輪状軟骨と滑膜性に関節していることを観察する。披裂軟骨への喉頭内筋の付着部である**筋突起** muscular process と声帯靭帯の付着部である**声帯突起** vocal process を確認する。

8. アトラスや参考資料を参照して，披裂軟骨はいくつかの動作(前後方向への移動，左右の披裂軟骨の内転，左右の披裂軟骨の外・内旋が可能であることを学ぶ。

9. **声帯靭帯** vocal ligament の後端が披裂軟骨の声帯突起につき，前端は甲状軟骨の内面でその正中線に付着することを確認する(図7.85)。

解剖の手順

内喉頭筋 [ネ 80, カ 162]

1. 舌骨下筋群(胸骨舌骨筋，肩甲舌骨筋，胸骨甲状筋，甲状舌骨筋)の位置を復習する。

2. 舌骨上筋群(オトガイ舌骨筋，顎舌骨筋，茎突舌骨筋，顎二腹筋)の位置を復習する。

3. 上喉頭神経の内枝と外枝を同定する。上喉頭神経の内枝は上喉頭動脈とともに甲状舌骨膜を貫くことを

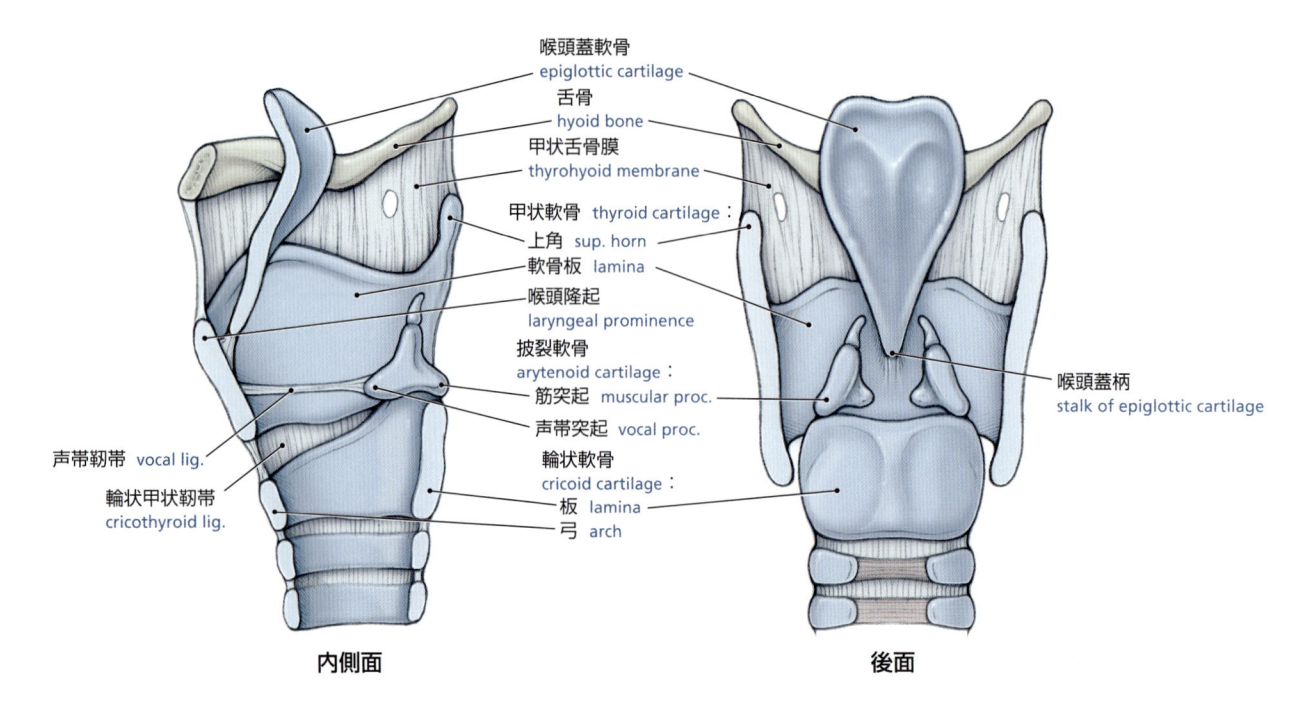

喉頭蓋軟骨 epiglottic cartilage
舌骨 hyoid bone
甲状舌骨膜 thyrohyoid membrane
甲状軟骨 thyroid cartilage：
上角 sup. horn
軟骨板 lamina
喉頭隆起 laryngeal prominence
披裂軟骨 arytenoid cartilage：
筋突起 muscular proc.
声帯突起 vocal proc.
声帯靭帯 vocal lig.
輪状甲状靭帯 cricothyroid lig.
輪状軟骨 cricoid cartilage：
板 lamina
弓 arch
喉頭蓋柄 stalk of epiglottic cartilage

内側面　　　　　後面

図 7.85　喉頭の軟骨群

復習する。

4. 頚部の片側で上喉頭神経の外枝を下方にたどり，喉頭の外から**輪状甲状筋** cricothyroid muscle を同定する。

5. 喉頭後面を観察するために遺体の頭部を前方にずらし，顎が胸壁に接するようにのせる。

6. 咽頭後壁を開いて喉頭後面を露出する。**甲状軟骨板** lamina of the thyroid cartilage に触れる。軟骨板の外側内面で**梨状陥凹** piriform recess を同定する。

7. 鈍的解剖によって梨状陥凹から粘膜を取り除くと，粘膜の直下に**上喉頭神経内枝** internal branch of the superior laryngeal nerve と上喉頭動脈が同定できる。上喉頭神経内枝と上喉頭動脈は甲状舌骨膜を貫通していく。

8. 下方に向かってさらに粘膜を除去していき，**下喉頭神経** inferior laryngeal nerve を同定する（**図 7.86**）。反回神経が**輪状甲状関節** cricothyroid joint の後方を通過して喉頭に入ることを観察する。この場所で反回神経は**下喉頭神経**という名称に変わる。

9. 鈍的に輪状軟骨板から粘膜を剥いで，**後輪状披裂筋** posterior cricoarytenoid muscle を剖出する（**図 7.86**）。後輪状披裂筋は声門裂を開く唯一の筋である。

10. 後輪状披裂筋の上に**披裂筋** arytenoid muscle がある（**図 7.86**）。披裂筋は両方の披裂軟骨に付着する。披裂筋には**横披裂筋** transverse fiber と**斜披裂筋** oblique fiber があることを観察する。披裂筋は左右の披裂軟骨を一緒に内側にすべらせる（声帯ヒダの内転）。

11. 左側のみで輪状甲状関節を外す。輪状甲状関節は短い靭帯で補強された滑膜性関節である。

12. ハサミで甲状舌骨膜を慎重に切る。

13. 正中より 5 mm 左側で左の甲状軟骨板（左板）に縦切開を入れる。左板を下方にめくり返して輪状甲状筋から切り離す。

14. 取り除いた左板の内面で，**外側輪状披裂筋** lateral cricoarytenoid muscle を同定する（**図 7.86**）。

15. 外側輪状披裂筋の上方にある**甲状披裂筋** thyroarytenoid muscle を同定する（**図 7.86**）。甲状披裂筋の内側の筋線維を特に声帯筋といって区別することがある。声帯筋は声帯靭帯に付着し，声帯ヒダの部分的な緊張を変化させて，声の高さを調節する。声帯筋は確認できない。

16. **図 7.86** で甲状披裂筋の上方にある繊細な筋（甲状喉頭蓋筋と披裂喉頭蓋筋）を確認する。これらの筋は剖出しなくてよい。

17. 内喉頭筋群の起始・停止・作用・神経支配を復習する（**表 7.10**）。

18. 上方から声帯ヒダを観察する。左右の声帯ヒダの間隙が**声門裂** rima glottidis（ラテン語で *rima* は「裂け目」という意味）である。声門裂と声帯ヒダをあわせて**声門** glottis という。

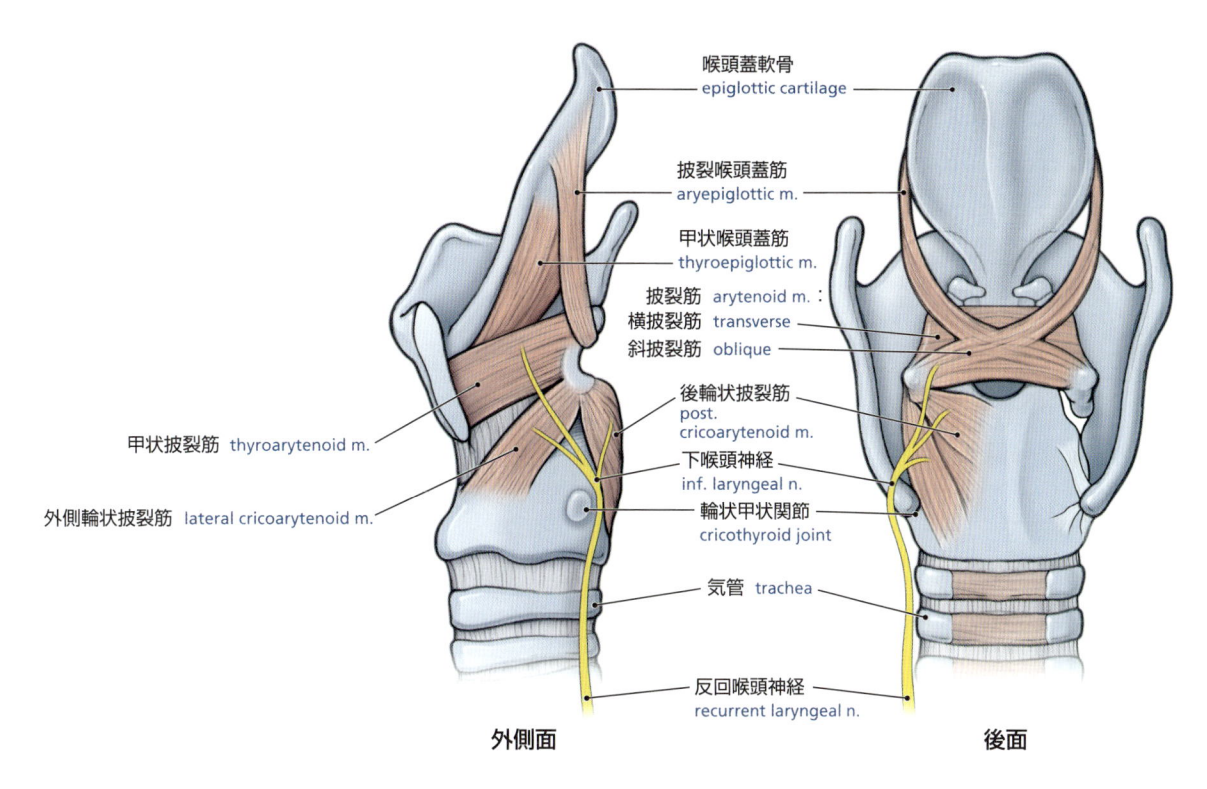

喉頭蓋軟骨
epiglottic cartilage

披裂喉頭蓋筋
aryepiglottic m.

甲状喉頭蓋筋
thyroepiglottic m.

披裂筋　arytenoid m. :
横披裂筋　transverse
斜披裂筋　oblique

後輪状披裂筋
post.
cricoarytenoid m.

下喉頭神経
inf. laryngeal n.

輪状甲状関節
cricothyroid joint

気管　trachea

反回喉頭神経
recurrent laryngeal n.

甲状披裂筋　thyroarytenoid m.

外側輪状披裂筋　lateral cricoarytenoid m.

外側面　　　　　　　　後面

図 7.86　喉頭の内筋群

臨床との関連

声門

　喉頭痙攣は声帯筋の硬直による気道閉塞で，生命の危機にさらされる。声門閉塞を起こすような内喉頭筋群の痙攣は，化学物質の刺激，強いアレルギー反応，あるいは薬の副作用で起こる。

　声帯の状態をみるには専用の鏡（間接喉頭鏡）または内視鏡（直接喉頭鏡）を用いる。持続性の嗄声は喉頭鏡検査の対象となる。持続性の嗄声は声帯の変形で起きるが，反回神経が頚部か胸部で傷ついている可能性もある。

喉頭の内部 [ネ 64, カ 163]

1. ハサミで喉頭の後方正中線を切断する。披裂筋，輪状軟骨板，気管を正中断する。さらに輪状軟骨弓を前面で切る。
2. 喉頭を開き**喉頭腔** laryngeal cavity を観察する（図 7.87）。
3. 喉頭内面の粘膜を観察して，上方の**前庭ヒダ** vestibular fold（**仮声帯** false vocal fold〈室ヒダ〉）と下方の**声帯ヒダ** vocal fold（**真の声帯** true vocal fold）を同定する。**声帯靱帯** vocal ligament は**声帯ヒダ**の中にある。
4. 喉頭腔は，**喉頭前庭** vestibule（前庭ヒダより上方），**喉頭室** ventricle（前庭ヒダと声帯ヒダの間の陥凹部），**声門下腔** infraglottic cavity（声帯ヒダより下の気管への移行部）に区分される。
5. **喉頭蓋** epiglottis を観察して，嚥下時に後方に動いて気道を閉める働きをすることを理解する。
6. **喉頭室** ventricle を観察する。喉頭室は**喉頭囊** saccule という陥凹まで伸びていることもある。プローブを使って，喉頭室と喉頭囊を探ってみる。
7. アトラスと遺体を見比べて，以下の**喉頭の神経支配** nerve supply to the larynx を復習する。**上喉頭神経内枝** internal branch of the superior laryngeal nerve は声帯ヒダと声帯ヒダより上の粘膜の感覚を伝えることを確認する。
8. **上喉頭神経外枝** external branch of the superior laryngeal nerve は輪状甲状筋と下咽頭収縮筋を支配することを確認する。
9. **下喉頭神経** inferior laryngeal nerve は，輪状甲状筋以外のすべての内喉頭筋群を支配する。声帯ヒダより下の粘膜の感覚を伝える。

復習

1. 頭と喉頭を解剖学的位置に戻す。
2. アトラスの頚部の断面図と遺体を見比べて，喉頭と脊柱，頚動脈鞘，他の頚部内臓との関係を復習する。
3. 左右の迷走神経を胸郭内に，左右の反回神経を胸郭から喉頭にたどり，両者の違いを確認する。
4. 外頚動脈の枝を復習する。
5. 上甲状腺動脈を甲状腺までたどる。この動脈から分岐する上喉頭動脈が甲状舌骨膜を貫いて喉頭に入ることを復習する。上喉頭動脈は上喉頭神経内枝と伴走することを復習する。

表 7.10　喉頭の筋					
筋		起始	停止	作用	神経支配
輪状甲状筋	cricothyroid	輪状軟骨の前外側面	甲状軟骨の下縁と下角	甲状軟骨の前屈による声帯の伸長（緊張）	上喉頭神経外枝（Ⅹ）
後輪状披裂筋	posterior cricoarytenoid	輪状軟骨板の後面	披裂軟骨の筋突起	披裂軟骨の外旋による声帯の外転	反回神経の下喉頭神経（Ⅹ）
外側輪状披裂筋	lateral cricoarytenoid	輪状軟骨弓		披裂軟骨の内旋による声帯の内転	
甲状披裂筋	thyroarytenoid	甲状軟骨の後面		披裂軟骨の前屈による声帯の弛緩	

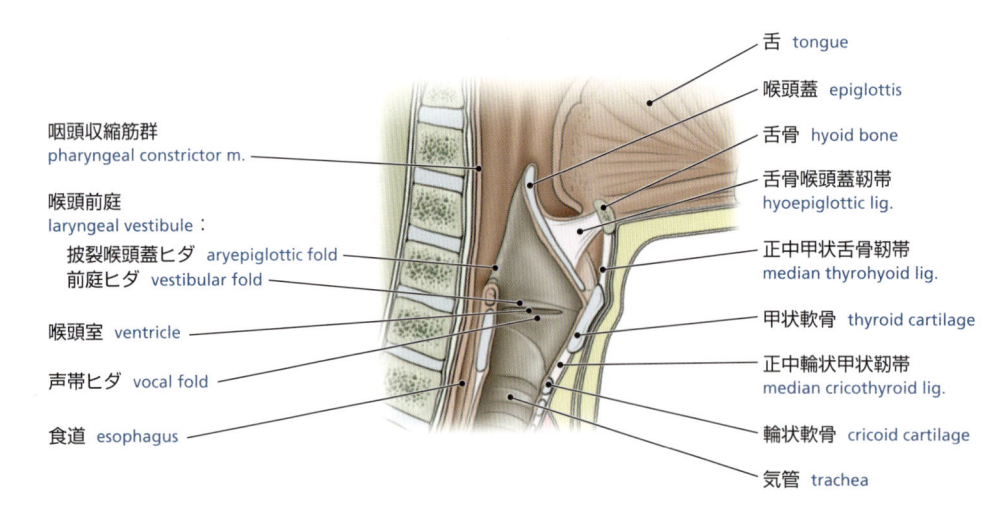

図 7.87　喉頭粘膜（内側面）

6. 上喉頭神経が迷走神経から分かれて内枝と外枝に分岐することを復習する。外枝を輪状甲状筋までたどる。

7. 同定した喉頭内筋の各々について起始・停止・作用を復習する。

8. 発声時，安静呼吸時，努力呼吸時の声帯ヒダの動きを復習する。

9. 内喉頭筋群の機能を復習する。後輪状披裂筋は声門裂を開く唯一の筋である。輪状甲状筋は甲状軟骨を前方に傾けて声帯ヒダを緊張させる（高音を出す）。甲状披裂筋は甲状軟骨を後方に傾けて声帯ヒダを弛緩させる（低い音を出す）。

耳

解剖の概要

　耳は外耳，中耳，内耳の 3 部からなる。外耳は**耳介** auricle と**外耳道** external acoustic meatus からなる。中耳は側頭骨の**鼓室** tympanic cavity 内をさす。**耳小骨** ossicles が中耳に存在する。内耳（前庭蝸牛器）は側頭骨錐体部にある耳の神経器官である。

　以下の順に解剖を行う。

① 解剖の前に外耳各部を観察する。

② 顔面神経（Ⅶ）が後頭蓋窩から内耳孔に入るところまでたどり，鼓室の天井を除去する。

③ 耳小骨を同定し，その 1 つを摘出する。

④ 側頭骨を切除して鼓室の内側壁と外側壁を確かめる。

⑤ 鼓膜を観察する。

⑥ 鼓室の内側壁を調べる。

外耳の体表解剖

1. 遺体の外耳で外からみえる**耳介** auricle（pinna）を調べる（図 7.88A）。[ネ 95，カ 124]

2. **耳輪** helix は耳介の稜線である。耳介軟骨の高まりである**対輪** antihelix が耳輪に並行することを観察する。

3. 耳輪を上方にたどると，対輪を回り込み下方へ向かい，耳介の最深部である**耳甲介** concha につながる。

4. **外耳道** external acoustic meatus の開口部の前方で**耳珠** tragus を同定する。耳珠が後方で**対珠** antitragus に向いていることを観察する。

5. 耳介の下面で**耳垂** lobule of the auricle（earlobe）を同定する。**耳介軟骨** auricular cartilage が耳介の形状をつくっていることを確認する（図 7.88B）。耳垂には軟骨がないことは触れるとわかる。

6. 耳介軟骨を触って，外耳道の軟骨に続いていることを確かめる。外耳道は耳甲介の最深部で始まり，鼓膜で終わる（成人で約 2.5 cm 長）。外方 1/3 は軟骨性で内方 2/3 は骨性である。

7. アトラスを参照すると，外耳道はゆるやかな S 字状の管であることがわかる。はじめ後上方に曲がり，あとで前下方に曲がる。診察で真っ直ぐにしたいときは，耳介を

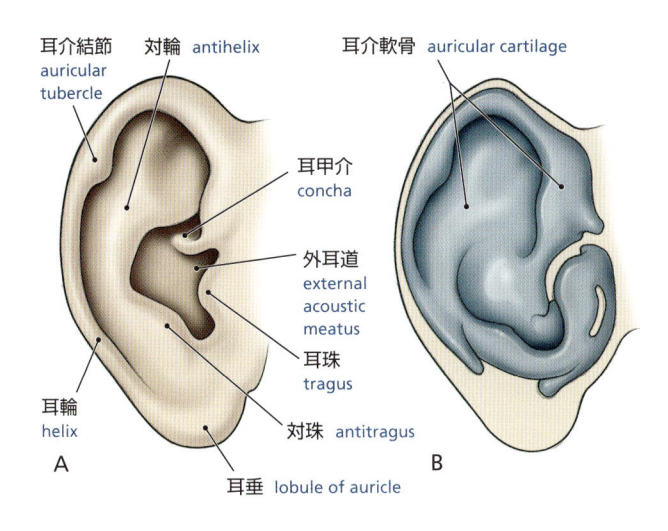

図7.88　A：外耳。B：耳介軟骨

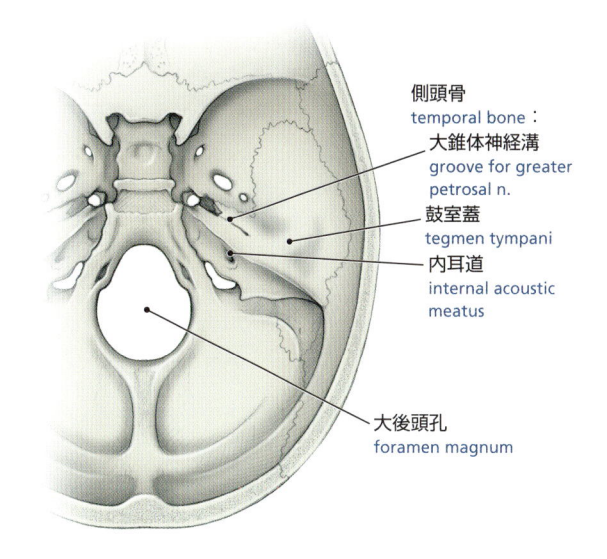

図7.89　側頭骨（内面を上からみた図）

上外側後方に引く。

8. アトラスを参照して，鼓膜の外表面を学習し，その表面構造と中耳内の構造を関係づけて理解する。[ネ95, カ129]

耳の骨格

頭蓋冠を取り外した頭蓋骨で以下の骨構造を復習する。

側頭骨の頭蓋内表面[ネ11, カ30]

1. 中頭蓋窩の床面で**鼓室蓋** tegmen tympani を同定する。鼓室蓋は鼓室の天井をなす中頭蓋窩の一部である（**図7.89**）。
2. **大錐体神経溝** groove for the greater petrosal nerve が頚動脈管の天井の内側近傍を走行していることを確認する。
3. 後頭蓋窩の側頭骨表面にある**内耳孔** internal acoustic meatus を同定する（**図7.89**）。

側頭骨の外表面[ネ10, カ32]

1. 外側面から観察して，**乳様突起** mastoid process の前方に**外耳道** external acoustic meatus を同定する。
2. 頭蓋骨を回転して前方から観察し，乳様突起と茎状突起の間で**茎乳突孔** stylomastoid foramen を同定する。
3. 茎乳突孔の内側で，頚静脈孔の直前にある陥凹である**頚静脈窩** jugular fossa を同定する。頚静脈窩と**頚動脈管** carotid canal の開口部が近接していることを観察する。
4. 頚動脈管の丸い開口部の前方で，**耳管骨部** bony portion of the pharyngotympanic tube に続く不規則な境界を同定する。

中耳（鼓室）[ネ94, カ125]

中耳の模式図（**図7.90**）を参照して，鼓室壁の特徴の位置関係を理解する。

1. **鼓室** tympanic cavity は側頭骨の中にある空気で満たされた空間である。図7.90をみると，鼓室は外耳道からは**鼓膜** tympanic membrane で隔てられ，中頭蓋窩からは**鼓室蓋** tegmen tympani で仕切られていることがわかる。

2. 鼓室の**外側壁**が**鼓膜**であることを確認する。
3. 鼓室の**後壁**の上方に**乳突洞口** aditus to mastoid antrum（ラテン語で*aditus*は「入り江」という意味）を確認する。乳突洞口は**乳突蜂巣** mastoid air cell への開口部である。
4. 鼓室の**内側壁**にある円形の**岬角** promontory とアブミ骨 stapes 基部がはまり込んだ**卵円窓** oval window（**前庭窓** fenestra vestibuli）を確認する。
5. 鼓室の**前壁**で**耳管** pharyngotympanic tube の開口部を確認する。
6. 鼓室の**上壁**は，鼓室蓋で形成されていることを確認する。
7. 鼓室の**下壁**には，骨壁を隔てて**頚静脈窩** jugular fossa と**頚静脈上球** jugular bulb が近接していることを確認する。

解剖の手順

中耳（鼓室）[ネ99, カ132]

鼓室をみるために，頭蓋の片側のみで中頭蓋窩の床の鼓室蓋部を除去する。骨を切削する際はゴーグルを着用して眼を守ること。

1. 遺体の中頭蓋窩にまだ硬膜が残っていたら，側頭骨の上面の硬膜を剥ぎ取る。側頭骨錐体部の上縁から前方に向かって硬膜を剥がしていく。
2. 大錐体神経を同名溝中に探す（**図7.91**）。この神経は硬膜と骨の間にある。
3. 後頭蓋窩で**顔面神経** facial nerve（Ⅶ）と**内耳神経** vestibulocochlear nerve（Ⅷ）が内耳孔に入るのを確認する（**図7.91**）。
4. ハンマーとプローブの先端または小さなノミを使って，内耳孔の上壁を丁寧に取り除いていく。内耳孔の中で**顔面神経**と**内耳神経**を外側に向かってたどる。内耳孔を掘る際には，両神経の損傷を避けるために常に両神経の上方で操作する（**図7.91**）。[ネ96]

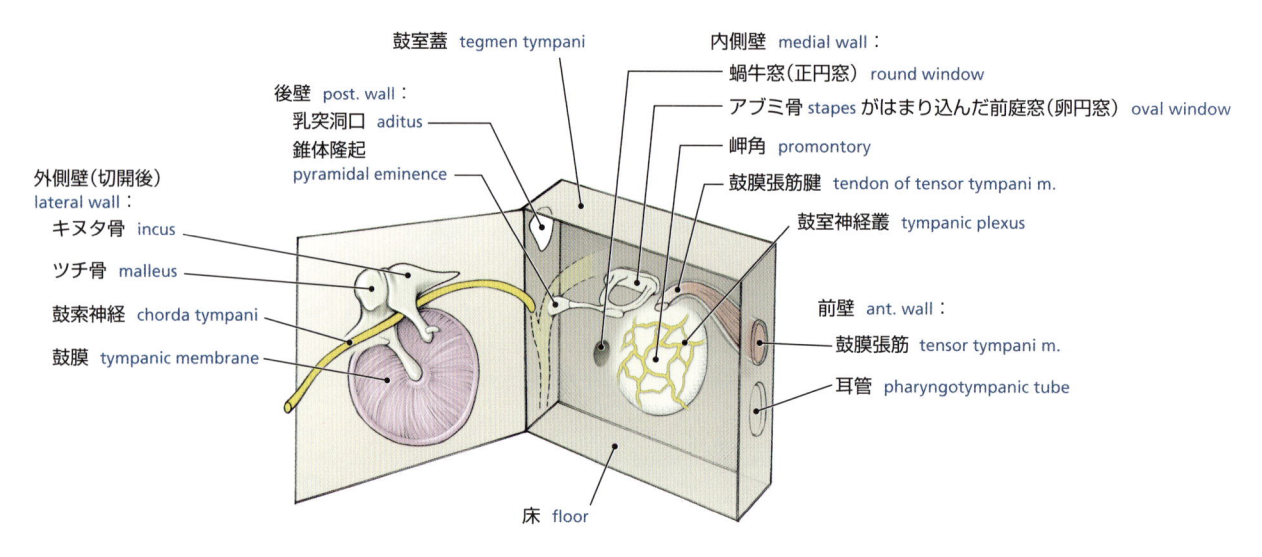

図7.90 鼓室壁の模式図（右耳で外側壁を開いた状態）（前外側面）

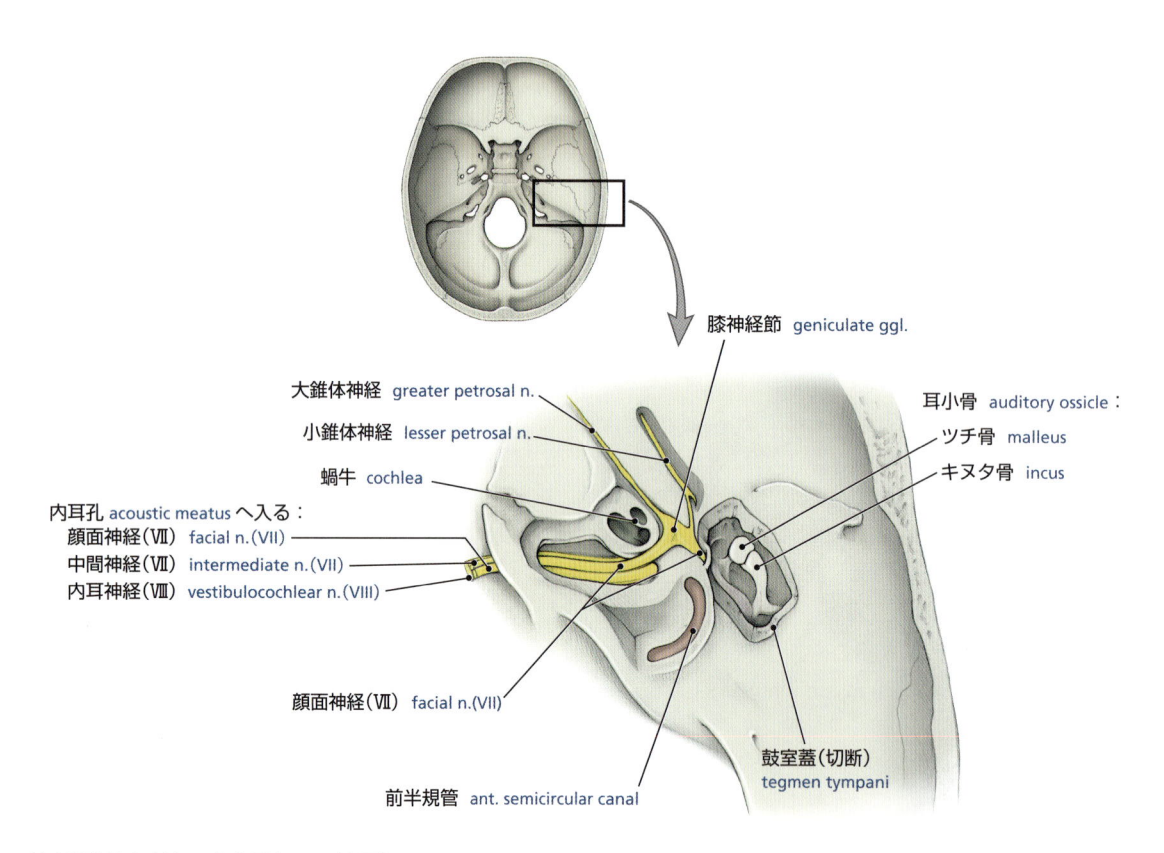

図7.91 鼓室蓋を取り外して右中耳をみる（上面）

5. 顔面神経を外側にたどると，その本幹が後方に向かって鋭く屈曲する。この屈曲部で**膝神経節** geniculate ganglion と**大錐体神経** greater petrosal nerve の起始部を同定する（図7.91）。膝神経節には感覚ニューロンの細胞体が含まれている。大錐体神経は副交感節前線維を翼口蓋神経節に送る。翼口蓋神経節からの節後線維は鼻腔と上部口腔粘膜（鼻腺と小口蓋腺）および涙腺を支配する。膝神経節では，このような副交感節前線維がシナプスすることはない。

6. 大錐体神経が側頭骨内を前内側方に向かい，**大錐体神経管裂孔** hiatus for the greater petrosal nerve から中頭蓋窩に出ることを確認する。

7. （側頭骨表面の）**大錐体神経溝** groove for the greater petrosal nerve の中で大錐体神経をたどり，頚動脈管の中に内頚動脈の表面から現れる深錐体神経と合して**翼突管神経** nerve of the pterygoid canal となる。翼突管神経は大錐体神経副交感節前線維を翼口蓋神経節に送る。[ネ 53]

8. **図 7.91** に示すように，顔面神経が膝神経節のところで顔面神経管に入る。顔面神経本幹は後外側方に少し走り，下方に転じて茎乳突孔から外に出て頭蓋を去る。側頭骨内では顔面神経をたどらなくてよい。

9. **図 7.91** に示すように，**蝸牛** cochlea は内耳孔の前方で顔面神経，膝神経節，大錐体神経で形成される屈曲部の中に位置する。

10. 顔面神経の前方の鼓室蓋の一部を除去して蝸牛軸を同定する。蝸牛軸がみえるかどうかは鼓室蓋除去の断面次第である。

11. 顔面神経の後方の鼓室蓋の一部を除去して半規管を同定する。半規管は内耳孔から後外側へ向かってつながる骨の小さな穴として観察されるかもしれない。

12. 鼓室を開放するために，ピンセットで**鼓室蓋** tegmen tympani をさらに除去する。

13. 鼓室内にある**耳小骨** auditory ossicles を同定する（**図 7.91**）。**ツチ骨** malleus は鼓膜につき，**キヌタ骨** incus は中間位置にあり，**アブミ骨** stapes は最も内側にある。上から覗き込むとツチ骨とキヌタ骨は見つけやすい。アブミ骨はより下にあり見つけにくい。

14. 先が細いピンセットを使って，キヌタ骨を取り出す。ツチ骨は鼓膜につけたままにしておく。

15. 上から覗き込んで，**鼓膜** tympanic membrane が鼓室の外側壁であることを確認する。薄いひも状の組織は鼓膜張筋腱である。鼓膜張筋は鼓室内側壁とキヌタ骨柄との間に張っている。

鼓室壁［**ネ**96, **カ**129］

以下の解剖は，脱灰した側頭骨を用いることを想定し

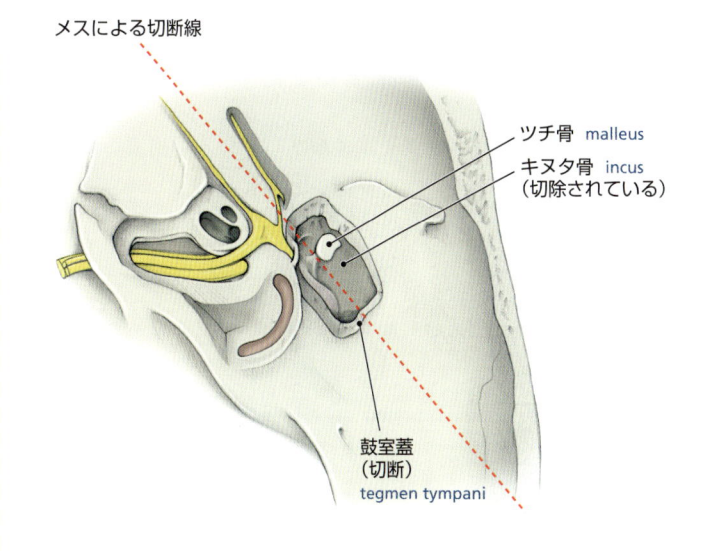

メスによる切断線

ツチ骨 malleus
キヌタ骨 incus（切除されている）

鼓室蓋（切断）
tegmen tympani

図 7.92 鼓室の内側壁と外側壁を分離するときの切断角度

ている。頭蓋骨の脱灰には時間がかかり，これまで解剖してきた遺体の側頭骨を用いて以下の解剖を行うのはスケジュール的に困難である。脱灰した側頭骨が入手できないときは，以下の構造物について，アトラスや参考書を参照して学ぶ。

1. 鼓膜面とメス刃を平行にし，メス刃をキヌタ骨除去後の開口部に挿入する（**図 7.92**）。耳管の先まで刃を進めて中耳を内側と外側に分ける（**図 7.92**）。さらに側頭骨錐体部の上縁まで切り進める。

2. 鼓室外側壁では鼓膜とともに**鼓索神経** chorda tympani を同定する（**図 7.93B**）。鼓索神経がツチ骨とキヌタ骨の間を通ることを観察する。

7

頭頚部

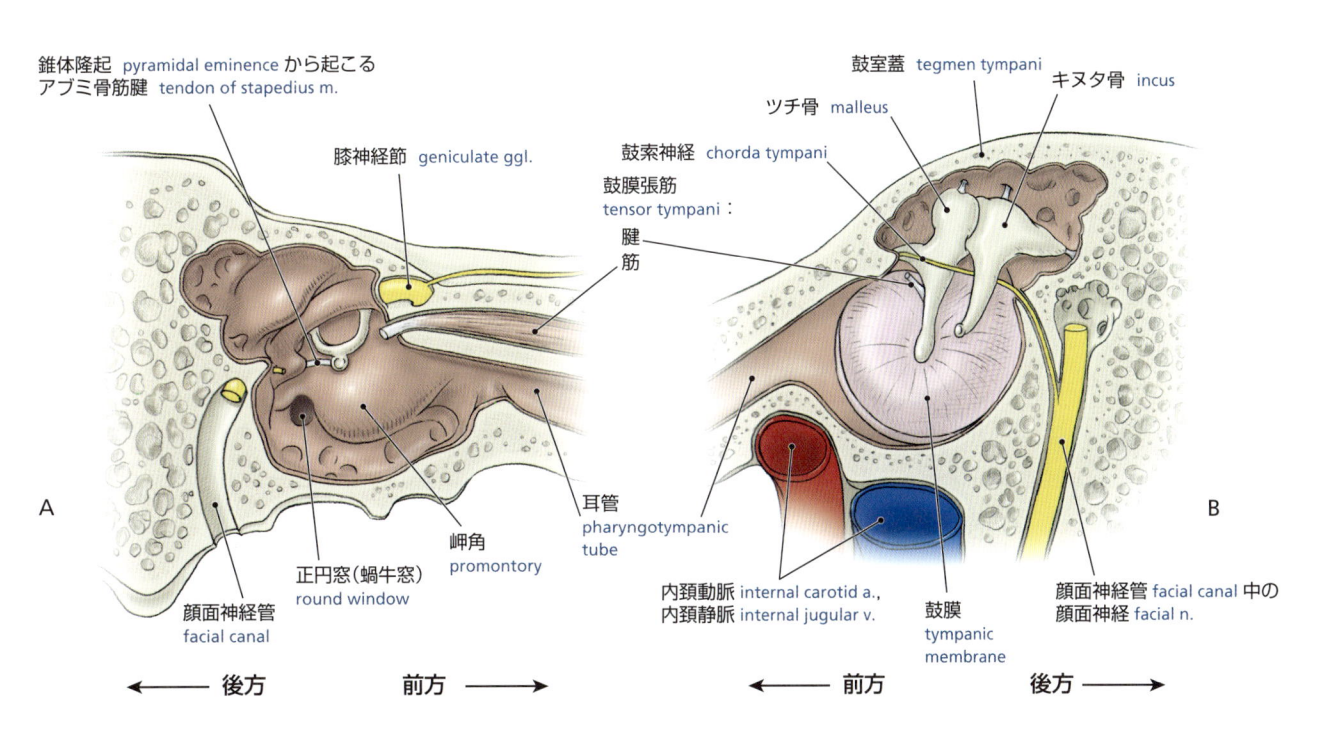

錐体隆起 pyramidal eminence から起こる
アブミ骨筋腱 tendon of stapedius m.

膝神経節 geniculate ggl.

鼓室蓋 tegmen tympani
キヌタ骨 incus
ツチ骨 malleus
鼓索神経 chorda tympani
鼓膜張筋
tensor tympani：
腱
筋

A

耳管
pharyngotympanic tube

岬角
promontory

正円窓（蝸牛窓）
round window

顔面神経管
facial canal

← 後方　　前方 →

内頚動脈 internal carotid a.,
内頚静脈 internal jugular v.

鼓膜
tympanic membrane

顔面神経管 facial canal 中の
顔面神経 facial n.

B

← 前方　　後方 →

図 7.93 右鼓室を本を開くように広げてみる。A：内側壁　B：外側壁

3. 鼓室内側壁で**岬角** promontory の高まりを同定する（**図 7.93A**）。

4. 岬角の上方で，**アブミ骨** stapes の基部が**卵円窓** oval window（**前庭窓** fenestra vestibuli）についていることを確認する。錐体隆起から起こり，アブミ骨につく 1 mm 程度のアブミ骨筋腱を探す。アブミ骨筋は顔面神経支配である。

5. アブミ骨の下方で，岬角の後下方にある**正円窓**を同定する。

6. **鼓膜張筋** tensor tympani muscle を同定する。この筋は耳管と蝶形骨から起こり，ツチ骨柄に停止する。

7. 鼓膜張筋の腱が鼓室を横切っていることを観察する。この筋の支配神経は下顎神経（V₃）である。

8. 鼓室とそれに連絡する陥凹や蜂巣が粘膜で覆われていることを観察する。これらの粘膜は**舌咽神経** glossopharyngeal nerve（Ⅸ）で支配されている。舌咽神経は粘膜下で岬角を覆うように**鼓室神経叢** tympanic plexus を形成している。

内耳［ネ 98, 力 131］

前庭蝸牛器は組織標本を顕微鏡で観察するのがよい。

肉眼標本で解剖したいときは脱灰した側頭骨を使い，アトラスを参照して，片刃のカミソリで側頭骨を薄切していくと，迷路や蜂巣などの立体構造や神経の走行がわかる。このような微細な構造物の観察には手術用顕微鏡が必要である。

復習

1. アトラスを参照して，鼓膜の外観を復習する。

2. 鼓膜，ツチ骨柄，鼓索神経の関係を復習する。

3. 顔面神経の走行を内耳孔から顔面筋群まで復習する。

4. 大錐体神経の走行を膝神経節から翼口蓋神経節まで復習する。翼口蓋神経節から出る節後線維の分布を述べる。

5. 鼓索神経に含まれる味覚線維の走行を舌から内耳孔まで復習する。

6. 顎下神経節でシナプスされる副交感節前線維の走行を復習する。顎下神経節から出る節後線維の分布を復習する。

7. 小錐体神経へ連絡する枝も含めて，舌咽神経の枝について復習する。

図版出典

第1章　背部

図 1.1　Modified from Tank PW, Gest TR. *Lippincott Williams & Wilkins Atlas of Anatomy*. Baltimore, MD：Lippincott Williams & Wilkins；2009.

図 1.2　Modified from Tank PW, Gest TR. *Lippincott Williams & Wilkins Atlas of Anatomy*. Baltimore, MD：Lippincott Williams & Wilkins；2009.

図 1.15　Modified from Moore KL, Agur AMR, Dalley AR. *Essential Clinical Anatomy*. 5th ed. Baltimore, MD：Lippincott Williams & Wilkins；2015.

第2章　上肢

図 2.8　Modified from Agur AMR, Dalley AR. *Grant's Atlas of Anatomy*. 14th ed. Baltimore, MD：Wolters Kluwer；2017.

図 2.12　Modified from Agur AMR, Dalley AR. *Grant's Atlas of Anatomy*. 14th ed. Baltimore, MD：Wolters Kluwer；2017.

図 2.20A, B　Modified from Agur AMR, Dalley AR. *Grant's Atlas of Anatomy*. 14th ed. Baltimore, MD：Wolters Kluwer；2017.

図 2.23　Modified from Agur AMR, Dalley AR. *Grant's Atlas of Anatomy*. 14th ed. Baltimore, MD：Wolters Kluwer；2017.

図 2.24　Modified from Agur AMR, Dalley AR. *Grant's Atlas of Anatomy*. 14th ed. Baltimore, MD：Wolters Kluwer；2017.

図 2.25　Modified from Agur AMR, Dalley AR. *Grant's Atlas of Anatomy*. 14th ed. Baltimore, MD：Wolters Kluwer；2017.

図 2.26　Modified from Agur AMR, Dalley AR. *Grant's Atlas of Anatomy*. 14th ed. Baltimore, MD：Wolters Kluwer；2017.

図 2.38　Modified from Agur AMR, Dalley AR. *Grant's Atlas of Anatomy*. 14th ed. Baltimore, MD：Wolters Kluwer；2017.

図 2.39　Modified from Agur AMR, Dalley AR. *Grant's Atlas of Anatomy*. 14th ed. Baltimore, MD：Wolters Kluwer；2017.

図 2.40A, B　Modified from Agur AMR, Dalley AR. *Grant's Atlas of Anatomy*. 14th ed. Baltimore, MD：Wolters Kluwer；2017.

図 2.43　Modified from Agur AMR, Dalley AR. *Grant's Atlas of Anatomy*. 14th ed. Baltimore, MD：Wolters Kluwer；2017.

図 2.44C, D　Modified from Agur AMR, Dalley AR. *Grant's Atlas of Anatomy*. 14th ed. Baltimore, MD：Wolters Kluwer；2017.

図 2.45　Modified from Agur AMR, Dalley AR. *Grant's Atlas of Anatomy*. 14th ed. Baltimore, MD：Wolters Kluwer；2017.

図 2.46　Modified from Agur AMR, Dalley AR. *Grant's Atlas of Anatomy*. 14th ed. Baltimore, MD：Wolters Kluwer；2017.

第3章　胸部

図 3.8　Modified from Moore KL, Agur AMR, Dalley AR. *Essential Clinical Anatomy*. 5th ed. Baltimore, MD：Lippincott Williams & Wilkins；2015.

図 3.11　Modified from Tank PW, Gest TR. *Lippincott Williams & Wilkins Atlas of Anatomy*. Baltimore, MD：Lippincott Williams & Wilkins；2009.

図 3.12　Modified from Tank PW, Gest TR. *Lippincott Williams & Wilkins Atlas of Anatomy*. Baltimore, MD：Lippincott Williams & Wilkins；2009.

図 3.15　Modified from Tank PW, Gest TR. *Lippincott Williams & Wilkins Atlas of Anatomy*. Baltimore, MD：Lippincott Williams & Wilkins；2009.

図 3.16 Modified from Tank PW, Gest TR. *Lippincott Williams & Wilkins Atlas of Anatomy*. Baltimore, MD：Lippincott Williams & Wilkins；2009.

図 3.17A, B　Modified from Tank PW, Gest TR. *Lippincott Williams & Wilkins Atlas of Anatomy*. Baltimore, MD：Lippincott Williams & Wilkins；2009.

図 3.18A, B　Modified from Tank PW, Gest TR. *Lippincott Williams & Wilkins Atlas of Anatomy*. Baltimore, MD：Lippincott Williams & Wilkins；2009.

図 3.23　Modified from Agur AMR, Dalley AR. *Grant's Atlas of Anatomy*. 14th ed. Baltimore, MD：Wolters Kluwer；2017.

図 3.24　Modified from Moore KL, Agur AMR, Dalley AR. *Essential Clinical Anatomy*. 5th ed. Baltimore, MD：Lippincott Williams & Wilkins；2015.

図 3.25　Modified from Moore KL, Agur AMR, Dalley AR. *Essential Clinical Anatomy*. 5th ed. Baltimore, MD：Lippincott Williams & Wilkins；2015.

図 3.26　Modified from Tank PW, Gest TR. *Lippincott Williams & Wilkins Atlas of Anatomy*. Baltimore, MD：Lippincott Williams & Wilkins；2009.

図 3.27　Modified from Tank PW, Gest TR. *Lippincott Williams & Wilkins Atlas of Anatomy*. Baltimore, MD：Lippincott Williams & Wilkins；2009.

第4章　腹部

図 4.18　Modified from Tank PW, Gest TR. *Lippincott Williams & Wilkins Atlas of Anatomy*. Baltimore, MD：Lippincott Williams & Wilkins；2009.

図 4.19　Modified from Tank PW, Gest TR. *Lippincott Williams & Wilkins Atlas of Anatomy*. Baltimore, MD：Lippincott Williams & Wilkins；2009.

図 4.20　Modified from Agur AMR, Dalley AR. *Grant's Atlas of Anatomy*. 14th ed. Baltimore, MD：Wolters Kluwer；2017.

図 4.29　Modified from Agur AMR, Dalley AR. *Grant's Atlas of Anatomy*. 14th ed. Baltimore, MD：Wolters Kluwer；2017.

図 4.30　Modified from Tank PW, Gest TR. *Lippincott Williams & Wilkins Atlas of Anatomy*. Baltimore, MD：Lippincott Williams & Wilkins；2009.

図 4.31　Modified from Tank PW, Gest TR. *Lippincott Williams & Wilkins Atlas of Anatomy*. Baltimore, MD：Lippincott Williams & Wilkins；2009.

図 4.33　Modified from Tank PW, Gest TR. *Lippincott Williams & Wilkins Atlas of Anatomy*. Baltimore, MD：Lippincott Williams & Wilkins；2009.

図 4.34A　Modified from Tank PW, Gest TR. *Lippincott Williams & Wilkins Atlas of Anatomy*. Baltimore, MD：Lippincott Williams & Wilkins；2009.

図 4.35　Modified from Tank PW, Gest TR. *Lippincott Williams & Wilkins Atlas of Anatomy*. Baltimore, MD：Lippincott Williams & Wilkins；2009.

図 4.49　Modified from Agur AMR, Dalley AR. *Grant's Atlas of Anatomy*. 14th ed. Baltimore, MD：Wolters Kluwer；2017.

図 4.50　Modified from Agur AMR, Dalley AR. *Grant's Atlas of Anatomy*. 14th ed. Baltimore, MD：Wolters Kluwer；2017.

第 5 章　骨盤と会陰

図 5.3A, B　Modified from Tank PW, Gest TR. *Lippincott Williams & Wilkins Atlas of Anatomy*. Baltimore, MD：Lippincott Williams & Wilkins；2009.

図 5.18　Modified from Tank PW, Gest TR. *Lippincott Williams & Wilkins Atlas of Anatomy*. Baltimore, MD：Lippincott Williams & Wilkins；2009.

図 5.19　Modified from Tank PW, Gest TR. *Lippincott Williams & Wilkins Atlas of Anatomy*. Baltimore, MD：Lippincott Williams & Wilkins；2009.

図 5.20　Modified from Tank PW, Gest TR. *Lippincott Williams & Wilkins Atlas of Anatomy*. Baltimore, MD：Lippincott Williams & Wilkins；2009.

図 5.25A, B　Modified from Tank PW, Gest TR. *Lippincott Williams & Wilkins Atlas of Anatomy*. Baltimore, MD：Lippincott Williams & Wilkins；2009.

図 5.29　Modified from Moore KL, Agur AMR, Dalley AR. *Essential Clinical Anatomy*. 5th ed. Baltimore, MD：Lippincott Williams & Wilkins；2015.

図 5.34　Modified from Moore KL, Agur AMR, Dalley AR. *Essential Clinical Anatomy*. 5th ed. Baltimore, MD：Lippincott Williams & Wilkins；2015.

図 5.35　Modified from Moore KL, Agur AMR, Dalley AR. *Essential Clinical Anatomy*. 5th ed. Baltimore, MD：Lippincott Williams & Wilkins；2015.

図 5.37　Modified from Moore KL, Agur AMR, Dalley AR. *Essential Clinical Anatomy*. 5th ed. Baltimore, MD：Lippincott Williams & Wilkins；2015.

図 5.41A, B　Modified from Moore KL, Agur AMR, Dalley AR. *Essential Clinical Anatomy*. 5th ed. Baltimore, MD：Lippincott Williams & Wilkins；2015.

第 6 章　下肢

図 6.14　Modified from Tank PW, Gest TR. *Lippincott Williams & Wilkins Atlas of Anatomy*. Baltimore, MD：Lippincott Williams & Wilkins；2009.

図 6.19　Modified from Tank PW, Gest TR. *Lippincott Williams & Wilkins Atlas of Anatomy*. Baltimore, MD：Lippincott Williams & Wilkins；2009.

図 6.23　Modified from Tank PW, Gest TR. *Lippincott Williams & Wilkins Atlas of Anatomy*. Baltimore, MD：Lippincott Williams & Wilkins；2009.

図 6.28A, B　Modified from Tank PW, Gest TR. *Lippincott Williams & Wilkins Atlas of Anatomy*. Baltimore, MD：Lippincott Williams & Wilkins；2009.

図 6.29　Modified from Tank PW, Gest TR. *Lippincott Williams & Wilkins Atlas of Anatomy*. Baltimore, MD：Lippincott Williams & Wilkins；2009.

図 6.30　Modified from Tank PW, Gest TR. *Lippincott Williams & Wilkins Atlas of Anatomy*. Baltimore, MD：Lippincott Williams & Wilkins；2009.

図 6.31　Modified from Tank PW, Gest TR. *Lippincott Williams & Wilkins Atlas of Anatomy*. Baltimore, MD：Lippincott Williams & Wilkins；2009.

第 7 章　頭頸部

図 7.1　Modified from Tank PW, Gest TR. *Lippincott Williams & Wilkins Atlas of Anatomy*. Baltimore, MD：Lippincott Williams & Wilkins；2009.

図 7.11　Modified from Tank PW, Gest TR. *Lippincott Williams & Wilkins Atlas of Anatomy*. Baltimore, MD：Lippincott Williams & Wilkins；2009.

図 7.12　Modified from Moore KL, Agur AMR, Dalley AR. *Essential Clinical Anatomy*. 5th ed. Baltimore, MD：Lippincott Williams & Wilkins；2015.

図 7.13　Modified from Tank PW, Gest TR. *Lippincott Williams & Wilkins Atlas of Anatomy*. Baltimore, MD：Lippincott Williams & Wilkins；2009.

図 7.16　Modified from Agur AMR, Dalley AR. *Grant's Atlas of Anatomy*. 14th ed. Baltimore, MD：Wolters Kluwer；2017.

図 7.17　Modified from Agur AMR, Dalley AR. *Grant's Atlas of Anatomy*. 14th ed. Baltimore, MD：Wolters Kluwer；2017.

図 7.20　Modified from Tank PW, Gest TR. *Lippincott Williams & Wilkins Atlas of Anatomy*. Baltimore, MD：Lippincott Williams & Wilkins；2009.

図 7.24　Modified from Tank PW, Gest TR. *Lippincott Williams & Wilkins Atlas of Anatomy*. Baltimore, MD：Lippincott Williams & Wilkins；2009.

図 7.37　Modified from Moore KL, Agur AMR, Dalley AR. *Essential Clinical Anatomy*. 5th ed. Baltimore, MD：Lippincott Williams & Wilkins；2015.

図 7.66　Modified from Agur AMR, Dalley AR. *Grant's Atlas of Anatomy*. 14th ed. Baltimore, MD：Wolters Kluwer；2017.

索 引

和文索引

和文索引

和文索引

欧文索引

欧文索引

欧文索引

欧文索引

●監訳者●

勝山 裕 （かつやま・ゆう）

1991 年金沢大学理学部卒業，高知大学大学院修士課程修了，東京都立大学
大学院博士過程修了，通商産業省工業技術院特別研究員，ハーバード大学
医学部研究員，カリフォルニア大学アーバイン校研究員，神戸大学大学院
医学系研究科助手/助教，神戸理化学研究所 CDB 客員研究員，東北大学大
学院医学研究科講師/准教授，2016 年より滋賀医科大学解剖学講座教授
（現職）。名古屋大学客員教授（2019 年～）。

グラント 解剖学実習 改訂版

2019 年 9 月 5 日 初版第 1 刷発行

編　集　アラン・J・デットン
監　訳　勝山 裕
発行人　西村正徳
発行所　西村書店
　　　　東京出版編集部　〒102-0071 東京都千代田区富士見 2-4-6
　　　　　　　　　　　　Tel.03-3239-7671　Fax.03-3239-7622
　　　　　　　　　　　　www.nishimurashoten.co.jp
印　刷　三報社印刷株式会社
製　本　株式会社難波製本